中国石斛植物图志

李振坚　孙振元　卢思聪　主编

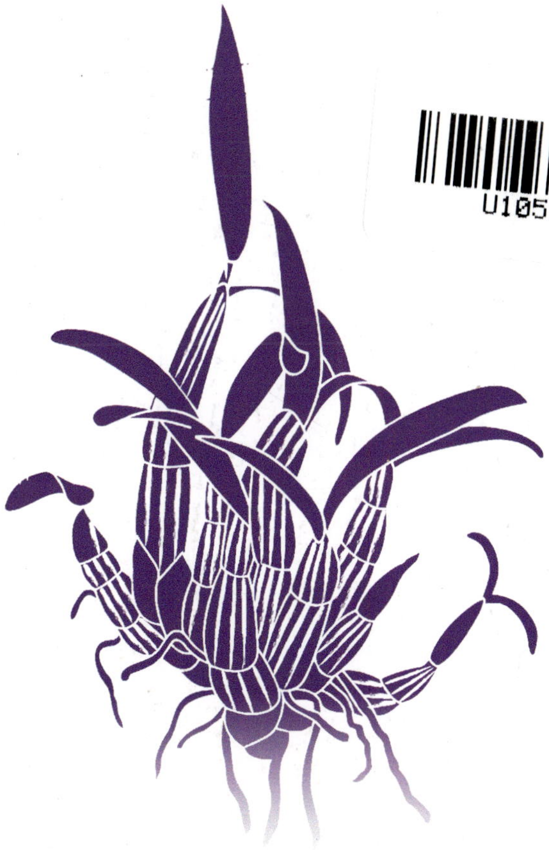

科学出版社
北　京

内容简介

本书是编者多年研究和经验积累的成果。本书重点介绍了我国92种石斛属植物，并对这92种石斛属植物进行了系统的梳理和归类。每个种均配有清晰的彩色照片，包括唇瓣、合蕊柱、果实等特写照片。本书还介绍了这92种石斛的生物学特性、生态习性、繁殖技术和栽培要点等，并从茎、叶、花，以及观赏、药用等角度对种质进行了阐述。此外，本书还对我国生产栽培中常见的29个春石斛品种、13个秋石斛品种进行了系统的梳理，阐述了石斛栽培品种的繁殖方法、花期调控、栽培管理等；并对我国12种药用石斛及其药用价值和食用方法进行了介绍。此外，本书附录还对国外26种观赏价值较高的常见石斛进行了介绍。

本书可供植物分类学、园艺学等相关专业科研院所师生，以及石斛从业者、种植者和爱好者参考。

图书在版编目（CIP）数据

中国石斛植物图志 / 李振坚，孙振元，卢思聪主编. — 北京：科学出版社，2025.3

ISBN 978-7-03-077738-6

Ⅰ. ①中… Ⅱ. ①李… ②孙… ③卢… Ⅲ. ①石斛-中国-图集 Ⅳ. ①R282.71-64

中国国家版本馆CIP数据核字（2024）第020053号

责任编辑：张会格　付　聪 / 责任校对：胡小洁
责任印制：肖　兴 / 书籍设计：北京美光设计制版有限公司

科学出版社 出版
北京东黄城根北街16号
邮政编码：100717
http://www.sciencep.com
北京建宏印刷有限公司印刷
科学出版社发行　各地新华书店经销
*
2025年3月第　一　版　开本：889×1194　1/16
2025年3月第一次印刷　印张：25　1/2
字数：814 000

定价：368.00元

（如有印装质量问题，我社负责调换）

作者简介

李振坚

中国林业科学研究院副研究员，博士后，硕士生导师，中国中药协会石斛专业委员会秘书长。博士期间师从中国观赏园艺学界泰斗陈俊愉院士。现主要从事观赏和药用石斛育种、种质创新和代谢组学研究。发表石斛相关科研论文 50 余篇，石斛专利授权 10 余项。发表石斛新种——姬竹叶石斛。获英国皇家园艺学会登录新品种 4 个，国家林业和草原局（原国家林业局）石斛科技成果 5 项。荣获 2019 年中国北京世界园艺博览会兰花展金奖，2021 年第十届中国花卉博览会金奖。2007 年合著《石斛兰：资源·生产·应用》，2022 年主编《中国石斛产业发展报告》。为南京市高层次创业人才引进计划入选人才。获聘云南省龙陵县石斛产业专家和贵州省赤水市金钗石斛产业发展专家。

孙振元

中国林业科学研究院林业研究所二级研究员，博士生导师，树木生理生态研究室主任，园林植物创新团队首席专家，著名园林植物学家。长期从事园林植物种质创新、树木抗逆生理与分子机理研究。作为中国林业科学研究院园林植物与观赏园艺学科带头人，主持完成科技部国家科技支撑计划、863 计划项目、国家转基因专项、国家重点研发计划、林业公益性行业科研专项、948 计划项目、国家自然科学基金等 20 余个项目。在国内外刊物发表论文 280 余篇（其中，SCI 收录 30 余篇）。完成专著 6 部。授权发明专利 12 项。主持完成中华人民共和国林业行业标准 6 项。曾担任全国花卉标准化技术委员会委员、国家林业和草原局草品种审定委员会委员、国家林业和草原局营造林咨询专家、北京花卉协会常务理事等职务。

卢思聪

中国科学院植物研究所植物园高级工程师，国家植物园顾问，中国兰花学会顾问，国内著名的温室园艺和兰花栽培专家。从事温室花卉与兰花研究和技术工作近 60 年。曾任中国兰花学会常务理事，北京兰花研究会副会长。在兰花资源、分类、栽培、组织培养及育种科研中取得了很多重要成果。完成了《中国兰与洋兰》《兰花栽培入门》《大花蕙兰》《室内观赏植物：装饰 养护 欣赏》《世界名花博览》《观叶植物》《室内花卉养护要领》《室内盆栽花卉》等著作。

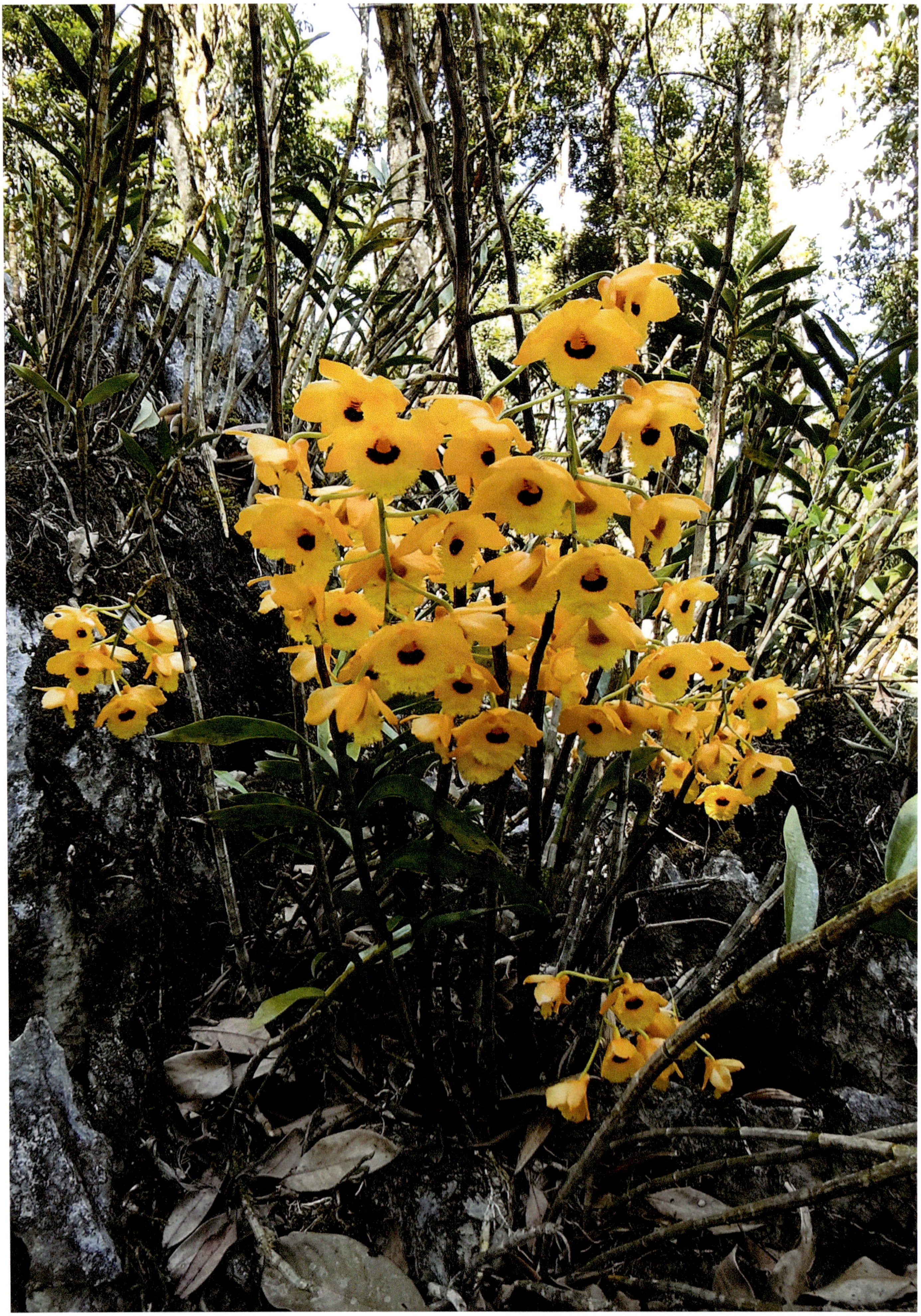

《中国石斛植物图志》编委会

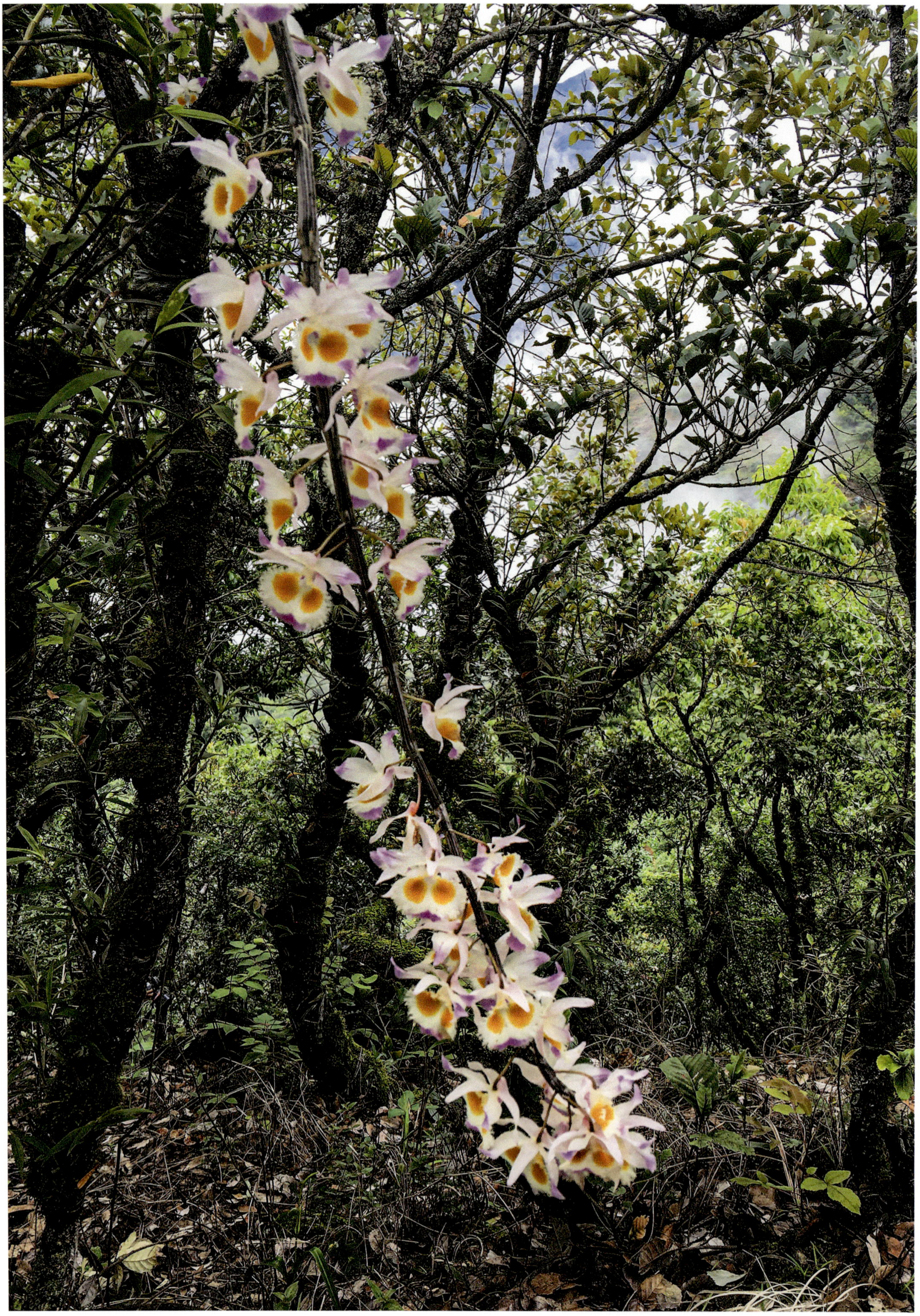

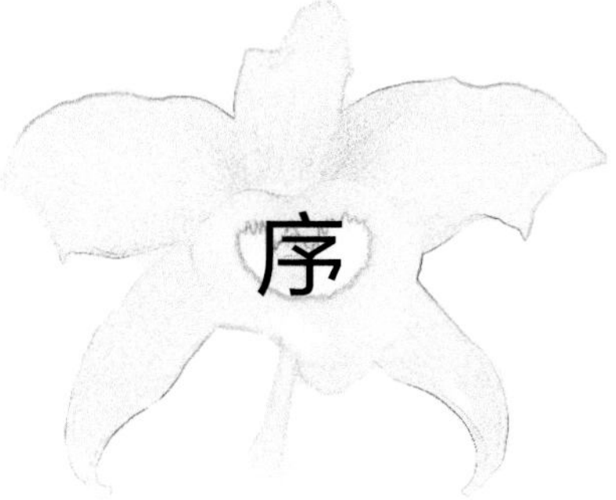

序

中医药作为中华文明的瑰宝，护佑了中华民族的健康。在我国中药材宝库中，石斛以其兼具观赏价值与药用功效的独特属性，凭借滋阴清热、益胃生津的显著功效，在中医药中占据着重要地位。

近年来，石斛产业已发展成为我国西部地区助力乡村振兴的特色支柱产业，为边疆地区多民族聚居区开辟出绿色发展的新路径。依托云南得天独厚的立体气候与生物多样性优势，我在研究云南三七、天麻、石斛等道地药材林下种植的同时，见证了石斛产业的蓬勃兴起。石斛作为一种名贵的中草药，其发展一直坚持绿色、有机、道地性。

当前，云南全省已构建起覆盖13个市（州）60余县（市、区）的规模化种植网络，重点打造龙陵紫皮石斛、芒市石斛、广南铁皮石斛三大地理标志产业集群。其中，坐拥“滇西雨屏”生态优势的龙陵县，通过“企业+合作社+农户”模式，带动6.5万从业者发展了3.9万亩种植基地。2023年行业数据显示，全国石斛鲜条产量突破1.25万t，形成年产值超11亿元的富民产业，在生态保护与经济发展双赢中谱写着乡村振兴新篇章。

龙陵县凭借紫皮石斛获“中国紫皮石斛之乡”殊荣，构建起覆盖81个行政村的产业网络；芒市打造了全国最大的集约化种植基地；广南县则专注铁皮石斛有机栽培技术突破。这种差异化发展格局，不仅使50万边疆地区人民实现了家门口就业增收，更开创了林下经济与生物多样性保护协同发展的“云南模式”。

石斛产业发展至今已颇具规模，拓宽了农民就业渠道，带动了乡村振兴。该书的出版将增加大家对石斛的了解和认识，希望能进一步推动石斛的发展。

朱有勇

中国工程院院士

2025年2月

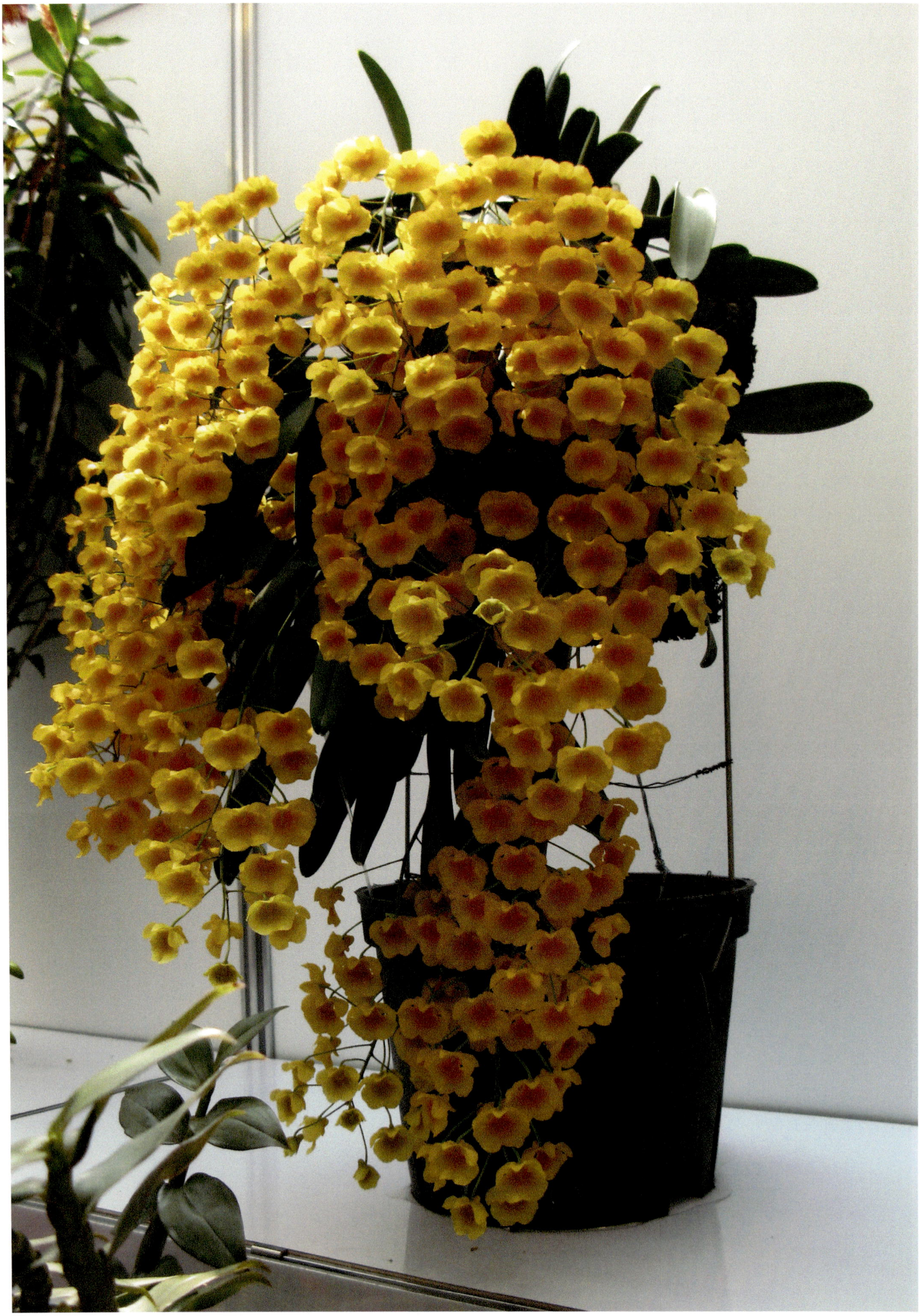

前言

石斛属是我国兰科第二大属，仅次于石豆兰属。据中国中药协会石斛专业委员会统计，2021 年我国药用石斛种植面积达 45.4 万亩，综合产值近 500 亿元，在我国草本中草药种植面积中排名第 21。药用石斛是名副其实的大宗中药材，具有重要的保健、药用价值，其经济价值居兰科之首，开发潜力远超我国天麻、白及、虾脊兰和金线莲等。

《神农本草经》记载：石斛，味甘平。主伤中，除痹，下气，补五脏虚劳，羸瘦，强阴，久服厚肠胃，轻身延年。国医大师金世元先生评价石斛是最好的滋阴药材，国医大师张大宁先生认为铁皮石斛“强阴”，把铁皮石斛誉为“天下第一草”。

在我国，铁皮石斛是新“浙八味”之首、闽西“八大珍”之一、“赣食十味”之一，同时被认定为云南“十大云药”品牌药材。石斛已被列入江西省中医药强省战略的首选大品种。霍山石斛是“十大皖药”之首。金钗石斛产业被列入贵州省“十二大重点发展产业”。

作为珍稀兰科植物，石斛属种类繁多。全球有石斛属植物 1100 余种，广泛分布于亚洲东南部与大洋洲热带和亚热带地区。我国是石斛属植物野生资源的分布中心，有石斛属植物 92 种。近年，我国科研和产业人士对我国石斛属资源进行了充分的挖掘和开发，以前难觅踪迹的种类（如紫瓣石斛、梵净山石斛、景洪石斛、梳唇石斛、杓唇石斛、曲轴石斛等）现在也逐渐普及。药用石斛产业的兴起和发展及电商平台的发展对我国观赏石斛产业的发展起到极大的推动作用。

石斛产业整体体现出发展时间短、势头猛、潜力大、前景好和市场广阔的特点。随着我国药食同源石斛获批和更多的春石斛新品种面市，假以时日，石斛第二、第三产业的发展潜力将被充分挖掘，并得到充分发挥。石斛还有较大的观赏价值。药用石斛产业的发展将推动我国观赏石斛盆花的销售和升级。目前，以石斛野生种杂交培育的春石斛和秋石斛具有很高的观赏价值，是我国的高档盆花，未来将具有广阔的产业前景。

我国石斛种类繁多，数量庞大，种间鉴别难度大，需多年潜心研究和专门积累才能有所收获。我于 2007 年合著《石斛兰：资源·生产·应用》、2022 年主编《中国石斛产业发展报告》，并历时多年完成本书。

本书物种中文名和拉丁名参考《中国植物志》（第十九卷）和 *Flora of China Volume 25* 的用法，同时兼顾从业者的约定俗成。例如，本书石斛（*Dendrobium nobile*）的中文名借鉴中草药书籍和中药行业惯用名“金钗石斛”；线叶石斛、叠鞘石斛，本书皆作为种处理。

本书收录了我国石斛属 92 种，介绍了这 92 种石斛的生物学特性、分布、观赏价值等，并介绍了药用石斛的繁殖技术、栽培技术和绿色防控技术。

本书主编之一——我国兰界泰斗卢思聪先生现已 92 岁高龄，依旧在专业领域内不断耕耘，提携后进。本书撰写过程中，卢思聪先生多次对内容把关，对全书结构和框架提出建议，并撰写了第七章（石斛组培快繁技术），提供了宝贵的石斛照片。卢思聪先生带我去四川和天津的大花蕙兰和石斛基地，向我传授种植和繁殖的技术和要领，并一起赴天津一年多，建立了武清药用石斛基地。卢思聪先生对我的帮助和提点，使我铭感五内。

在专业和科研道路上，我有幸得到许多专家的点拨和指点。我博士期间的导师陈俊愉院士在我迷茫和彷徨时一直给予我鼓励和关怀。本书编写过程中得到陈幸良院长、齐力旺教授、许联瑛高工、许传森高工等前辈和老师的大力支持和鼎力相助。本书编写期间，中国中药协会石斛专业委员会杨明志主任委员为本书编者提供了许多赴贵州、安徽和云南石斛基地考察的良机，使编者掌握了我国石斛主产区石斛的资源和开发情况。多位企业人士、业内专家及兰友也给编者提供了帮助，使编者受益颇多。在此向这些帮助和支持我们的企业和个人表示衷心的感谢！

中国工程院院士、云南农业大学名誉校长朱有勇先生百忙中为本书撰写了序言，中国中药协会吴宪常务副会长、中国中药协会赵润怀副秘书长担任本书的顾问，他们对我们的工作给予了大力支持和帮助。

本书的编写也离不开中国林业科学研究院各位研究生的大力帮助。参与石斛科研工作的研究生有周文雅、杨业波、李伟倩、王元成、曾艺芸、张萌、聂雪婷、单玉莹等。他们认真细致的科研推进了石斛药用成分的挖掘和代谢组学研究。此外，几位精通石斛属植物的企业同仁：庞敏霞、路宽、张煜、黄柄荣等，对本书进行了仔细的修正和梳理，并提出了大量建设性的建议，令本书增色不少。卢思聪、邹小硕、黄柄荣、张泽等为本书提供了宝贵的照片，使本书内容更加完善。在本书面市之际，特在此向这些帮助和支持我们的企业和个人表示衷心的感谢！

本书的出版得到西南医科大学博士后项目（02/00170043）、余姚市科技创新项目暨“揭榜挂帅”农业与社会发展类项目（2024JH03010042）资助。

我国药用石斛产业正在如火如荼地发展，而种质资源的书籍较为缺乏。我国目前缺乏系统地从种质资源角度和观赏角度对石斛属物种进行地详细和到位的介绍。本书顺应了我国目前炙热的药用石斛的发展和开发，可为业内人士提供参考。

书中疏漏之处在所难免，还望专家和业内前辈不吝赐教。

李振坚
2025 年 2 月

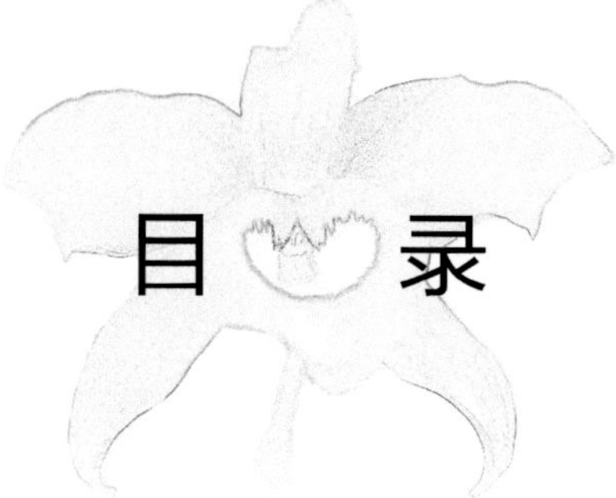

目录

第一章 石斛种质资源概况

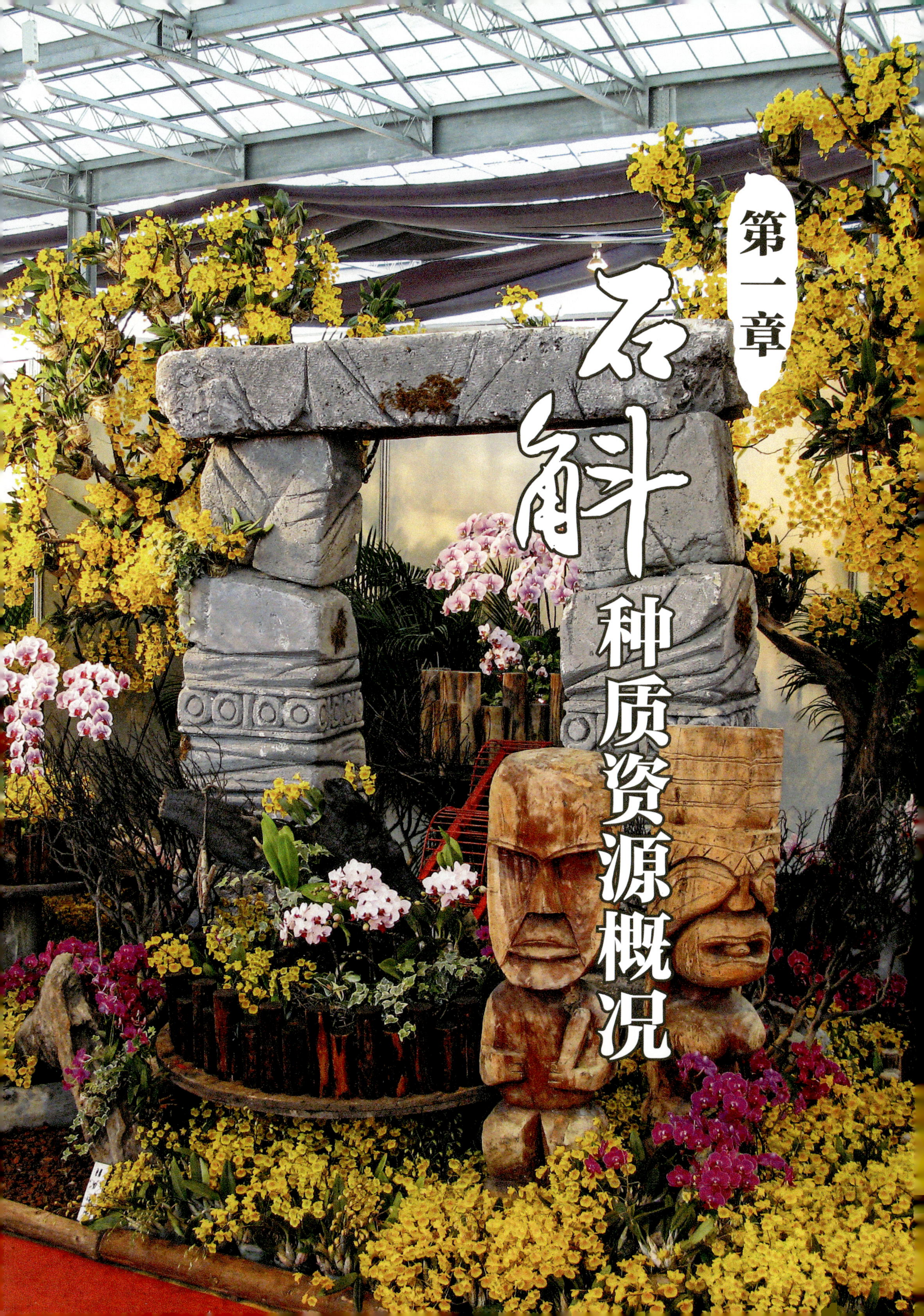

Dendrobium（石斛属）是由希腊文 *dendro*（树）及 *bios*（生命）组合而来，有“附生于树上”之意。石斛中“石”字除有附生于石上生长之意外，还是一种尊称；“石”“斛”皆为古代的计量器，五斗为一斛，两斛为一石，以“石斛”为名，取其贵重之意。

2000 年前的中医药四大经典名著之一——《神农本草经》就有关于石斛的记载：“补五脏虚劳，羸瘦，强阴，久服厚肠胃，轻身延年”。石斛为药中上品，具有滋阴补虚，清热消炎、生津养胃之功效。石斛生于深山老林的树干或悬崖峭壁的岩石上，有“仙草”之称。

兰科（Orchidaceae）石斛属（*Dendrobium*）是一个庞大的家族，是世界兰科仅次于石豆兰属、树兰属的第三大属，全球有 1100 余种，主要分布于东南亚与大洋洲热带和亚热带地区。石斛属非纯热带性的兰科属，该属在亚洲的分布是以东南亚为中心向亚洲其他亚热带气候区延伸。

石斛属植物不仅具有药用价值，而且具有观赏价值。作为药材的石斛是许多中成药的重要成分，有生津、止咳、润喉等功效，其药用价值极高，市场价昂贵。药用石斛的种类主要有铁皮石斛、金钗石斛、霍山石斛、齿瓣石斛、叠鞘石斛、流苏石斛、鼓槌石斛等。

园艺上，用于观赏的石斛既美丽又芳香，是中国和世界著名的花卉。石斛兰与蝴蝶兰、大花蕙兰、卡特兰等同为中国四大观赏洋兰。春石斛品种主要用作盆花栽培，为洋兰中的高档年宵花产品，十分畅销。秋石斛品种主要做切花栽培，部分品种用作盆花。日本是春石斛盆花的主产国，泰国是秋石斛切花的主产国。国际上目前已经培育出大量的石斛观赏品种，用作盆花和切花。

第一节　全球石斛资源与分布

《夏威夷石斛育种》(*Breeding Dendrobium Orchids in Hawaii*)(Kamemoto and Amore，1999)记载全球石斛超过 1000 种。《石斛及其亲本》(*Dendrobium and Its Relatives*)(Lavarack et al.，2000)记载全球石斛约 1000 种，其序言中提到，英国皇家植物园——邱园的菲利普·克里珀(Phillip Cribb)博士认为石斛的种类在千种以上，且有 40 个以上的石斛组。2006 年，《石斛属》(*The Dendrobiums*)(Howard，2006)中记载了 450 种石斛，霍华德·佩奇·伍德(Howard Page Wood)认为石斛属有 1100 种。近年来，部分著作或文献把厚唇兰和金石斛也归到石斛属，因此石斛种类可达 1400～1500 种。

亚洲东南部和大洋洲分布着大量的石斛(表 1-1)。巴布亚新几内亚是石斛分布最为集中的区域，分布着超过 450 种的石斛。中国、泰国、缅甸、老挝、越南、印度尼西亚、印度等是全球石斛的分布中心，石斛种类非常丰富。比如，老挝分布着 120 种石斛，泰国分布着 150 种石斛，越南分布着 97 种石斛。在日本、韩国等纬度比较高的国家分布着耐寒的细茎石斛。

表 1-1　全球石斛主要分布国家的组数和种数

国家	组数	种数
巴布亚新几内亚	32	450+
印度尼西亚	19	170+
泰国	18	150
老挝	17	120
缅甸	—	109
印度	9	103
马来西亚	19	100
菲律宾	18	100
中国	12	90+
越南	—	97
澳大利亚	16	60
斐济	16	25
柬埔寨	—	14
斯里兰卡	5	9
日本	1	3
韩国	1	1
新西兰	1	1

注："—"表示数据不详。

第二节　我国石斛种质资源

野生兰科植物资源是中国重要的战略资源，更是人类生存和社会发展重要的物质基础。石斛是兰科中一个很大的家族，与石豆兰、树兰并称为兰科植物的三大家族。石斛属植物株型直立，观赏性强，药用价值较高，是兰科植物中与人类生活关系最为密切的一个类群。

吉占和（1980）首次明确提出中国石斛属植物达 57 种，后经调查，又发现了 19 种，表明中国具有丰富的石斛种质资源。1999 年出版的《中国植物志》（第十九卷）（中国科学院中国植物志编辑委员会，1999）记载了石斛 74 种 2 变种。书中记载，昭觉石斛为线叶石斛变种，多年在国内没有见过踪迹。2007 年出版的《石斛兰：资源 · 生产 · 应用》（王雁等，2007）包含 81 种石斛。2013 年出版的 *Flora of China Volume 25* 记载了石斛 78 种。从 1984 年至今，我国先后在云南、四川、台湾等新发现石斛 17 种（表 1-2，图 1-1）。仅 2010 年以来，我国发表的石斛新发现种就有 8 种。《中国石斛品汇集要》（张廷模和冯德强，2018）记载了石斛 91 种。《中国野生兰科植物原色图鉴》（金效华等，2019）包含石斛属植物 92 种。到目前为止，中国石斛属植物已达 92 种。

表 1-2　1984 年至今在我国新发现的石斛种

物种名	文献出处	原生地
西畴石斛 *Dendrobium xichouense*	程式君和唐振缁，1984	中国云南
河南石斛 *Dendrobium henanense*	卢炯林和高立献，1990	中国广西、河南
梵净山石斛 *Dendrobium fanjingshanense*	金效华等，2001	中国贵州、江西、浙江
喉红石斛 *Dendrobium christyanum*	蒋宏和杨硕，2005	中国云南
勐腊石斛 *Dendrobium menglaense*	Jin and Li，2006	中国云南
吕宋石斛 *Dendrobium luzonense*	Lin et al.，2007	中国台湾
琉球石斛 *Dendrobium okinawense*	Chung and Lu，2007	中国台湾，琉球群岛
夹江石斛 *Dendrobium jiajiangense*	祝正银等，2008	中国四川
王氏石斛 *Dendrobium wangliangii*	Hu et al.，2008	中国云南
独龙石斛 *Dendrobium pauciflorum*	金效华等，2010	中国云南
始兴石斛 *Dendrobium shixingense*	Chen et al.，2010	中国广东、江西
广坝石斛 *Dendrobium lagarum*	黄明忠等，2011	中国海南
双槽石斛 *Dendrobium bicameratum*	Ye and Li，2012	中国云南
紫婉石斛 *Dendrobium transparens*	金伟涛等，2014	中国云南
镇沅石斛 *Dendrobium zhenyuanense*	Li et al.，2014	中国云南
罗氏石斛 *Dendrobium luoi*	邓小祥等，2016	中国湖南
姬竹叶石斛 *Dendrobium jizhuyeense*	Liang et al.，2024	中国四川

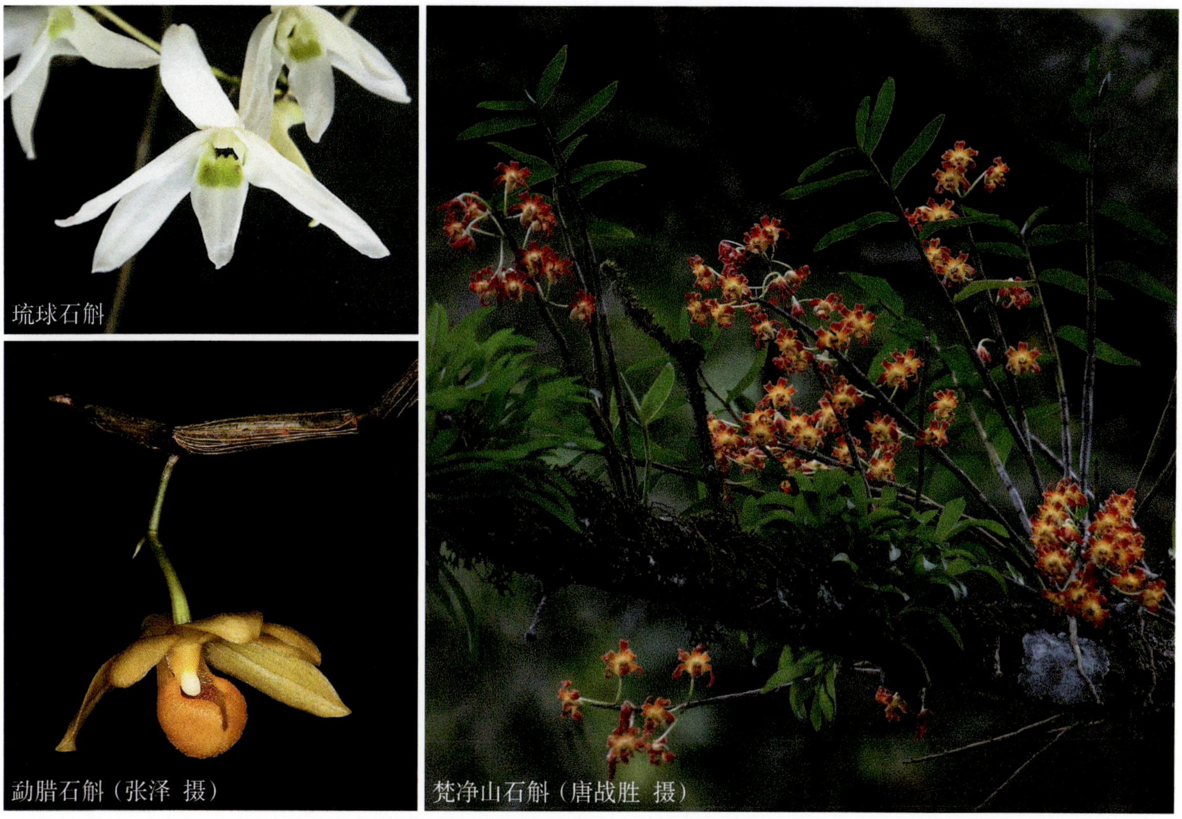

图 1-1 我国部分新发现的石斛

1984 年至今在我国新发现的石斛中，喉红石斛茎短小，花白色，唇盘橘黄色，株型和花类似矮石斛。勐腊石斛原产于云南西双版纳州，俗称杓唇扁石斛，茎 10～20cm，花黄色，花形奇特、优美，观赏性极佳。吕宋石斛发现于台湾，株高约 75cm，花黄色，唇瓣带褐色斑块。王氏石斛植株矮小，可自花结实。河南石斛近似霍山石斛。琉球石斛近似细茎石斛，花白色，花瓣细长。

值得注意的是，昌江石斛（*Dendrobium changjiangense*）现名拟石斛（*Oxystophyllum changjiangense*）（图 1-2，图 1-3），已不属于石斛属，而是属于拟石斛属（*Oxystophyllum*）。

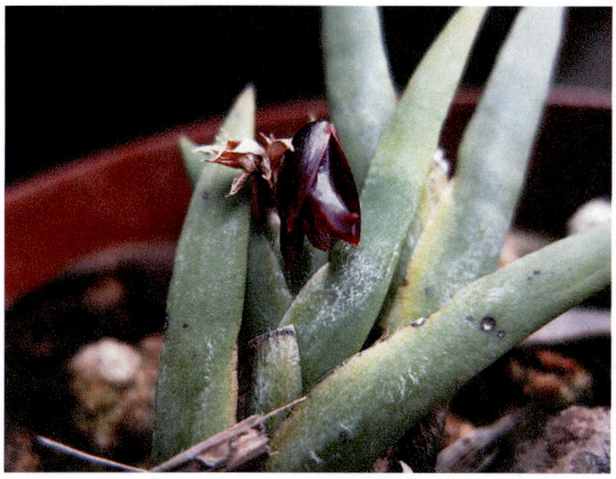

图 1-2 拟石斛花

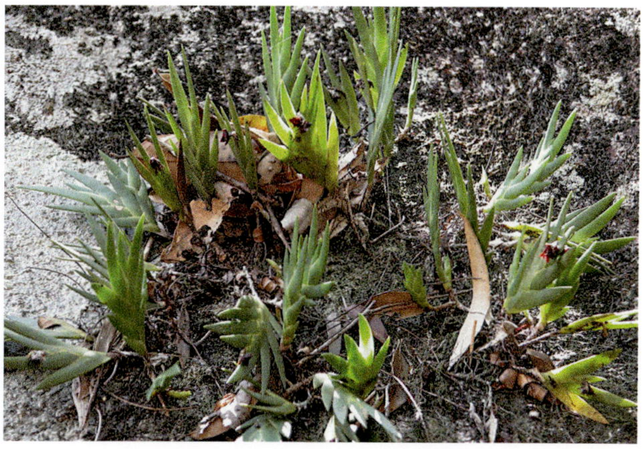

图 1-3 野生拟石斛（宋希强 摄）

第三节　我国石斛分布的地域性

我国石斛属植物主要分布在我国云南、贵州、广西、广东、海南和台湾等19个省（自治区、特别行政区）(表1-3)。其中，分布石斛属植物较多的省（自治区）为云南、贵州、广西、广东、海南、台湾。

表1-3　原产于我国的石斛属植物的分布情况

地区	省（自治区、特别行政区）	种数
西南地区	云南	62
	贵州	27
	四川	12
	西藏	9
华南地区	广西	26
	广东	20
	海南	15
	香港	7
华中地区	湖南	12
	湖北	8
	河南	7
华东地区	台湾	13
	江西	7
	安徽	6
	福建	4
	浙江	3
	江苏	1
西北地区	陕西	3
	甘肃	2

云南分布石斛62种。云南拥有得天独厚的地理优势和资源优势，地跨热带、亚热带、温带和高原气候，地理条件复杂，气候多样，森林覆盖率高，是我国石斛资源最丰富的省份，是石斛主产区。云南除昭通、曲靖和楚雄州外，其余13个市（州）都有石斛属植物自然分布的记载，涉及全省51个县级行政区划。多个市（州）成为我国野生石斛的主要分布区。其中，德宏州有56种石斛，普洱思茅区有41种石斛，文山州有21种石斛，西双版纳州有44种石斛，云南高黎贡山有18种石斛。

云南德宏州、保山、临沧、普洱、西双版纳州、红河州、文山州等 7 个市（州）年平均气温 16.10～18.19℃，年均相对湿度在 81% 以上，是石斛适宜栽培区。近几年，云南人工种植石斛规模不断扩大，数十家企业或农户在南部数十个县域建立了石斛种植基地。药用石斛种植基地最北的是北海镇，最南的是勐腊县，海拔最高的是泸西县，海拔最低的是景洪。

贵州有石斛 27 种，其中，黔西南种类最多，达 19 种；黔南次之，达 13 种；黔西北 7 种；黔东南 6 种；黔北 5 种。黔南茂兰喀斯特森林分布石斛 4 种，分别为流苏石斛、钩状石斛、美花石斛、矮石斛（卢文芸和乙引，2004）。贵州石斛类药材有金钗石斛、小黄草石斛、川石斛、霍山石斛等。

广西分布 26 种石斛，其中，西北部有石斛 10 种（雷衍国等，2008），雅长兰科植物国家级自然保护区内有石斛 8 种（赖家业等，2008）。广西属于典型的热带、亚热带气候区，雨量丰沛，年平均降水量 1500mm，且热量充足，年平均气温达 17～23℃，霜冻时间甚短。根据石斛类药材主产区统计数据可知，广西生产的石斛类药材有金钗石斛、环草石斛（美花石斛）、黄草石斛（束花石斛）、圆草石斛、耳环石斛（枫斗）、马鞭石斛（流苏石斛）、金黄泽及有瓜石斛八大类，涉及兰科植物约 20 种。

据四川石斛属药用植物资源调查统计，四川有石斛属植物 12 种，其中金钗石斛、叠鞘石斛、罗河石斛、细叶石斛为主流种类。广东南岭国家级自然保护区有广东石斛分布，象头山、罗浮山也有石斛分布。西藏的石斛多数种类分布在墨脱县。黄海欣（1993）报道河南产石斛类植物有 6 种，分布于伏牛山区和大别山区。

《范子计然》中记载“石斛，出六安”，六安即今安徽六安市霍山县，是关于石斛的最早的道地记载。汉末的《名医别录》中记载石斛“生六安山谷，水傍石上”。目前，霍山县分布的石斛属植物有重唇石斛、细茎石斛、铁皮石斛、霍山石斛。

大多数石斛植物喜生于温暖、湿润、通风和散射阳光的森林中。20 世纪末以来，石斛生存环境恶化、人为采集等不利因素导致石斛野生分布越来越少。急速减少的石斛种类有黄花石斛、金耳石斛、喇叭唇石斛、刀叶石斛、景洪石斛、单葶草石斛、红花石斛、曲茎石斛、河南石斛、杓唇石斛、线叶石斛、曲轴石斛、广东石斛等。这些种在野外已很难找到。也有部分石斛可生于温度较低、光照强、昼夜温差大的高海拔（2000～3000m）地区，如线叶石斛、高山石斛、藏南石斛、细茎石斛、长距石斛、束花石斛、叠鞘石斛、金耳石斛等。

石斛常附生于树干粗大、树皮厚而疏松、槽沟多并伴生有苔藓植物的树种（如青杠、黄角、樟等）上，或成年松树、杉树、龙眼等表皮粗糙、有裂纹的树种上，这些树种的树皮保水性好，且位于林下，郁闭度适宜于石斛生长。石斛常见附生树种有 32 种，其中，壳斗科和蔷薇科的树种较多，分别达 9 种和 5 种；胡桃科、樟科的树种各 3 种；余下的 12 种树种分别属于 12 个科。

石斛对生长环境的通气性和透水性的要求非常高。部分石斛着生于岩壁上、石缝中或石槽间。植株常附生于周围有一定阔叶林遮阴的涧溪流经处的岩石上。岩石以质地粗糙，石面湿润，表面附着腐殖质、地衣和苔藓植物为佳。石斛从石壁沙砾等附主上吸收岩层的水分和养料，裸露在空气中的须根则从空气中吸收游离的养分和水分。在岩石壁或树上的石斛（图 1-4～图 1-6），除与叶状、壳状地衣和苔藓等植物伴生外，还与石珠、瓦松、茯蕨、抱石莲、地柏枝、石韦属植物、瓦韦属植物、石豆兰属植物、卷柏属植物等混生。

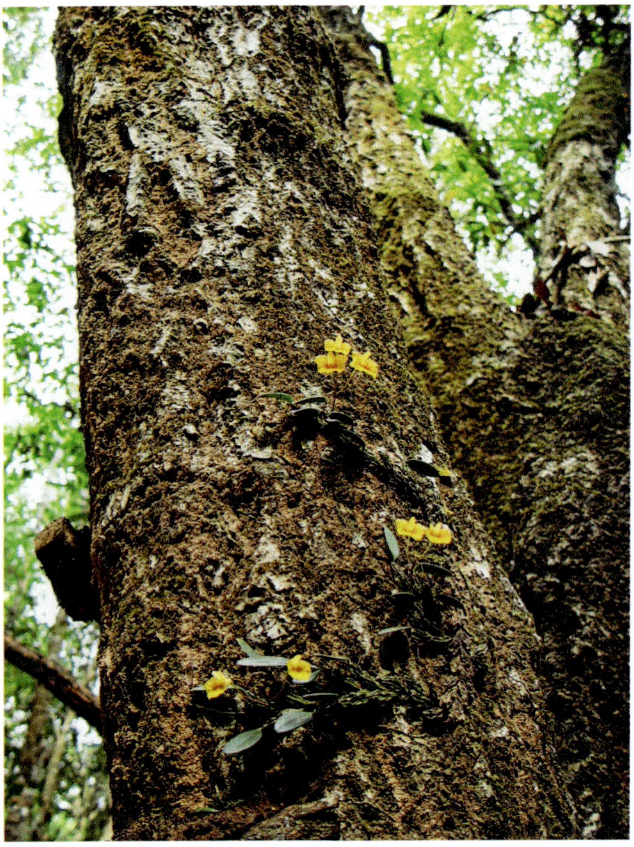

图 1-4　聚石斛附树种植

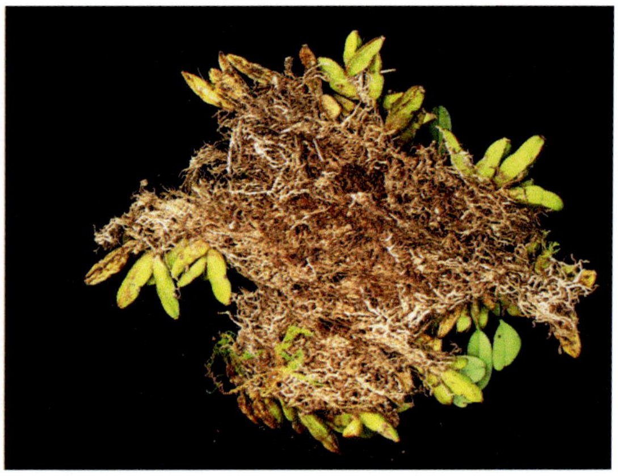

图 1-5　树栽野生聚石斛

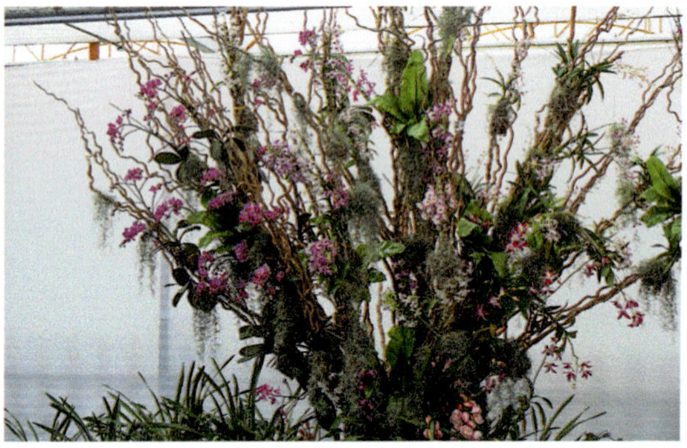

图 1-6　春石斛树状装饰

第四节　我国石斛特有种

全球共有石斛属植物 1100 余种，我国分布 92 种，其中 19 种为我国特有种（表 1-4），包括药用价值较高的铁皮石斛、霍山石斛等，观赏价值较高的矩唇石斛、罗河石斛等。我国石斛特有种主要分布在云南、四川、贵州、广东、湖南、台湾等地，其中，云南 7 种，湖南 5 种，贵州、四川、台湾、广西、广东、江西、河南各 4 种，湖北 3 种，浙江、重庆、安徽各 2 种，福建、海南各 1 种。

铁皮石斛、霍山石斛多糖、联苄、黄酮含量高，药用价值高，在我国人工栽培面积大，是我国的宝贵植物资源。铁皮石斛在我国分布较广，主要分布于浙江温州、宁波（余姚）、台州，云南广南，广西桂平、容县，广东韶关、梅州，福建三明（泰宁）、龙岩，江西九江、鹰潭、赣州（龙南），四川石棉、汉源，湖南新宁。现今铁皮石斛原生地的野生资源极少。

这 19 个特有种中，11 种石斛仅在我国单一省份有分布，如西畴石斛、镇沅石斛、王氏石斛、河口石斛、勐海石斛仅分布于云南；罗氏石斛仅分布于湖南；双花石斛、小双花石斛、菱唇石斛仅分布于台湾，其中，双花石斛和小双花石斛非常珍稀。

表 1-4　我国石斛特有种

种名	组名	分布
铁皮石斛 *Dendrobium officinale*	石斛组	浙江、福建、安徽、四川、广西、云南、广东、河南、贵州、江西、湖南
矩唇石斛 *Dendrobium linawianum*	石斛组	广西、台湾、四川、贵州、广东
曲茎石斛 *Dendrobium flexicaule*	石斛组	河南、湖南、湖北、四川、重庆、陕西
霍山石斛 *Dendrobium huoshanense*	石斛组	安徽、河南、湖南、江西、湖北
始兴石斛 *Dendrobium shixingense*	石斛组	广东、江西
王氏石斛 *Dendrobium wangliangii*	石斛组	云南
河口石斛 *Dendrobium hekouense*	石斛组	云南
河南石斛 *Dendrobium henanense*	石斛组	河南、广西
罗氏石斛 *Dendrobium luoi*	石斛组	湖南
梵净山石斛 *Dendrobium fanjingshanense*	石斛组	贵州、江西、浙江
罗河石斛 *Dendrobium lohohense*	寡花组	湖北、湖南、广东、广西、重庆、贵州、云南
夹江石斛 *Dendrobium jiajiangense*	寡花组	四川
勐海石斛 *Dendrobium minutiflorum*	草叶组	云南
镇沅石斛 *Dendrobium zhenyuanense*	草叶组	云南
华石斛 *Dendrobium sinense*	黑毛组	海南
西畴石斛 *Dendrobium xichouense*	距囊组	云南
双花石斛 *Dendrobium furcatopedicellatum*	禾叶组	台湾
小双花石斛 *Dendrobium somai*	禾叶组	台湾
菱唇石斛 *Dendrobium leptocladum*	禾叶组	台湾

王氏石斛、罗氏石斛、镇沅石斛等为 1983 年以后在我国新发现的石斛。矩唇石斛、曲茎石斛、华石斛几个种花大，观赏性较佳。细叶石斛、滇桂石斛过去是中国特有种，但据金效华和黄璐琦（2015）报道，现在越南也有分布。

第五节　我国耐寒石斛分布

我国石斛属植物产于秦岭以南省份，其中，云南、广西、贵州、海南、台湾为我国该属植物的分布中心，大多数种类集中分布于北纬 15° 30′ ~25° 12′，向北逐渐减少。我国原产的耐寒石斛可以分布在亚热带以北的暖温带地区，主要有安徽、河南、陕西、甘肃（表 1-5），最北不超过北纬 34° 24′。在我国部分北方省份，我国原产的耐寒石斛可在非加温温室内越冬。

表 1-5　我国原产的常见耐寒石斛种类在我国北方地区的分布

种名	河南	安徽	陕西	甘肃
细茎石斛 *Dendrobium moniliforme*	√	√	√	√
细叶石斛 *Dendrobium hancockii*	√	—	√	√
铁皮石斛 *Dendrobium officinale*	√	√	—	—
霍山石斛 *Dendrobium huoshanense*	√	√	—	—
重唇石斛 *Dendrobium hercoglossum*	—	√	—	—
曲茎石斛 *Dendrobium flexicaule*	√	—	√	—
金钗石斛 *Dendrobium nobile*	√	—	—	—
合计	6	4	2	2

注：“√”表示有分布；“—”表示无分布。

霍山石斛、细茎石斛、细叶石斛、铁皮石斛、金钗石斛、广东石斛等耐寒性强的石斛都是我国广布种，分布于我国的多个省份。其中，细茎石斛分布于我国 15 个省份，横跨热带、亚热带、暖温带；金钗石斛分布于我国 13 个省份；铁皮石斛分布于我国 11 个省份；细叶石斛、广东石斛分布于我国 9 个省份。

金钗石斛、铁皮石斛、霍山石斛在我国安徽及河南南部有野生分布，能够承受当地冬季的严寒霜冻（图 1-7，图 1-8）。耐寒石斛分布在北至河南西部、湖北与陕西交界地带，西至四川西部、云南西南部及西藏的墨脱县和定结县。以铁皮石斛为例，药农的采集范围东起浙江，西至云南，北至安徽、湖北交界地区，南至广东南岭山脉一带。

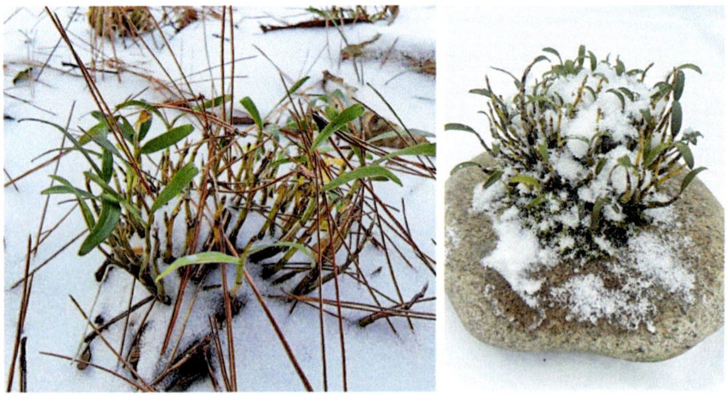

图 1-7　雪地霍山石斛野外越冬（路宽　摄）

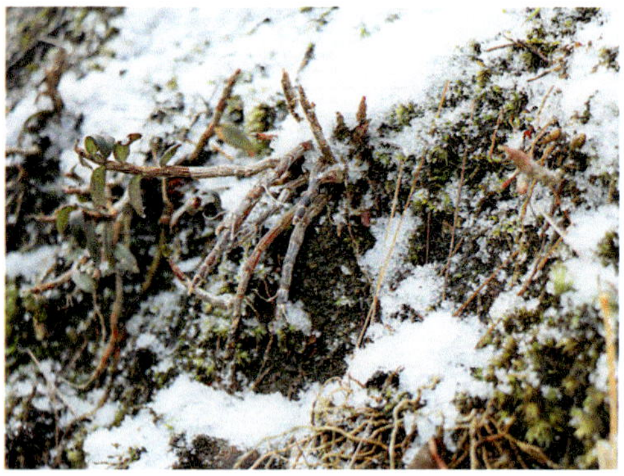

图 1-8　野外铁皮石斛越冬（黄柄荣　摄）

在我国亚热带以北的暖温带地区，石斛在 4 个省份（安徽、河南、陕西、甘肃）有分布，主要分布 7 种石斛：细茎石斛、细叶石斛、铁皮石斛、重唇石斛、曲茎石斛、霍山石斛、金钗石斛（表 1-5）。河南是我国石斛属植物分布的北线，有 6 种石斛分布：曲茎石斛、霍山石斛、细茎石斛、铁皮石斛、金钗石斛、细叶石斛。

石斛对不良气候具有一定的抗性，在南方可抵抗短时间的风雪等恶劣天气，在短时极端最低

温度 –20℃下不受冻害。抗寒的石斛种类，如细叶石斛，植株中大，茎革质，抗性极强，株型强健，花香，花期长，其分布可到达陕西的宁陕县和山阳县，甘肃的徽县，以及河南的伏牛山地区。这些耐寒种类分布范围向南至云南、广西南端等热带气候地区，生长皆良好。

曲茎石斛也较耐寒，分布于河南西峡县、内乡县等地，海拔 900～1200m。曲茎石斛是我国特有的珍贵药用植物资源，多以鲜茎入药。

第六节　我国野生石斛珍稀濒危现状

石斛野生资源在我国南方曾十分丰富，特别是在云南、四川、重庆、贵州、广西、广东、海南、福建、台湾等地产量较大。浙江、安徽、湖南、湖北、江西、西藏、河南、陕西、甘肃等地过去也都有分布。

云南是我国石斛分布最广的地区。在云南的热带雨林中，石斛种类曾经极其丰富，数量极大，较多大树上都长有石斛。20 世纪 80 年代初期，云南尚有较多石斛。90 年代初，每年仍有大量石斛销售到省外。南京制药公司每年从云南收购上千吨鲜石斛。四川是我国石斛的传统产区。1953 年，仅四川合江县就收购干石斛 4 万多斤①（相当于鲜石斛 30 多万斤）。新中国成立前，该县就已经有 2 个专业石斛交易市场，是石斛商品集散地。重庆过去也产大量石斛，仅 1953～1954 年，每年通过重庆港外运的石斛就达 10 余万斤。

经过多年的掠夺式乱采乱挖，目前石斛是我国紧缺、珍贵的中药材和外贸出口药材，被国家列为重点保护对象。石斛每年的需求量较大，国内外市场供不应求，且价格昂贵。我们通过近年野生采集和考察发现，将近灭绝的种类有藏南石斛、黄石斛、长爪石斛、菱唇石斛、燕石斛、双花石斛、梵净山石斛等；已近绝迹的种类有针叶石斛、小双花石斛、少花石斛、西畴石斛等。

石斛属植物有些种类已濒临灭绝，近年来受到国家的重视和保护。1987 年后，石斛被列入《中国珍稀濒危保护植物名录》、《中国植物红皮书——稀有濒危植物》（第一册）和《濒危野生动植物种国际贸易公约》（CITES）附录Ⅱ中。2021 年石斛属植物被列入《国家重点保护野生植物名录》，其中，曲茎石斛和霍山石斛为国家一级重点保护野生植物。同时，石斛也是受世界自然保护联盟（IUCN）、CITES 等保护的植物。

1991 年出版的《中国植物红皮书——稀有濒危植物》（第一册）（傅立国，1991）中，70 种以上的石斛属植物被列入保护范围，之后这些物种又被列入《中华人民共和国野生植物保护条例》范围，受我国法律保护。

《中国物种红色名录　第一卷　红色名录》（汪松和解炎，2004）发布了我国 73 种石斛的濒危等级，其中，霍山石斛、铁皮石斛、具槽石斛、木石斛、棒节石斛、红花石斛、苏瓣石斛、刀叶

① 1 斤 = 0.5kg，后同。

石斛、西畴石斛、燕石斛、少花石斛、针叶石斛极危（CR）；聚石斛、小黄花石斛易危（VU）；玫瑰石斛、齿瓣石斛、翅萼石斛等 59 种濒危（EN）。

进入 21 世纪以来，铁皮石斛在我国云南、浙江等地大量人工栽培，已变得非常普遍。然而，由于产品价格较高及人们对纯正野外种源的需求，乱采乱挖仍然威胁着野生铁皮石斛的生存。野生铁皮石斛为国家二级重点保护野生植物，国家对其采收、经营、进出口进行严格限制和管理。

第七节　我国药用石斛产业统计

石斛，被唐代《道藏》列为中华“九大仙草”之首，唐、宋历代皇帝把石斛列为贡品，视为至宝。21 世纪初，我国石斛人工栽培逐步实现了产业化发展，栽培范围从云南、浙江延伸至整个南方地区，最北边延伸到河南南阳。石斛人工栽培产业的兴起极大地缓解了石斛稀缺的现状，使石斛从珍稀濒危药材变为大众养生食材。石斛走进千家万户，成为大众养生食材，仅仅用了 20 余年。石斛产业化以来，我国年产鲜石斛近 8 万 t。

2021 年，中国中药协会石斛专业委员会在主产地人民政府、石斛协会、石斛龙头企业、石斛专家等的协助下完成了我国石斛产业第二次统计（港澳台数据未纳入统计）（表 1-6）。统计结果显示，2021 年，12 省（自治区）石斛人工栽培产业化迅猛发展，产业化栽培总面积达 45.40 万亩。其中，铁皮石斛大棚栽培 10.00 万亩，仿野生栽培 11.55 万亩，合计 21.55 万亩。齿瓣石斛（紫皮石斛）栽培以保山为主，90% 以上在龙陵县，芒市、耿马傣族佤族自治县也有少量栽培，合计栽培面积 3.60 万亩，总产值 40.00 亿元。霍山石斛栽培面积约 1.15 万亩，大部分在安徽霍山县。霍山县从事霍山石斛栽培的企业有 1900 余家，从业人员超万人，总产值 35.00 亿元。金钗石斛仿野生栽培面积 15.10 万亩，主要是林下贴石仿野生栽培，其中，贵州赤水 10.00 万亩，四川泸州等地 5.00 万亩，海南 0.10 万亩，合计产值 16.58 亿元。鼓槌石斛栽培面积 2.0 万亩，主要栽培在普洱。叠鞘石斛主要栽培在四川的乐山、眉山等地，总面积 1.50 万亩。兜唇石斛、流苏石斛等种植 0.50 万亩。2021 年，我国各种石斛鲜品总产量 82 001t，总产值 244.38 亿元。合并加工、商贸流通等环节，石斛产业链 2021 年综合产值超过 500 亿元。

表 1-6　2021 年我国石斛产业统计

省（自治区）	栽培方式和栽培种	栽培面积/万亩	总产量/t	产值/亿元
云南	大棚栽培铁皮石斛	4.00	20 000	20.00
	仿野生栽培铁皮石斛	2.00	1 000	10.00
	大棚栽培齿瓣石斛	3.10	7 500	40.00
	仿野生栽培齿瓣石斛	0.50	411	
	鼓槌石斛	2.00	8 000	8.00
	其他石斛	0.50	2 000	2.00
	合计	12.10	38 911	80.00

续表

省（自治区）	栽培方式和栽培种	栽培面积/万亩	总产量/t	产值/亿元
浙江	大棚栽培铁皮石斛	3.00	9 000	56.50
	仿野生栽培铁皮石斛	0.60	480	3.50
	合计	3.60	9 480	60.00
贵州	仿野生栽培铁皮石斛	6.00	4 800	6.00
	仿野生栽培金钗石斛	10.00	8 000	12.00
	合计	16.00	12 800	18.00
四川	大棚栽培铁皮石斛	0.20	600	4.80
	仿野生栽培金钗石斛	5.00	4 000	4.50
	仿野生栽培叠鞘石斛	1.50	4 500	6.80
	合计	6.70	9 100	16.10
福建	大棚栽培铁皮石斛	0.35	1 400	5.60
	仿野生栽培铁皮石斛	1.45	725	5.80
	合计	1.80	2 125	11.40
安徽	大棚栽培霍山石斛	0.80	2 400	32.50
	林下栽培霍山石斛	0.30	150	2.50
	大棚栽培铁皮石斛	0.10	300	5.00
	合计	1.20	2 850	40.00
江西	大棚栽培铁皮石斛	0.50	1 500	3.00
	仿野生栽培铁皮石斛	0.85	390	3.20
	霍山石斛	0.05	25	0.20
	合计	1.40	1 915	6.40
广东	大棚栽培铁皮石斛	0.20	400	1.20
	仿野生栽培铁皮石斛	0.60	520	4.20
	合计	0.80	920	5.40
广西	大棚栽培铁皮石斛	0.65	1 200	4.80
山东	大棚栽培铁皮石斛	0.50	1 000	0.70
江苏	大棚栽培铁皮石斛	0.50	1 200	0.80
海南	仿野生栽培金钗石斛	0.10	300	0.08
	仿野生栽培铁皮石斛	0.05	200	0.70
	合计	0.15	500	0.78
总计		45.40	82 001	244.38

资料来源：中国中药协会石斛专业委员会统计数据（港澳台数据未纳入统计）。

注：1. 仿野生种植密度不统一，大部分地区按照 3000 丛/亩计算，相当于大棚苗床种植的 1/8～1/5。

2. 金钗石斛花在产值中占比较大，但由于统计过程中未达到丰产期，故未列入统计。

第八节　我国石斛与大宗中药材的种植面积比较

我国对石斛的应用历史悠久，但由于石斛野生资源稀缺、数量稀少，在民间的知名度不高。石斛人工种植时间不长，但发展迅猛，不到 20 年的时间已扩大到南方各省份，成为南方特色生物产业，形成“北人参、南石斛”两大滋补类药材格局。根据我国 2020 年中药材种植面积统计数据

(黄璐琦和张小波，2020)，有 9 种中药材种植面积达 100 万亩以上，乔木、灌木、草本药材各占 3 种；16 种中药材种植面积在 50 万～100 万亩；6 种中药材种植面积在 40 万～49 万亩，其中，石斛种植面积为 43.7 万亩（表 1-7）。按种植面积，石斛在草本中药材中排第 20 名，已成为我国大宗药材。与我国三七、人参、当归等补气、益血的中药材产业相比，石斛产业呈现出发展时间短、兴起势头猛、市场接受度高等特点。

表 1-7　我国石斛种植面积与其他主要中药材种植面积的比较

生活型	常见中药材种类	种植面积/万亩
灌木	连翘（470）、枸杞（150）、金银花（159）	＞100
草本	人参（386）、黄芪（151）、黄芩（112）	
乔木	杜仲（251）、厚朴（154）、黄柏（119）	
草本	肉苁蓉（99）、砂仁（93）、党参（86）、柴胡（78）、丹参（77）、莲子（75）、当归（71）、艾叶（69）、板蓝根（62）、桔梗（60）、黄精（59）、红花（55）、黄连（52）、三七（50）、大黄（50）	50～100
乔木	山茱萸（81）	
草本	白芍（48）、石斛（43.7）、天麻（42）、甘草（40）、苦参（40）	40～49
乔木	红豆杉（46）	
草本	重楼（29）、白及（27）、玉竹（26）、西洋参（20）、茯苓（18）	10～39
	百合（18）、川穹（18）、地黄（15）	
草本	麦冬（9.2）、天冬（5.8）、北沙参（3.3）、乌头（1.7）、平贝母（0.9）	＜10

注：主要数据来源于《全国中药材生产统计报告（2020）》(黄璐琦和张小波，2020)。括号内数据为面积，单位万亩。

第九节　石斛的观赏价值

石斛兰为中国四大观赏洋兰之一，观赏价值极高。石斛既可做切花，也可盆栽观赏，其花姿态优雅，玲珑可爱，颜色鲜艳，气味芳香。石斛环境适应能力强，栽培容易，多附生在大树或岩石上。石斛生命力强，养分、水分不足依旧可以生长，仅茎节顶端还有几许生机的情况下，茎节新芽也可以继续生存、生长。茎段剪下可维持 2～3 月鲜活，花朵剪下 2～3 天也不会凋萎。

我国石斛野生种中，已至少有 1/3 被引种栽培。石斛植株形态多变，茎一般较长，丛生，多节，纤细或膨大。总状花序常生于茎上部节上，具数朵花（如鼓槌石斛、聚石斛、短棒石斛、流苏石斛、束花石斛等），少数单花（如黑毛石斛、报春石斛等）。其他形态的石斛还有茎叶呈压扁状的剑叶石斛、刀叶石斛，茎肉质呈圆柱状的燕石斛等。这些种类大都花朵美丽，花色繁多，千姿百态，具很高的观赏价值，同时也是良好的杂交亲本。

我国部分原生种的观赏性较好，如鼓槌石斛、球花石斛、密花石斛、细叶石斛、大苞鞘石斛、肿节石斛、兜唇石斛、晶帽石斛、金钗石斛、叠鞘石斛、串珠石斛。它们都是石斛杂交品种的亲本和重要的贸易对象。其中，鼓槌石斛的总状花序花数达12～20朵，开花较早，花极香，植株长势强健；细叶石斛单花期群体开花较早，花期较长，花色鲜艳，香味较浓，植株高大，直立性强；球花石斛的总状花序花数达30朵以上，白花黄心，观赏性极佳；大苞鞘石斛的花期较长，株间花期较为一致，花朵开展，花色艳丽，自交结实能力强；晶帽石斛的花较大，花色鲜艳，开花集中，花期长，开花节位多，观赏性强。

在国外，石斛被认为“秉性刚强，忠厚可亲”，人们常把它献给自己尊敬的长辈。每年的6月19日，人们会将石斛送给父亲，称之为“父亲节之花”。石斛的花语是“欢迎你，亲爱的”。欧美常用石斛花朵制作胸花，配上丝石竹和天冬草，表示“欢迎光临”，被广泛用于大型宴会、开幕式剪彩典礼、招待贵宾。

在石斛的主要出口国——泰国，泰国航空公司把石斛制成胸花赠送给乘客，表示欢迎与祝福。空姐给乘客戴石斛做的襟花，增添美意。新加坡植物园中有世界上最大的洋兰展示区，其中的名人兰花园中，以名人来命名的石斛品种有‘玛格丽特·撒切尔夫人’（*Dendrobium* ‘Margaret Thatcher’）、‘黛安娜王妃’（*Dendrobium* ‘Memoria Princess Diana’）。

细茎石斛分布范围广，较耐寒，主要原产于亚热带和暖温带，少数原产于日本和韩国南部。日本以细茎石斛作为亲本培育出了叶艺品种，叶片观赏价值较高，这类作为亲本的细茎石斛统称为长生兰（图1-9）。在长期的栽培和育种实践中，许多长生兰优良品种被培育出来。

明代李时珍《本草纲目》记载：“石斛丛生石上，其根纠结甚繁，干则白软，其茎叶生皆青色，干则黄色，开红花。节上自生根须，人亦折下，以砂石栽之，或以物盛挂屋下，频浇以水，经年不死，俗称为‘千年润’”。可知至少在400余年以前中国长江流域中上游地区就已有人采集引种野生石斛作为观赏植物，以砂石盆栽植，或垂吊悬挂于房前屋后。

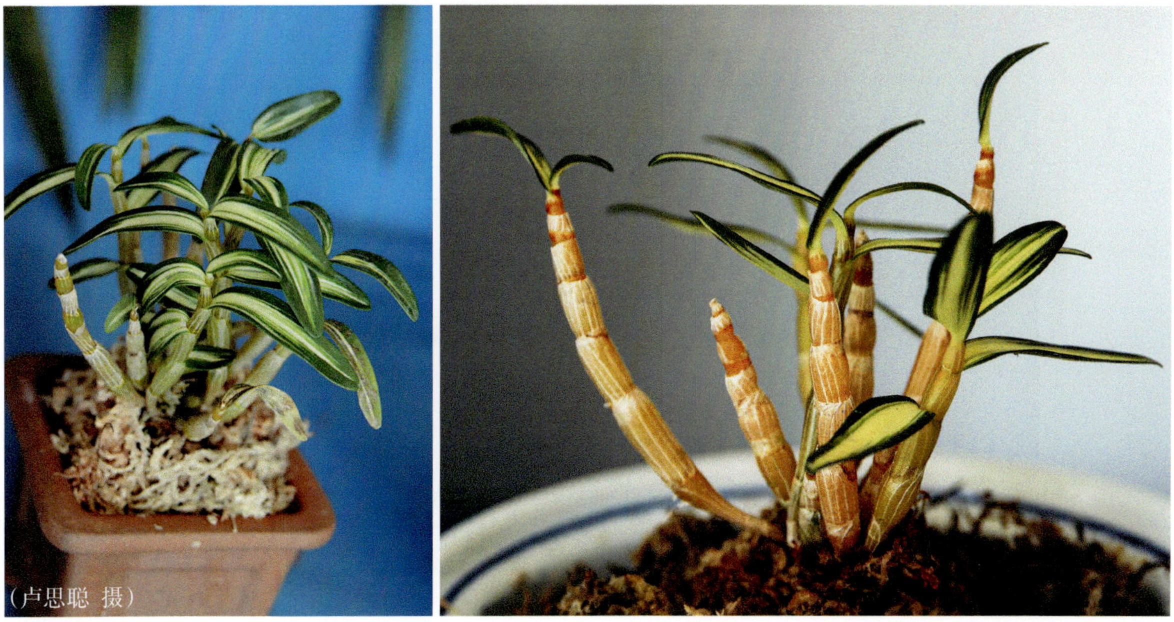
（卢思聪　摄）

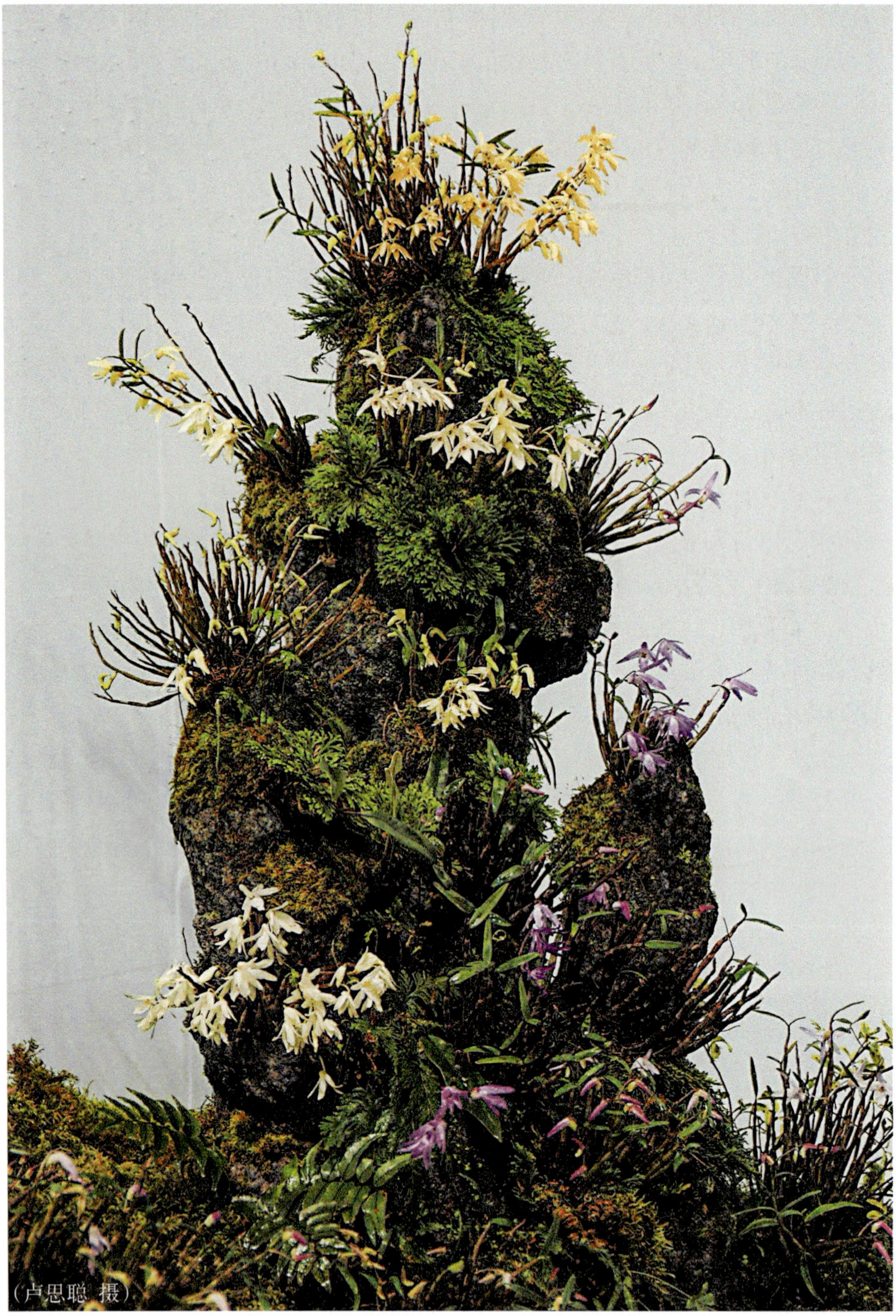

图 1-9　长生兰（细茎石斛）

在中国西南和华南一些石斛原产地，也可见到农民房前屋后的树上或屋顶上有少量石斛种植。在西双版纳州，石斛被傣族人崇敬，并被寄托了美好的愿望与情感。爱美的傣族姑娘也都把“蛋花”(石斛花）作为衣饰或头饰穿戴，表达对太阳神的感谢和对美好幸福的期待。

第二章 石斛形态特征

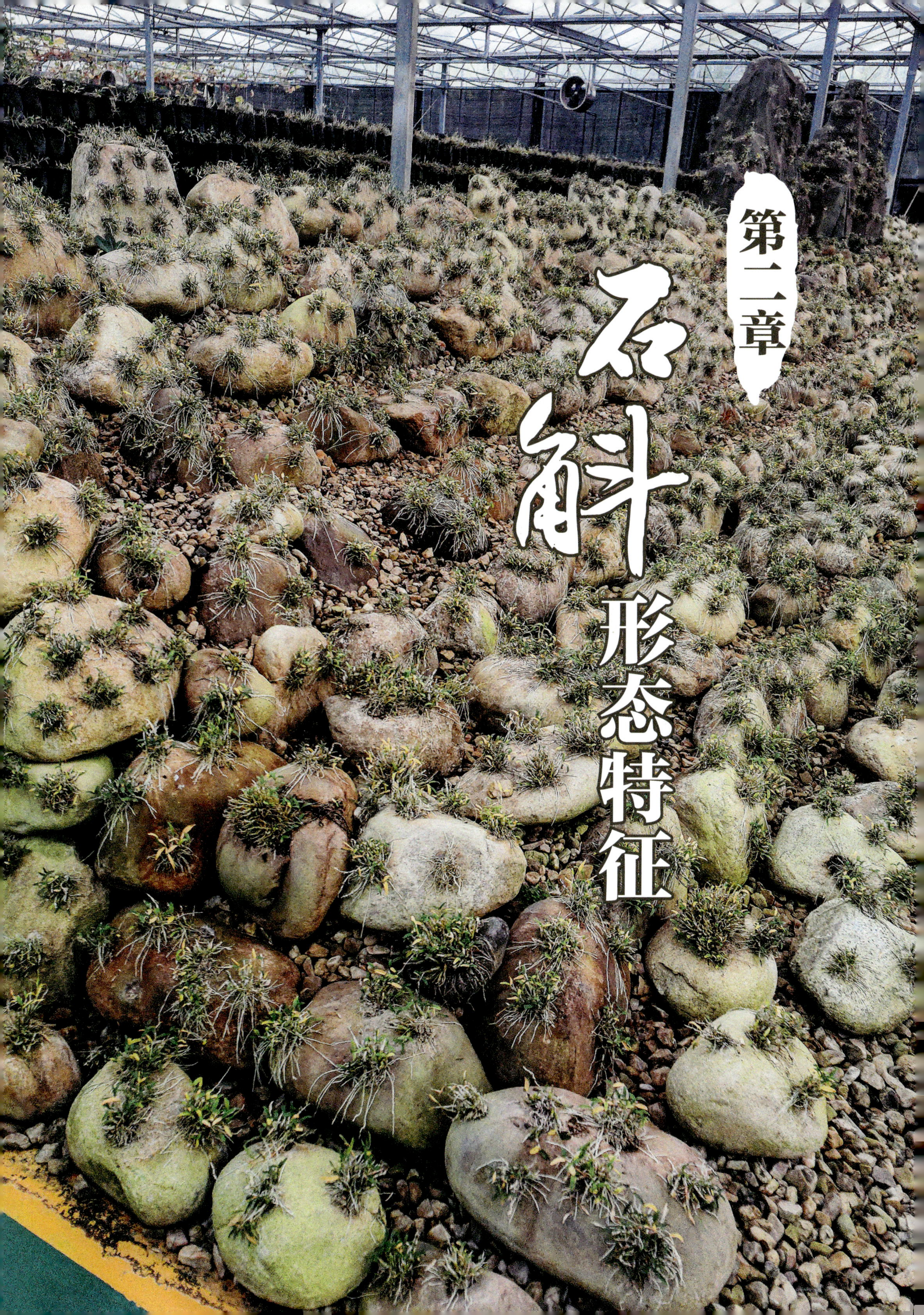

我国洋兰种类繁多，根据株型和生长习性的差异，可分为单轴生长型和合轴生长型。常见的单轴生长型有蝴蝶兰、万代兰、树兰、马达加斯加风兰等；常见的合轴生长型有石斛兰、卡特兰、兜兰、文心兰。洋兰婀娜多姿、雍容典雅，美不胜收。在科研工作者和企业人士的通力合作和协力开发下，未来兰花势必在国内绽放出璀璨的光芒。

石斛为洋兰的一种，为多年生草本植物，株高 20～60cm，其根、茎、叶、花、果实、种子具有区别于其他植物的独特性。我国石斛种类较多，不同石斛种间鉴定难度大。本章图文结合，阐述了不同石斛种间的表型形态差异。这将有助于大家认识石斛，提高对石斛的鉴赏、识别水平。

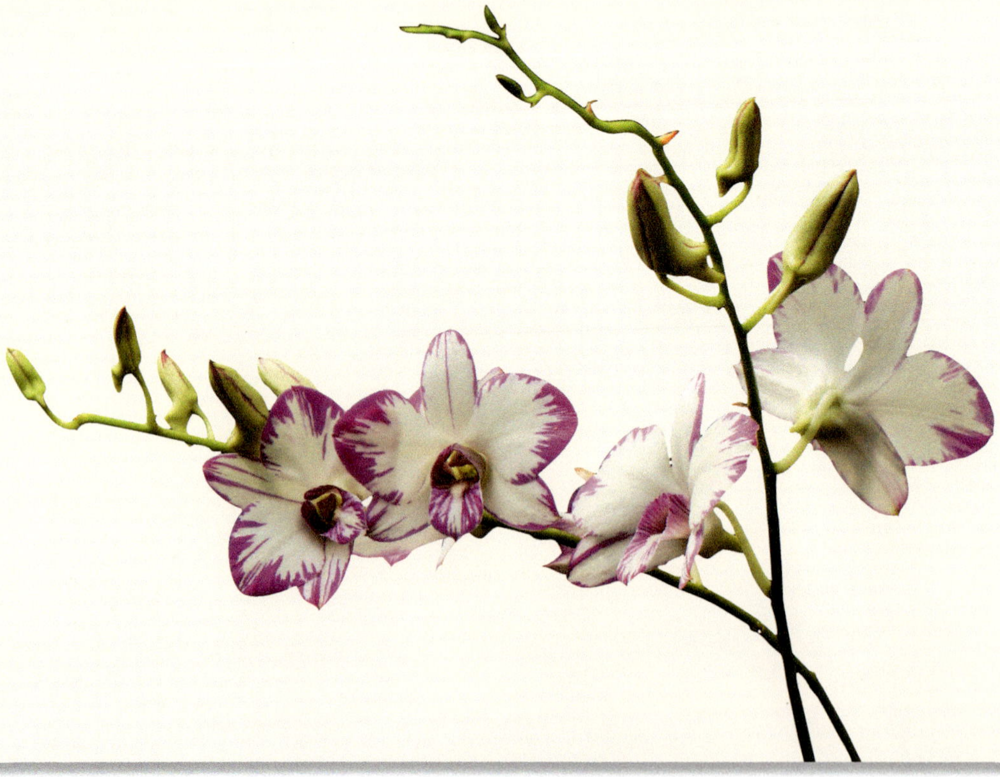

第一节　石斛花朵结构与组成

花是观赏石斛的主要欣赏部位。石斛花多为总状花序，个别为伞形花序（如束花石斛的花）。花序通常着生于茎节上，直立、斜出或下垂。每花序有花少数至多数，花朵数常因种的不同而有较大差异。

花序的大小、每花序上着花数量、花枝的直立程度及花序的着生部位等都是观赏石斛的重要特征。观赏石斛新品种的培育也主要是改善花形、花的大小、花色、花期。

石斛花朵左右对称，由 7 个部分组成：3 枚萼片、3 枚花瓣、1 枚合蕊柱。萼片已瓣化，中间花瓣为唇瓣，已高度特化，是花中最具观赏性的花瓣。最初唇瓣位于花的顶部，在开花过程中由于花梗和子房作 180° 扭转，而使唇瓣位于花朵的最下部。石斛花各部位及其名称如图 2-1～图 2-4 所示，花的特写如图 2-5～图 2-11 所示。

花序（或花葶）顶生或侧生；唇瓣特异化，少有例外，一般扭转，具 1 室子房。唇瓣是石斛最特殊的器官，是石斛种质鉴定和观赏的焦点。唇瓣内部称为唇盘。合蕊柱是兰花特有的构造。石斛的雄蕊和雌蕊合生为合蕊柱，有蕊喙间隔。唇瓣明显或不明显 3 裂，前端称为前裂片或中裂片，一般会向下反卷，前裂片两侧的裂片称为侧裂片。两个侧裂片间及近合蕊柱的部位称为唇盘。

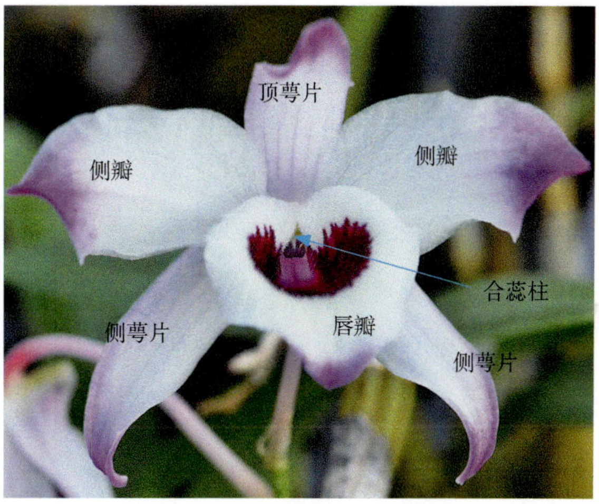

图 2-1　花朵组成（金钗石斛）

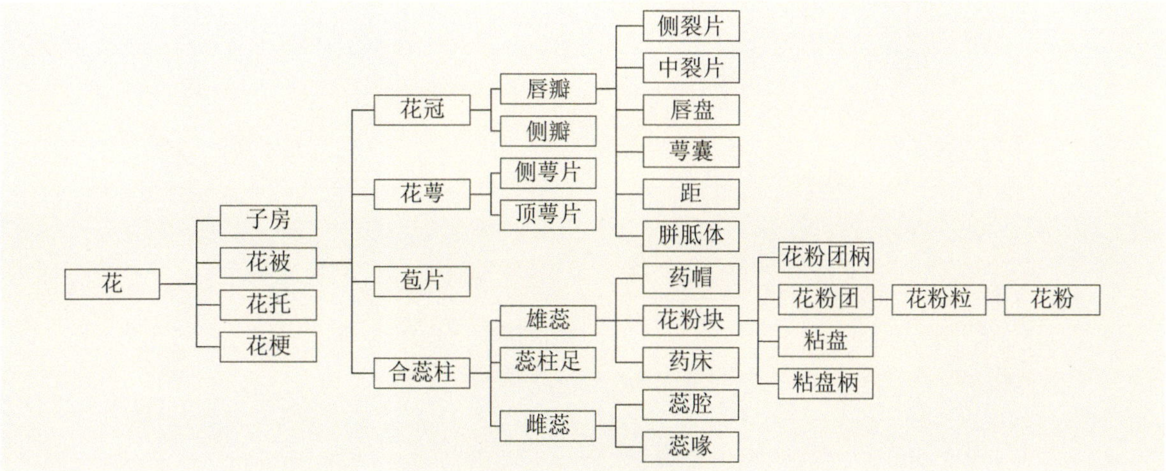

图 2-2　花各部位名称

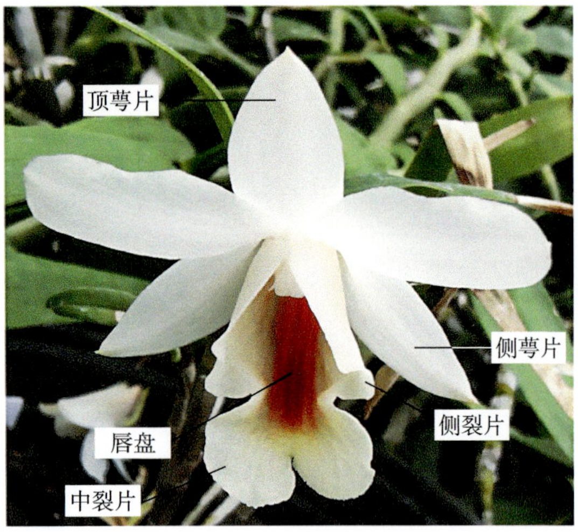

图 2-3　花瓣与唇瓣的结构（喉红石斛）

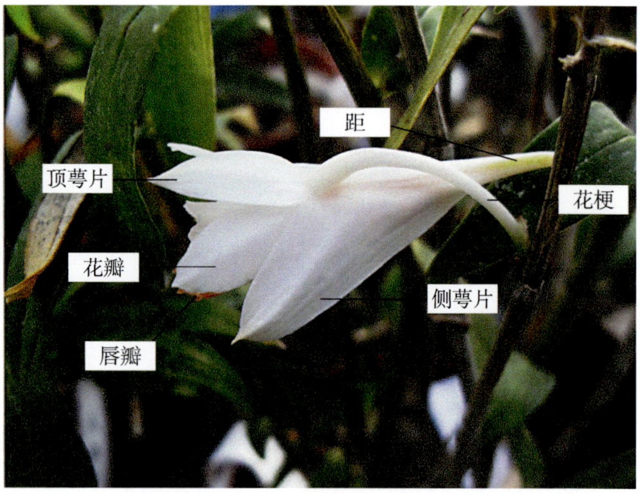

图 2-4　花侧面观（长距石斛）

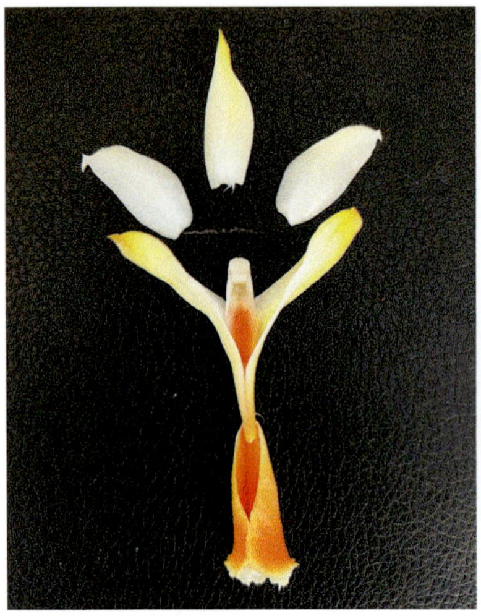

图 2-5　花瓣的结构（翅萼石斛）

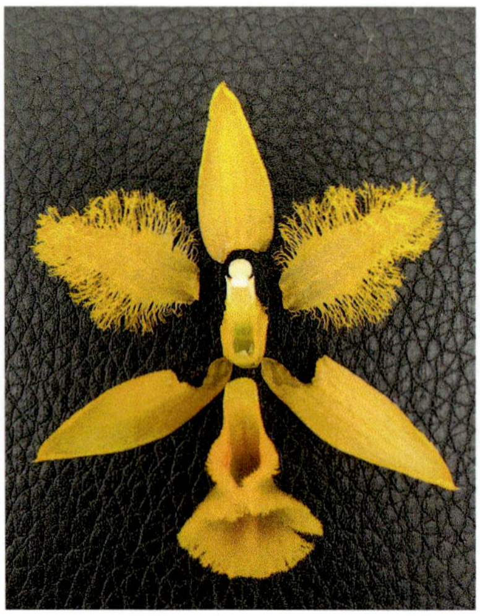

图 2-6　花瓣的结构及流苏（苏瓣石斛）

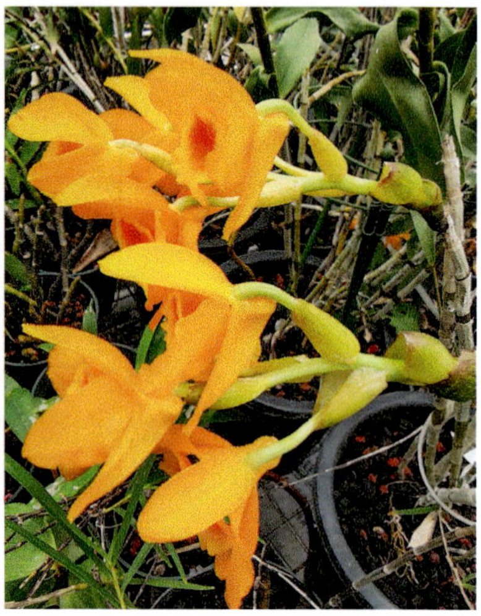

图 2-7　小苞片套叠（叠鞘石斛）

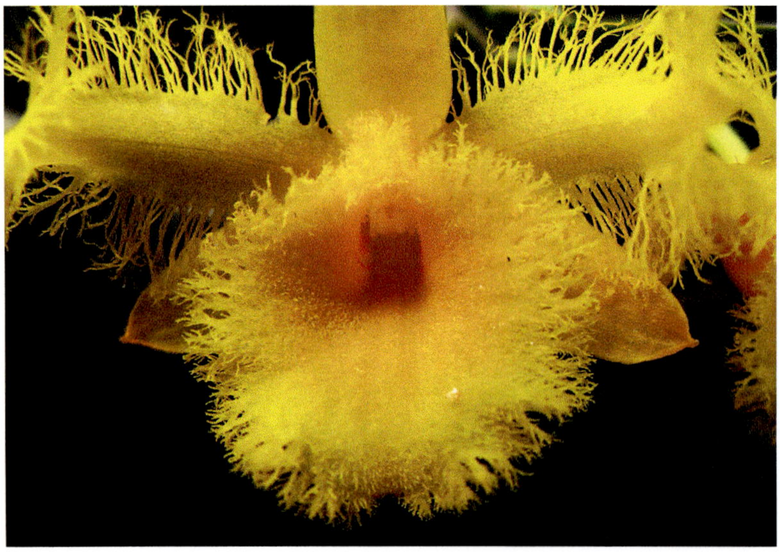

图 2-8　花瓣的流苏（苏瓣石斛）

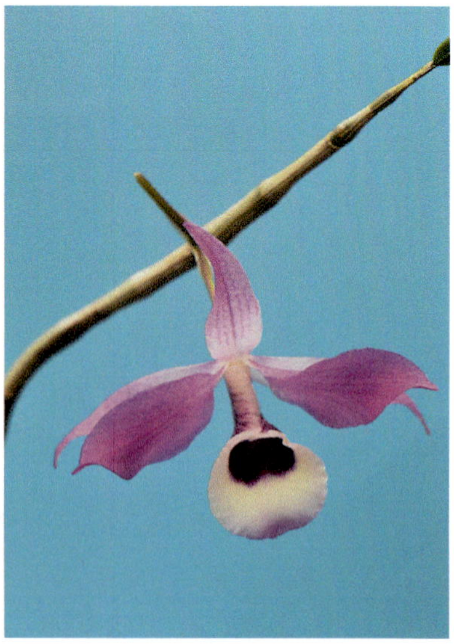

图 2-9　细喇叭状唇瓣（喇叭唇石斛）

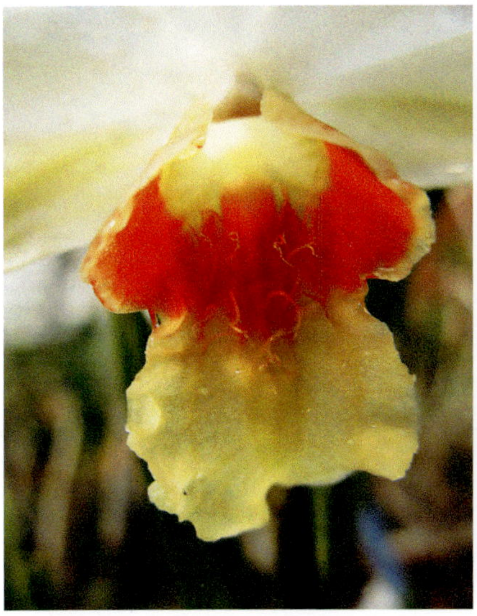

图 2-10 唇瓣 3 裂（黑毛石斛）

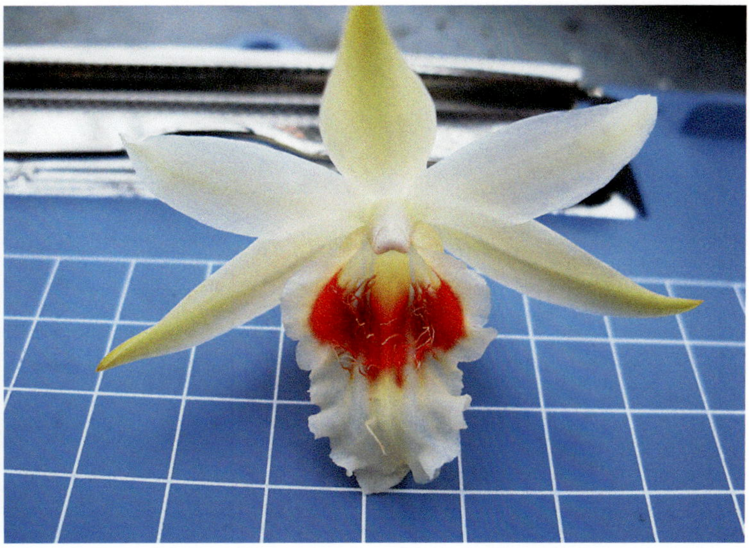

图 2-11 唇瓣绒毛与脊突（黑毛石斛）

石斛花朵主要靠花色与花香引诱蜜蜂。花的唇瓣通常水平伸展，在蜜蜂采蜜时充当降落台的作用。蜜蜂降落在唇瓣上，然后向里采集花蜜。蜜蜂离开花朵时，身体触及蕊喙，导致蕊喙破裂，花粉块的粘盘脱露出并紧粘在蜜蜂背部等部位，使整个花粉块被蜜蜂带走。当花粉块暴露于空气中，花粉团柄或粘盘柄收缩、弯曲，使花粉团处于前端突出位置，当蜜蜂采集下一朵花蜜时，花粉团碰触到带有黏液的花朵蕊腔（柱头穴），完成授粉。

石斛花较为开展；萼片瓣化程度高，色彩、形态近似花瓣。在 3 枚花瓣中，最下面的一枚称为唇瓣。唇瓣着生于蕊柱足末端，3 裂或不裂，基部收窄为短爪或无爪。相邻侧萼片宽阔的基部着生于蕊柱足，与唇瓣基部形成萼囊。合蕊柱顶端两侧各具 1 枚蕊柱齿，基部具蕊柱足，蕊柱足是合蕊柱基部下方延长的足状物（图 2-12）。从唇瓣基部或中部的下方延伸而出的圆筒状空心组织称为距（蜜腺距），距内常有花蜜。

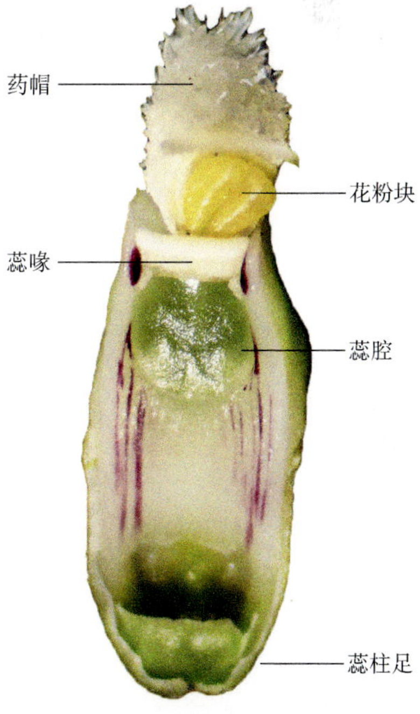

图 2-12 合蕊柱各部位示意图（晶帽石斛）

合蕊柱顶端具花药（花粉块）、药床、药帽（图 2-13～图 2-19）。花粉块由花粉团组成，花粉团呈卵形或长圆形，蜡质，4 枚，每 2 枚为一对，几无附属物。在合蕊柱靠上部的腹面有 1 凹形穴，称为蕊腔（柱头穴），穴内有黏液（图 2-20，图 2-21）。在柱头和花药之间有 1 个舌状的器官，称为蕊喙（源自柱头上裂片）。蕊喙在石斛植物的进化上是有重要意义的，它在一定程度上阻隔着自花授粉。花粉黏合成团块，称花粉团；花粉团呈粒粉质或蜡质，其一端常伸出花粉团柄并连接粘盘，也有直接连接粘盘或通过粘盘柄连接粘盘的。花粉团、花粉团柄、粘盘和粘盘柄连接在一块，称为花粉块。

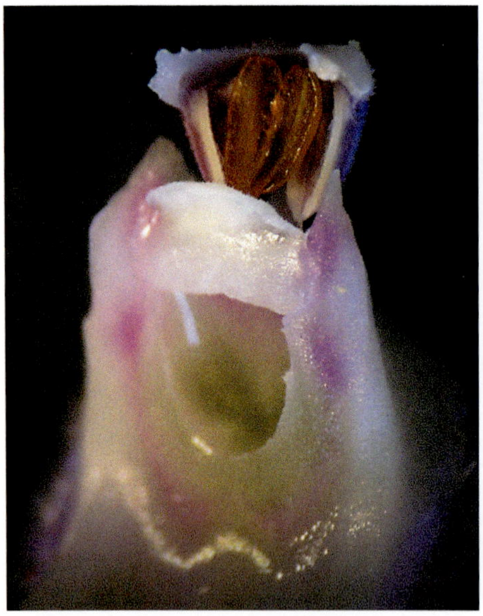

图 2-13　合蕊柱前端

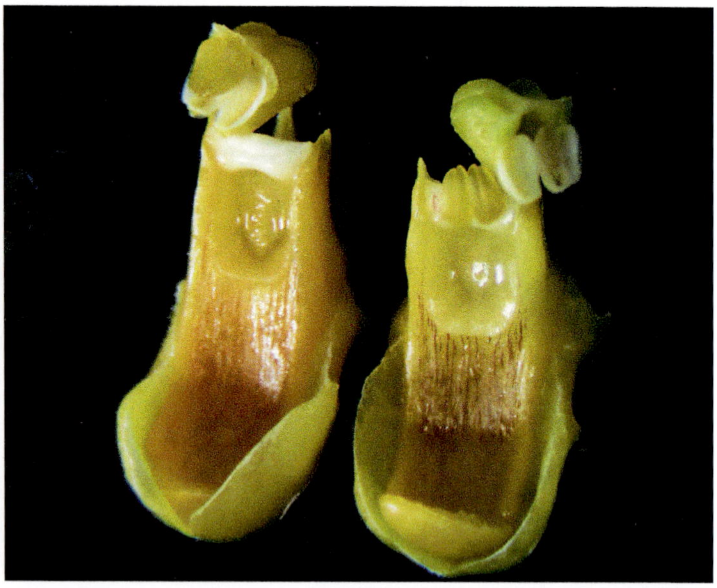

图 2-14　合蕊柱（细叶石斛）

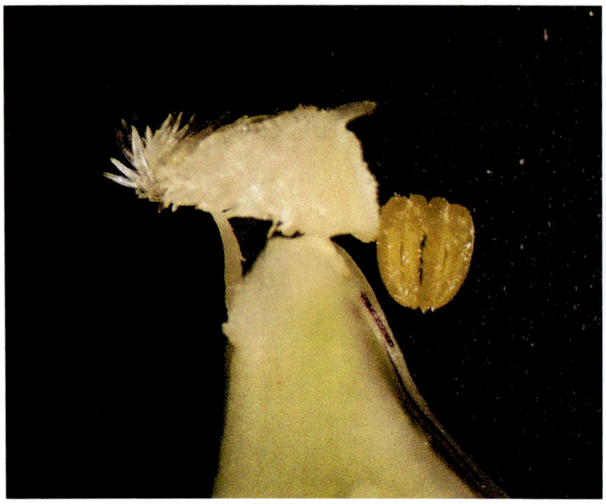

图 2-15　药帽与花粉（晶帽石斛）

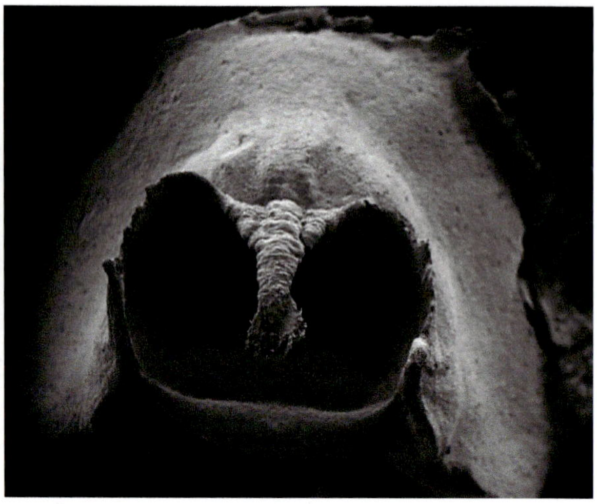

图 2-16　药床显微照片（‘火鸟’石斛）

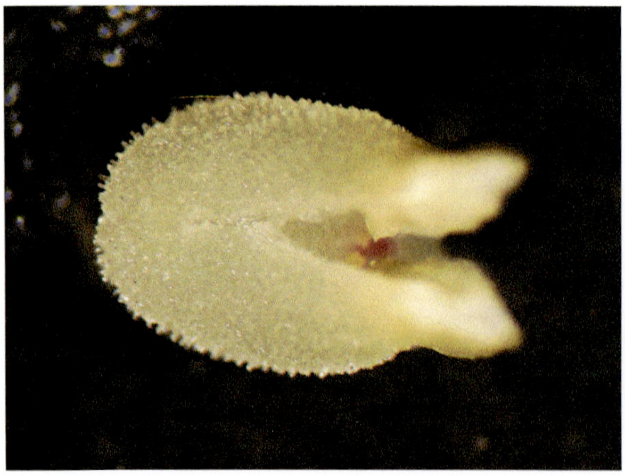

图 2-17　药帽（棒节石斛）

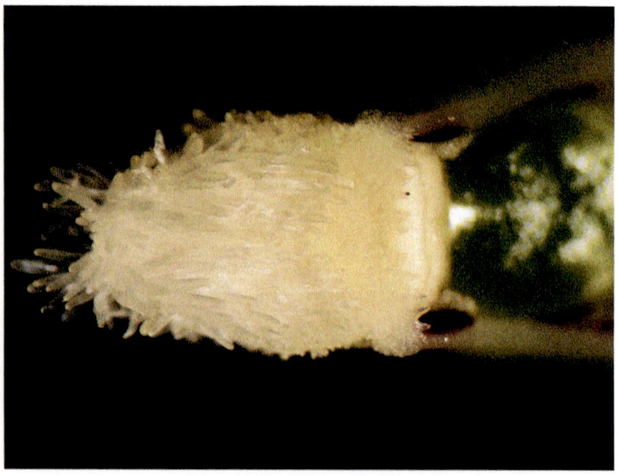

图 2-18　药帽（晶帽石斛）

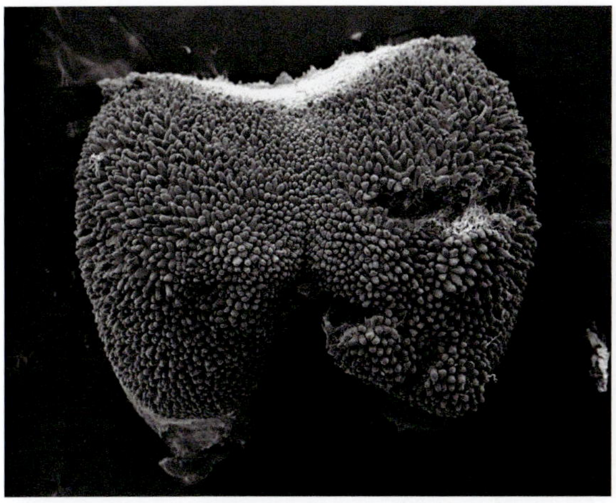

图 2-19　药帽显微照片（‘火鸟’石斛）

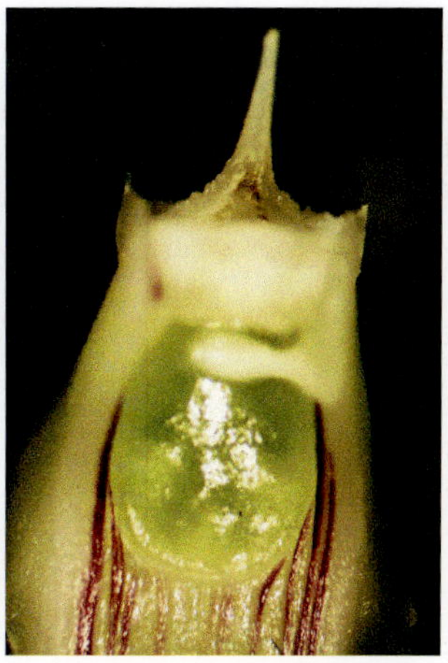

图 2-20　蕊腔（棒节石斛）

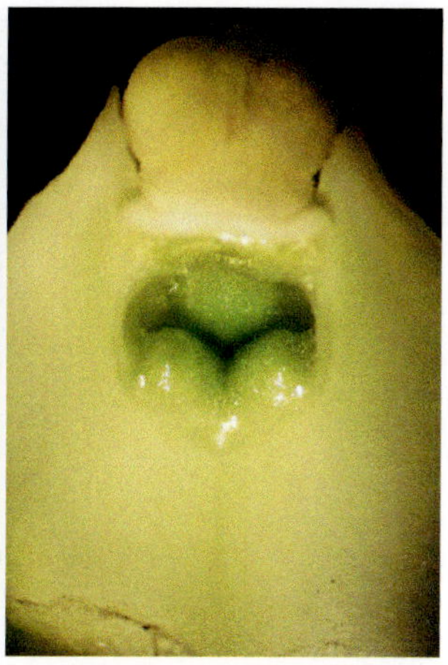

图 2-21　蕊腔

花粉作为生殖器官的一部分，具有保守性，其形态特征是植物在长期进化过程中不断演化、发展而成（图 2-22～图 2-27）。孢粉性状受环境条件的影响较小，具有很强的遗传保守性、稳定性和特异性。花粉形态和饰纹极为稳定，在世代相传的过程中，基本上保持了其固有的形态特征，即世代间具有固定的轮廓、雕纹、萌发孔（沟）数目、位置和特征，以及固有的花粉壁结构。因此，可根据花粉形态进行种质鉴别。

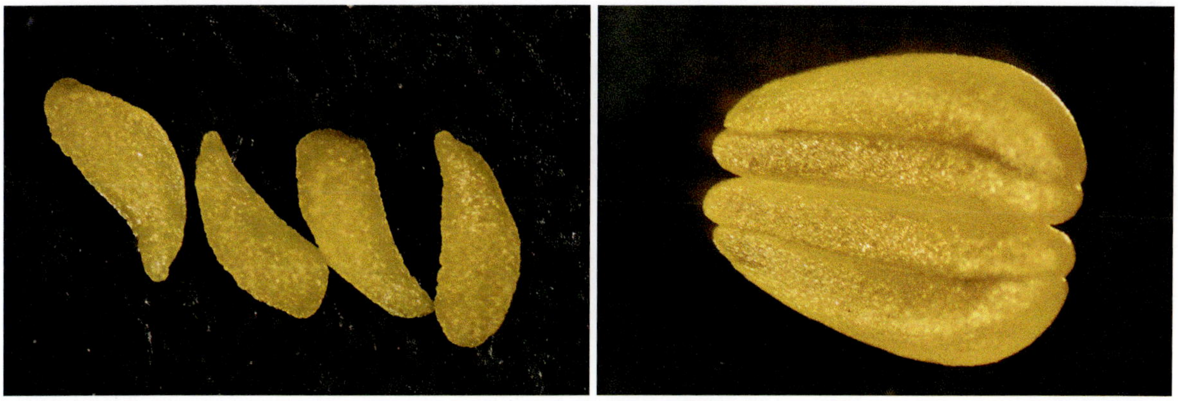

图 2-22　花粉块与花粉团

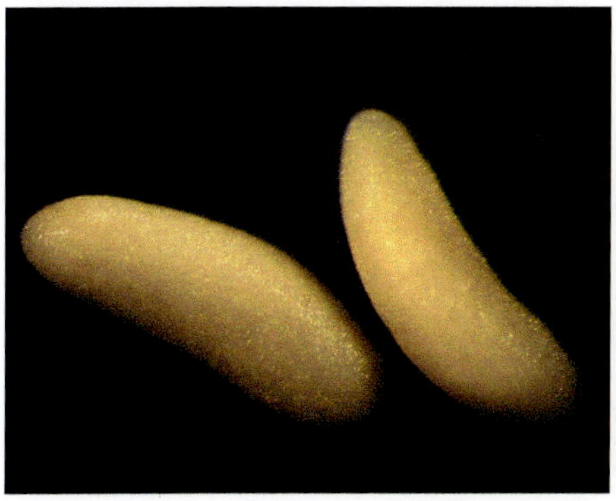

图 2-23　花粉团（尖刀唇石斛）

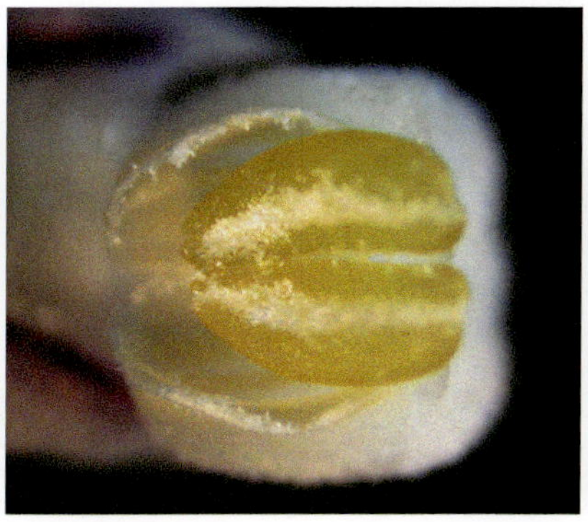

图 2-24　花粉（杯鞘石斛）

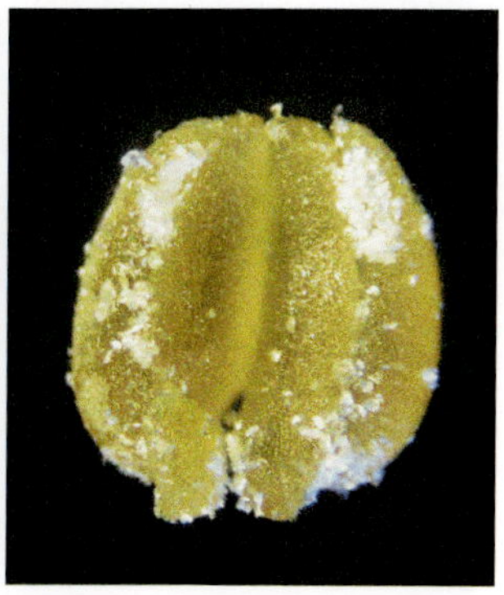

图 2-25　花粉成熟（肿节石斛）

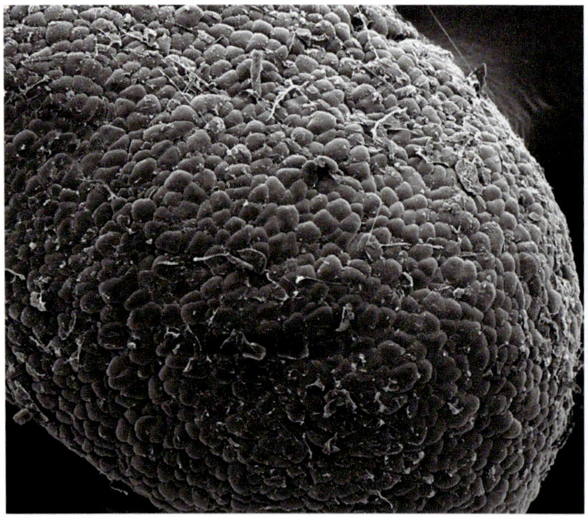

图 2-26　花粉粒表面显微照片（‘火鸟’石斛）

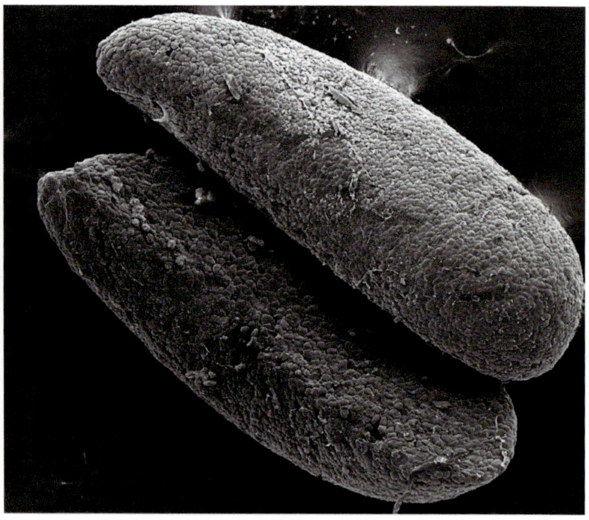

图 2-27　花粉粒显微观察（‘火鸟’石斛）

第二节　石斛种与花朵

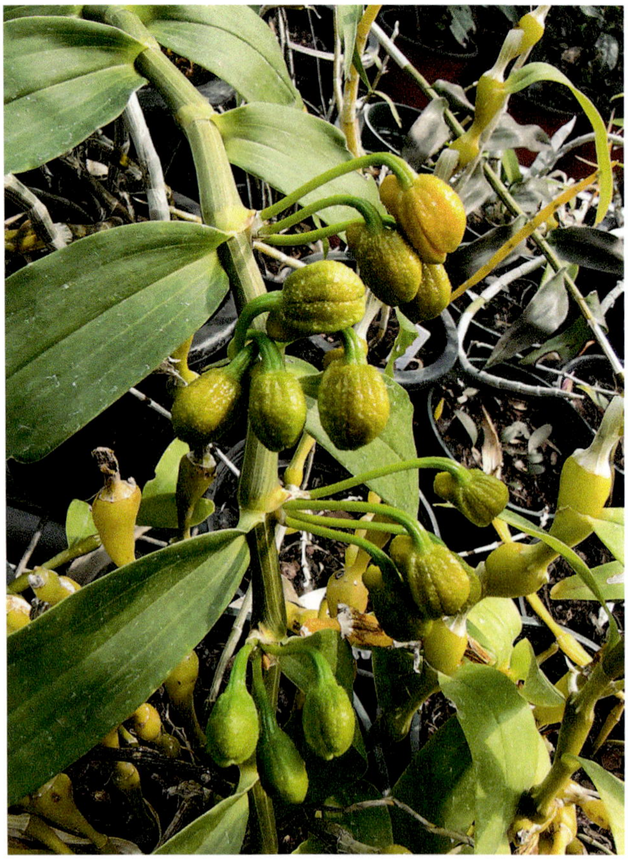

图 2-28　束花石斛伞形花序

多数石斛种类是春季开花，南方室外常于3～5月开放；在温室设施条件下，石斛花期会提前。夏天开花的石斛种类有长苏石斛、喉红石斛、疏花石斛、长爪石斛、藏南石斛、具槽石斛等。秋季开花的石斛种类有束花石斛、木石斛、高山石斛、长距石斛、勐海石斛。

石斛花除束花石斛为伞形花序（图2-28）外，多为总状花序。总状花序长度大于15cm的石斛种类有密花石斛、鼓槌石斛、球花石斛（图2-29）、流苏石斛、聚石斛、杓唇石斛。花瓣复色的石斛原生种主要有肿节石斛、串珠石斛、齿瓣石斛、杯鞘石斛、晶帽石斛等。其中，聚石斛花序长可达27cm。

花序常着生2～3朵花，也有少数种类着生4朵以上的多数花，如鼓槌石斛、密花石斛、球花石斛、聚石斛、杓唇石斛、流苏石斛、苏瓣石斛、叠鞘石斛、短棒石斛、梳

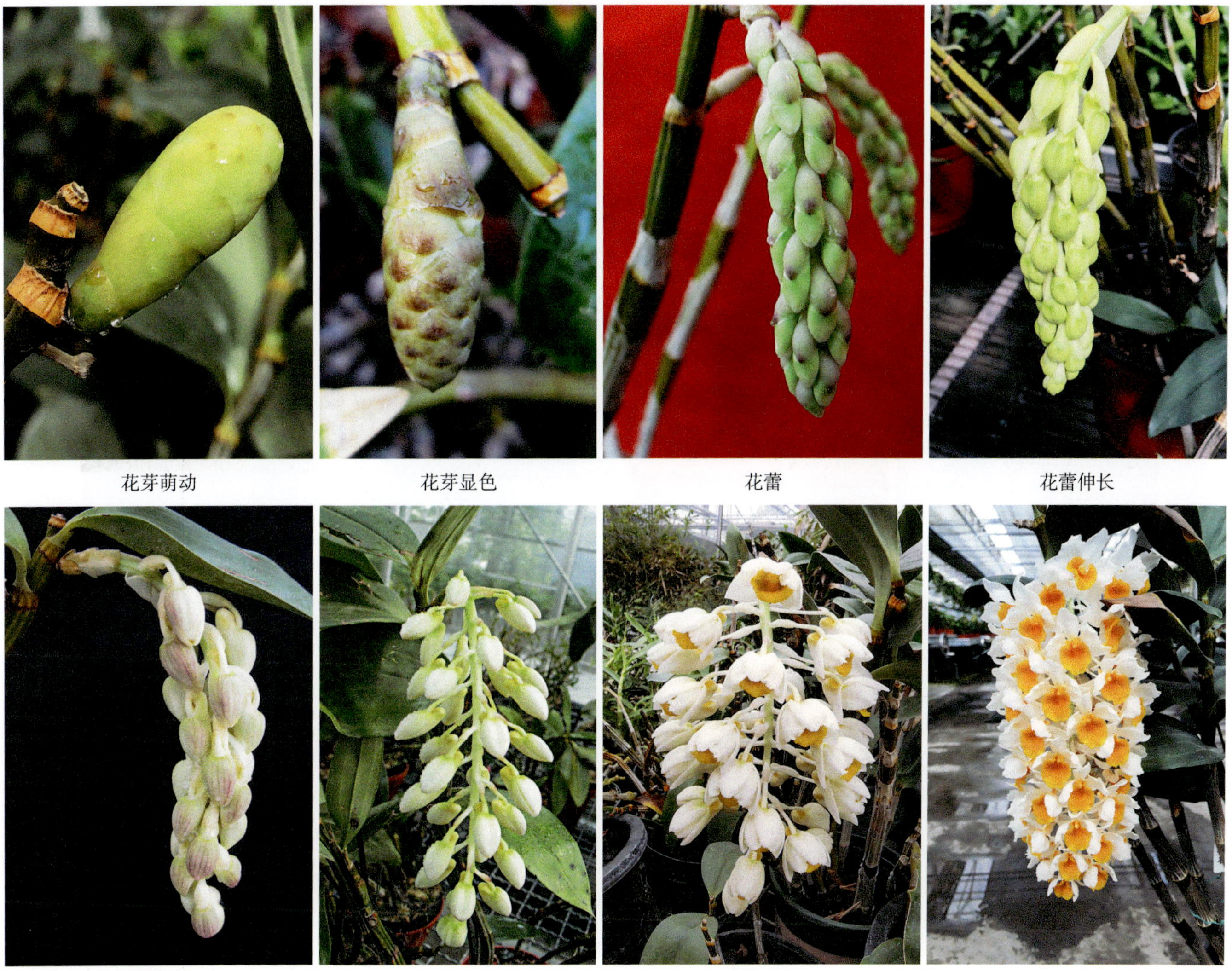

花芽萌动　花芽显色　花蕾　花蕾伸长

花蕾变色　花蕾分离　花苞绽放　盛花期花朵

图 2-29　球花石斛开花进程

唇石斛、红花石斛、具槽石斛、金耳石斛、黄石斛、翅梗石斛、藏南石斛、曲轴石斛等。顶叶组多数种类花数多，花量大，其中，鼓槌石斛花序有花约 20 朵。

第三节　石斛种与花瓣形态

石斛属植物种类繁多，仅从茎、叶、株型等的常规形态特征进行种间鉴别难度大。石斛花是石斛种类鉴别的重要特征，不同石斛种类主要是通过花的大小、颜色、形状等进行区分，在石斛种类鉴别中花瓣具有重要的地位。石斛盛花期花瓣的分解图，可作为鉴别石斛种类的关键特征。

作者利用多年收集的丰富的石斛资源，潜心研究整理，积累了 51 种石斛的花瓣分解图（图 2-30～图 2-36），可为石斛的种质识别和种间鉴定提供参考。

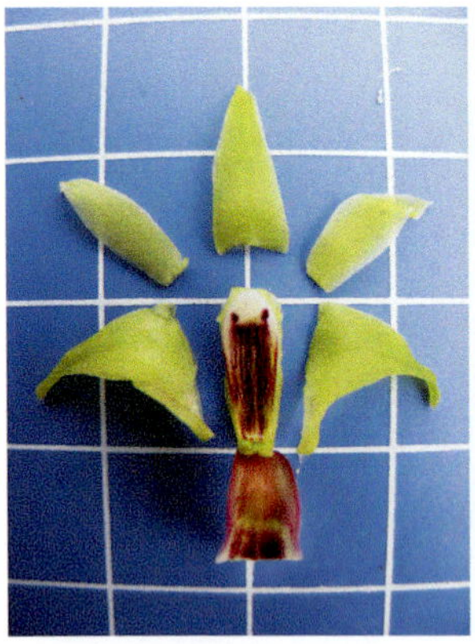
铁皮石斛

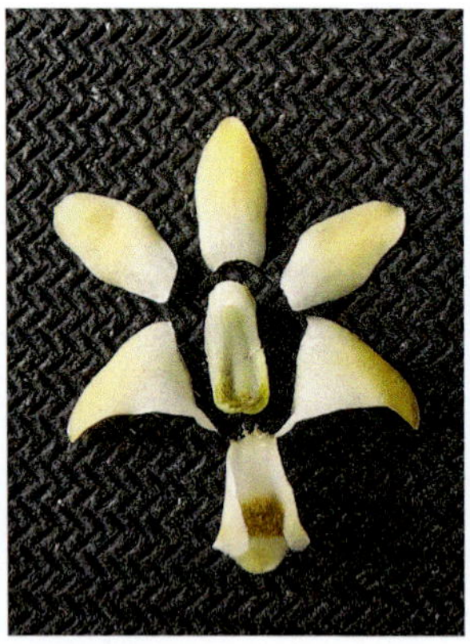
霍山石斛

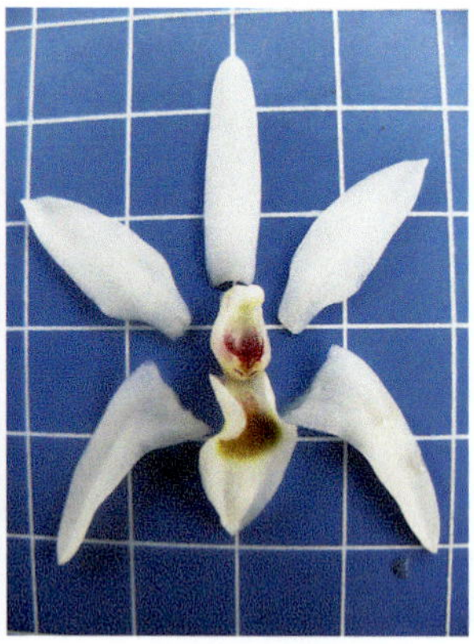
广东石斛

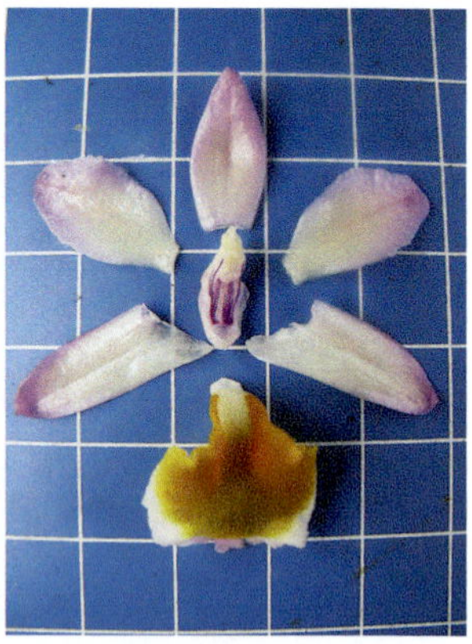
玫瑰石斛

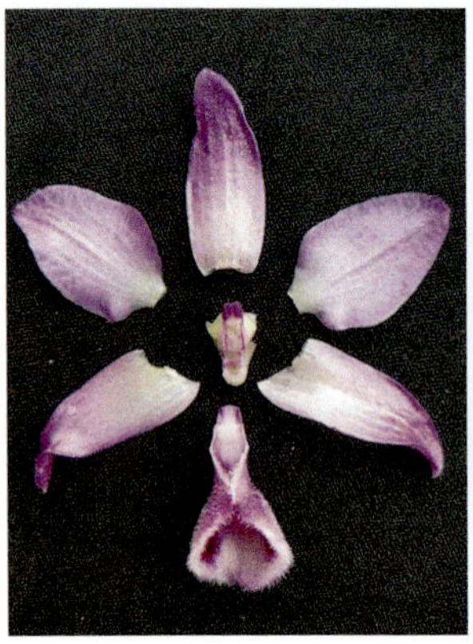
檀香石斛

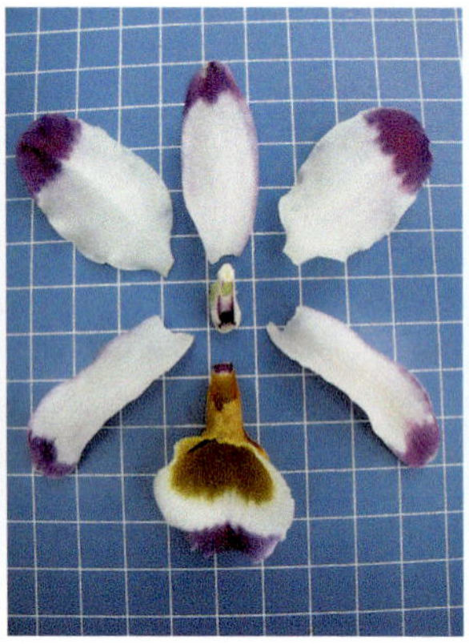
大苞鞘石斛

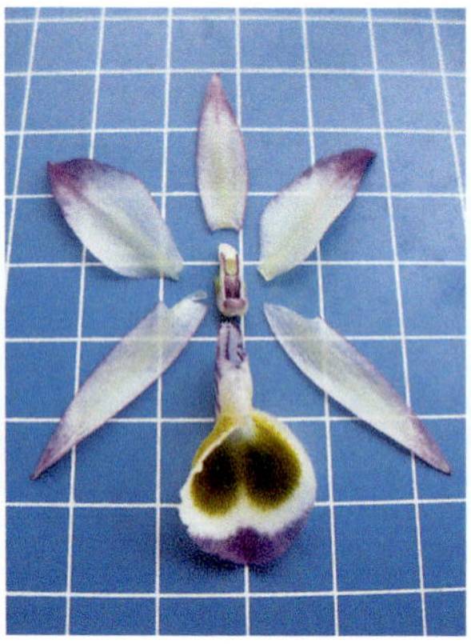
杯鞘石斛

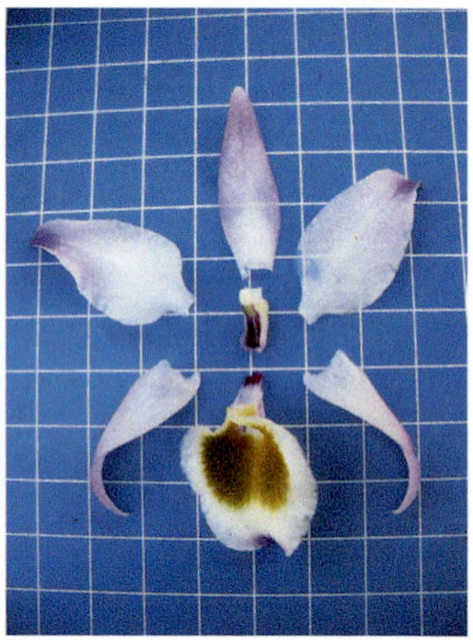
棒节石斛

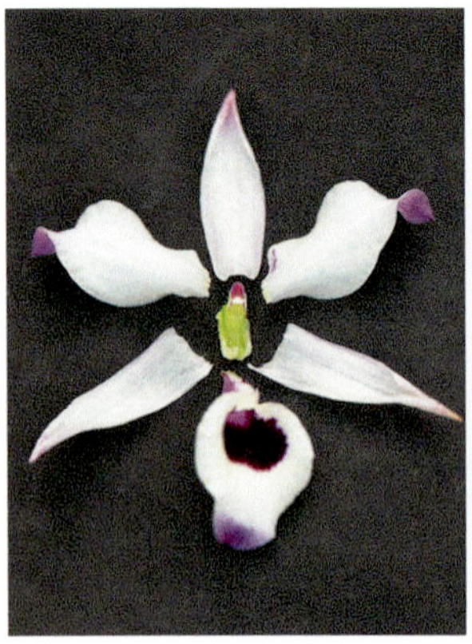
金钗石斛

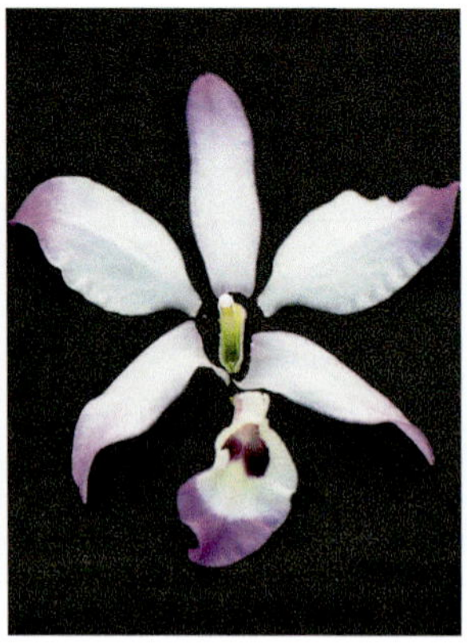
矩唇石斛

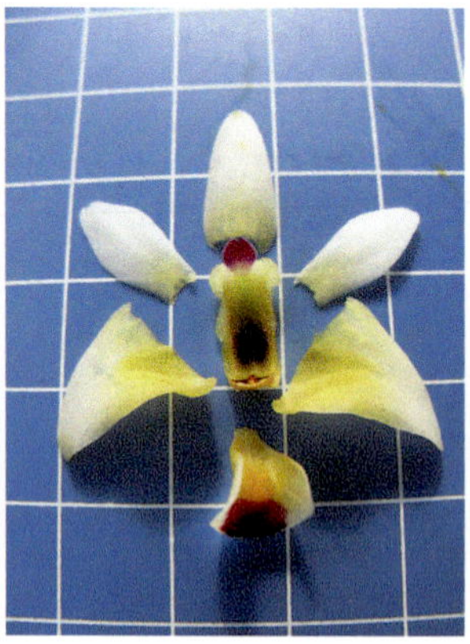
滇桂石斛

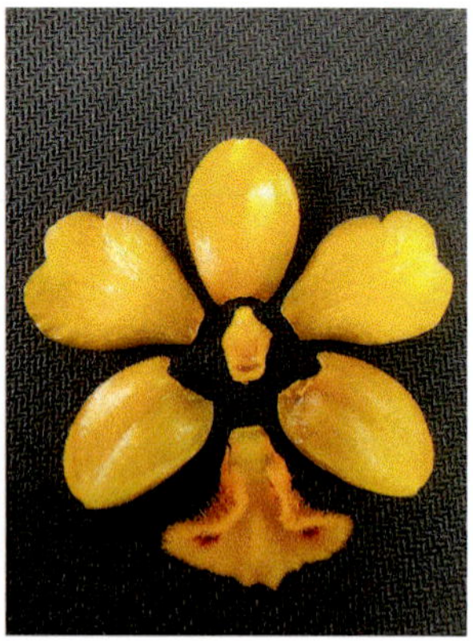
束花石斛

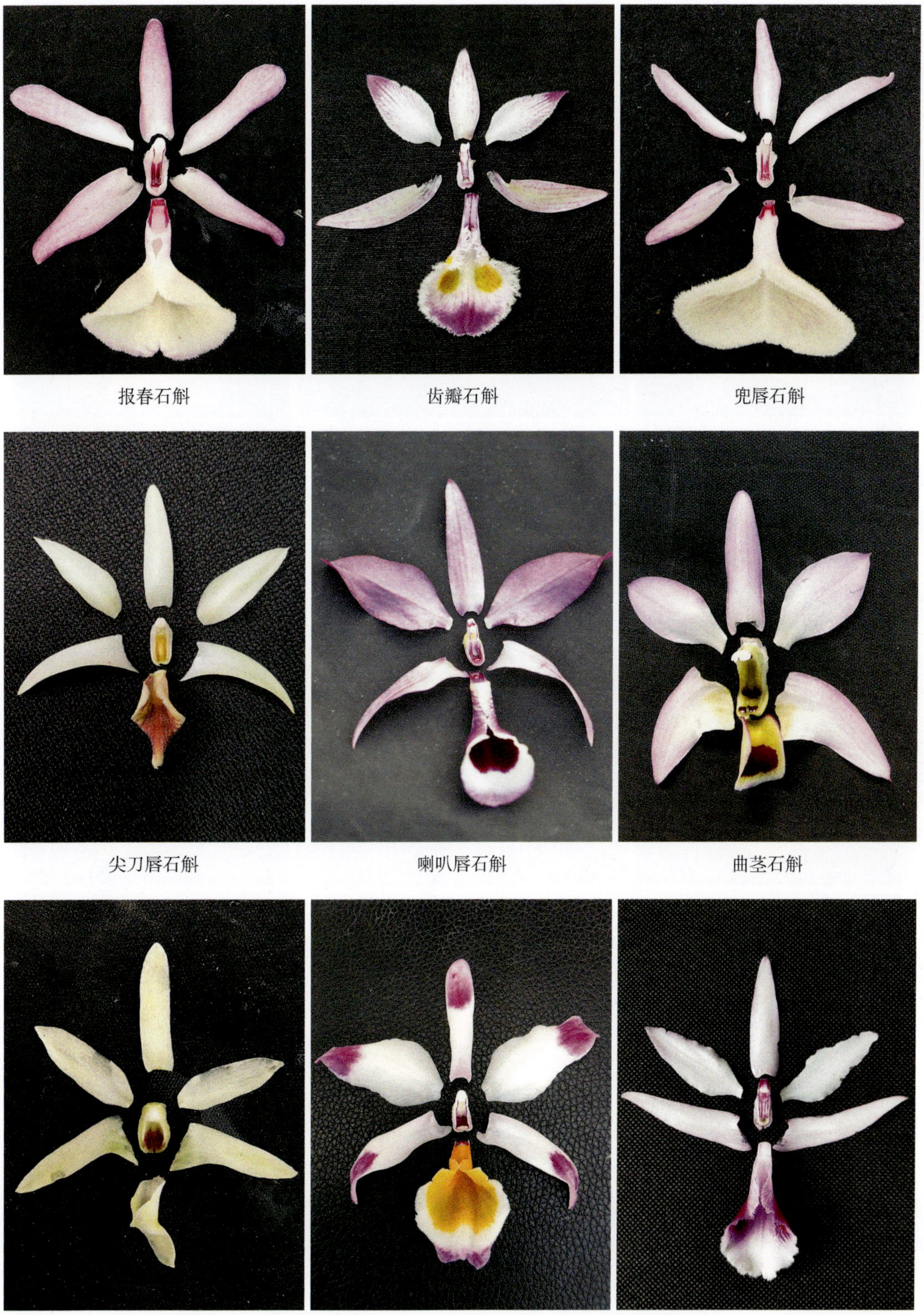

报春石斛　　齿瓣石斛　　兜唇石斛

尖刀唇石斛　　喇叭唇石斛　　曲茎石斛

细茎石斛　　肿节石斛　　紫瓣石斛

图 2-30　石斛组（Sect. Dendrobium）石斛花瓣

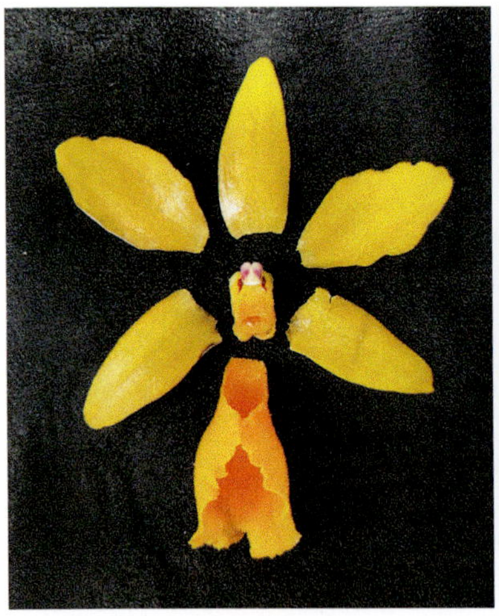

疏花石斛

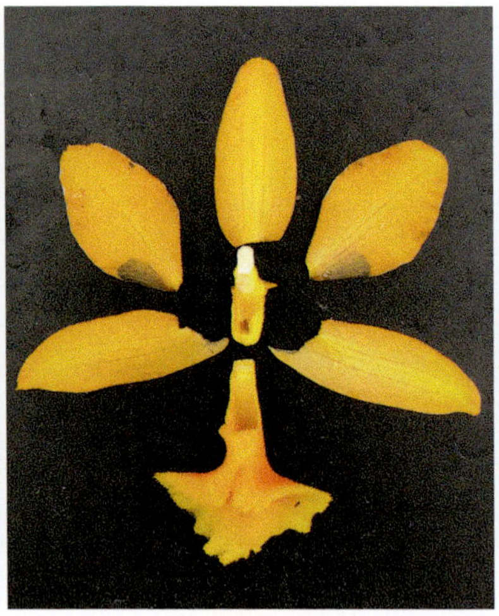

叠鞘石斛

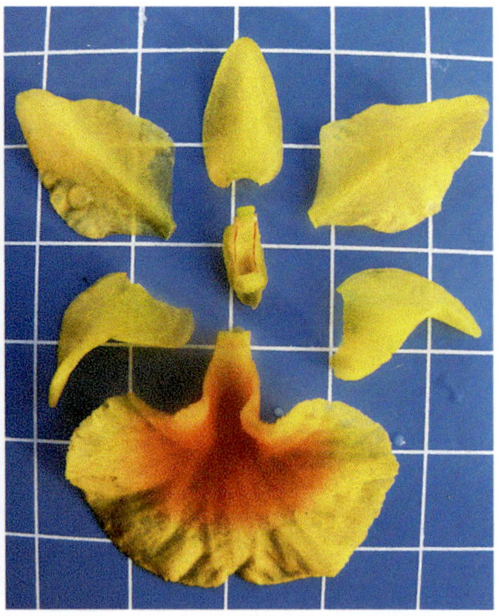

短棒石斛

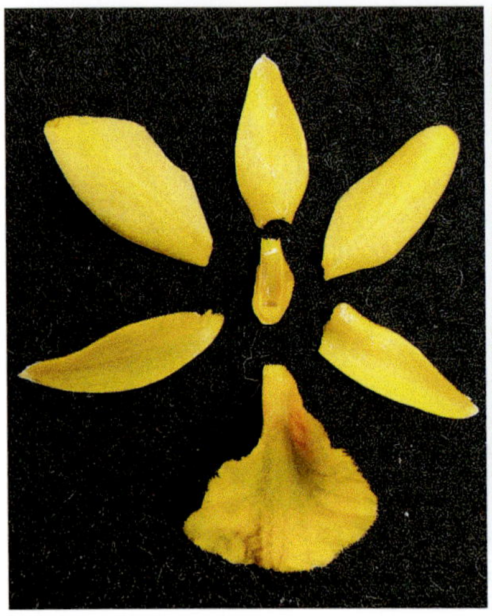

黄花石斛

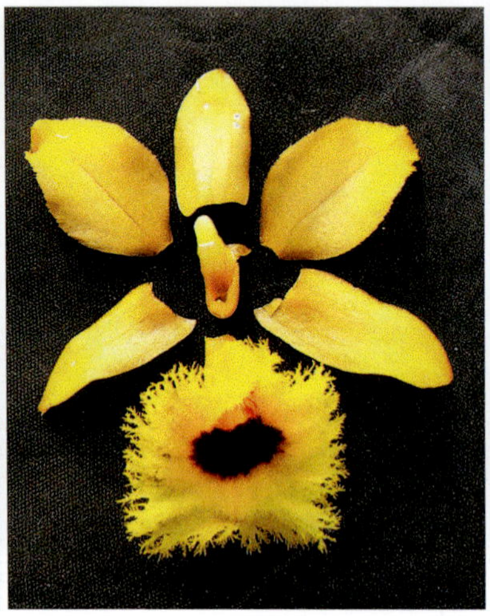

流苏石斛

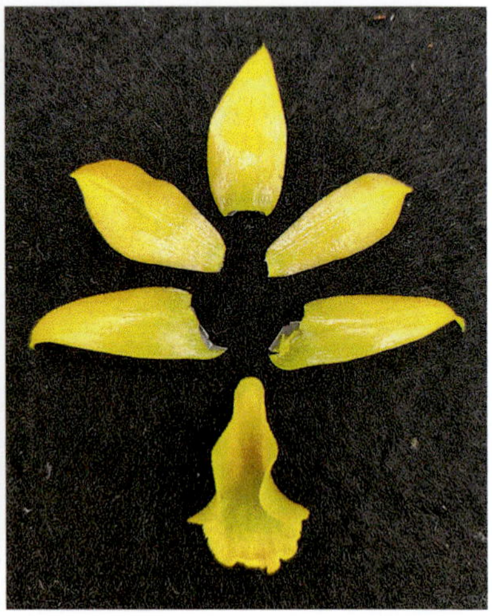

细叶石斛

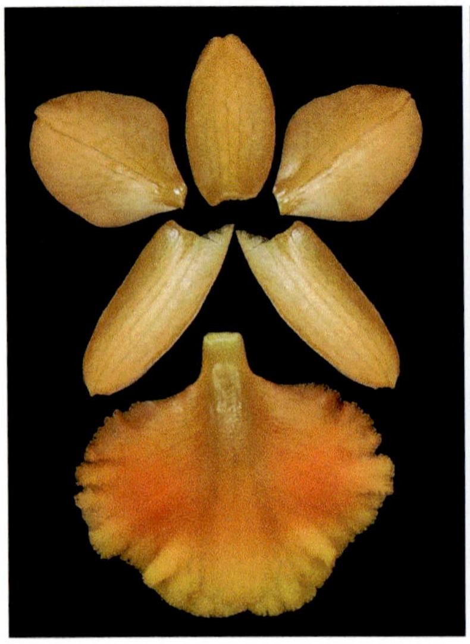

夹江石斛（张泽 摄）

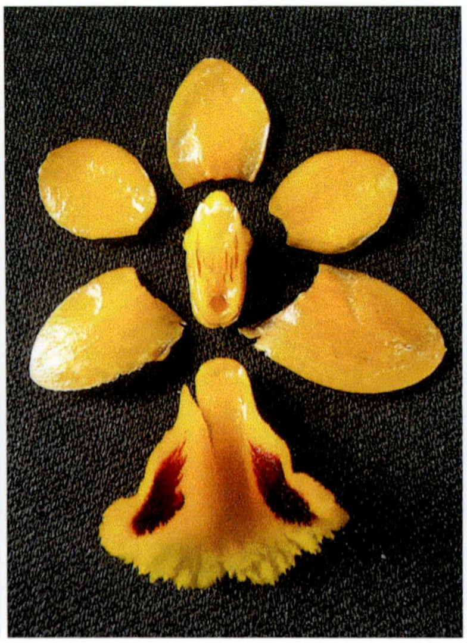

曲轴石斛

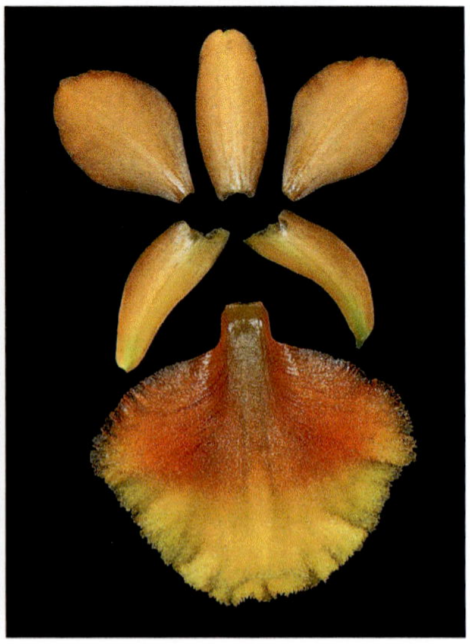

线叶石斛（张泽 摄）

图 2-31 寡花组（Sect. Holochrysa）石斛花瓣

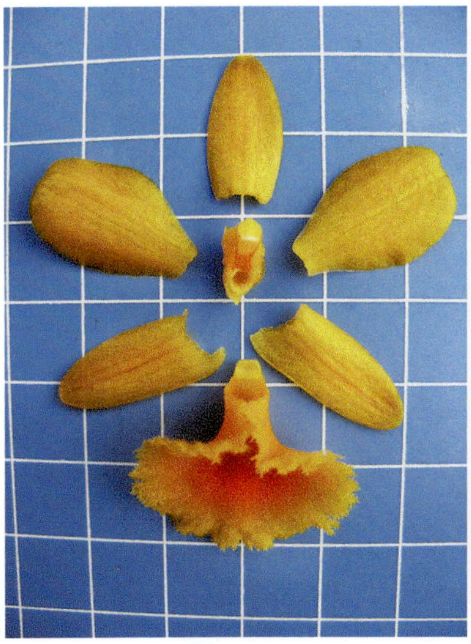
鼓槌石斛

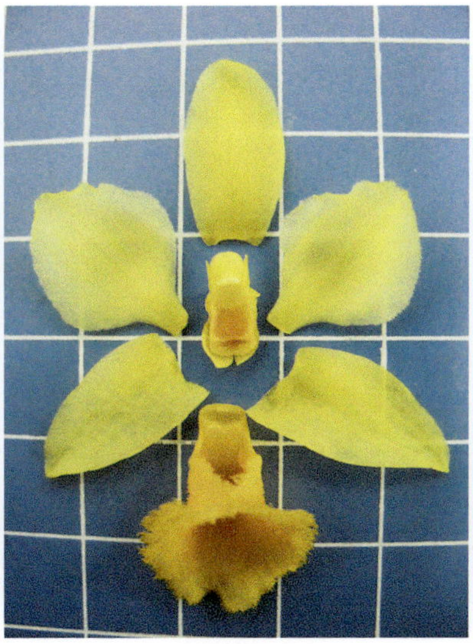
密花石斛

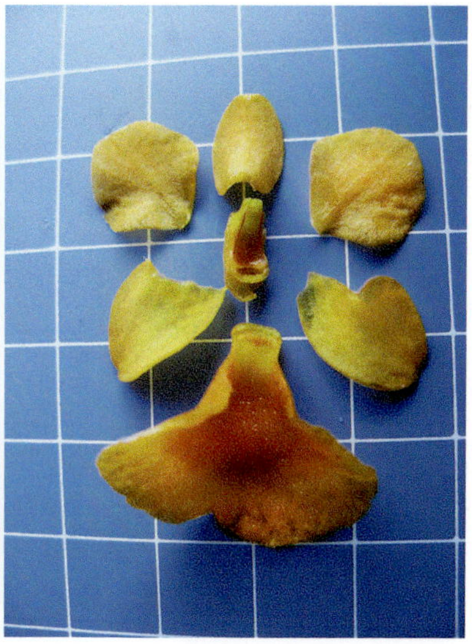
小黄花石斛

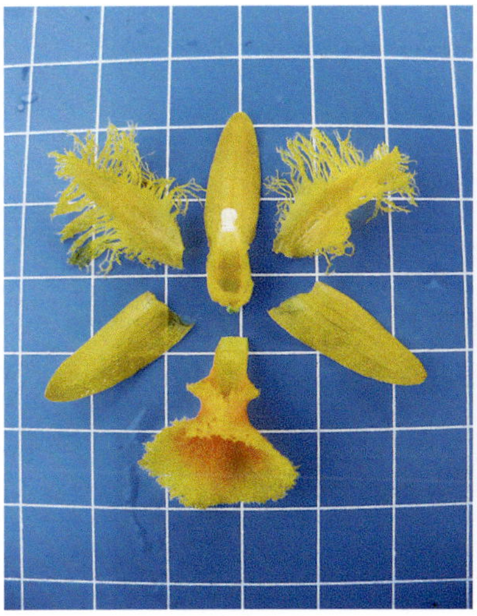
苏瓣石斛

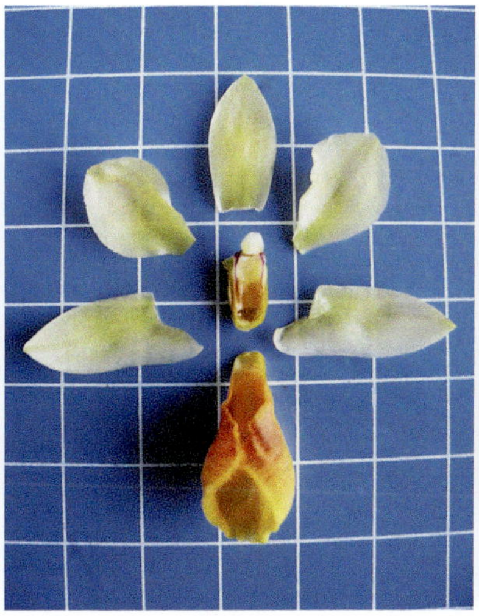
具槽石斛

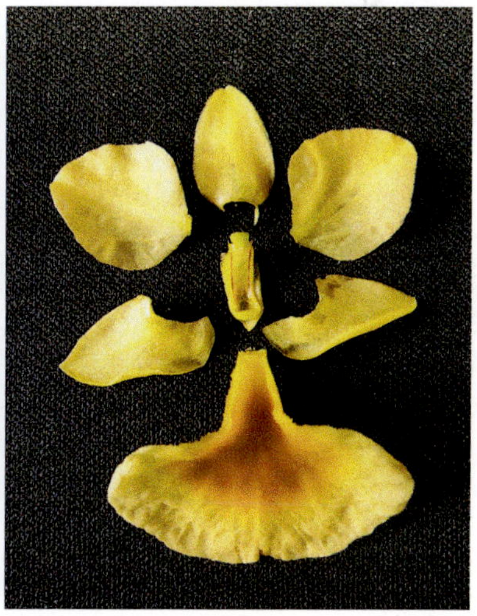
聚石斛

图 2-32　顶叶组（Sect. Chrysotoxae）石斛花瓣

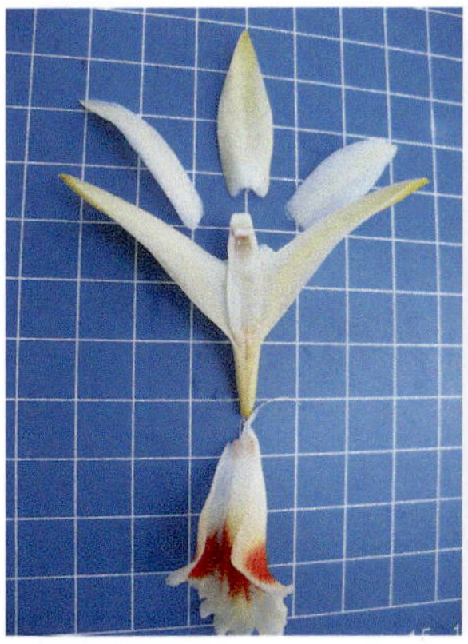
黑毛石斛

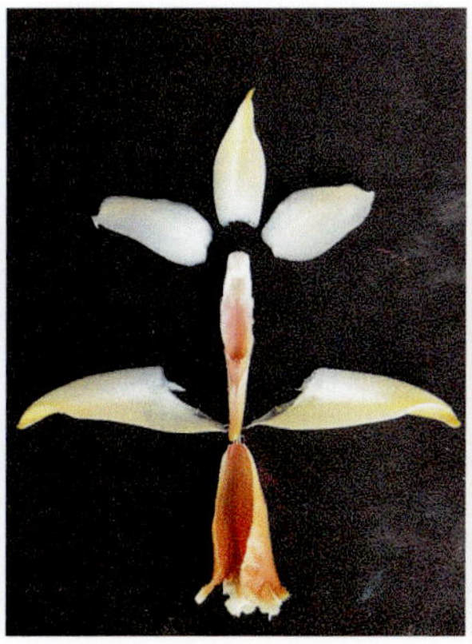
翅萼石斛

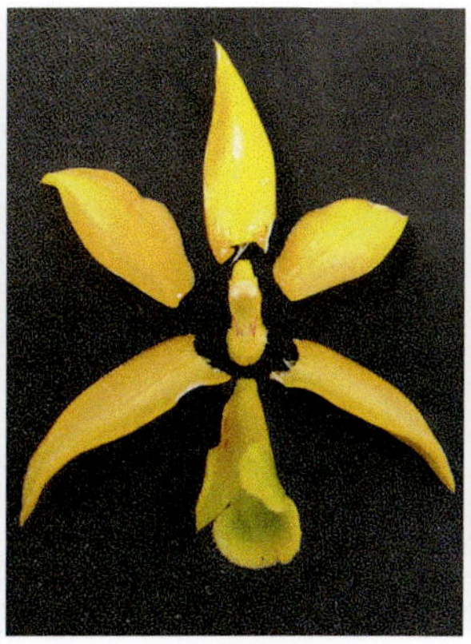
翅梗石斛

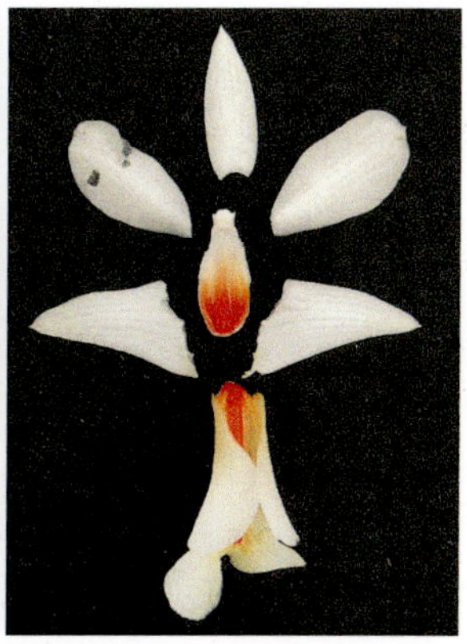
华石斛

图 2-33　黑毛组（Sect. Formosae）石斛花瓣

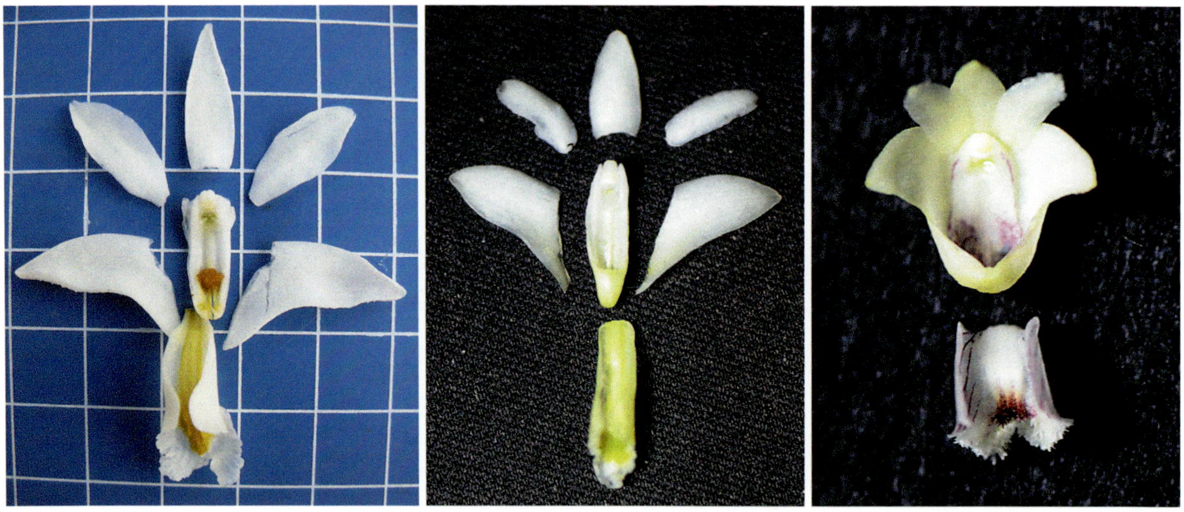

木石斛　燕石斛　针叶石斛

图 2-34　基肿组（Sect. Crumenata）石斛花瓣

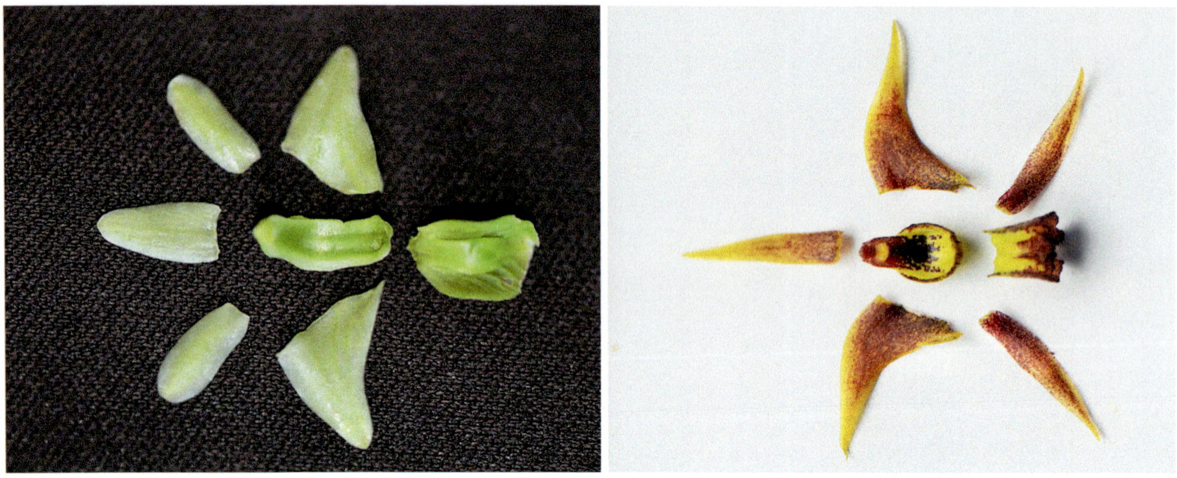

勐海石斛　梳唇石斛

图 2-35　草叶组（Sect. Stachyobium）石斛花瓣

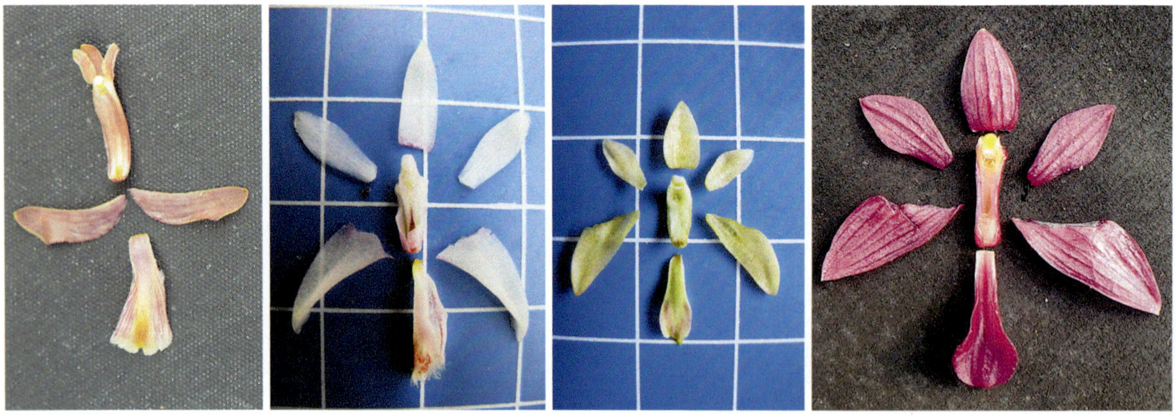

刀叶石斛（剑叶组）　叉唇石斛（叉唇组）　竹枝石斛（禾叶组）　红花石斛（距囊组）

图 2-36　其他组石斛花瓣

第四节　石斛种与唇瓣

石斛的唇瓣是石斛花瓣中观赏性最强的部分，分为唇盘、喉、中裂片、侧裂片等，其上还有流苏、胼胝体等结构，是石斛鉴定和观赏不可或缺的部位。本书列出了 51 种不同石斛的唇瓣的照片（图 2-37～图 2-43），照片中唇瓣的颜色和形态将有助于石斛组间或种间的鉴定。

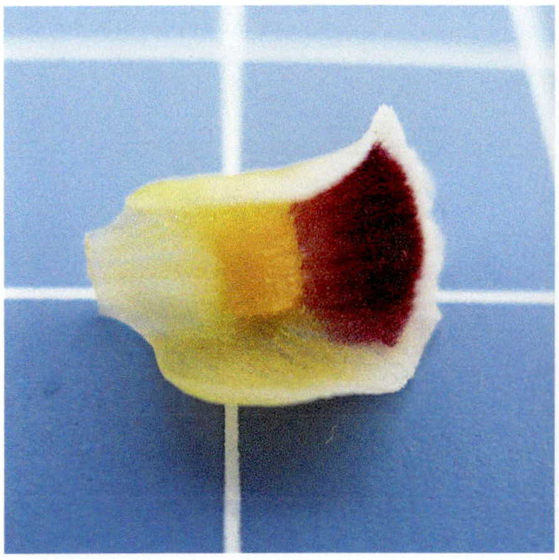

滇桂石斛

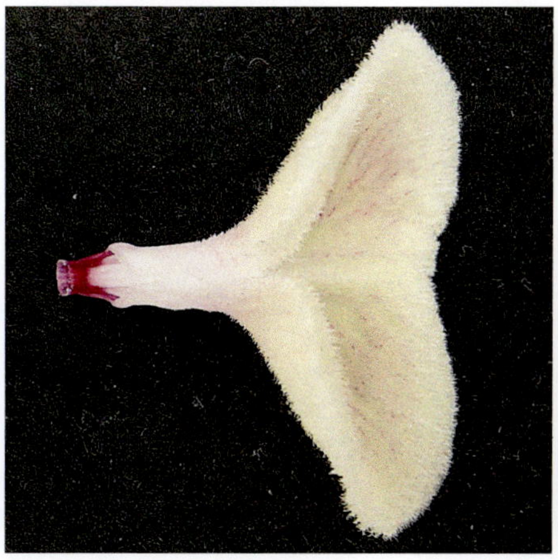

兜唇石斛

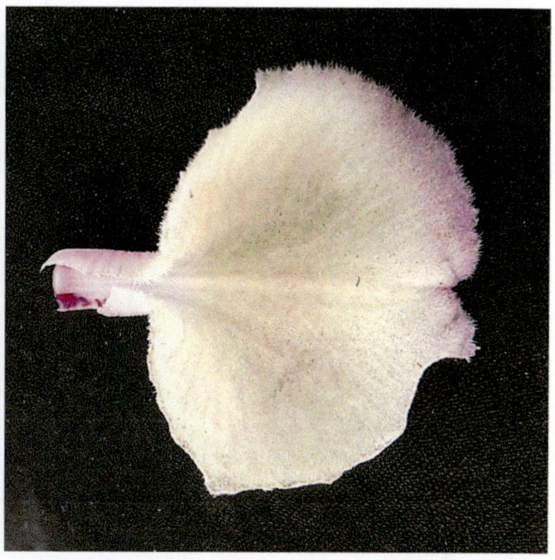

报春石斛

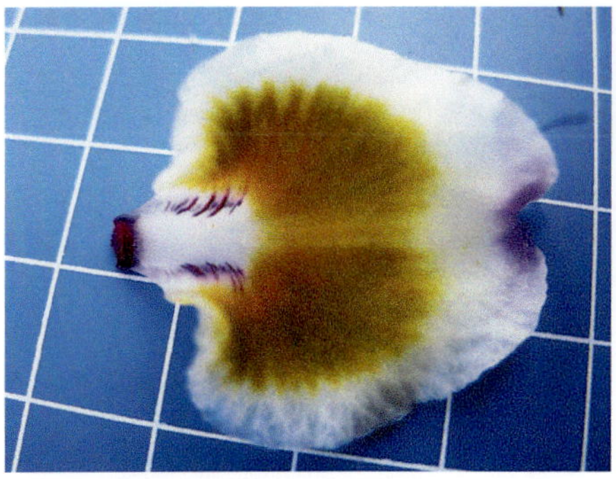

棒节石斛

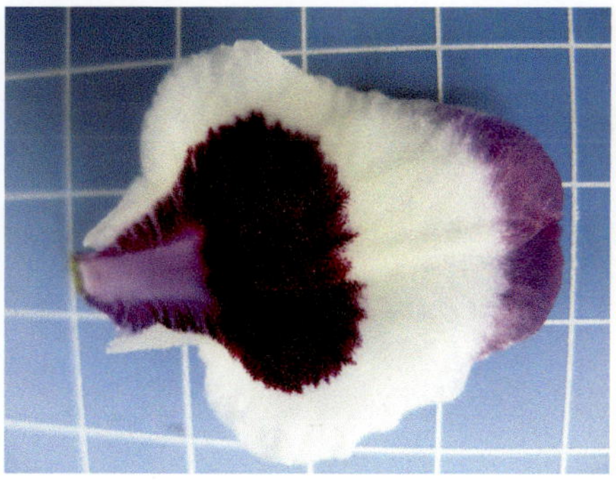

金钗石斛

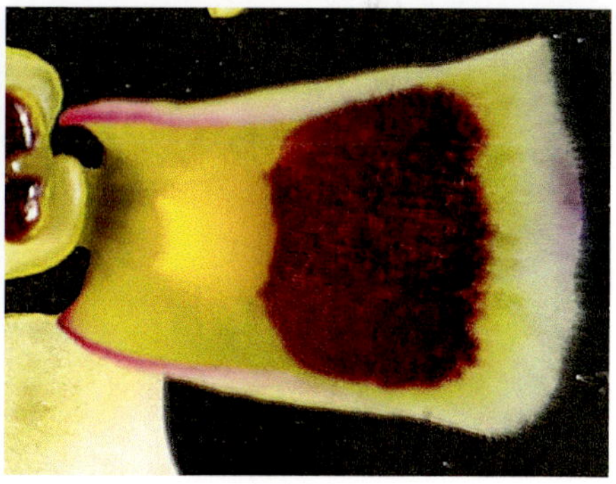

曲茎石斛

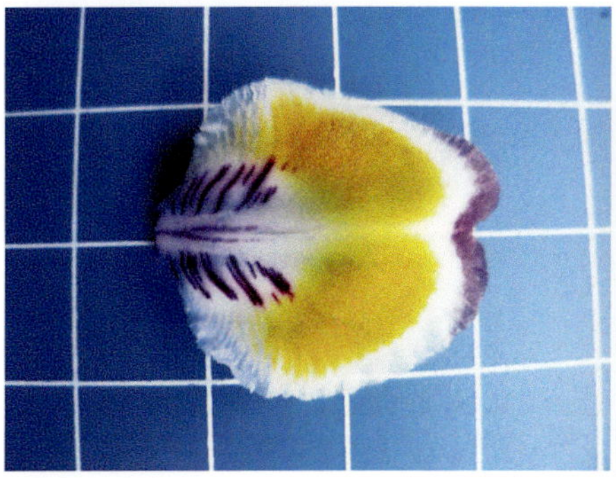

杯鞘石斛

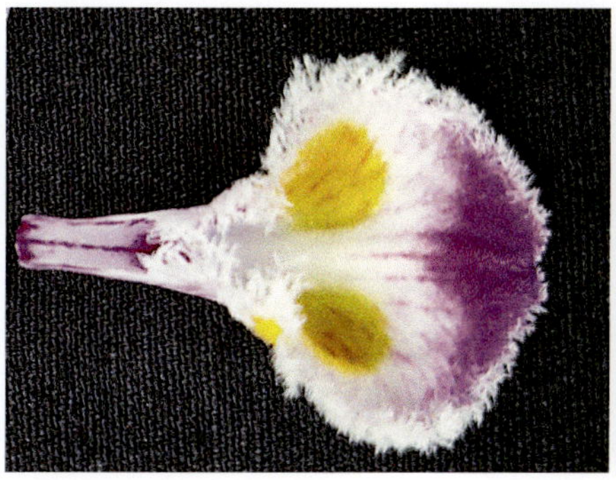

齿瓣石斛

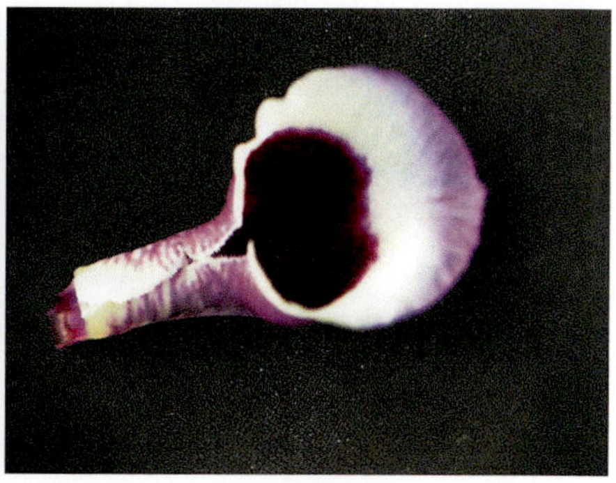

喇叭唇石斛

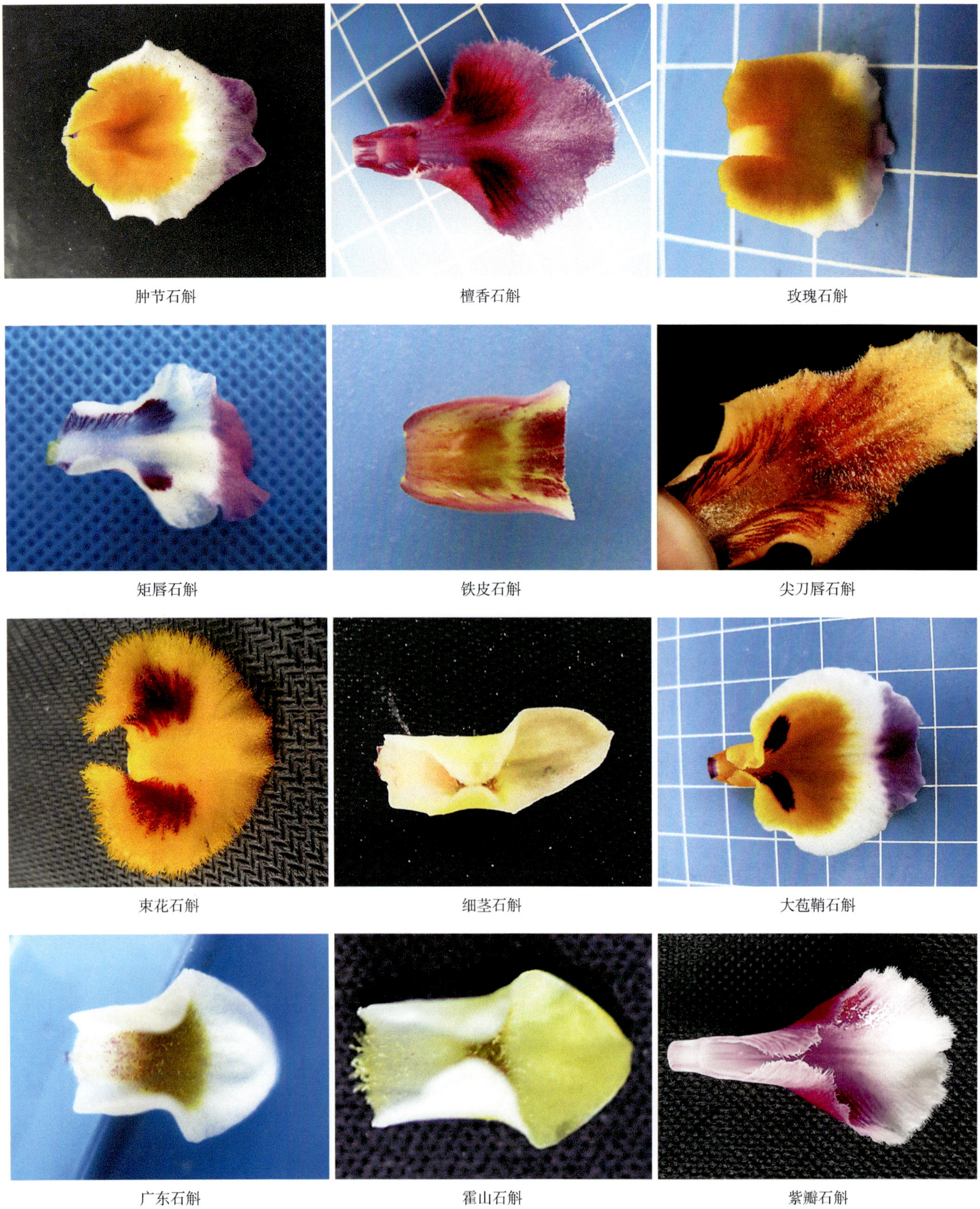

图 2-37　石斛组（Sect. Dendrobium）石斛唇瓣

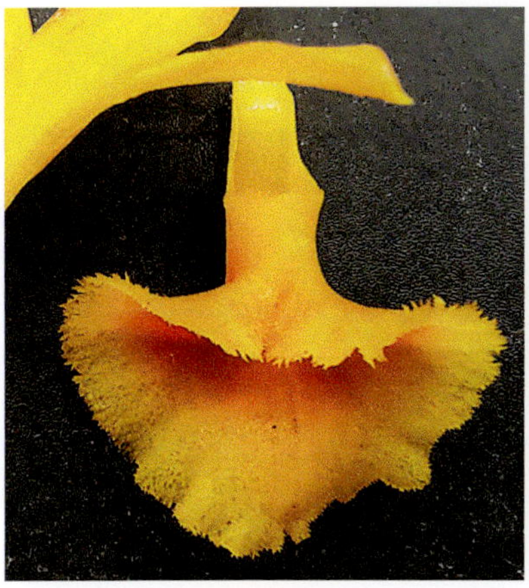

叠鞘石斛

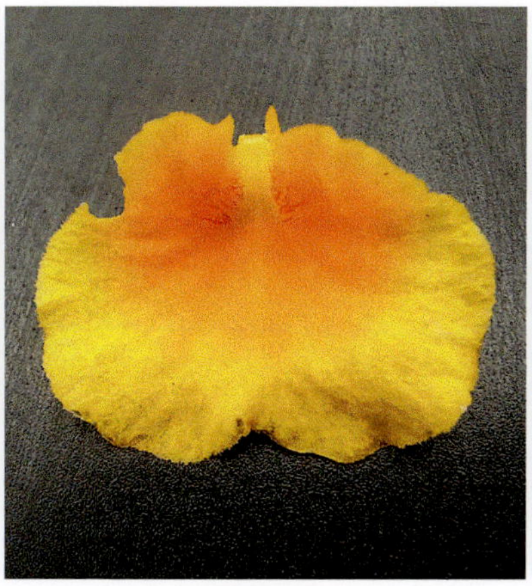

短棒石斛

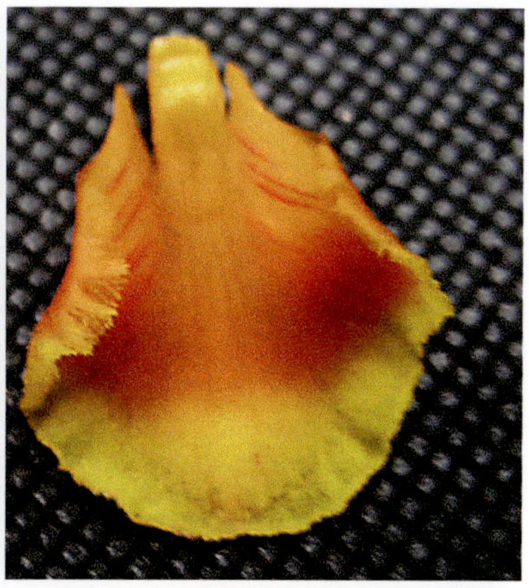

罗河石斛

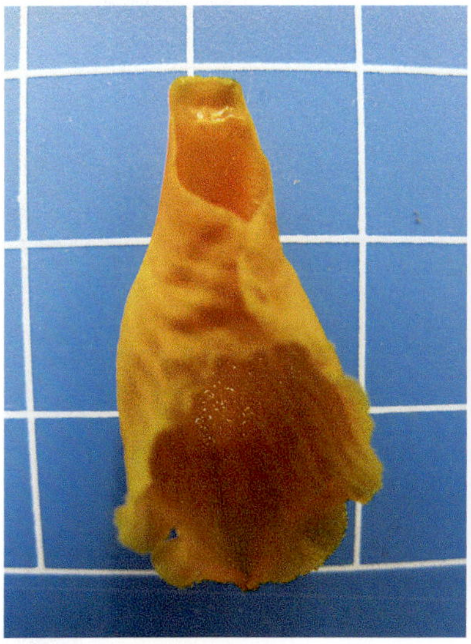

疏花石斛

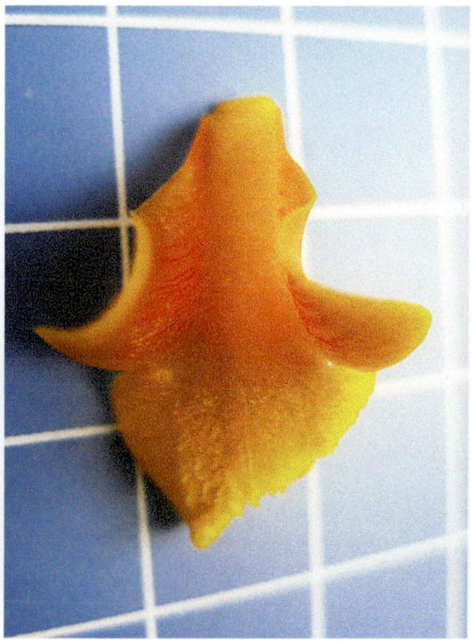

细叶石斛

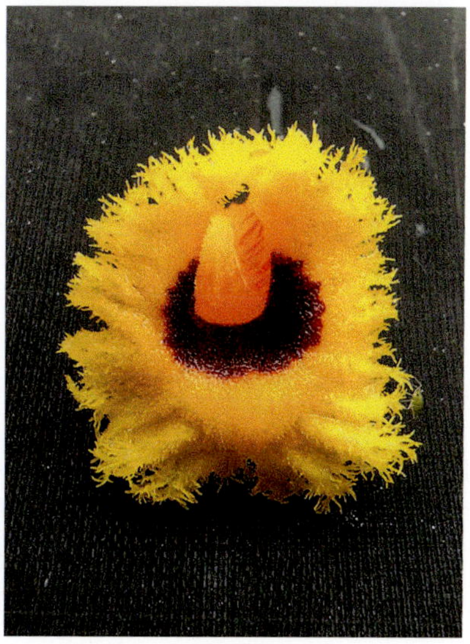

流苏石斛

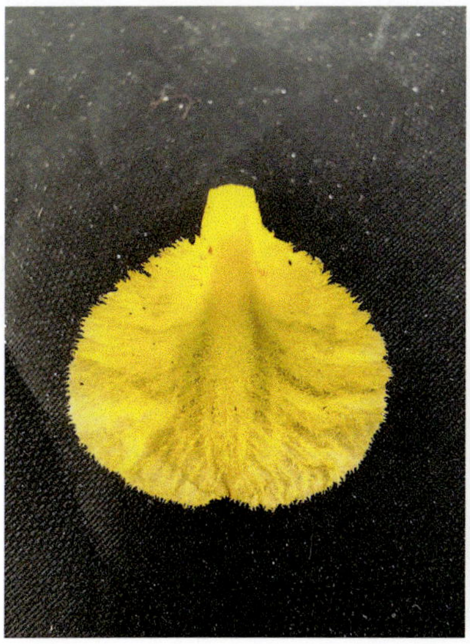

黄花石斛

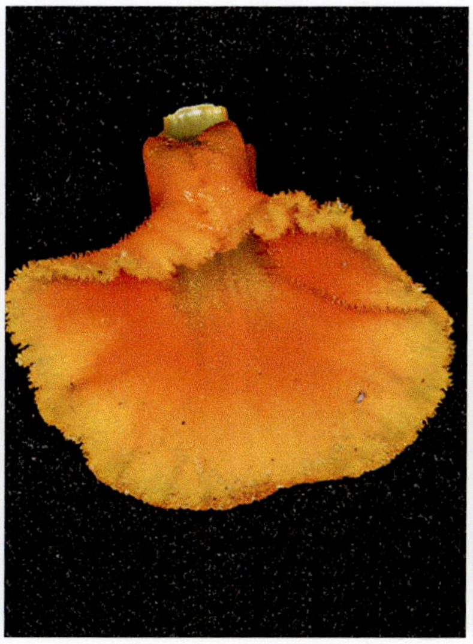

夹江石斛（张泽 摄）

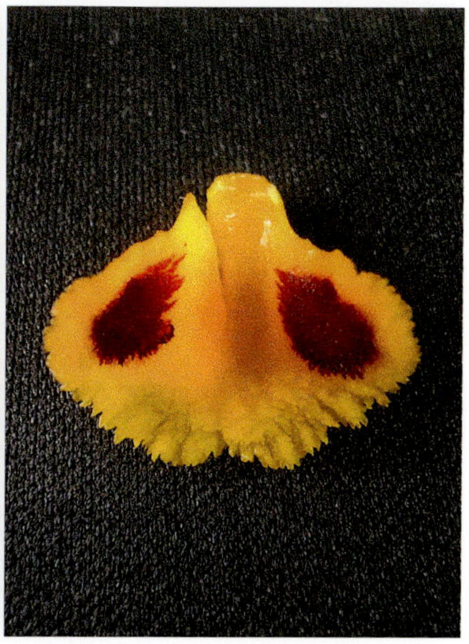

曲轴石斛

图 2-38　寡花组（Sect. Holochrysa）石斛唇瓣

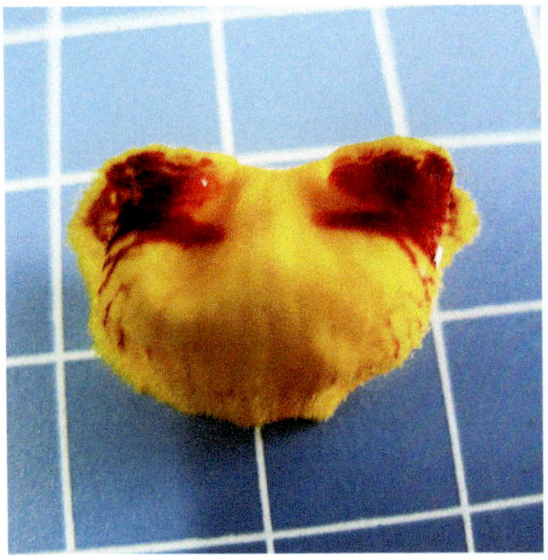

具槽石斛

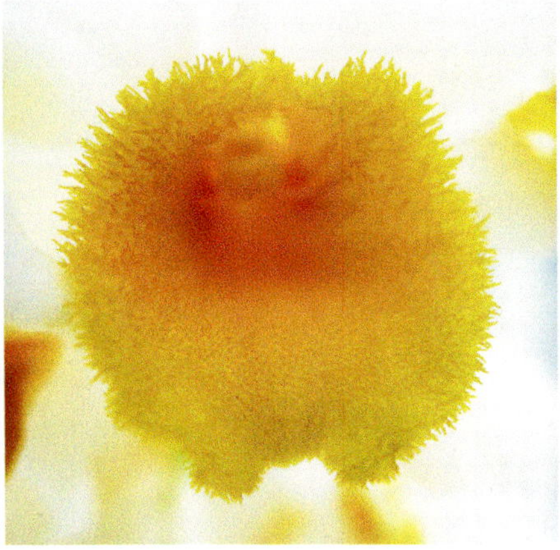

球花石斛

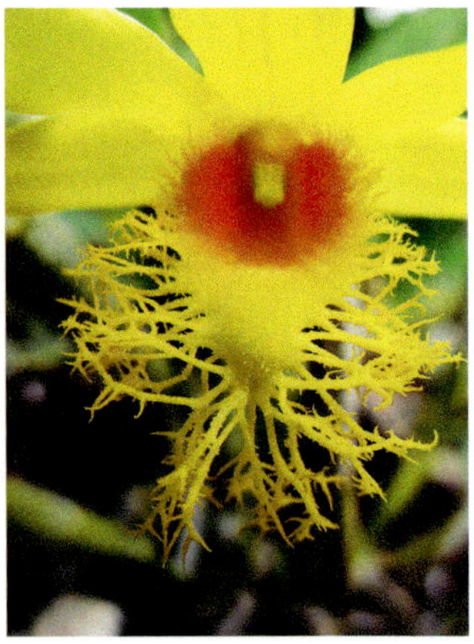

长苏石斛

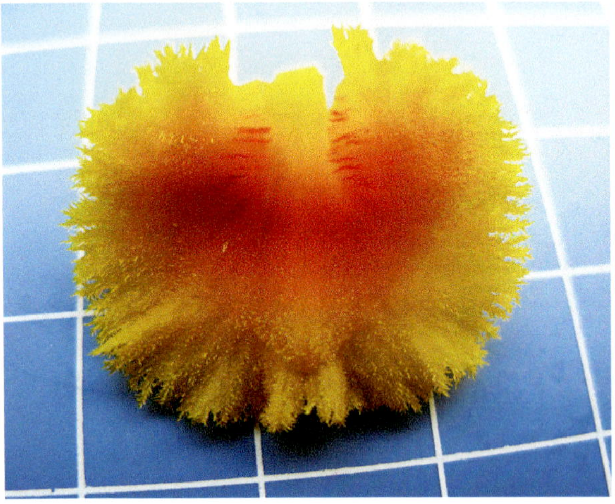

鼓槌石斛

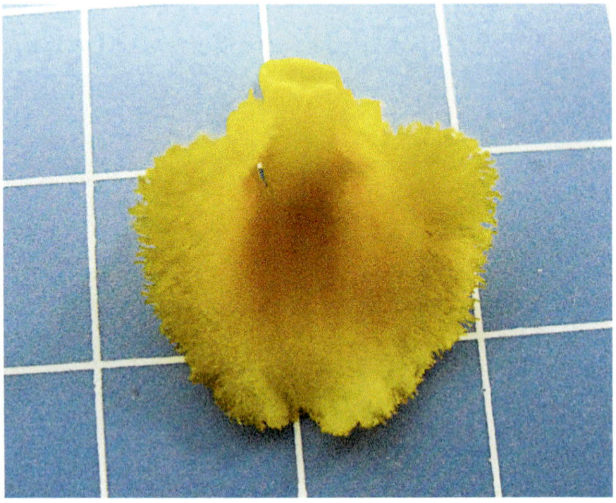

密花石斛

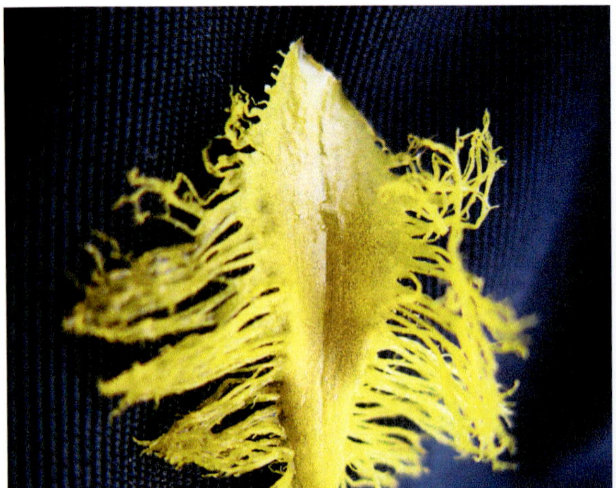

苏瓣石斛

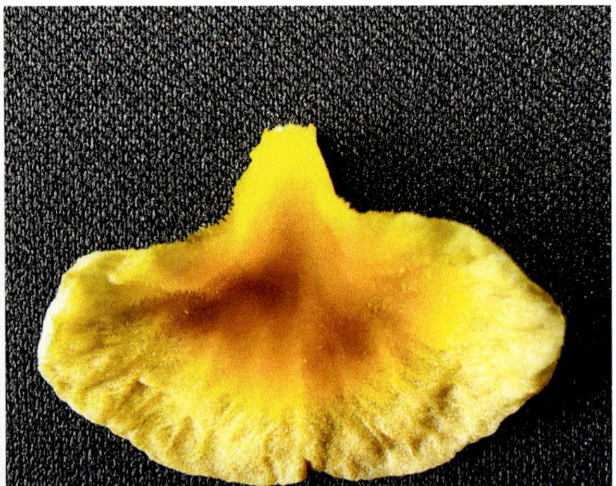

聚石斛

图 2-39　顶叶组（Sect. Chrysotoxae）石斛唇瓣

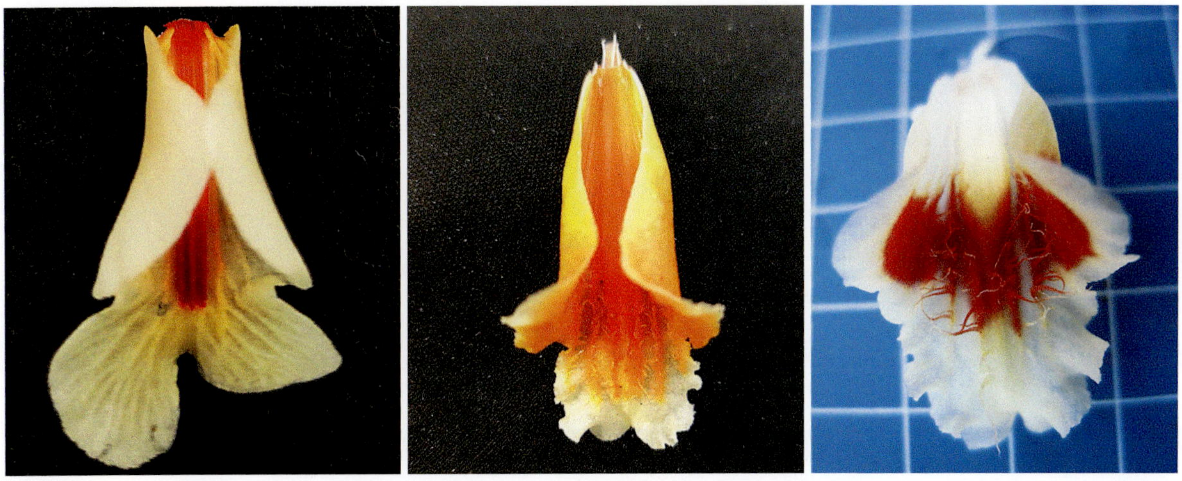

华石斛　　翅萼石斛　　黑毛石斛

图 2-40　黑毛组（Sect. Formosae）石斛唇瓣

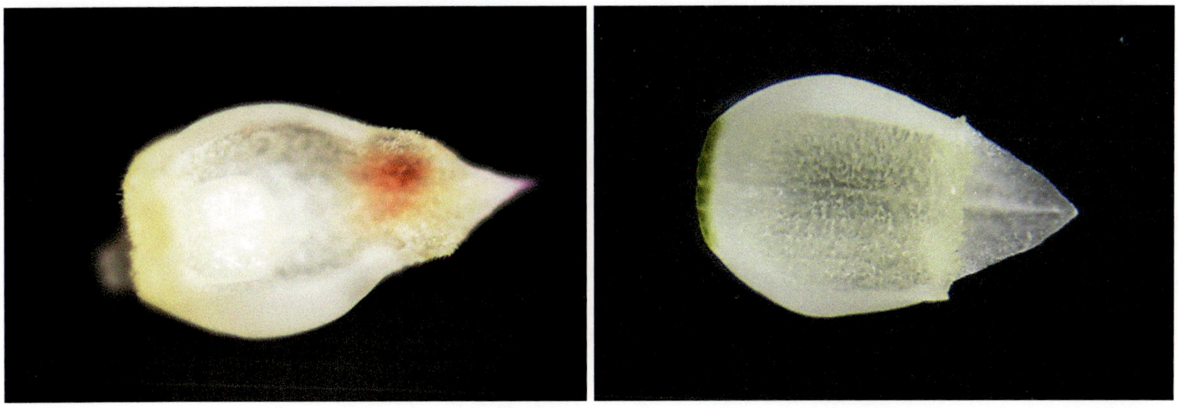

钩状石斛　　重唇石斛

图 2-41　瘦轴组（Sect. Breviflores）石斛唇瓣

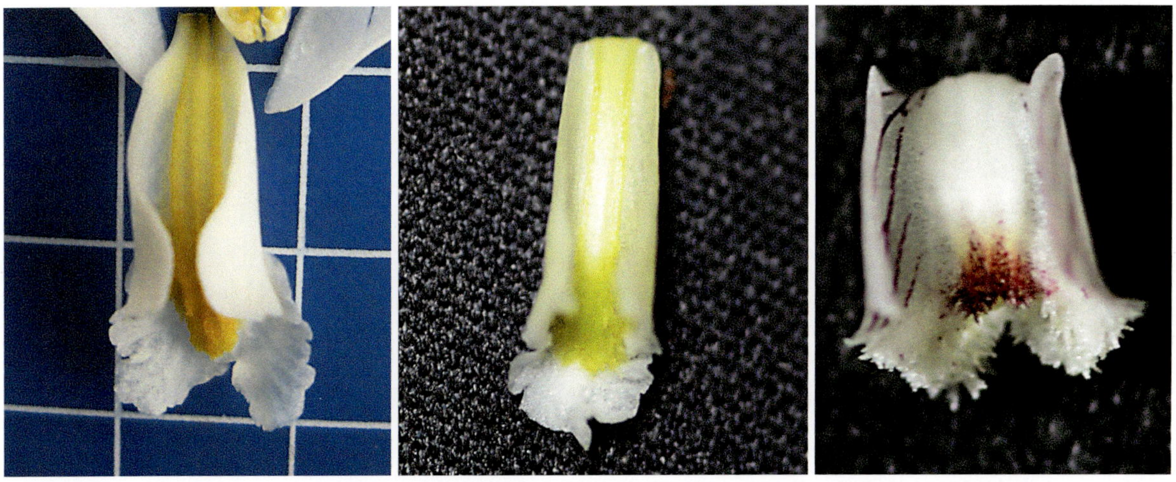

木石斛　　燕石斛　　针叶石斛

图 2-42　基肿组（Sect. Crumenata）石斛唇瓣

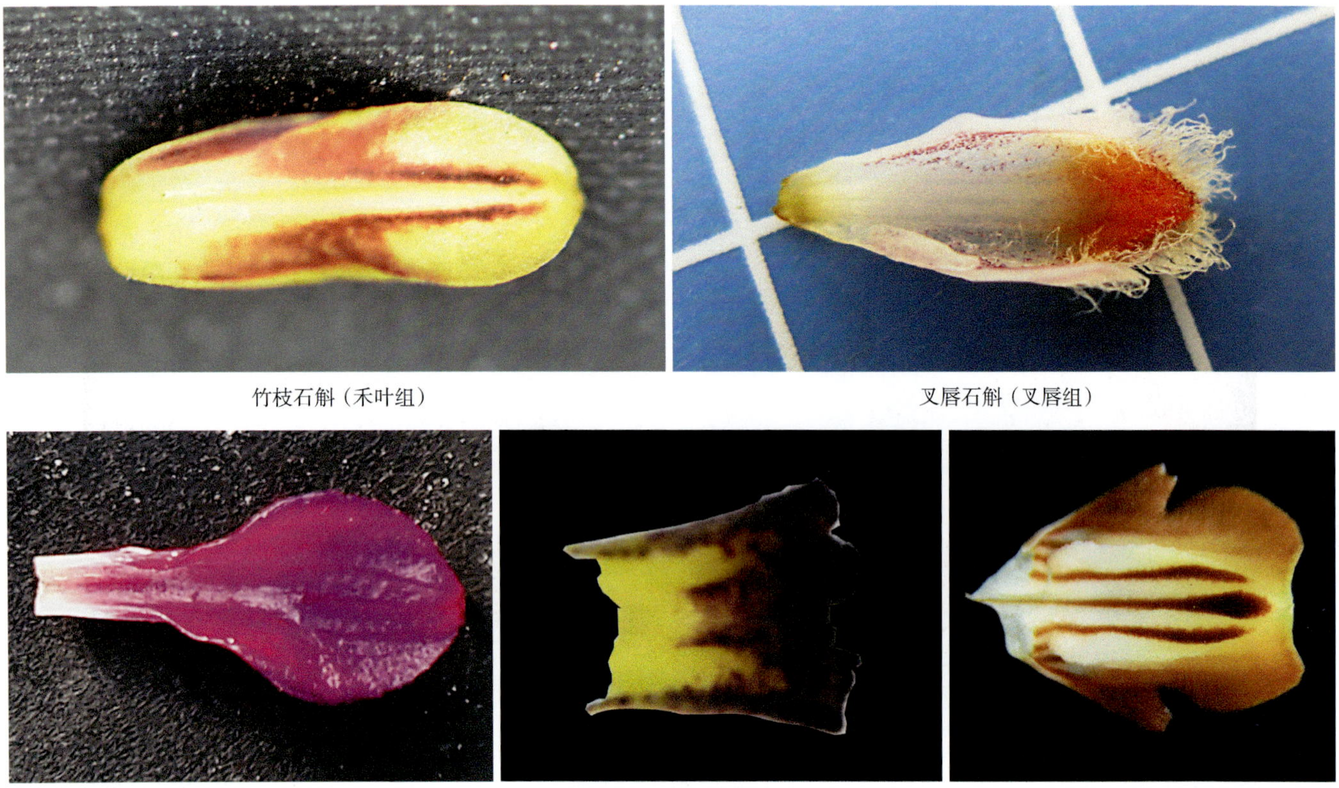

竹枝石斛（禾叶组）　　叉唇石斛（叉唇组）

红花石斛（距囊组）　　梳唇石斛（草叶组）　　反瓣石斛（心叶组）

图 2-43　其他组石斛唇瓣

第五节　石斛种与合蕊柱

石斛为总状花序或伞状花序，花葶或花序顶生或节生（侧生）；花两性，两侧对称；花被片 6，2 轮；萼片多离生，中央 1 枚唇瓣常特化，不同于 2 枚侧瓣，唇瓣由于花（花梗和子房）作 180° 扭转，常处于下方（远轴的一方）；子房下位，1 室，侧膜胎座；除子房外整个雌雄蕊器官完全融合成柱状体，称合蕊柱（蕊柱）。

合蕊柱顶端一般具药床和花药，腹面有 1 个柱头穴，柱头与花药之间有 1 个舌状器官，称蕊喙（源自柱头上裂片）；合蕊柱基部有时向前下方延伸成足状，称蕊柱足，此时 2 枚侧萼片基部常着生于蕊柱足上，形成囊状结构，称萼囊；花粉通常黏合成团块，称花粉团，花粉团的一端常变成柄状物，称花粉团柄；花粉团柄连接于粘盘上，粘盘是由蕊喙的一部分变成的固态粘块，有时粘盘还有柄状附属物，称粘盘柄；花粉团、花粉团柄、粘盘柄和粘盘连接在一起，称花粉块。

本书列出了 57 种石斛的合蕊柱照片（图 2-44～图 2-50）。由照片可见，不同种间合蕊柱差异明显，每个种的合蕊柱特征都是独特的。因此，通过合蕊柱来对石斛进行鉴定，可区别近似的石斛种。

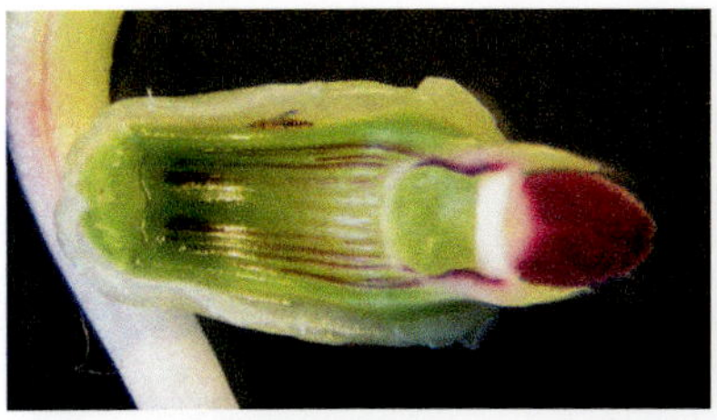

金钗石斛

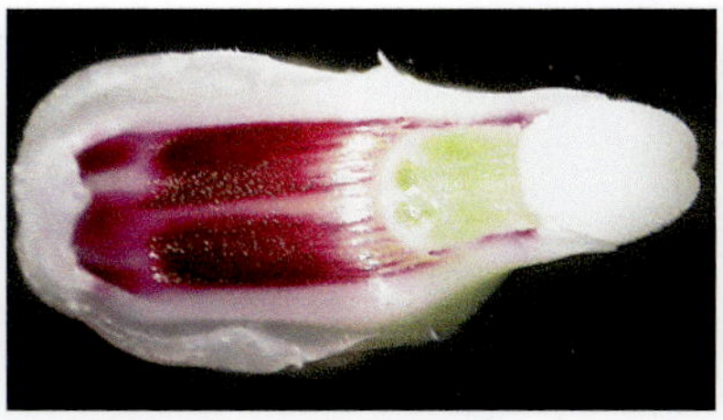

棒节石斛

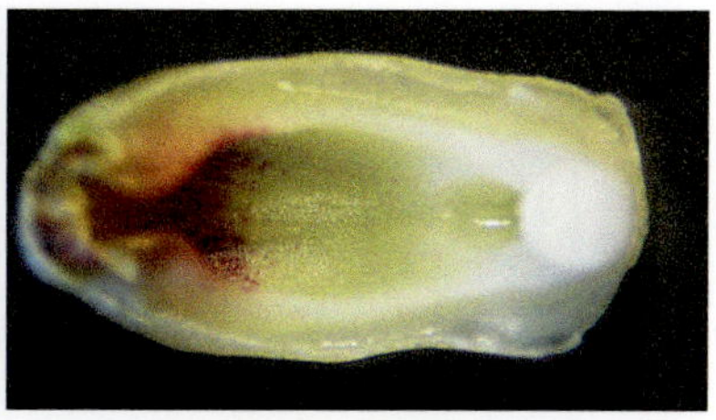

细茎石斛

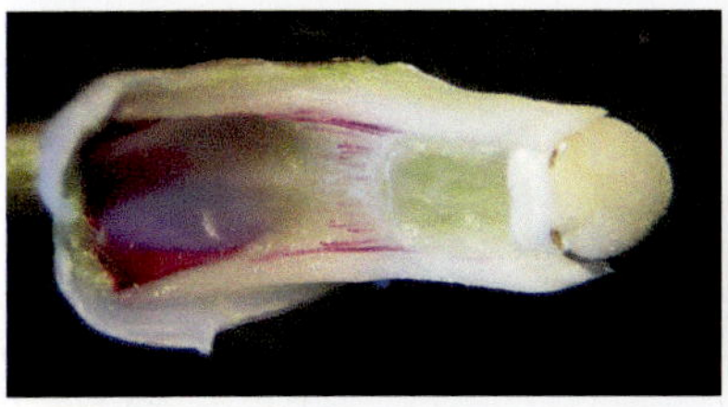

肿节石斛

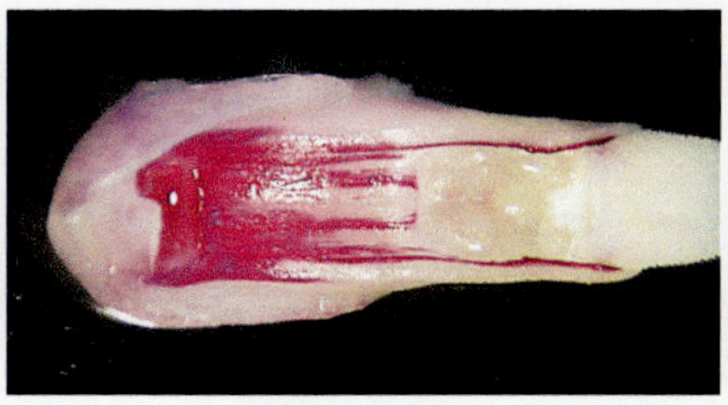

兜唇石斛

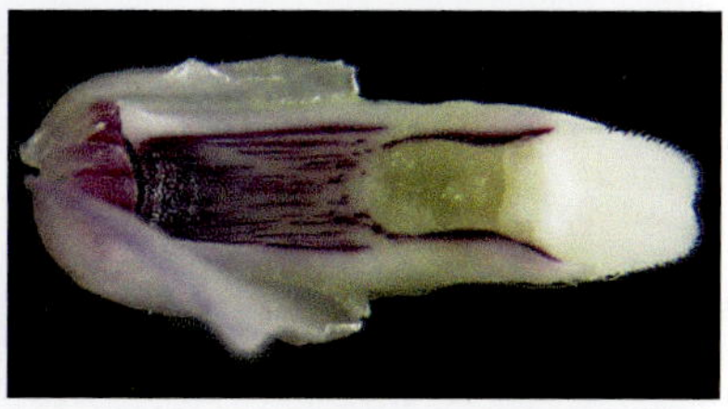

杯鞘石斛

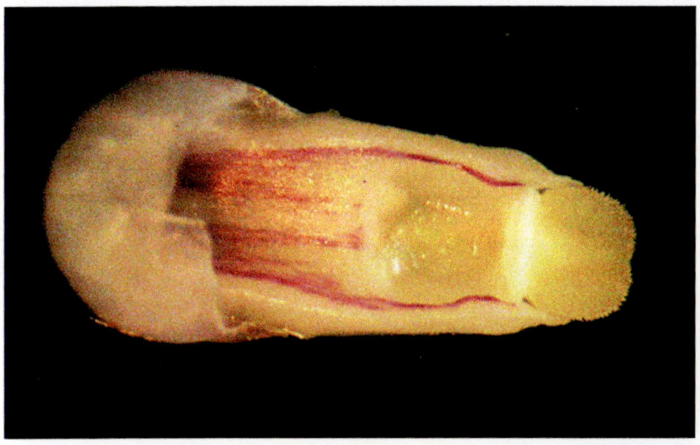

美花石斛

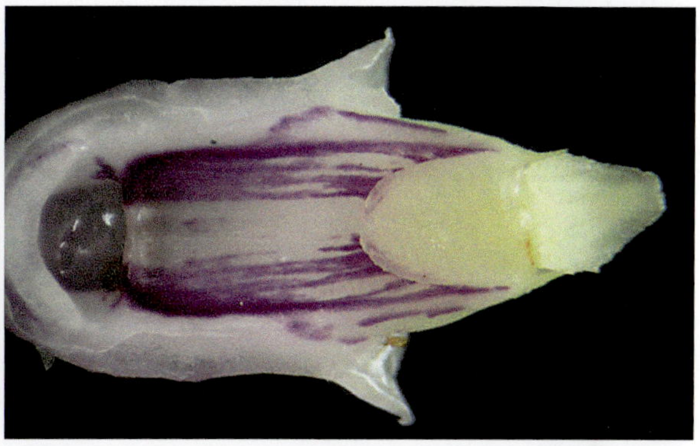

玫瑰石斛

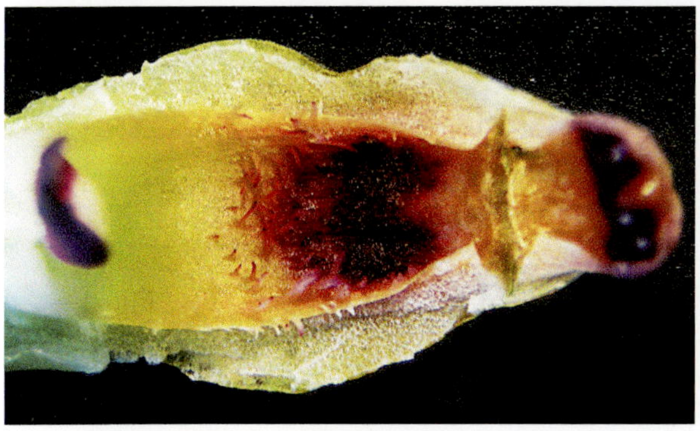

滇桂石斛

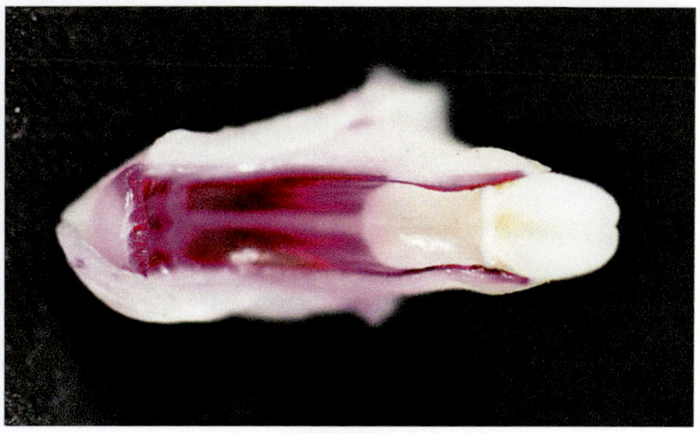

报春石斛

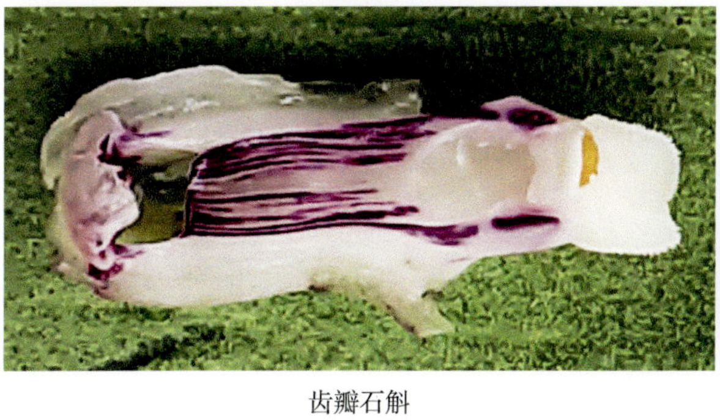

齿瓣石斛

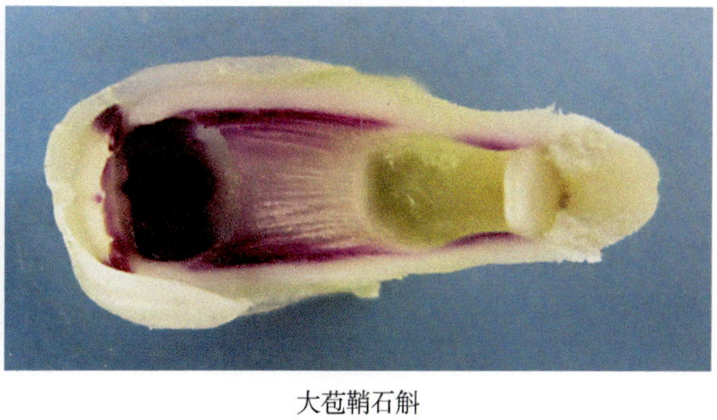

大苞鞘石斛

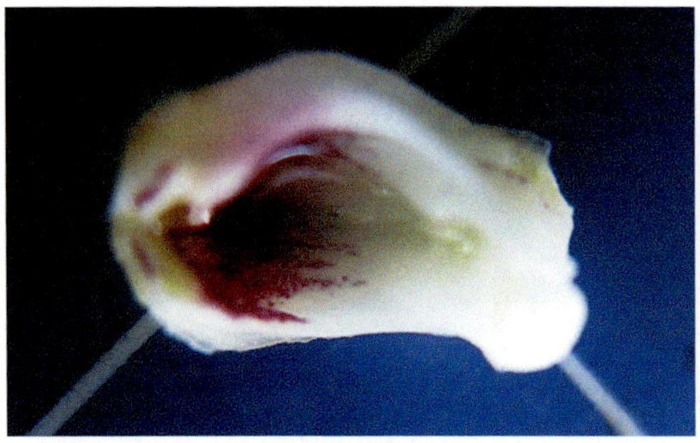

广东石斛

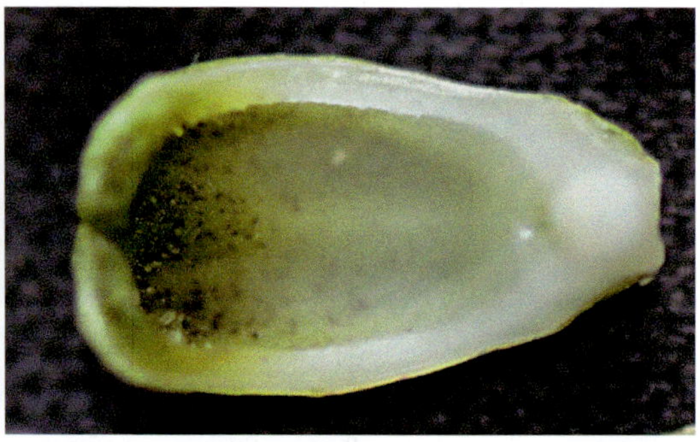

霍山石斛

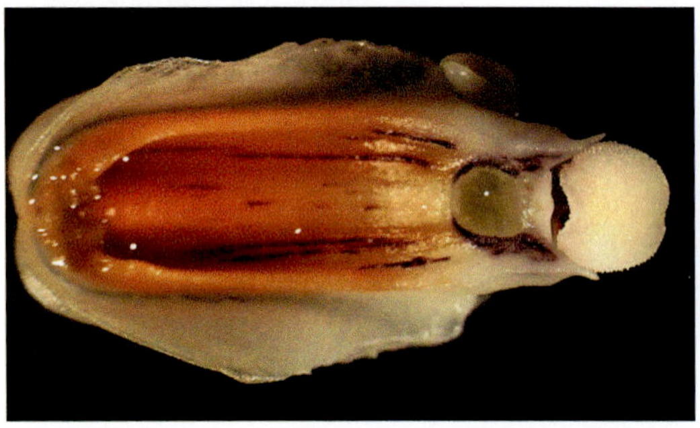

尖刀唇石斛

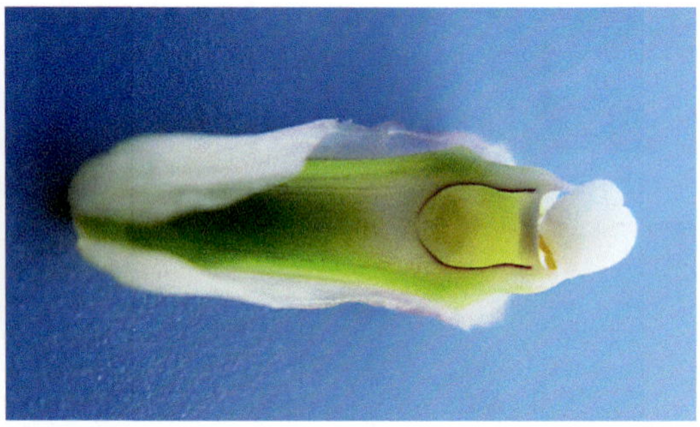

矩唇石斛

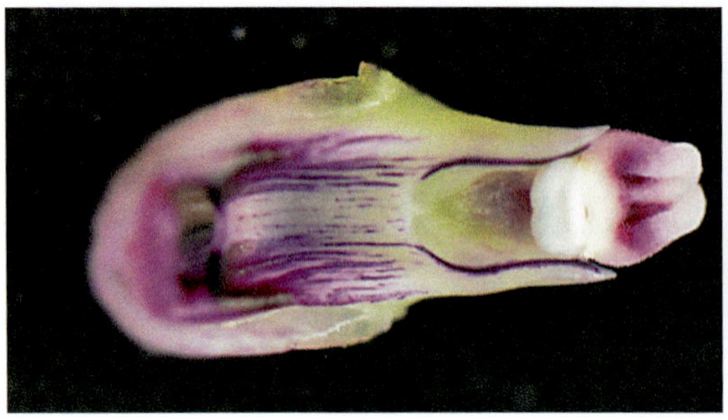

喇叭唇石斛

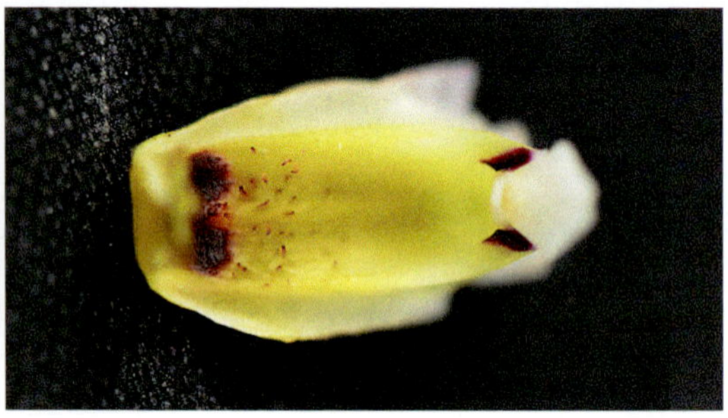

曲茎石斛

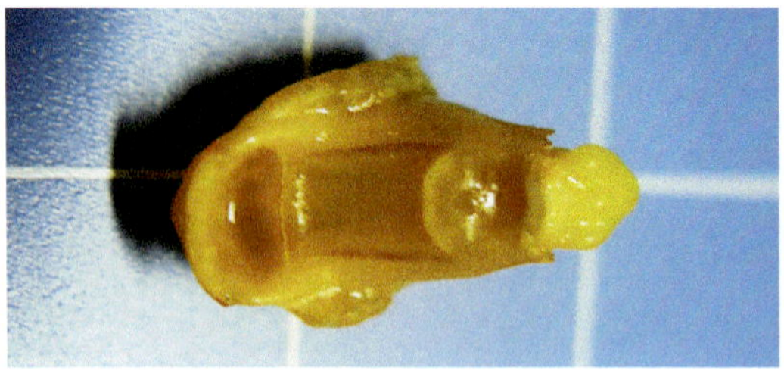

束花石斛

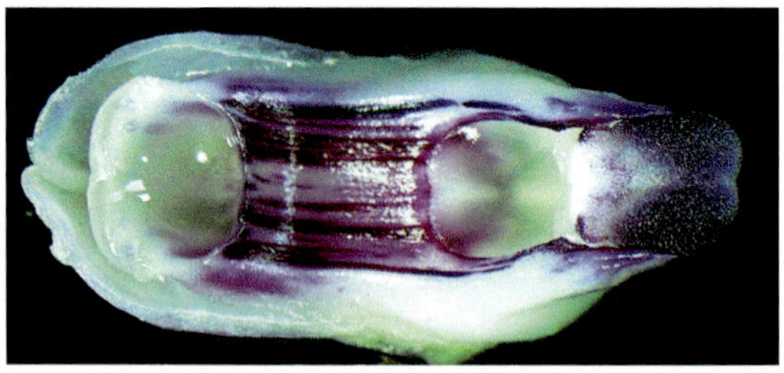

檀香石斛

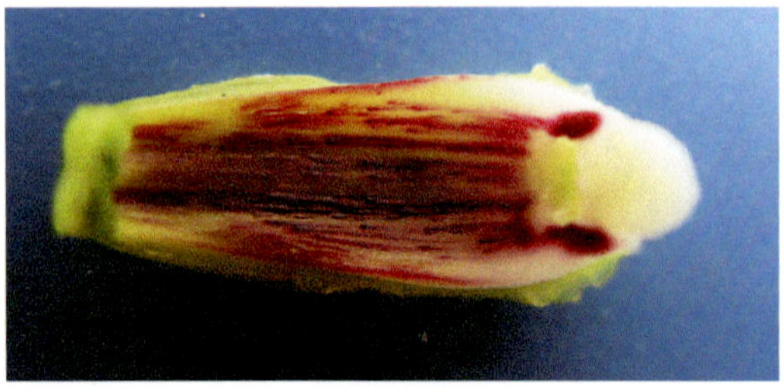

铁皮石斛

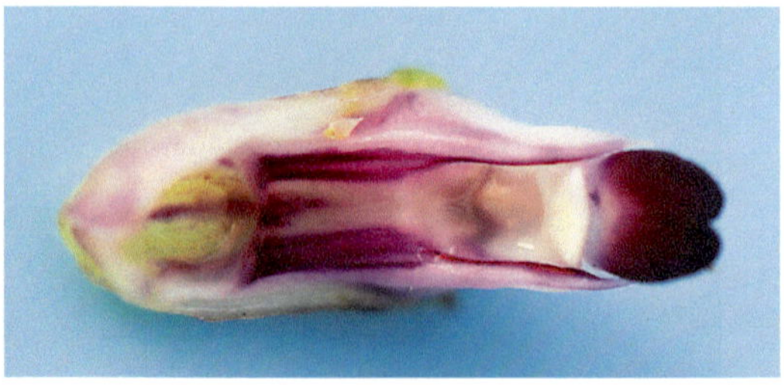

紫瓣石斛

图 2-44　石斛组（Sect. Dendrobium）石斛合蕊柱

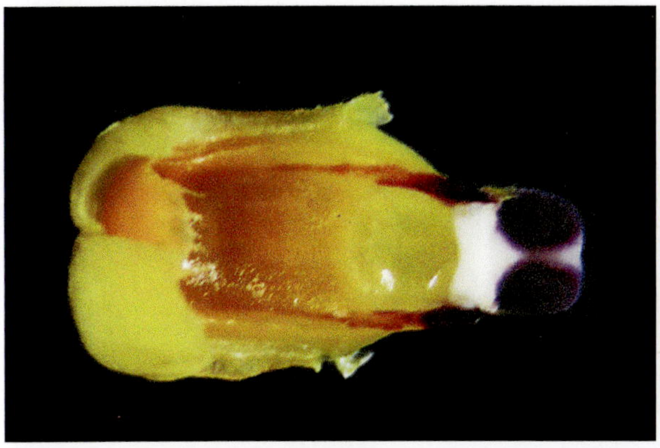

疏花石斛

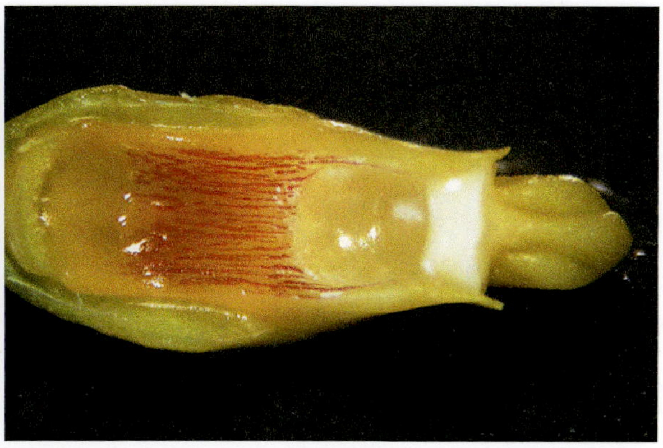

细叶石斛

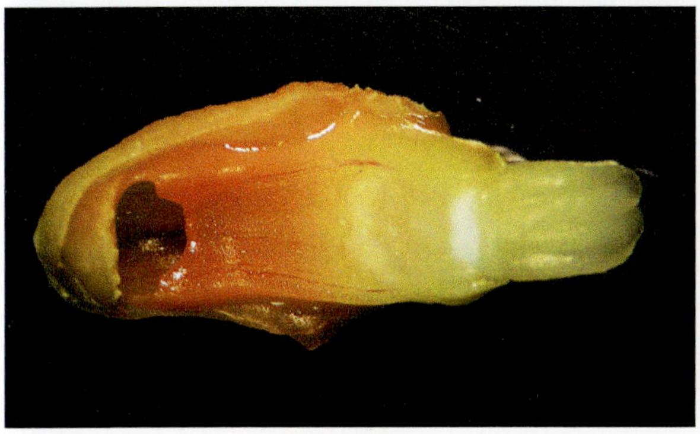

线叶石斛

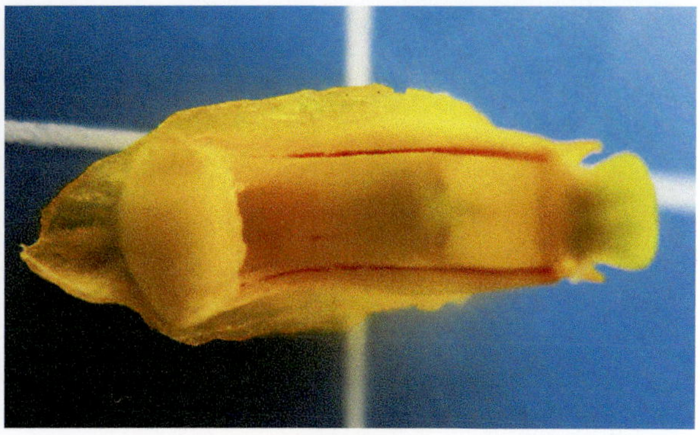

短棒石斛

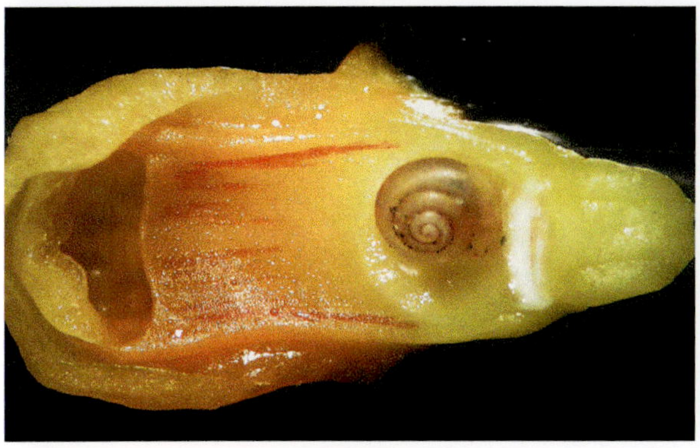

罗河石斛

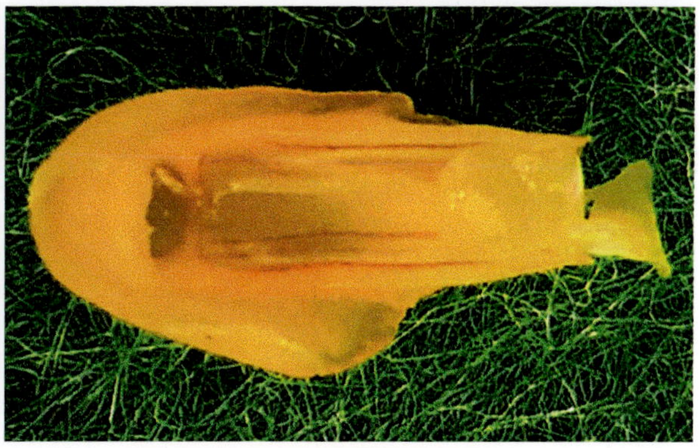

黄花石斛

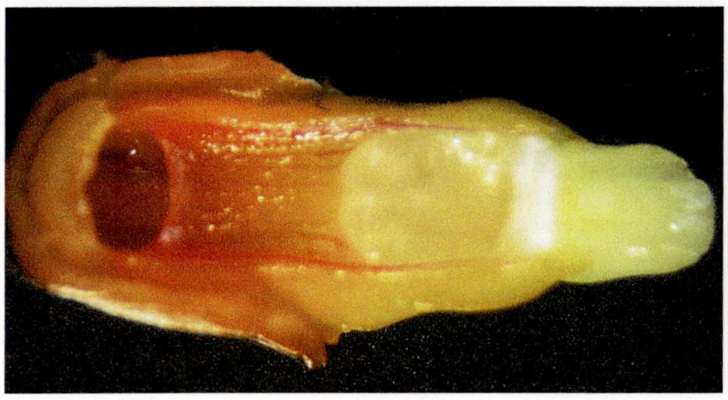

流苏石斛

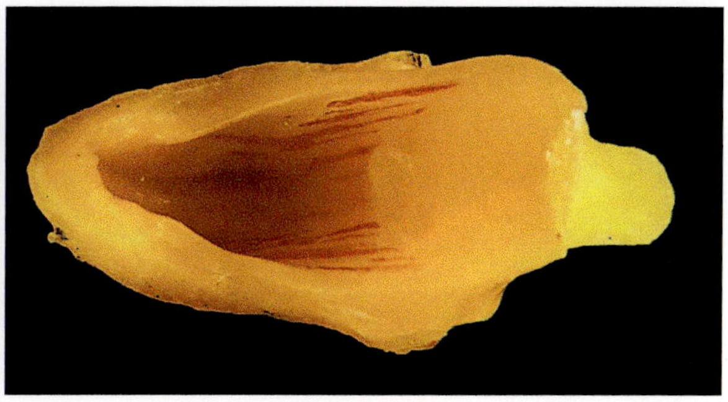

姬竹叶石斛

图 2-45　寡花组（Sect. Holochrysa）石斛合蕊柱

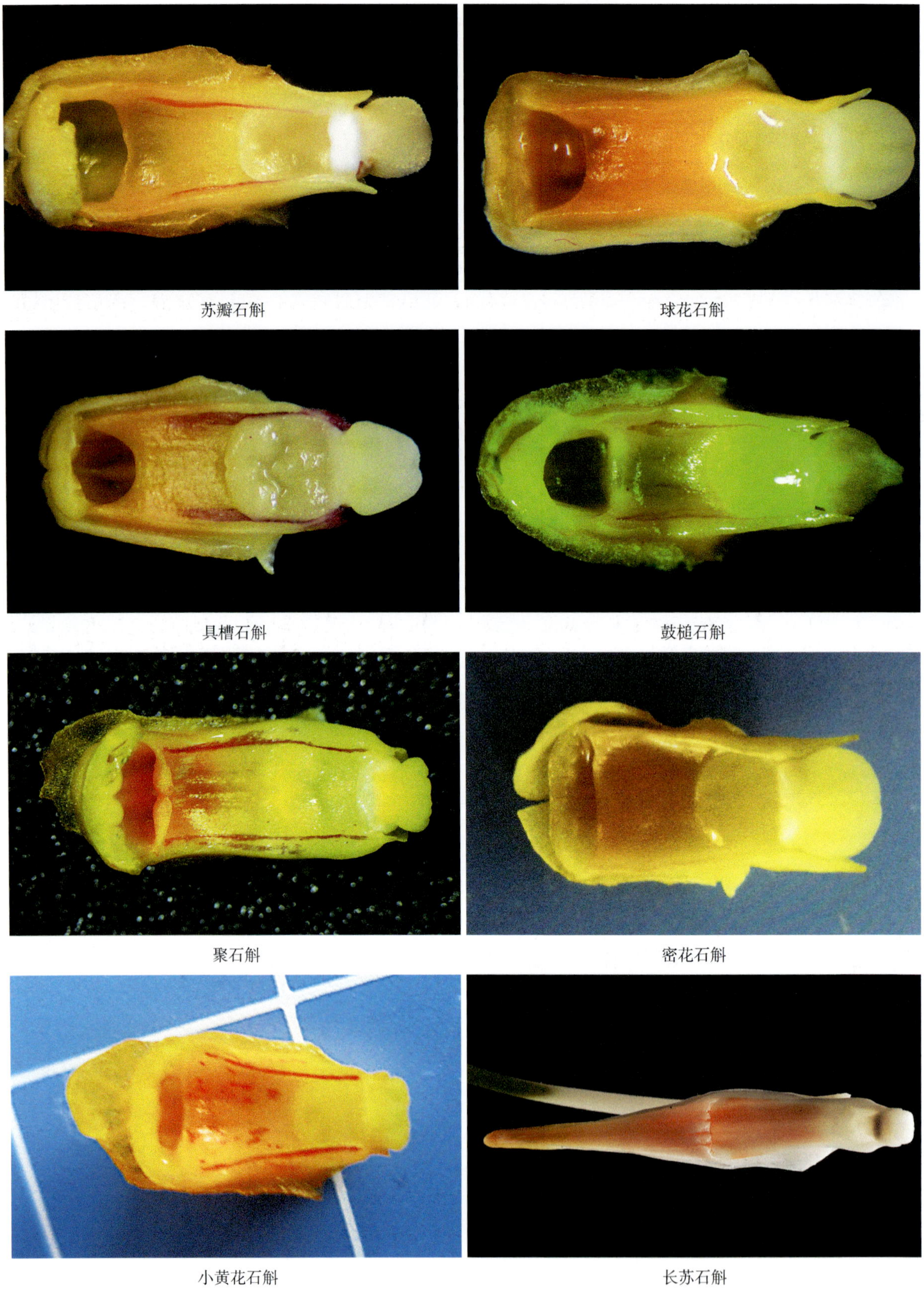

图 2-46　顶叶组（Sect. Chrysotoxae）石斛合蕊柱

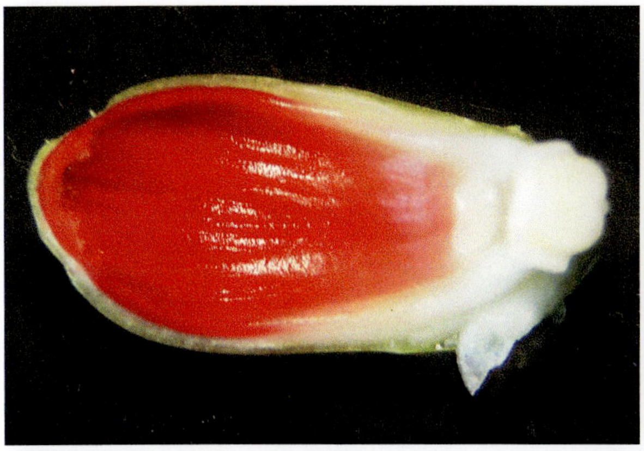

矮石斛

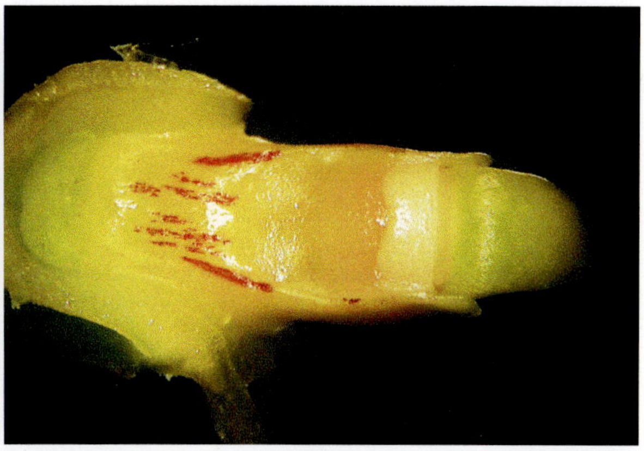

翅梗石斛

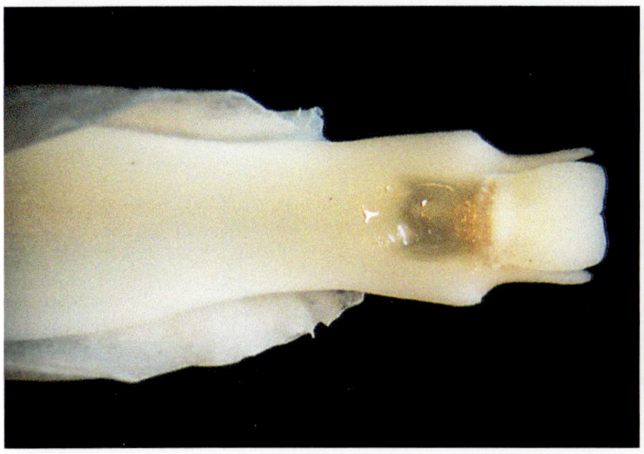

高山石斛

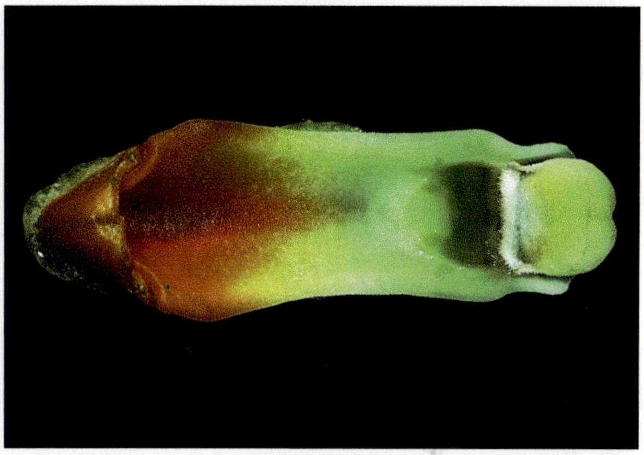

黑毛石斛

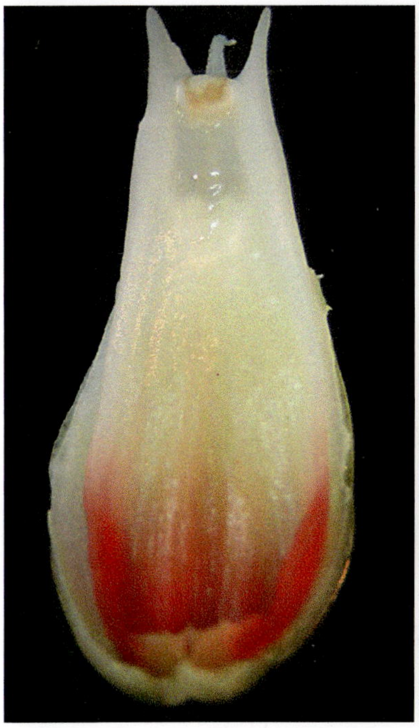

喉红石斛

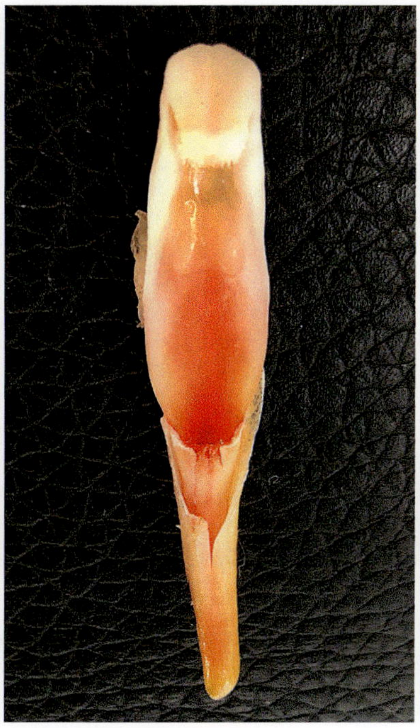

翅萼石斛

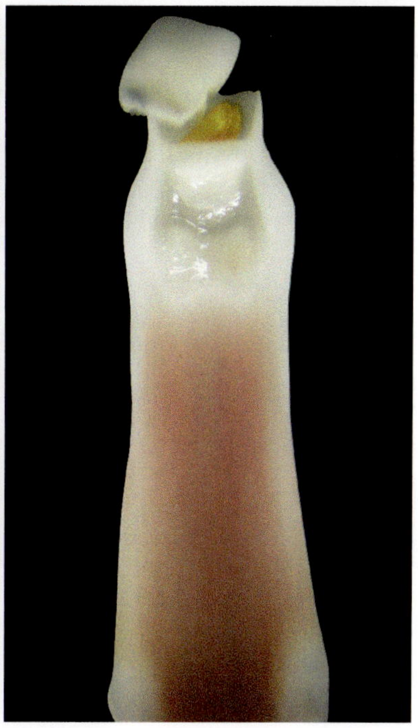

长距石斛

图 2-47　黑毛组（Sect. Formosae）石斛合蕊柱

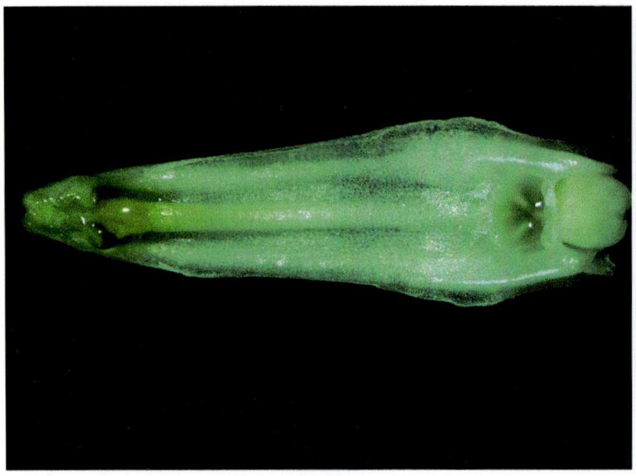

木石斛

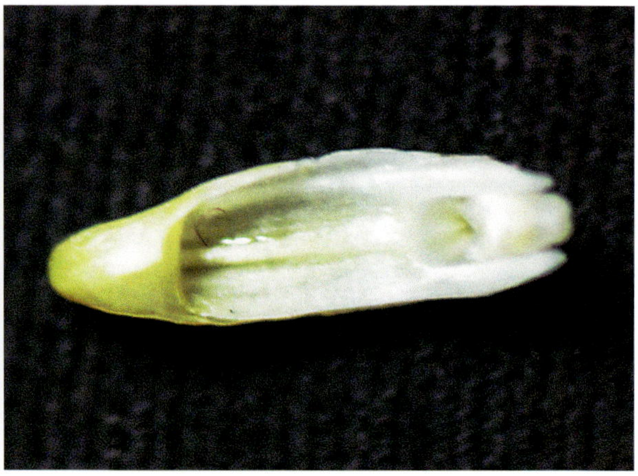

燕石斛

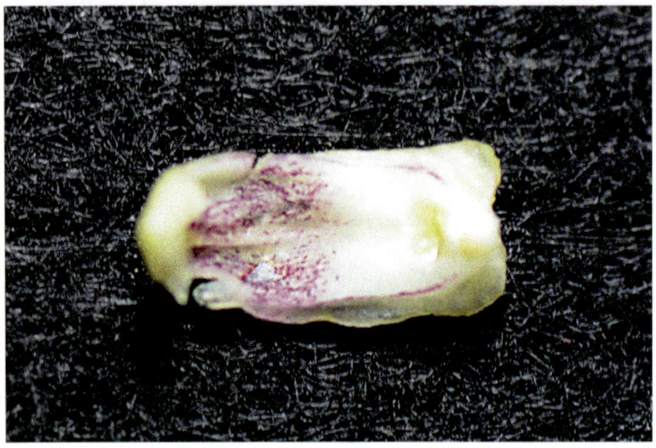

针叶石斛

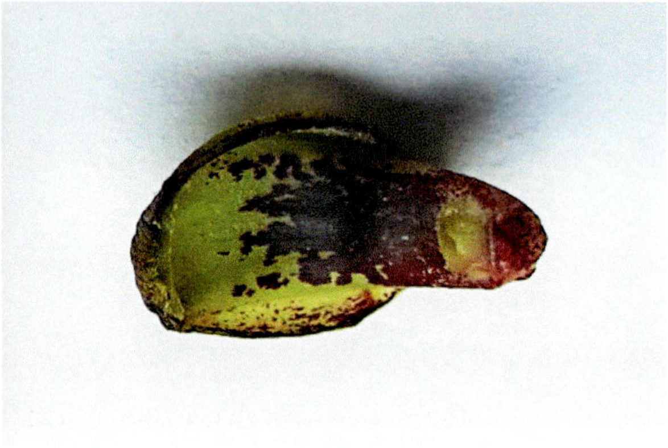

景洪石斛

图 2-48　基肿组（Sect. Crumenata）石斛合蕊柱

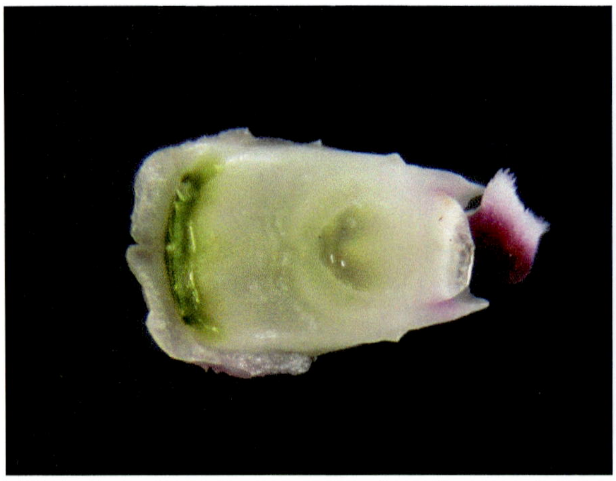

重唇石斛

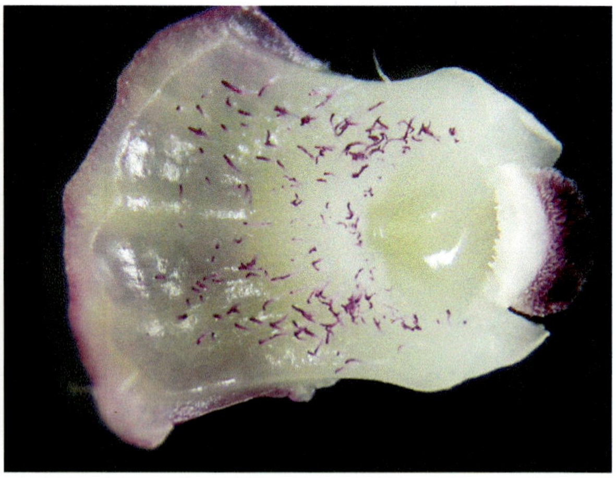

钩状石斛

图 2-49　瘦轴组（Sect. Breviflores）石斛合蕊柱

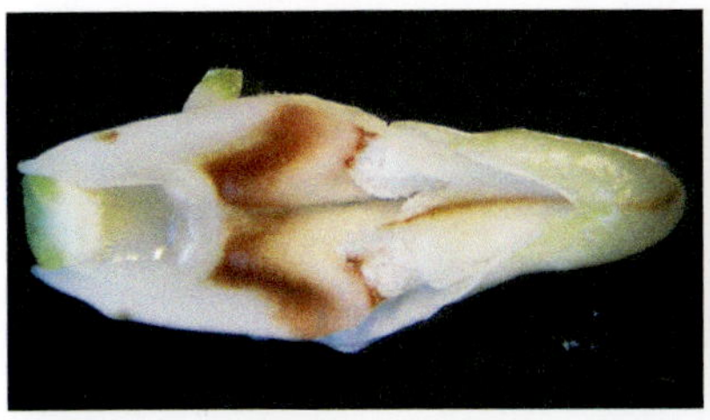
反瓣石斛（心叶组）

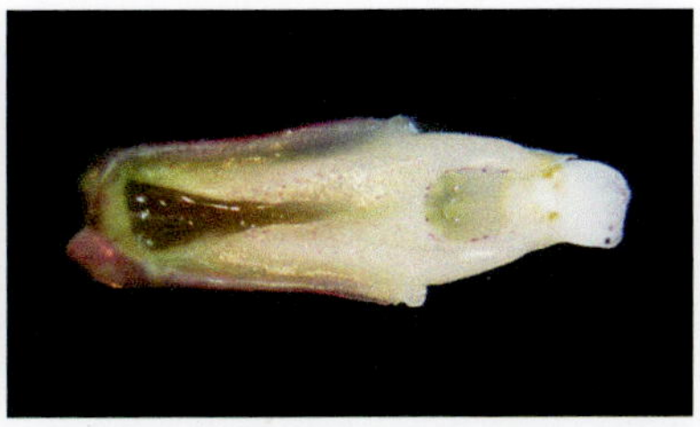
叉唇石斛（叉唇组）

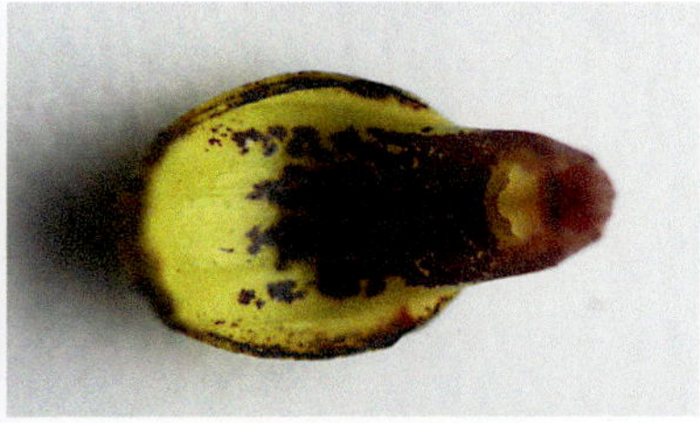
梳唇石斛（草叶组）

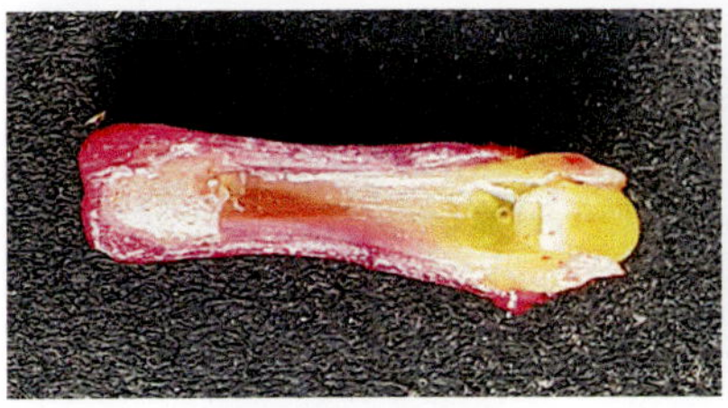
红花石斛（距囊组）

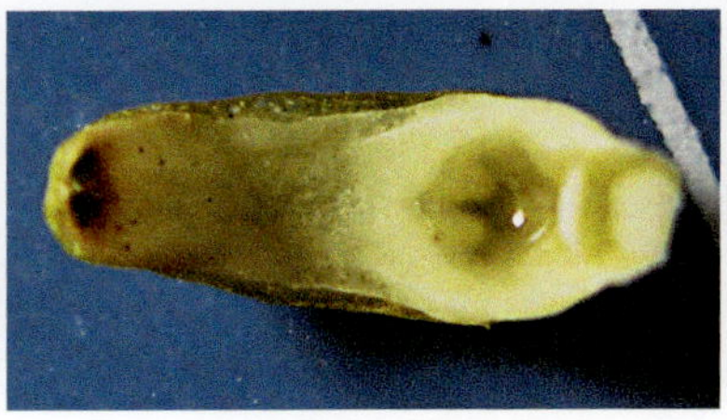
竹枝石斛（禾叶组）

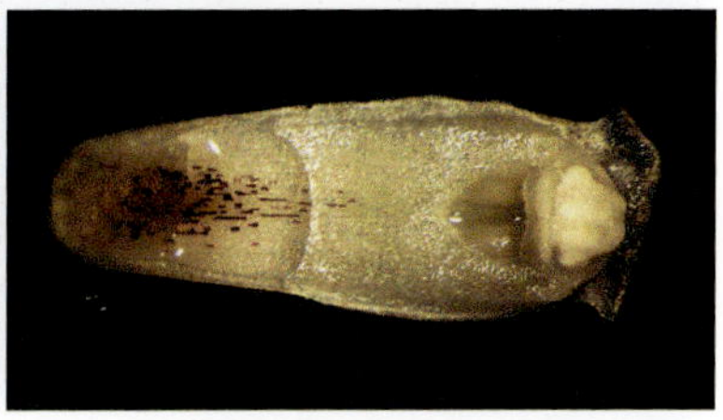
剑叶石斛（剑叶组）

图 2-50　其他组石斛合蕊柱

第六节　石斛种与萼囊和距

唇瓣生于蕊柱足的顶端，两枚侧萼片生于蕊柱足的两侧，在花朵的下方形成以蕊柱足为底部的囊状物，称萼囊（图 2-51）。萼囊由蕊柱足、侧萼片基部和唇瓣基部组成。石斛距（图 2-52）为唇瓣基部向下延伸形成的中空的细长圆锥形部位，里面常有花瓣分泌的花蜜，部分昆虫可从中吸取花蜜。

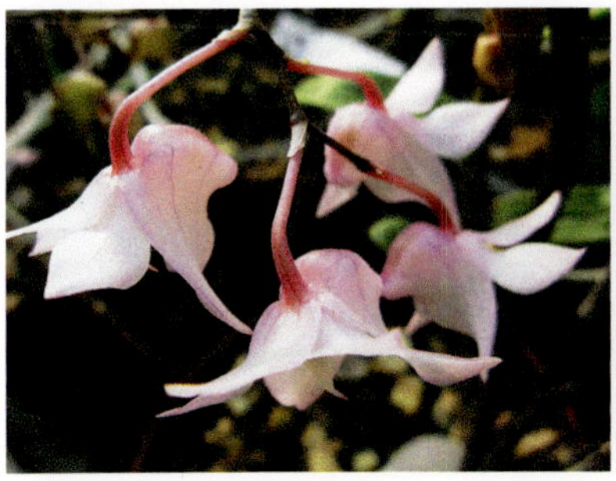
钩状石斛

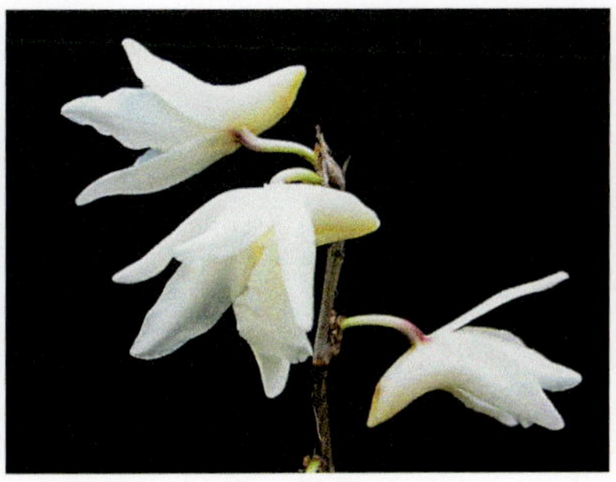
木石斛

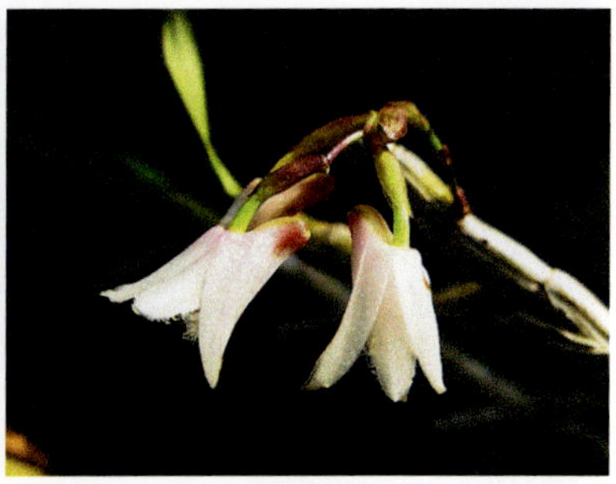
叉唇石斛

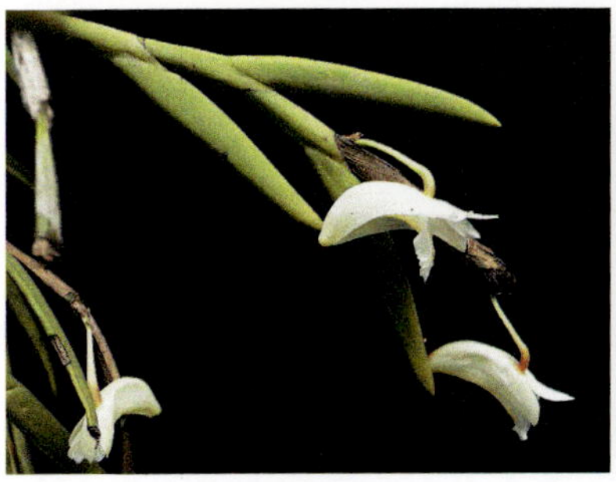
少花石斛

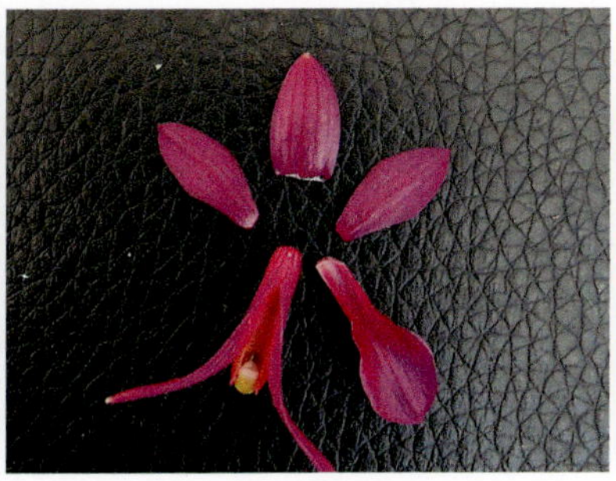
红花石斛

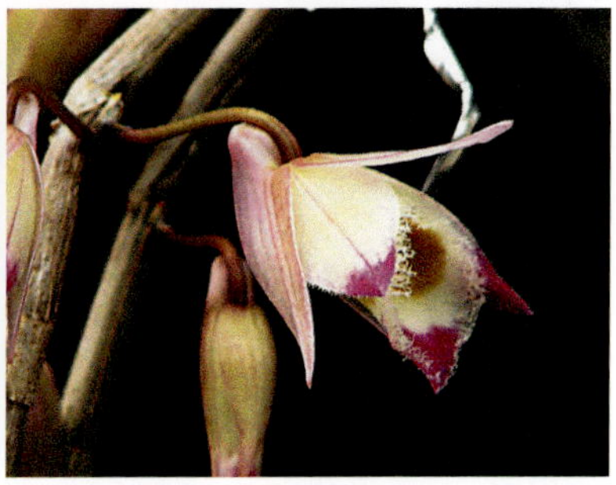
齿瓣石斛

图 2-51　萼囊

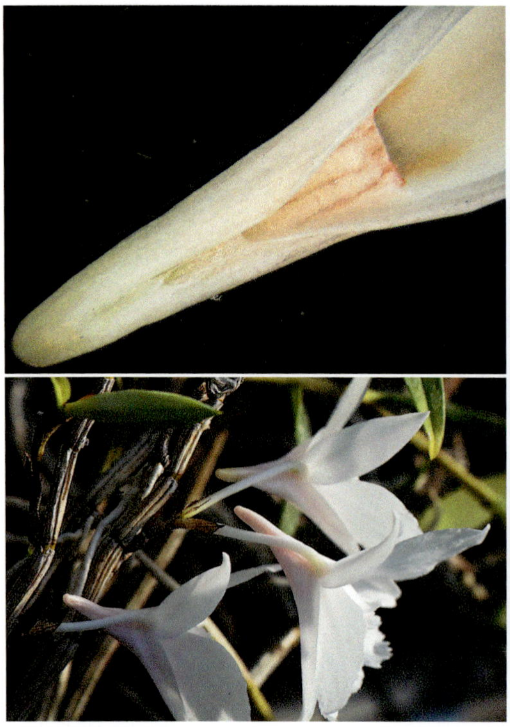

高山石斛

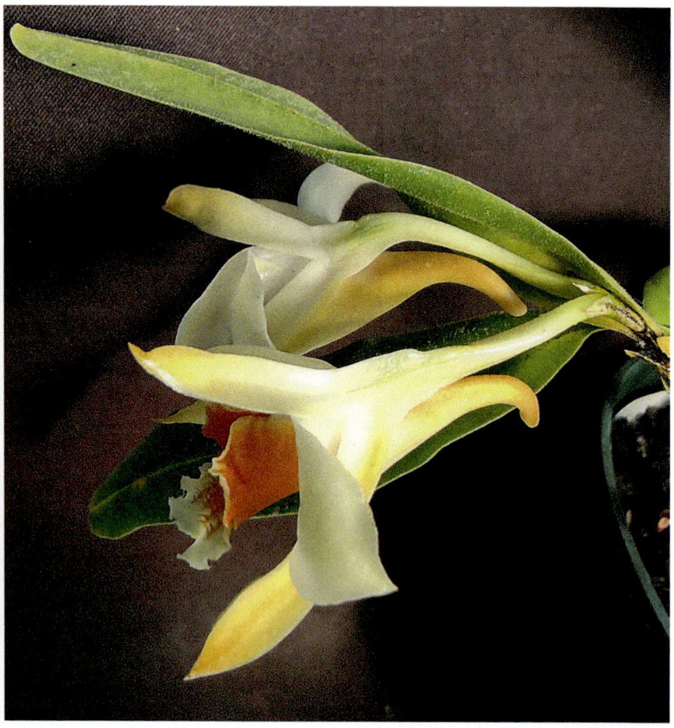

翅萼石斛

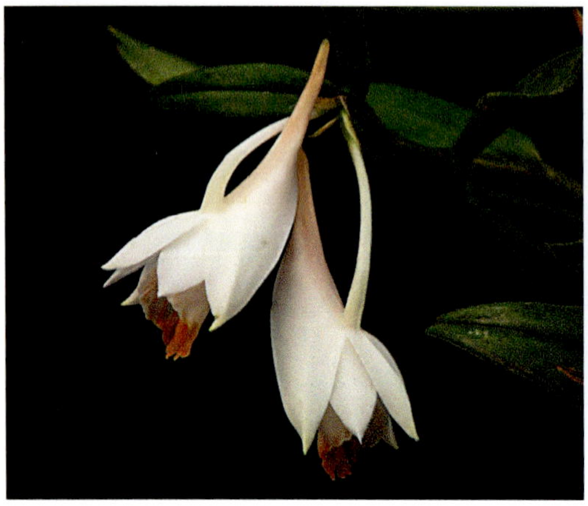

长距石斛

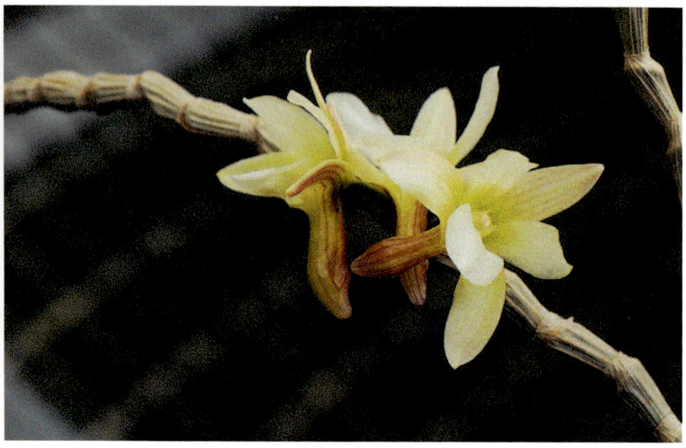

长爪石斛（卢思聪 摄）

图 2-52 距

第七节 石斛种与茎

石斛植物的茎为合轴分枝型，与万代兰较为类似。而非文心兰、卡特兰般的茎膨大短缩，或形成根状茎或走茎。石斛茎呈肉质节状。茎长 25～90cm，粗 1～2.5cm，节间长 4～5cm。茎节中部粗壮，是花芽着生部位。茎顶端和各节都有互生叶。石斛茎是贮藏水分和养料的器官，耐旱性较强。新芽萌发后，秋季成熟。春石斛为合轴生长，腋芽萌发可成为高芽或花芽。

石斛类植物茎丛生，少有疏生在根状茎上的。茎直立或下垂，圆柱形、细纺锤形、棒状或扁三棱形，不分枝或少数分枝，有时 1 至数个节间膨大成种球形状，肉质或质地较硬。

石斛茎是一种变态茎，是在生长季节开始时从根状茎上生出的新芽，生长季节结束时生长成熟，茎的顶端和除基部少数几节以外的各节上生有叶片，花芽亦着生于茎上。茎是附生兰类用以贮存水分的重要器官，亦是重要的养分存贮部位。当年生的茎中会有很高的可溶性糖含量和少量的淀粉；前一代、前二代的老茎中，可溶性糖含量很少，淀粉含量很高。茎中水分和养料的积累有利于植株对不良环境（主要是干旱）的适应，并为花芽的分化、生长及下一个生长季开始时新芽的形成和萌发与生长做物质上的准备。石斛的茎还可作扦插繁殖的材料。扦插繁殖的幼苗可完好地保持其母本植株品种的优良特性。

商品化栽培的春石斛和秋石斛的茎均较高大，直立性强。尤其是秋石斛的部分品种，其茎高可达 1m 以上，十分粗壮。秋石斛茎顶部着生花序；春石斛茎中、上部的各个节间着生花序。

石斛茎的长度是鉴别石斛种类的重要特征。茎很短的石斛常为草叶组或黑毛组种类，主要有小黄花石斛、聚石斛、草石斛、单葶草石斛、勐海石斛、矮石斛、喉红石斛、王氏石斛等。还有几种石斛原生种的茎小于 15cm，分别为翅梗石斛、霍山石斛、河南石斛、藏南石斛、曲茎石斛、梳唇石斛等。茎长 1m 以上的石斛种类有流苏石斛、叠鞘石斛、束花石斛、杓唇石斛、兜唇石斛、齿瓣石斛、金钗石斛等。其中，杓唇石斛茎最长可达 3m 以上，兜唇石斛茎长可达 1m 或更细长，金钗石斛茎长超过 30cm（图 2-53）。

茎柔软悬垂或下垂的石斛种类主要有兜唇石斛、美花石斛、钩状石斛、串珠石斛、重唇石斛、束花石斛、喇叭唇石斛、紫瓣石斛等。茎为纺锤形的石斛种类主要有短棒石斛、聚石斛、矮石斛、喉红石斛、鼓槌石斛、长苏石斛等。

第八节　石斛种与叶片

在常见栽培的观赏和药用石斛中，叶通常为长披针形或椭圆状披针形（图 2-54）。叶互生，扁平，圆柱状或侧压扁，质地多为肉质、纸质、革质，先端不裂或 2 浅裂，基部有关节和通常具抱茎的鞘。多数种叶片肥厚，革质，有光泽，互生于茎两侧或茎顶部，每茎上有叶数枚至数十枚。

石斛叶片是由上表皮和下表皮以及其间的叶肉组织构成。其上、下表皮除叶肉组织外，还具有明显的海绵组织。下表皮通常较上表皮颜色浅，呈浅绿色或黄绿色。气孔分布在叶片下表皮，可避免阳光直射时水分的大量散失。叶角质层较厚，保湿性较强。肥厚的叶肉组织可贮存较多的水分，可增强石斛的抗干旱能力。

石斛叶互生于茎节上，叶鞘基部抱茎。叶鞘的形态（图 2-55）是区分石斛不同组的一个重要特征。黑毛组叶鞘被黑毛，顶叶组叶鞘不抱茎，草叶组叶鞘为偏鼓状，心叶组叶鞘心形抱茎。

春石斛品种大多冬季落叶。秋石斛品种的叶片在茎上着生时间长，为常绿类，冬季不落叶，若冬季栽培中出现大批落叶，往往是栽培的问题，多数是温度过低。

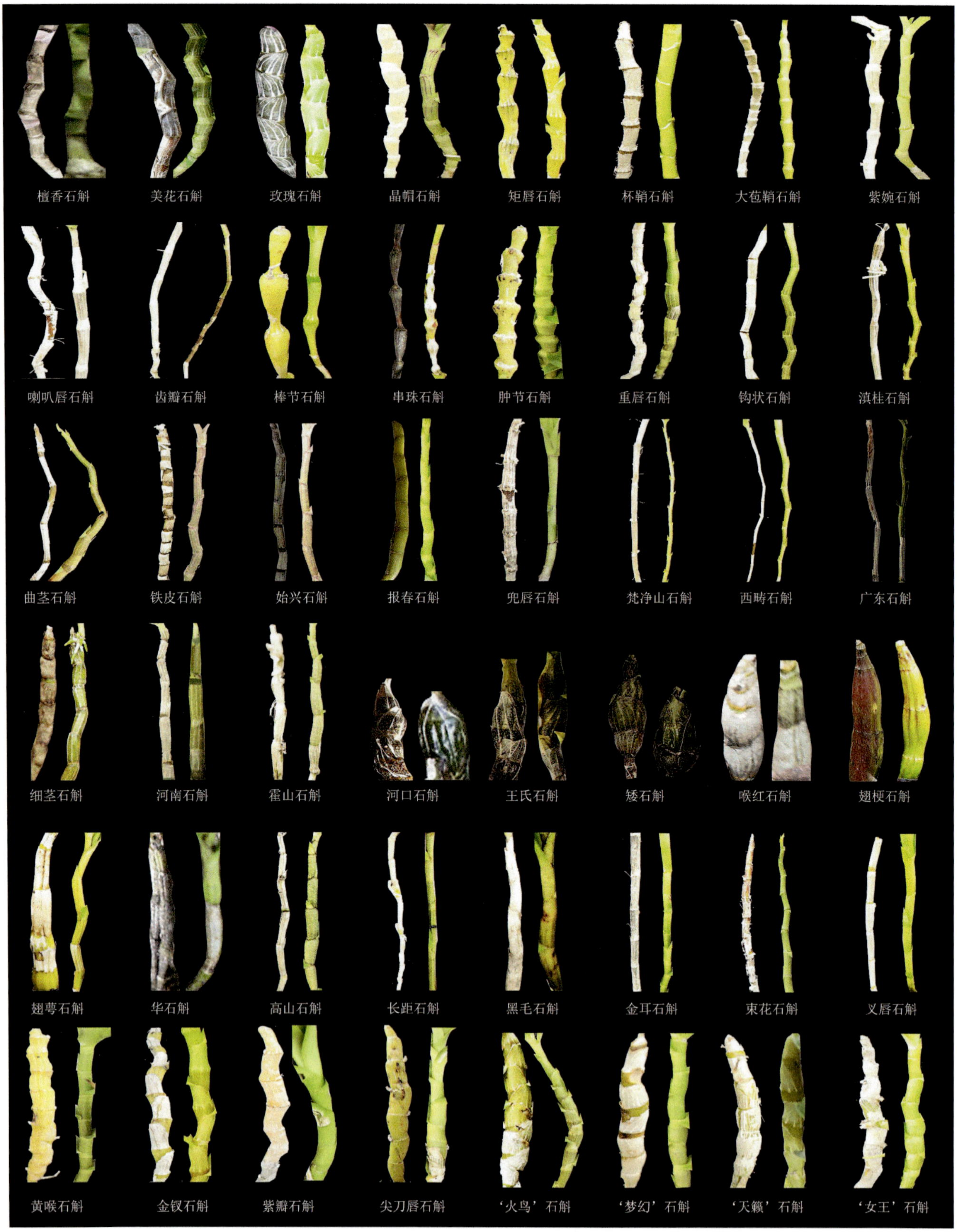
檀香石斛
美花石斛
玫瑰石斛
晶帽石斛
矩唇石斛
杯鞘石斛
大苞鞘石斛
紫婉石斛
喇叭唇石斛
齿瓣石斛
棒节石斛
串珠石斛
肿节石斛
重唇石斛
钩状石斛
滇桂石斛
曲茎石斛
铁皮石斛
始兴石斛
报春石斛
兜唇石斛
梵净山石斛
西畴石斛
广东石斛
细茎石斛
河南石斛
霍山石斛
河口石斛
王氏石斛
矮石斛
喉红石斛
翅梗石斛
翅萼石斛
华石斛
高山石斛
长距石斛
黑毛石斛
金耳石斛
束花石斛
叉唇石斛
黄喉石斛
金钗石斛
紫瓣石斛
尖刀唇石斛
‘火鸟’石斛
‘梦幻’石斛
‘天籁’石斛
‘女王’石斛

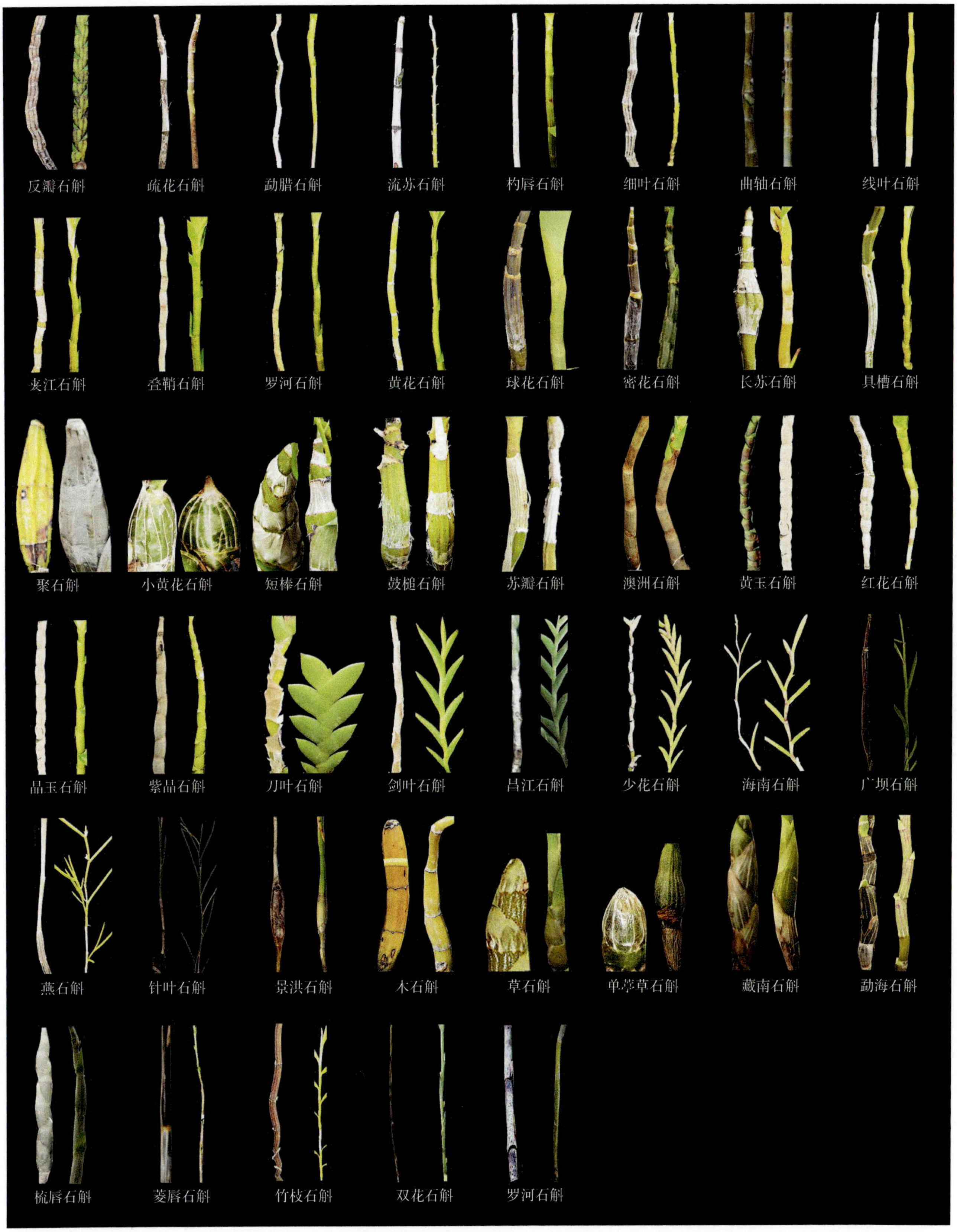

图 2-53　石斛茎表型（张萌　摄）

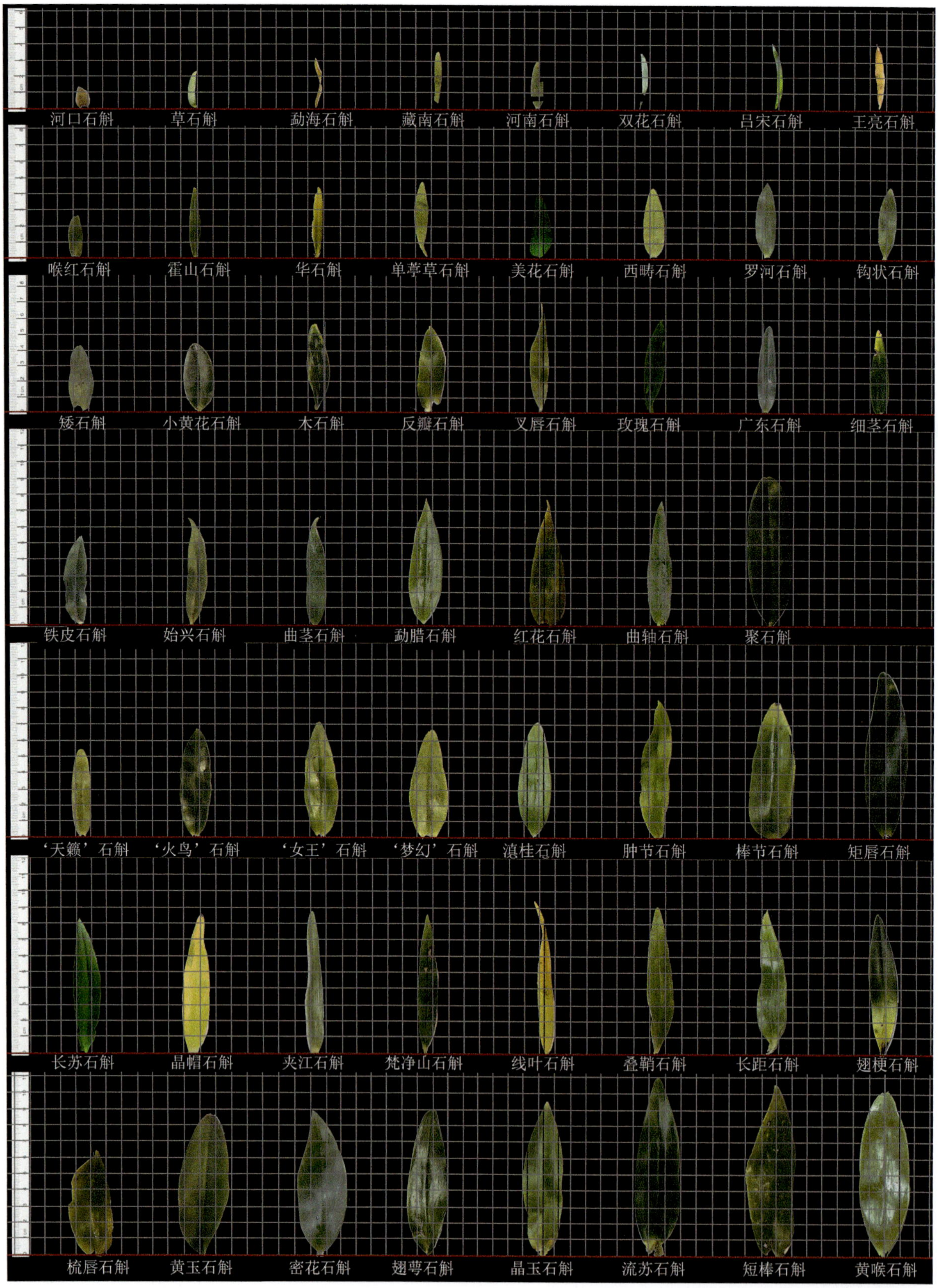
河口石斛
草石斛
勐海石斛
藏南石斛
河南石斛
双花石斛
吕宋石斛
王亮石斛
喉红石斛
霍山石斛
华石斛
单葶草石斛
美花石斛
西畴石斛
罗河石斛
钩状石斛
矮石斛
小黄花石斛
木石斛
反瓣石斛
叉唇石斛
玫瑰石斛
广东石斛
细茎石斛
铁皮石斛
始兴石斛
曲茎石斛
勐腊石斛
红花石斛
曲轴石斛
聚石斛
‘天籁’石斛
‘火鸟’石斛
‘女王’石斛
‘梦幻’石斛
滇桂石斛
肿节石斛
棒节石斛
矩唇石斛
长苏石斛
晶帽石斛
夹江石斛
梵净山石斛
线叶石斛
叠鞘石斛
长距石斛
翅梗石斛
梳唇石斛
黄玉石斛
密花石斛
翅萼石斛
晶玉石斛
流苏石斛
短棒石斛
黄喉石斛

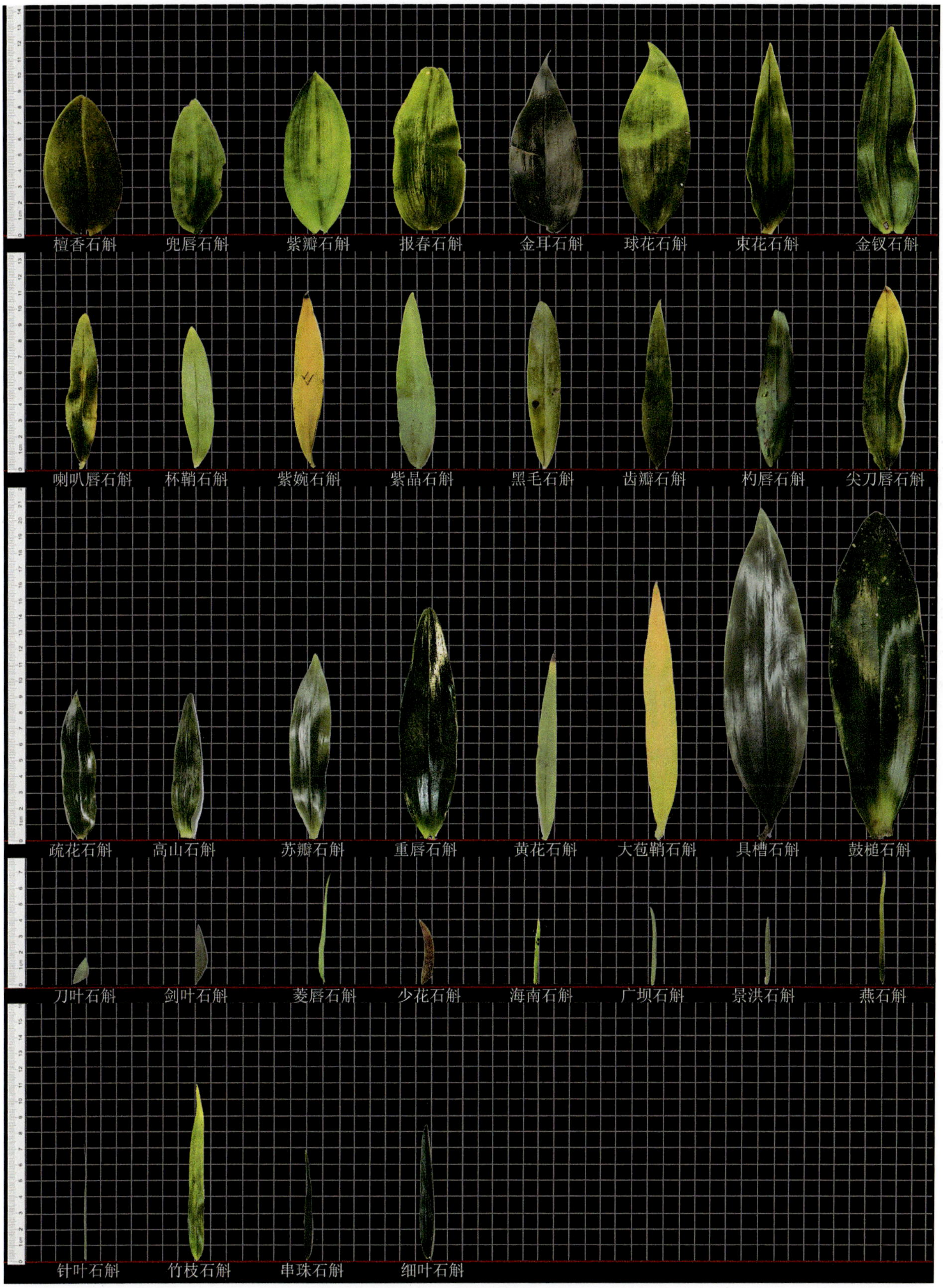
檀香石斛
兜唇石斛
紫瓣石斛
报春石斛
金耳石斛
球花石斛
束花石斛
金钗石斛
喇叭唇石斛
杯鞘石斛
紫婉石斛
紫晶石斛
黑毛石斛
齿瓣石斛
杓唇石斛
尖刀唇石斛
疏花石斛
高山石斛
苏瓣石斛
重唇石斛
黄花石斛
大苞鞘石斛
具槽石斛
鼓槌石斛
刀叶石斛
剑叶石斛
菱唇石斛
少花石斛
海南石斛
广坝石斛
景洪石斛
燕石斛
针叶石斛
竹枝石斛
串珠石斛
细叶石斛

图 2-54　石斛叶（张萌 摄）

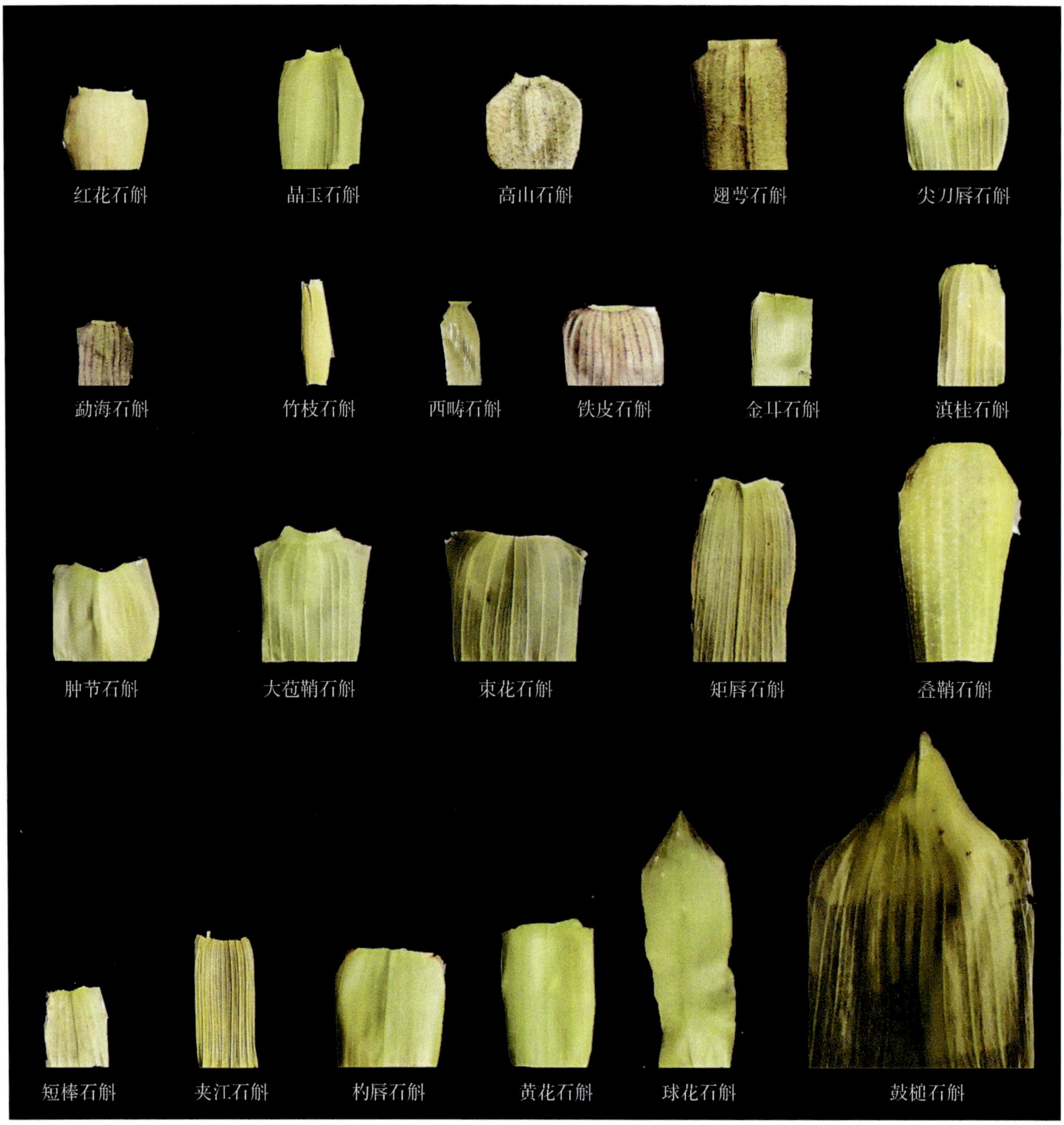

图 2-55 石斛叶鞘（张萌 摄）

第九节 石斛种与蒴果

石斛果实为蒴果（图 2-56，图 2-57），常为梨形或椭圆形。石斛果实成熟膨大后，外表有 3 条棱。其大小从数毫米至数厘米。植株较小的种，果实也小。石斛不同种的果实发育快慢不同，成熟时间也有差异。

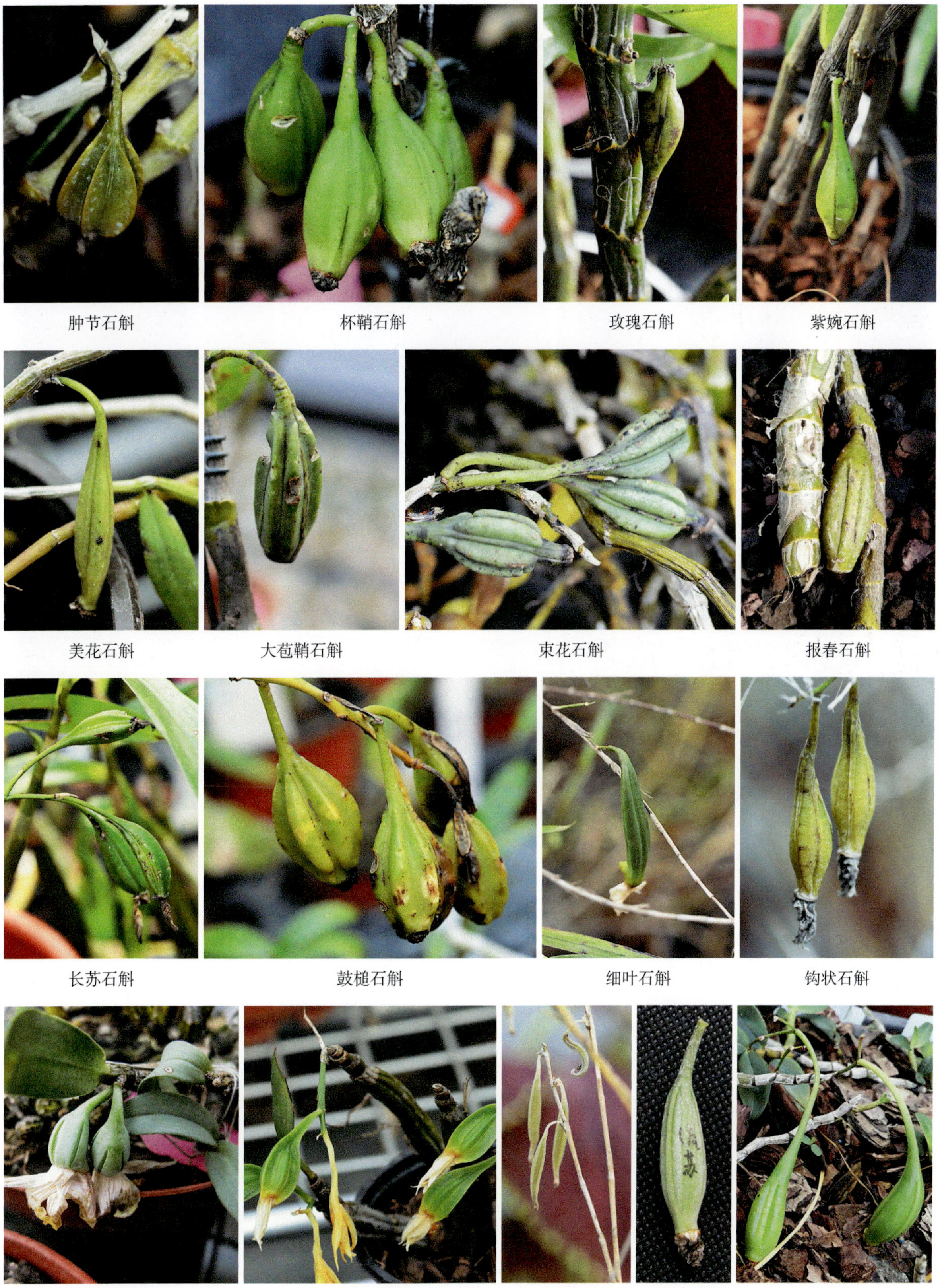

图 2-56　石斛果实的形态表型

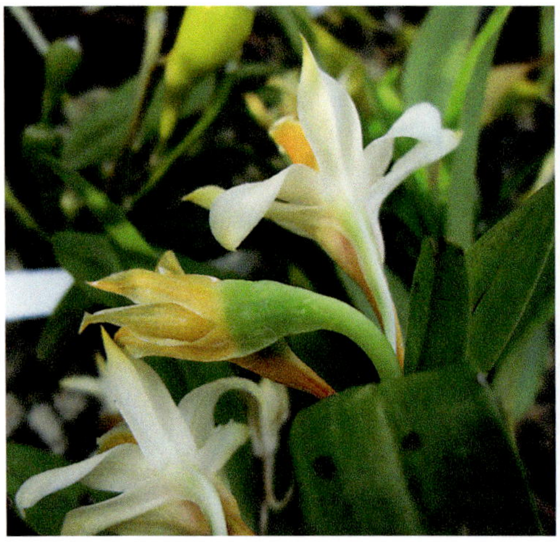
子房膨大（翅萼石斛）

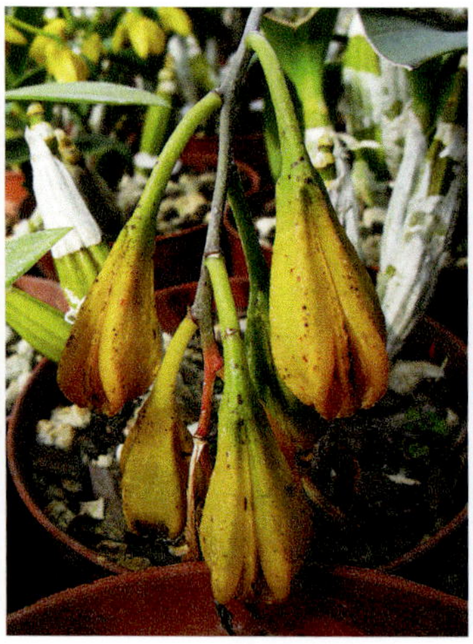
果实开裂（鼓槌石斛）

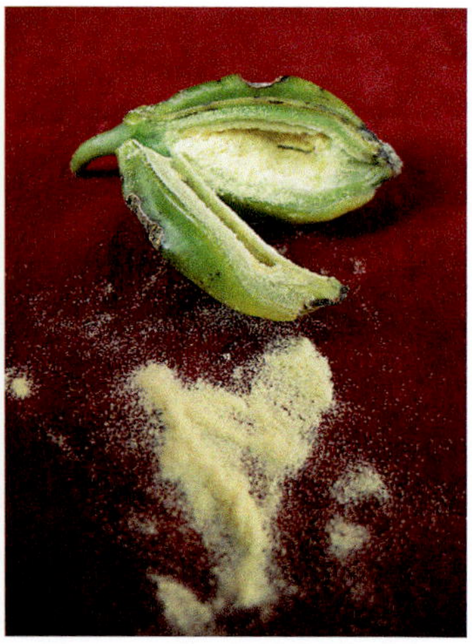
果实与种子

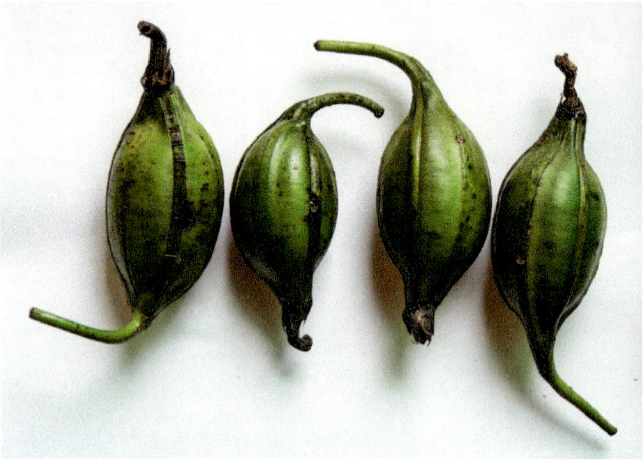
果实（卢思聪 摄）

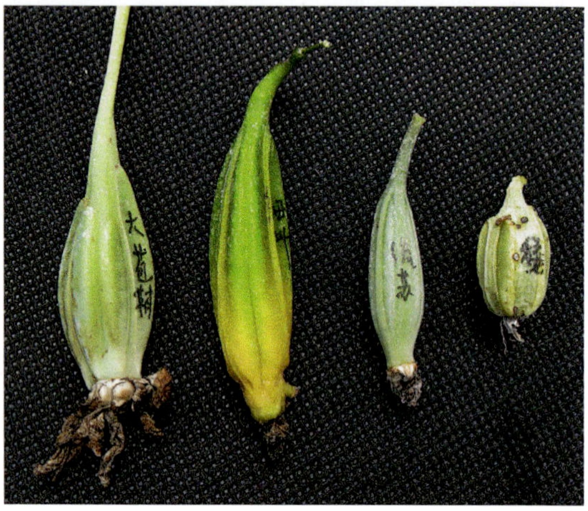
不同大小果实

图 2-57 石斛果实形态

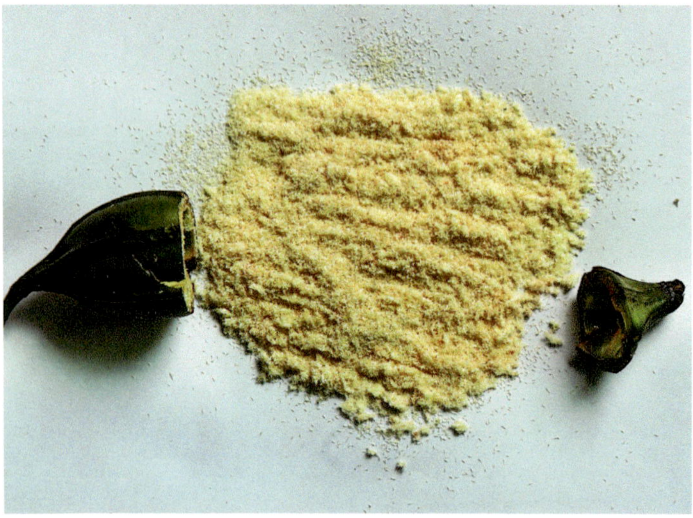
图 2-58 石斛种子（卢思聪 摄）

石斛果实顶端多宿存花柱。果实内含极多细小的种子，有 10 万～30 万粒。春石斛果实有种子 1 万～4 万粒。果实自动开裂后种子被弹出随风飘散。种子细如粉尘，粒重 0.3～0.4μg。石斛植株自然状态下开花多，结果极少。

石斛为典型的附生兰花，种子十分细小，没有营养贮存的器官，仅有发育很不完全的胚；种皮甚薄，只有一层透明的细胞（图 2-58，图 2-59），紧贴在发育不完全的球形胚外面。种胚发育不超过球形阶段，又缺乏胚乳

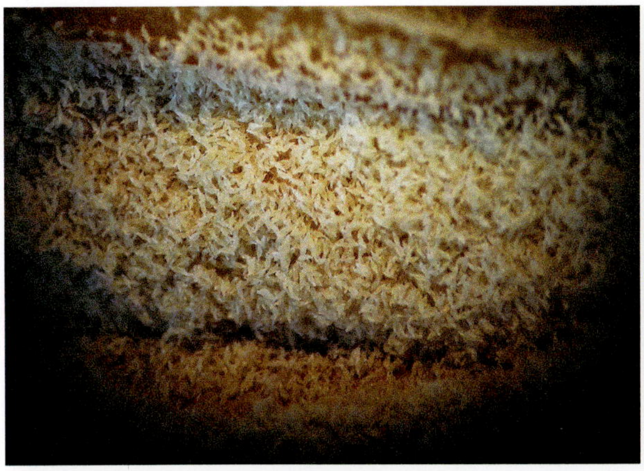

果实中种子

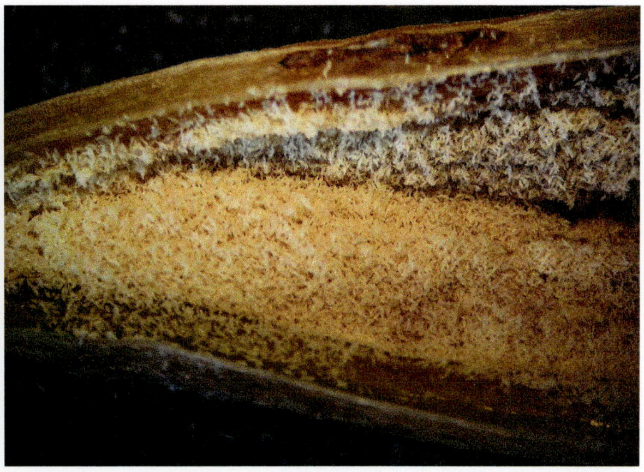

果荚内种子

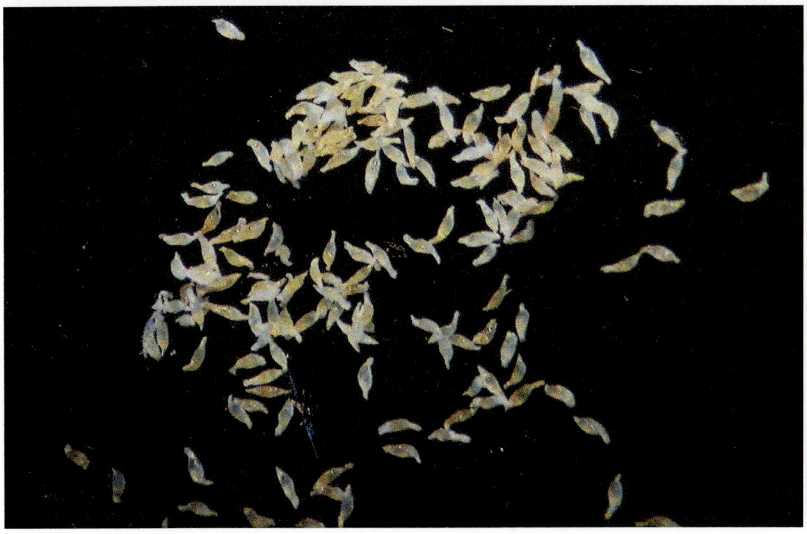

种子

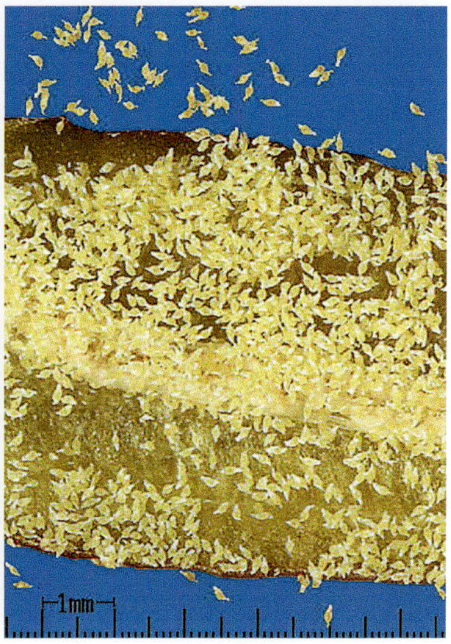

种子显微解剖

图 2-59　显微镜下石斛种子结构

组织，自然条件下种子发芽率不及 5%，与真菌共生才能萌发。

在野外，石斛种子萌发对生境条件要求十分严格，需要有共生菌等的参与来提供其萌发所需的养分，因此，野生石斛有性繁殖困难。石斛通过无菌播种繁殖比较容易。在无菌人工培养基上，石斛种子萌发比较快。播种后很快能看到种子吸水膨胀变大，约 7 天可看到种胚变成绿色。石斛种胚光合面积很小，光合强度低，生长发育较缓慢。

第十节　石斛种与根

石斛根圆柱形，肉质，多呈灰白色（图 2-60）。发达的肉质根粗约 2mm，粗度与文心兰类似，比万代兰、蝴蝶兰和大花蕙兰的根细。石斛根系无主根、侧根和根毛之分。根最外面的表皮特化

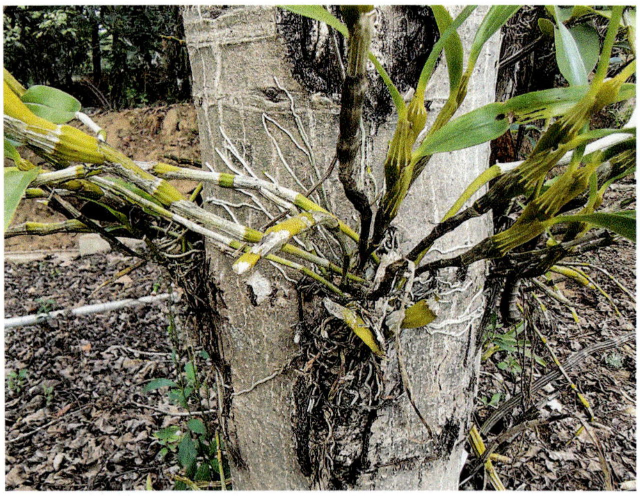

附树种植金钗石斛的根

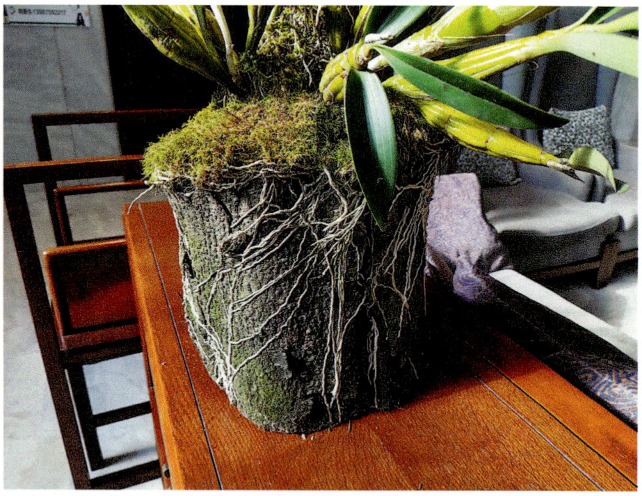

段木栽培鼓槌石斛的根 1

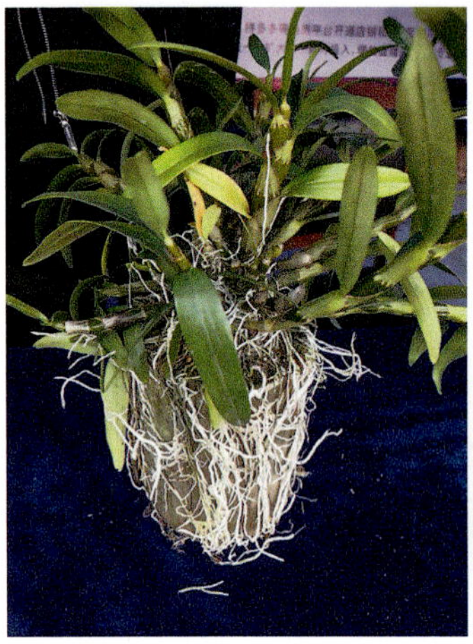

段木栽培鼓槌石斛的根 2

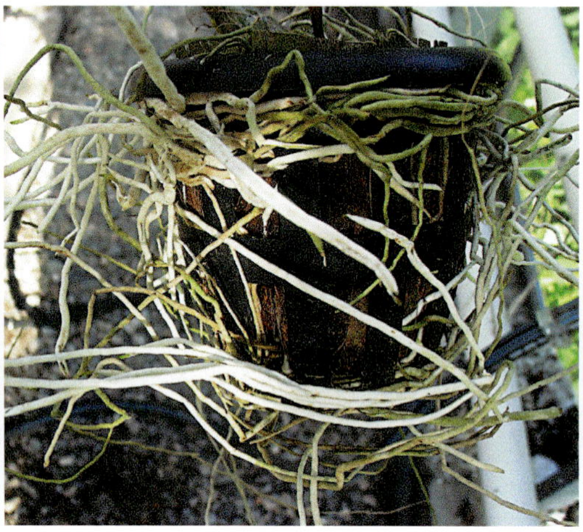

秋石斛气生根

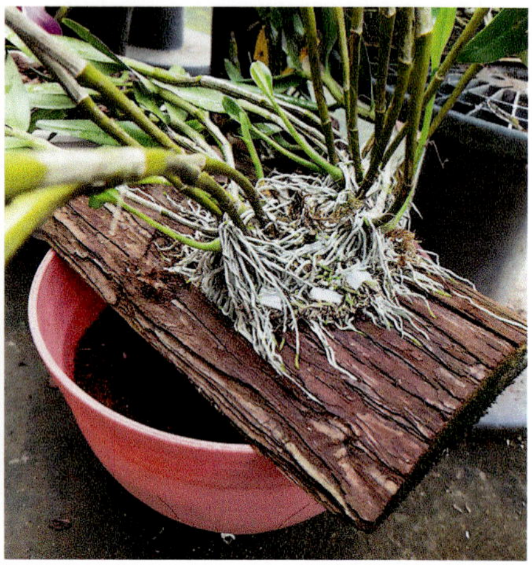

金钗石斛气生根

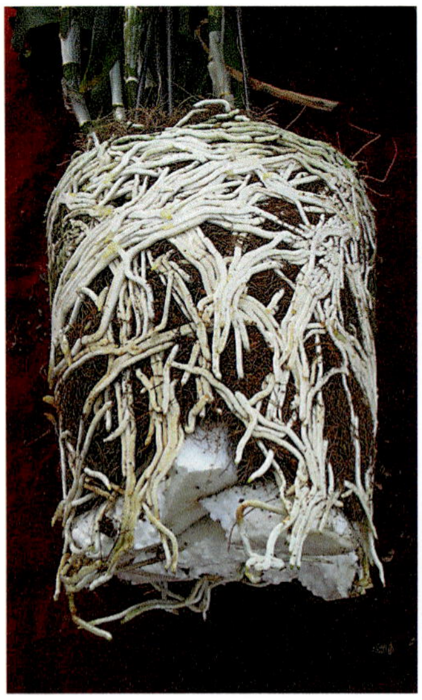

盆栽石斛根系

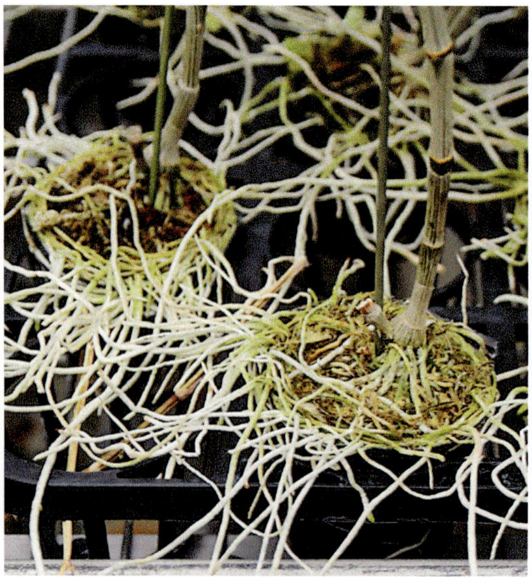

盆栽石斛气生根

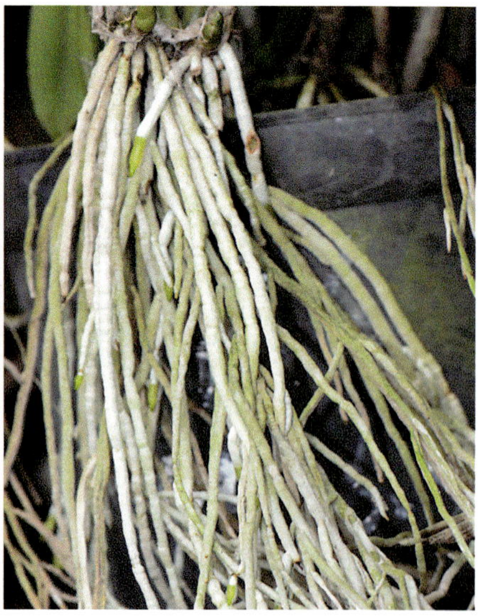

附生石斛气生根

图 2-60　不同栽培模式下石斛根

成根被，向内依次是皮层、中柱。中柱包括周皮和维管束组织（导管和筛管）。石斛根群具有吸收水分及贮存水分和养分的功能。

石斛作为附生性兰科植物，其根系快速吸收水分的功能至关重要。当数月不下雨，一旦下雨，水分流失很快；石斛根部周围养分的来源有限，在降雨时自树干或岩壁表面上冲刷下来的雨水中养分含量较高，所以石斛必须快速吸收降雨中的水分与养分。

石斛根皮层分为外皮层和内皮层，由具叶绿素的薄壁细胞组成，为疏松的海绵状组织。这层海绵状组织称为根被，呈白色。根前端的白色根冠可保护根尖生长点不受破坏。根系在阳光下有时会变为绿色，进行光合作用。根际周围有菌根，共生菌可促进根系对水分和养分的吸收。

（1）根被

石斛除根尖外，根都被覆多层表皮细胞，称为根被。根被细胞较大，成熟过程中细胞壁加厚，原生质逐渐消失，成熟后成为死细胞，能够吸收、贮存水分和矿质元素，根的皮层可将根被中的水分和养分运送到中柱。成熟的根被细胞皆为空细胞，具有木栓化和木质化的细胞壁，可防止水分散失。浇水后根被细胞内充满水分，而干燥时则充满空气。

根被细胞壁上有许多小孔及肥厚膜，既能吸收和贮存水分、养分，又可通透空气、固定植株。当空气干燥时根被细胞中充满空气，可防止水分散失；当空气湿润时根被快速吸收水分。湿润时根被半透明状。皮层照光可变成绿色，进行光合作用。

（2）皮层

石斛外皮层介于根被与内皮层之间，由长细胞与短细胞交错排列而成。生长过程中，长细胞会发生次生细胞壁不均匀加厚。长细胞的凯氏带会限制水分的输送。短细胞又称通透细胞，含浓的原生质，细胞壁不发生次生加厚。

通透细胞为薄的原生细胞壁，与皮层细胞由原生质丝相连，是水分与养分进入皮层的主要通道。在根被充满水时，皮层通透细胞发生膨胀，水分向内输送；当根部缺水时，通透细胞收缩，防止水分外流，保护皮层的水分不散失。

石斛内皮层多为贮藏性的薄壁细胞，薄壁细胞通过大液泡贮藏水分。内、外皮层的次生细胞加厚位置分别在内侧和外侧，通透细胞的位置与次生细胞加厚位置呈镜像排列。水分进入内皮层通透细胞后就不易向外散失，然后水分再通过内层通透细胞进入中柱输导组织。内皮层有大小细胞之分，较小细胞富含淀粉，除传导养分、水分外，亦可贮藏养分。

盆外的气生根裸露于空气中，表皮较厚，外皮层通透细胞比例较小，水分和养分的吸收受限。长在基质中的根对水分和养分的吸收能力较裸露气生根强。正在生长的根尖 1cm 处，内外皮层细胞壁加厚不明显，利于水分、养分吸收。

第三章 石斛分组与分类

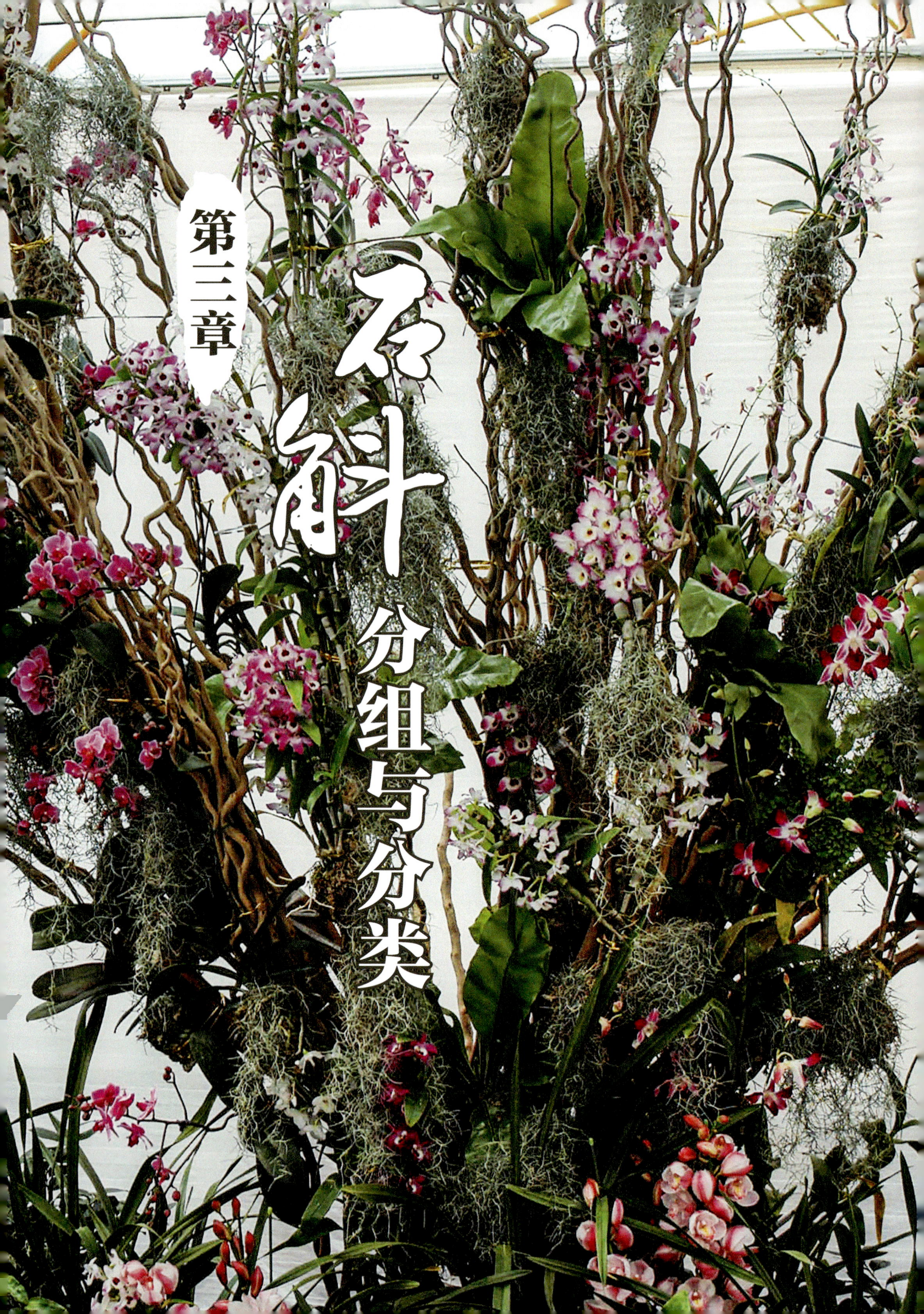

第一节　石斛系统分类地位

1. 石斛系统分类

石斛分类系统参考 2015 年 Chase 等发表的 APG Ⅳ系统。

植物界 Plantae

　被子植物门 Angiospermae

　　单子叶植物纲 Monocotyledones

　　　百合亚纲 Liliidae

　　　　天门冬目 Asparagales

　　　　　兰科 Orchidaceae

　　　　　　兰亚科 Orchidoideae

　　　　　　　树兰族 Epidendreae

　　　　　　　　石斛亚族 Dendrobiinae

　　　　　　　　　石斛属 *Dendrobium*

2. 石斛染色体

世界有石斛属原生种 1100 余种，分为 41 组（Howard，2006）。

石斛属植物染色体很小，染色体的基数为 x=19 或 20，大多数染色体 2n=38，少数石斛的染色体 2n=40，一小部分石斛的染色体 2n=36。我国石斛属种类的染色体主要为 40 条。我国石斛主要有球花石斛、美花石斛、长苏石斛、草石斛、密花石斛、黄花石斛、细叶石斛、曲轴石斛、金耳石斛、高山石斛、流苏石斛等；染色体数为 38 条的是叠鞘石斛、滇桂石斛；染色体数为 57 条的是重唇石斛、黑毛石斛；染色体数为 76 条的是束花石斛、矩唇石斛。

随着杂交的进行，石斛染色体出现加倍现象，出现了三倍体和四倍体的种质，染色体数有 2n=57、2n=76、2n=80。澳洲石斛（*Dendrobium kingianum*）多倍体染色体数有 2n=38、2n=57、2n=76、2n=114。

第二节　我国 92 个石斛原生种分组

依据《中国植物志》(第十九卷) 和 *Flora of China Volume 25*，我国石斛原生种分为 14 组。最具观赏价值的为顶叶组物种，如密花石斛、鼓槌石斛、球花石斛；其次为石斛组物种，如肿节石斛、兜唇石斛、大苞鞘石斛、金钗石斛、串珠石斛等；再次为黑毛组物种，该组的翅萼石斛、高山石斛株型适中，观赏价值也高。我国石斛属 14 组包含的种数及其特征见表 3-1，具体的种见表 3-2。

表 3-1　我国石斛属 14 组包含的种数

组	组的别名	全球种数	中国种数
石斛组 Sect. Dendrobium Lindl.		51	34
寡花组 Sect. Holochrysa Lindl.		15	14
顶叶组 Sect. Chrysotoxae Kraenzl.	灯笼组	14	8
黑毛组 Sect. Formosae (Benth. & Hook. f.) Hook. f.		51	8
草叶组 Sect. Stachyobium Lindl.		38	6
禾叶组 Sect. Grastidium (Bl.) J. J. Smith	双花组	190	5
基肿组 Sect. Crumenata Pfitz.		76	5
瘦轴组 Sect. Breviflores Hook. f.	短花组	7	3
叉唇组 Sect. Stuposa Kraenzl.		6	2
剑叶组 Sect. Aporum (Bl.) Lindl.	鳞叶组	56	2
圆柱叶组 Sect. Strongyle Lindl.	圆柱鳞叶组	24	2
心叶组 Sect. Distichophylla Hook. f.	二列叶组	30	1
距囊组 Sect. Pedilonum (Bl.) Lindl.	鸟脚组	52	1
长爪组 Sect. Calcarifera J. J. Smith	距形组	90	1

注：全球石斛组及种数主要参考 *The Dendrobiums*（Wood，2006），石斛中文名等主要参考 *Flora of China Volume 25* 和《中国植物志》(第十九卷)。

表 3-2　我国石斛属物种

序号	中文种名	拉丁种名
1	剑叶石斛	*Dendrobium acinaciforme* Roxb.
2	钩状石斛	*Dendrobium aduncum* Lindl.
3	檀香石斛	*Dendrobium anosmum* Lindl.
4	兜唇石斛	*Dendrobium aphyllum* (Roxb.) C. E. Fischer
5	线叶石斛	*Dendrobium aurantiacum* Rchb. f.
6	矮石斛	*Dendrobium bellatulum* Rolfe
7	双槽石斛	*Dendrobium bicameratum* Lindl.
8	长苏石斛	*Dendrobium brymerianum* Rchb. f.
9	短棒石斛	*Dendrobium capillipes* Rchb. f.
10	翅萼石斛	*Dendrobium cariniferum* Rchb. f.
11	长爪石斛	*Dendrobium chameleon* Ames
12	喉红石斛	*Dendrobium christyanum* Rchb. f.
13	束花石斛	*Dendrobium chrysanthum* Lindl.

续表

序号	中文种名	拉丁种名
14	鼓槌石斛	*Dendrobium chrysotoxum* Lindl.
15	草石斛	*Dendrobium compactum* Rolfe & W. Hackett
16	玫瑰石斛	*Dendrobium crepidatum* Lindl. & Paxt.
17	木石斛	*Dendrobium crumenatum* Sw.
18	晶帽石斛	*Dendrobium crystallinum* Rchb. f.
19	叠鞘石斛	*Dendrobium denneanum* Kerr
20	密花石斛	*Dendrobium densiflorum* Lindl.
21	齿瓣石斛	*Dendrobium devonianum* Paxt.
22	黄花石斛	*Dendrobium dixanthum* Rchb. f.
23	反瓣石斛	*Dendrobium ellipsophyllum* T. Tang & F. T. Wang
24	燕石斛	*Dendrobium equitans* Kraenzl.
25	景洪石斛	*Dendrobium exile* Schltr.
26	串珠石斛	*Dendrobium falconeri* Hook.
27	梵净山石斛	*Dendrobium fanjingshanense* Z. H. Tsi, X. H. Jin & Y. W. Zhang
28	流苏石斛	*Dendrobium fimbriatum* Hook.
29	棒节石斛	*Dendrobium findlayanum* E. C. Parish & H. G. Reichenbach
30	曲茎石斛	*Dendrobium flexicaule* Z. H. Tsi, S. C. Sun & L. G. Xu
31	双花石斛	*Dendrobium furcatopedicellatum* Hayata
32	曲轴石斛	*Dendrobium gibsonii* Lindl.
33	杯鞘石斛	*Dendrobium gratiosissimum* Rchb. f.
34	滇桂石斛	*Dendrobium guangxiense* S. J. Cheng & C. Z. Tang
35	海南石斛	*Dendrobium hainanense* Rolfe
36	细叶石斛	*Dendrobium hancockii* Rolfe
37	苏瓣石斛	*Dendrobium harveyanum* Rchb. f.
38	河口石斛	*Dendrobium hekouense* Z. J. Liu & L. J. Chen
39	河南石斛	*Dendrobium henanense* J. L. Lu & L. X. Gao
40	疏花石斛	*Dendrobium henryi* Schltr.
41	重唇石斛	*Dendrobium hercoglossum* Rchb. f.
42	尖刀唇石斛	*Dendrobium heterocarpum* Lindl.
43	金耳石斛	*Dendrobium hookerianum* Lindl.
44	霍山石斛	*Dendrobium huoshanense* C. Z. Tang & S. J. Cheng
45	高山石斛	*Dendrobium infundibulum* Lindl.
46	小黄花石斛	*Dendrobium jenkinsii* Lindl.
47	夹江石斛	*Dendrobium jiajiangense* Z. Y. Zhu, S. J. Zhu & H. B. Wang
48	姬竹叶石斛	*Dendrobium jizhuyeense* Z. J. Li & Y. Zhang

续表

序号	中文种名	拉丁种名
49	广坝石斛	*Dendrobium lagarum* Seidenf.
50	菱唇石斛	*Dendrobium leptocladum* Hayata
51	矩唇石斛	*Dendrobium linawianum* Rchb. f.
52	聚石斛	*Dendrobium lindleyi* Stendel
53	喇叭唇石斛	*Dendrobium lituiflorum* Lindl.
54	美花石斛	*Dendrobium loddigesii* Rolfe
55	罗河石斛	*Dendrobium lohohense* T. Tang & F. T. Wang
56	长距石斛	*Dendrobium longicornu* Lindl.
57	罗氏石斛	*Dendrobium luoi* L. J. Chen & W. H. Rao
58	吕宋石斛	*Dendrobium luzonense* Lindl.
59	勐腊石斛	*Dendrobium menglaense* X. H. Jin & H. Li
60	勐海石斛	*Dendrobium minutiflorum* S. C. Chen & Z. H. Tsi
61	红花石斛	*Dendrobium miyakei* Schltr.
62	细茎石斛	*Dendrobium moniliforme* (L.) Sw.
63	藏南石斛	*Dendrobium monticola* P. F. Hunt & Summerh.
64	杓唇石斛	*Dendrobium moschatum* (Buch.-Ham.) Sw.
65	金钗石斛	*Dendrobium nobile* Lindl.
66	铁皮石斛	*Dendrobium officinale* Kimura & Migo
67	琉球石斛	*Dendrobium okinawense* Hatusima & Ida
68	少花石斛	*Dendrobium parciflorum* Rchb. f. & Lindl.
69	紫瓣石斛	*Dendrobium parishii* Rchb. f.
70	独龙石斛	*Dendrobium pauciflorum* (Nutt.) D.C.
71	肿节石斛	*Dendrobium pendulum* Roxb.
72	单葶草石斛	*Dendrobium porphyrochilum* Lindl.
73	报春石斛	*Dendrobium primulinum* Lindl.
74	针叶石斛	*Dendrobium pseudotenellum* Guillaum.
75	竹枝石斛	*Dendrobium salaccense* (Bl.) Lindl.
76	始兴石斛	*Dendrobium shixingense* Z. L. Chen, S. J. Zeng & J. Duan
77	华石斛	*Dendrobium sinense* T. Tang & F. T. Wang
78	小双花石斛	*Dendrobium somai* Hayata
79	梳唇石斛	*Dendrobium strongylanthum* Rchb. f.
80	叉唇石斛	*Dendrobium stuposum* Lindl.
81	具槽石斛	*Dendrobium sulcatum* Lindl.
82	刀叶石斛	*Dendrobium terminale* Par. & Rchb. f.
83	球花石斛	*Dendrobium thyrsiflorum* Rchb. f.

续表

序号	中文种名	拉丁种名
84	黄石斛	*Dendrobium tosaense* Makino
85	紫婉石斛	*Dendrobium transparens* Wall. & Lindl.
86	翅梗石斛	*Dendrobium trigonopus* Rchb. f.
87	王氏石斛	*Dendrobium wangliangii* G. W. Hu, C. L. Long & X. H. Jin
88	大苞鞘石斛	*Dendrobium wardianum* Warner
89	黑毛石斛	*Dendrobium williamsonii* Day & Rchb. f.
90	广东石斛	*Dendrobium wilsonii* Rolfe
91	西畴石斛	*Dendrobium xichouense* S. J. Cheng & C. Z. Tang
92	镇沅石斛	*Dendrobium zhenyuanense* D. P. Ye & J. W. Li

1. 石斛组 Sect. Dendrobium

我国石斛组原生种有 34 种（表 3-3，图 3-1～图 3-4）。需要说明的是，《中国植物志》（第十九卷）中西畴石斛属于距囊组，现归为石斛组；金耳石斛原属于石斛组，现归为寡花组。

表 3-3　我国石斛组原生种

种中文名	种拉丁名	种中文名	种拉丁名
檀香石斛	*Dendrobium anosmum*	喇叭唇石斛	*Dendrobium lituiflorum*
兜唇石斛	*Dendrobium aphyllum*	美花石斛	*Dendrobium loddigesii*
束花石斛	*Dendrobium chrysanthum*	罗氏石斛	*Dendrobium luoi*
玫瑰石斛	*Dendrobium crepidatum*	细茎石斛	*Dendrobium moniliforme*
晶帽石斛	*Dendrobium crystallinum*	金钗石斛	*Dendrobium nobile*
齿瓣石斛	*Dendrobium devonianum*	铁皮石斛	*Dendrobium officinale*
串珠石斛	*Dendrobium falconeri*	琉球石斛	*Dendrobium okinawense*
梵净山石斛	*Dendrobium fanjingshanense*	紫瓣石斛	*Dendrobium parishii*
棒节石斛	*Dendrobium findlayanum*	肿节石斛	*Dendrobium pendulum*
曲茎石斛	*Dendrobium flexicaule*	报春石斛	*Dendrobium primulinum*
杯鞘石斛	*Dendrobium gratiosissimum*	始兴石斛	*Dendrobium shixingense*
滇桂石斛	*Dendrobium guangxiense*	黄石斛	*Dendrobium tosaense*
河口石斛	*Dendrobium hekouense*	紫婉石斛	*Dendrobium transparens*
河南石斛	*Dendrobium henanense*	王氏石斛	*Dendrobium wangliangii*
尖刀唇石斛	*Dendrobium heterocarpum*	大苞鞘石斛	*Dendrobium wardianum*
霍山石斛	*Dendrobium huoshanense*	广东石斛	*Dendrobium wilsonii*
矩唇石斛	*Dendrobium linawianum*	西畴石斛	*Dendrobium xichouense*

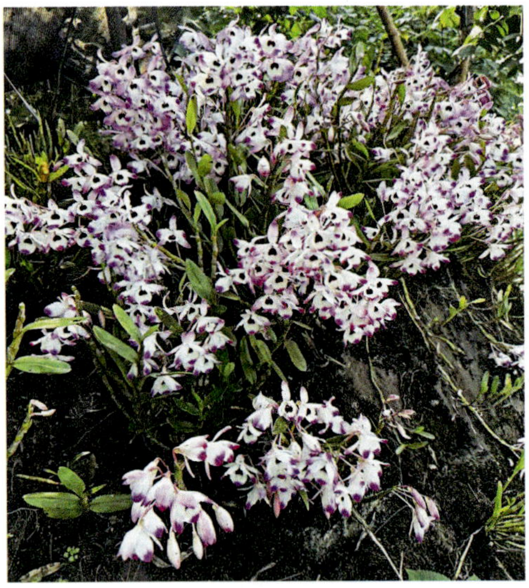
图 3-1　金钗石斛植株

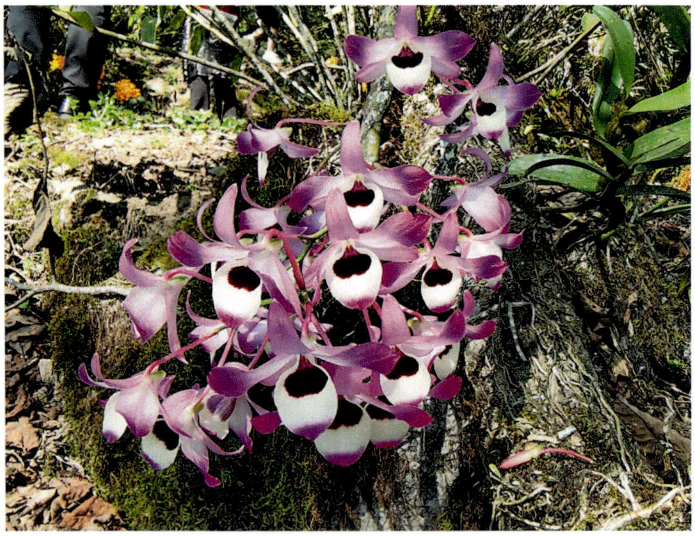
图 3-2　金钗石斛花

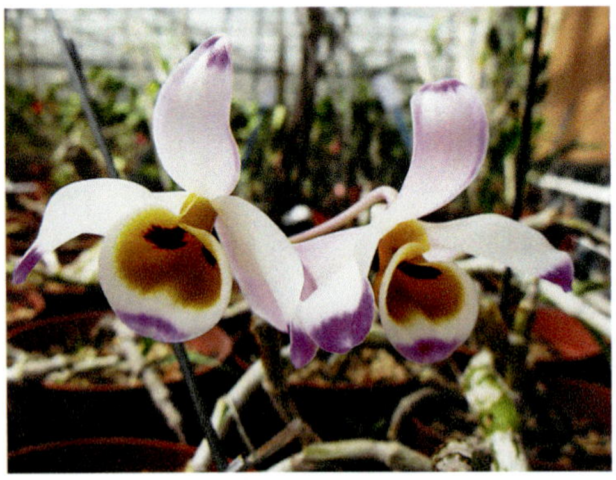
图 3-3　大苞鞘石斛

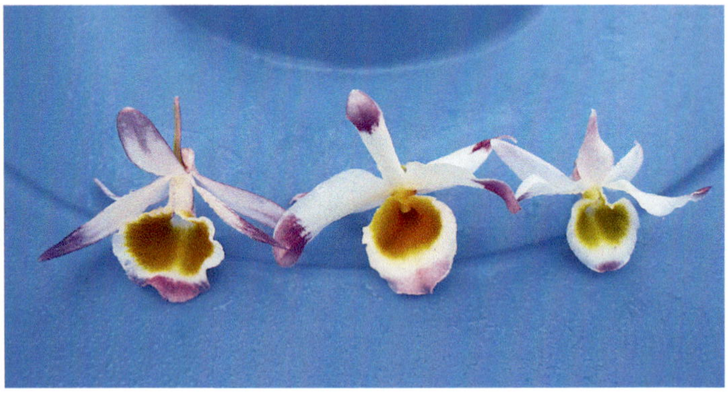
图 3-4　杯鞘石斛（左）、肿节石斛（中）、棒节石斛（右）花的比较

2. 寡花组 Sect. Holochrysa

我国寡花组原生种有 14 种（表 3-4，图 3-5～图 3-7）。

表 3-4　我国寡花组原生种

种中文名	种拉丁名	种中文名	种拉丁名
短棒石斛	*Dendrobium capillipes*	疏花石斛	*Dendrobium henryi*
线叶石斛	*Dendrobium aurantiacum*	金耳石斛	*Dendrobium hookerianum*
叠鞘石斛	*Dendrobium denneanum*	夹江石斛	*Dendrobium jiajiangense*
黄花石斛	*Dendrobium dixanthum*	姬竹叶石斛	*Dendrobium jizhuyeense*
流苏石斛	*Dendrobium fimbriatum*	罗河石斛	*Dendrobium lohohense*
曲轴石斛	*Dendrobium gibsonii*	勐腊石斛	*Dendrobium menglaense*
细叶石斛	*Dendrobium hancockii*	杓唇石斛	*Dendrobium moschatum*

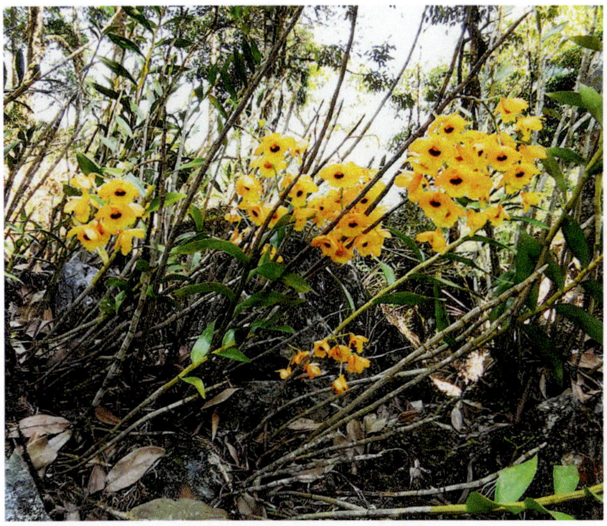

图 3-5　流苏石斛植株

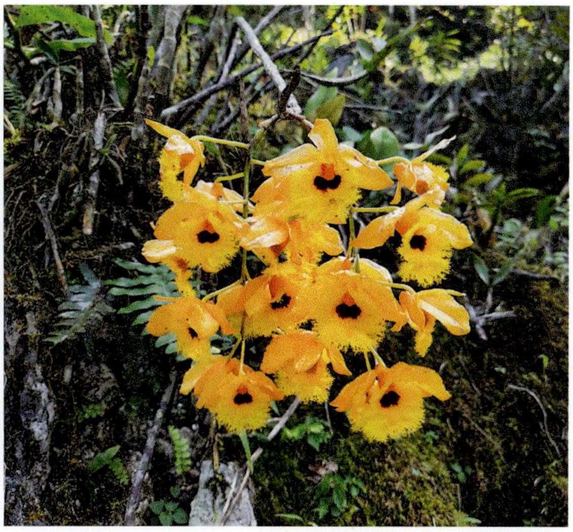

图 3-6　流苏石斛花

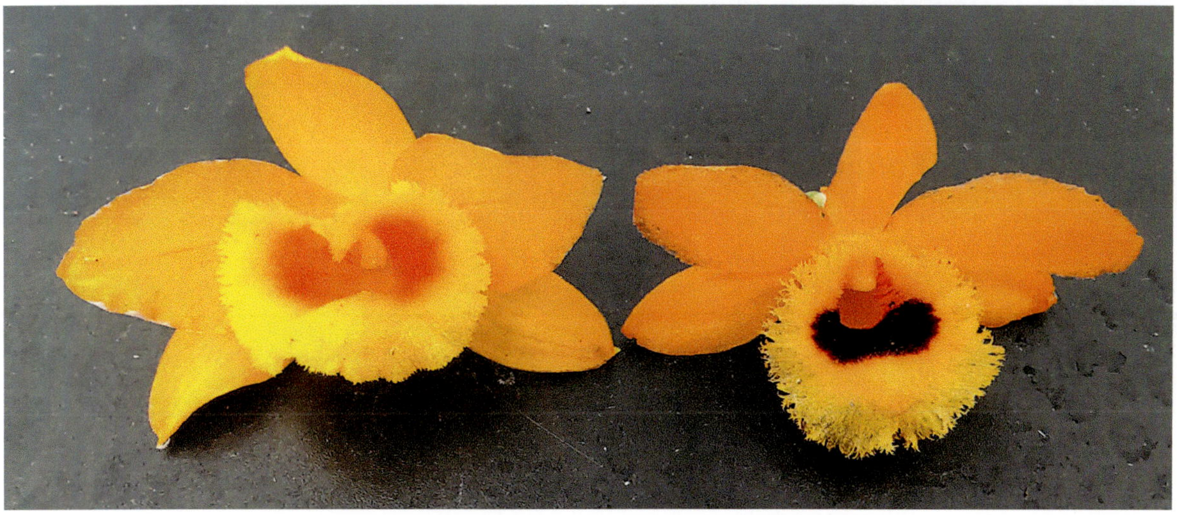

图 3-7　叠鞘石斛（左）和流苏石斛（右）花的比较

3. 顶叶组 Sect. Chrysotoxae

我国顶叶组原生种有 8 种（表 3-5，图 3-8～图 3-11）。

表 3-5　我国顶叶组原生种

种中文名	种拉丁名	种中文名	种拉丁名
长苏石斛	*Dendrobium brymerianum*	小黄花石斛	*Dendrobium jenkinsii*
鼓槌石斛	*Dendrobium chrysotoxum*	聚石斛	*Dendrobium lindleyi*
密花石斛	*Dendrobium densiflorum*	具槽石斛	*Dendrobium sulcatum*
苏瓣石斛	*Dendrobium harveyanum*	球花石斛	*Dendrobium thyrsiflorum*

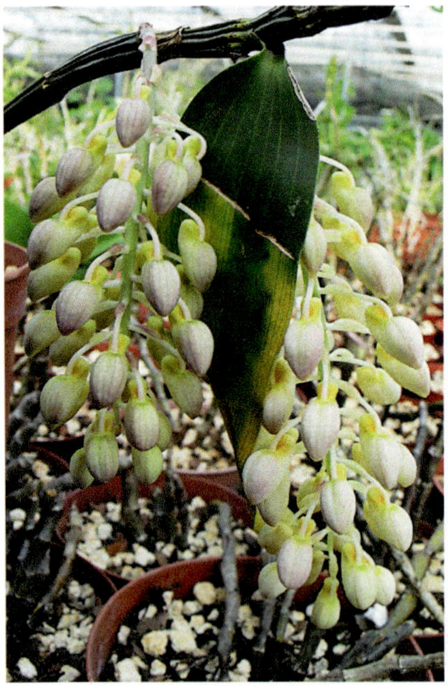

图 3-8　球花石斛花蕾

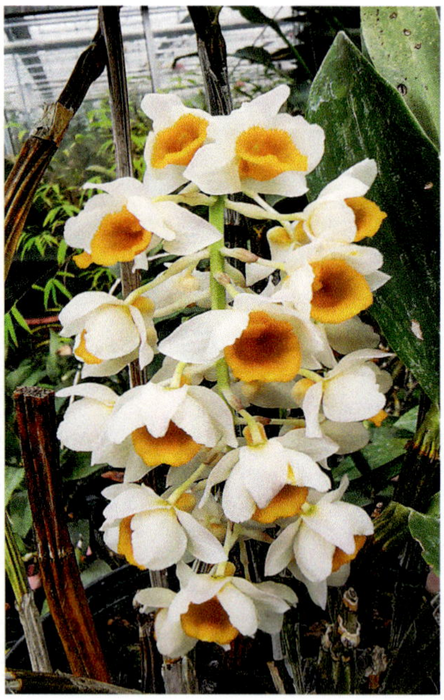

图 3-9　球花石斛总状花序

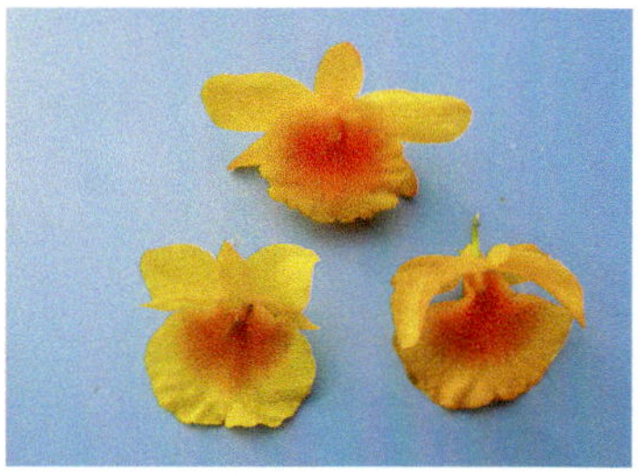

图 3-10　鼓槌石斛（上）、短棒石斛（下右）、聚石斛（下左）花的比较

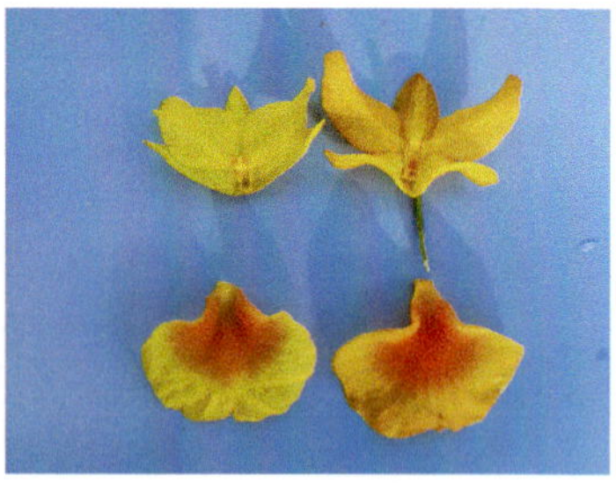

图 3-11　聚石斛（左）、短棒石斛（右）花的比较

4. 黑毛组 Sect. Formosae

我国黑毛组原生种有 8 种（表 3-6，图 3-12～图 3-16）。

表 3-6　我国黑毛组原生种

种中文名	种拉丁名	种中文名	种拉丁名
矮石斛	*Dendrobium bellatulum*	长距石斛	*Dendrobium longicornu*
翅萼石斛	*Dendrobium cariniferum*	华石斛	*Dendrobium sinense*
喉红石斛	*Dendrobium christyanum*	翅梗石斛	*Dendrobium trigonopus*
高山石斛	*Dendrobium infundibulum*	黑毛石斛	*Dendrobium williamsonii*

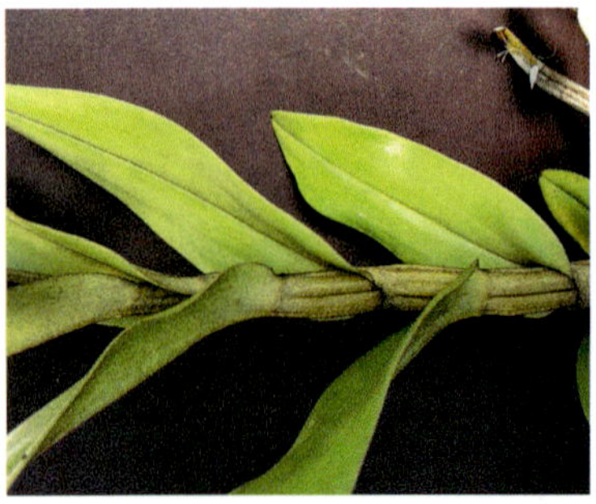

图 3-12　翅萼石斛

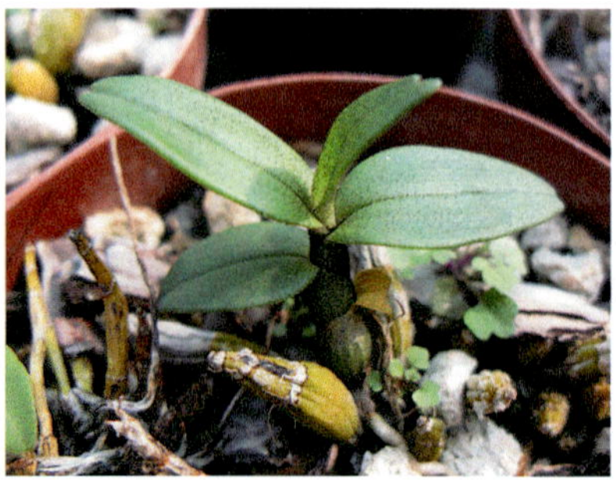

图 3-13　黑毛石斛

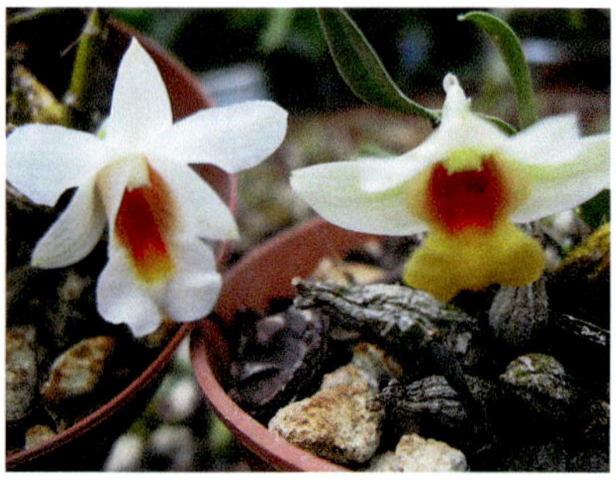

图 3-14　喉红石斛（左）、矮石斛（右）花的比较

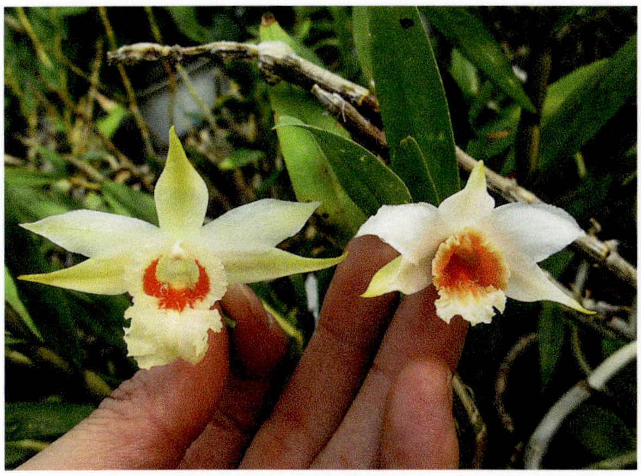

图 3-15　黑毛石斛（左）、翅萼石斛（右）花正面观比较

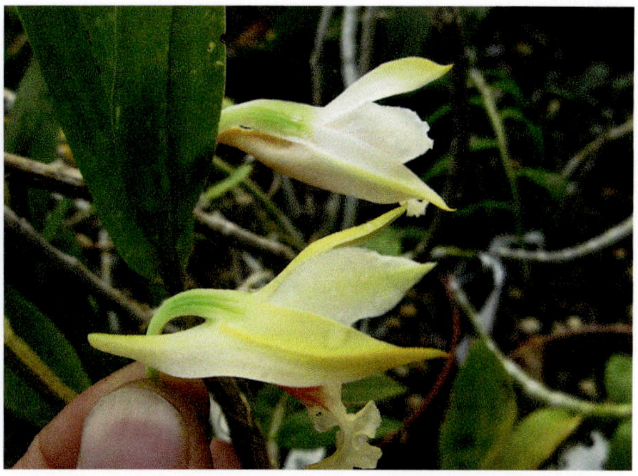

图 3-16　黑毛石斛（下）、翅萼石斛（上）花侧面观比较

5. 基肿组 Sect. Crumenata

我国基肿组原生种有 5 种（表 3-7，图 3-17～图 3-19）。

表 3-7　我国基肿组原生种

种中文名	种拉丁名
木石斛	*Dendrobium crumenatum*
燕石斛	*Dendrobium equitans*
景洪石斛	*Dendrobium exile*
广坝石斛	*Dendrobium lagarum*
针叶石斛	*Dendrobium pseudotenellum*

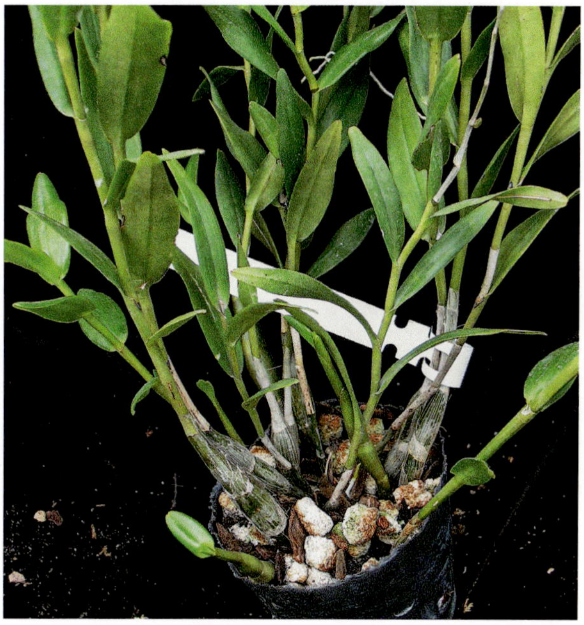

图 3-17　木石斛植株

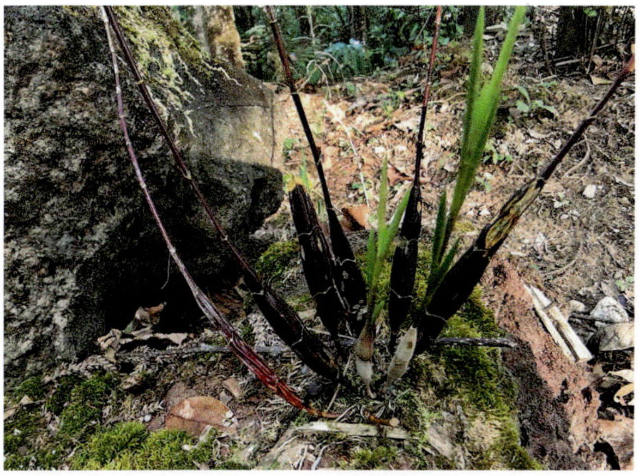

图 3-18　景洪石斛植株

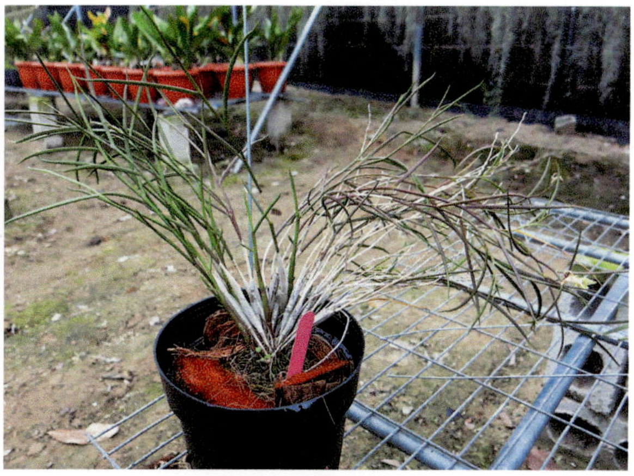

图 3-19　燕石斛盆栽

6. 草叶组 Sect. Stachyobium

我国草叶组原生种有 6 种（表 3-8）。我国草叶组原生种由于株型矮小、茎肉质、花较小，种间鉴别难度较大各物种形态特征见表 3-9。

表 3-8　我国草叶组原生种

种中文名	种拉丁名	种中文名	种拉丁名
草石斛	*Dendrobium compactum*	单葶草石斛	*Dendrobium porphyrochilum*
勐海石斛	*Dendrobium minutiflorum*	梳唇石斛	*Dendrobium strongylanthum*
藏南石斛	*Dendrobium monticola*	镇沅石斛	*Dendrobium zhenyuanense*

表 3-9　我国草叶组原生种形态特征

种名	茎长	茎粗	茎颜色	花颜色	花序数/个	花数	花期
草石斛	1.5～3cm	4～5mm	金黄色	白色	1～5	3～6 朵	9～10 月
单葶草石斛	1.5～4cm	2～4mm	金黄色	淡绿色，带红色脉	1	数朵至 10 余朵	6 月
勐海石斛	1.5～3cm	4～5mm	淡黄色	淡绿白色或淡黄白色	1～3	—	8～9 月
藏南石斛	达 10cm	下粗上细	—	白色	1～4	—	7～8 月
梳唇石斛	7～27cm	4～10mm	—	黄色带堇色	1～4	数朵至 20 朵	9～10 月
镇沅石斛	1.0～1.8cm	4～5mm	—	黄绿色	1～3	数朵至 10 朵	9～10 月

注：“—”表示没查到相应信息。

7. 瘦轴组 Sect. Breviflores

我国瘦轴组原生种有 3 种（表 3-10）。

表 3-10　我国瘦轴组原生种

种中文名	种拉丁名
钩状石斛	*Dendrobium aduncum*
双槽石斛	*Dendrobium bicameratum*
重唇石斛	*Dendrobium hercoglossum*

8. 禾叶组 Sect. Grastidium

我国禾叶组原生种有 5 种（表 3-11）。

表 3-11　我国禾叶组原生种

种中文名	种拉丁名
双花石斛	*Dendrobium furcatopedicellatum*
菱唇石斛	*Dendrobium leptocladum*
吕宋石斛	*Dendrobium luzonense*
竹枝石斛	*Dendrobium salaccense*
小双花石斛	*Dendrobium somai*

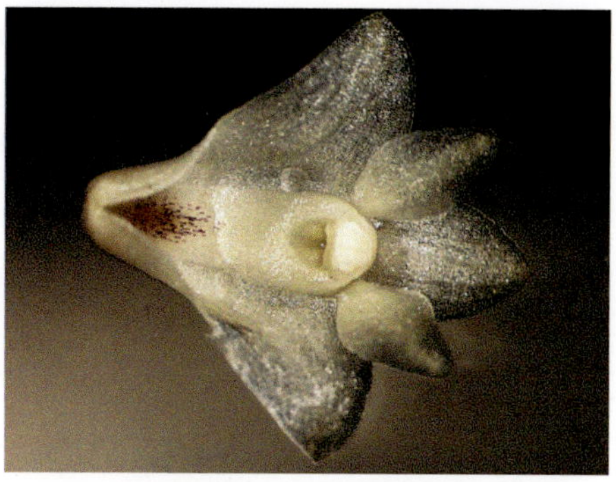

图 3-20　剑叶石斛

9. 剑叶组 Sect. Aporum

我国剑叶组原生种有 2 种：剑叶石斛（*Dendrobium acinaciforme*）（图 3-20）和刀叶石斛（*Dendrobium terminale*）（图 3-21）。

《中国植物志》（第十九卷）中该组的昌江石斛（现名拟石斛）已归为拟石斛属。

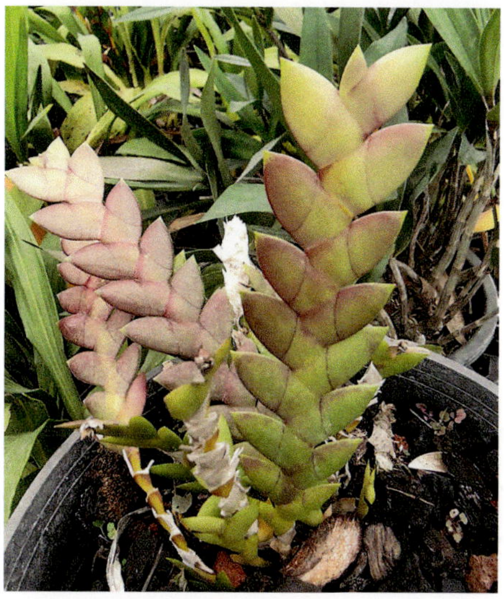

图 3-21　刀叶石斛

10. 圆柱叶组 Sect. Strongyle

我国圆柱叶组原生种有 2 种：海南石斛（*Dendrobium hainanense*）（图 3-22，图 3-23）和少花石斛（*Dendrobium parciflorum*）。

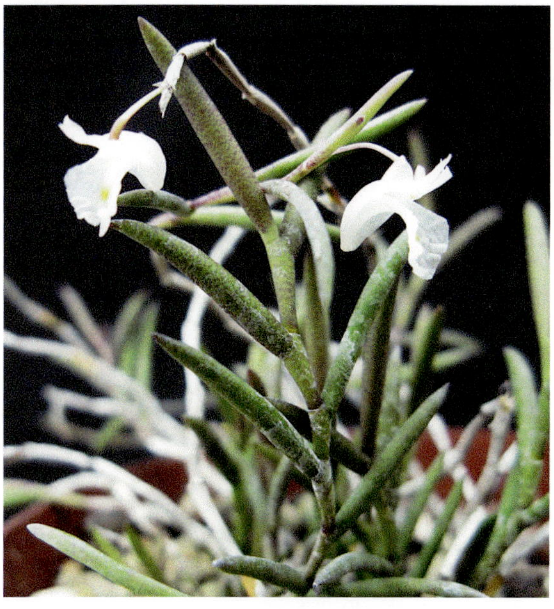

图 3-22　海南石斛花

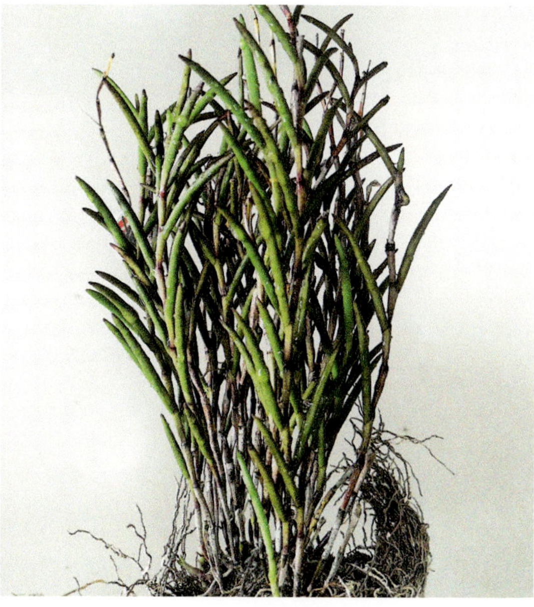

图 3-23　海南石斛植株

11. 心叶组 Sect. Distichophylla

我国心叶组原生种有 1 种：反瓣石斛（*Dendrobium ellipsophyllum*）(图 3-24，图 3-25)。

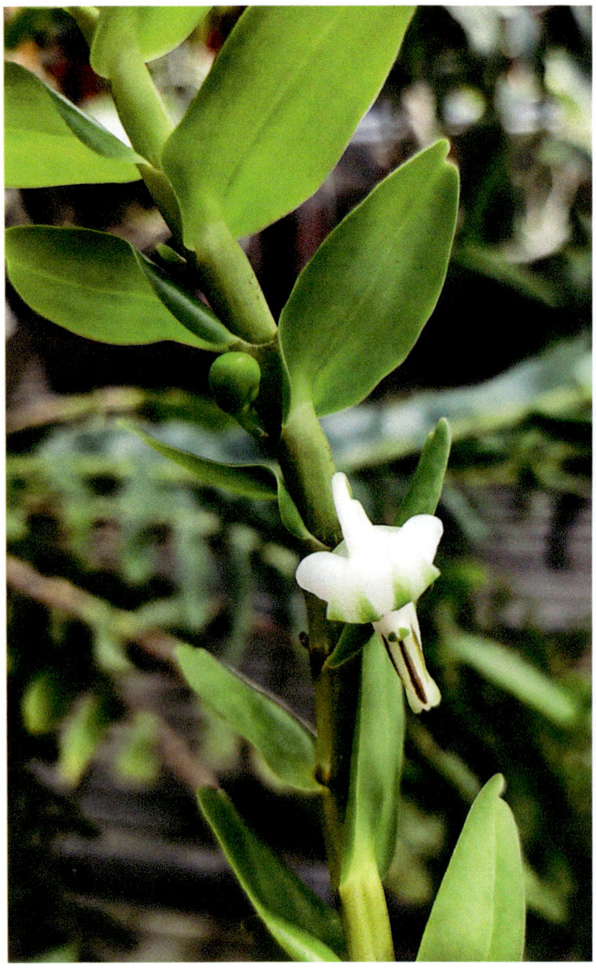

图 3-24　反瓣石斛花

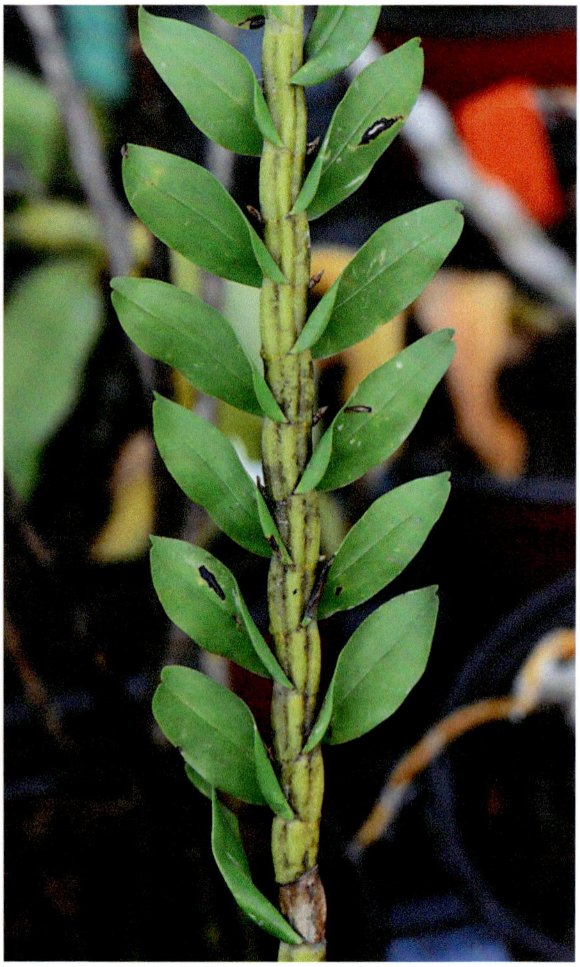

图 3-25　反瓣石斛茎

12. 叉唇组 Sect. Stuposa

我国叉唇组原生种有 2 种：叉唇石斛（*Dendrobium stuposum*）和独龙石斛（*Dendrobium pauciflorum*）。

13. 长爪组 Sect. Calcarifera

我国长爪组原生种有 1 种：长爪石斛（*Dendrobium chameleon*）。

14. 距囊组 Sect. Pedilonum

我国距囊组原生种有 1 种：红花石斛（*Dendrobium miyakei*）(图 3-26)。

综合分子标记结果（张萌等，2022），原属于该组的西畴石斛现已归为石斛组。

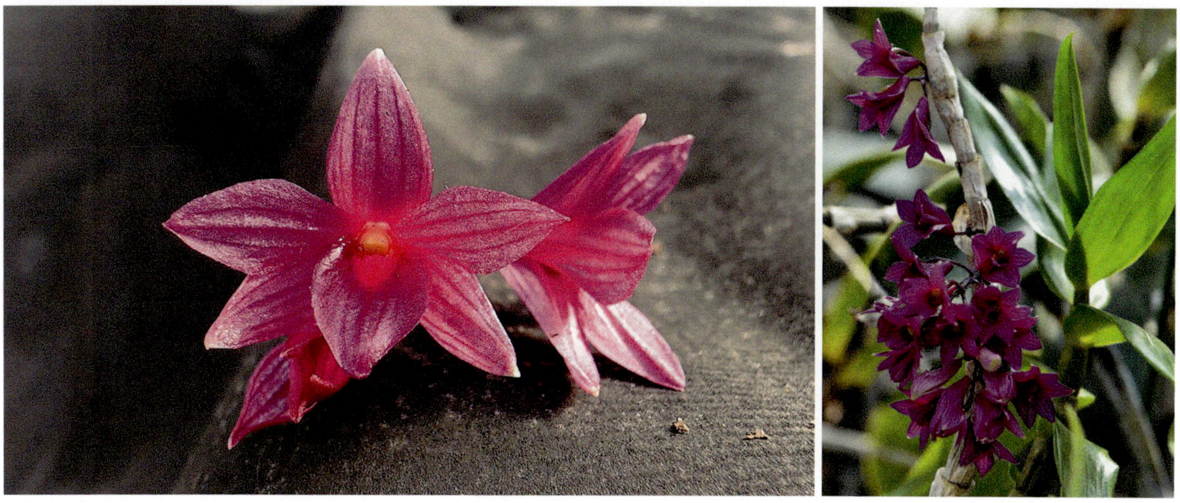

图 3-26 红花石斛花

第三节 石斛属近缘种

因石斛属、厚唇兰属（*Epigeneium*）和金石斛属（*Flickingeria*）皆为石斛亚族植物，有的学者把厚唇兰属和金石斛属的 20 个种也归为石斛。这样我国广义的石斛种类就达 112 种。我国厚唇兰属与金石斛属物种见表 3-12。

表 3-12 我国厚唇兰属与金石斛属物种

属名	种名	属名	种名
厚唇兰属 *Epigeneium*	宽叶厚唇兰 *Epigeneium amplum*	金石斛属 *Flickingeria*	滇金石斛 *Flickingeria albopurpurea*
	厚唇兰 *Epigeneium clemensiae*		狭叶金石斛 *Flickingeria angustifolia*
	单叶厚唇兰 *Epigeneium fargesii*		二色金石斛 *Flickingeria bicolor*
	景东厚唇兰 *Epigeneium fuscescens*		红头金石斛 *Flickingeria calocephala*
	台湾厚唇兰 *Epigeneium nakaharaei*		金石斛 *Flickingeria comata*
	双叶厚唇兰 *Epigeneium rotundatum*		同色金石斛 *Flickingeria concolor*
	长爪厚唇兰 *Epigeneium yunnanense*		流苏金石斛 *Flickingeria fimbriata*
	广西厚唇兰 *Epigeneium tsangianum*		三脊金石斛 *Flickingeria tricarinata*
	拟色厚唇兰 *Epigeneium mimicum*		士富金石斛 *Flickingeria shihfuana*
	高黎贡厚唇兰 *Epigeneium gaoligongense*		
	双角厚唇兰 *Epigeneium forrestii*		

第四节　常见栽培类型

依据种源不同，石斛可分为原生种和杂交种，原生种我国有 92 种，如图 3-27 所示，多具有较佳的观赏性。在园艺栽培中，石斛杂交种依生长及开花习性不同可分为春石斛和秋石斛。春石斛开花先决条件是茎必须成熟，经低温、干燥条件促进花芽分化，冬季休眠、落叶，春季开花，花开在茎节腋芽处。秋石斛茎成熟后，在温暖、短日照环境下于秋季开花，花梗从茎顶抽出，每梗着花 10～20 朵，多至 20～30 朵。另外，根据花着生部位的不同，春石斛和秋石斛分别称为节生花石斛和顶生花石斛。

春石斛是以原产于亚洲亚热带山区的金钗石斛为主要亲本，与其他产于亚热带地区的春石斛或秋石斛杂交后选出的优良品系。春石斛花序短，着生在茎中下部以上的各节上，每花序有花 2 或 3 朵。春石斛主要在亚热带山区和温带地区温室中栽培，若栽培得好，茎中下部以上会着生密集、形态优美和色彩艳丽的花朵。春石斛形态雍容典雅，被誉为“成功之花”。石斛花可食用，或装饰餐盘，或做凉拌菜。

春石斛每年生长季开始时，从茎基部长出新芽，当年生长成熟为新的茎。在生长季，勤浇水、施肥。在生长季末，旱季来临时，茎上叶片脱落。冬季休眠期，夜间最低温控制在 4～10℃，浇少量水维持茎不枯萎。春石斛具有长的肉质茎，茎可达 45cm，茎上抽出椭圆形短叶，新茎与叶片呈绿色，老茎变黄且慢慢枯萎；根细小，白色，根量大，沿盆边生长。

秋石斛是以原产于巴布亚新几内亚等地的蝴蝶石斛（*Dendrobium phalaenopsis*）等为主要亲本，与其他热带原生种杂交后选出的优良品系。其中，以花瓣窄长而卷曲的原生种为亲本杂交培育出的优良品种，由于两枚花瓣向上竖起并且卷曲，被称为卷瓣型秋石斛或羊角型秋石斛。

秋石斛品系均喜高温湿润的环境，主要在泰国、新加坡、马来西亚等地栽培，生产切花供应世界各地。其花序较长，着生在茎顶部节上。每个花序有花 10 余朵，花形优美，花色丰富而艳丽，花期长。秋石斛多用作艺术插花，也是非常受欢迎的高档冬春季盆栽兰花。秋石斛叶绿色到深绿色，质硬，先端尖，椭圆形，植株高 30～60cm。秋石斛全年都需浇水，冬季浇水稍微少些。

在我国，秋石斛的生产性栽培开始时间比春石斛早。十余年前在广东、海南等地已有几处生产秋石斛切花规模比较大的基地。但有些因场地选择不合适，冬季温度偏低，切花产量较少，经营状况不是很好。秋石斛切花需求量增长较快。虽然国内秋石斛切花的产量有较大增加，但仍不能满足市场的需求，每年还有数量不小的进口。

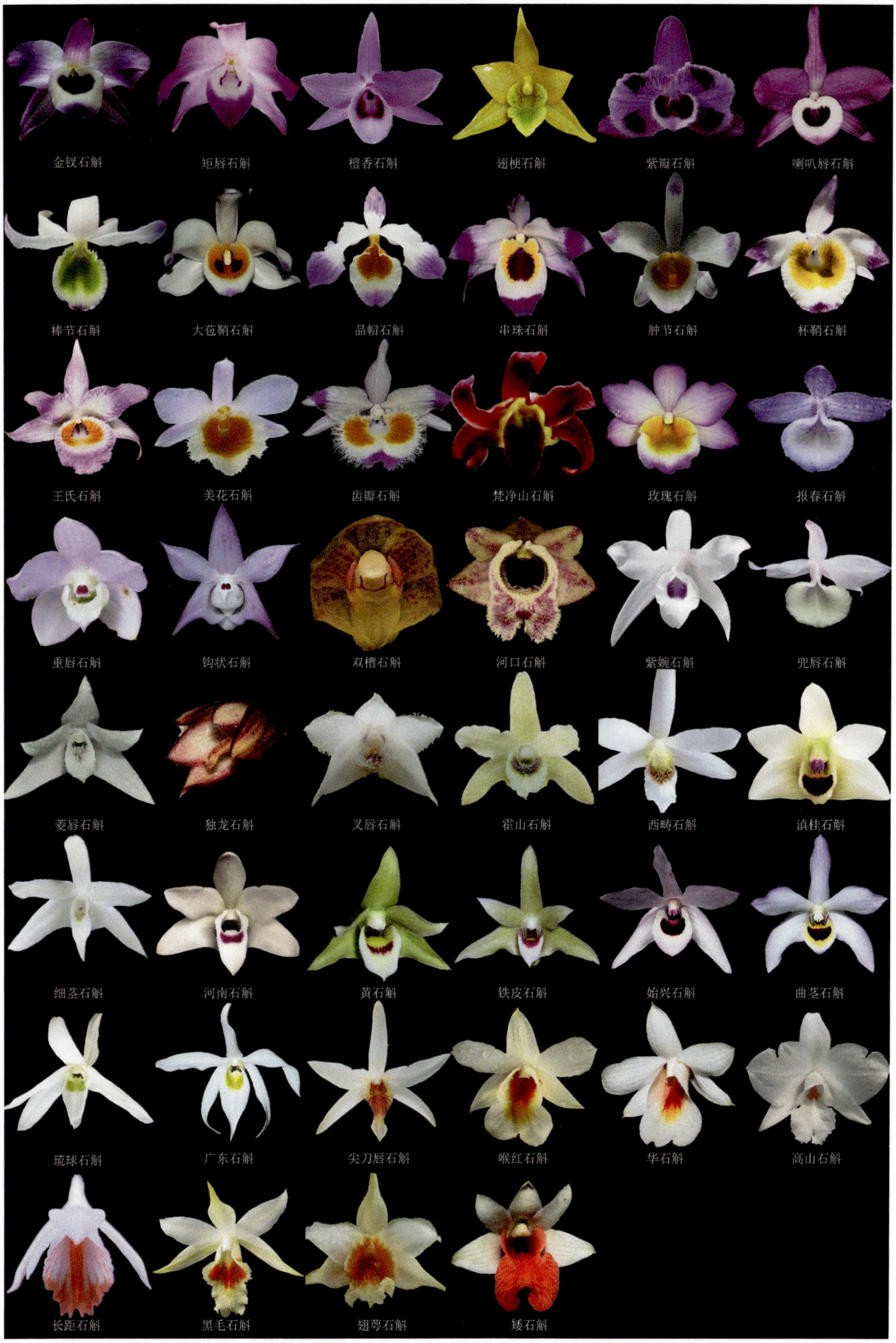
金钗石斛
矩唇石斛
檀香石斛
翅梗石斛
紫瓣石斛
喇叭唇石斛
棒节石斛
大苞鞘石斛
晶帽石斛
串珠石斛
肿节石斛
杯鞘石斛
王氏石斛
美花石斛
齿瓣石斛
梵净山石斛
玫瑰石斛
报春石斛
重唇石斛
钩状石斛
双槽石斛
河口石斛
紫婉石斛
兜唇石斛
菱唇石斛
独龙石斛
叉唇石斛
霍山石斛
西畴石斛
滇桂石斛
细茎石斛
河南石斛
黄石斛
铁皮石斛
始兴石斛
曲茎石斛
琉球石斛
广东石斛
尖刀唇石斛
喉红石斛
华石斛
高山石斛
长距石斛
黑毛石斛
翅萼石斛
矮石斛

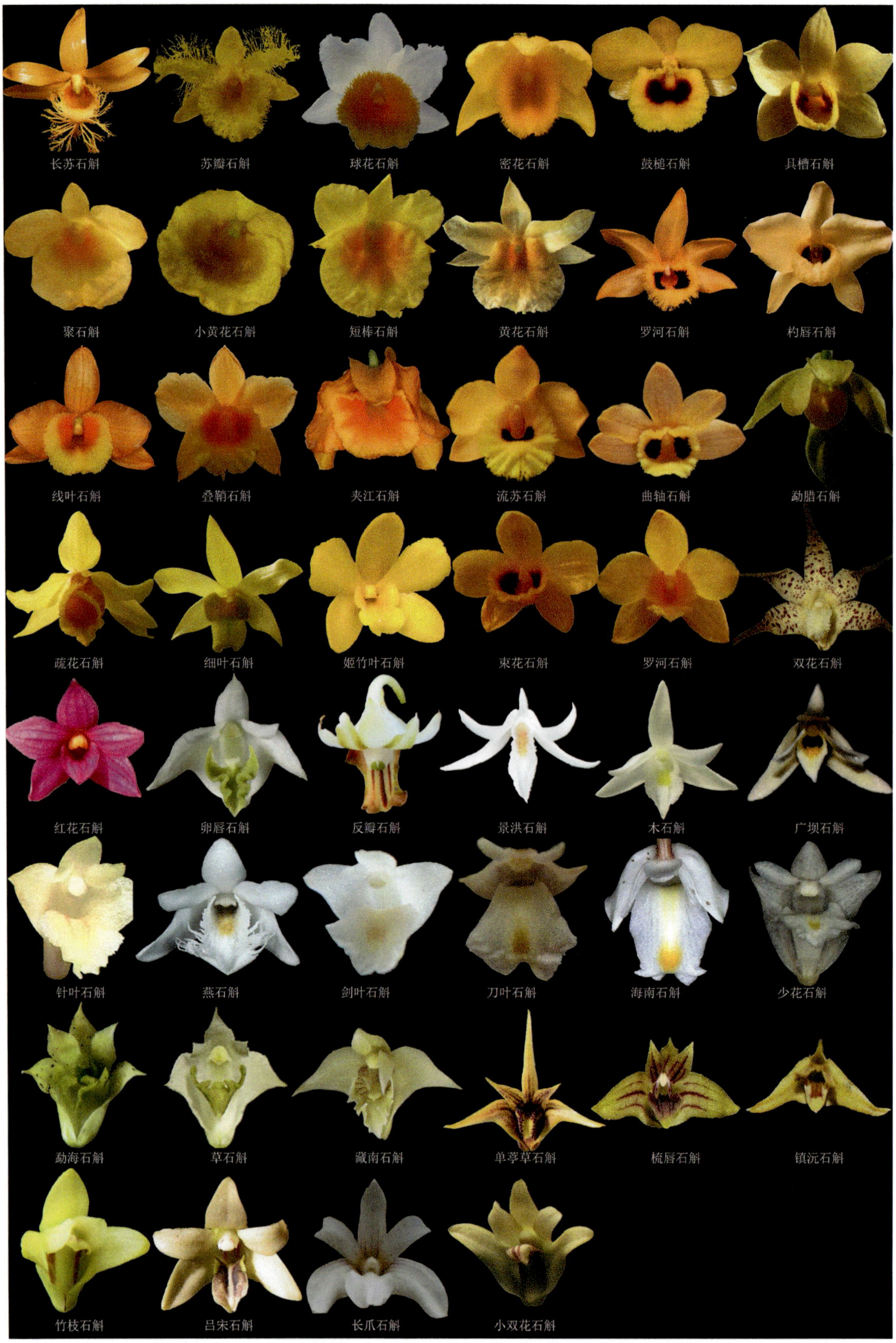

图 3-27　92 种石斛花表型图（张萌　摄）

第四章 我国石斛属种质资源

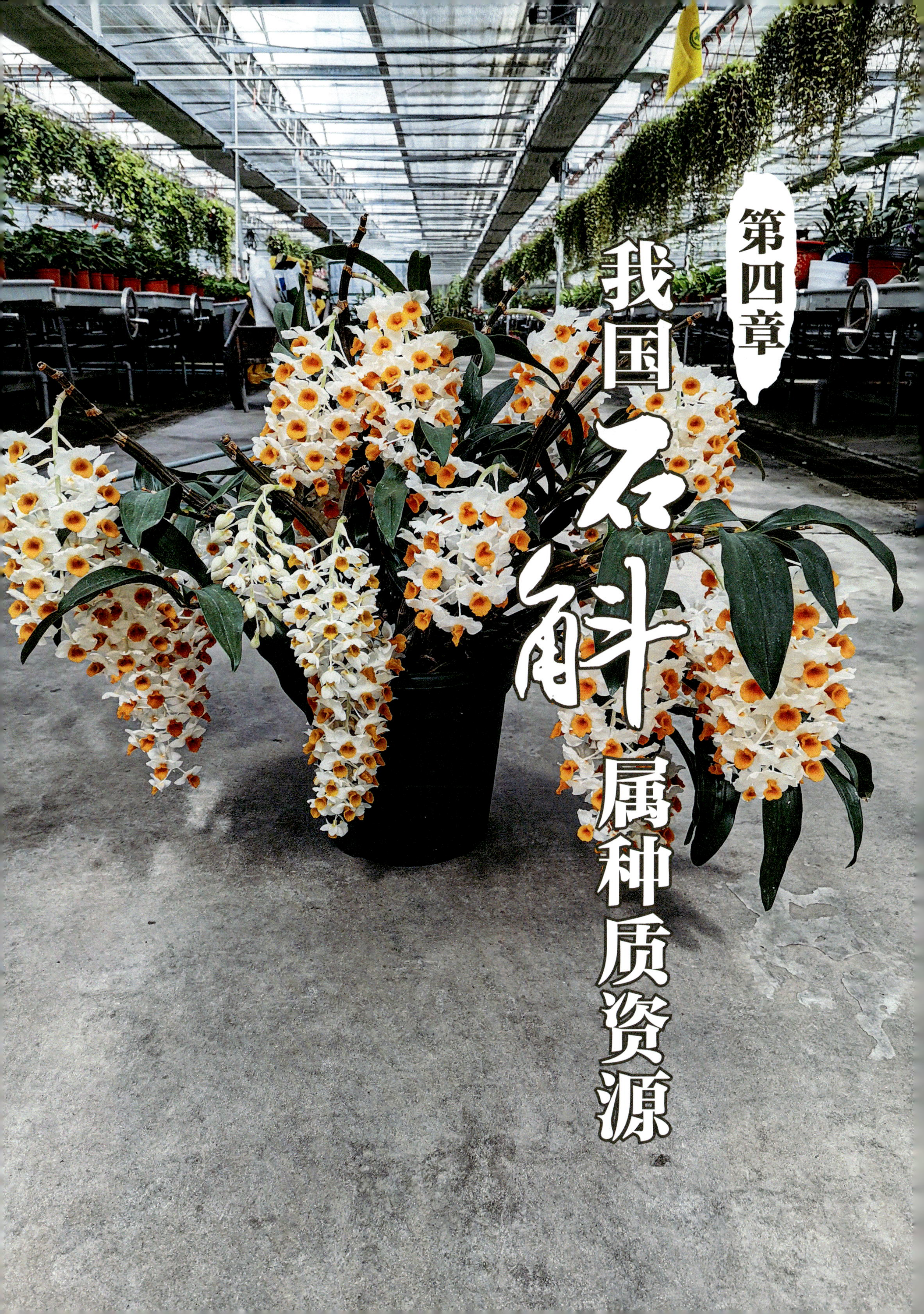

石斛属是全球兰科中排在石豆兰属、树兰属之后的第三大属。在我国，石斛分布于秦岭、淮河以南，主要分布于北纬 30° 以南地区，北纬 30°～35° 也有少量分布。石斛可生于低海拔雾气弥漫的炎热丛林中，附生在大树的树干上，可适应强烈阳光照射和通风透气良好的环境。在原始森林中，石斛生长时间可达数十年乃至更长，几乎可长满整棵大树。其根缠布、穿插于树干老皮上，靠半腐状的厚树皮提供营养和水分。一棵大树上的鲜石斛可达百余千克。石斛也可在高海拔山地环境中生存，生长在矮树丛或裸露的岩石上，其根紧密地附着于石面或嵌在狭窄石缝中。

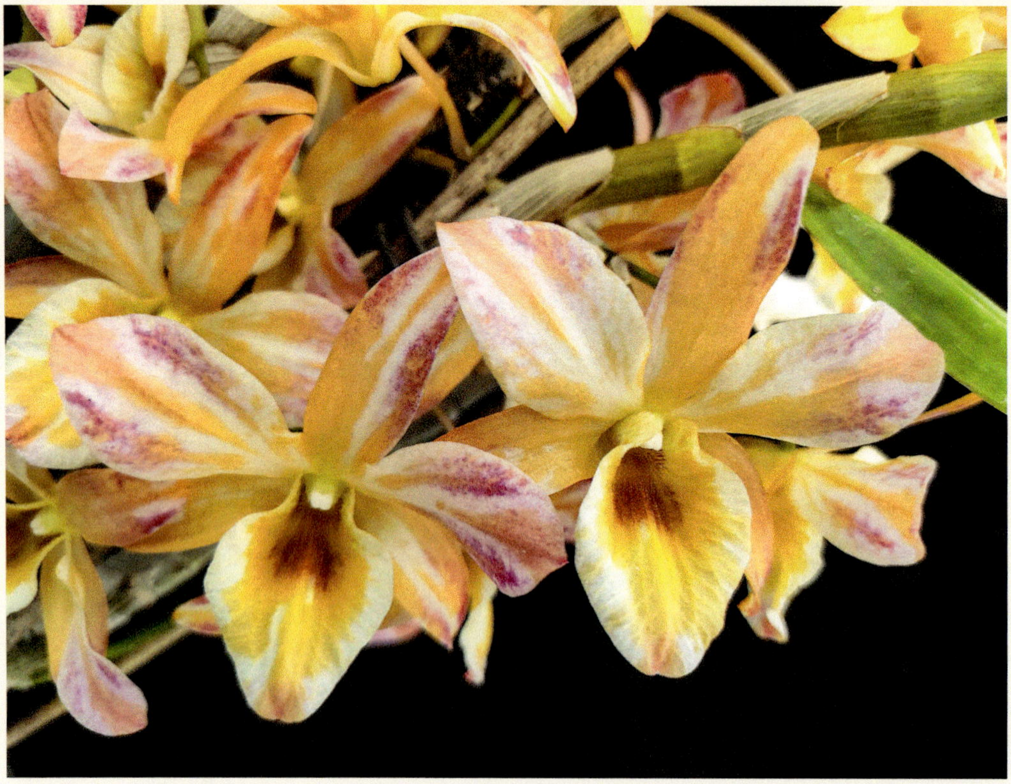

1 剑叶石斛

Dendrobium acinaciforme Roxb.

异名：*Dendrobium spatella*

剑叶组

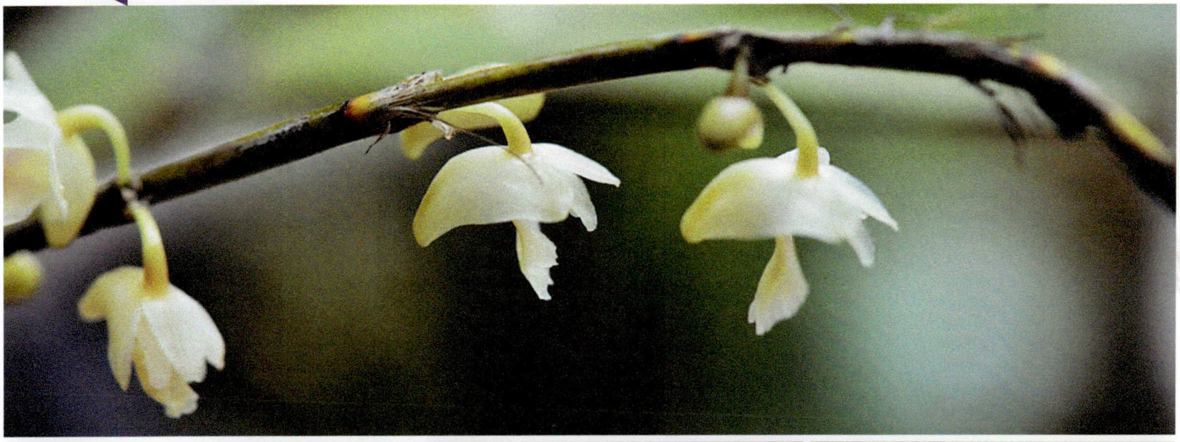

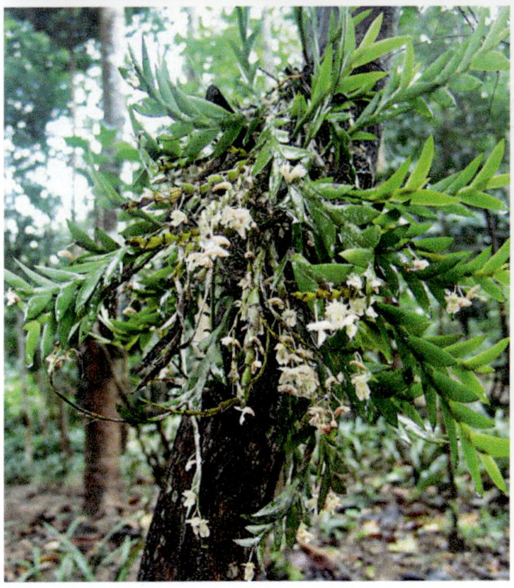

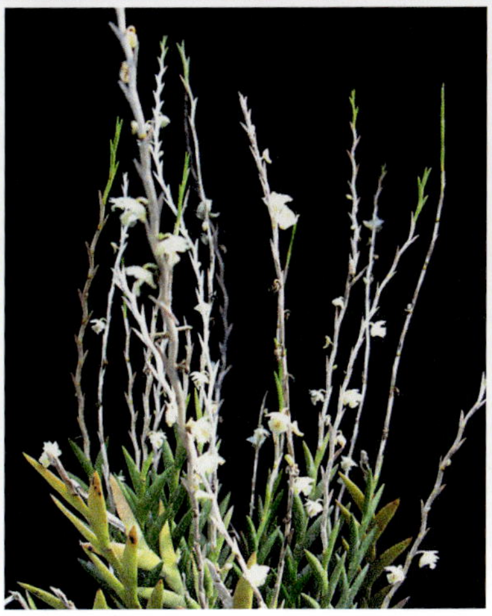

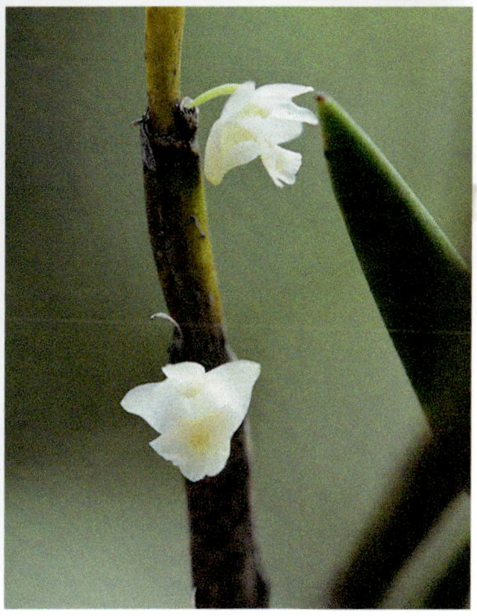

附生，株型中等。茎长约 33cm。叶肉质，窄三角状，长约 3cm，宽约 5mm。花小，花径约 0.5cm，白色，着生在落叶茎顶部，每节具 1 或 2 花，花柄长约 5mm。随生长花色常出现变化。花期长，7～9 月。蒴果长 5～6cm。

适合用树蕨板栽培，使用透水性好的小花盆栽植效果非常好。适宜的栽培环境为温和或冷凉，冬季需干燥，因为干燥状态抵御低温能力强。冬季植株完全干透后，约一周浇水一次。

广泛分布于中国（福建、香港、海南、广西、云南）、印度东北部、缅甸、泰国、老挝、柬埔寨、越南。在我国生于海拔 260～270m 的山地林缘树干上或林下岩石上。

本种与刀叶石斛（*Dendrobium terminale*）近似，刀叶石斛株型更高大，叶较宽，呈短剑状或匕首状，叶互相套叠；本种叶稍稀疏着生于茎端，呈窄三角状。

2 钩状石斛

Dendrobium aduncum Lindl.

瘦轴组

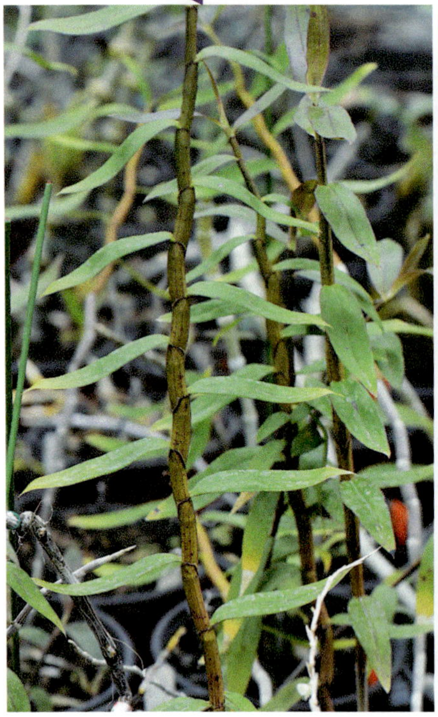
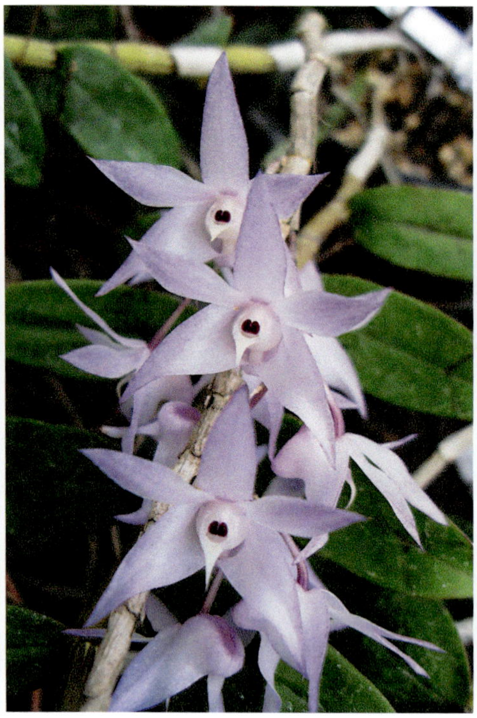
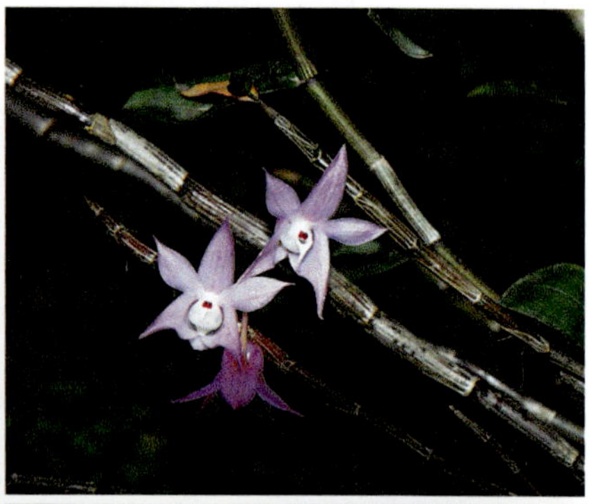
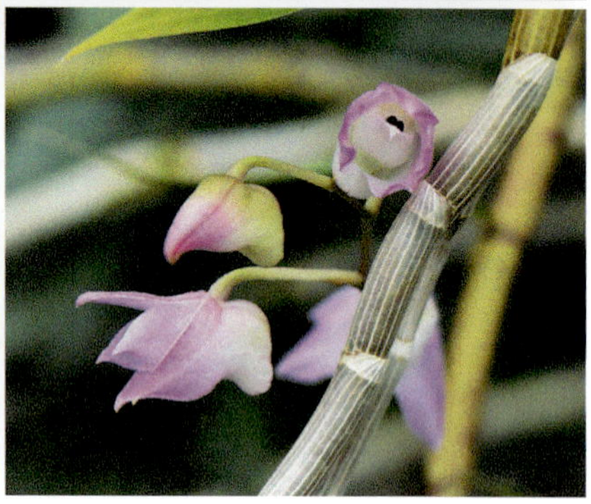

附生，株型中大。茎细长圆柱形，长达 50～100cm，上下近等粗，具多节，干后淡黄色，老茎深红褐色。叶 2 列，长 7～10.5cm，宽 1.5～3.5cm，顶部矩圆形，先端急尖且钩转。总状花序略短于叶，具 1～6 花；花序轴常稍曲折，长 2.5～3.5cm；花较小，质地薄，白色或淡粉红色；唇瓣白色，聚拢如舟状，萼囊大，坛状，合蕊柱顶端具 2 个血红色药帽斑块，唇瓣近基部常具 1 个方形的绿色胼胝体。蒴果纺锤形，长约 3cm，宽约 1.1cm。花期 5～6 月，单花可开 2～4 周，整体花期持续 1 月或更长。

适合树蕨板或吊盆栽培，喜排水良好的基质。适宜温和或温暖的气候，喜明亮的散射光。在冬季需减少浇水量，保持适当干燥，待植株干透后再浇。

分布于中国（广东、广西、贵州、云南）、泰国、印度（北部、锡金）、缅甸、越南。在我国生于季节性气候明显的林中树干上或岩石上，海拔 300～1300m。

本种花序柄和花序轴细而坚实。重唇石斛（*Dendrobium hercoglossum*）与本种近似。重唇石斛茎为棒状，本种茎为细长圆柱形。重唇石斛的叶矩圆状披针形，宽 0.5～1.3cm，先端 2 圆裂，萼囊不明显；本种的叶顶部矩圆形，宽 1.5～3.5cm，先端急尖，唇瓣从后面沿中央至前部密布短毛，萼囊明显，合蕊柱齿大，耳状。

3 檀香石斛 卓花石斛

Dendrobium anosmum Lindl.

石斛组

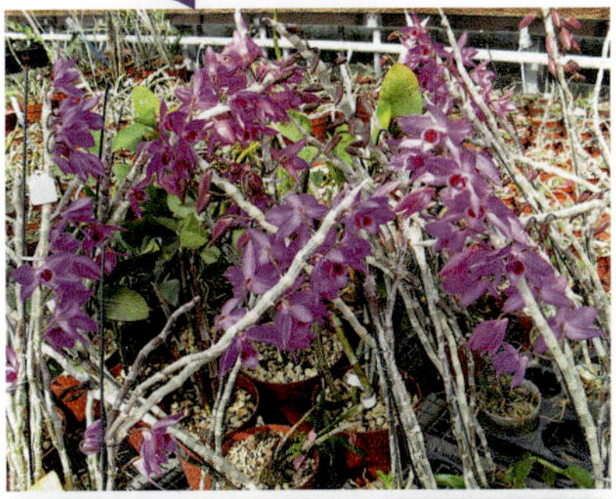

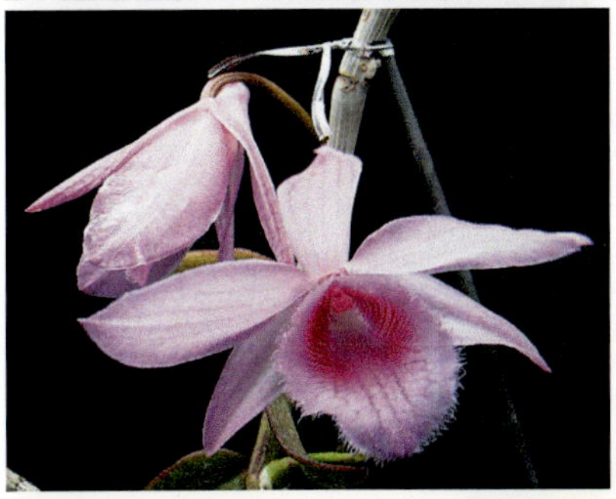

株型高大。茎圆柱形，长 30～150cm，老茎暗绿色，节间长。叶大，2 列；叶鞘灰白色花常着生于茎段中上部，花大，开展，1 或 2 朵，花径 6～10cm，香味浓，近紫红色或粉红色；萼片淡紫红色或粉红色，上部常翻卷；唇瓣呈喇叭状，唇盘具 2 个紫斑，唇瓣内具毛，边缘具短流苏；药帽紫红色。花期 4～6 月，单花可持续 15～18 天。

喜光，易栽培，盛夏需遮阴。花常着生于无叶茎上，摘除叶片可促进开花。带叶的茎开花，花谢后叶常脱落。浇水干湿交替进行，根系较喜水分，适宜水苔栽培。适宜温度 10～34℃。

我国新记录种。分布于中国（云南东南部、广西）、斯里兰卡、缅甸、菲律宾、印度尼西亚、巴布亚新几内亚、老挝、泰国。生于海拔 1000～1400m 的林中石上或树上。

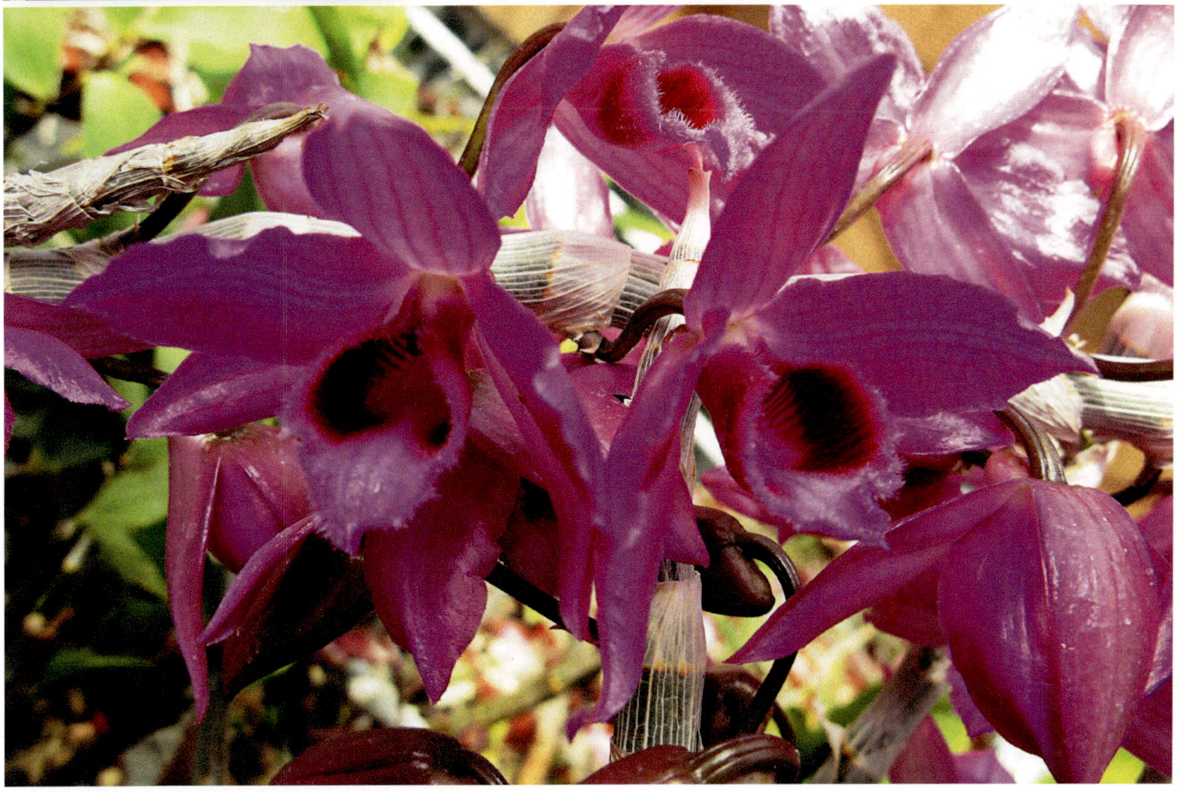

④ 兜唇石斛 天宫石斛

Dendrobium aphyllum (Roxb.) C. E. Fischer

异名：*Dendrobium pierardii*、*Dendrobium cucullatum*

石斛组

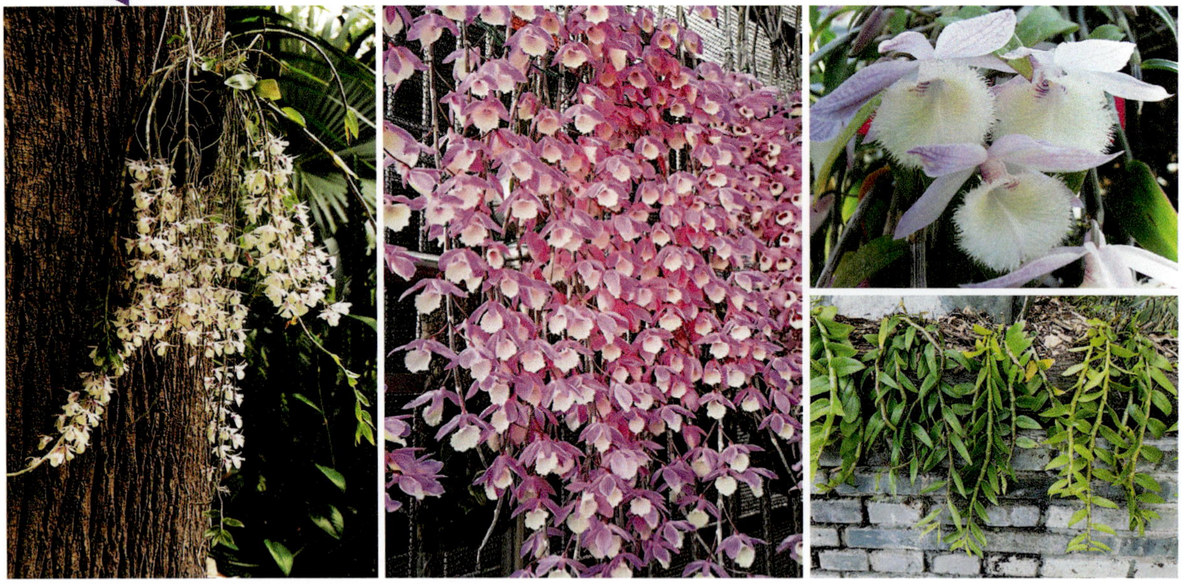

附生，中等株型，偶尔地生。茎细长，圆柱形，先端尖，长可达30～70cm，粗0.4～0.8cm，具多节。叶质地薄，卵状披针形至线状披针形，先端渐尖，长4～8cm，宽2～2.5cm；叶鞘纸质，干后白色。总状花序，花序柄很短，具1～3朵花；花白色或淡紫红色，先端常淡紫色，花径4～5cm，花瓣与萼片近等长，但较宽；唇瓣宽倒卵形或近圆形，两侧围抱合蕊柱而形成喇叭状；唇盘紫红色，边缘稍啮蚀状，两面被细柔毛；基部有1枚具3脊的胼胝体。花期3～4月，温室花期可提前至2月中旬，蕾期18天，单花可持续10～18天。蒴果狭倒卵形。

适合盆栽，可使用排水良好的树蕨板或吊篮栽培。基质需排水良好。夏天生长期应加大浇水量。喜强光和良好的通风。对温度要求不严，可忍受的温度范围宽。冬季和早春植株须保持干燥，偶尔少量浇水。

石斛属垂吊栽培的最常用种，茎细长，质软，群体花期集中，大量植株垂吊栽培成景观花墙。易生高芽，可用来繁殖植株。

药用石斛种类。分布很广，可能是多型性种，花色和花大小常有变化。分布于中国（广西、贵州、云南）、马来西亚、印度、缅甸、泰国。在我国生于海拔400～1800m的林中树上。

本种与报春石斛（*Dendrobium primulinum*）十分近似。报春石斛茎粗短，花序柄从茎节舟状凹槽中发出，花瓣与萼片等宽。本种茎细长，花瓣比萼片宽。

5 线叶石斛

Dendrobium aurantiacum Rchb. f.

异名：*Dendrobium chryseum*

寡花组

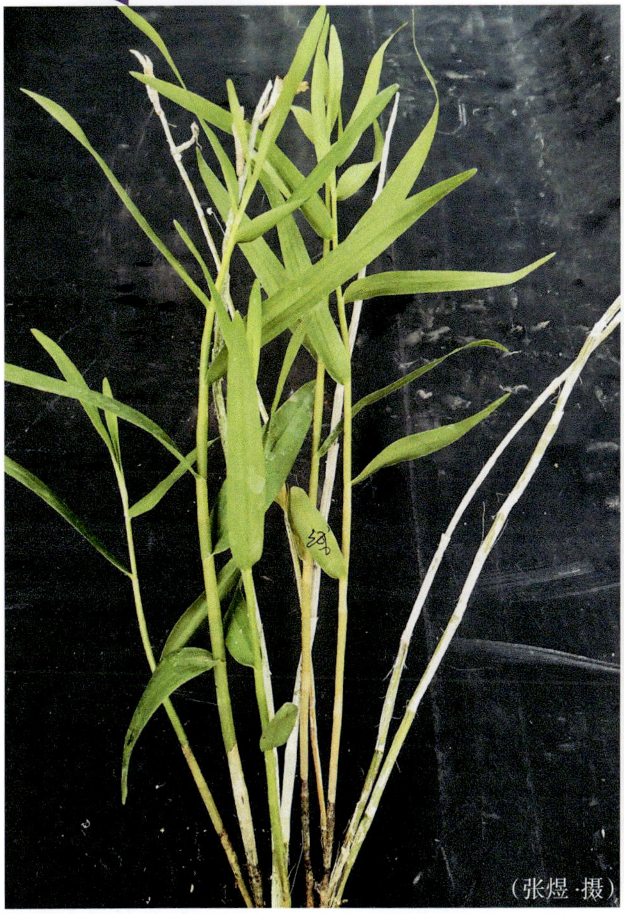

（张煜 摄）

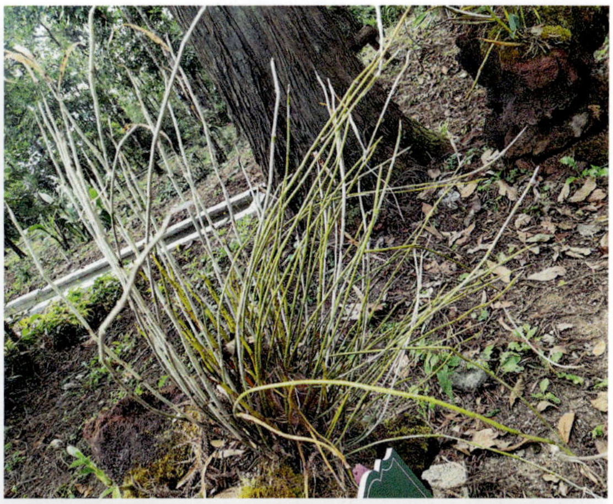

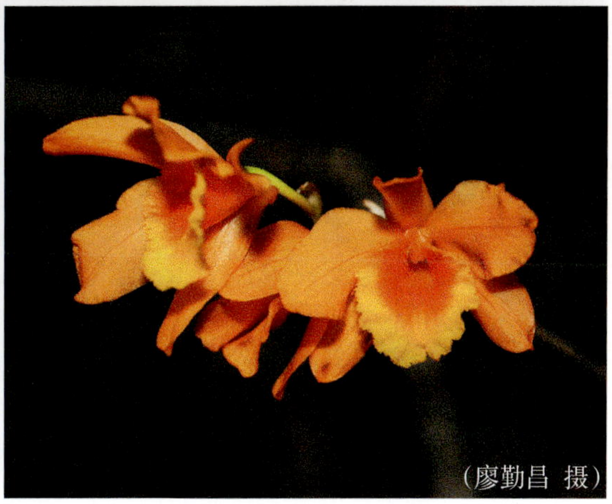

（廖勤昌 摄）

茎圆柱形，通常长 25～35cm，粗 2～4mm，不分枝，具多数节；节间长 2.5～4cm，干后淡黄色或黄褐色。叶革质，线形或狭长圆形，长 8～10cm，宽 0.4～1.4cm，先端钝且微凹或有时近锐尖而一侧稍钩转，基部具鞘；叶鞘紧抱于茎。总状花序长约 1cm，通常 1～3 花；花序柄基部套叠 3 或 4 枚鞘；鞘纸质，浅白色；花橘黄色，开展；花瓣长 2.4～2.6cm，宽 1.4～1.7cm，先端钝，全缘，具 3 条脉，侧边的主脉具分枝；唇瓣近圆形，基部具爪且其内面有时具数条红色条纹。花期 5～6 月。

分布于中国（台湾、四川中南部、云南东南部至西北部）、印度东北部、缅甸。生于海拔 2600m 的高山阔叶林中树干上。

6 矮石斛 小美石斛

Dendrobium bellatulum Rolfe

黑毛组

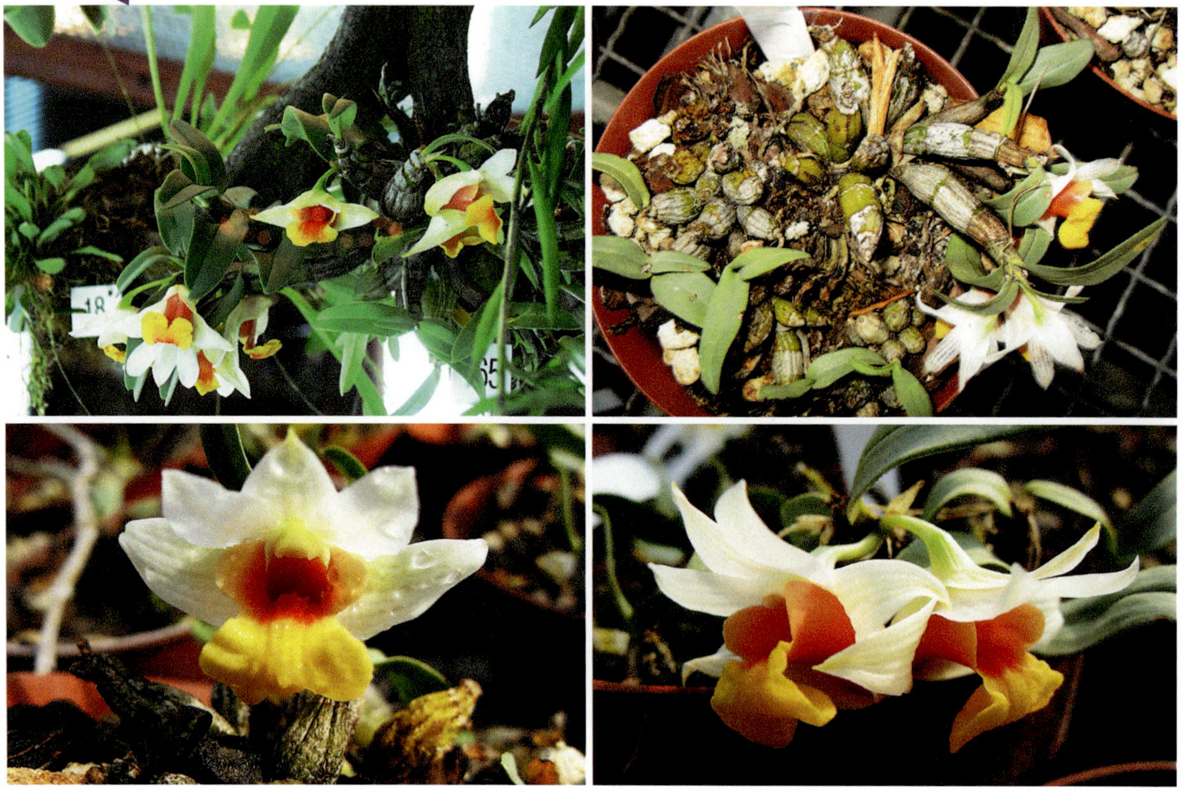

附生，株型矮小。茎纺锤形，长2～5cm，粗0.3～1.8cm，波状纵棱，2～5节。叶2～4枚，近顶生，舌形或卵状披针形，长3～5cm，宽0.8～1.5cm，先端钝且不等侧2裂，叶和叶鞘密布黑色短毛。花序顶生或近顶生，花序柄较短，具1～3花；花径4～5cm，花白色；花瓣倒卵形，长2.5～3.6cm；侧萼片基部着生于蕊柱足上，形成长达1cm的宽圆锥形萼囊；唇瓣中下部弯曲成直角状，近提琴形，唇瓣金黄色，长约3cm，3裂；唇盘橙红色或褐红色，唇盘上具5条褶片。果小，卵圆形，长1.5～2.0cm，粗1.4～1.5cm。花期4～6月，温室可提前，单花可持续开1周。

栽培难度较大，使用树蕨板栽培效果较好。在全日照或半阴下栽培，需光线明亮，适宜冷凉至温和环境，夏季定期浇水，冬季休眠季节要干旱。冬季基质稍干后再浇水，干旱持续时间不可多于1～2天。

广布于中国（云南东南部至西南部）、印度东北部、缅甸、越南、老挝和泰国。生于季节性气候明显的落叶林树干上，海拔1000～2100m。

本种花似喉红石斛（*Dendrobium christyanum*）。喉红石斛叶绿，唇瓣中裂片不下弯，花白色，唇盘中央橘红色，带黄色环。本种叶绿中泛白，萼片和花瓣白色，唇瓣金黄色，唇盘橙红色或褐红色，不带黄色环。

7 双槽石斛

Dendrobium bicameratum Lindl.

瘦轴组

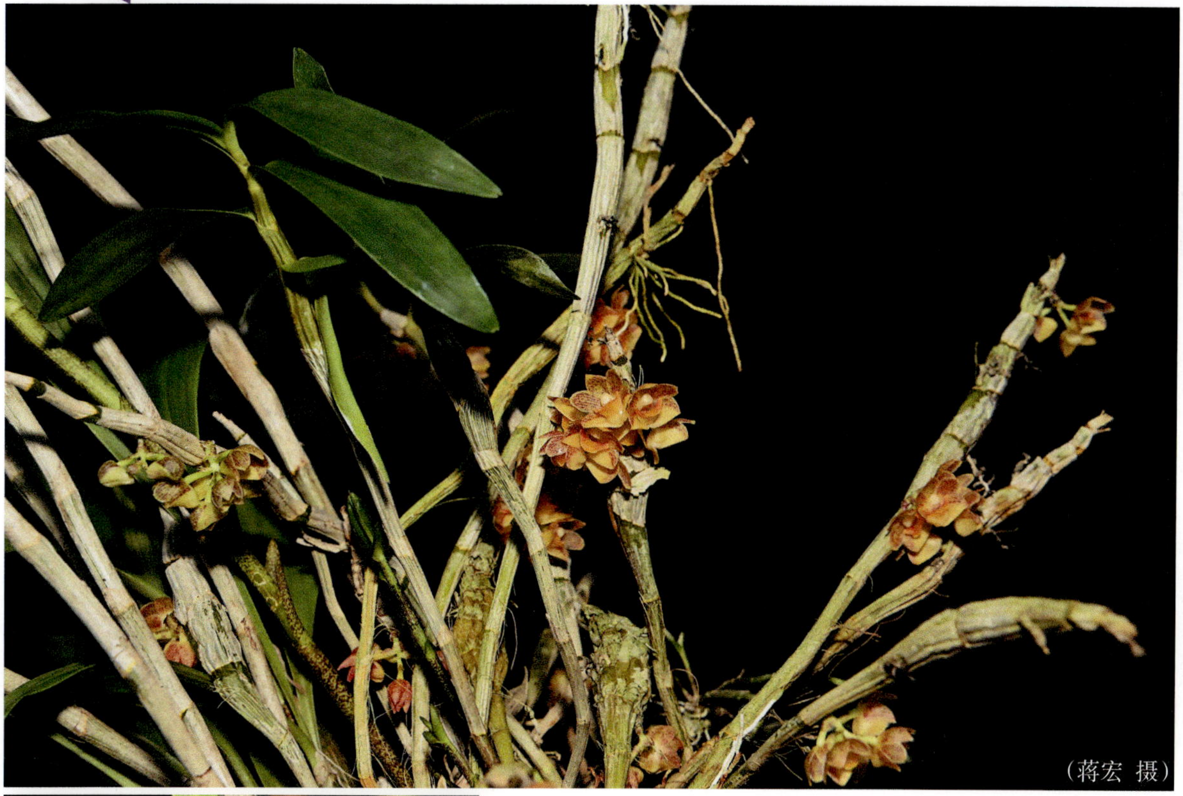

（蒋宏 摄）

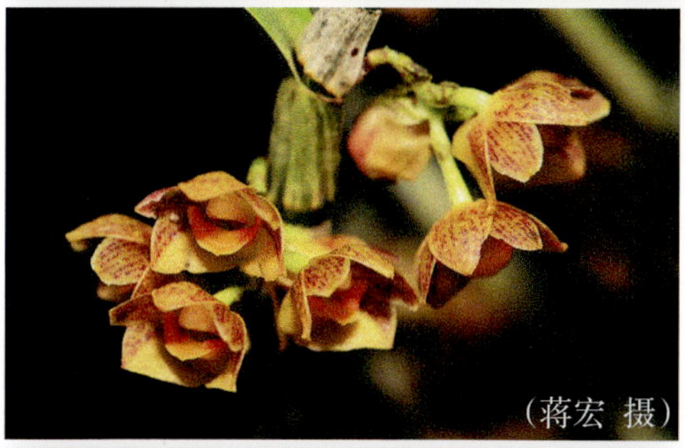

（蒋宏 摄）

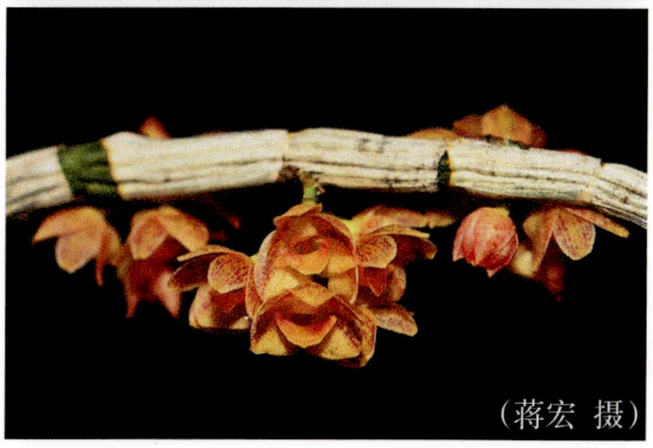

（蒋宏 摄）

附生。茎梭形，具凹槽，长28～35cm，粗0.3～0.6cm，2～4枚叶近聚生枝茎顶端。叶片长圆状披针形，长4～8cm，宽1.8～2.5cm。花序从无叶茎的茎节上发出，近头状，长1.5～2cm，具4～6朵花；花淡黄色，具深色条纹和斑点；花苞片长3～4mm；中萼片宽卵状长圆形，长6～6.5mm，宽3～4mm；侧萼片宽三角形，长5～7mm，宽3～3.5mm，基部靠合成短的萼囊；花瓣长圆状卵形，长5.5～6mm，宽2.5～3.5mm；唇瓣3裂，宽卵状长圆形，长4.5～5.5mm，宽4～4.5mm，侧裂片三角形，直立，紫红色，中裂片短，金黄色；合蕊柱和蕊柱足长4～5mm。花期6～8月。

分布于中国（云南）、印度、孟加拉国、尼泊尔、缅甸和泰国。生于海拔600～2400m的林中树上。

8 长苏石斛

Dendrobium brymerianum Rchb. f.

顶叶组

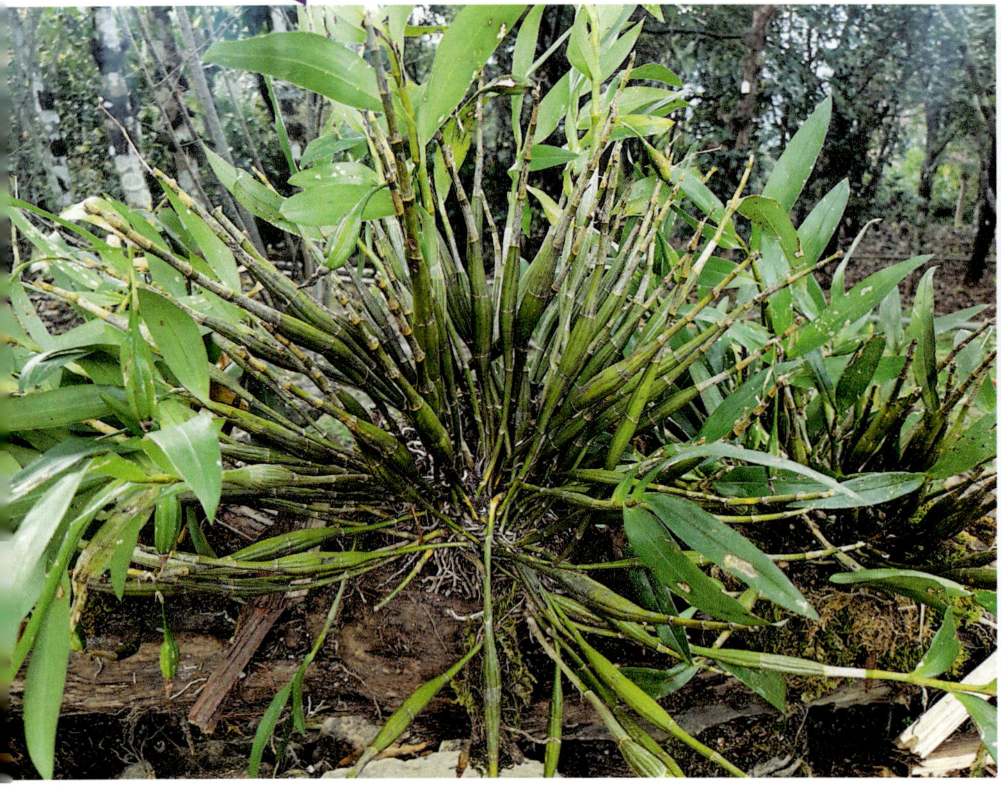

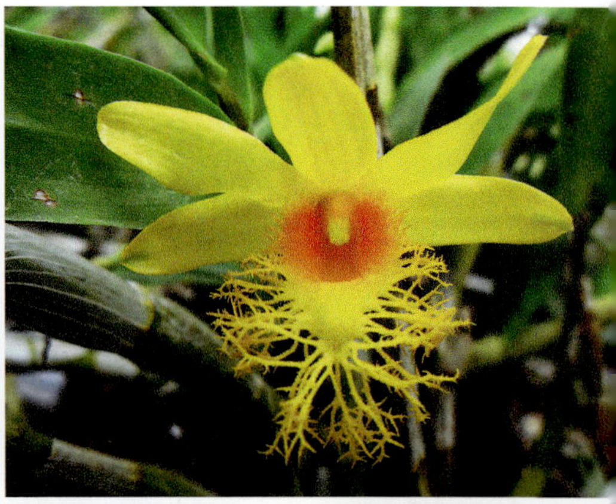

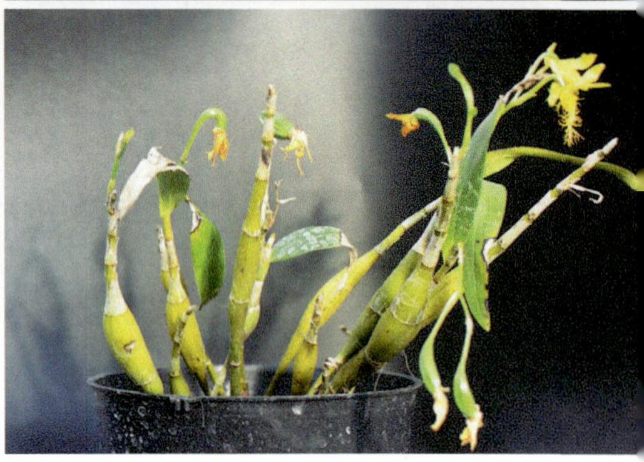

附生，株型中小。茎直立，两端细而近中部膨大，呈典型纺锤形，粗达 1.1cm，茎上部细长，质硬，干后淡黄色带污黑，多少具纵条棱。叶 2～6 枚，狭矩圆形，生于近茎顶端，长 10～15cm，宽 1.5～2.5cm，先端渐尖。总状花序生于叶腋，长达 10cm，具 1～3 花；花径 3～5cm，花黄色；萼片舌状矩圆形，唇瓣边缘具流苏，中部以下两侧边缘具短流苏，前端边缘具很长的复式流苏，唇盘上被短绒毛。蒴果长圆柱形，长约 1.7cm，粗约 1cm，具 6 条棱。花期 6～7 月，开花期较长。

分布于中国（云南南部）、老挝、缅甸、泰国。生于海拔 1100～1900m 的茂密林中树上或岩石上。植株适应性较强，强健，易结实。

中国石斛原生种中，花瓣边缘具流苏的种很多，有流苏石斛（*Dendrobium fimbriatum*）、齿瓣石斛（*Dendrobium devonianum*）、长苏石斛、苏瓣石斛（*Dendrobium harveyanum*）、金耳石斛（*Dendrobium hookerianum*）。流苏石斛的唇瓣边缘有复式流苏，花橙黄色，唇瓣上有 1 暗紫色斑块。齿瓣石斛唇瓣边缘具短流苏，花白色，带淡紫色先端。本种的花瓣全缘，唇瓣具流苏，花黄色。苏瓣石斛的花瓣边缘密生复式长流苏，唇瓣边缘具复式短流苏，花金黄色。金耳石斛花金黄色，唇瓣边缘具复式流苏，唇盘两侧各具 1 个紫色斑块。

⑨ 短棒石斛

Dendrobium capillipes Rchb. f.

寡花组

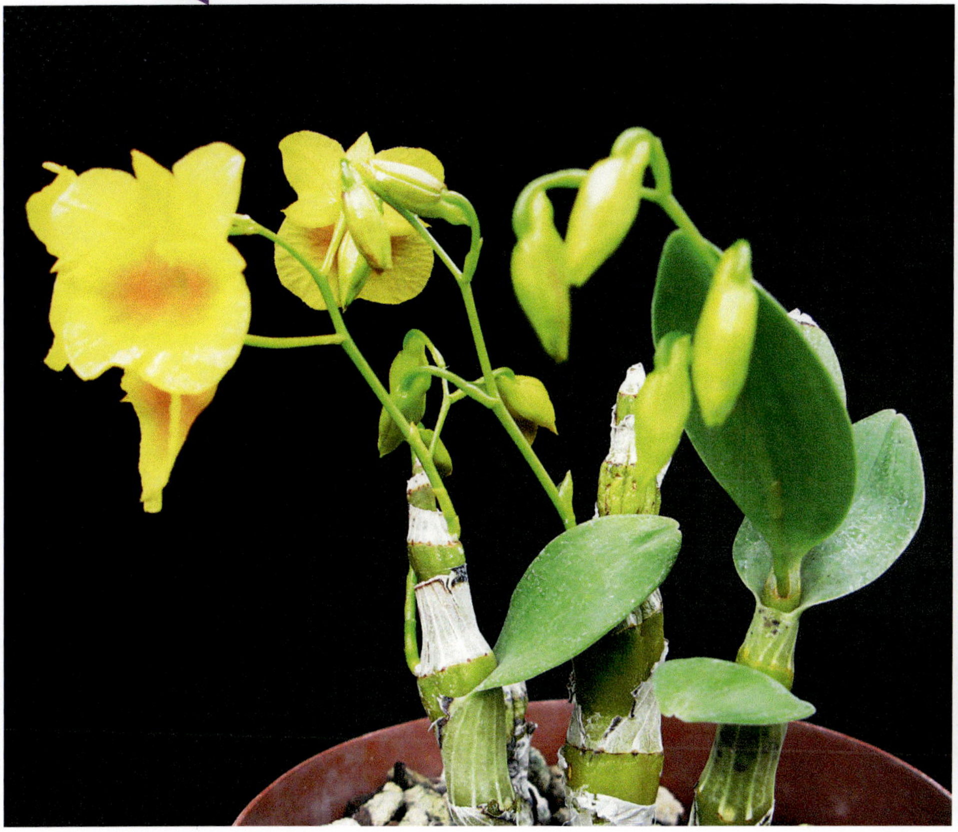

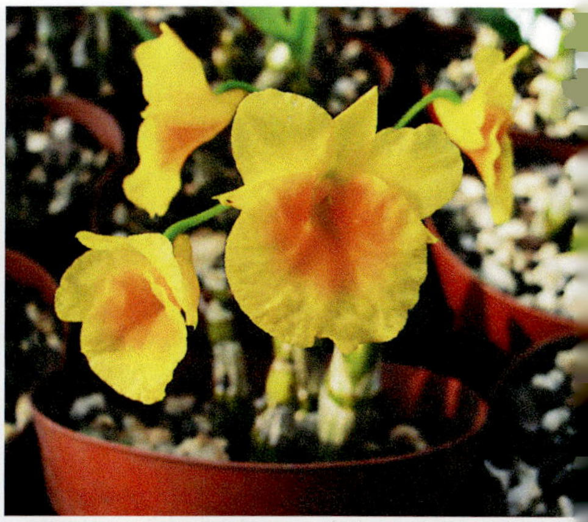

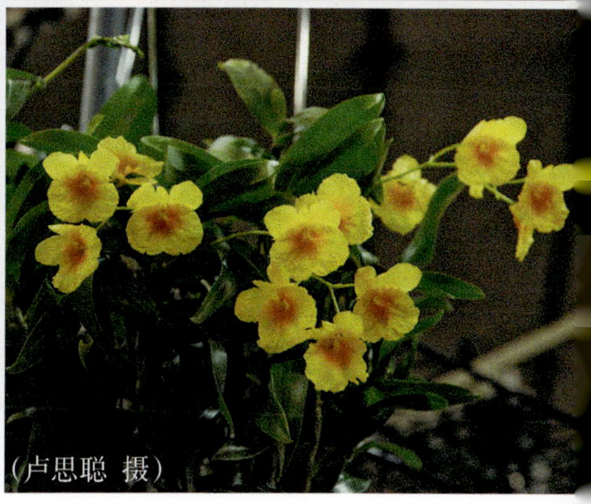

（卢思聪 摄）

附生，株型小。茎短粗，粗纺锤形，具钝棱，长 8～15cm，中部粗 1.5～2cm，常 4～9 节，叶鞘脱落后茎呈黄绿色。叶 2～4 枚，生于近茎顶端，狭矩圆形，革质，长 10～12cm，宽 1～1.5cm，先端稍钝且具斜凹缺。花序常生于落叶茎的中上部，长 12～15cm，宽约 8cm，花径 2.5～3cm，具 2～6 花；花黄色；花瓣卵状椭圆形，唇瓣除前部黄色外，均为金黄色。花期 3～5 月，北方温室栽培常可于 1～2 月开花，开花集中，蕾期约 2 周，单花可开 2～3 周。

分布于中国（云南南部）、印度、缅甸、越南、老挝和泰国。生于海拔 900～1500m 的林中树干上。

本种花在形体和质地上酷似聚石斛（*Dendrobium lindleyi*），本种单花序的花朵数较聚石斛少。

⑩ 翅萼石斛

Dendrobium cariniferum Rchb. f.

黑毛组

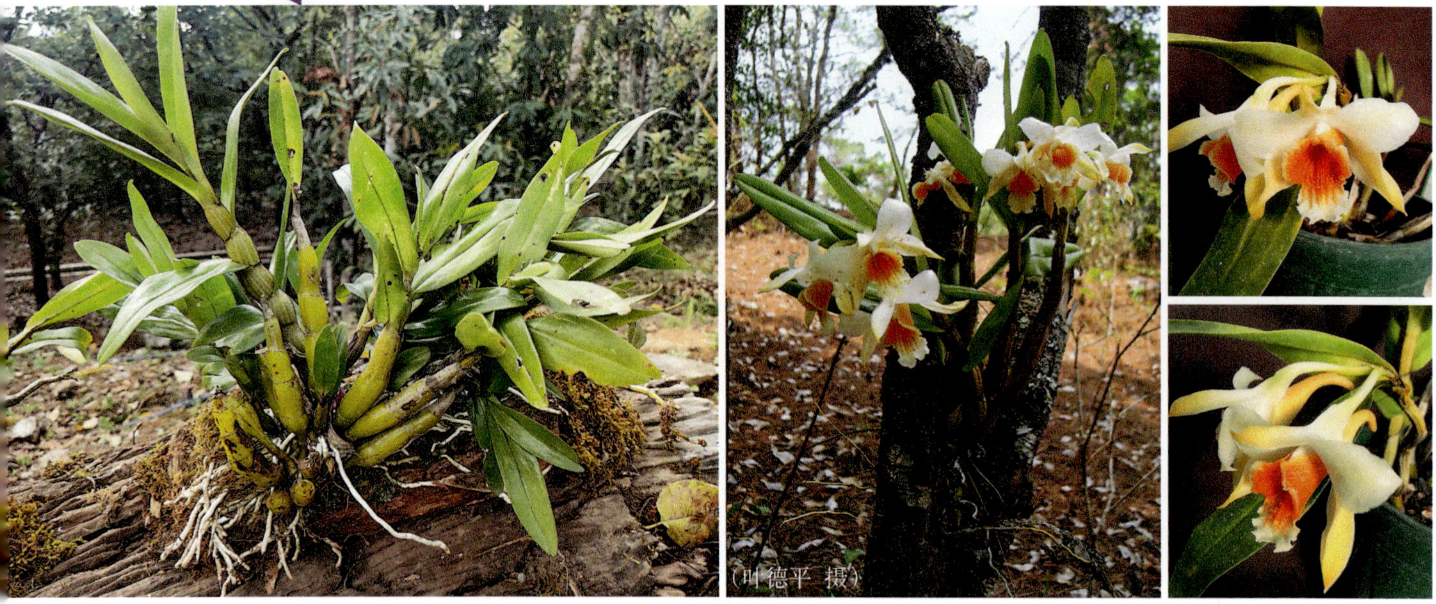

（叶德平 摄）

附生，株型中等。茎粗壮，圆柱形或略带纺锤形，长约 20cm，老茎为黄绿色，茎中上部逐渐收窄至锥形，常具 6 节以上，老茎干后金黄色。叶矩圆形，4～6 枚，长达 11cm，宽 1.5～4cm，先端钝且不等侧 2 裂，密生黑色毛；叶鞘被毛。总状花序着生在茎顶部几节，具 1～3 花；花径 2～4cm，花白色或灰白色，略香；萼片矩圆状椭圆形，背面具翅状脊；萼囊明显，长，延伸为长约 1.5cm 的距；子房三棱形，花瓣较萼片略宽而短；唇瓣中央橘黄色，3 裂；唇盘上沿脉密生髯毛或具小鸡冠状突起。蒴果长圆形。花期 3～4 月，北方温室花期可提前至 2 月，单花持续 4～7 周；果期至翌年 3 月。

使用树蕨板或排水良好的花盆栽植。植株喜温和或温暖的环境，喜半阴、高湿。在夏、秋季，需定期浇水。在冬季休眠期，干旱利于开花。冬季、早春时，需要通过延长浇水间隔时间来控水。易栽培，株型美观，花期长，北方温室花期正值春节，是可开发的优良盆花种类。

分布于中国（云南南部）、印度东北部、缅甸、泰国、老挝、越南。生于海拔 1100～1600m 的林中树干上。

本种与黑毛石斛（*Dendrobium williamsonii*）相似。本种茎下粗上细，唇盘为红色，萼片背面具翅状脊，花瓣比萼片略宽，椭圆形，子房三棱形。黑毛石斛唇盘为白色，萼片背面狭翅不明显，花瓣与萼片近等大，子房不为三棱形。

11 长爪石斛

Dendrobium chameleon Ames

长爪组

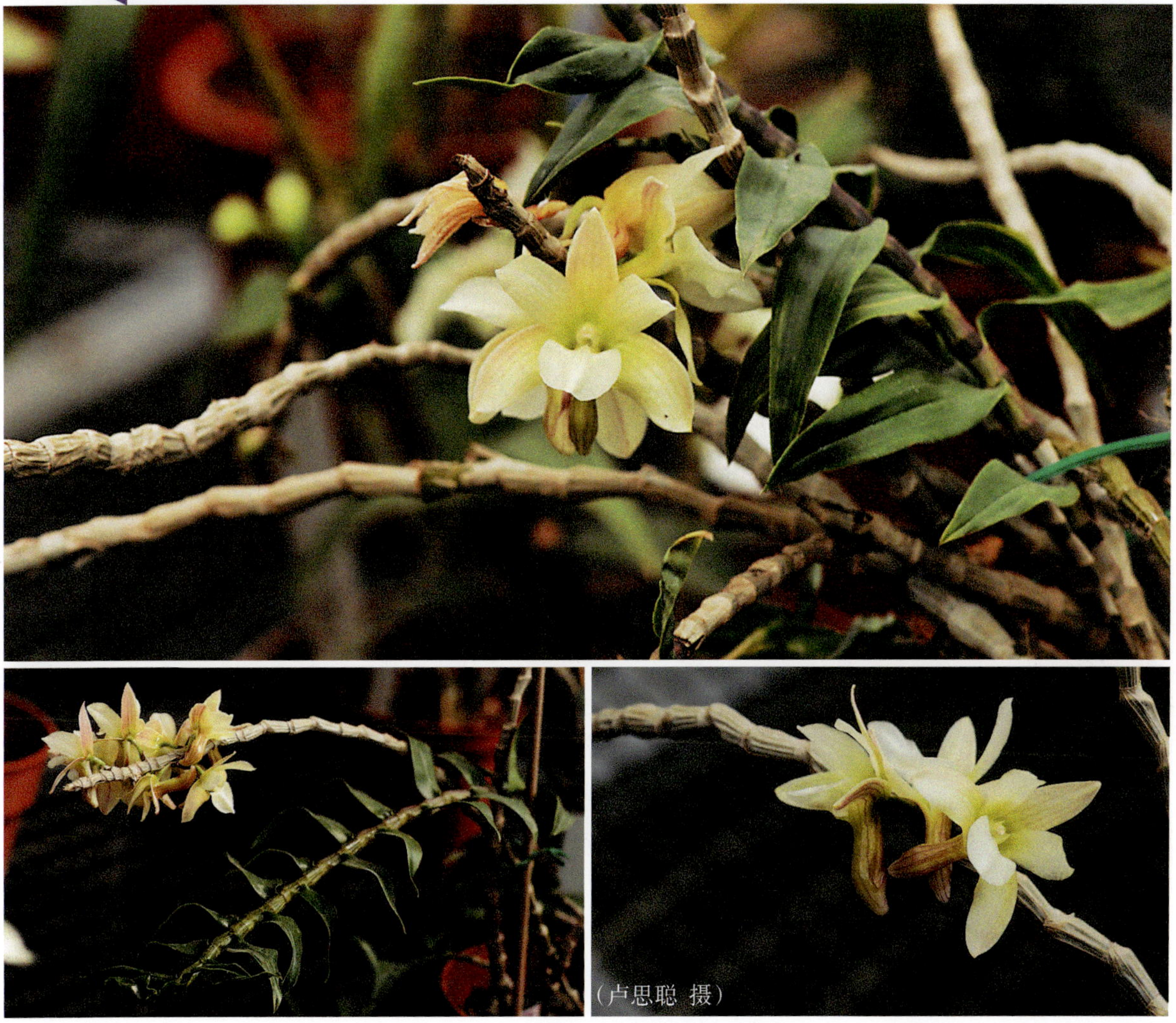

（卢思聪 摄）

附生或地生。茎下垂，长 15～60cm，从基部向上逐渐变粗，节间倒圆锥状圆柱形，长约 1cm，粗约 5mm，茎多分枝。叶生于茎顶叶腋，披针形或长圆状披针形，先端渐尖或有时不等侧 2 裂，长 3～6cm，宽 7～15mm。花序生于茎顶部，具花 1～4 朵，花径 3～4cm；花瓣斜长圆形，花初开时浅绿色，后来变为白色带紫色或具绿色脉纹；唇瓣长匙形，基部具狭长的爪且与萼囊合生，在爪的前端具 2 个肉疣，中部缢缩。花期 10～12 月，单花持续时间长。

可使用树蕨板或吊篮栽培，喜温和或温暖的环境，喜较高的湿度，喜半阴的散射光。冬季植株应当干透后再浇水，但不可干旱过长时间。

常见于中国台湾，生于海拔 600～1000m 的遮阴地。菲律宾吕宋岛也有，如山区雨林中。

12 喉红石斛 毛鞘石斛

Dendrobium christyanum Rchb. f.

黑毛组

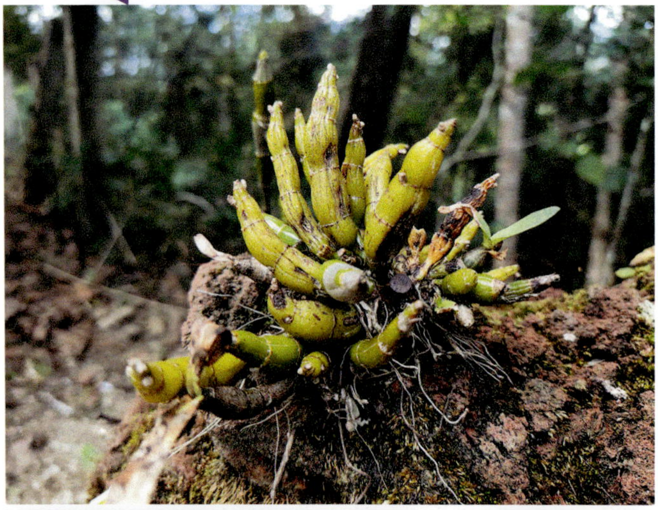

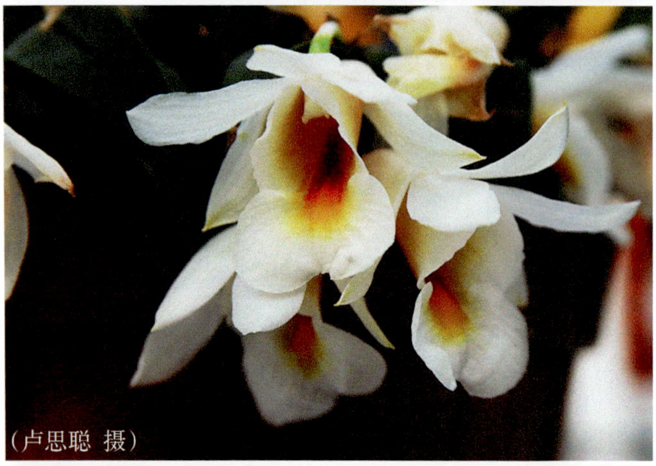

（卢思聪 摄）

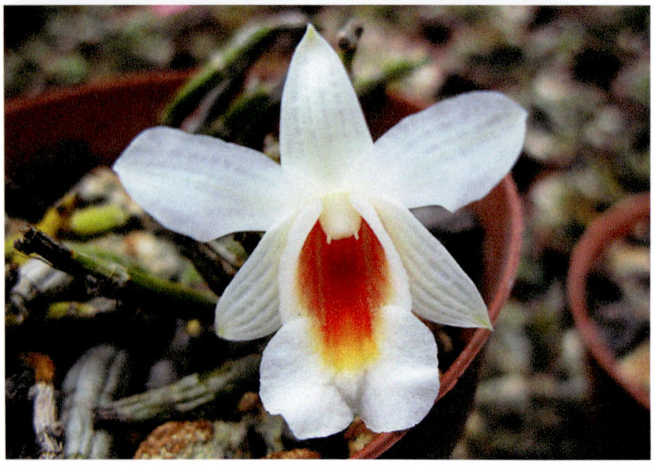

附生，株型小。茎丛生，近棒状纺锤形，长5～8cm，粗6～9mm。叶2～4枚，生于茎顶端，长3～4cm，先端2裂，下具黑毛；叶鞘被黑毛。花序近顶生，具1～2花；花径2～3cm，花白色；花瓣椭圆状矩圆形；唇瓣3裂，中裂片边缘波状，唇瓣喉部红色，前端具橘黄色斑；唇盘中央橘红色，上具3条粗糙的纵褶片。花期7月，也常在早秋开花，温室多于3月开花。花期短，单花持续5～10天，群体可持续25～30天。

适宜排水良好的花盆或树蕨板栽培。需温和与空气流通良好的环境，喜明亮的散射光。植株冬季休眠期需干旱，减少浇水次数。本种株型较小，北方温室栽培不易养护，须注意维持较高的空气湿度。

分布于中国（云南）、越南、泰国。生于林缘树上，海拔850～1200m。

本种与矮石斛较为类似，区别在于：本种中裂片白色，矮石斛中裂片黄色。

13 束花石斛 黄草石斛、大苦草

Dendrobium chrysanthum Lindl.

石斛组

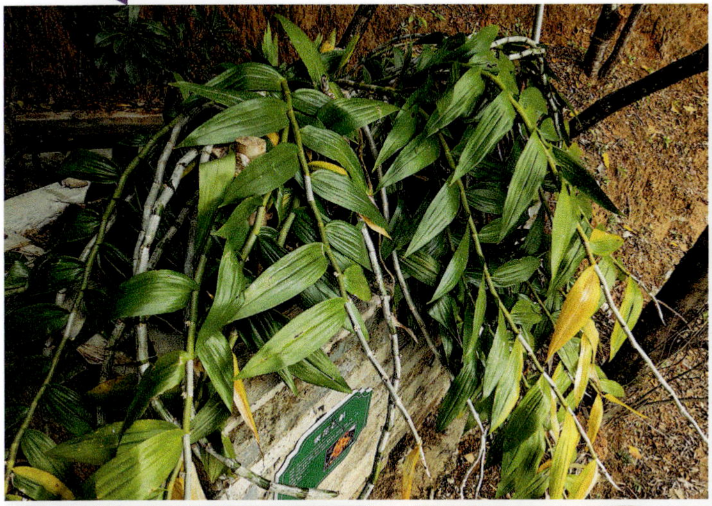

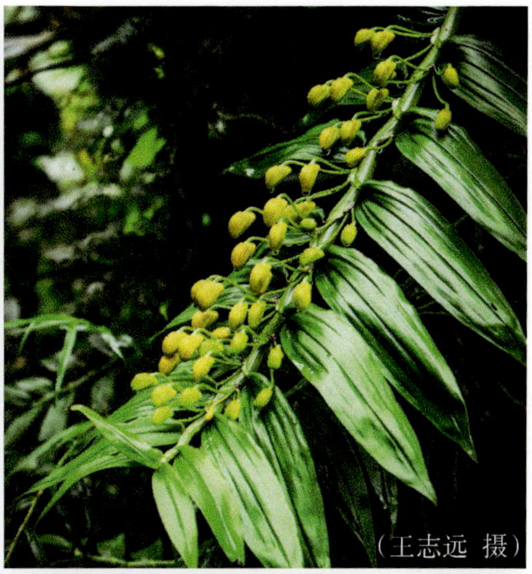

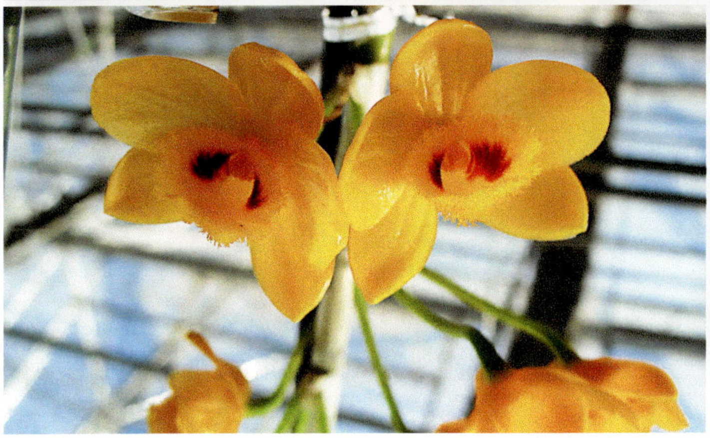

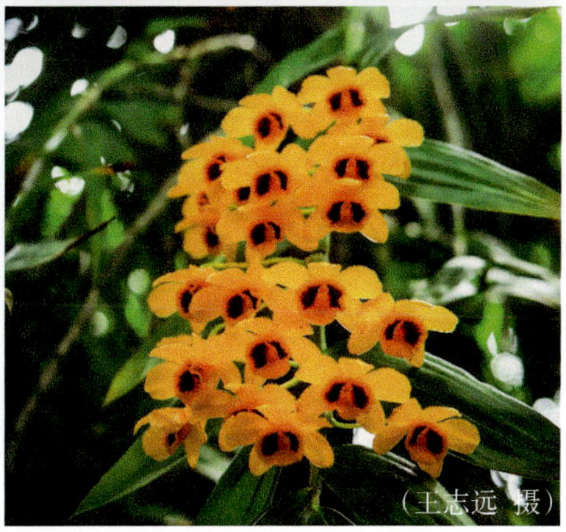

附生，株型大。茎肉质，长圆柱形，长 0.5～2m，最长可达 3m，粗 0.7～1cm，茎软，常悬垂，落叶后浅黄色。叶多枚，卵状披针形，长 7～20cm，先端渐尖；叶鞘纸质，浅白色，干后有鳞片状斑点。伞形花序，金黄色，侧生于有叶茎的上部，腋生，具花 2～6 朵；花径 3～4cm，花略香；花瓣比萼片宽；唇瓣近圆形，唇瓣基部两侧有 2 个血红色斑块，凹陷，边缘具细齿；唇盘上有乳突状短柔毛。花期 9～10 月，单花可持续 14～17 天。

最好栽培于树蕨板或吊篮中。生长势强，年生长量大，在温和环境中生长最好，需明亮的散射光和良好的通风。本种与我国其他大部分石斛原生种相比，需要更多的水。植株不允许完全干透后才浇水。冬季浇水量应适当减少，干透时间不可超过 1 天。叶大，易出现病斑。

药用石斛。分布于中国（广西、云南南部至西南部）、印度、泰国、缅甸、老挝、尼泊尔。生于海拔 1000～2000m 季节性明显的山地密林中树干上。

14 鼓槌石斛　金弓石斛

Dendrobium chrysotoxum Lindl.

顶叶组

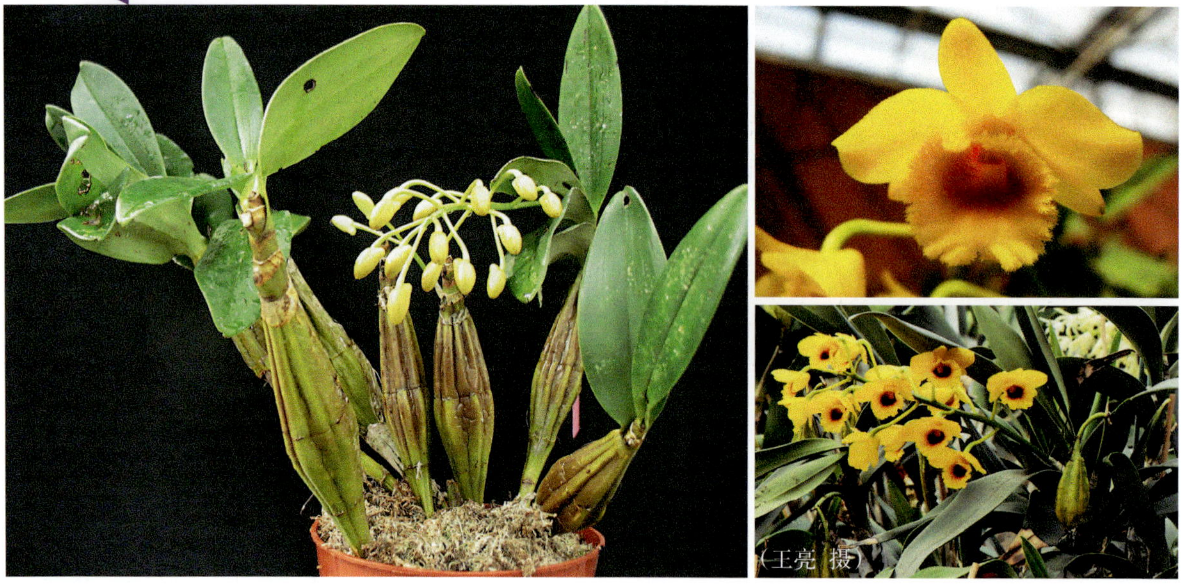
(王亮 摄)

附生，株型较大。茎直立，粗壮，具典型纺锤形，具纵向沟槽，长 15～30cm，粗 2～5cm，干后黄褐色。叶 2～3 枚，生于近茎顶端，革质，近矩圆形，长 12～20cm，先端急尖而钩转。总状花序，常具花 12～20 朵，下垂，花序长 15～20cm，粗约 12cm，花序柄基部具 4～5 枚套叠的鞘；花径 3～4.5cm，花金黄色，香味浓，质地较厚；花瓣倒卵形，长 1.5～2cm；萼片矩圆形；唇瓣上有 2 个橙黄色斑块，近圆形，基部两侧具红色条纹，边缘具短流苏并呈波状；唇盘上密生乳突状毛，常中央突起，有时具 1 个“U”形栗色斑块。果长约 4.3cm，粗约 1.6cm。花期 3～4 月，温室花期可提前至春节前，1～2 月即开花；花蕾 17 天，单花常持续 2～4 周，最长可达 6 周以上。

本种株型大，观赏性强，生长强健，易栽培，是石斛属中适宜盆栽的观赏佳品。适宜生长在花盆中，在生长季需明亮的阳光、充分浇水、温和或温暖的环境（夜间 13～16℃），基质排水性要好。在生长期为了让基质干透，浇水间隔应稍长。冬季休眠期时，应保持 7～10℃，应有一定的干旱，减少浇水到防止枯萎的程度。不宜经常分株或换盆。

药用石斛的主要种类，《中华人民共和国药典》（2020 年版）收录种类。分布于中国（云南南部至西南部）、印度东北部、缅甸、越南、老挝和泰国。生长在季节性强的落叶林中，生于疏林树上或岩石上，海拔 500～1700m。

本种为石斛属顶叶组，该组还包括密花石斛（*Dendrobium densiflorum*）、球花石斛（*Dendrobium thyrsiflorum*）、具槽石斛（*Dendrobium sulcatum*）、聚石斛（*Dendrobium lindleyi*）、小黄花石斛（*Dendrobium jenkinsii*）。该组种类大多非常漂亮，花大且多，除小黄花石斛和长苏石斛为 1～3 朵花外，其余种花序皆为多数花。

⑮ 草石斛

Dendrobium compactum Rolfe & W. Hackett

草叶组

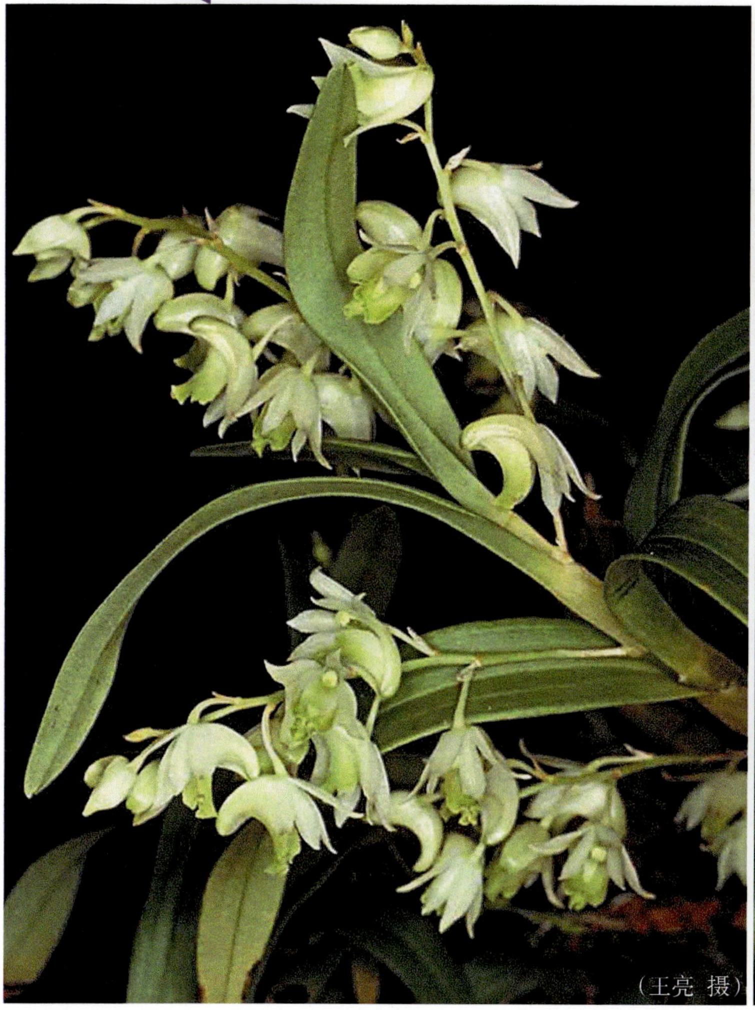

（王亮 摄）

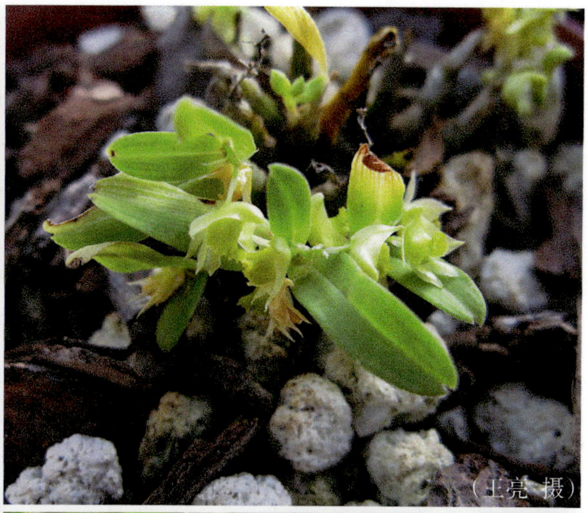

（王亮 摄）

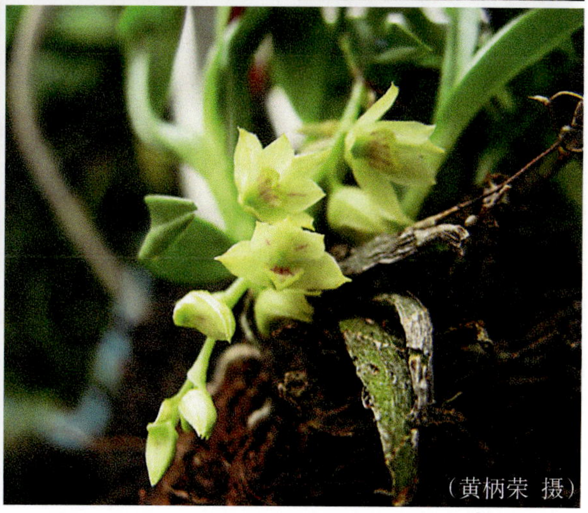

（黄柄荣 摄）

附生，植株矮小。茎肉质，圆柱形或近纺锤形，长 1.5～3cm，粗 4～5mm，具 3～6 节，老茎金黄色。叶草质，长圆形，2～5 枚，茎下部的比上部的短小，长 1～2.5cm，宽 4～6mm，先端钝且不等侧 2 裂；叶鞘偏鼓状，纸质，松松抱茎，鞘口斜截。总状花序 1～5 个，生于当年生茎上部，不高出叶外，通常长 1～2cm，具 3～6 朵小花；花白色，开展；中萼片卵状长圆形，侧萼片斜三角状披针形；花瓣近圆形，长约 4mm，边缘微波状；唇瓣浅绿色，中部以上边缘具细齿，边缘鸡冠状皱褶；唇盘具 2～3 条褶片连成一体的肉脊。蒴果卵球形，粗约 5mm，具 3 棱。花期 9～10 月。

分布于中国（云南南部至西南部）、缅甸、泰国。生于海拔 1650～1850m 的山地阔叶林中树干上。

16 玫瑰石斛 小苦草

Dendrobium crepidatum Lindl. & Paxt.

石斛组

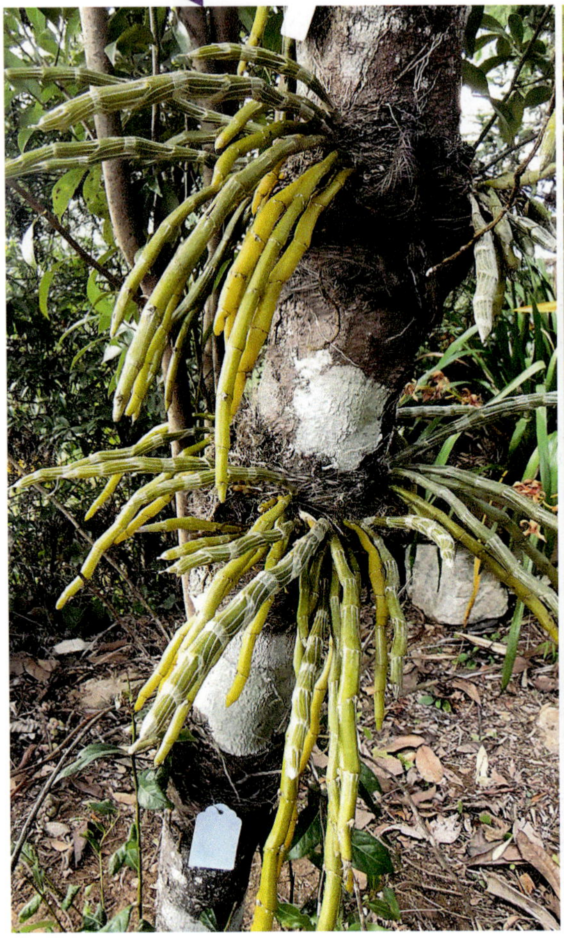
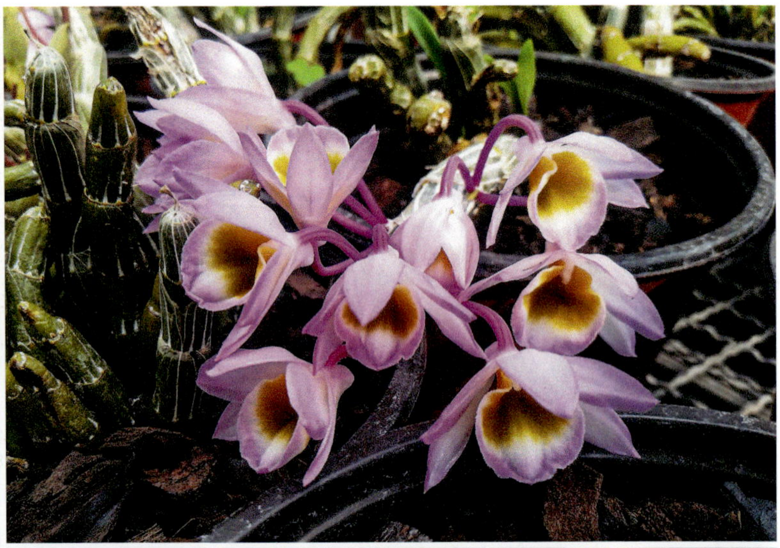
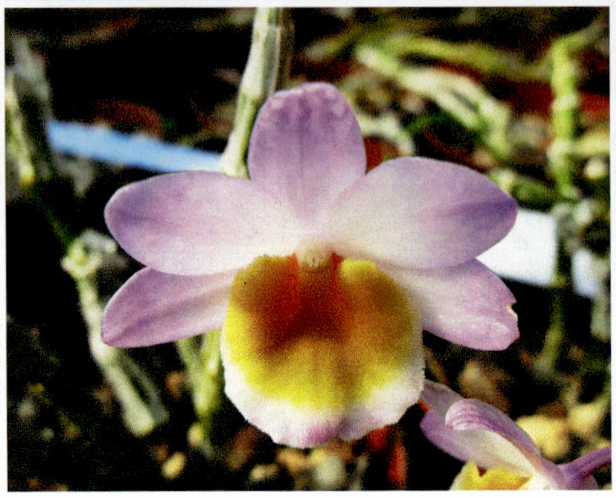
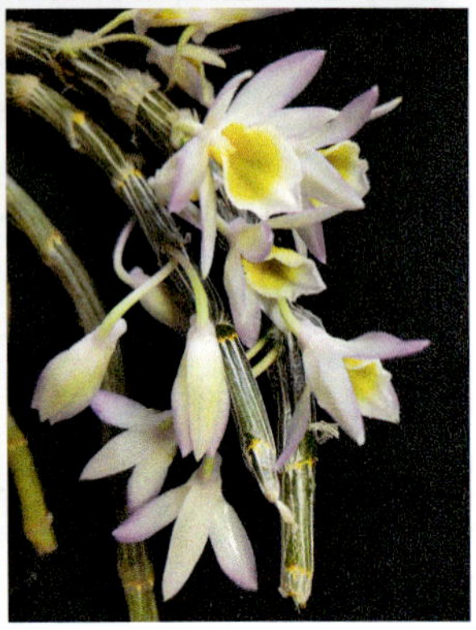

附生，株型中小。茎肉质，圆柱形，粗壮，长者可达45cm，粗1～1.5cm，淡青绿色，被绿色膜质鞘并带白色条纹，具多节，干后紫铜色。叶狭披针形至狭矩圆形，长5～12cm，宽1～1.5cm，先端渐尖。总状花序生于落叶茎上端，具1～3花；花径3～4.2cm；花瓣厚，倒宽卵形，全缘，蜡质，淡玫瑰红色；唇瓣厚，蜡质，近圆形，两侧向上包卷合蕊柱，中部以上淡玫瑰红色；唇盘金黄色，边缘和上面密布短毛；合蕊柱白色，具2条紫色纵条纹。花期4～5月，温室中2～4月开花，蕾期29天，单花持续2～3周。

可选择吊盆或树蕨板栽培。喜明亮的日光或半阴，需温和至冷凉的环境。生长期间需保证充足的水肥供应。冬春季应逐渐减少浇水，休眠期需干旱，增加控水天数，以利于生长和开花。

药用石斛。分布于中国（云南、贵州）、尼泊尔、印度东北部、缅甸、泰国、老挝、越南。生于典型季节性气候的山地疏林的树上或岩石上，海拔1000～1800m。

17 木石斛　鸽石斛

Dendrobium crumenatum Sw.

基肿组

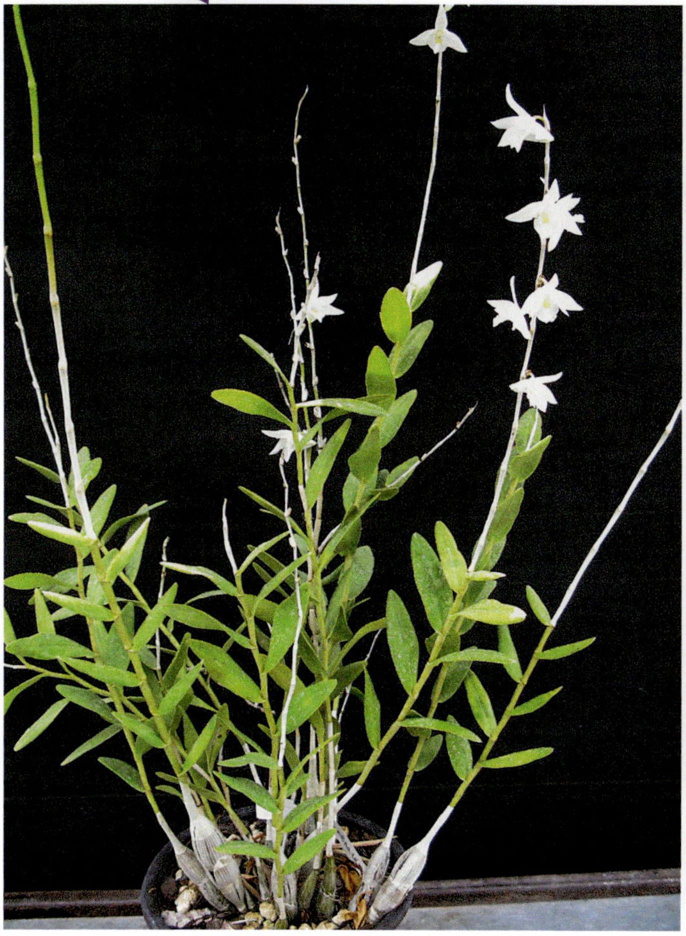
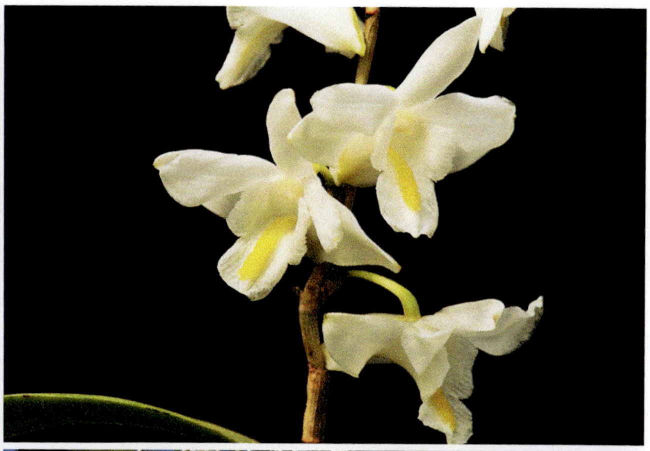
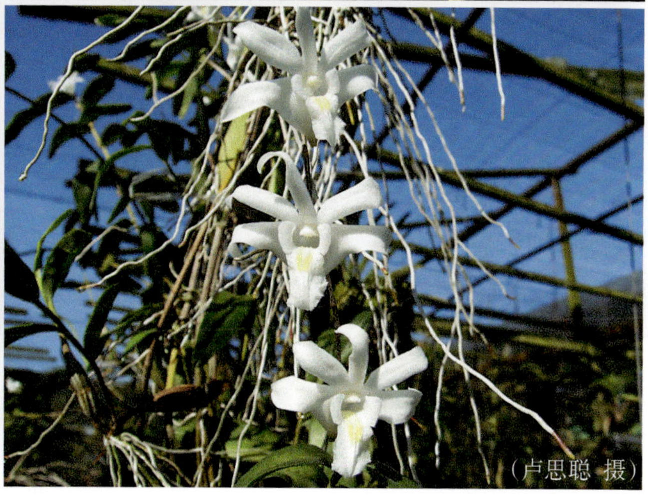

（卢思聪 摄）

附生，株型中等，丛生。茎直立，长达40～70cm，基部2～3节膨大成卵圆形，膨大处老茎有纵棱，基部茎粗约1.2cm，呈纺锤形，茎中上部细长。叶薄革质，卵圆形，长5～13cm，叶尖内凹。花序顶生，花单朵；花径2.7～2.8cm，花洁白，开展，香味浓郁，两个侧萼片开展似飞鸽展翅状。花期夏季，温室中常6月下旬至7月上旬开花，常夜间开放，单花开持续时间极短，仅1～2天。

置于温暖的环境，喜明亮的散射光。盆栽基质需排水良好，需定期浇水。在冬季和早春要保持一定的干旱，基质干透不可超过2～3天。

分布于中国（台湾）、缅甸、老挝、越南、柬埔寨、马来西亚、印度尼西亚、斯里兰卡、菲律宾。生于海拔1000m以下的开阔林地。

⑱ 晶帽石斛

Dendrobium crystallinum Rchb. f.

石斛组

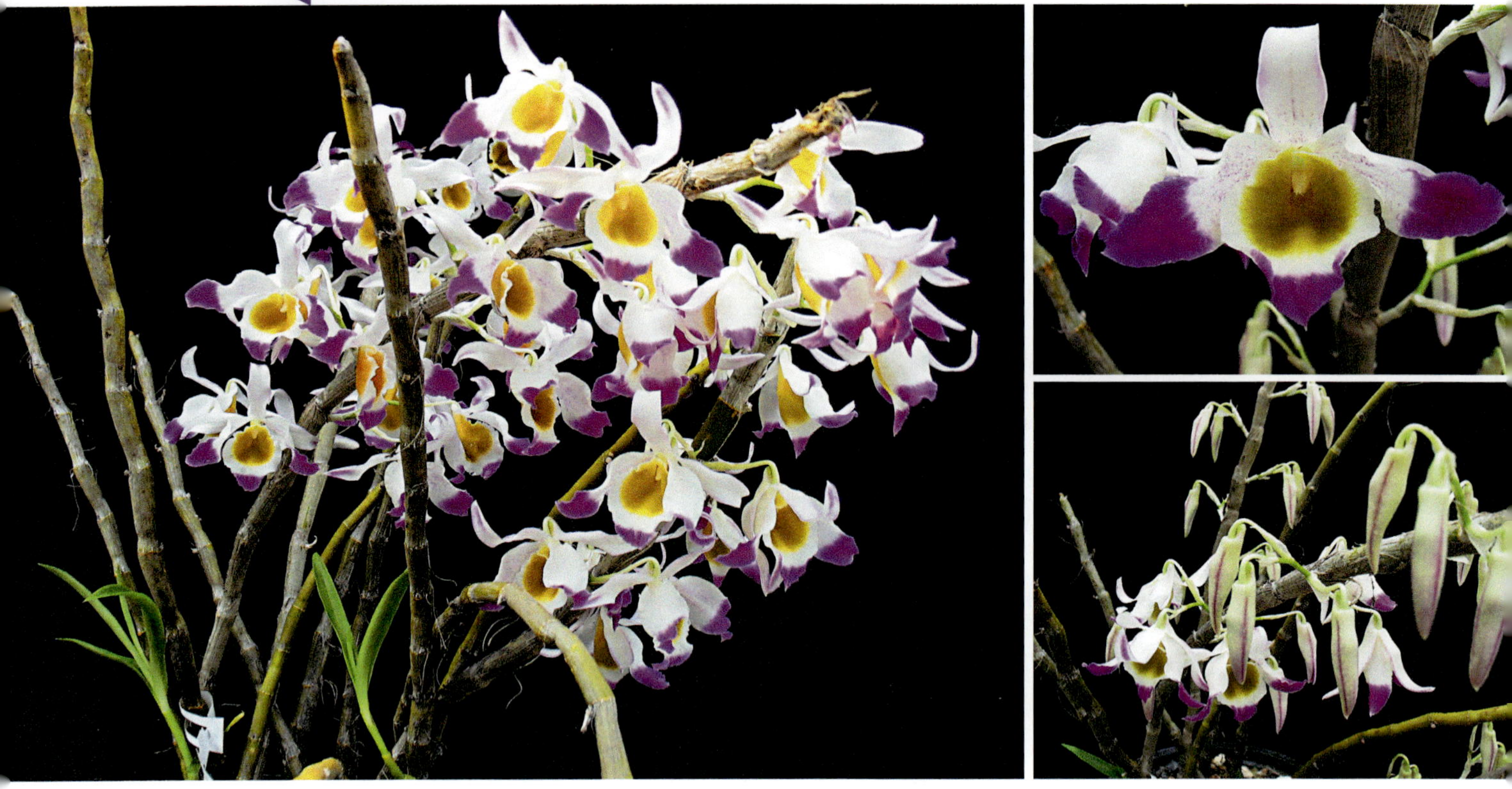

附生，株型中大。茎肉质，圆柱形，长可达 60～70cm，粗约 0.8cm，具多数节，有时节肿大。叶纸质，矩圆状披针形，长可达 10～17cm，宽 1.5～2.5cm，先端渐尖；叶鞘具数条两面隆起的脉。总状花序侧生于落叶茎的上部，具 1～3 花；花径 5～5.5cm，花白色带淡紫红色先端；花瓣倒卵形，长约 3cm，边缘波状；唇瓣橙黄色，先端淡紫红色，有污黄色斑块，密被短柔毛。蒴果长圆柱形，长约 6cm，粗约 1.7cm。5～7 月开花，蕾期 25 天，单花持续开 26 天。

植株吊盆栽培良好，应使用排水良好的基质。适合温和的环境，喜阳光明亮。休眠期浇水量很少。

分布于中国（云南南部）、缅甸、越南、老挝、柬埔寨和泰国。生于海拔 500～1700m 有明显旱季的山地疏林中树干上。

本种花瓣为复色。花瓣复色的石斛种还有肿节石斛（*Dendrobium pendulum*）、齿瓣石斛（*Dendrobium devonianum*）、杯鞘石斛（*Dendrobium gratiosissimum*）。本种与肿节石斛的唇盘都有 1 黄斑。肿节石斛的茎肿胀，膨大，中萼片矩圆形，复色；本种侧花瓣的瓣常有弯曲，有 1 黄色斑块，中萼片后卷，为白色。杯鞘石斛和齿瓣石斛唇瓣基部有 2 个分离的黄色斑块。

19 叠鞘石斛　黄橙石斛、迭鞘石斛

Dendrobium denneanum Kerr

异名：*Dendrobium aurantiacum* var. *denneanum*

寡花组

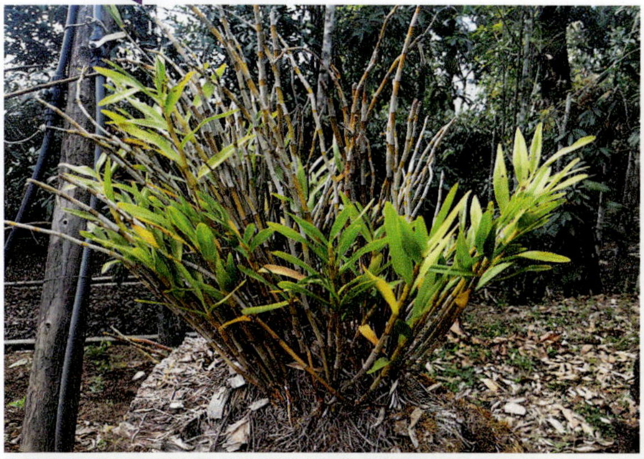
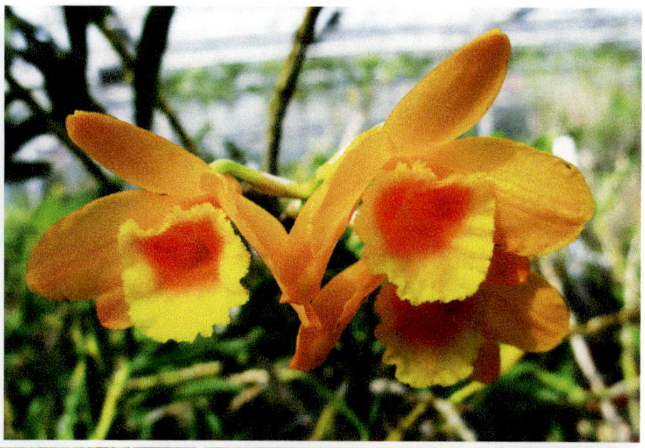
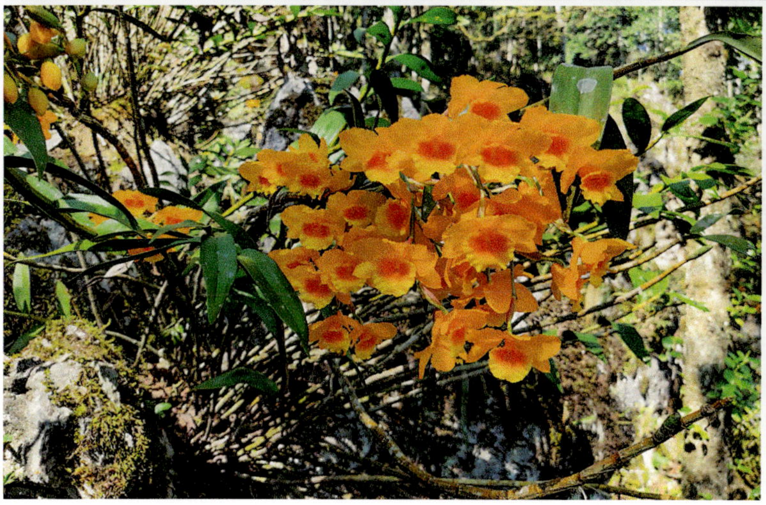
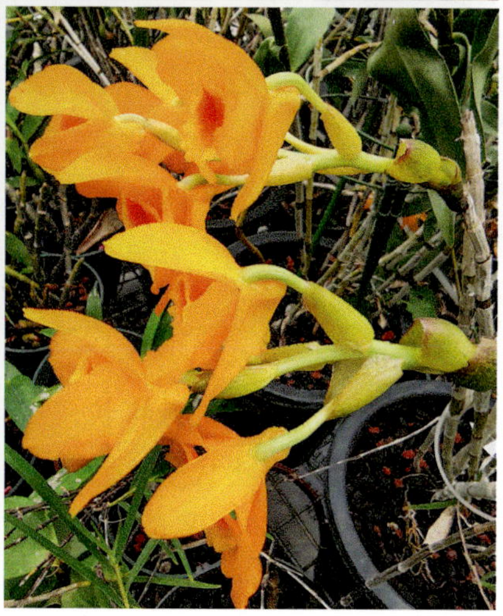

附生，株型大。茎直立，长 30～80cm，粗 4mm 以上，圆柱形或在近基部膨大成纺锤形，干后黄色。叶革质，2 列，矩圆状披针形或狭矩圆形，长 9～11cm，宽 1.7～2.5cm。花序常生于落叶茎的上端，长 5～10cm，疏生 2～7 花，花序柄基部具数枚圆筒状、套叠的鞘状苞片；花黄色或橙黄色；花瓣椭圆状倒卵形，长 2～2.5cm；唇瓣近圆形，上面密被短柔毛，边缘具不规则的齿；唇盘具 1 个红紫色斑块。花期 5～7 月。

药用石斛的主要种类。广布于中国（台湾、海南、四川、广西、贵州和云南）、缅甸、越南、印度、老挝和泰国。生于林中树上，海拔 600～2100m。

本种的花与线叶石斛的花类似。线叶石斛的茎纤细。本种的茎粗 4mm 以上，花序长 5～10cm，唇瓣具 1 个红紫色斑块。

20 密花石斛

Dendrobium densiflorum Lindl.

顶叶组

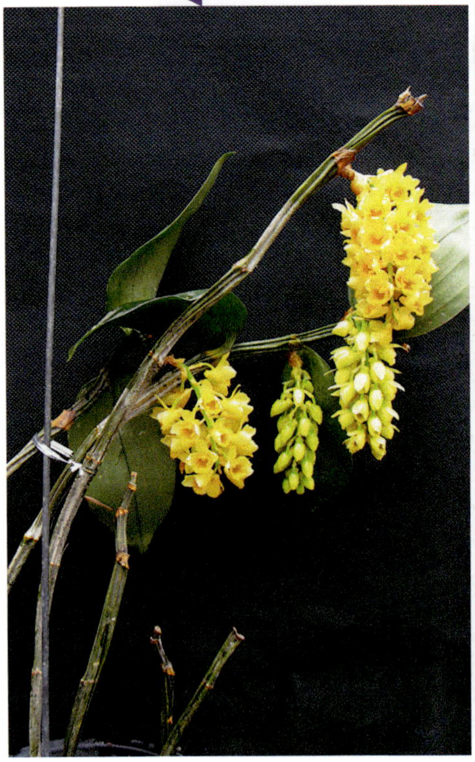

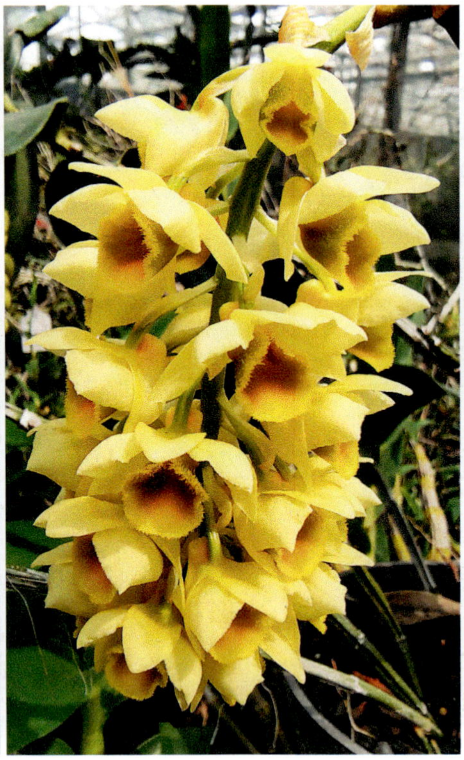

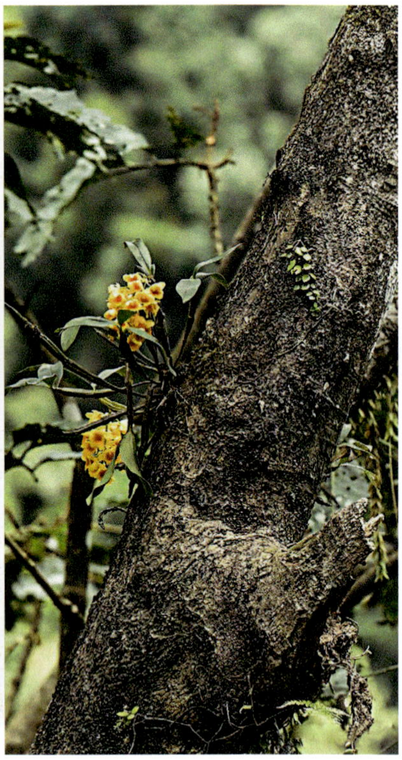

茎直立，四棱形，棒状或纺锤形，长达 30～45cm，粗 1.5～2cm。叶 3～5 枚，生于近茎顶端，厚革质，矩圆状披针形至椭圆形，长 8～17cm。总状花序近顶生，下垂，长 10～25cm，密生 20～30 花；花淡黄色，全缘，花径 3～5cm；花瓣长 1.7～2cm，上部边缘略啮蚀状；唇瓣金黄色，近圆形，边缘具短流苏，两面密被短柔毛状乳突。蒴果长约 7.5cm。花期 4～6 月，单花可持续 1～2 周。

本种栽培广泛。使用排水良好的基质盆栽或吊篮栽培效果较好。生长开始时充分浇水和施肥，需明亮的散射光、温和或冷凉的环境。在冬季和早春干旱的休眠期，浇水量应降到很低，在两次浇水间植株需干透。

分布于中国（广东、海南、西藏东南部）、尼泊尔、不丹、印度东北部、缅甸、泰国。分布地季节性气候明显。生于海拔 400～1900m 的林中树上或山谷岩石上。

本种与球花石斛易混淆。本种茎常具明显 4 棱形；花蕾散生，萼片与花瓣淡黄色。球花石斛茎具数条纵纹，花蕾呈密集状，萼片与花瓣白色。

21 齿瓣石斛　紫皮石斛

Dendrobium devonianum Paxt.

石斛组

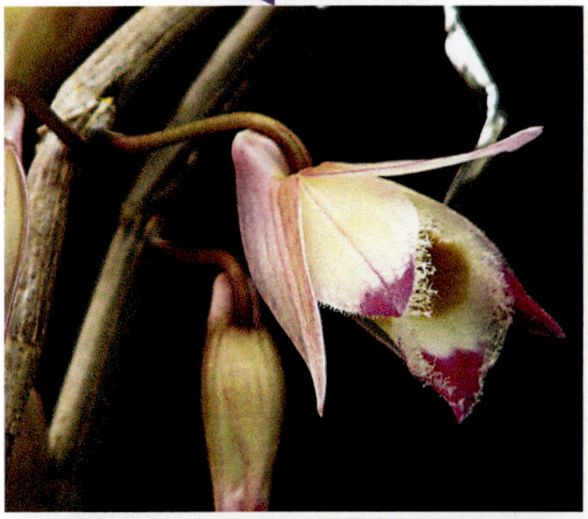

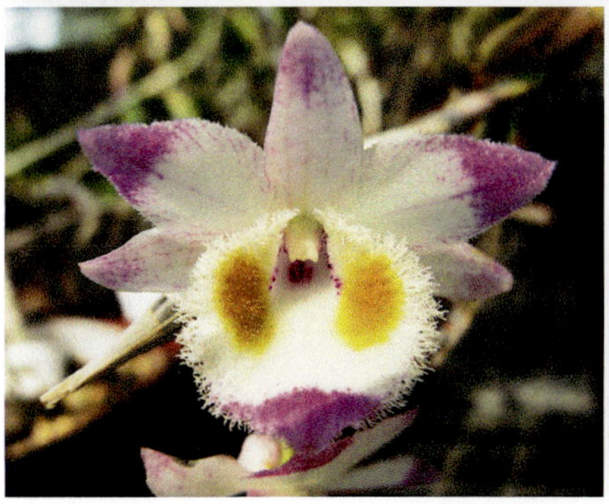

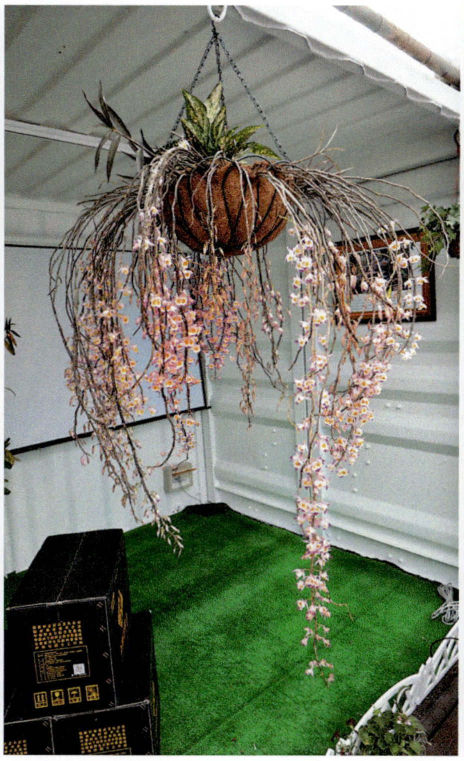

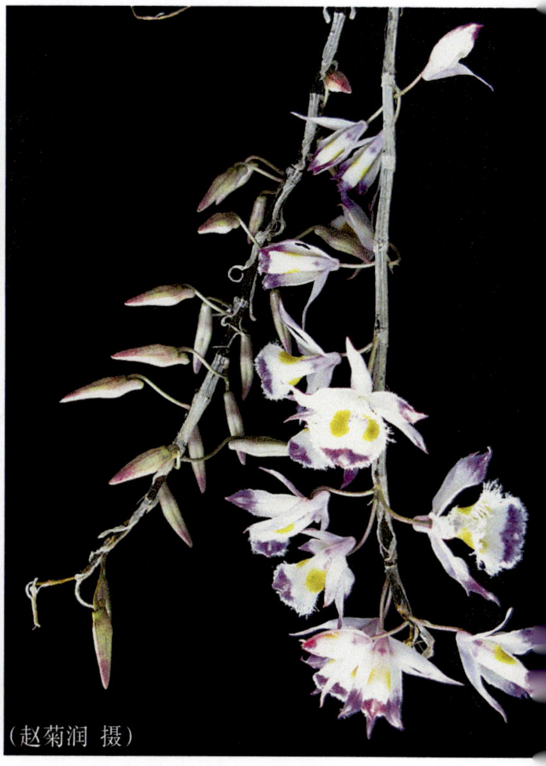

（赵菊润 摄）

附生。茎软，细长圆柱形，长可达 1.0～1.5m，粗 0.2～0.4cm，老茎粗达 0.6cm，干后淡褐色，带污黑。叶薄纸质，狭卵状披针形，长 8～13cm，先端渐尖；新茎叶鞘常具紫红色纵条斑及斑点，老茎叶鞘呈白色。总状花序侧生于落叶茎上，具 1～2 花；花径 4～5cm，花白色，先端有淡紫色晕；花瓣卵形，长约 2.5cm，边缘具短的流苏状毛；萼片披针形；唇瓣近圆形，唇瓣基部两侧上有 2 个黄色斑块，边缘具短流苏，上面密被短柔毛；合蕊柱白色，两侧具紫色条纹。花期 4～5 月，蕾期 21 天，单花持续开 14～17 天。

栽培应使用树蕨板或吊盆。在生长季充分浇水、施肥。植株喜冷凉，喜遮阴或散射光。进入冬季后，浇水量应当减少，浇水后待基质干透几天再浇下次水。在冬季和早春保持干燥，宜于生长和开花。易生高芽。

药用石斛重要种类。分布于中国（广西、贵州、云南、台湾、西藏东南部）、不丹、印度东北部、越南、老挝和泰国。生于海拔 500～1800m 的山地落叶林中树干上。

本种花朵与杯鞘石斛花朵类似，区别在于：本种唇瓣有流苏。

22 黄花石斛

Dendrobium dixanthum Rchb. f.

寡花组

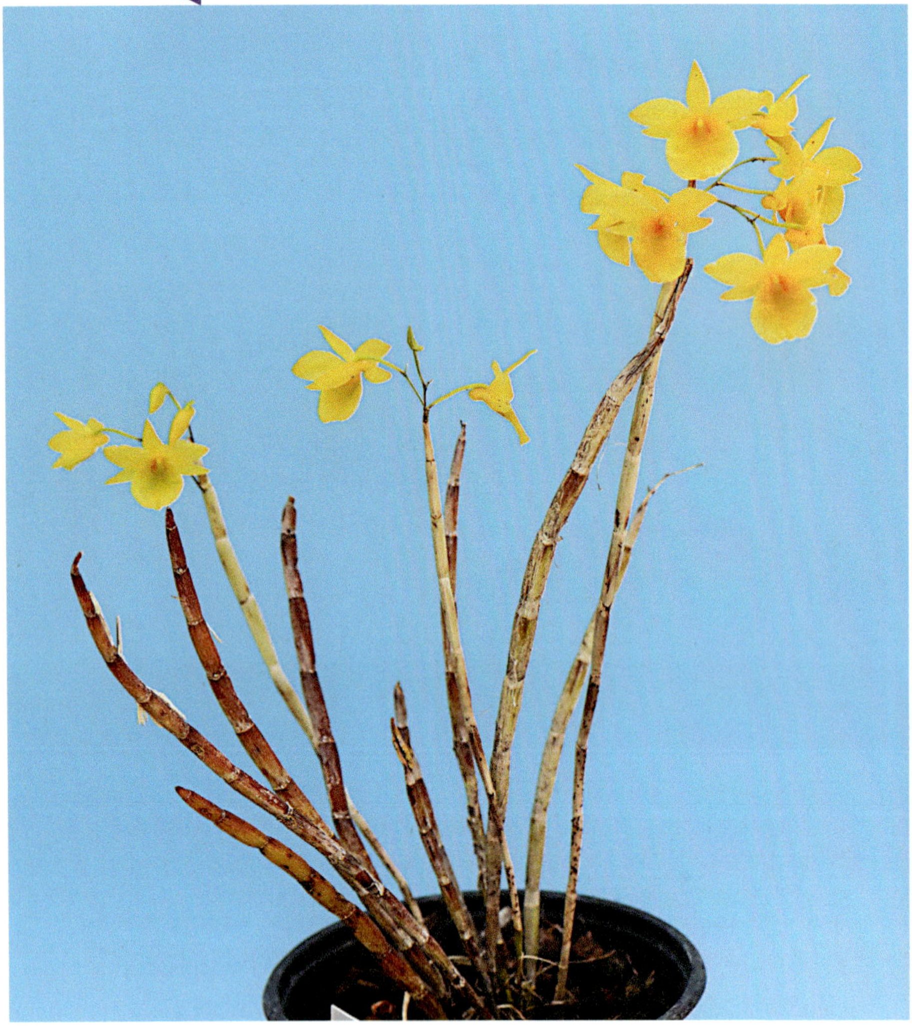

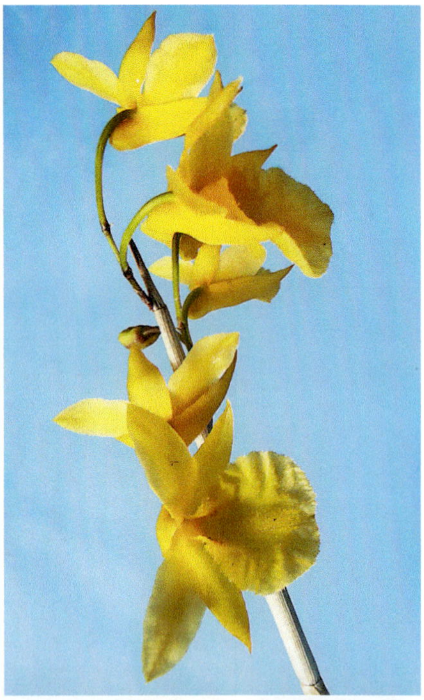

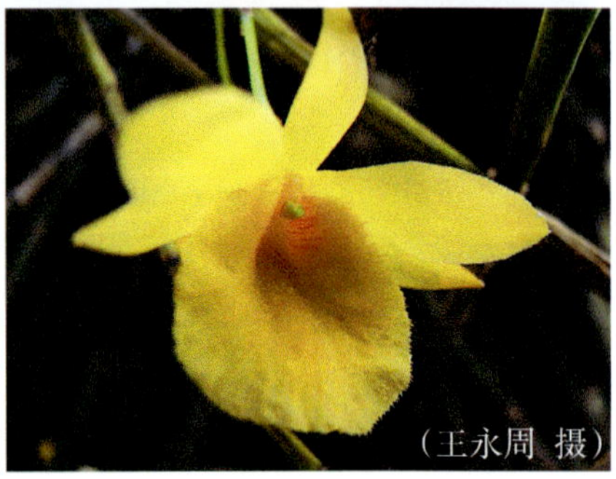

（王永周 摄）

附生。茎细长，细圆柱形，长 50～100cm，粗 3～6mm，具多数纵条棱，干后淡黄色。叶革质，卵状披针形，长 8～13cm，宽约 1cm，先端长渐尖，基部具抱茎的鞘。总状花序常 2～4 个，具 2～5 朵花；花径约 4cm，花黄色，开展，质地薄；萼片长圆状披针形；花瓣近长圆形，长约 2.3cm，宽约 1cm；唇瓣深黄色，基部两侧具紫红色条纹，近圆形，先端凹缺，边缘具啮蚀状细齿，上面密布短毛。蒴果长圆柱形，长 6～7cm，粗 5～6mm。花期 3 月，果期 7 月。

分布于中国（云南勐腊县、景洪、思茅区）、缅甸、泰国、老挝。生于海拔 800～1200m 的山地林中树干上。

23 反瓣石斛

Dendrobium ellipsophyllum T. Tang & F. T. Wang

心叶组

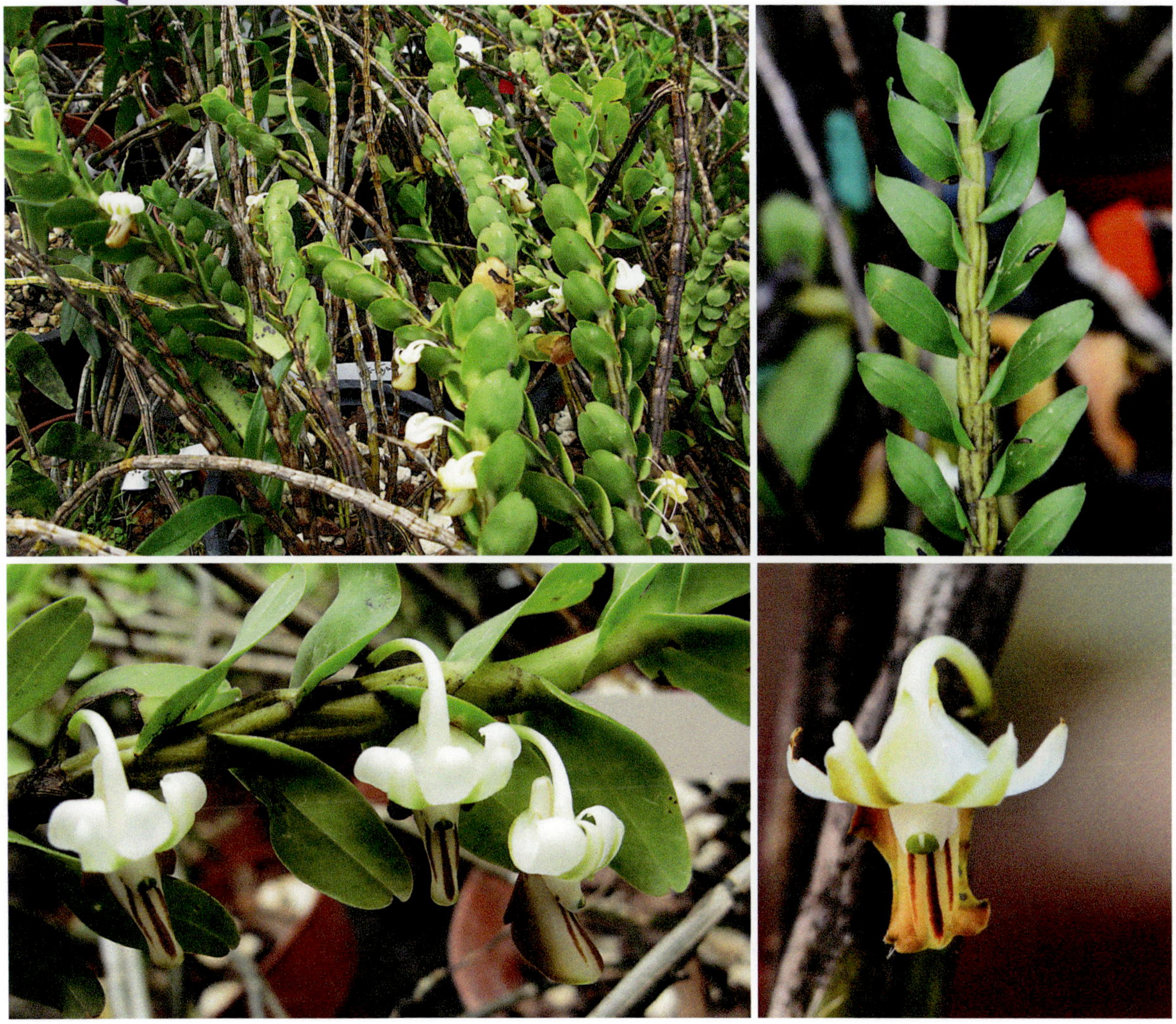

附生，株型中大。茎直立，圆柱形，有明显纵棱，长 30～50cm。叶椭圆形，紧密着生于茎，叶尖凹，叶小，长 3～4cm，宽 1.5～2cm，排成 2 列。花径约 2cm，单朵生于茎上部，花瓣反卷；从初花期至盛花期，花瓣由白色渐变为橙黄色；唇瓣翻卷成马鞍状，3 裂；唇盘中部以上黄色，中央具 3 条黄褐色纵棱；花药带绿色。花形奇特，小，有淡香。花期 6 月，温室可在 2 月初开花，花持续开 3～5 周。

使用树蕨板栽培最佳。在基质湿润状态下生长最好。需明亮的散射光，喜高湿，耐干旱。需周年浇水，气候冷凉时，浇水量减少。植株适应性强，易栽培。

分布于中国（云南）、缅甸、泰国、老挝、柬埔寨、越南的低海拔地带。

㉔ 燕石斛

Dendrobium equitans Kraenzl.

基肿组

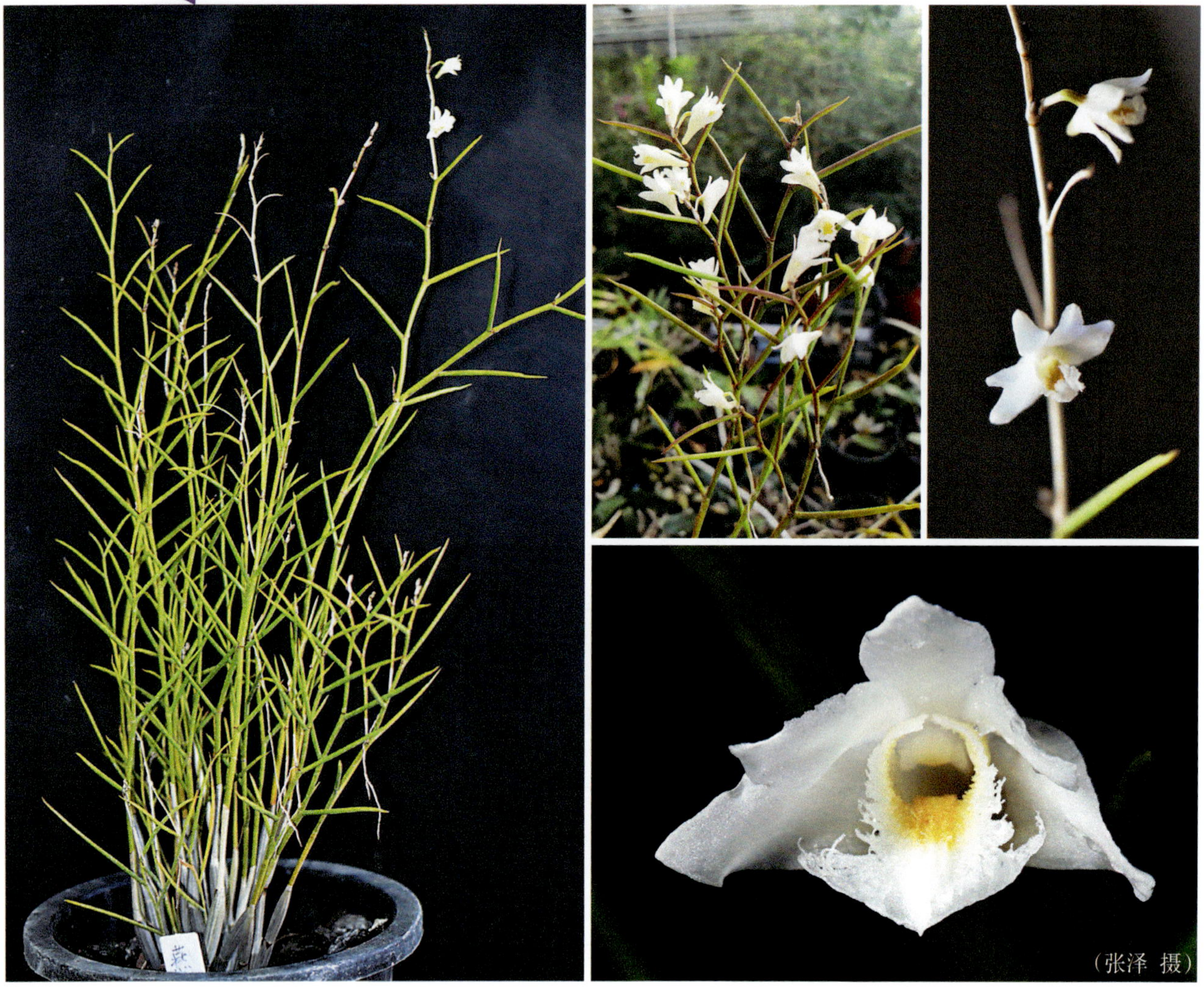

（张泽 摄）

附生，株型较小。茎丛生，质软，基部上方1～2个节间膨大成纺锤形，顶部细长，茎长9～40cm。叶肉质，扁平状，两侧压扁成匕首状或短狭的剑状，长4～7cm，宽3～4mm，先端锐尖，基部具紧抱于茎的肉质鞘，与鞘相连接处具1个关节。花小，常单朵，侧生于茎的上端，不甚开展，乳白色；花瓣倒卵状披针形；唇瓣倒卵形；唇盘中央黄色且密布细乳突状毛。花期6～9月，开花持续约1周。

使用树蕨板或花盆栽培，基质要求排水良好。适宜温暖至温和、高湿的环境，喜明亮的散射光，需定期浇水。本种分布地区周年有降雨。

分布于中国（台湾）、菲律宾。生于海拔约600m的灌木丛或林地斜坡上。

25 景洪石斛　香水石斛

Dendrobium exile Schltr.

基肿组

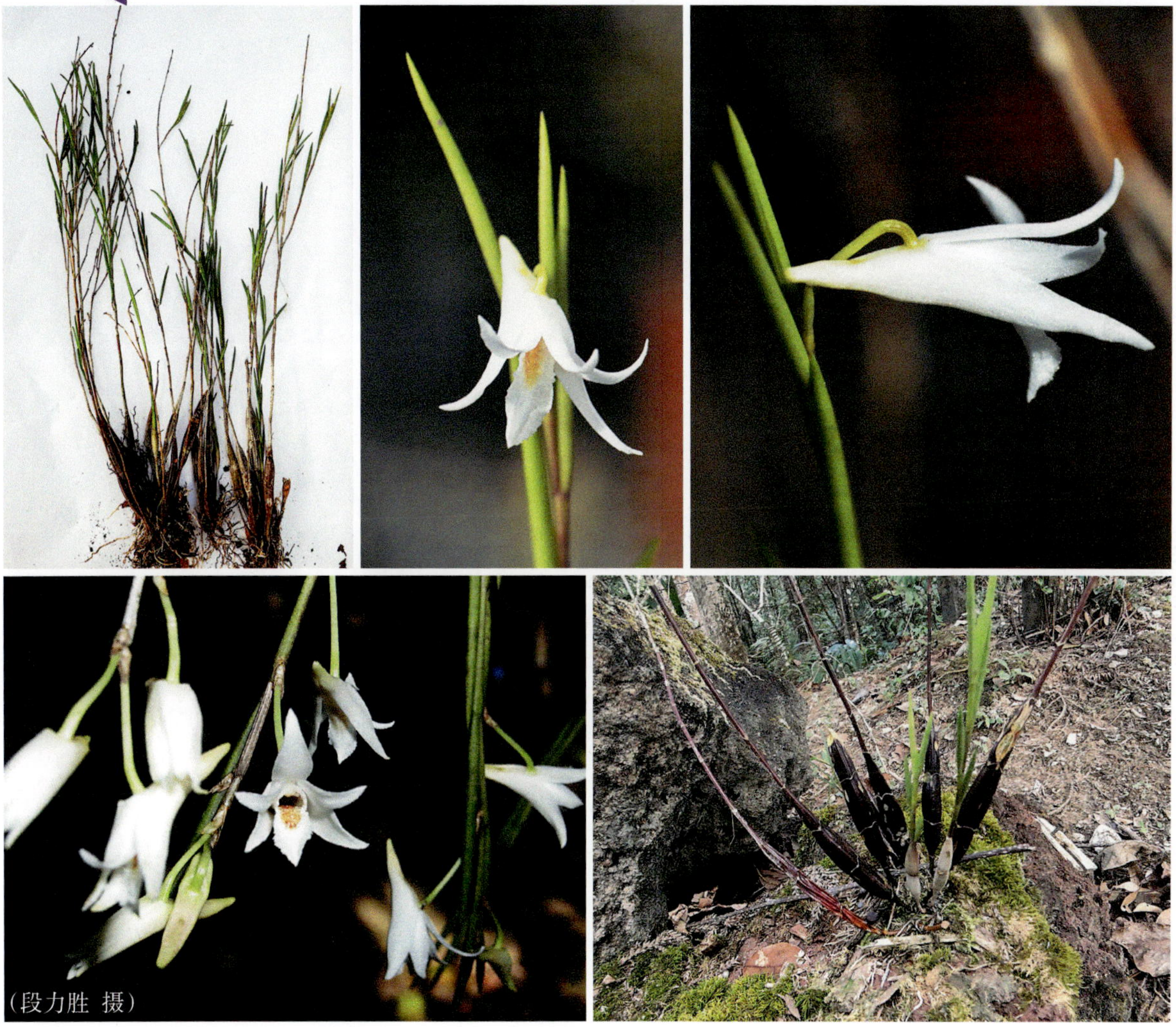

（段力胜 摄）

茎细长，细圆柱形，多少木质化，长达 50cm，粗约 3mm，上部常分枝，基部上方 2～3 个节间膨大成纺锤形，膨大部分的茎肉质，四棱形，老时赤褐色。叶通常互生于分枝的上部，扁压状圆柱形，长 2.5～6cm，宽 1.5～2.5mm，先端锐尖。花单朵，侧生于分枝的顶端，白色，花径约 2.5cm；萼片和花瓣近披针形，先端长渐尖；唇瓣基部楔形；唇盘黄色，被稀疏的长柔毛，从基部至先端纵贯 3 条龙骨脊。蒴果纺锤形，长约 4cm，粗约 6mm。花期 10～11 月，果期 11～12 月。

分布于中国（云南景洪、勐腊县）、越南、泰国。生于海拔 600～800m 的疏林中树干上。

26 串珠石斛 红鹂石斛

Dendrobium falconeri Hook.

石斛组

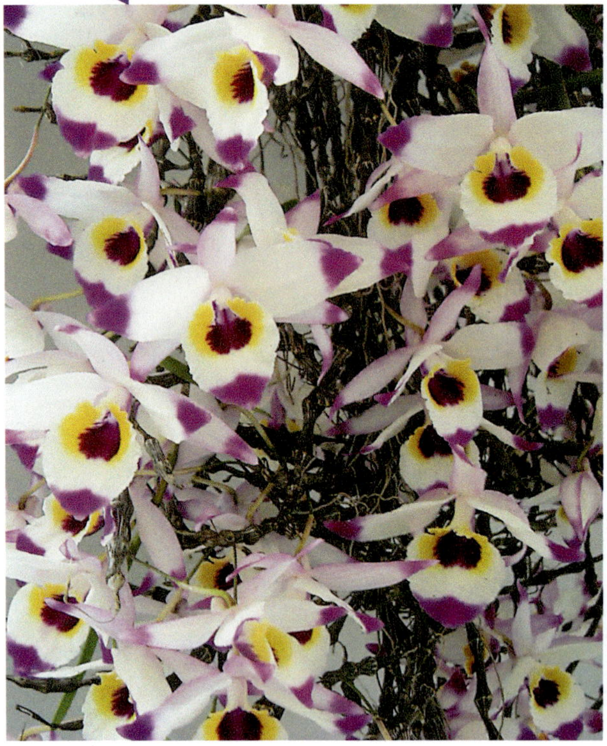

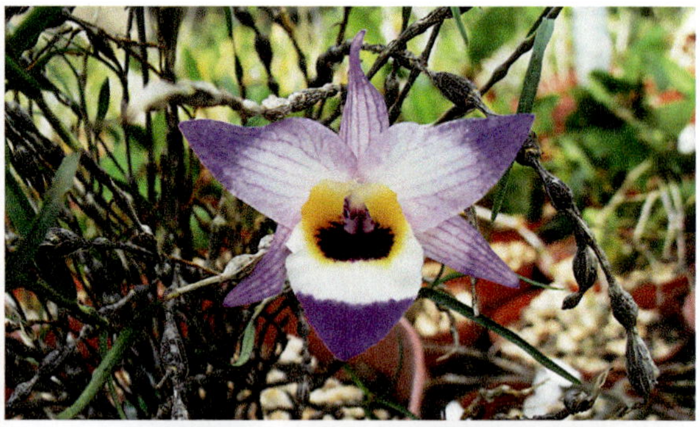

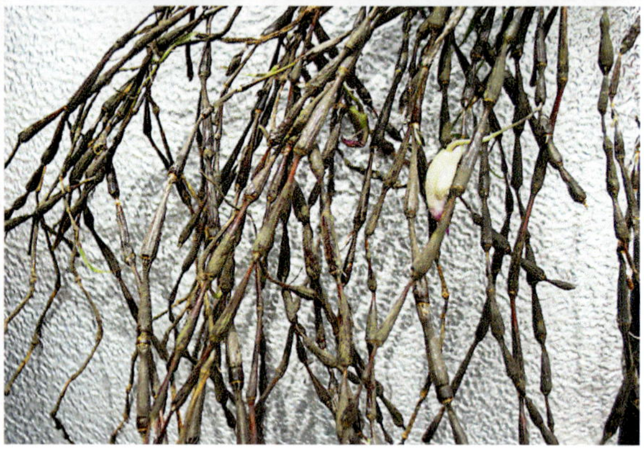

附生，株型中小，常匍匐或悬垂状。茎常悬垂，细圆柱形，长30～120cm，茎上部节和分枝常连续膨大而呈细串珠状，干后褐黄色，带污黑，通常多分枝。叶2～5枚，生于分枝近顶端，质地薄，线形或狭矩圆形，长4～6cm，宽3～4mm；叶鞘纸质。花常生于分枝无叶的茎上部，花径5～6cm，单生或较少2朵排成总状花序；花瓣白色；萼片粉红色，先端带深紫色；花瓣卵形，长约3cm；唇瓣卵圆形，白色，边缘有细齿，先端带深紫色，基部两侧黄色；唇盘具1个深紫色斑块。花期5～6月，单花可持续开1～2周。

使用树蕨板或吊盆栽培。喜高湿，需光线明亮的环境，喜温和至冷凉。休眠期3～4个月，冬季适当干旱利于开花，两次浇水间允许干透几天。不易栽培，需较高空气湿度，保持适当的遮阴。易生高芽。

分布于中国（台湾、湖南、广西、云南）、不丹、印度东北部、缅甸、越南和泰国。生于海拔800～1800m的林中树干上。

本种、肿节石斛和棒节石斛（*Dendrobium findlayanum*）茎的形状非常特殊，为其重要的特征。肿节石斛每个节明显肿大，呈算盘子状，花白色，先端带紫色。本种茎上部节和分枝常连续肿大而呈串珠状，花瓣白色，萼片粉红色，先端带深紫色。棒节石斛整个茎为疏串珠状。

27 梵净山石斛

Dendrobium fanjingshanense Z. H. Tsi, X. H. Jin & Y. W. Zhang

石斛组

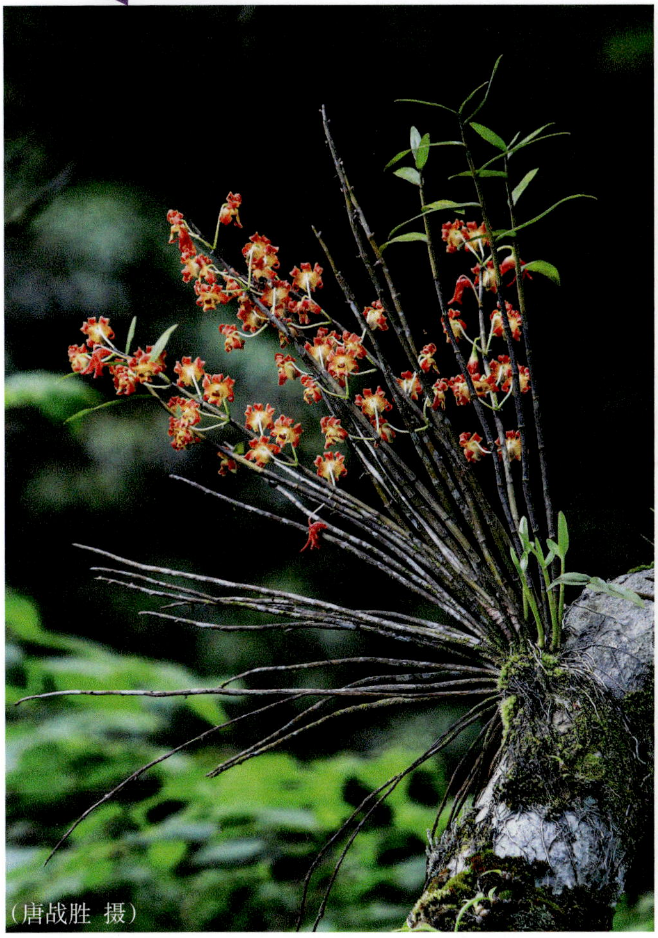
（唐战胜 摄）

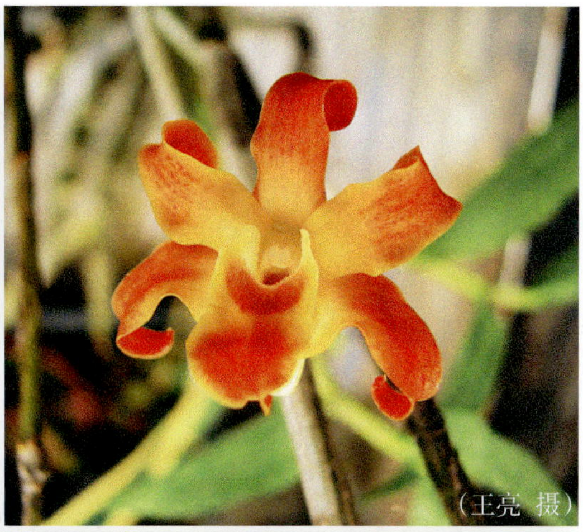
（王亮 摄）

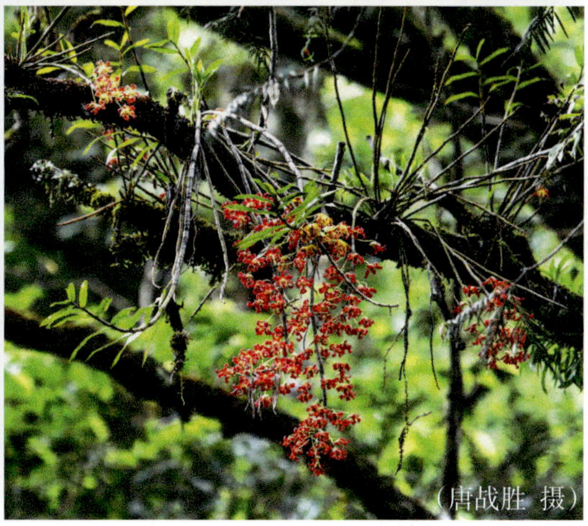
（唐战胜 摄）

附生，株型中等。茎丛生，长 20～40cm，粗 2～3mm，节间长 1～1.5cm。叶 5～6 枚，生于茎的上部，近革质，矩圆状披针形，长 2～5cm，宽 5～15mm，先端稍钝且稍有钩转。花序具 1～2 朵花；花开展，花被片反卷而边缘稍呈波状，橙黄色；中萼片长圆形，侧萼片为稍斜卵状披针形，萼片长约 2cm；萼囊倒圆锥状，长约 8mm，宽约 6mm；花瓣近椭圆形，长约 2cm，中部宽约 6mm；唇瓣橙黄色，长约 2cm，下部具 1 个大的扇形斑块，唇瓣不明显 3 裂，密布短绒毛；侧裂片近半圆形，上举，在基部（两侧裂片间）具 1 个淡紫色的胼胝体；中裂片卵形，上面具 1 条隆起的脊突，无毛；合蕊柱乳白色，内侧具紫色条纹，药帽乳白色。

本种在体态上近于广东石斛（*Dendrobium wilsonii*），区别在于：本种的花橙黄色，花被片反卷，唇瓣中裂片下部紫色。

我国特有种，分布于贵州（梵净山）、江西、浙江。生于海拔 800～1450m。

28 流苏石斛 马鞭石斛

Dendrobium fimbriatum Hook.

寡花组

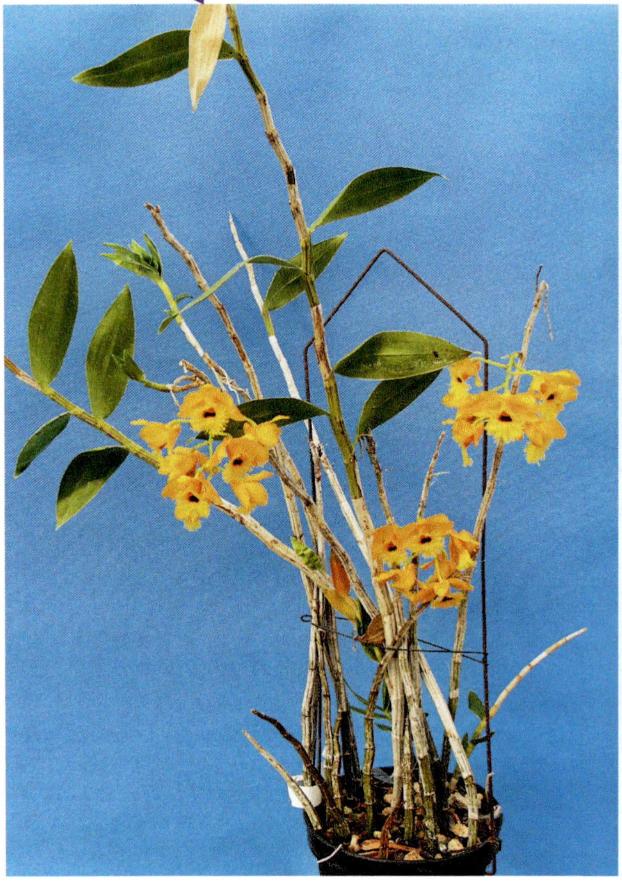
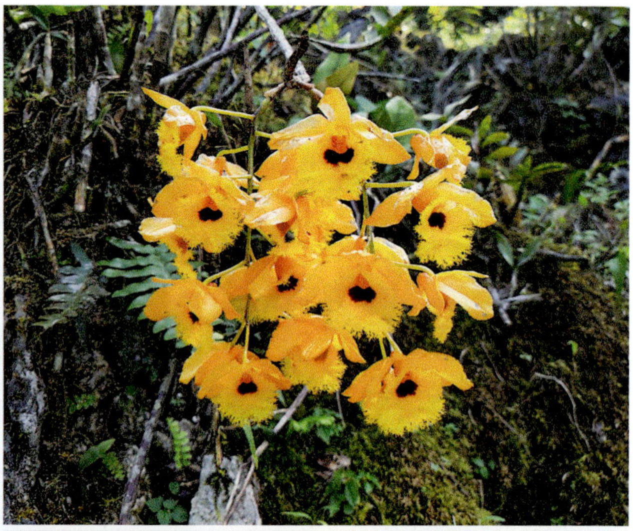
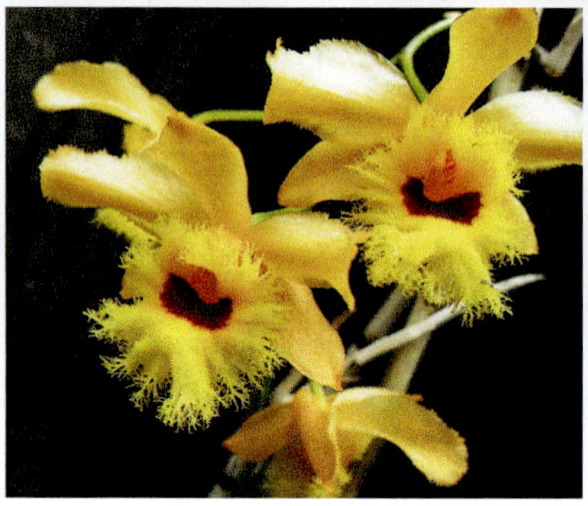
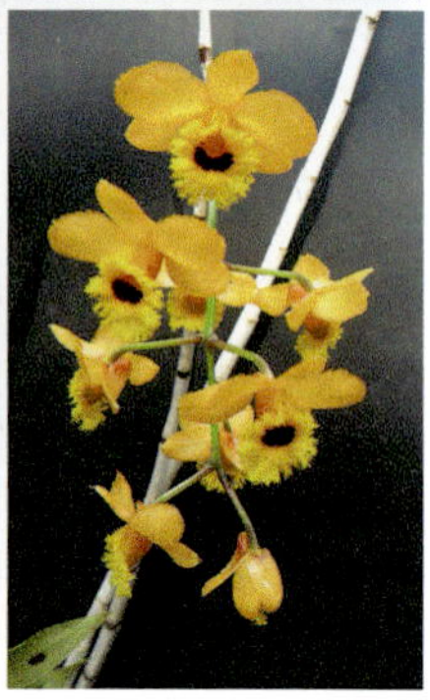

附生，株型大。茎长，圆柱形，中部稍增粗，较坚硬，茎长者可达2m，粗约1cm。叶多枚，矩圆形至披针形，长8～16cm，宽2～3.5cm，凋落。总状花序常下垂，生于落叶茎的上部，长15～20cm，具6～12花；花橙黄色，花径4～8cm；花瓣椭圆状圆形至椭圆状矩圆形，长2～2.5cm，上部边缘稍有细齿；萼片卵状矩圆形；唇瓣近圆形，上有暗紫色斑块，边缘具复式流苏，上面密布短柔毛；唇盘具1个半月形的红紫色斑块。花期4～6月，温室可提前至2月，单花可持续开7～12天。

需半遮阴的散射光，喜温和或冷凉的环境。冬季低温下保持一定的干旱可利于植株生长和开花，基质可干透1～2天再浇水。易生高芽。强健，易栽培。花量大，植株大者花可达100朵甚至更多。

药用石斛常见种类，《中华人民共和国药典》（2020年版）收录种类。广布于中国（广西、贵州、云南）、印度、尼泊尔、不丹、缅甸、泰国、老挝、越南、马来西亚等地。生于密林中树上或山谷悬崖上，海拔600～1700m。

㉙ 棒节石斛 蜂腰石斛

Dendrobium findlayanum E. C. Parish & H. G. Reichenbach

石斛组

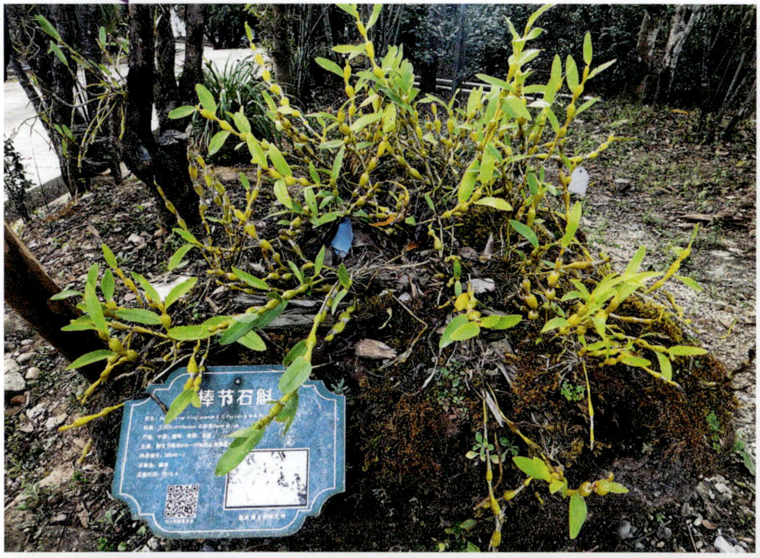

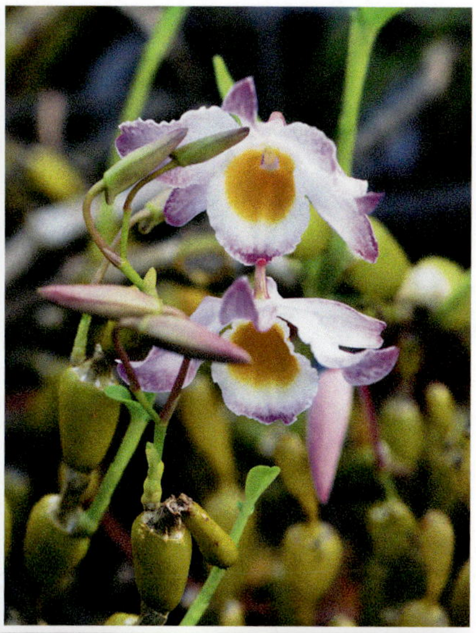

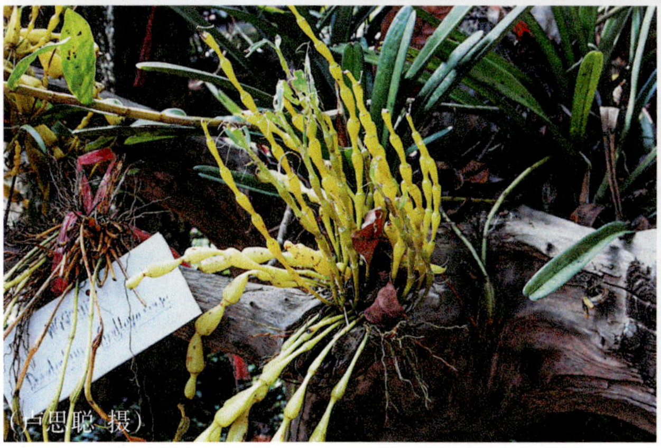

（卢思聪 摄）

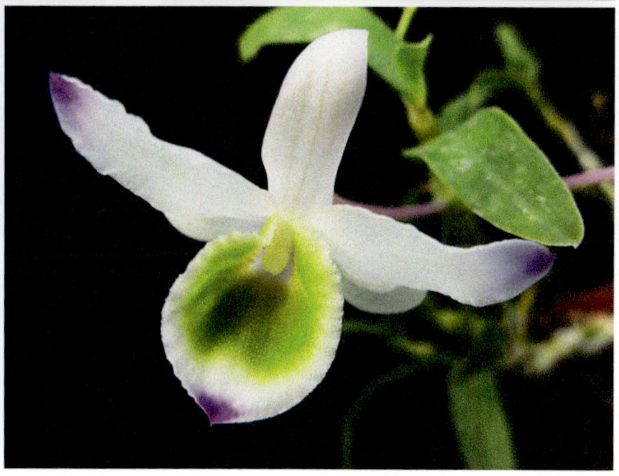

附生或地生，株型中小。茎近直立，肉质，两侧稍压扁，整个茎为疏串珠状，长 20～70cm，粗 1～2cm，具 4～7 节，每个节间基部细长，顶部粗，明显肿大成棒状倒圆锥形。叶披针形至矩圆状披针形，长 8～10cm，先端钝或不等的 2 裂。花序生于茎上部叶腋，长达 10cm，通常具 2 花；花白色，先端带淡紫红色；花瓣卵形，长 3～3.5cm；唇瓣基部两侧具紫红色条纹；唇盘有 1 个黄色斑块，周边白色并带淡紫红色。花期 3 月，花开持续时间长。

可栽培在基质排水良好的花盆中，也可栽培于树蕨板上。喜阳光明亮、温和或冷凉的环境。生长季须充分浇水、施肥。夏末到冬季需水量比较少，保持一定的干旱利于植株生长、开花。

春石斛杂交育种常用的原生种。分布于中国（云南南部）、缅甸、泰国、老挝。生于海拔 800～1700m 的疏林树干上。

30 曲茎石斛

Dendrobium flexicaule Z. H. Tsi, S. C. Sun & L. G. Xu

石斛组

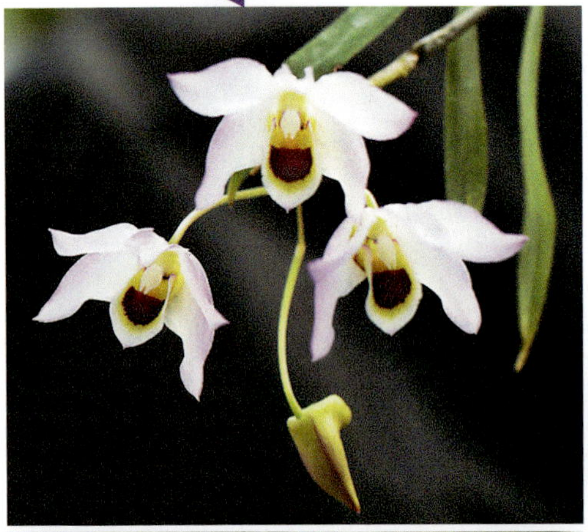

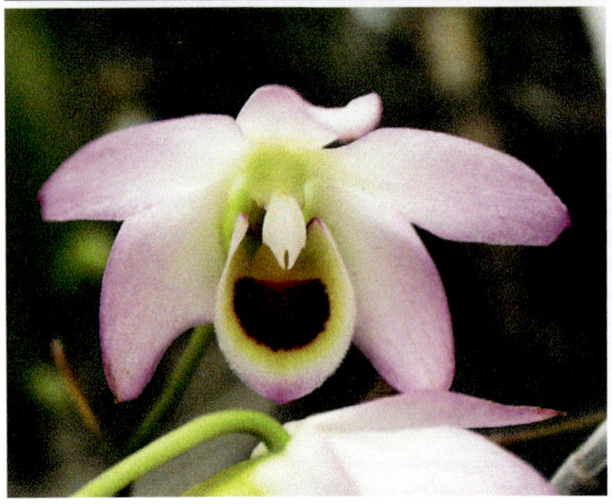

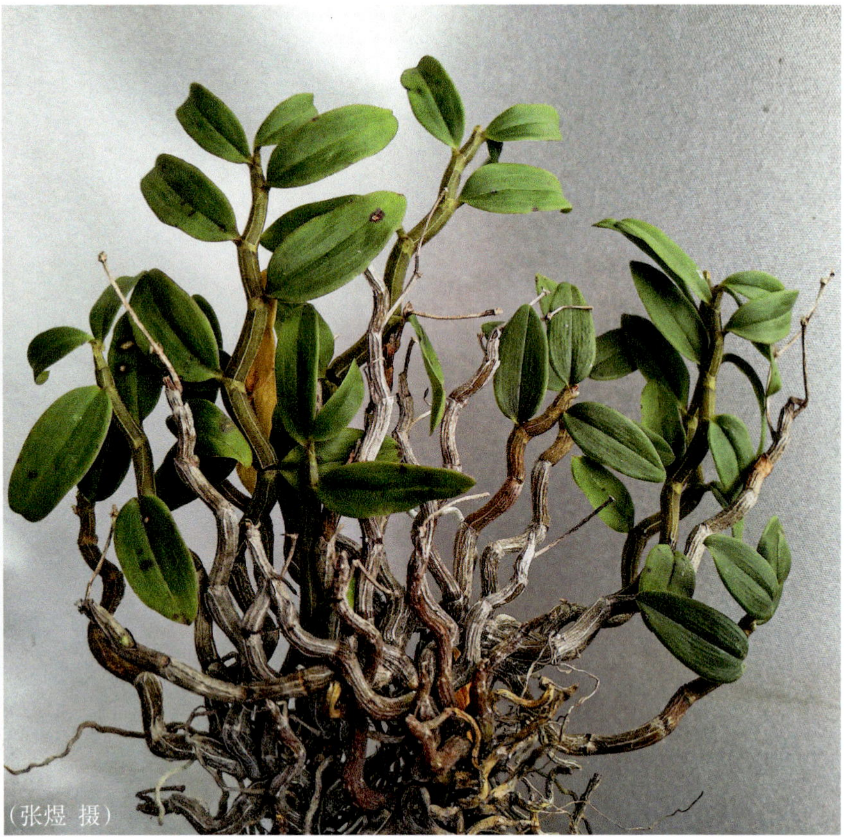

（张煜 摄）

茎圆柱形，稍回折状弯曲，长 6～11cm，粗 2～3mm，干后淡棕黄色。叶 2～4 枚，近革质，长圆状披针形，长约 3cm，宽 7～10mm，先端钝且稍钩转。花序从茎上部发出，具 1～2 朵花；花开展；中萼片背面黄绿色，上端稍带淡紫色，长圆形；侧萼片背面黄绿色，上端边缘稍带淡紫色，斜卵状披针形；花瓣下部黄绿色，上部近淡紫色，椭圆形，长约 2.5cm；唇瓣淡黄色，先端边缘淡紫色，中部以下边缘紫色，上面密布短绒毛；唇盘中部前方有 1 个大的紫色扇形斑块，其后有 1 个黄色的马鞍形胼胝体；合蕊柱黄绿色，中部具 2 个圆形紫色斑块且疏生上部紫色而下部黄绿色的叉状毛，末端紫色，末端与唇瓣结合成强烈增厚的关节；药帽乳白色。花期 5 月。

有开发潜力的药用石斛。我国特有种，分布于河南、湖北、湖南、四川、重庆、陕西。生于海拔 1200～2000m 的山谷岩石上。

31 双花石斛

Dendrobium furcatopedicellatum Hayata

禾叶组

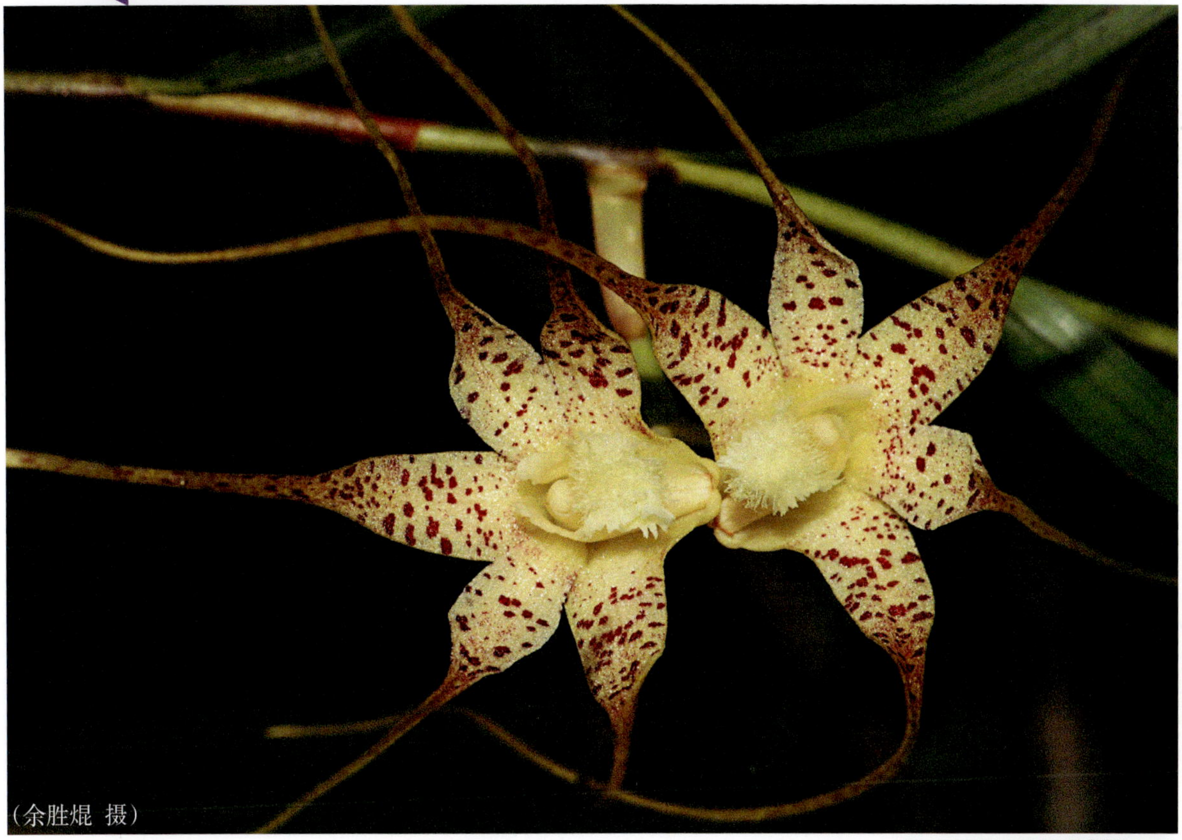
（余胜焜 摄）

茎圆柱形，直立，长 30～40cm 或更长，粗约 2mm。叶薄革质，线形，长约 11cm，宽约 4mm，先端渐尖。伞状花序侧生，具 2 朵花，呈 90° 角向外伸展；花稍张开，淡黄色；萼片在中部两侧具紫色斑点，狭披针形，先端丝状卷曲；萼囊长约 5mm，略弯曲；花瓣与萼片等长，但较窄；唇瓣 3 裂，边缘具流苏状的齿；唇盘被短柔毛。花期 5 月。

我国特有种，分布于台湾中部和南部。生于山地林中。

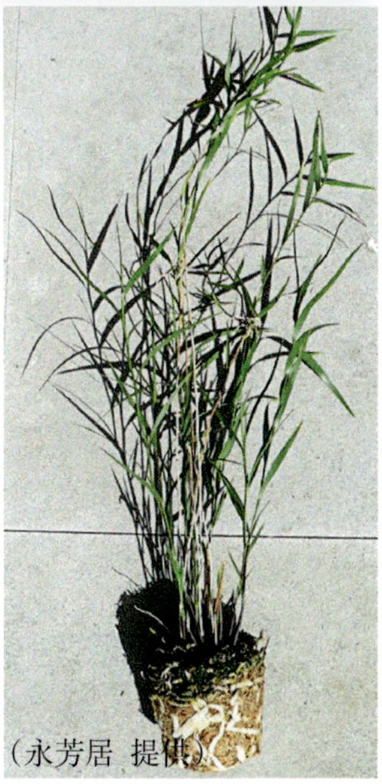
（永芳居 提供）

32 曲轴石斛

Dendrobium gibsonii Lindl.

寡花组

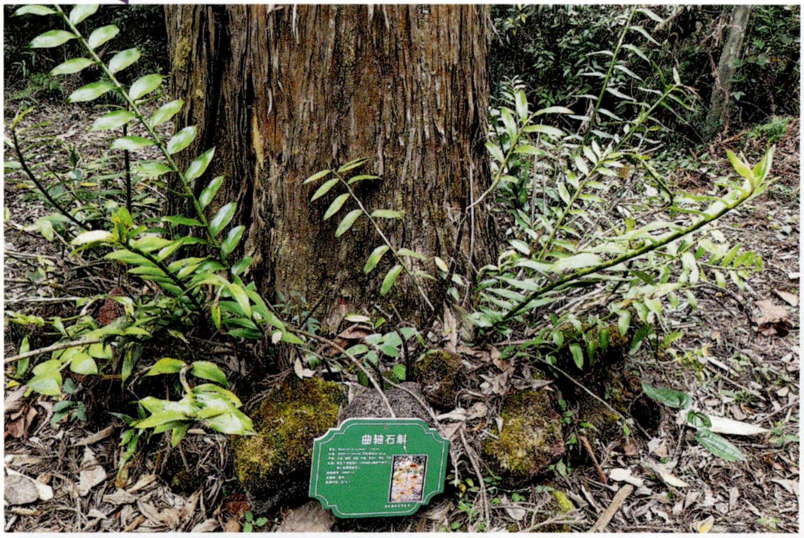

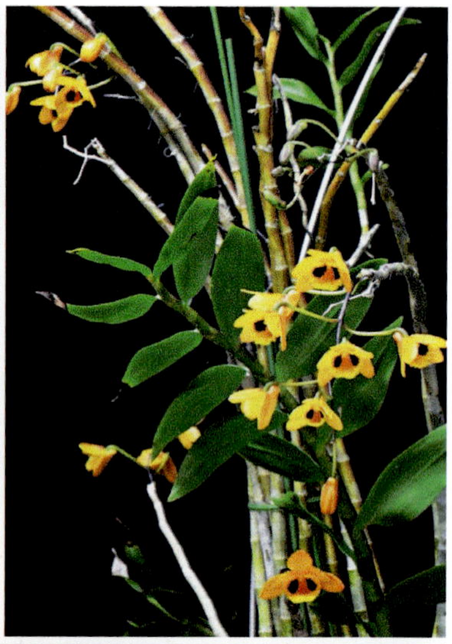

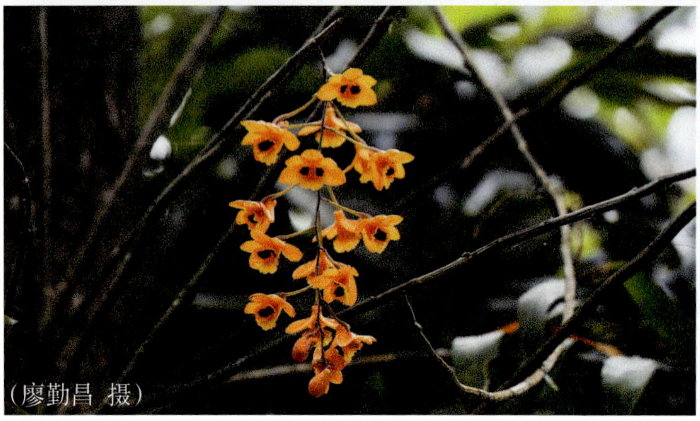

(廖勤昌 摄)

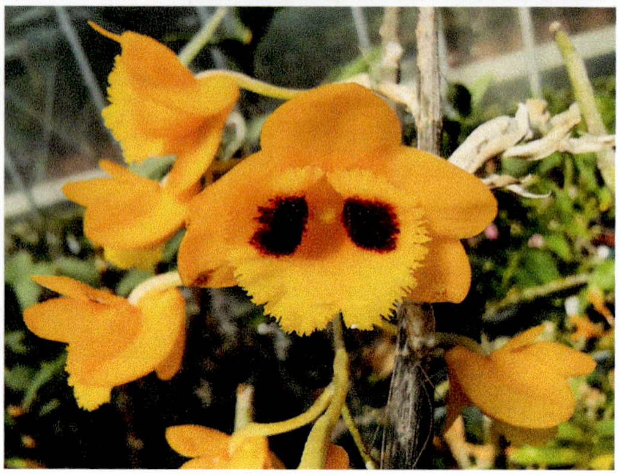

株型大。茎长可达120cm，宽小于1cm，长圆柱形，坚硬，具纵槽，干后淡黄色。叶约10枚，2列，薄革质，矩圆形或近披针形，长10～15cm，先端急尖。总状花序生于茎上端，下垂，长10～15cm，具6～15花；花序轴稍左右曲折；花径2.5～4cm，花橙黄色；唇瓣基部两侧各具1个黑紫色斑块。花期6～7月，单花持续开约2周。

植株大，栽培需充足的空间，吊盆或树蕨板最适宜。喜温和、光线明亮的环境，不需直射光。冬季低温时基质需干燥，肥水管理中基质可干透再浇水。

分布于中国（广西、云南南部）、尼泊尔、不丹、印度东北部、缅甸、泰国。生于海拔700～1600m山地疏林中。

本种与流苏石斛极近似。流苏石斛花瓣上部边缘稍有细齿；唇瓣近圆形，边缘具复式流苏。本种花期较晚，花瓣全缘；唇瓣近肾形，无明显的流苏，具2个黑紫色斑块。

33 杯鞘石斛

Dendrobium gratiosissimum Rchb. f.

石斛组

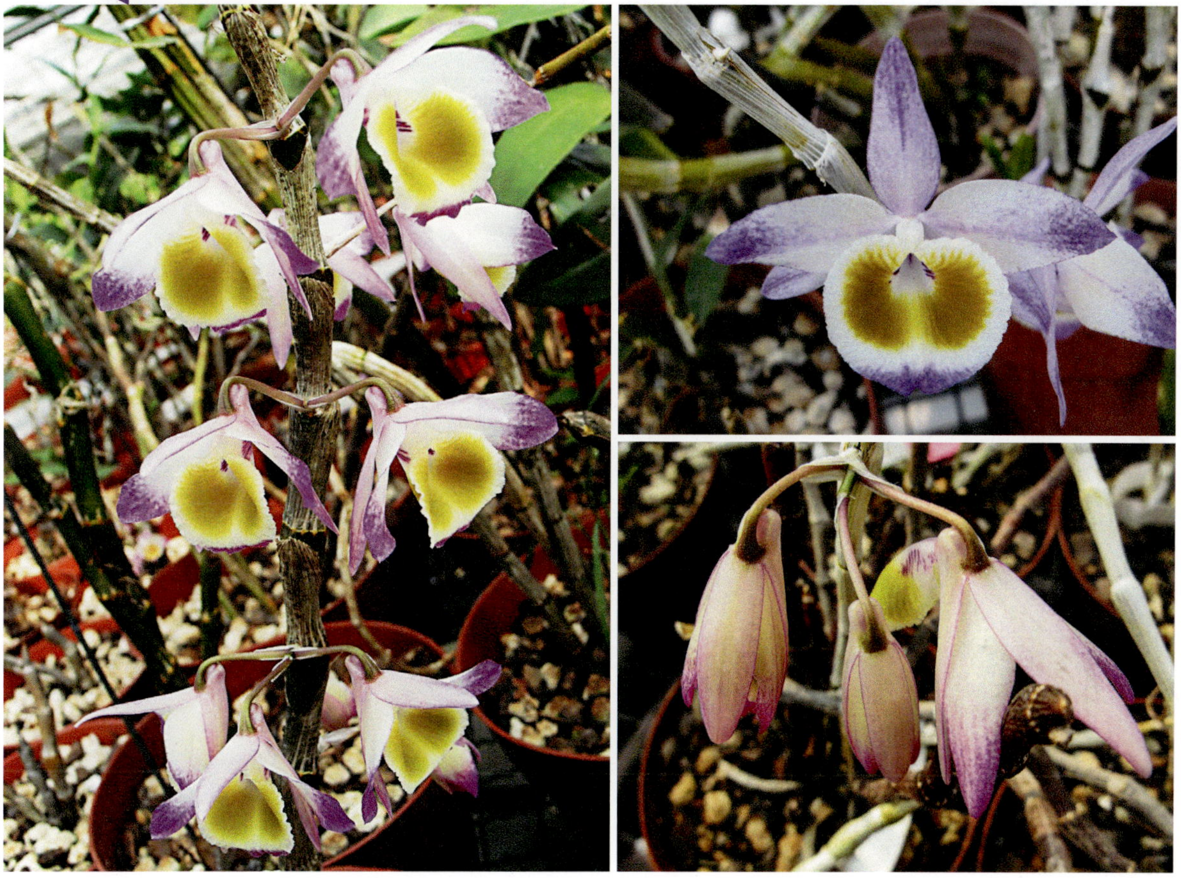

附生，株型中小。茎粗厚，直立，圆柱形，节稍肿大，干后淡黄色，茎长 10～20cm，粗 0.6～1.3cm，老茎红褐色，每节上部呈倒梯形，稍肿大。叶 2 列，纸质，狭矩圆形，长 7～10cm，叶先端稍钝且一侧钩转；叶鞘纸质，干后鞘口呈杯状张开。总状花序，具 1～3 花；花质地薄，白色或粉红色，先端玫瑰紫色，花径 6～7cm；花瓣椭圆形，长 2.5～3cm，基部中央具多条紫红色条纹；唇瓣倒卵形至近圆形，长约 2.5cm，上面密生细短柔毛；唇盘中央横生 1 个淡黄色而中间不连续的半月形斑块。果实卵球形，长约 3cm，粗约 1.5cm。花期 4～5 月，蕾期 16 天，单花持续开 14 天。

分布于中国（云南南部）、印度东北部、缅甸、老挝、泰国。生于海拔 1200～1700m 的林中树干上。

本种茎与大苞鞘石斛（*Dendrobium wardianum*）茎形状相似，但本种花和苞片较小，唇盘具淡黄色又不连续的半月形斑块。本种花色与齿瓣石斛花色相似，不同之处在于：本种茎粗壮，节稍肿大，花瓣全缘，唇瓣边缘无流苏。

34 滇桂石斛 盘江石斛、广西石斛

Dendrobium guangxiense S. J. Cheng & C. Z. Tang

异名：*Dendrobium scoriarum*

石斛组

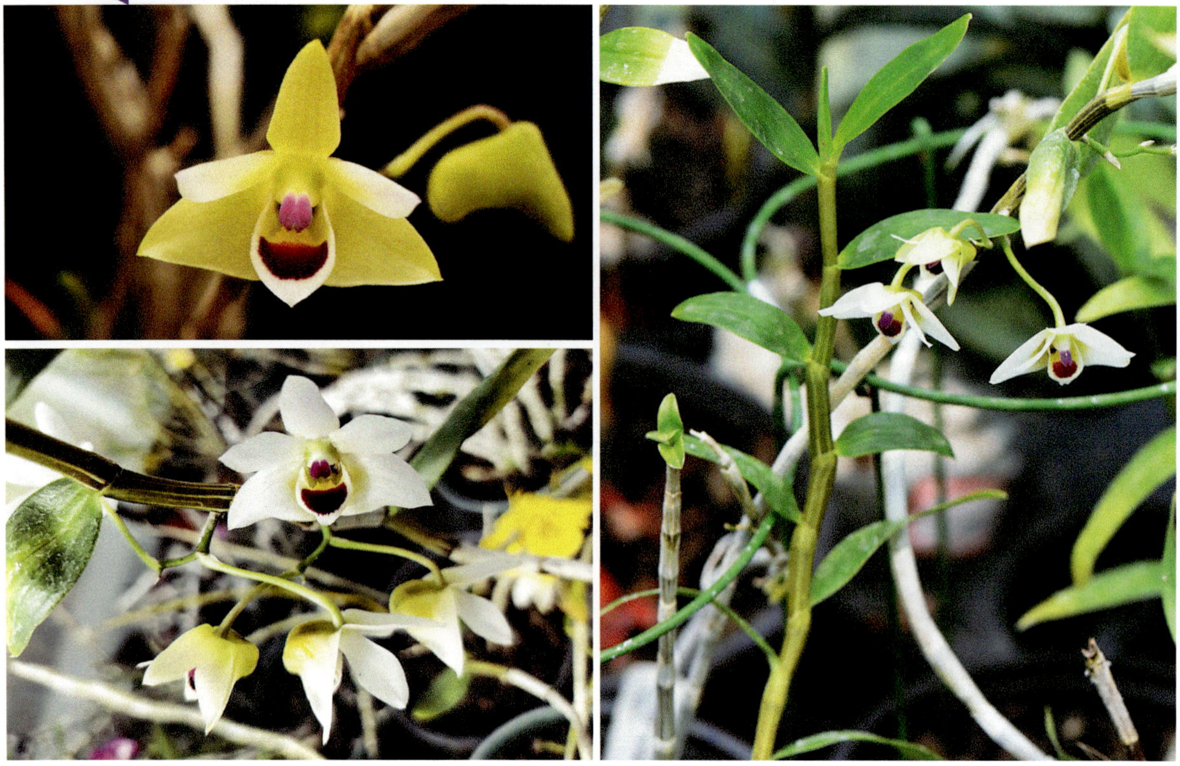

茎细长，肉质，软，圆柱形，长15～60cm，粗约4mm，具多节，绿色。叶革质，矩圆状披针形，长3～6cm，先端钝或稍不等侧2裂；叶鞘带多条白色纵条棱。花序通常生于无叶老茎上，具1～3朵花；花小，白色，基部外侧浅黄色；花瓣卵状矩圆形，长12～16mm；唇瓣卵形；唇盘黄色胼胝体前方有1个大深色紫斑块，唇盘上具1个马鞍形胼胝体；花药呈鲜艳的紫红色。花期4～5月，温室花期12月至翌年2月。

冬季休眠期要适当干旱。喜明显季节性气候，需光线明亮、温和的环境。基质要求排水良好。易生高芽，高芽分株后来年开花。茎生长势强，生长量大。

分布于中国（广西、贵州和云南东南部）、越南。生于海拔约1200m的林缘树干上或岩石上。

本种花尤其是唇瓣似曲茎石斛，但萼片和花瓣颜色不同。本种茎较长。曲茎石斛茎回折状弯曲，花苞片无斑点，唇瓣宽卵形，不裂，药帽近菱形，顶端2尖裂。

本种、齿瓣石斛、钩状石斛、铁皮石斛等的茎细长，比较类似。齿瓣石斛茎红褐色，有红色斑点及纵条棱，老茎叶鞘灰白色，叶对折不断。本种叶易折断。

35 海南石斛

Dendrobium hainanense Rolfe

圆柱叶组

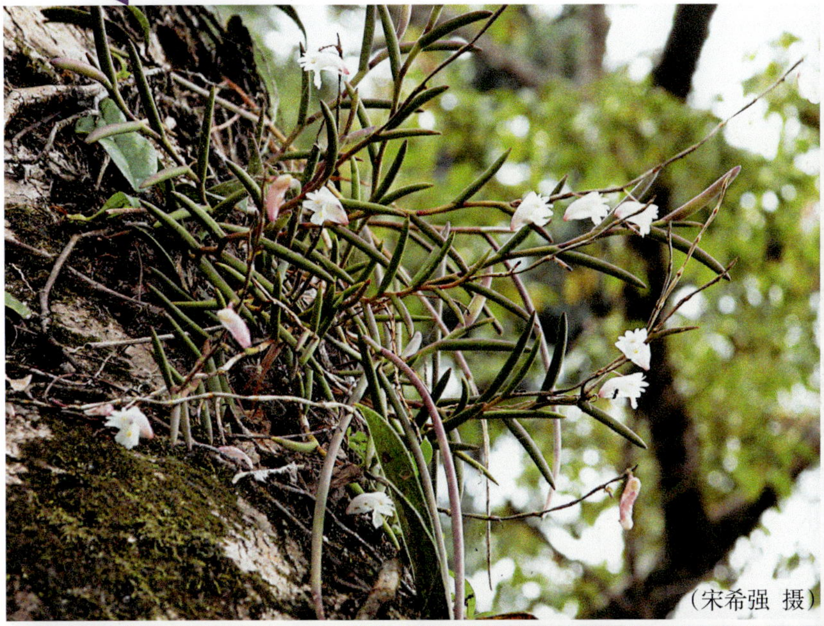

（宋希强 摄）

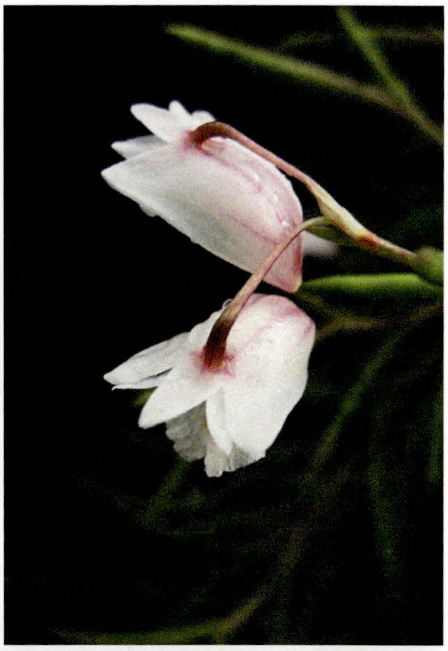

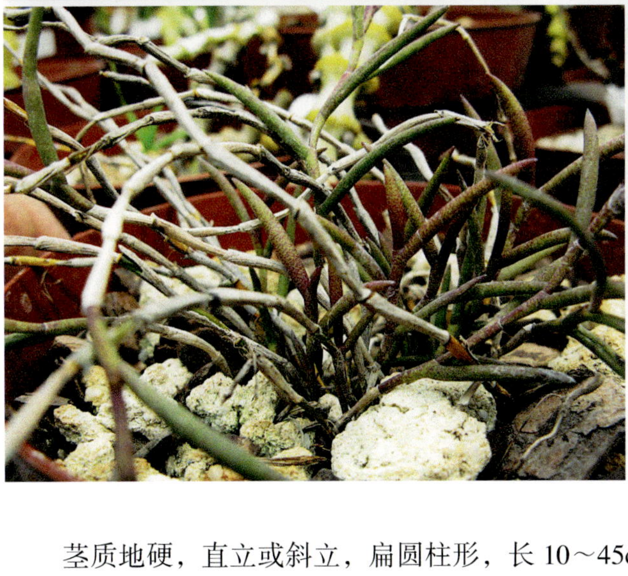

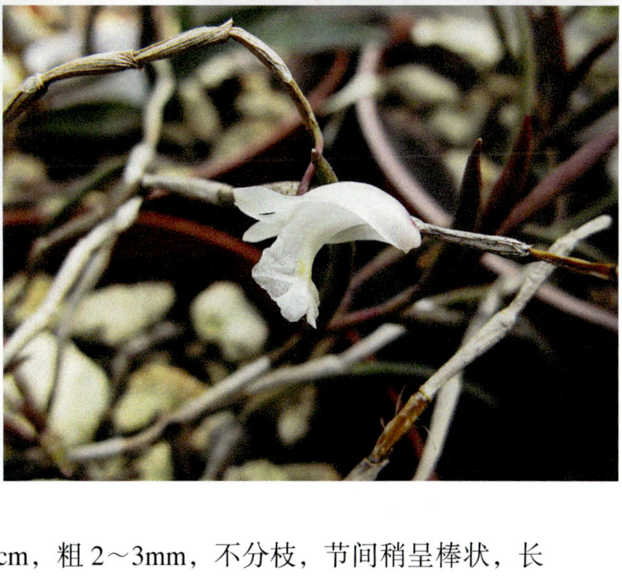

茎质地硬，直立或斜立，扁圆柱形，长 10～45cm，粗 2～3mm，不分枝，节间稍呈棒状，长约 1cm。叶厚肉质，半圆柱形，长 2～2.5cm，宽 1～3mm，先端钝。花小，白色，单生；中萼片卵形；侧萼片卵状三角形；萼囊长约 1cm；花瓣狭长圆形，长 3.3～4mm，宽约 1mm；唇瓣倒卵状三角形，先端凹缺，前端边缘波状，基部具爪；唇盘中央具 3 条粗脉纹。花期通常 9～10 月。

分布于中国（香港、海南）、越南、泰国。生于海拔 1000～1700m 的山地阔叶林中树干上。模式标本采自海南。

36 细叶石斛 竹叶石斛

Dendrobium hancockii Rolfe

寡花组

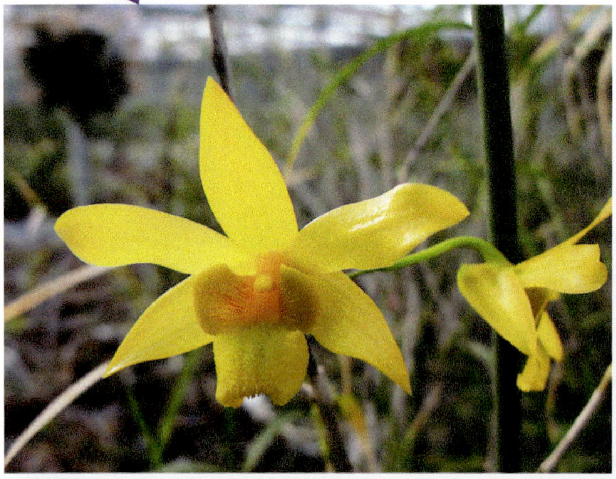

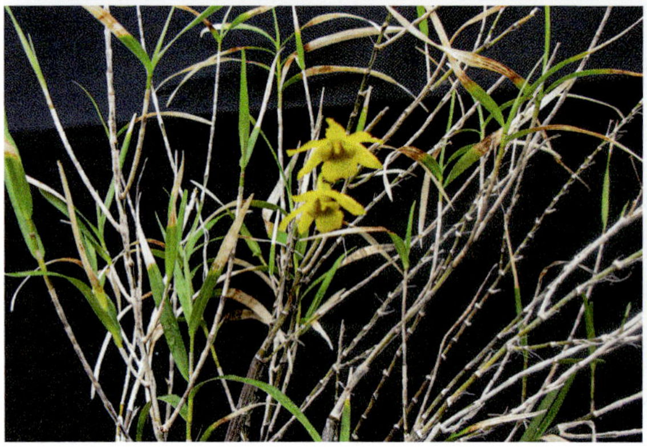

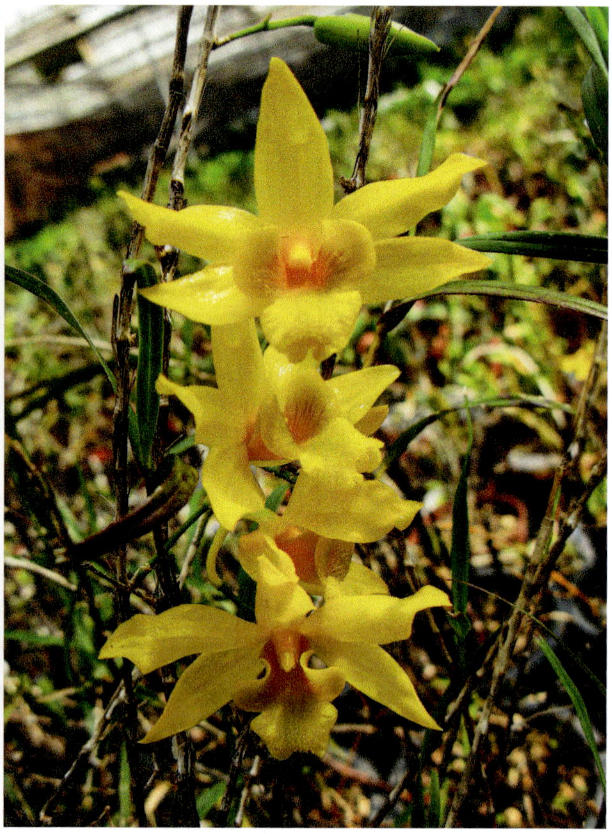

附生，株型大。茎直立，坚硬，具分枝，上部细圆柱形或近基部若干节间肿大成纺锤形，粗可达 1.2cm，老茎呈木质，有纵条棱，深黄色或橙黄色。叶矩圆形至线形，长 3～10cm，先端钝，为不等侧 2 裂。总状花序生于落叶茎上，较短，具 1～2 花；花大，极香，花径 4～6cm；花瓣近倒卵形，黄色或金黄色，中等大；侧裂片内侧具少数红色条纹；唇盘黄绿色。果较大，长约 4.6cm，粗约 1.8cm。花期 5～6 月，温室可提前至 1～2 月开花，花可持续开 16～21 天。温室栽培开花期不集中，群体花期极长。

本种适应性强，极易栽培，群体花期长，花香，是较好的盆栽种类，可大盆栽植或作为盆景栽培。耐寒性强，适宜北方室内低温环境。

春石斛杂交育种常用的原生种。分布于中国（甘肃南部、陕西南部、河南、湖北、湖南、广西、四川、贵州、云南）、越南。生于海拔 200～1500m 的林中树上或岩石上。

本种花与姬竹叶石斛（*Dendrobium jizhuyeense*）花皆为黄色，外形类似，但本种茎、叶、花比姬竹叶石斛的大。

37 苏瓣石斛

Dendrobium harveyanum Rchb. f.

顶叶组

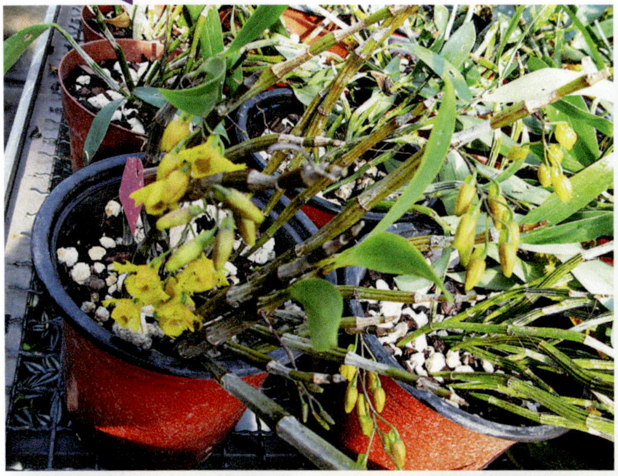
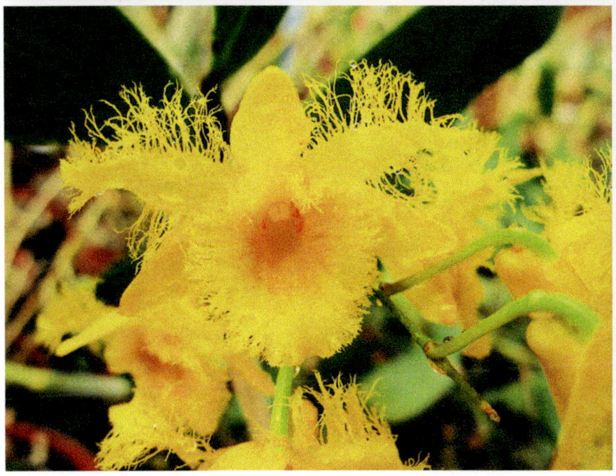
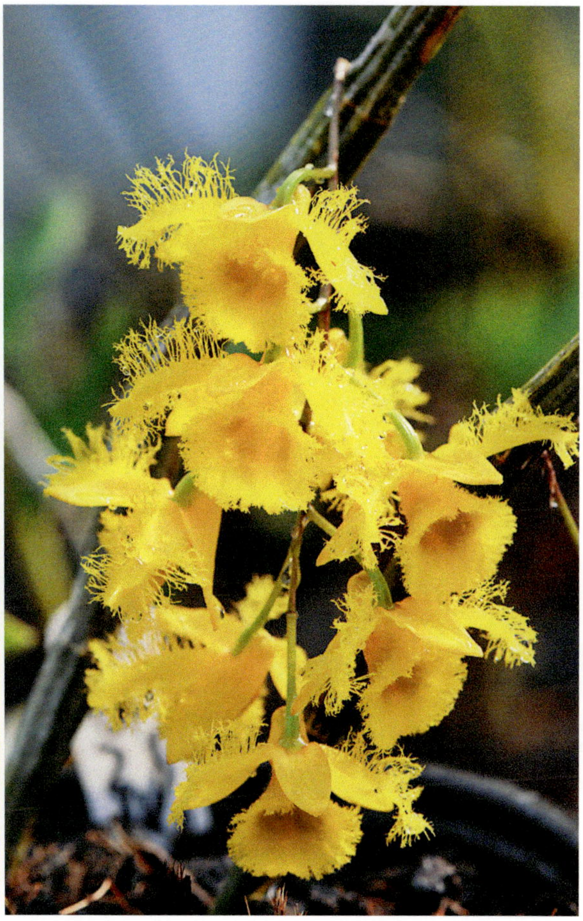

附生，株型中等。茎棒状或近纺锤形，长 20～30cm，粗 0.5～1.0cm，具多条纵棱，有 3～9 节。叶 2～3 枚生于近茎顶端，急尖，矩圆形，长 10～13cm，基部收窄且具抱茎的革质鞘。花序生于落叶茎上部，外弯，具 6～12 朵花；花径 3.5～4cm，花金黄色；花瓣近矩圆形，边缘有复式长流苏；唇瓣近圆形，边缘有流苏，上面密布短柔毛。花期 3～4 月，温室可提前至 2 月开花，花可持续开 1～3 周。

分布于中国（云南南部）、缅甸。生于海拔 1100～1700m 的林缘树上。

本种花与长苏石斛类似，花皆黄色，带流苏。长苏石斛仅唇瓣具流苏。本种花瓣边缘密生长流苏，唇瓣边缘具流苏。

本种茎类似密花石斛和球花石斛的茎，但三者花形态差异较大，本种唇瓣带复式短流苏。

38 河口石斛

Dendrobium hekouense Z. J. Liu & L. J. Chen

石斛组

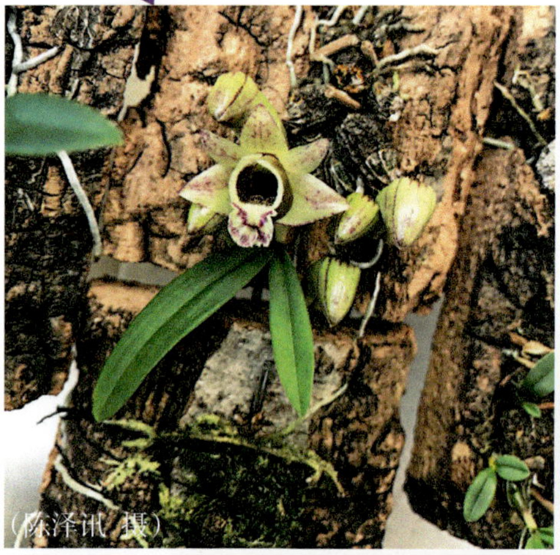
(陈泽讯 摄)

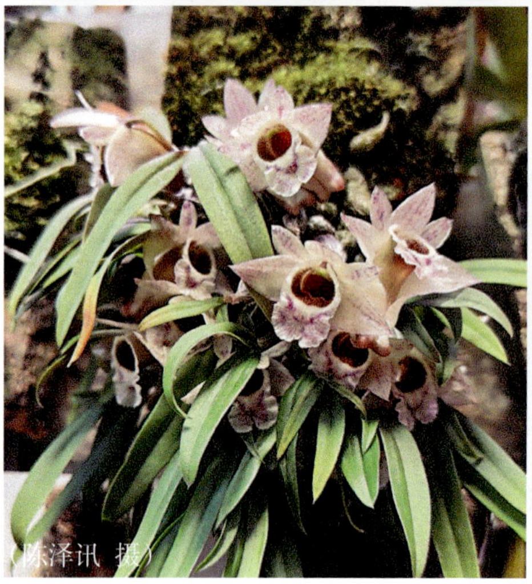
(陈泽讯 摄)

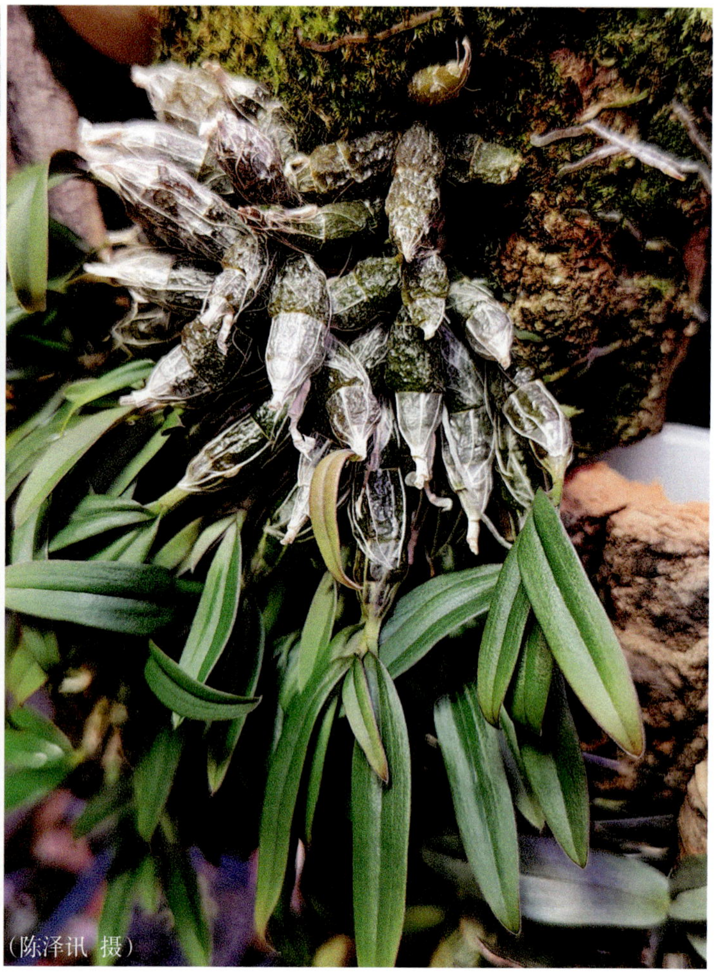
(陈泽讯 摄)

株型矮小。茎长6～12mm，粗4～6mm，2或3节，节间2～6mm。叶革质，长1.1～1.8cm，宽3.5～6mm，叶片窄卵形至阔卵形，叶尖锐尖；叶鞘膜质杯状，生于茎节基部。花序生于无叶的茎叶腋间，花序梗长4～4.5mm，基部有一杯状膜质鞘，单花；花开展；花瓣和萼片灰绿色，间有淡紫红色脉纹；唇瓣灰绿色；两侧裂片上卷成管状，密布紫红色斑，前裂片反折与唇盘成直角；顶萼片阔卵形，长7～7.5mm，宽5.5～6mm；侧萼片长11～12mm，宽13～15mm；花瓣倒卵状椭圆形，长7.5～8mm，宽约4.5mm，先端锐尖；中裂片先端浅2裂，具不规则小齿；蕊柱足长1.3～1.4mm；药帽黄绿色。花期8～9月。

我国特有种，分布于云南。生于石灰质的常绿阔叶林中。

39 河南石斛

Dendrobium henanense J. L. Lu & L. X. Gao

石斛组

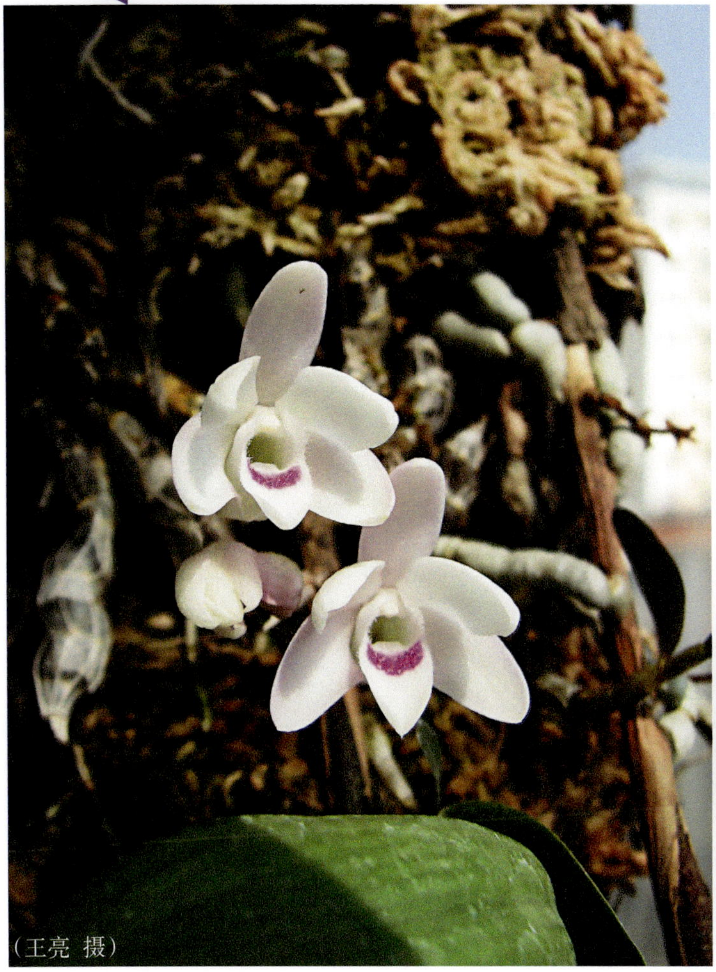

（王亮 摄）

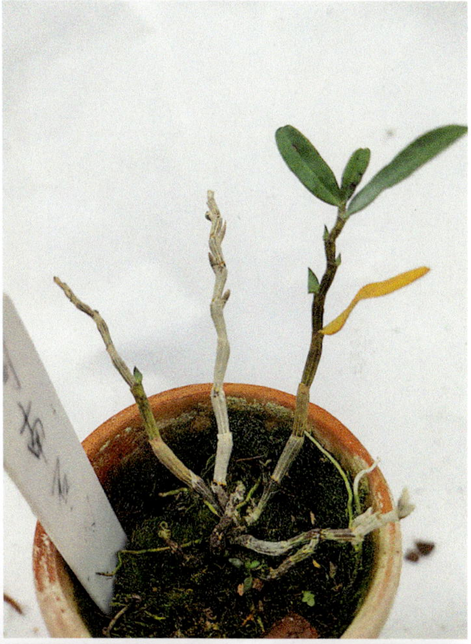

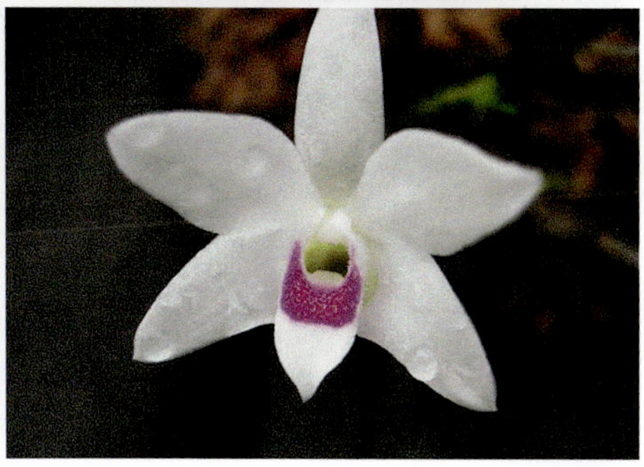

附生，株型小。茎丛生，近圆柱形，回折弯曲，长 3～8cm，粗 2～4mm，干后棕黄色或污棕色。叶 2～4 枚，生于茎上部，近革质，矩圆状披针形，长 1.4～2.6cm，宽 5～8mm，先端钝且略钩转。总状花序单花或双花；花开展，萼片与花瓣白色；花瓣矩圆形，长 9～14mm，宽 3～5mm，先端急尖；唇瓣卵状菱形，长约 1.1cm，近基部具一淡黄色胼胝体；唇盘有一亮紫红色斑，被柔毛。蒴果倒卵状披针形，长约 1.2cm，径约 5mm，外具 6 条纵棱，顶端宿存花柱，向基部渐窄成果梗，梗长约 3cm。

本种与细茎石斛近似，但本种茎的节间较短，唇瓣轮廓为卵状菱形，唇盘有亮紫红色斑，中裂片被柔毛，易于辨别。

分布于河南（灵宝、西峡县、南召县）、广西（全州县）。生于海拔 680～1240m。

40 疏花石斛

Dendrobium henryi Schltr.

寡花组

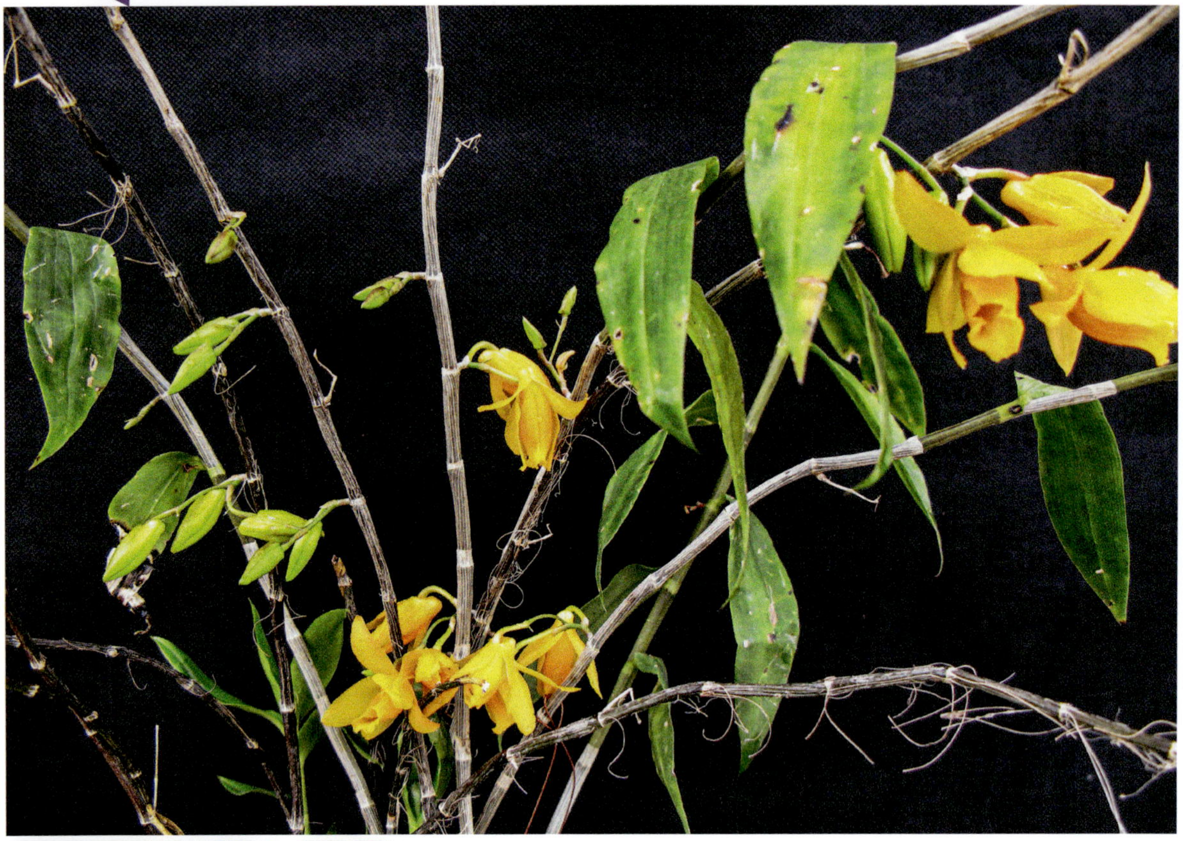

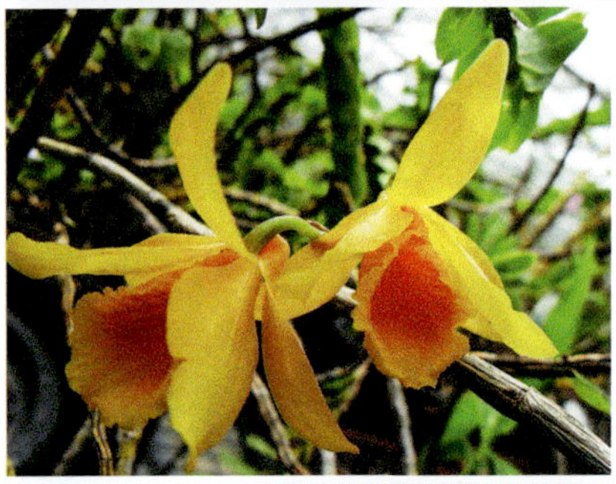

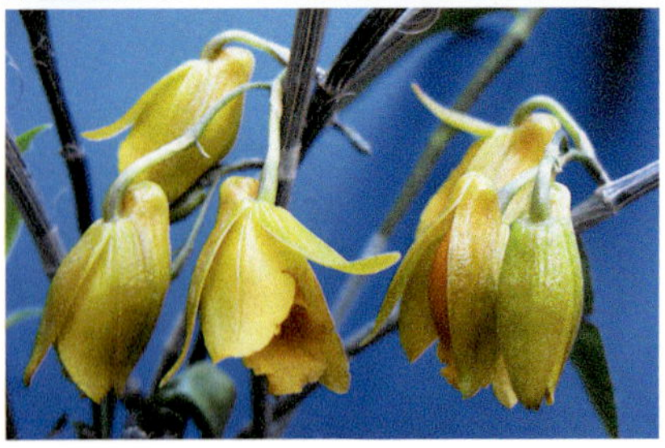

附生，株型中大。茎近直立，细圆柱形，长 30～80cm，粗 0.5～0.8cm，干后叶鞘淡黄色，老茎黑褐色。叶 2 列，矩圆形或矩圆状披针形，长 8.5～11cm，叶急尖。花序具 1～3 花；花金黄色，长 5～6cm，质地薄；花瓣宽卵形；唇瓣近圆形，长 2～3cm，基部具短爪，边缘有不规则细齿，上面密被细乳突；合蕊柱长约 3mm。花期 6～9 月，温室花期 4～6 月，蕾期 8 天，单花持续开 7～11 天。

分布于中国（湖南南部、广西、贵州西南部、云南东南部至南部）、越南、泰国。生于海拔 600～1700m 的山地林中树干上或山谷旁阴湿岩石上。

41 重唇石斛　鸡爪兰

Dendrobium hercoglossum Rchb. f.

瘦轴组

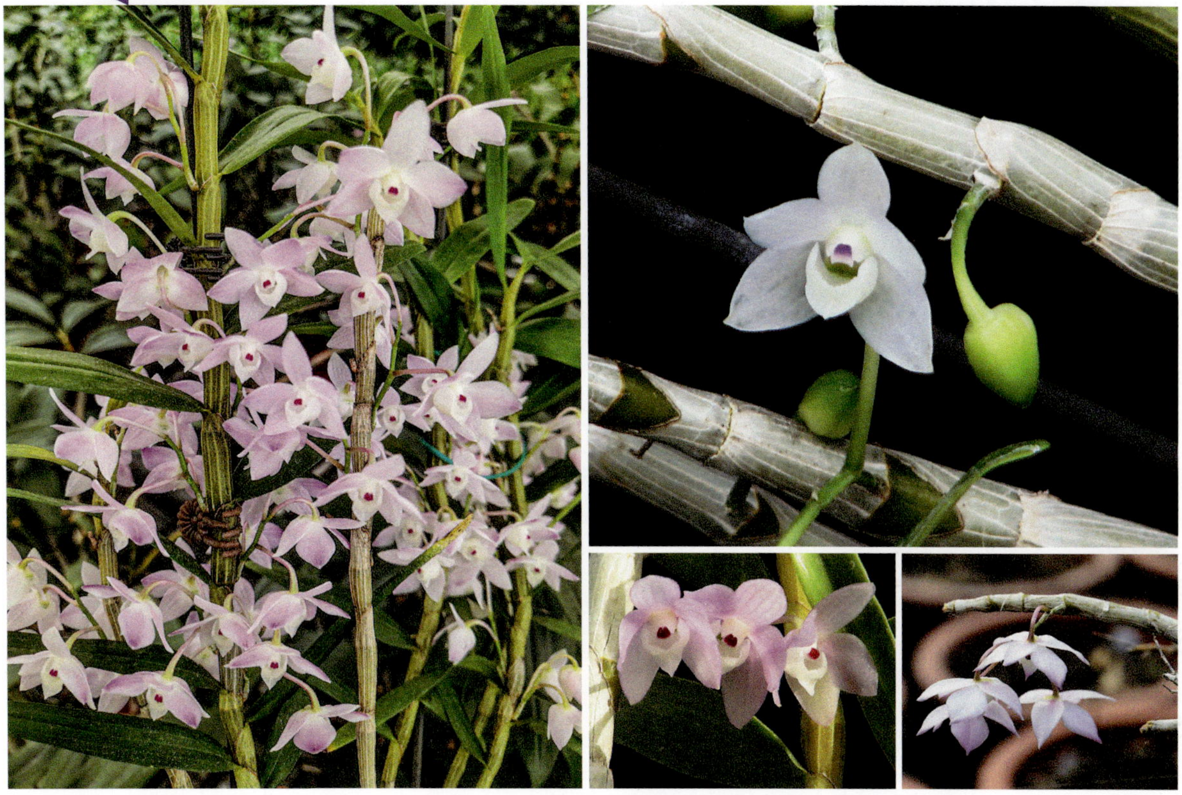

附生，株型中小。茎直立，肉质，圆柱形或上部稍增粗，长 20～30cm，粗 0.5～0.8cm，节略收缩，干后黄色。叶 2 列，矩圆状披针形，长 4～10cm，先端钝并有不等侧 2 圆裂，叶 1～2 年后脱落。总状花序与叶近等长，具 2～5 朵花；花径 2.5～3.5cm，花淡粉红色；花瓣比萼片稍小；唇瓣白色而带粉红色先端，具 1 个密布短绒毛的横隔物，把唇瓣分为前后部，后部凹陷成半球形，内面密布短毛；花药亮紫红色。花期 5～6 月，温室内可提前至 2～4 月开放，蕾期 23 天，花持续开 17～25 天。

须使用排水良好的基质栽培。小吊盆栽培最佳，树蕨板栽培也很好。需环境温和，在夏秋季要充分浇水，冬春季需轻微干旱。

药用石斛。分布于中国（江西、湖南、广东、海南、广西、云南、贵州、香港、安徽）、越南、老挝、菲律宾、印度尼西亚、泰国、马来西亚。生于海拔 600～1200m 季节性气候的雨林中树干上或岩石上。

本种和钩状石斛花形态相近。钩状石斛茎细，叶长椭圆形，宽 1.5cm 以上，叶尖不裂。本种茎粗，叶窄，宽 0.5～1.3cm，叶尖圆裂。

42 尖刀唇石斛

Dendrobium heterocarpum Lindl.

异名：*Dendrobium aureum*

石斛组

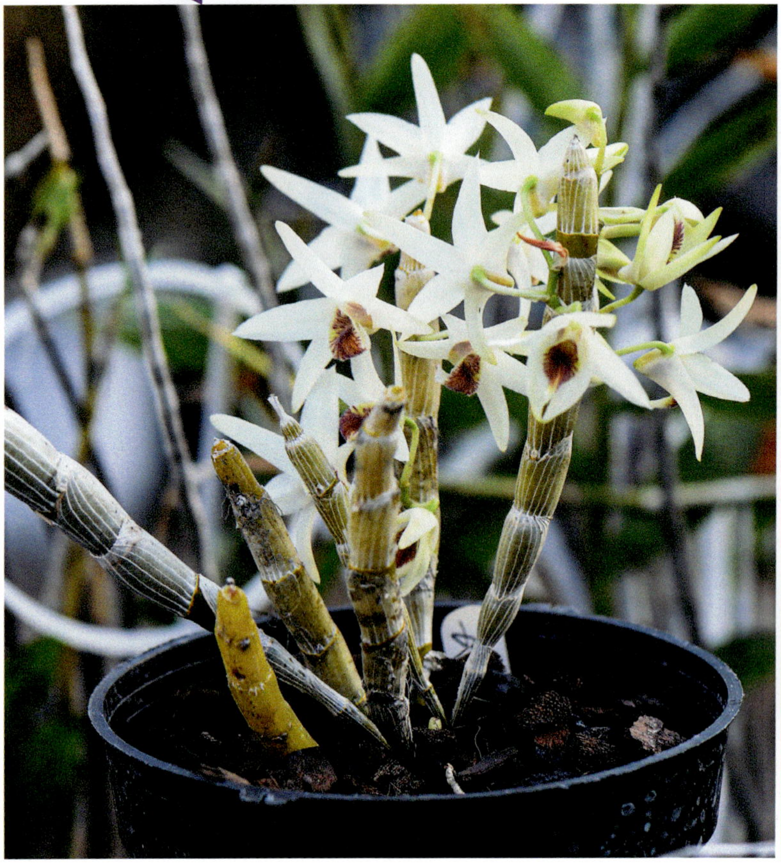

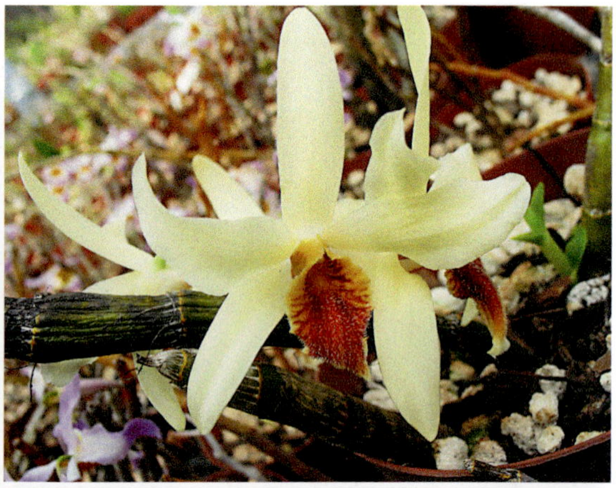

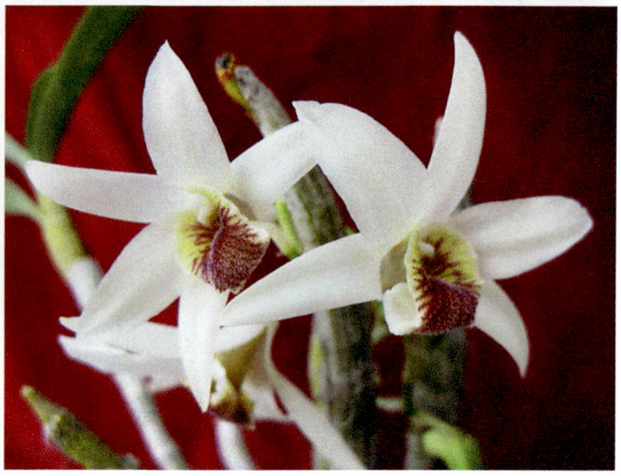

附生，株型中等。茎粗壮，长者可达 60cm，狭纺锤形至近棒状，有时近圆筒形，粗 1～2cm，新茎金黄色，干后硫黄色带污黑。叶矩圆状披针形，长 11～16cm，宽 1.5～2.5cm，凋落，先端渐尖或稍钝。总状花序，具 1～4 花；花径 5～6cm，花银白色或奶黄色；花瓣狭卵状矩圆形，略短于萼片；唇瓣卵状披针形，白色，上有血红色条纹，香味明显，先端反折，边缘具细锯齿，脉上密生短毛。花期 3 月，温室花期 12 月中旬至翌年 1 月中旬，花持续开 14～19 天。

吊盆、吊篮或树蕨板栽培。盆栽使用排水良好的基质。喜气候温和、光照较强的环境。植株生长开始时，应当加大浇水和施肥量。冬季低温需保持一定的干旱。

春石斛杂交育种的常用原生种。广布于中国（云南南部）、印度尼西亚、斯里兰卡、菲律宾、印度。生于海拔 1500～1800m 的林中树干上，冷凉地区生于海拔 500m 以下。

唇瓣窄且有血红色条纹是本种的典型特征。

43 金耳石斛

Dendrobium hookerianum Lindl.

寡花组

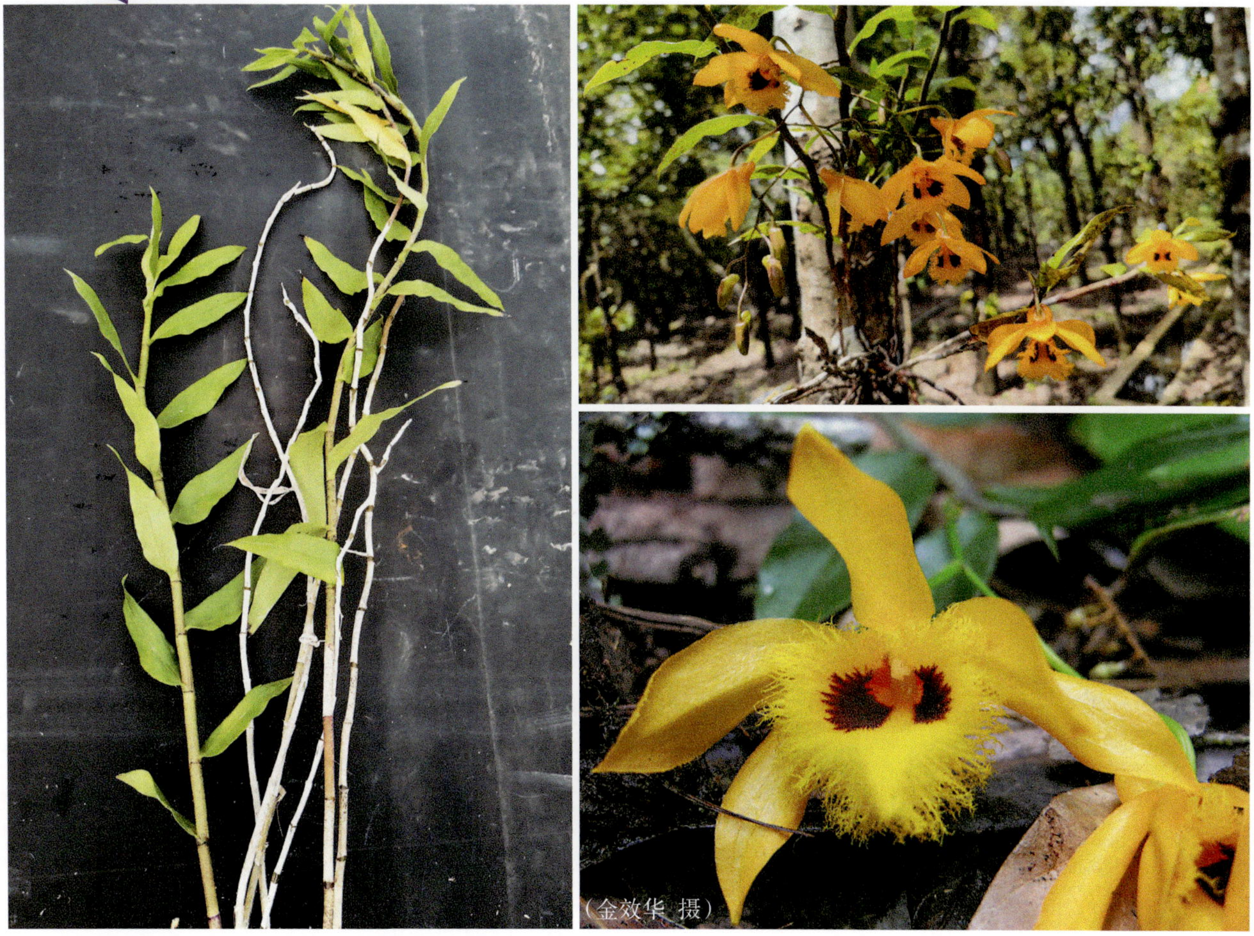

（金效华 摄）

株型中大。茎直立，质地硬，圆柱形，长 30～80cm，粗 4～7mm，干后淡黄色。叶薄革质，卵状披针形或长圆形，长 7～17cm，宽 2～3.5cm，上部两侧不对称，先端长急尖。总状花序 1 至数个，侧生于具叶的老茎中部，长 4～10cm，疏生 2～7 朵花；花质地薄，金黄色，开展；中萼片椭圆状长圆形；侧萼片长圆形；花瓣长圆形，长 2.4～3.5cm，宽 10～18mm，边缘全缘；唇瓣近圆形，宽 2～3cm，基部具短爪，边缘具复式流苏，上面密布短绒毛；唇盘两侧各具 1 个紫色斑块。花期 7～9 月。

分布于中国（云南、西藏东南部）、印度（东部、锡金）。生于海拔 1000～2300m 的山谷岩石上或山地林中树干上。

茎入药，用于治疗疟疾、高烧不退。本种花与流苏石斛花类似，二者的明显区别是本种唇盘两侧各具 1 个紫色斑块，花瓣和唇盘呈金黄色。

44 霍山石斛　米斛

Dendrobium huoshanense C. Z. Tang & S. J. Cheng

石斛组

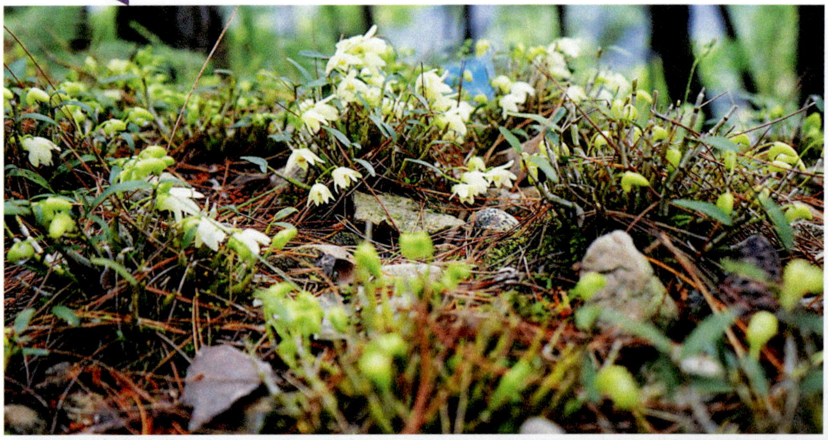

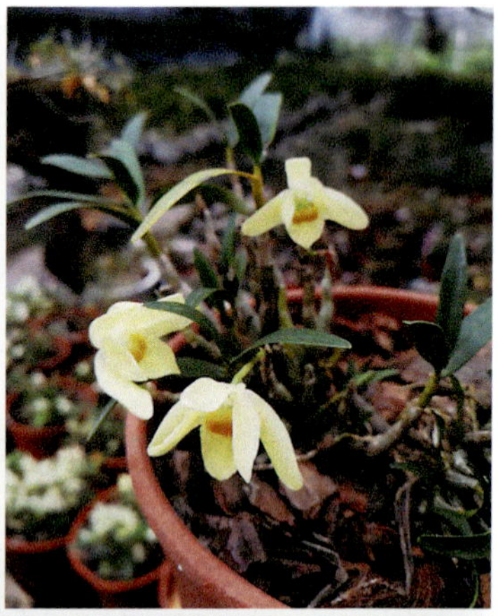

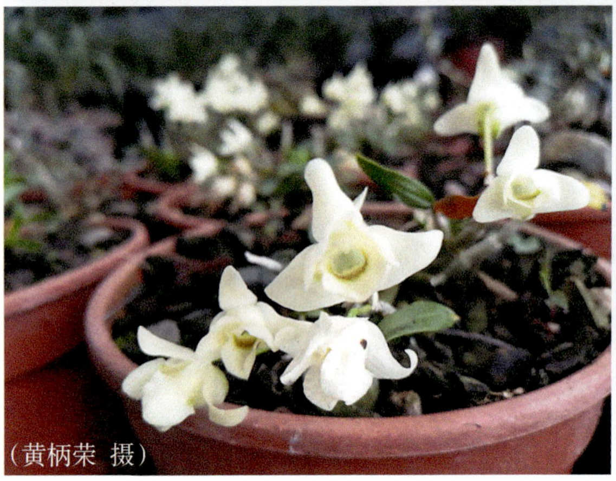

（黄柄荣 摄）

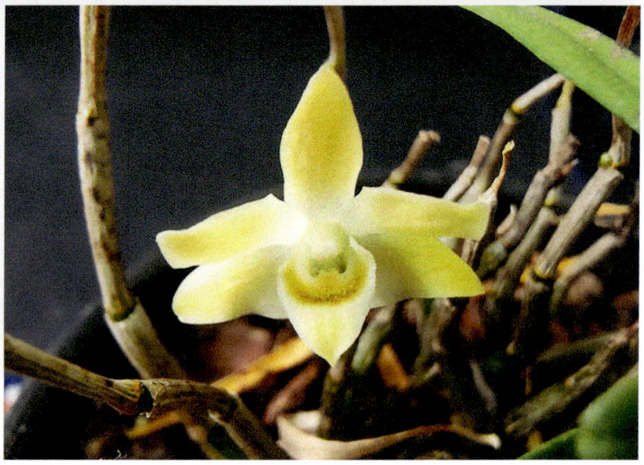

植株矮小。茎丛生，直立，肉质状，茎下粗上细，呈细圆锥形，似蚱蜢腿状，长 3～9cm，基部粗 2.5～3mm 或更粗，具 3～7 节，淡黄绿色，有时带淡紫红色斑点，老茎节部收窄状如米粒堆积，故称米斛。叶薄革质，常 3～5 枚互生于茎上部，舌状长圆形，长 2～3cm，粗 5～7mm，先端钝并微凹。总状花序出自落叶的茎上部，具 2～3 花；花苞片浅白色带栗色，卵形；花黄绿色或乳白色；花瓣卵圆形；中萼片披针形；唇瓣近阔菱形，基部密生长白毛，具一椭圆形横向黄色斑块，先端近尖；药帽绿白色，近半球形。花期 5～7 月，5 月居多。

4 月中旬返青，8 月花谢。其生长习性是喜光怕强光，喜水怕积水，喜肥怕过量。

药用石斛的主要种类，《中华人民共和国药典》（2020 年版）收录种类。我国特有种，分布于安徽（霍山县）、河南（南召县）、湖南、江西、湖北。霍山石斛宜在海拔 300～900m 阴凉、湿润、通风的环境中生长，坡向朝北为宜，要防止太阳直晒，宜散光照射，尤以在针叶阔叶混交林中的溪涧边为佳。

茎可入药，为中药石斛上品，为善补五脏虚劳的滋阴补益珍品。

45 高山石斛

Dendrobium infundibulum Lindl.

黑毛组

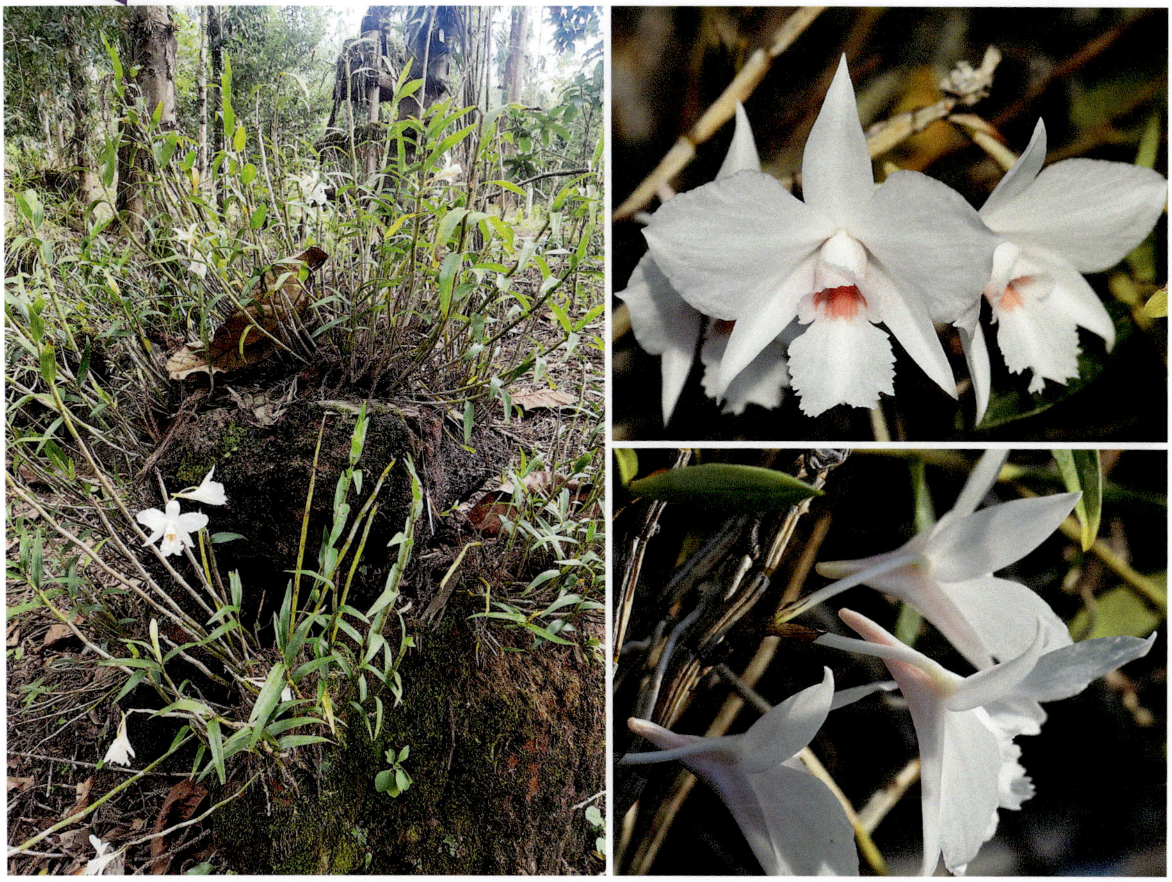

附生，株型大。茎直立，圆柱形，长达 60cm，粗 0.5～1cm，具纵条棱。叶多枚，狭卵状披针形至线形，长 7～8cm，宽 2～2.5cm，先端钝并 2 浅裂，鞘被黑毛。总状花序生于具叶的茎上部，具 2～3 花；花序柄短，基部被 3 枚长达 1.5cm 的鞘，鞘被黑毛；花白色，花径 8～10cm；花瓣宽倒卵形，长 3.5～4cm；萼片狭卵形；唇瓣倒卵状楔形，长 3.5～4cm，3 裂；中裂片先端 2 浅裂，边缘有细锯齿，上面具乳突；唇盘上有 1 个浅血红色斑块，有 4 或 5 条脊突，脊突基部合生。花期 8～11 月，温室 7 月即可开花，花期长，单花可持续 1～3 个月。

喜温和、冷凉、散射光、湿润的环境，可选择排水良好的基质。冬季需减少浇水，两次浇水间，基质可干透再浇水，但持续时间不可很长。通常生长在较高海拔地区，喜冷凉，不耐高温，喜中等湿度。

本种观赏性较好，广布于中国（云南南部）、印度东北部、缅甸、老挝、泰国、柬埔寨和越南。生于季节性气候的山坡落叶林中，海拔 1000～2000m。

46 小黄花石斛

Dendrobium jenkinsii Lindl.

顶叶组

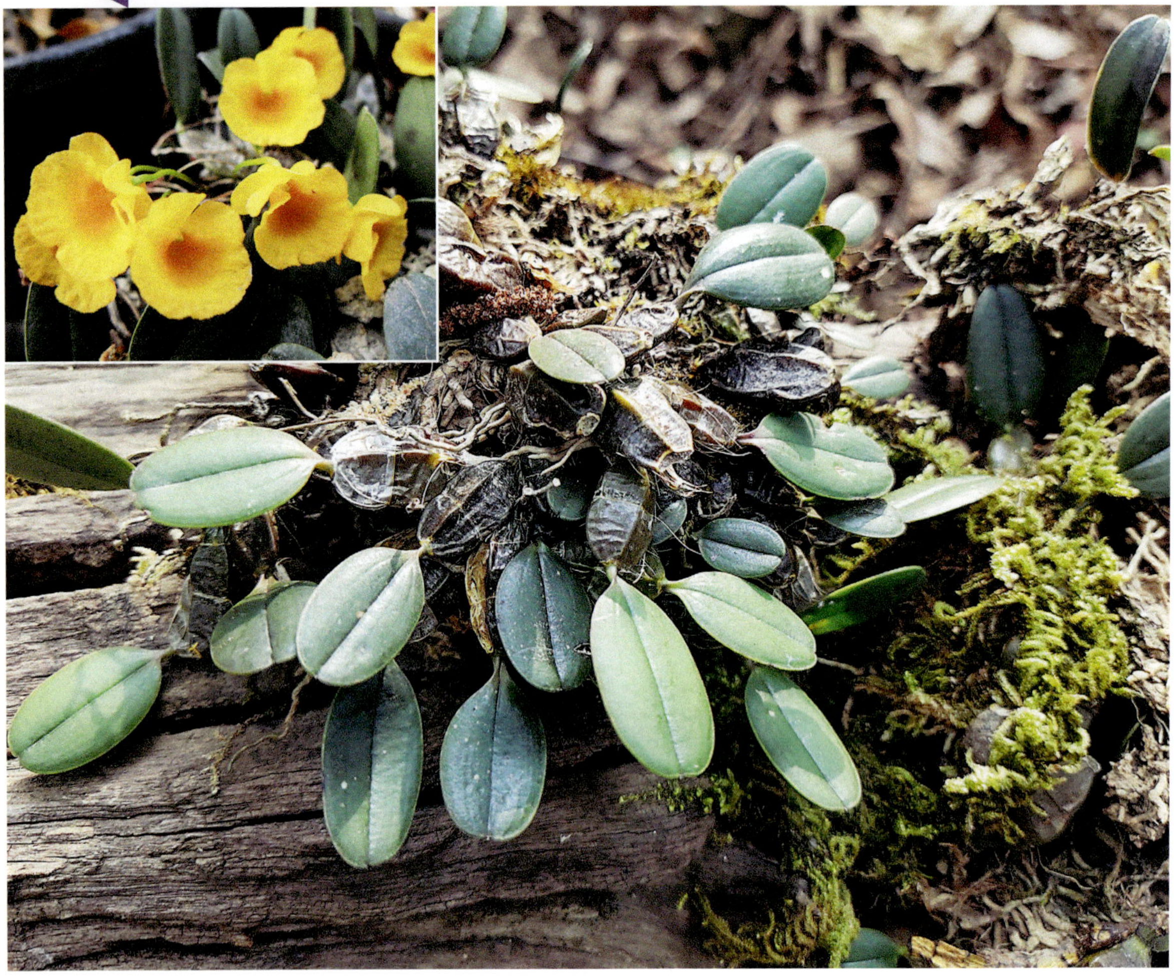

附生，株型小。茎匍匐状生长，四棱状纺锤形或卵状矩圆形，短，长1～4cm，具2～3节。单叶顶生，近圆形至矩圆形，通常长1～2cm，宽8～12mm，先端钝且微凹，厚革质。总状花序具1～3朵花；花径2～3cm，花浅金黄色；花瓣倒卵形；萼片舌状矩圆形；唇瓣宽倒卵形或近肾形，长1.5～2cm，先端微凹，上面布满短柔毛。花期3～4月，温室1月下旬至2月上旬开花，花持续开14～15天。

分布于中国（云南西北部至南部）、不丹、印度东北部、缅甸、老挝、泰国。生于海拔700～1400m的疏林树干上。较喜光。

本种花在形体和质地上酷似聚石斛，二者株型皆矮小，聚石斛茎长于本种，花数更多；本种茎更短，花序仅具1～3朵花，唇瓣上布满短柔毛。

47 夹江石斛

Dendrobium jiajiangense Z. Y. Zhu, S. J. Zhu & H. B. Wang

寡花组

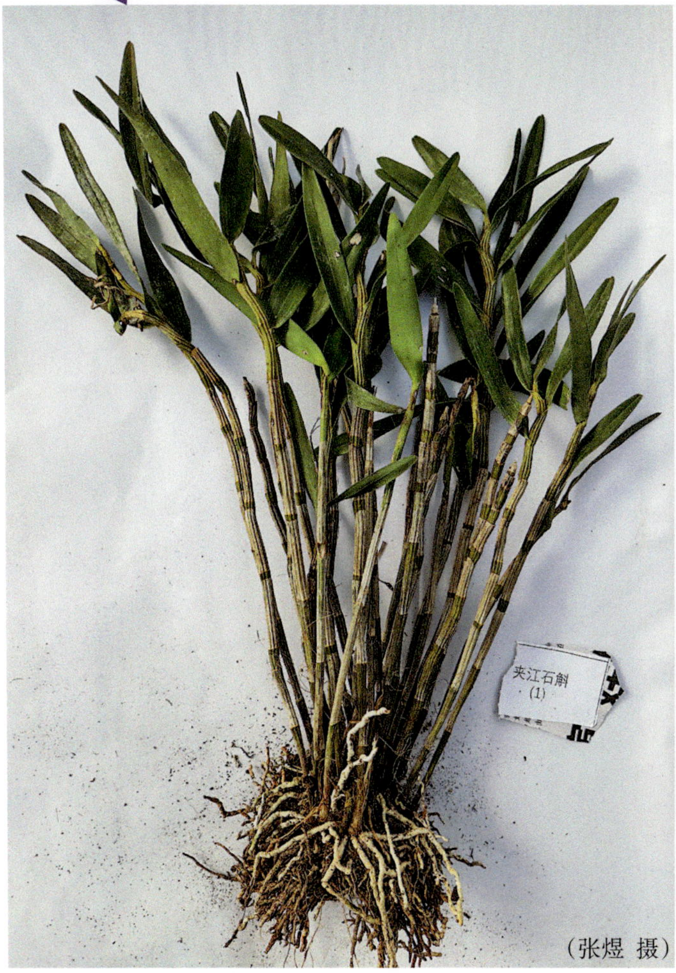

（张煜 摄）

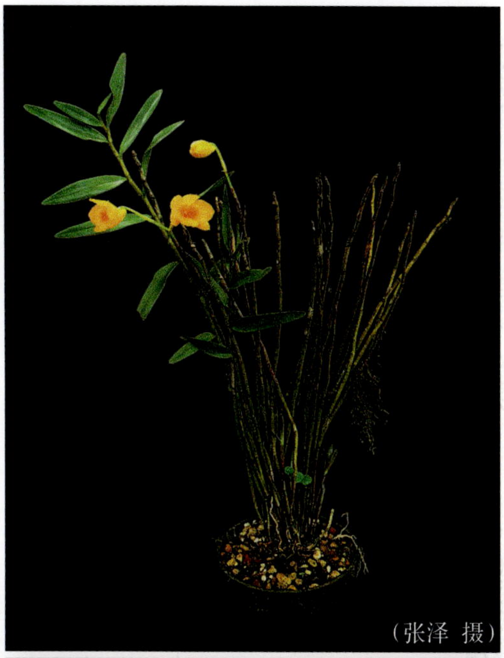
（张泽 摄）

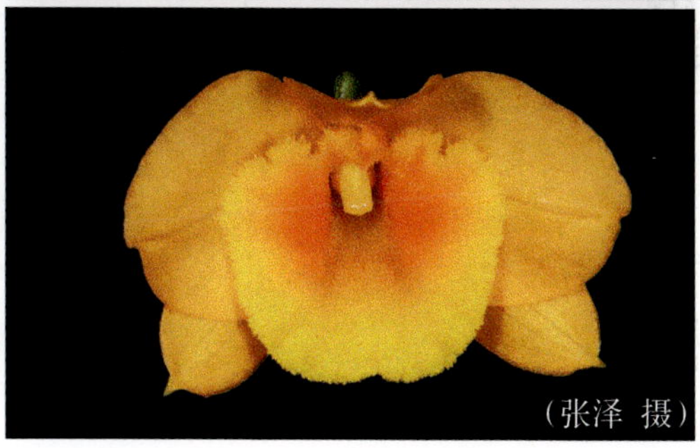
（张泽 摄）

茎纤细，圆柱形，长 35～60cm，粗 2～5mm，具纵条棱，绿色或淡黄绿色，具纵向沟纹。叶革质或近革质，条形或条状披针形，长 6～8cm，宽 0.9～1.2cm，先端钝而偏斜状微凹。总状花序长约 6cm，具 1 或 2 花，稀 3 花；花芳香，橙黄色，开展；花瓣阔椭圆形或阔椭圆状卵形；唇瓣阔卵形，内面具紫红色条纹；唇盘两侧无斑块或有时具淡橙黄色斑块。花期 5～6 月。

我国特有种，分布于四川夹江县（麻柳乡、歇马乡）。多附生于海拔 600～1300m 的密林树干上或岩石上，并常与苔藓植物伴生。

本种石斛多糖含量达 17.5%，富含毛兰素（抗癌物质）、石斛碱和香豆素，具有较大药用价值。

本种与线叶石斛相似，但本种花序较长，长约 6cm，花序柄长达 3.5cm，唇盘两侧无斑块或有时具淡橙黄色斑块。

48 姬竹叶石斛

Dendrobium jizhuyeense Z. J. Li & Y. Zhang

寡花组

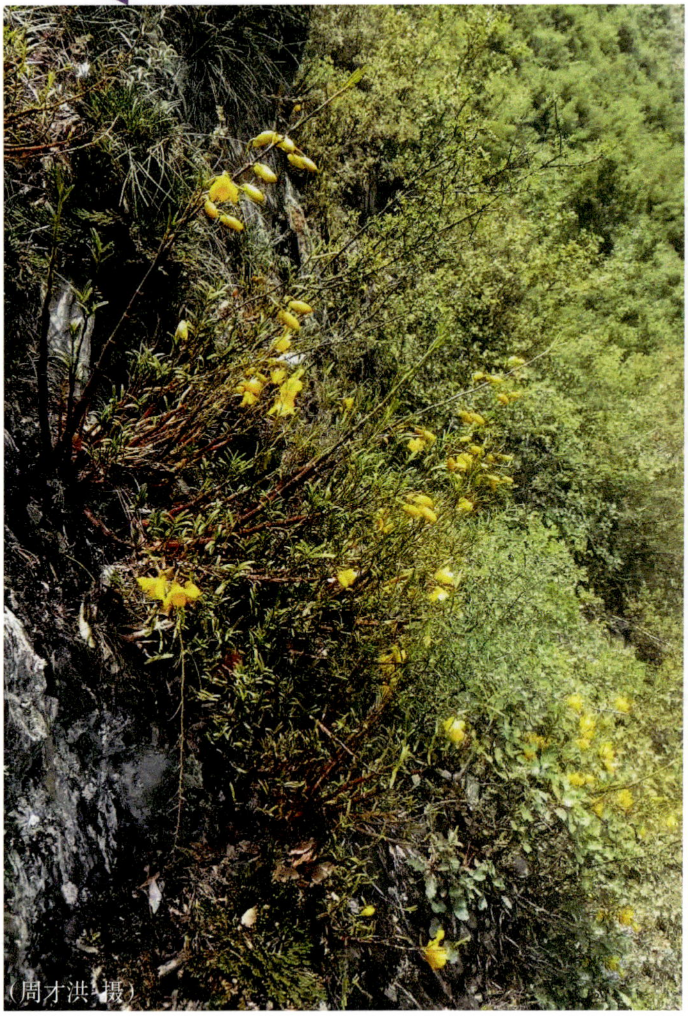

（周才洪 摄）

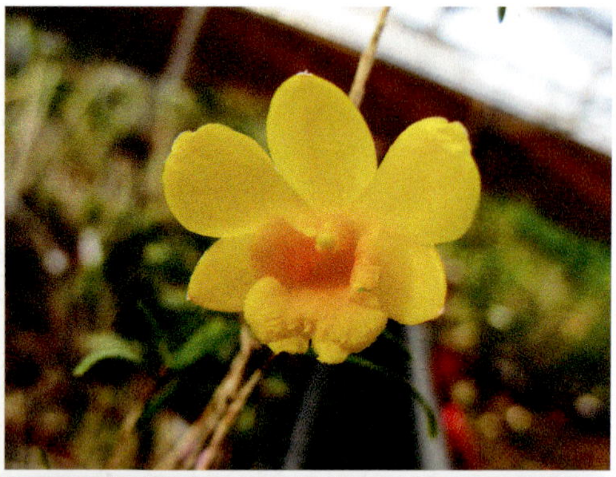

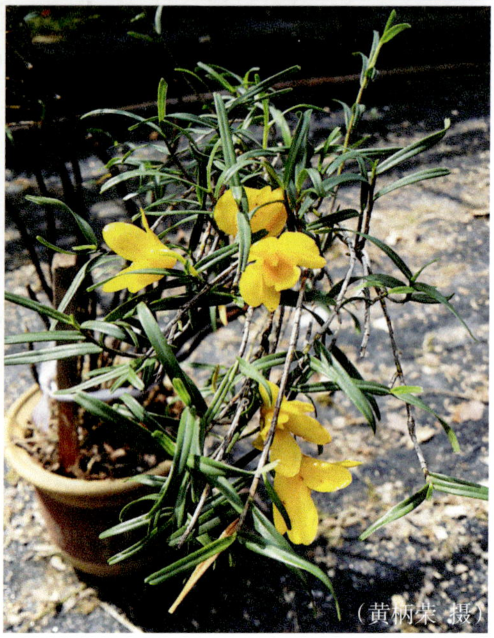

（黄柄荣 摄）

茎丛生，直立，质地稍硬，圆柱形，长 10～65cm，粗 2～6mm，分枝，具多节，节间长 2～4cm；老茎纺锤形，带纵向条纹。叶薄革质，数枚，长 3～7cm，宽 5～14mm，向先端尖，先端不等侧 2 裂，基部下延为抱茎的鞘。总状花序，开展；花金黄色；花瓣厚；萼片卵形；唇瓣倒卵形，药帽金黄色；唇瓣 3 裂，长 1.5～1.8cm，宽 1.2～1.5cm，中部密被短绒毛。

本种是一种喜阴凉的多年生草本植物，适宜生长温度为 15～28℃，多野生于疏松且厚的树皮或树干上，有的也生长在石缝中。

我国特有种，分布于四川凉山州、甘孜州、阿坝州、雅安和乐山等地。生于海拔 1200～2100m 的山林树干或岩缝中。

49 广坝石斛

Dendrobium lagarum Seidenf.

基肿组

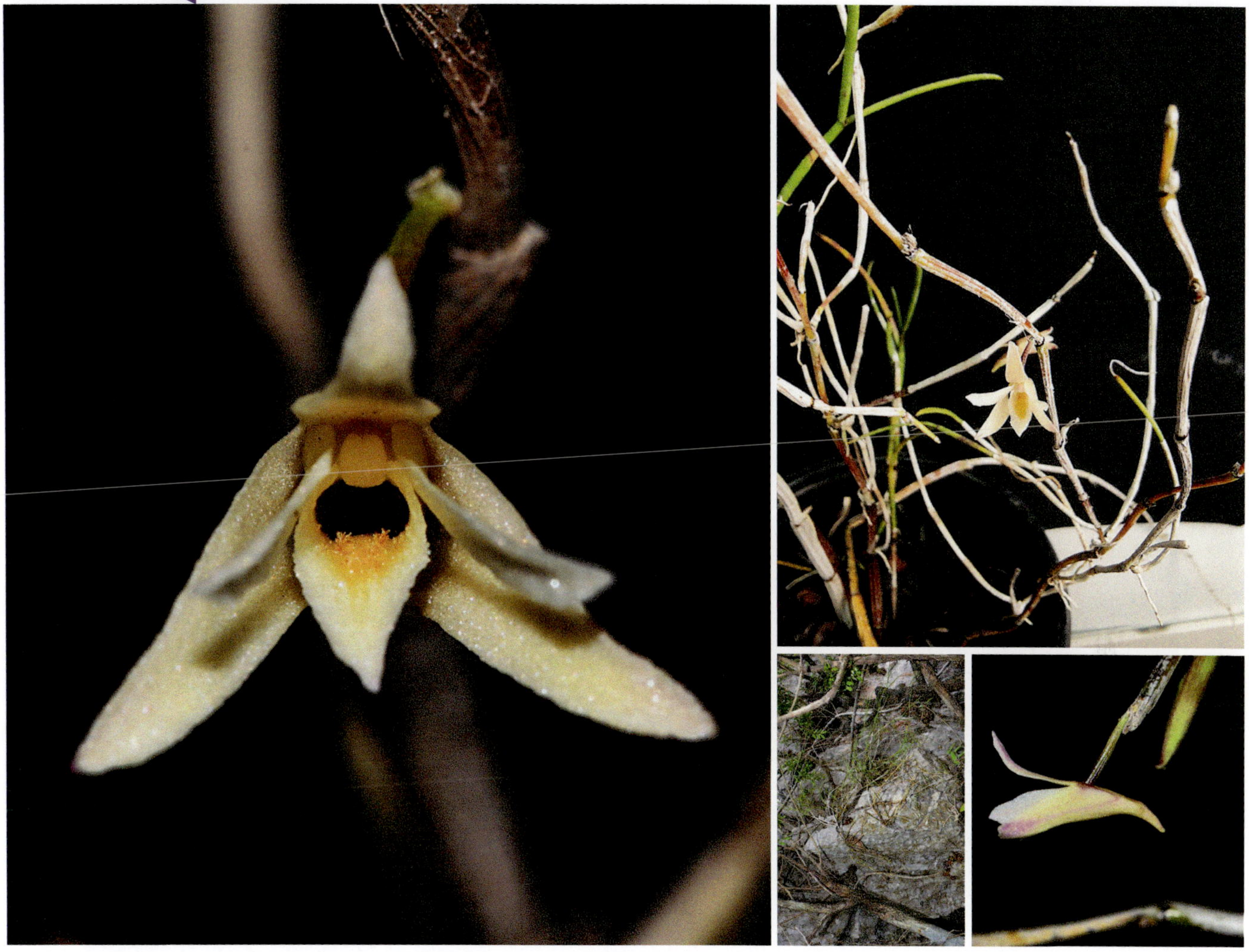

株高 30～60cm。茎肉质，从基部数第 3 节开始膨大，茎粗约 0.5cm，老茎粗 0.2～0.3cm；茎不分枝，上部“Z”形，具 7～8 条均匀的纵脊线；膜质叶鞘淡白色，叶落后叶鞘红褐色；叶 5～7 枚着生于茎中上部，长 3～5cm，叶片较稀疏。总状花序腋生，具花 1～5 朵；花小，细，白色，有时带淡粉色斑纹；花瓣长约 8mm，宽约 2mm；唇盘黄色；萼囊长约 8mm；唇瓣被稀疏绒毛，中裂片近三角形；蕊柱足不具球状胼胝体。蒴果长约 3cm，粗约 0.6cm。

我国新记录种，分布于中国（海南乐东黎族自治县、东方）、泰国、老挝、越南。生于海拔 200～300m 干热的石灰山树林中，以较发达的气根着生于树干或岩石上。

本种与景洪石斛相似，花径约为景洪石斛花径的一半。

50 菱唇石斛

Dendrobium leptocladum Hayata

禾叶组

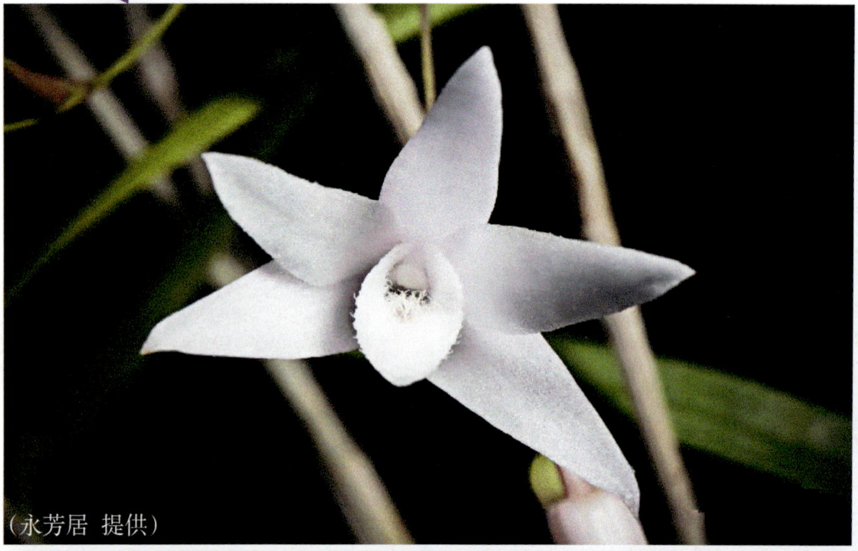

（永芳居 提供）

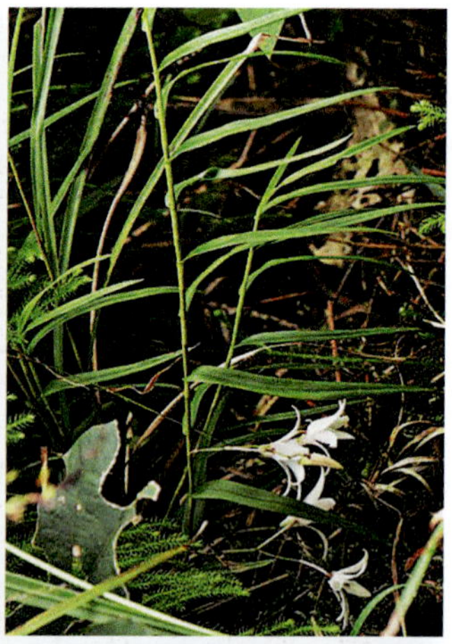

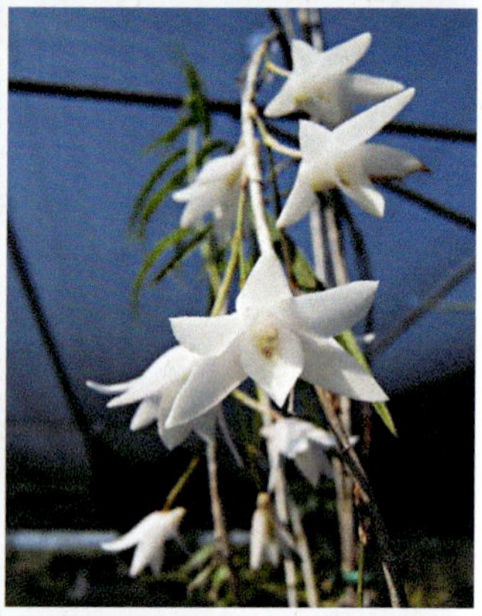

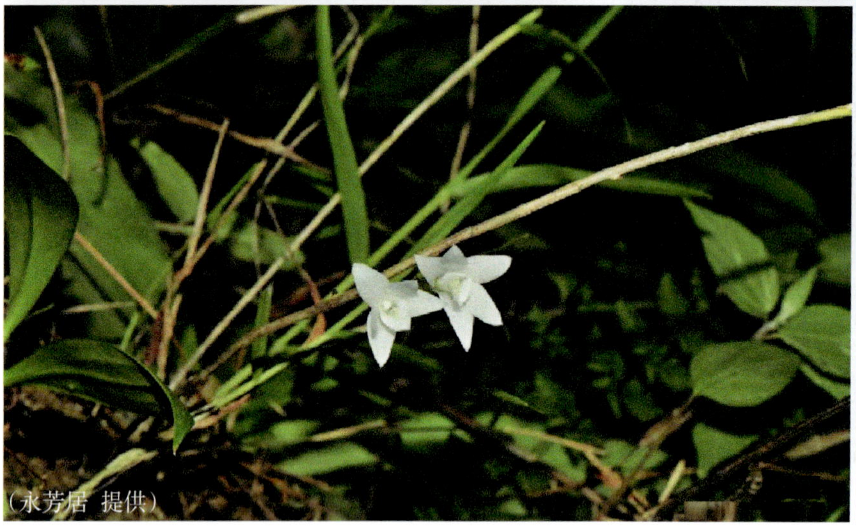

（永芳居 提供）

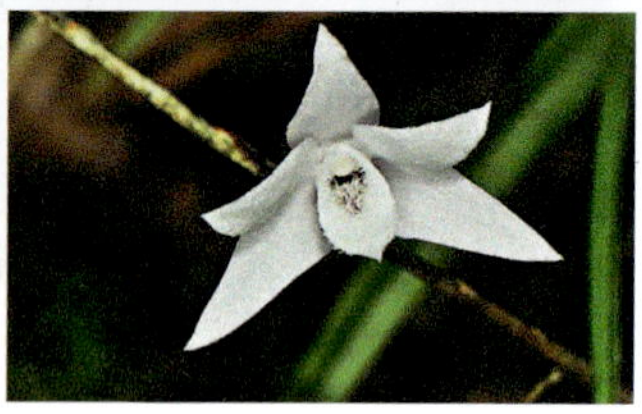

茎细圆柱形，长 20～50cm，粗约 1.5mm，通常分枝。叶线形或禾叶状，长 5～10cm，宽 2.5～5mm，先端急尖。花序具 1～2 朵花；花雪白色，半开展；中萼片椭圆形；侧萼片斜卵状披针形；花瓣狭椭圆形，长约 12mm，宽约 3.5mm；唇瓣菱形，不明显 3 裂，长 14～15mm，宽 7～8mm，基部收狭为爪，上面中部以上被卷曲毛；唇盘中央具 1 条纵向扁平的厚脊。花期 7～11 月，常间歇性开花。

我国特有种，分布于台湾（台东县、南投县）。生于海拔 600～1600m 的山地林中树干上或山谷岩壁上。

51 矩唇石斛　樱石斛

Dendrobium linawianum Rchb. f.

石斛组

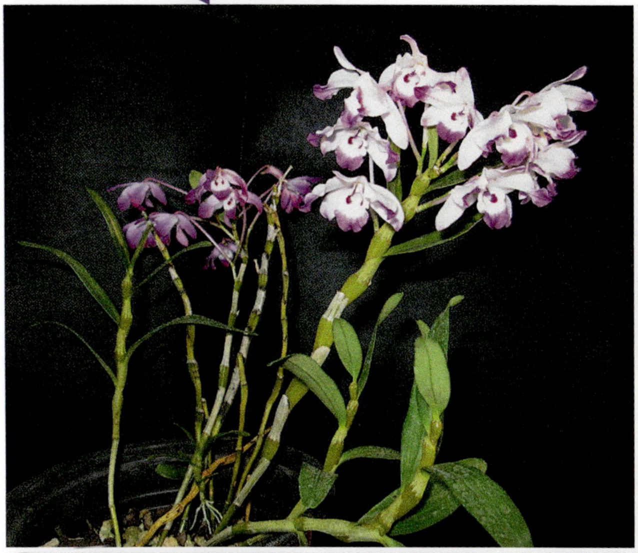

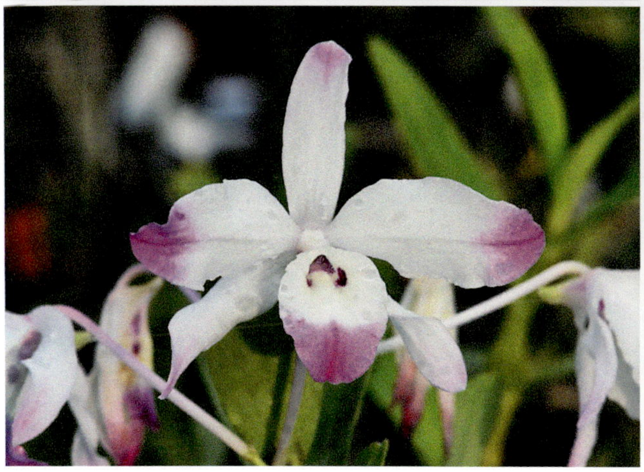

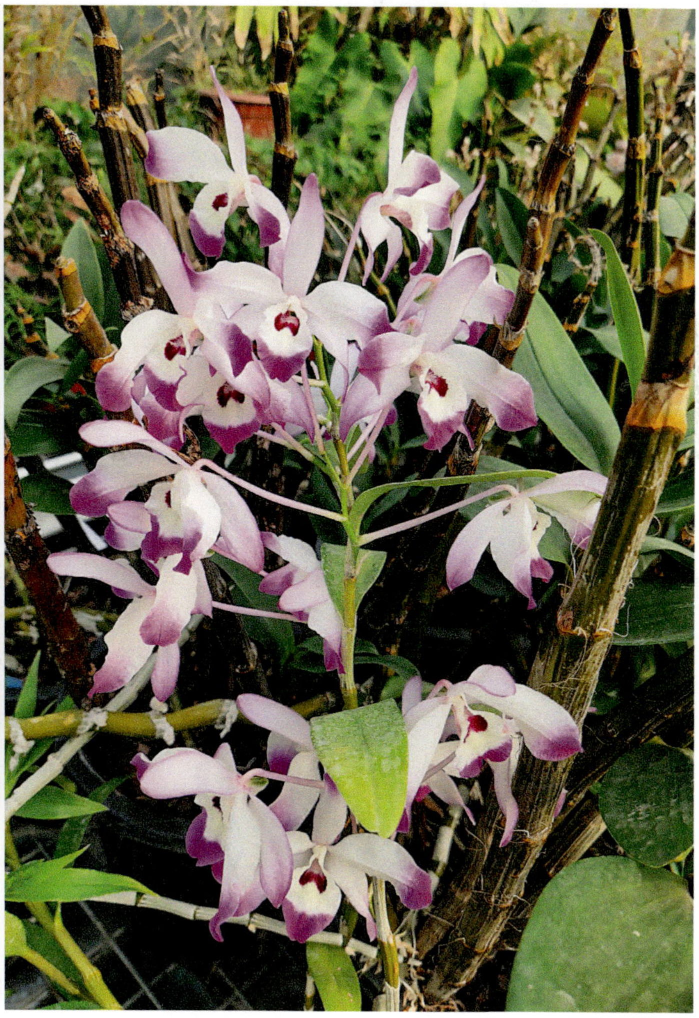

株型中小，株高 30～40cm。茎圆柱形，稍带扁平。叶着生于中上部，窄卵圆形，长 4～7cm，宽 2～2.5cm。总状花序着生于落叶茎的顶部，具 2 或 3 朵花；花瓣白色，长 4～5cm。花期 3 月，温室花期可提前至 1 月，单花持续约 2 周。

树蕨板或基质排水良好的花盆中都可栽培。需高湿、散射光或半遮阴、温暖或温和的环境。冬季休眠期需轻微干旱，需减少浇水，植株不可完全干透。

我国特有种，分布于台湾、广西等地。生于海拔 1000m 以下的林中。

本种似金钗石斛（*Dendrobium nobile*），二者主要区别在于唇瓣颜色、形状不同。本种唇瓣矩圆形，约与花瓣等大或较小。金钗石斛唇瓣宽倒卵形，比花瓣大。

52 聚石斛 龟背石斛

Dendrobium lindleyi Stendel

异名：*Dendrobium aggregatum*

顶叶组

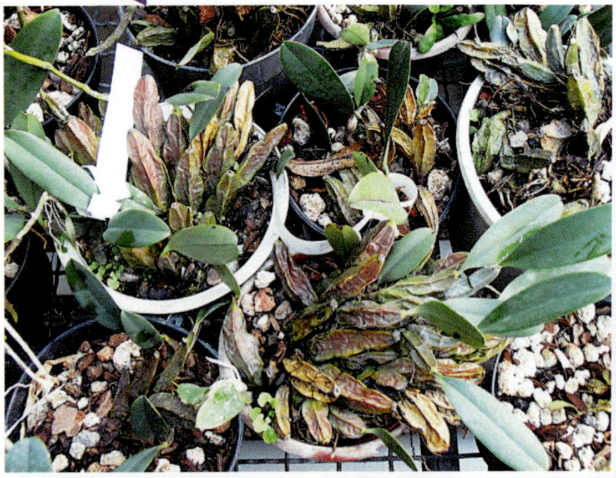

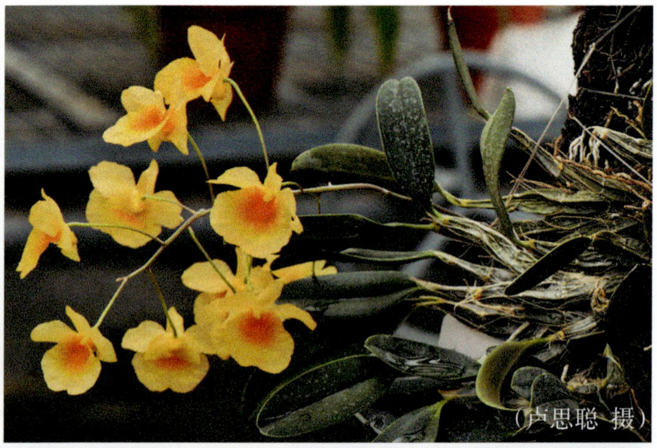

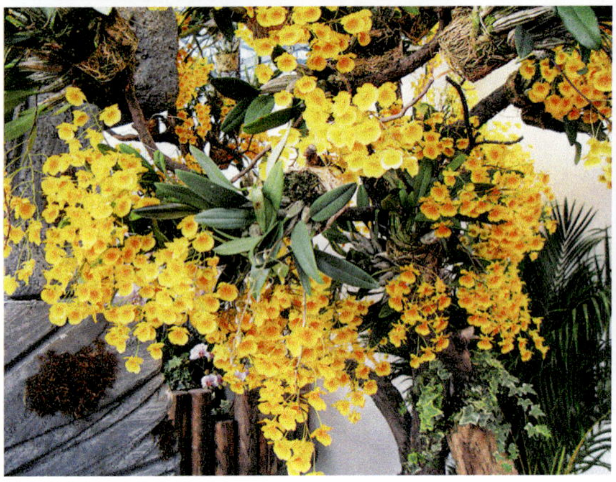

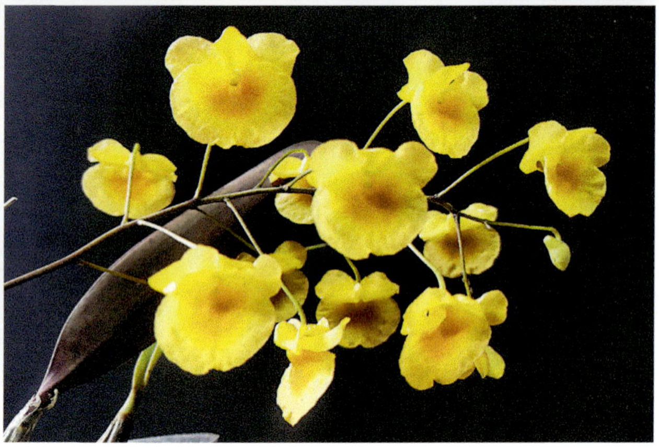

附生，株型小。茎簇生，基部收狭，粗厚，银灰色，纺锤形，通常长 6～8cm，长者可达 10cm，具 4 纵棱，2～5 节，老茎淡黄褐色。叶 1 枚，顶生，矩圆形，长 2～8cm，宽 2.5～3cm，厚革质，先端钝且微凹，边缘波状。花序侧生，明显长于叶，长可达 27cm，疏生 8～15 花；花径 3～3.5cm，花淡金黄色，有香气；唇盘上具短柔毛。花期 4～5 月，单花持续开放约 1 周。

易栽培，夏秋季喜强光、湿润、温暖至温和的环境，旺盛生长期需水分充足。使用排水性良好的树蕨板附生栽培或盆栽。常在有季节性气候的落叶林中栽培。催花需 1～2 个月低温、强光的干旱期。

分布于中国（广东、海南、广西、贵州）、不丹、印度、缅甸、越南、老挝、泰国。生于海拔 900～1000m 的林中树上。

本种与小黄花石斛类似。但本种花为多数，小黄花石斛花序上有 1～3 朵花；本种株型和茎较小黄花石斛大。

53 喇叭唇石斛

Dendrobium lituiflorum Lindl.

异名：*Dendrobium hanburyanum*

石斛组

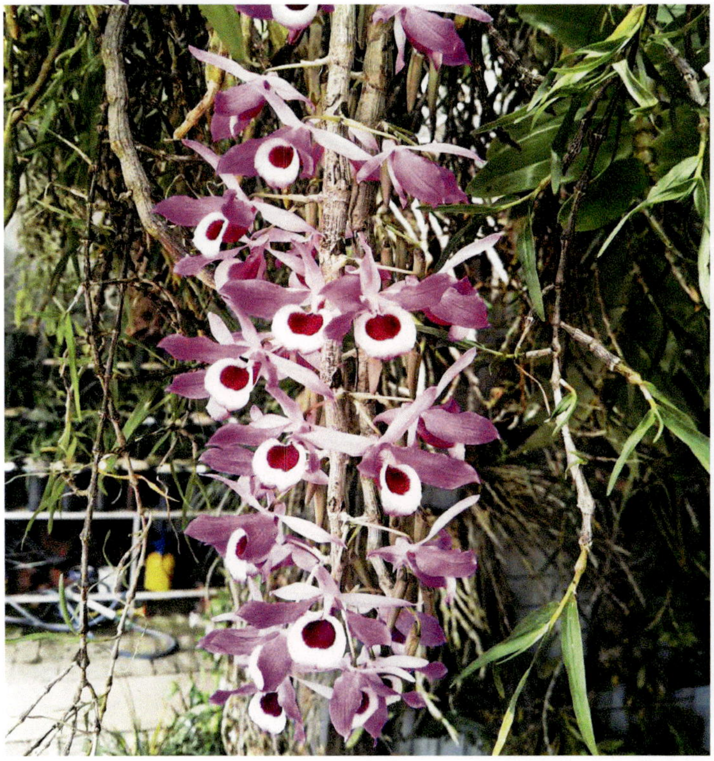
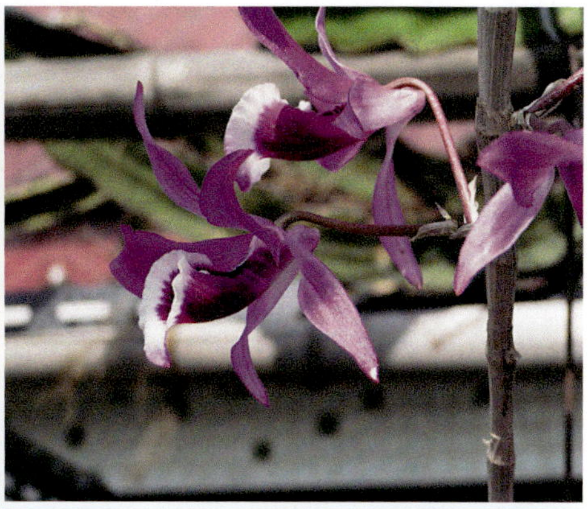
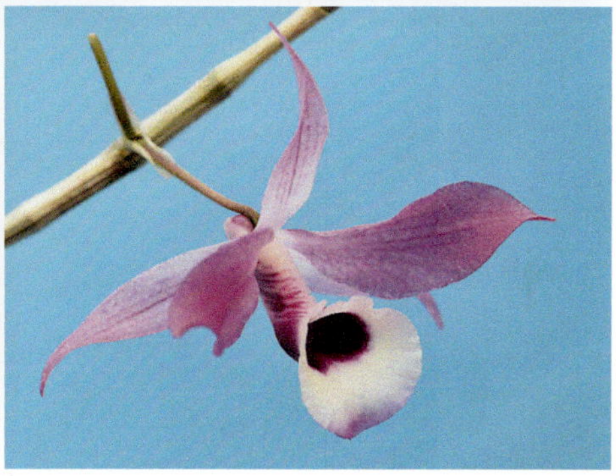

附生。茎下垂，稍肉质，圆柱形，长 40～60cm，粗 7～10mm，具多节。叶多枚，纸质，狭矩圆形，长 8～13cm，宽 1.2～1.5cm，先端渐尖，一侧稍钩转，基部具鞘。花序数个，生于无叶的老茎上，长 5～10cm，通常具 2～5 花；花梗和子房紫色；花大，紫色；花瓣近椭圆形，长约 4cm，宽约 1.5cm；萼片矩圆状披针形；唇瓣中部以下两侧围抱合蕊柱成喇叭状，边缘具不规则细齿，上面密被短毛，前端有 1 条白色环带；唇盘深紫色。花期 3 月，单花持续开约 2 周。

吊盆或吊篮栽培最好，树蕨板栽培也可。须采用排水良好的基质。喜气候温暖至温和、阳光明亮的环境，生长旺盛期要保持湿润。在冬季，基质须保持适当干燥，植株允许完全干透，但时间不可过长。

分布于中国（广西西部、云南西南部）、印度东北部、缅甸、老挝、泰国。生于海拔 400～1600m 有明显旱季的常绿阔叶林中树干上。

本种与紫瓣石斛（*Dendrobium parishii*）类似。本种唇瓣具白色环带，中央紫色或深紫色。紫瓣石斛唇瓣密被毛，有 2 个深紫色斑块。

54 美花石斛　环草石斛、粉花石斛、蟠龙石斛

Dendrobium loddigesii Rolfe

石斛组

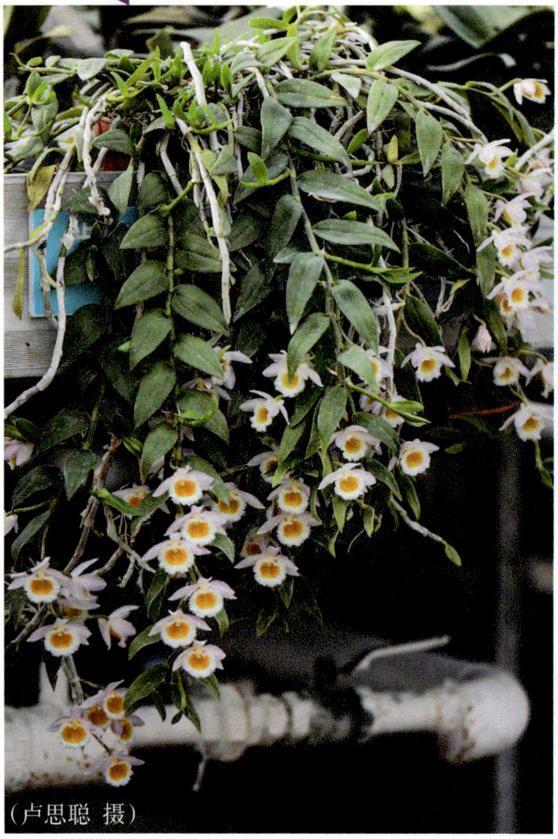
(卢思聪 摄)

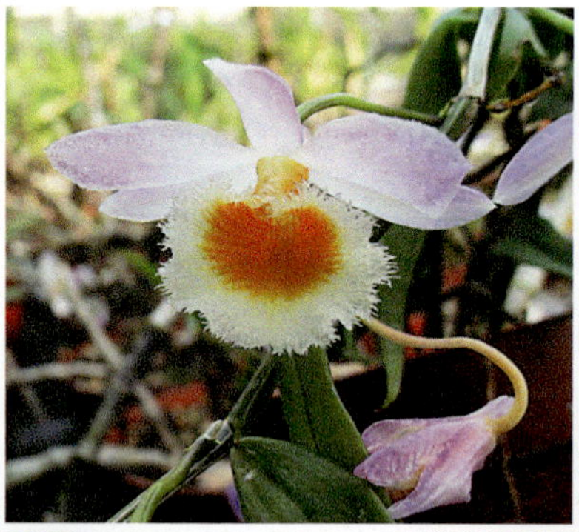

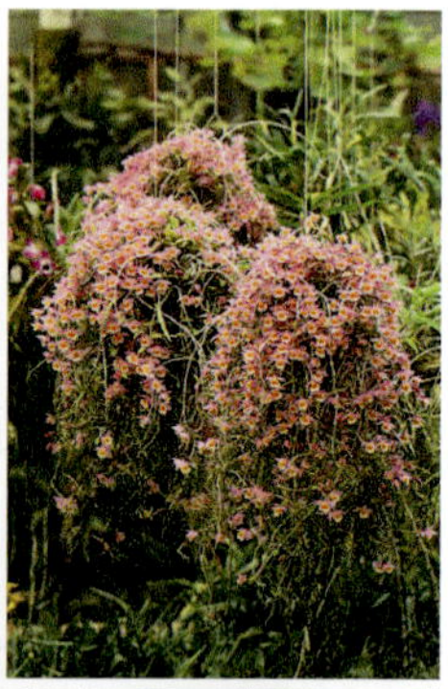

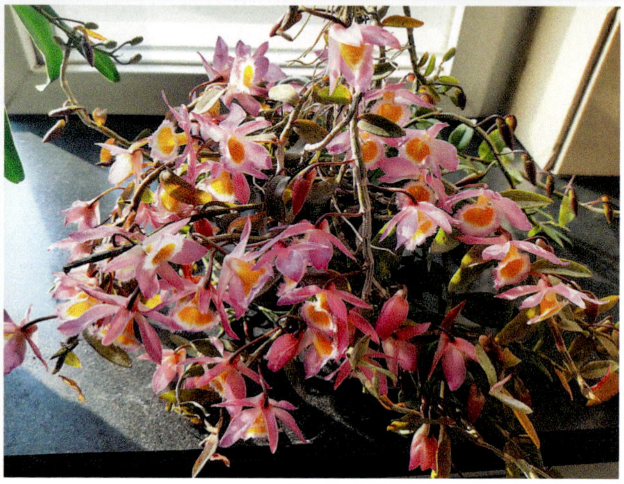

附生，株型小。茎细而软，下垂，细圆柱形，长 10～45cm，粗约 0.4cm，具多节。叶多枚，互生，矩圆形或矩圆状披针形，长 2～5cm，宽 1～1.5cm，质地薄，先端渐锐尖而稍钩转，上面细脉干后呈网格状。花单生，小，生于茎上部，花径 3～4.5cm，淡玫瑰色或浅白色；花瓣椭圆形，与萼片等长或较宽；萼片矩圆形，金黄色；唇盘上具 1 个橙黄色或金黄色斑块；唇瓣 3 浅裂，近圆形，边缘具流苏；唇盘上密生乳突状毛；合蕊柱白色，具红色条纹；药帽亦密生乳突状毛。花期 4～5 月，单花持续开 1～3 周。

本种根系细弱，盆栽养护较难，宜使用树蕨板、风化的木头或树皮及类似材料栽培。需较高空气湿度、良好通风、温和或温暖的环境。茎易生高芽，许多茎、高芽互相缠结和丛生在一起，形成非常大的株型，长在树上或生于岩石上。茎上的高芽可用来繁殖。茎含胶质，可药用，是生产石斛夜光丸的原料。

药用石斛的主要种类，《中华人民共和国药典》(2020 年版) 收录种类。分布于中国 (广东、广西、海南、贵州、云南、香港)、老挝。生于海拔 400～1500m 的林中岩石上或树上。

55 罗河石斛

Dendrobium lohohense T. Tang & F. T. Wang

寡花组

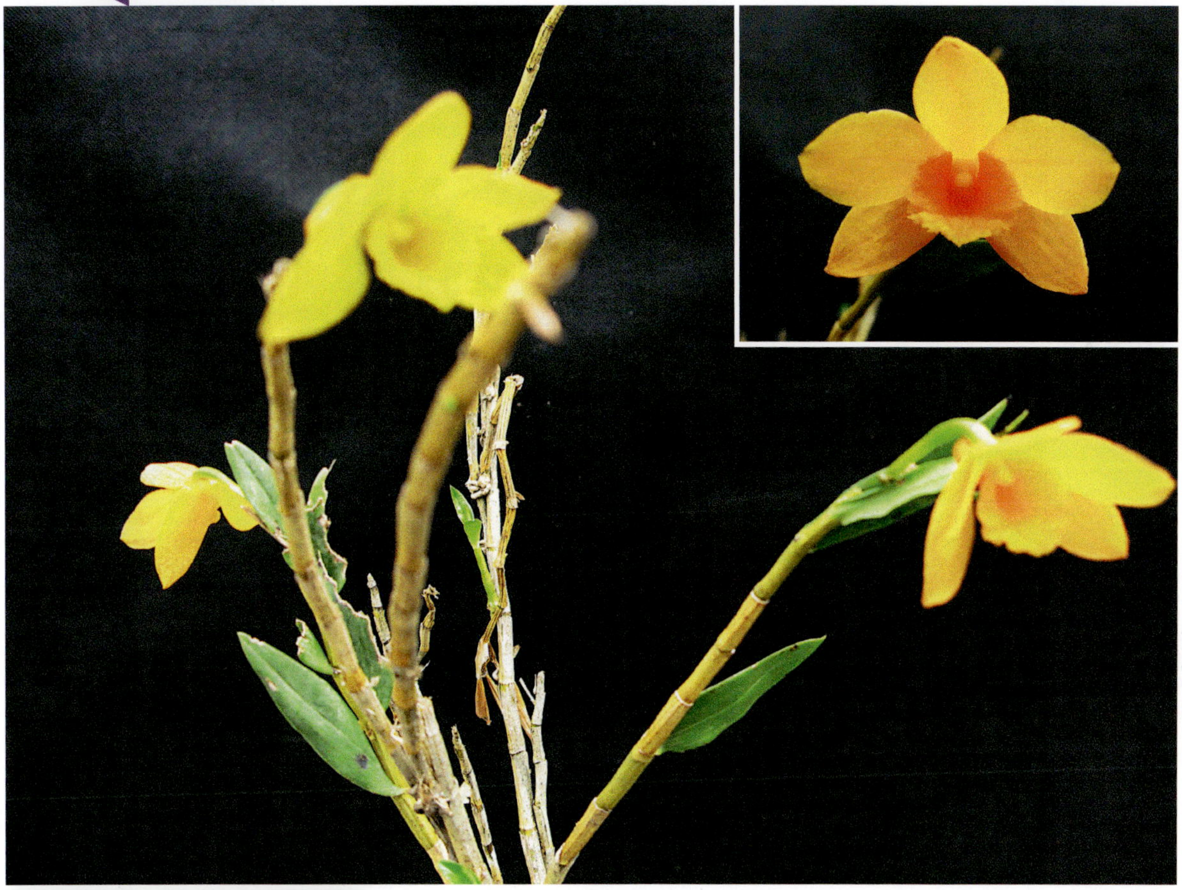

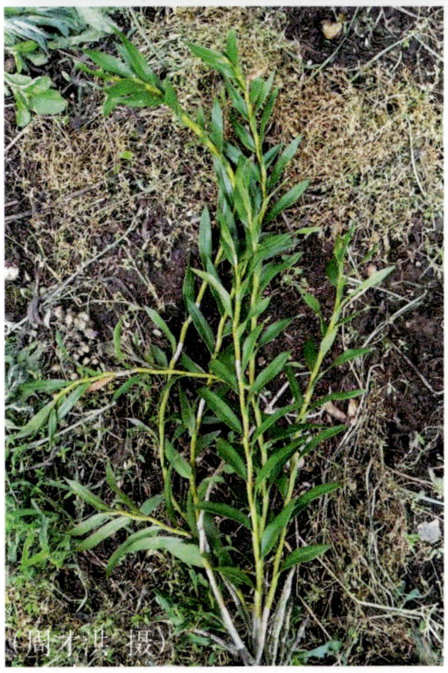

茎细长，质地稍硬，圆柱形，长达 80cm，粗 3～5mm，具多节，节间长 13～23mm，上部节上常生根而分出新枝条，干后金黄色，具数条纵条棱。叶薄革质，2 列，长圆形，长 3～4.5cm，宽 5～16mm，先端急尖，基部具抱茎的鞘；叶鞘干后松松抱茎，鞘口常张开。花蜡黄色，稍肉质，单朵，开展；花瓣椭圆形，长约 17mm；唇瓣倒卵形，前端边缘具不整齐的细齿。蒴果椭圆状球形，长约 4cm，粗约 1.2cm。花期 6 月，果期 7～8 月，花寿命 10～15 天。易生高芽。

我国特有种，分布于湖北（巴东县）、湖南西南部至北部、广东（连州）、广西东南部至西部、重庆（南川区）、贵州、云南（西畴县）。生于海拔 980～1500m 山谷或林缘的岩石上。

56 长距石斛

Dendrobium longicornu Lindl.

黑毛组

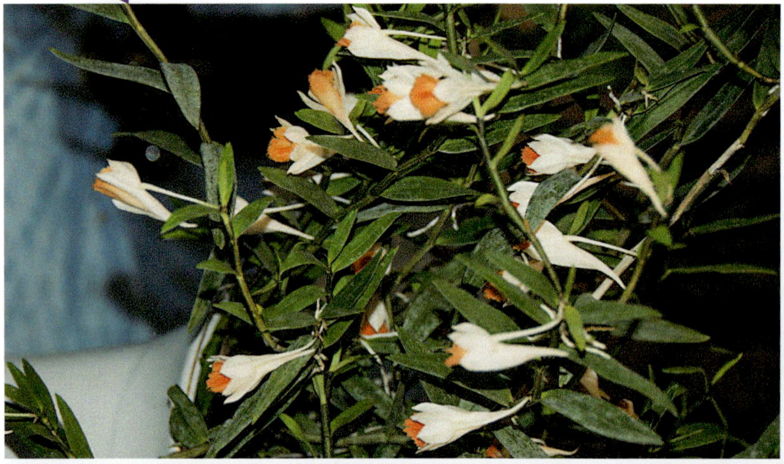

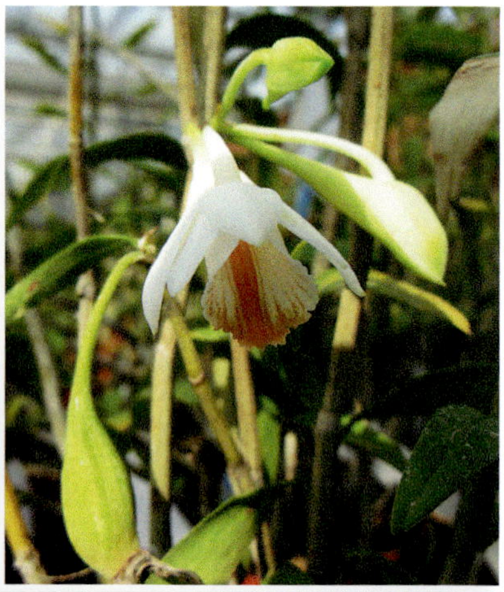

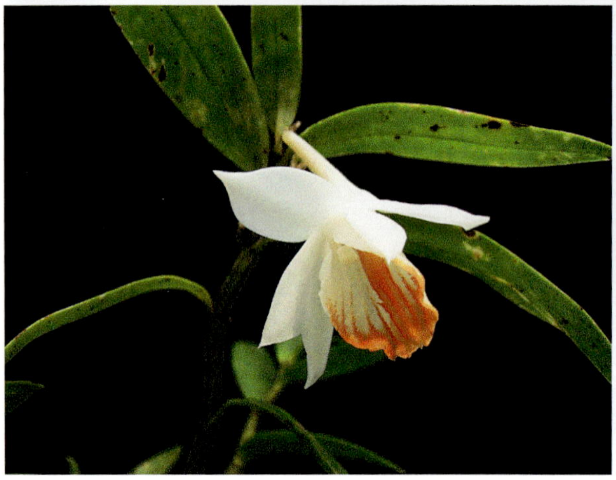

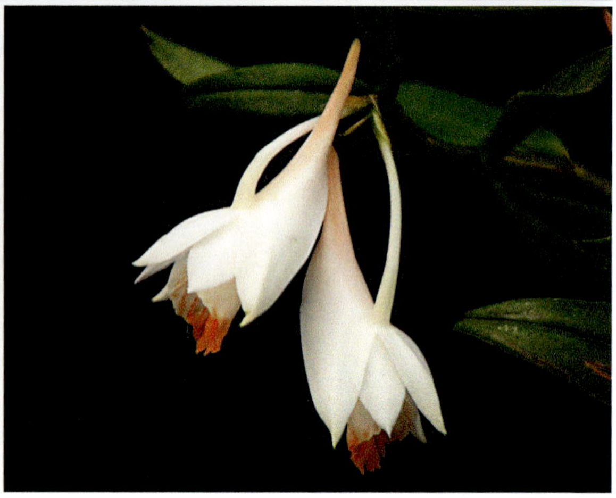

附生，株型中等。茎近直立，细圆柱形，长达16～45cm，粗2～4mm，有时稍左右曲折，具多节。叶2列，狭椭圆形或矩圆状披针形，长6～8cm，宽0.7～1.8cm，先端略有不等的2裂，被鞘，叶及叶鞘均被黑毛。总状花序生于具叶的茎上，花序柄极短，具1～3花；花径约5cm，花白色；花瓣卵状披针形；萼片先端急尖，中肋稍增粗并呈龙骨状突起；侧萼片形成的萼囊延伸为距，距长达3cm；唇瓣具橙红色纵条纹，3裂，中裂片前部边缘有不整齐的齿或流苏；唇盘具黄色条纹，沿脉纹密被短而肥的流苏，中央具3或4条纵贯的龙骨，基部具1个胼胝体；胼胝体前端具3或4个分枝。花期9～11月，温室6～7月开花，花期长，蕾期25天，单花持续开28天。结实性强。

耐低温，可忍受短暂的0℃，不喜高温。

分布于中国（广西、云南、西藏东南部）、尼泊尔、不丹、印度东北部。生于海拔1200～1500m的林中树上或山谷旁岩石上。

57 罗氏石斛

Dendrobium luoi L. J. Chen & W. H. Rao

石斛组

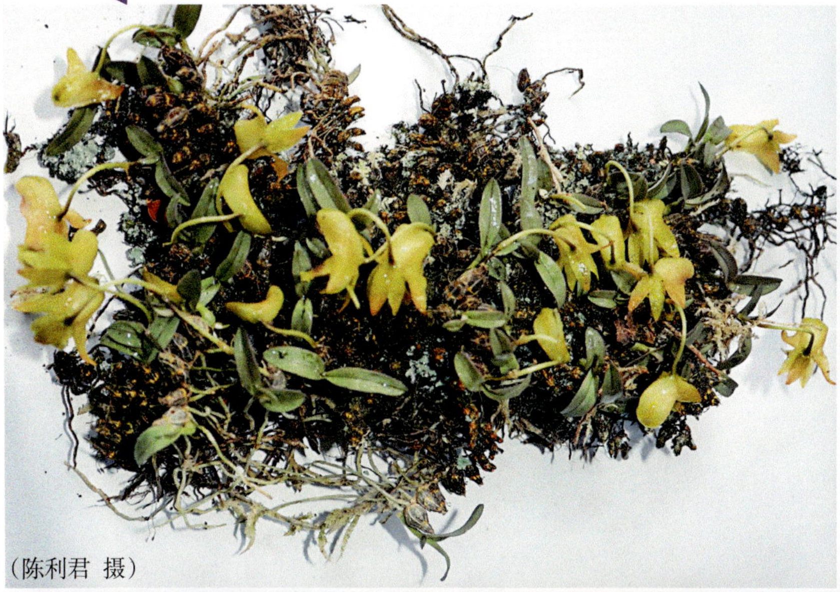
（陈利君 摄）

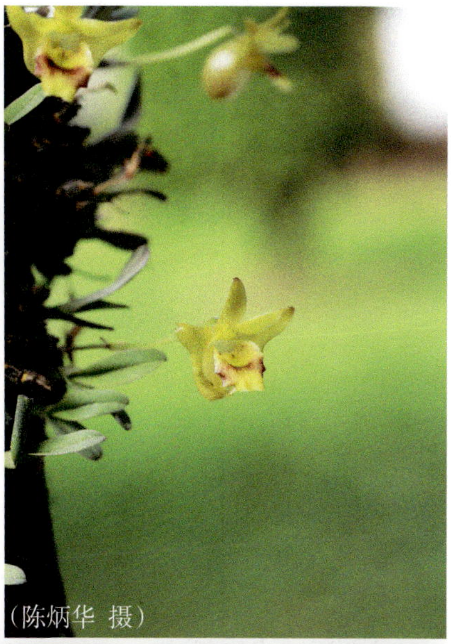
（陈炳华 摄）

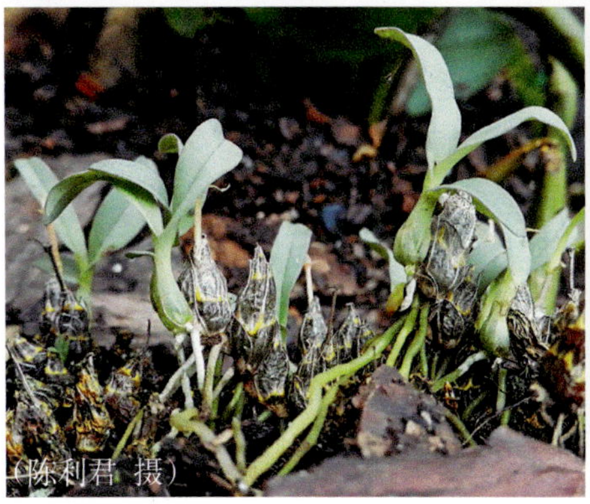
（陈利君 摄）

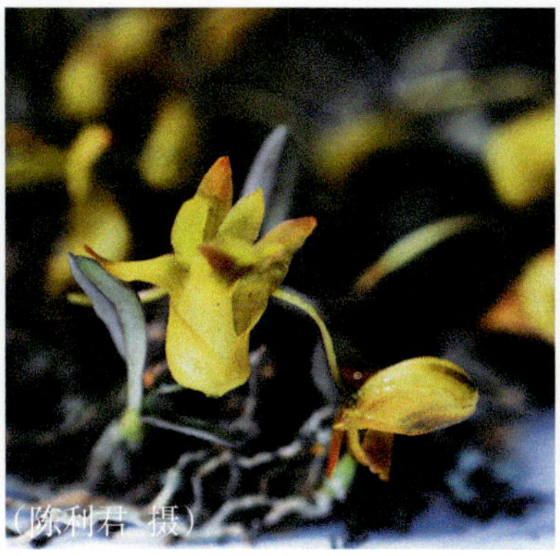
（陈利君 摄）

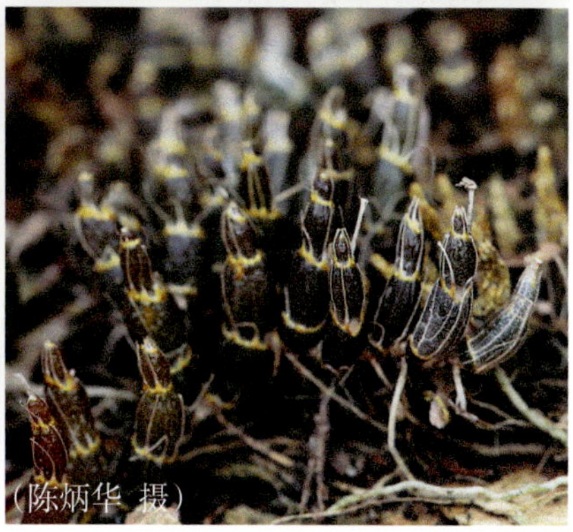
（陈炳华 摄）

附生，植株矮小。茎狭卵形，长 1.0～1.5cm，粗 4～5mm，具 3 节；叶 2 或 3 枚，卵状狭椭圆形或狭长圆形，长 1.1～2.2cm，宽 4～5mm，先端钝且不等侧 2 裂，基部扩大为鞘。花序生于无叶（已落叶）的茎上部节上，单花；萼片淡黄色，具红褐色先端；花瓣淡黄色；唇瓣淡黄色，具紫褐色斑块；合蕊柱黄白色；中萼片狭卵状椭圆形，长 8～9mm，宽 3～4mm；花瓣狭椭圆形，中央具 3 个粗厚脉纹状褶片并从基部延伸至先端，褶片中间增粗并密具乳突状毛；唇盘上部具乳突状短毛。花期 5 月。

我国特有种，分布于湖南（新宁县）。

本种类似于河口石斛和王氏石斛（*Dendrobium wangliangii*）。3 个种植株皆矮小。本种茎短，长仅 1.0～1.5cm。

58 吕宋石斛

Dendrobium luzonense Lindl.

禾叶组

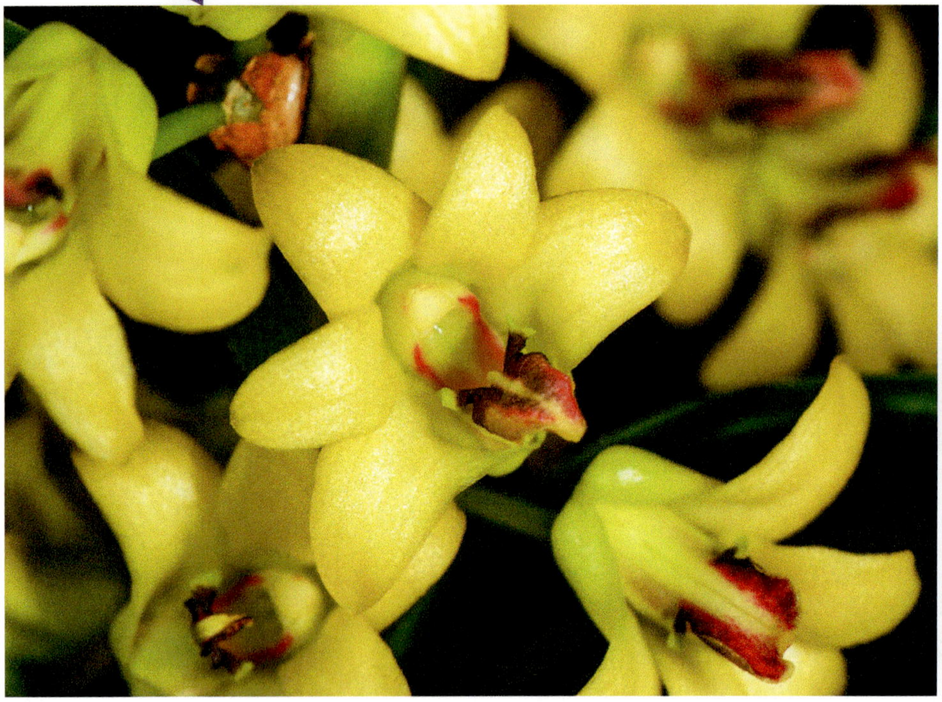

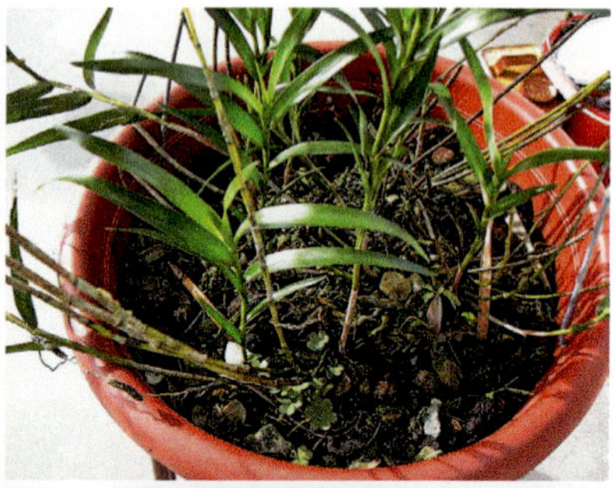

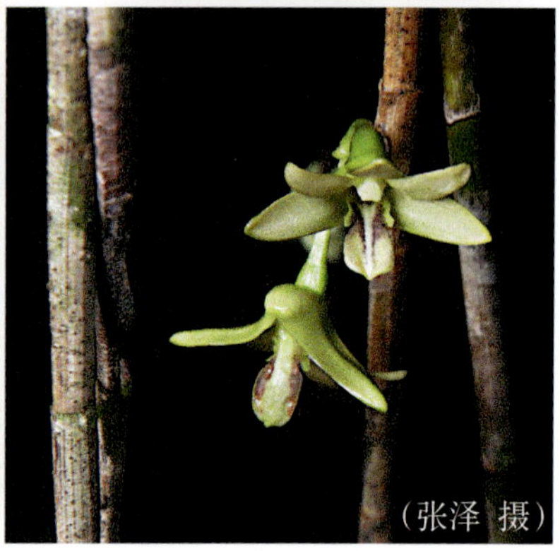

（张泽 摄）

株型中等。茎圆柱形，直立，长30～40cm或更长，粗约2mm，上部互生叶，节间长3～5cm。叶薄革质，线形，长约11cm，宽约4mm，先端渐尖，基部稍收窄然后扩大为鞘，具3条脉；叶鞘筒状，长约3.5cm，紧紧围抱于节间。伞状花序侧生，具花2朵，呈90°角向外伸展；花稍张开，淡黄色；萼片在中部两侧具紫色斑点，狭披针形，长约3cm，基部宽约3.5mm；萼囊长约5mm，稍弯曲；花瓣与萼片等长，但较萼片窄；唇瓣具紫色斑纹，明显3裂，表面无毛，先端反卷，边缘具流苏状的齿；唇盘被短柔毛。花期5月，花期集中，群体花期1～2天，单花仅开1天。

分布于中国（台湾台东县）、菲律宾。生于海拔约400m。

本种茎和植株类似于双花石斛，但是二者花不同。

59 勐腊石斛 杓唇扁石斛

Dendrobium menglaense X. H. Jin & H. Li

异名：*Dendrobium chrysocrepis*

寡花组

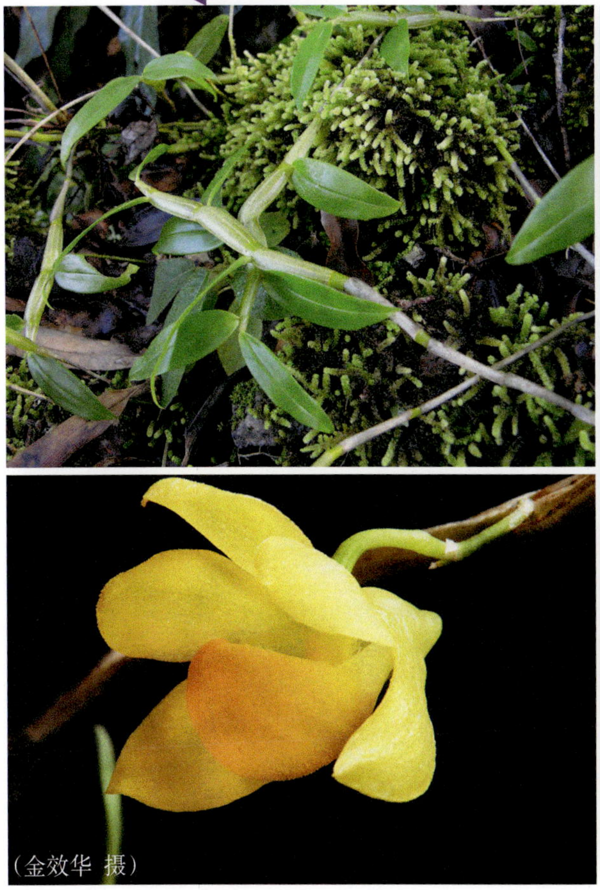

（金效华 摄）

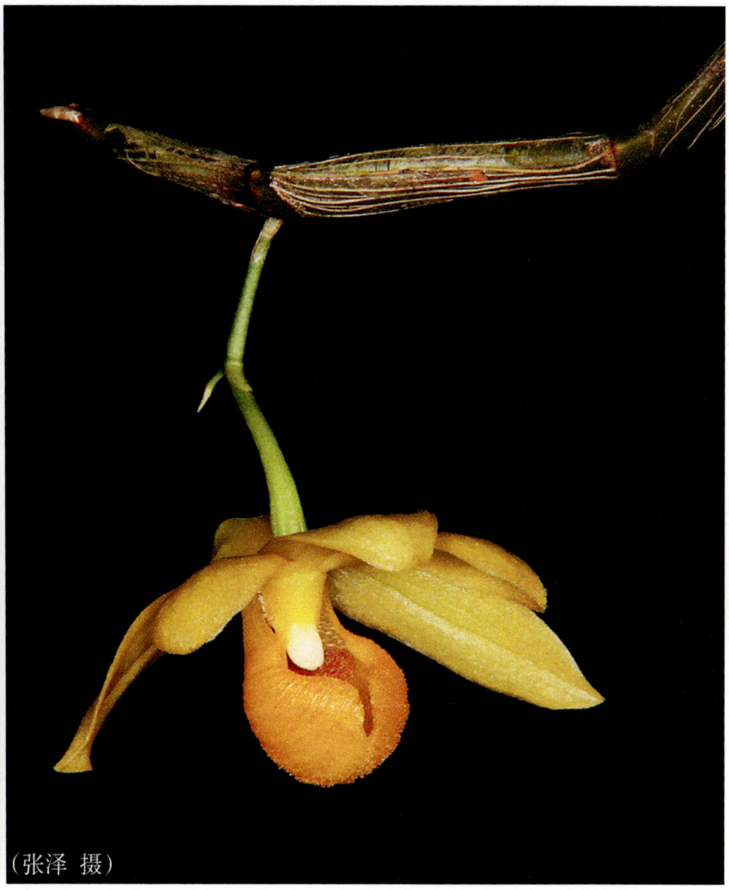

（张泽 摄）

植株丛生。茎扁平，长 10～20cm，粗约 0.7cm，上端茎节常生分枝。叶生于茎上部，披针形，长 6～8cm，宽约 1.5cm，叶尖不等，锐尖。花单生，黄色；唇瓣基部具长爪，杓形，具短毛，长约 2cm，宽约 0.8cm，金黄色。蒴果黄绿色，长约 1.5cm，粗约 0.6cm。花期 4～5 月。

分布于中国（云南勐腊县）、印度。生于海拔 1000～1200m 的林中，以岩生为主，少数地生。

本种类似于杓唇石斛（*Dendrobium moschatum*），二者易于区分。本种茎扁平，单个茎仅有 1 枚叶，花序为单花。杓唇石斛茎为一茎多叶多花。

60 勐海石斛

Dendrobium minutiflorum S. C. Chen & Z. H. Tsi

异名：*Dendrobium sinominutiflorum*

草叶组

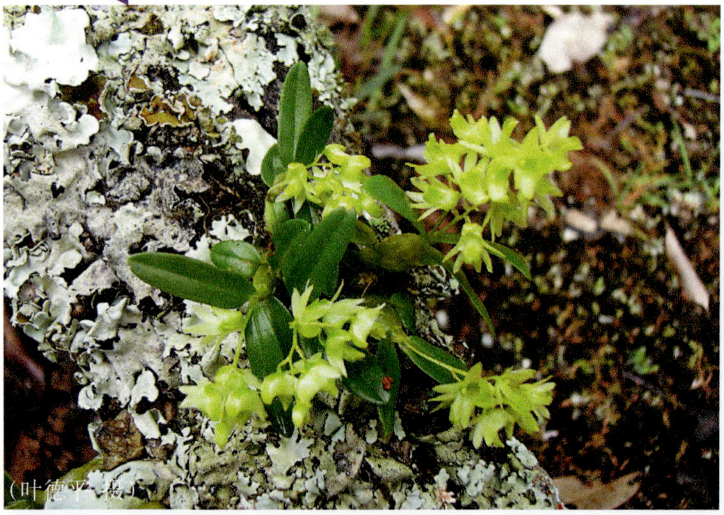
(叶德平 摄)

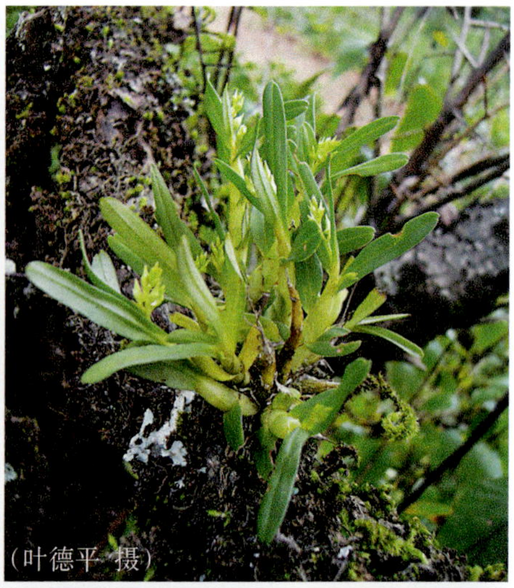
(叶德平 摄)

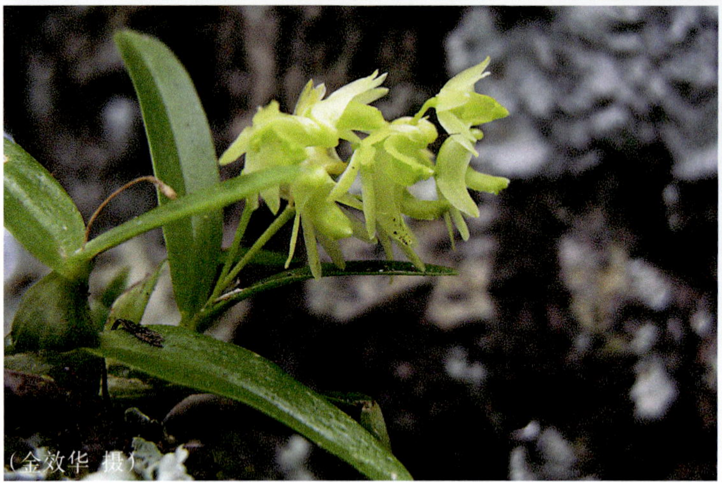
(金效华 摄)

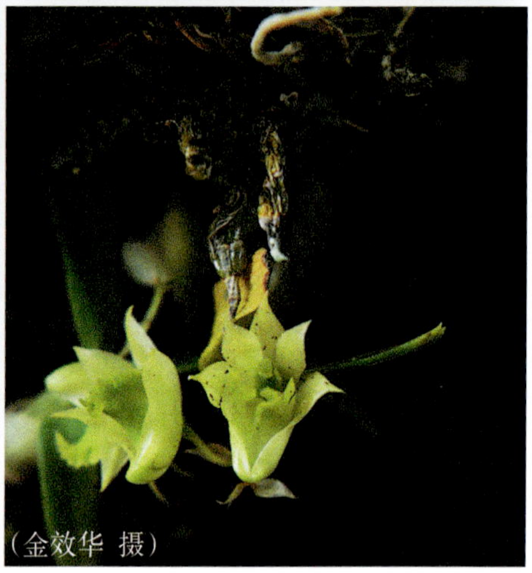
(金效华 摄)

株型小。茎狭卵球形或稍纺锤形，短，长1.5～3cm，粗4～5mm，具3～4节。叶2～4枚，狭矩圆形，薄革质，长1.5～5.5cm，宽4～7mm，先端钝并常有斜歪的2浅裂。总状花序1～3个，近顶生或生于有叶茎的上部，长2～4cm，具数花；花淡绿白色或淡黄白色；花瓣矩圆形；中裂片横矩圆形；唇盘上有1条宽阔的肉质脊突，由3条合生的脊组成，延伸至中裂片基部。花期8～9月。

我国特有种，分布于云南南部。生于海拔1000～1400m的疏林树干上。

本种与草石斛近似，草石斛花序不高出叶外，但本种花序较长，常高出叶外，唇瓣近长圆形，蒴果倒卵形。

61 红花石斛

Dendrobium miyakei Schltr.

异名：*Dendrobium goldschmidtianum*

距囊组

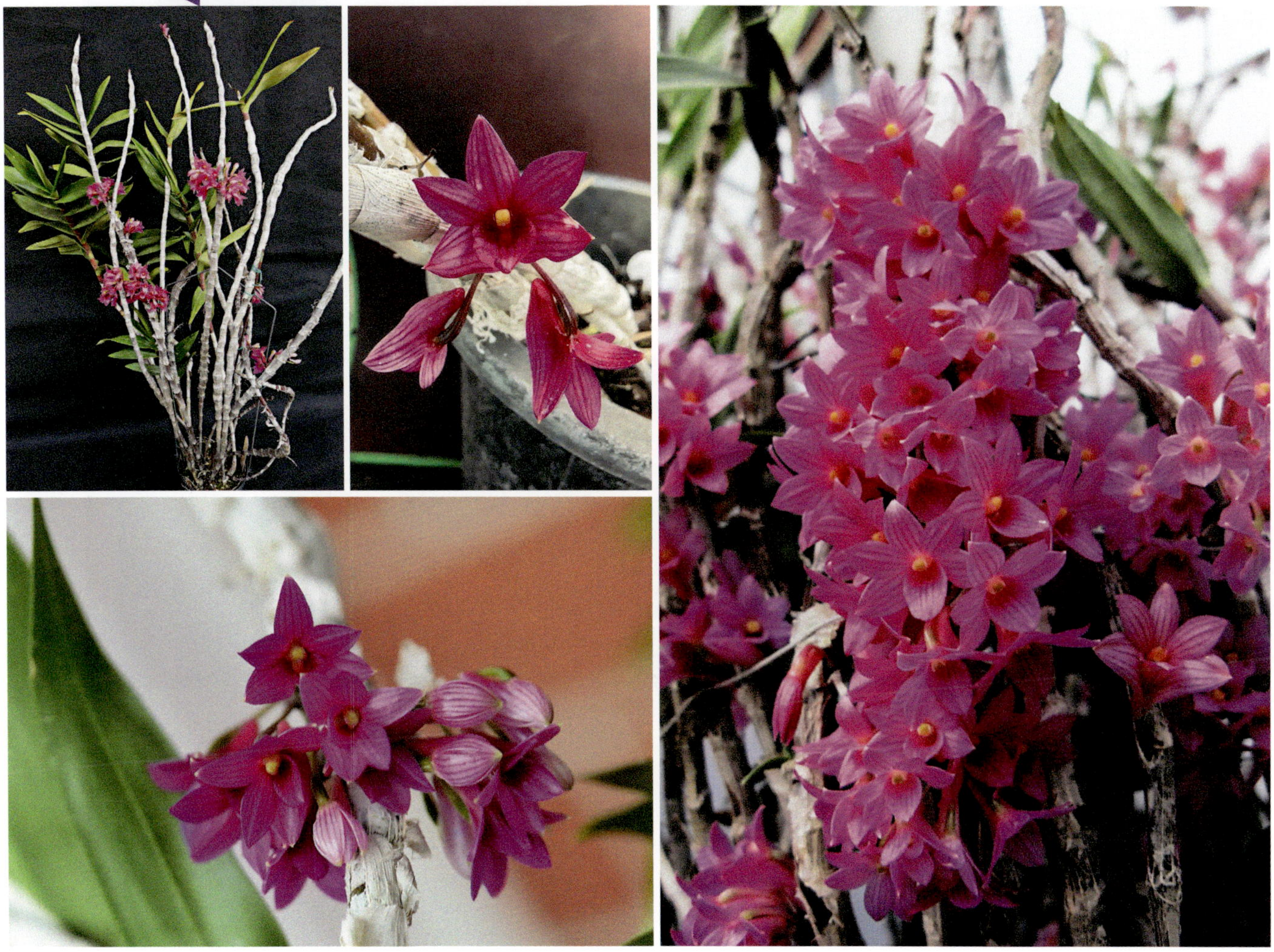

株型中大。茎丛生，直立，下部增粗而略呈棒状，最长可达 90cm，粗约 1cm。叶生于茎上部者互生，长 5～10cm，宽 1.2～2cm，先端急尖。花序生于无叶茎上，花序柄短，密生 5～9 花；花径 2～2.5cm，花淡紫红色，具深色纵条纹；萼片卵形；唇瓣椭圆形，基部有爪，长约 2.2cm，宽 8～9mm。花期 3～11 月，花持续开约 1 周。

适合树蕨板栽培，也可用排水良好的吊盆栽培。喜周年较高的湿度，喜光，常栽培于温暖至冷凉的环境。冬季低温时，保持一定的干旱利于植株生长和开花，但干旱时间不可很长。

分布于中国（台湾南部）、菲律宾北部。生于海拔约 300m 的疏林树干上。

62 细茎石斛 铜皮石斛

Dendrobium moniliforme (L.) Sw.

石斛组

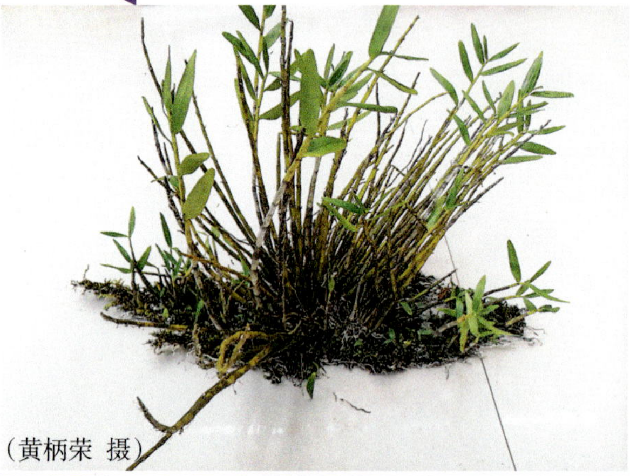

（黄柄荣 摄）

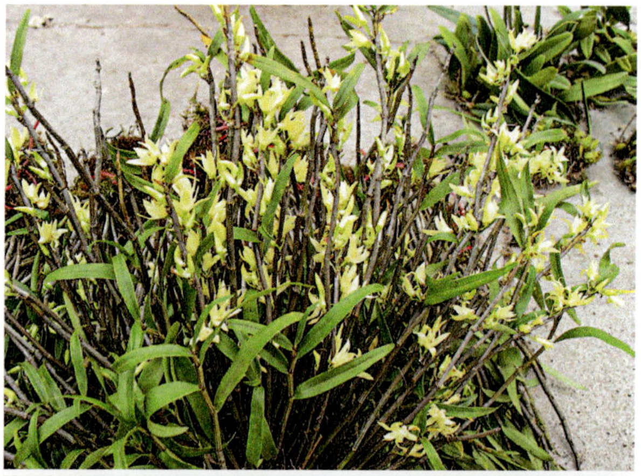

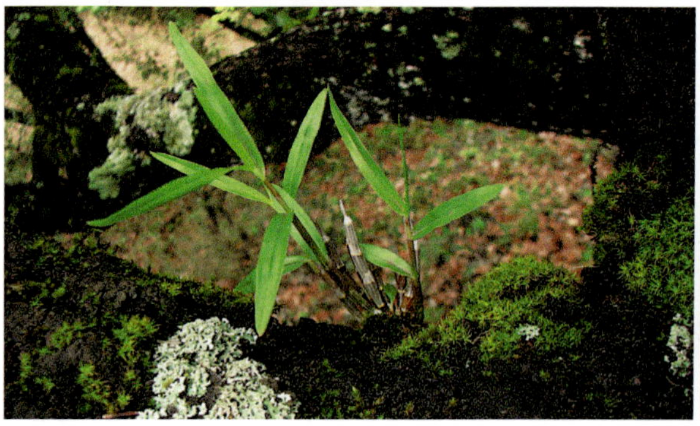

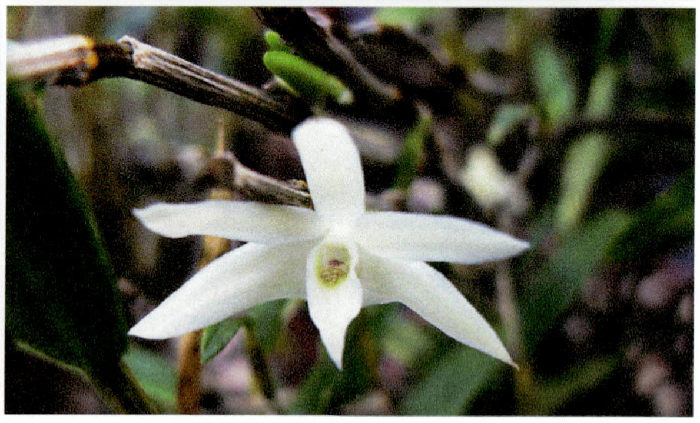

附生或地栽，株型中小。茎淡紫绿色，细，圆柱形，长30～40cm，粗3～5mm，具多节，被膜质鞘，干后金黄色或带深灰色。叶披针形，长4～6cm，宽7～9mm，先端钝尖，稍不等侧2裂。总状花序，通常具1或2花；花小，清香，径2～4cm，白色至淡黄色；萼片与花瓣披针形至狭卵状披针形；唇盘上具1条由褐红色斑点组成的窄红带。蒴果椭圆形。花期4～5月，温室花期可提前至1月末至2月初开放，单花持续开2～3周。

栽培于排水良好的小花盆中。喜冷凉、温和、湿润的环境，需明亮的散射光。本种耐寒，冬季减少浇水量，当温度很低时须保持基质干燥。

药用石斛的常见种类。分布于中国（甘肃南部、河南、湖北、湖南、安徽、江西、浙江、福建、台湾、广东、广西、四川、贵州、云南、西藏东部、陕西）、朝鲜半岛、日本、印度东北部。生于海拔600～3000m的林中树干上或沿溪谷的岩石上。

本种是广布种，多变种，日本有多种叶艺。植株大小、花色，尤其是唇瓣的形状和结构常因产地不同而变化。本种的花与琉球石斛（*Dendrobium okinawense*）、广东石斛（*Dendrobium wilsonii*）的花类似。

63 藏南石斛

Dendrobium monticola P. F. Hunt & Summerh.

草叶组

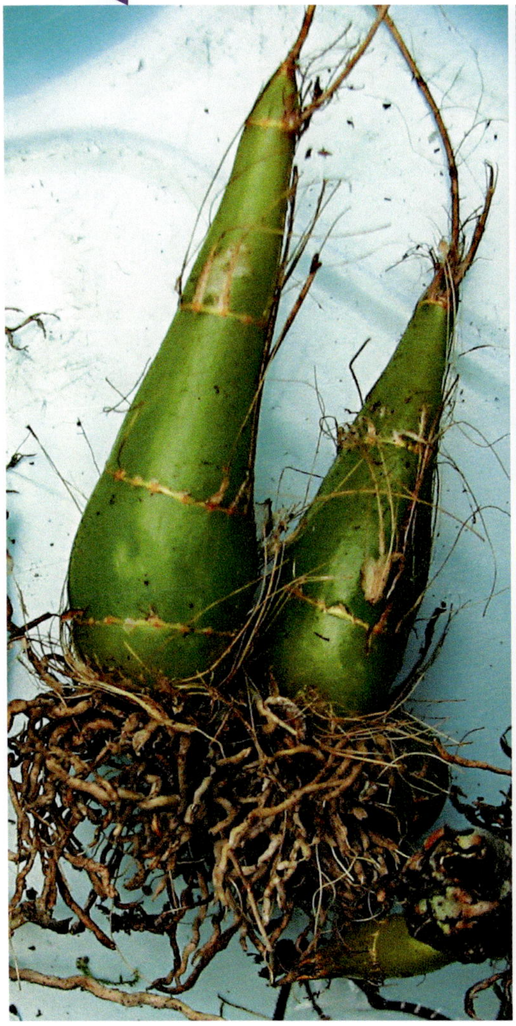
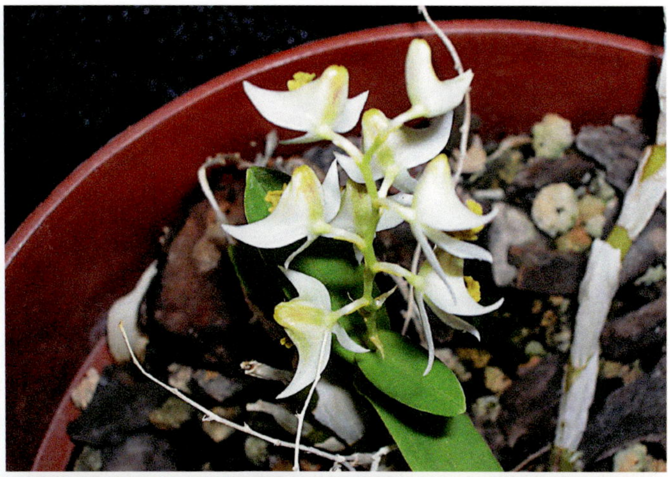
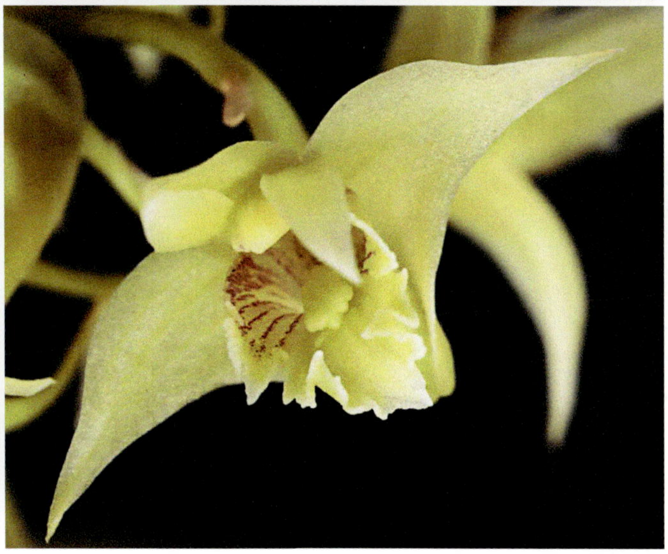

茎直立或斜立，肉质，长达 10cm，从基部向上逐渐变细，具数节，节间长约 1cm。叶 2 列，互生于整个茎上，薄革质，狭长圆形，长 25～45mm，宽 5～6mm；叶鞘疏松抱茎。总状花序常 1～4 个；花小，白色或黄色；花瓣狭长圆形，具 1～3 条脉；唇瓣近椭圆形，中部以上 3 裂，基部具短爪；侧裂片具紫红色的脉纹；唇盘除唇瓣先端白色外，其余均具紫红色条纹，中央具 2～3 个褶片连成的脊突。花期 7～8 月。

分布于中国（西藏南部、广西西南部）、印度（西北部、锡金）、尼泊尔、泰国。

本种与勐海石斛株型皆小。勐海石斛花瓣短圆，色纯。本种花为白色，唇瓣色浅，花明显比勐海石斛花大。

64 杓唇石斛 囊唇石斛

Dendrobium moschatum (Buch.-Ham.) Sw.

寡花组

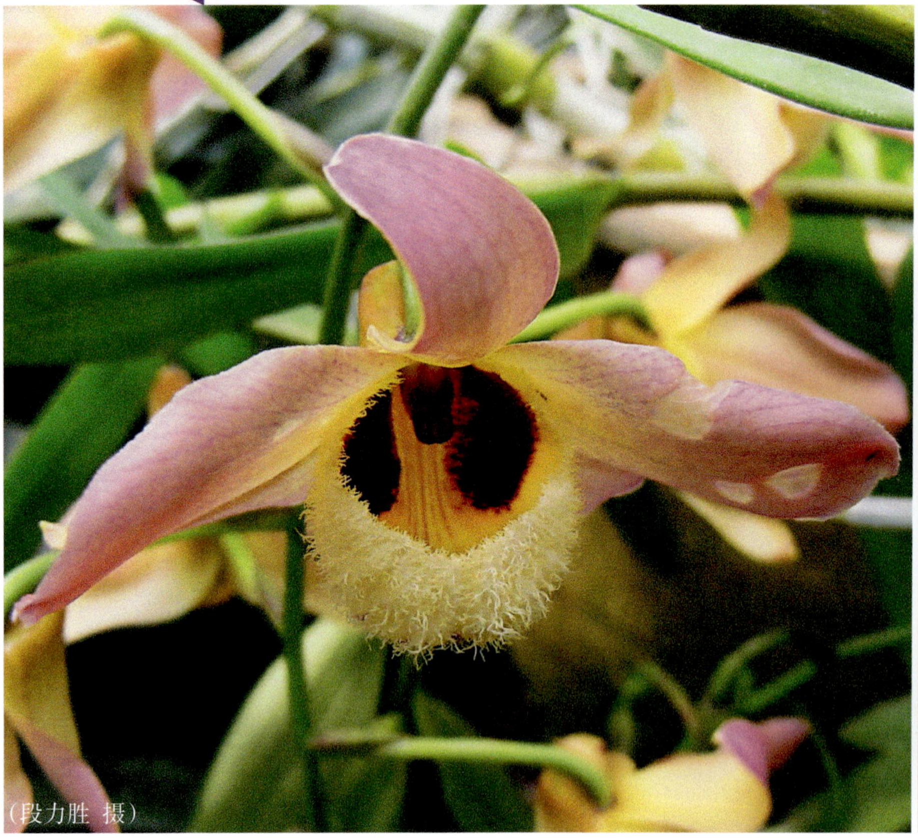

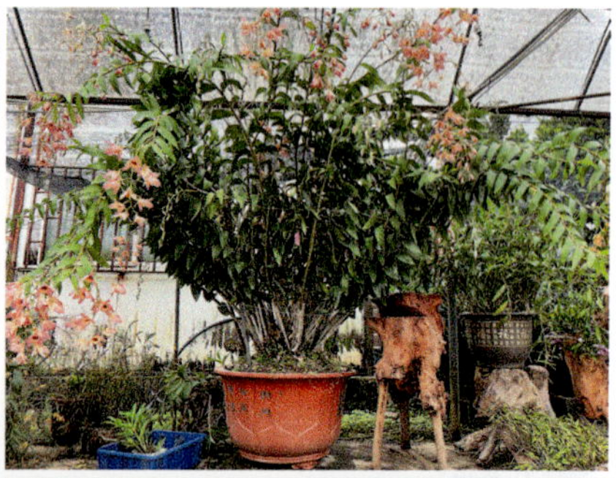

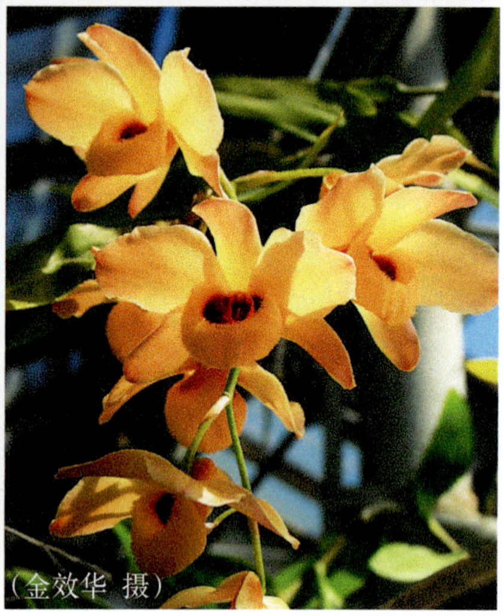

附生，株型大。茎直立，外弯，圆柱形，长达1m以上，最长可达2m，具多节。叶生于茎上部，矩圆形或卵状披针形，长5～10cm，宽2～3cm，先端渐尖或为不等的2裂。总状花序生于老茎上部或近顶端，长10～15cm，下垂，疏生7～15花；花径6～7cm，花蜡黄色或杏黄色并具淡紫色脉；花瓣宽卵形；萼片矩圆形或椭圆形；唇瓣基部两侧各具1个淡褐色斑块。花期4～6月，单花持续时间1周。

株型大，栽培中需要的空间大。植株可固定到树上栽培，在花盆中栽培需排水良好的基质。耐低温，喜强光、空气流通良好的环境。冬季休眠期需干旱，浇水后允许基质干透几天再浇水。

分布于中国（云南西南部至南部）、尼泊尔、不丹、印度、缅甸、老挝、泰国。生于海拔600～1300m有季节性气候的落叶林林缘树干上。

65 金钗石斛　石斛

Dendrobium nobile Lindl.

石斛组

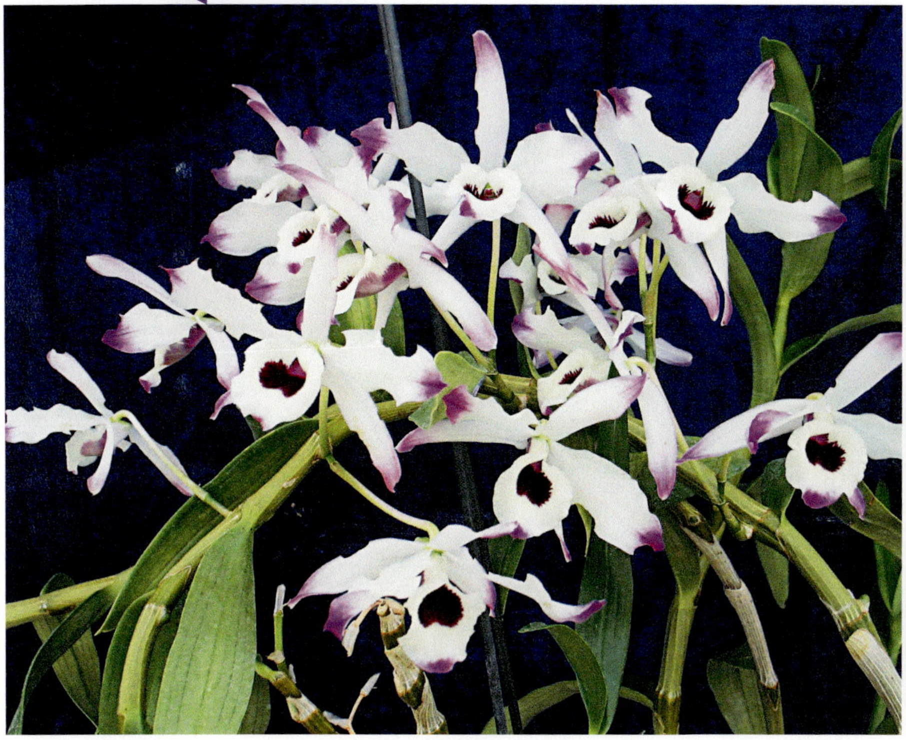
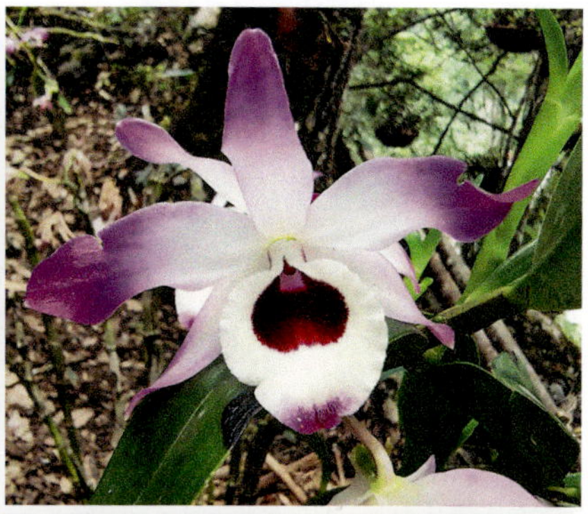
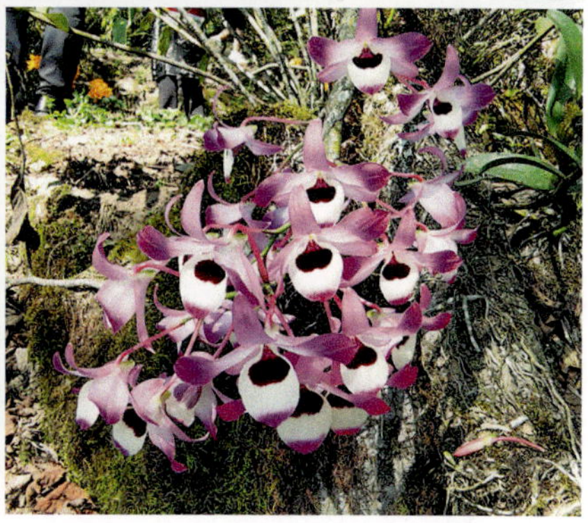

附生。茎直立，基部圆柱形，中部起压扁，呈扁圆柱形，壮实肥厚，长 10～60cm，宽 1.5～2cm，老茎淡黄色。叶矩圆形或宽线形，革质，长 8～11cm，宽 1～3cm，先端钝且为不等的 2 圆裂。花序长 2～4cm，具 1～4 花，花序柄长 5～15mm；花径 7～8cm，花大，蜡质，白色带淡紫红色先端；花瓣卵状矩圆形；萼片近矩圆形；唇瓣宽倒卵形，基部两侧具紫红色条纹，先端淡紫色，边缘有缘毛，两面密生短柔毛；唇盘上有红紫色斑块。花期 4～5 月，温室可提前到 1 月下旬至 2 月上旬开放，单花可持续 3～6 周。

常见种，植株易生高芽，易栽培，基质保水性和排水性要好，可栽于吊盆、吊篮中。喜通风良好的环境，需较强光照。在生长季，喜温暖，夜间不可低于 13℃。生长季可定期浇水、施肥。冬春季应保持干燥，减少浇水，植株不枯萎即可，休眠期（至少 2 个月）温度控制在 7～10℃。休眠期过后，花蕾形成以后开始浇水。本种在北方温室栽培时，花期正值春节期间，花期长，花大色美，观赏价值高。

药用石斛的主要种类，《中华人民共和国药典》（2020 年版）收录种类，春石斛杂交育种的常用亲本。分布于中国（台湾、湖北、海南、广西、贵州、四川、河南、云南、西藏东南部）、尼泊尔、不丹、印度、缅甸、越南、老挝、泰国。生于海拔 480～1700m 季节性气候的落叶林的树上。

66 铁皮石斛 黑节草

Dendrobium officinale Kimura & Migo

异名：*Dendrobium catenatum*

石斛组

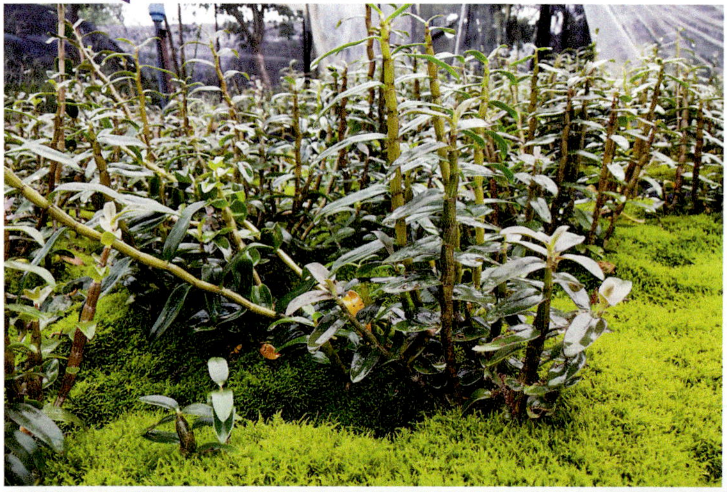

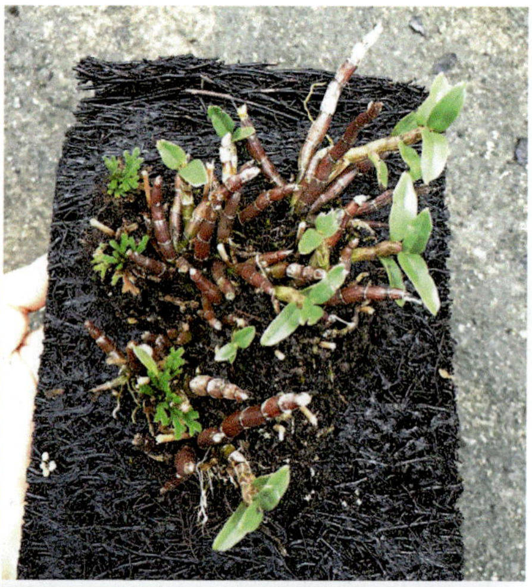

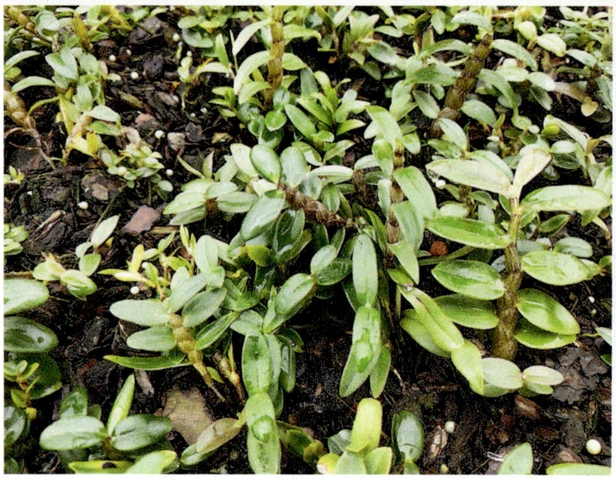

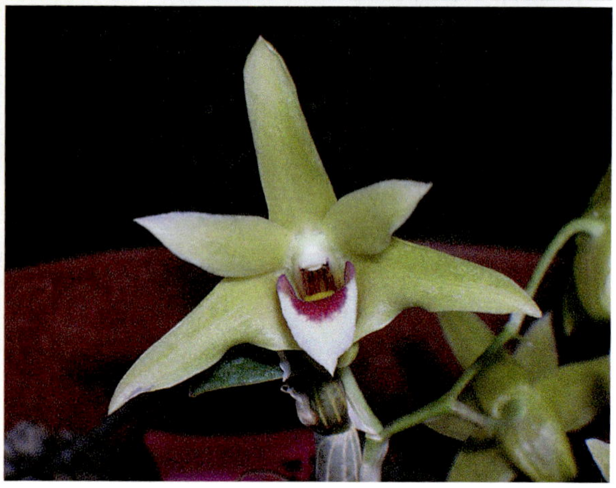

附生。茎圆柱形，细长，长 9～35cm，粗 2～4mm，具多节。叶 3～5 枚，生于茎上部，2 列，矩圆状披针形，纸质，长 3～7cm，宽 9～15mm，先端钝，稍钩转；叶鞘具紫斑，鞘口张开，露出环状的铁青色茎节。花序生于落叶茎的上部，长 2～4cm，具 2～3 花；花径 1.5～2cm；萼片与花瓣淡黄绿色或白色；唇瓣白色，卵状披针形，上半部具 1 个紫红色大斑块，下部两侧具紫红色条纹；唇盘上密被乳突状短柔毛，基部有 1 个绿黄色胼胝体。花期 4～5 月，温室可提前至 3 月开花。

药用石斛的主要种类，《中华人民共和国药典》(2020 年版）收录种类。我国特有种，广布于安徽、浙江、福建、广西、四川、云南等地。较耐寒，生于疏林树干上或石灰岩地区岩石上，海拔可达 1600m；我国南方一般种植于海拔 1200m 以下地区。

67 琉球石斛　冲绳石斛

Dendrobium okinawense Hatusima & Ida

石斛组

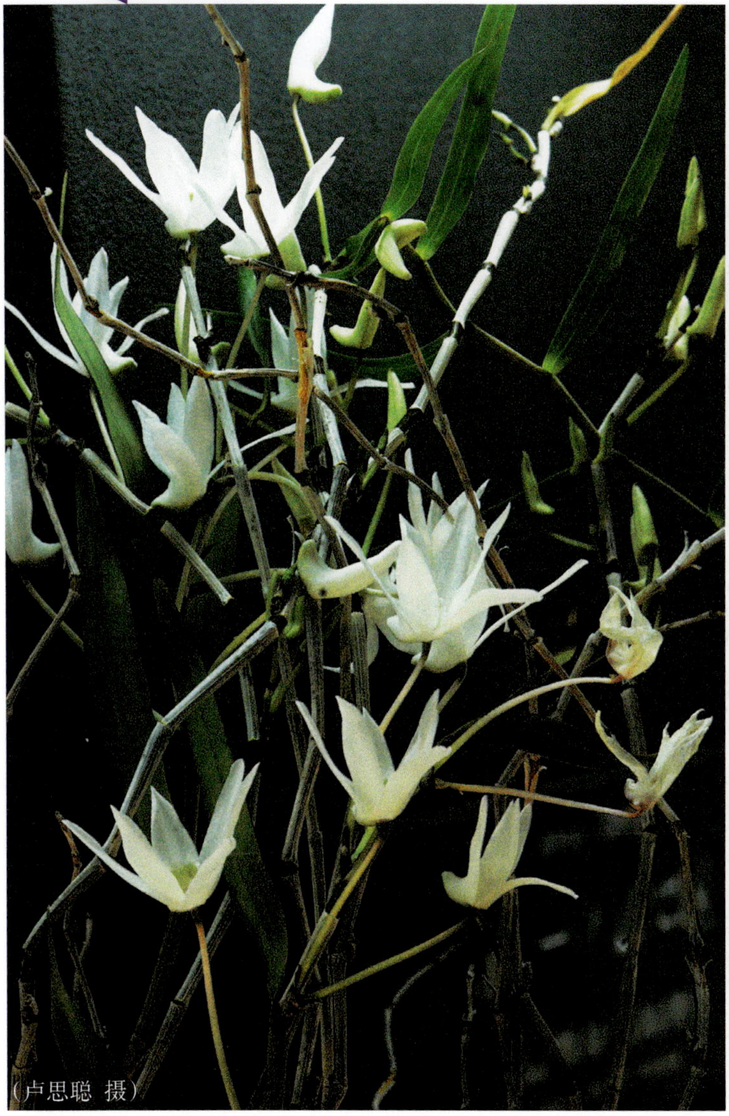

（卢思聪 摄）

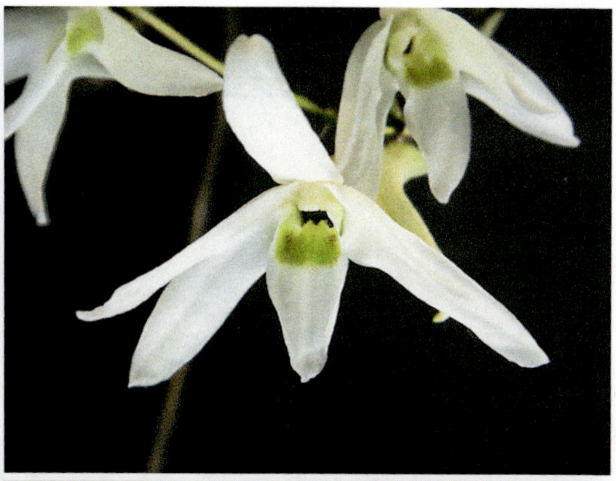

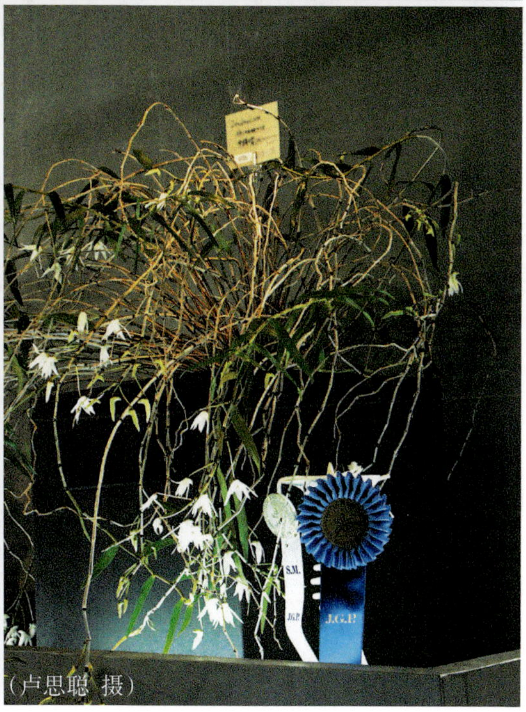

（卢思聪 摄）

茎细长，圆柱形，长 40～70cm，粗 4～7mm。叶着生于茎上部，黄绿色，披针形，长 5.5～10cm，宽 0.6～0.8cm。花序着生于茎上部，具花 1～3 朵；花白色或淡黄色，宽 3～4cm；花瓣和萼片披针形，长 3～4cm，宽 3.5～4mm；唇瓣椭圆形或披针形，长约 2.5cm。

分布于中国（台湾东南沿海山脉）、琉球群岛。生于海拔 900～1200m 的山区，附生于阔叶林中。

本种与细茎石斛类似。

68 少花石斛

Dendrobium parciflorum Rchb. f. & Lindl.

圆柱叶组

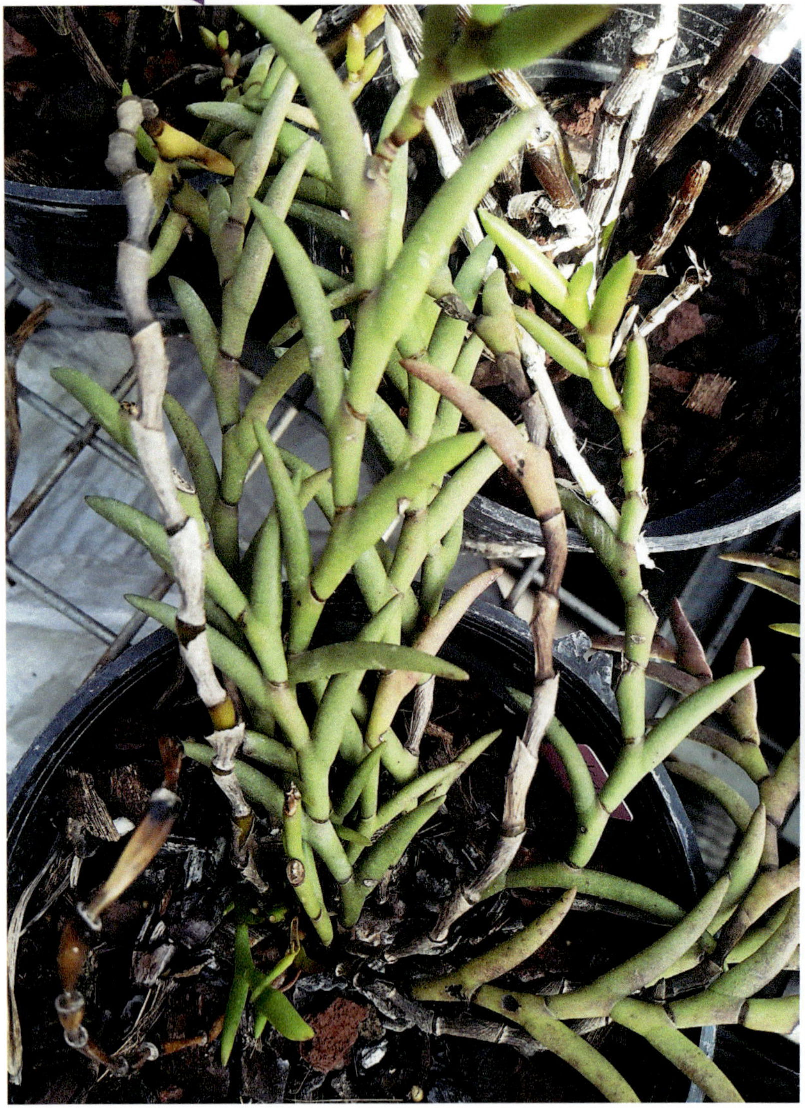

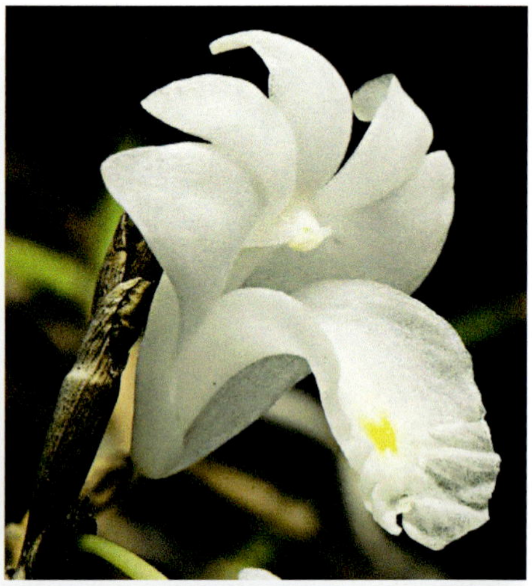

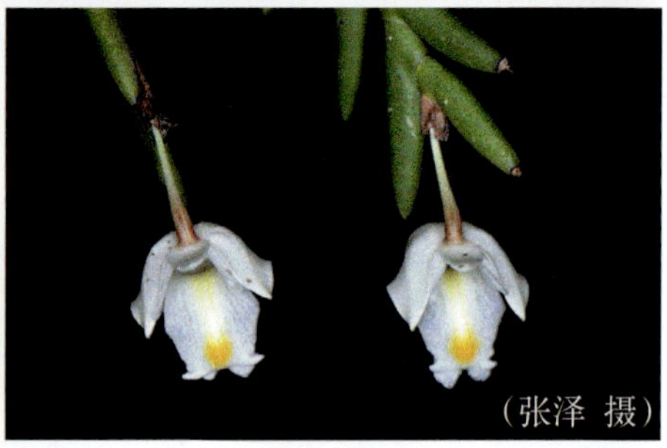

（张泽 摄）

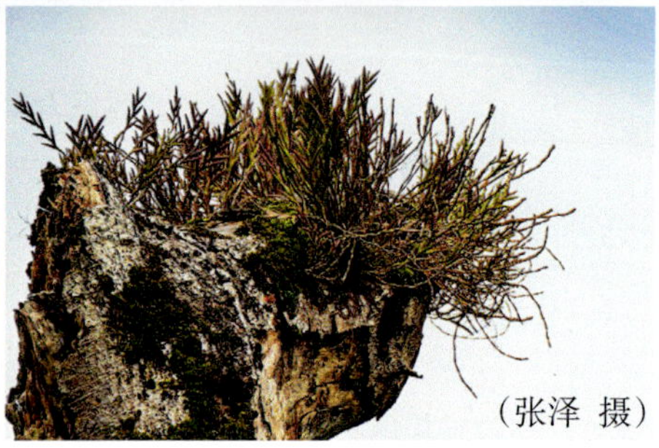

（张泽 摄）

茎质地硬，扁圆柱形，长约37cm，粗6～7mm，节间棒状，长1.5～2cm，干后黄色，具纵条棱。叶厚肉质，呈半扁圆柱形，长1.7～3cm，宽3～4mm，先端锐尖。花淡白色或淡黄色，芳香，1或2朵，生于茎上部；萼囊大，长约2cm；花瓣长圆形；唇瓣匙形，先端凹缺，中央具3或4条纵贯的粗厚脉纹，近先端处具黄色斑点，且密布乳突状毛，具长约2cm的蕊柱足。花期7～8月。

分布于中国（云南景洪）、印度东北部、泰国、老挝、越南。生于海拔约1500m的山地疏林中，附生于罗汉松树干上。喜较高空气湿度。

69 紫瓣石斛　麝香石斛

Dendrobium parishii Rchb. f.

石斛组

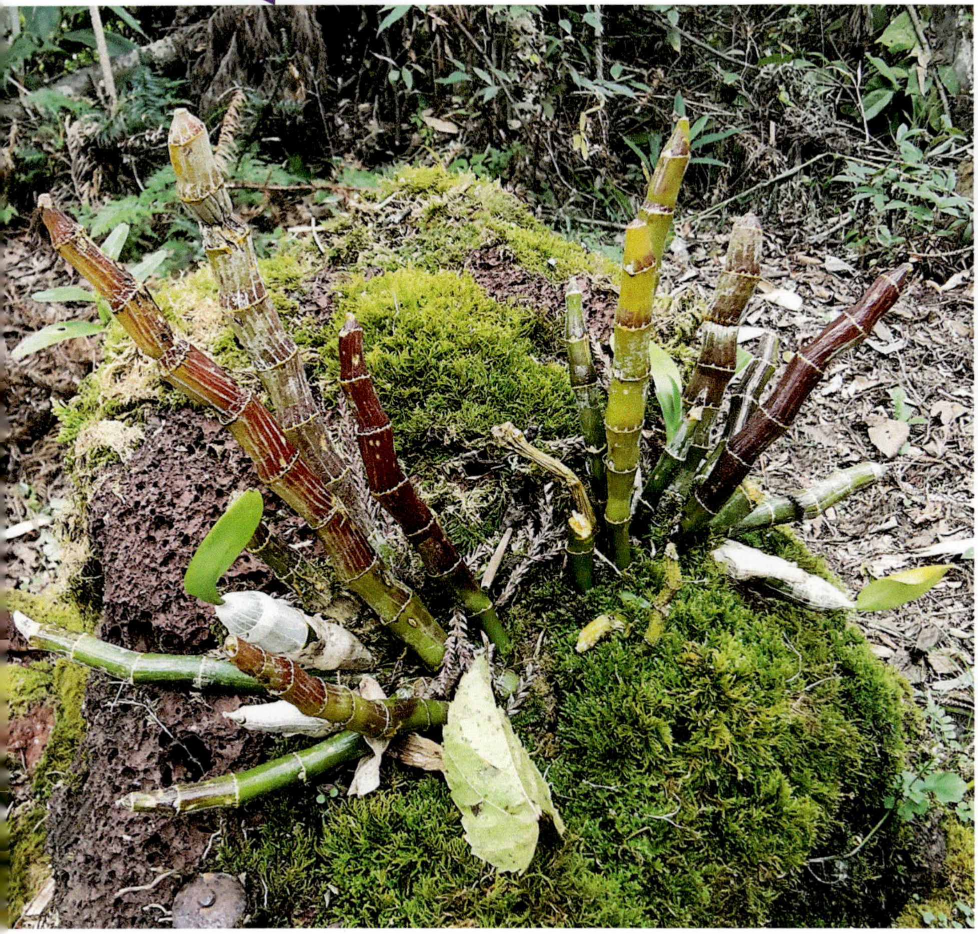

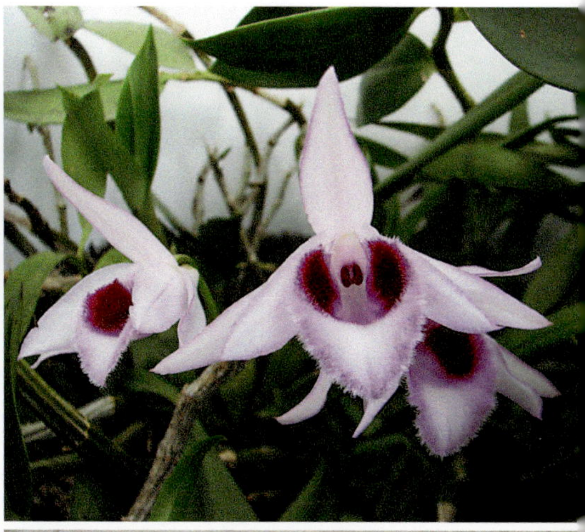

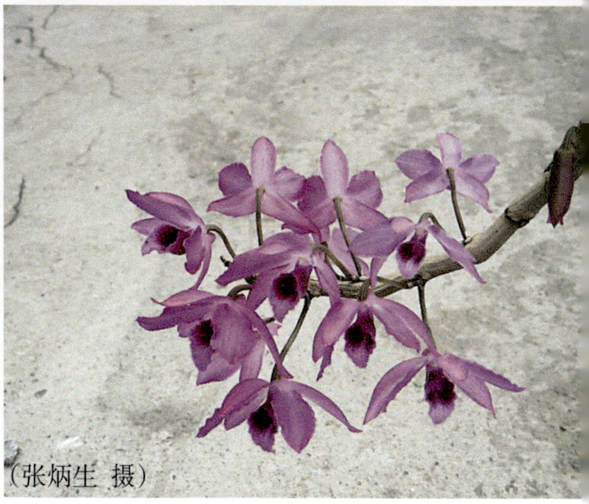

（张炳生 摄）

附生。茎圆柱形，长约30cm，粗1～2cm，具多数节。叶矩圆形，长5～10cm，宽2～3cm，先端钝并不等侧2裂，落叶后膜质叶鞘白色。总状花序，具花2或3朵，花序柄很短；花中大，花径5～6cm，质地薄，纯紫色，很美丽，花香，具麝香味；花瓣宽椭圆形，比萼片稍短，但较宽，边缘具齿；唇瓣具短流苏，两面密被毛；唇盘两侧各具1个深紫色斑块；药帽具疣状突起。花期3～4月，花持续开3～4周。

可栽于花盆中或树蕨板上。需温暖、温和的环境，喜光。生长季需充分浇水、施肥。适宜季节性明显的环境。冬春季温度低，保持基质干燥有利于植株生长和开花。在光照较暗时，茎将徒长，变得细长。开花需光照较多。

分布于中国（云南、贵州、广西）、印度东北部、缅甸、泰国、越南、老挝。生于海拔250～1500m的林中树上。

70 独龙石斛　红边石斛、腾冲石斛

Dendrobium pauciflorum (Nutt.) D.C.

异名：*Dendrobium praecinctum*

叉唇组

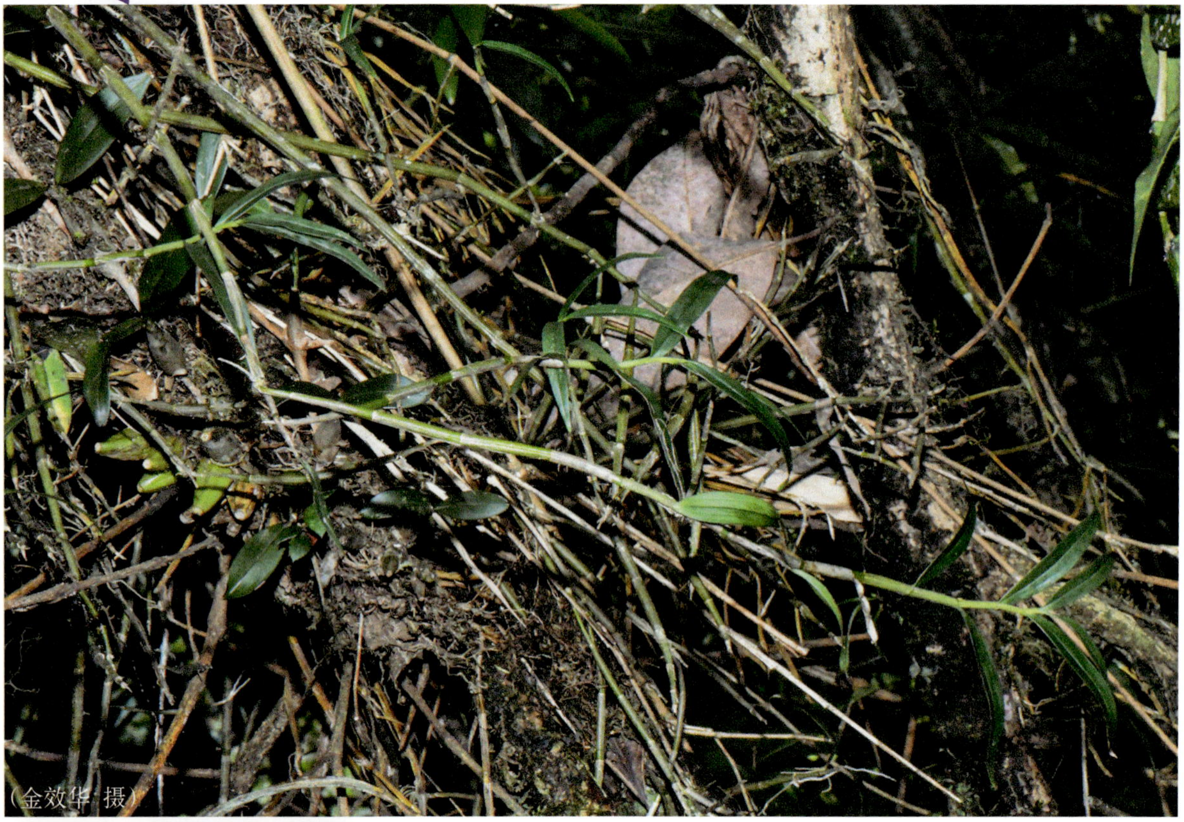

（金效华 摄）

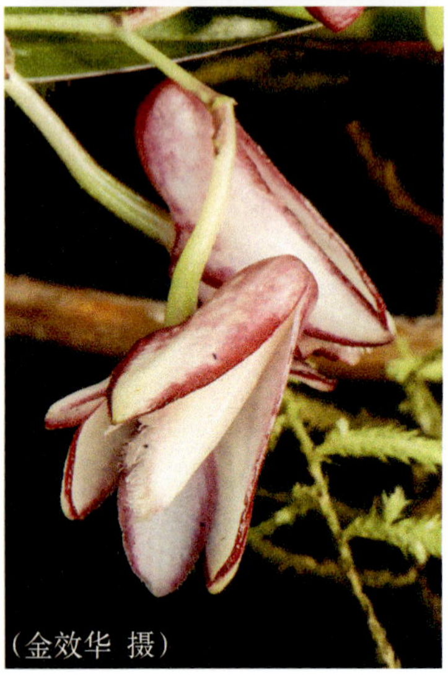

（金效华 摄）

植株丛生。茎细长，长可达70cm，上部分枝，粗2～3mm，节间长1.5～4cm。叶片可达12枚，披针形，长5～9cm，宽0.7～1.2cm。总状花序，着生花1～4朵，多数为2朵；花苞片小，长约2mm；花白色，带粉色脉；唇瓣中裂片上有红色斑点；花梗与子房长约1cm；中萼片披针形，长约0.8cm，宽约4mm；侧萼片长约1cm，宽约4mm；花瓣披针形至卵圆形，长约1cm，宽约3mm；唇瓣3裂，长约1cm，宽约8mm；侧裂片锯齿状，边缘有绒毛；中裂片卵圆形，边缘有绒毛；唇盘加厚；合蕊柱阔，蕊柱足长4～5mm；喙长5～7mm。花期5月。

分布于中国（云南贡山独龙族怒族自治县）、印度、缅甸、泰国。生于海拔约1450m的独龙江沿岸常绿阔叶林的树干上。

71 肿节石斛

Dendrobium pendulum Roxb.

石斛组

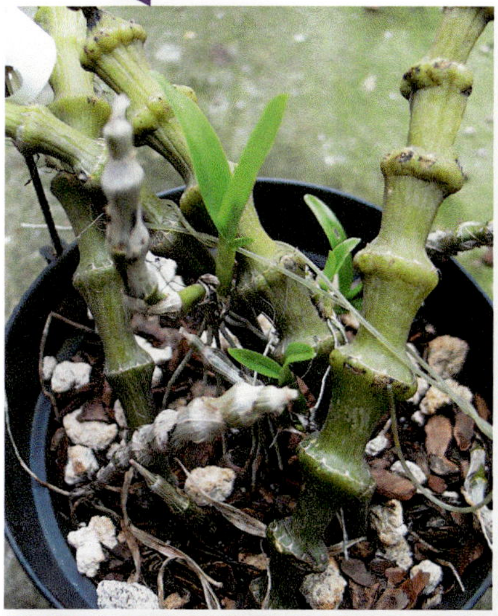
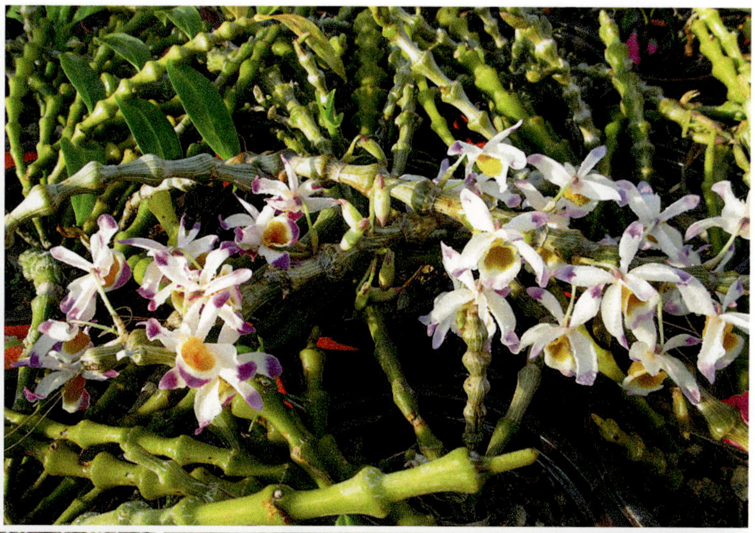
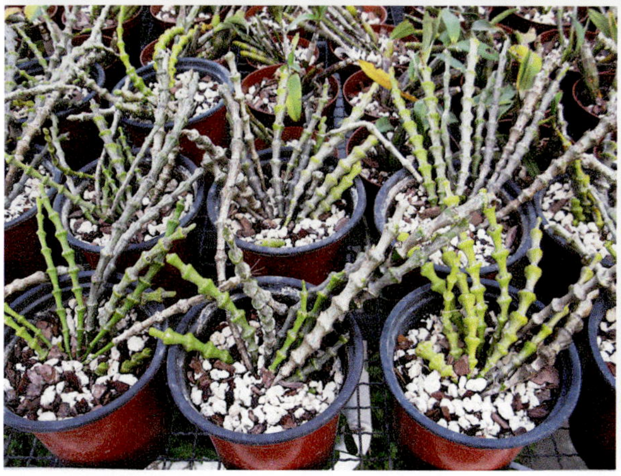
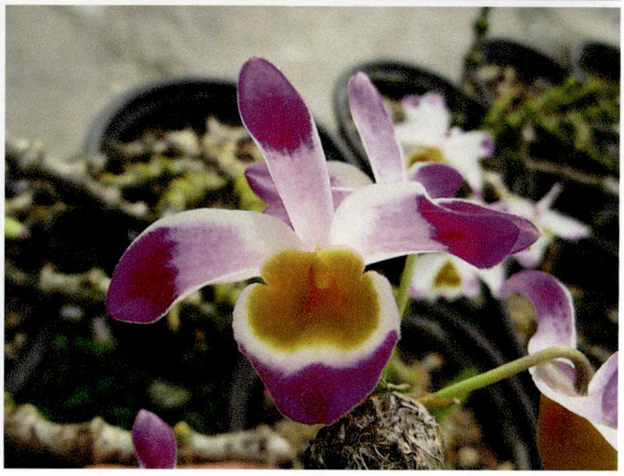

附生。茎粗圆柱形，长 20～50cm，节明显肿大，呈算盘子状，粗达 2cm，节绿色，干后淡黄色带灰色。叶矩圆形至矩圆状披针形，纸质，凋落，长 8～12cm，宽 2～2.5cm，先端急尖。总状花序生于落叶茎上部，花序柄很短，长 2～5mm，具 1～3 花；花中大，白色，花径 5～6cm；萼片矩圆形，侧萼片反折；唇瓣近圆形；唇盘上有 1 个大黄色斑块。花期 3～4 月，温室花期 1～2 月，单花持续开 25～27 天。

药用石斛的主要种类，春石斛杂交育种的常用亲本。分布于中国（云南南部）、印度、缅甸、越南、老挝、泰国。生于海拔 1000～1600m 的疏林中树干上。

本种的花与棒节石斛、晶帽石斛、大苞鞘石斛（*Dendrobium wardianum*）的花较类似。本种的区别特征为两侧萼片反折明显。

72 单葶草石斛

Dendrobium porphyrochilum Lindl.

草叶组

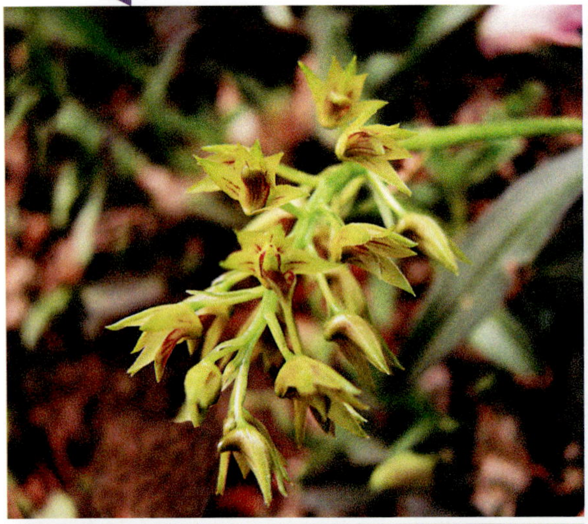

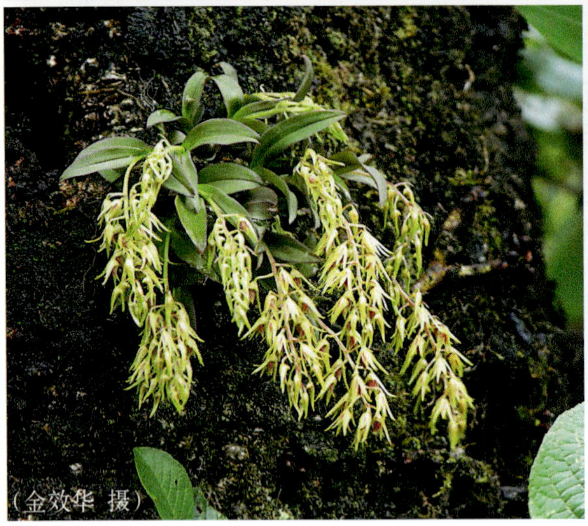

（金效华 摄）

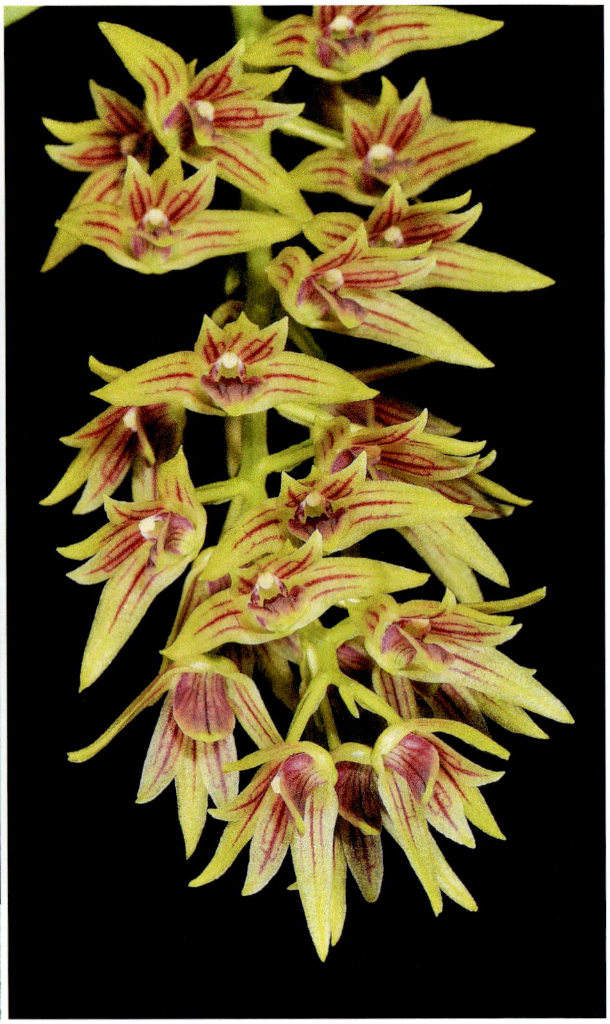

茎肉质，直立，圆柱形或狭长的纺锤形，长1.5～4cm，粗2～4mm，基部稍收窄，中部以上向先端逐渐变细，具数节。叶3或4枚，纸质，狭长圆形，长约4.5cm，宽6～10mm，先端锐尖且不等侧2裂；叶鞘草质，扁鼓状。总状花序单生于茎顶，远高出叶外，长达8cm，弯垂，具数至10余朵小花；花开展，质地薄；萼片金黄色；花瓣狭椭圆形，长6.5～7mm，宽约1.8mm，淡绿色带红色脉纹；中萼片狭卵状披针形；萼囊小，近球形；唇瓣暗紫褐色，边缘为淡绿色；唇盘中央具3条纵脊；合蕊柱白色带紫色；药帽光滑。花期6月。

分布于中国（广东连南瑶族自治县、云南腾冲）、尼泊尔、不丹、印度东北部、缅甸、泰国。生于山地林中树干上或林下岩石上，海拔达2700m。

73 报春石斛　贝壳石斛、窝节苦草

Dendrobium primulinum Lindl.

异名：*Dendrobium polyanthum*

石斛组

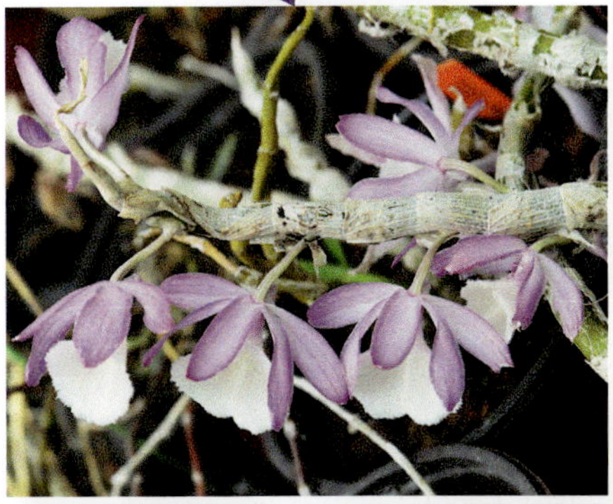
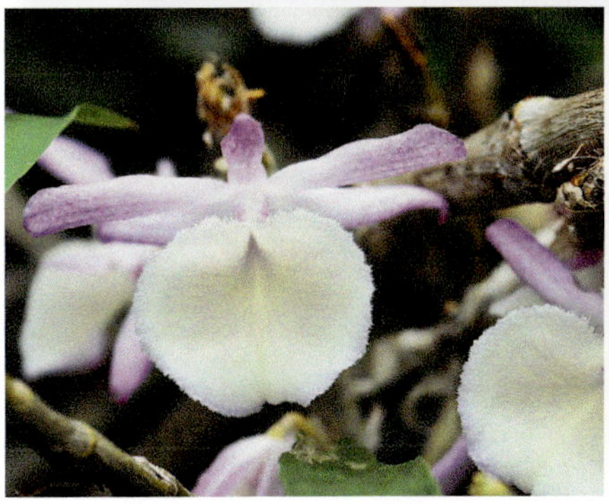
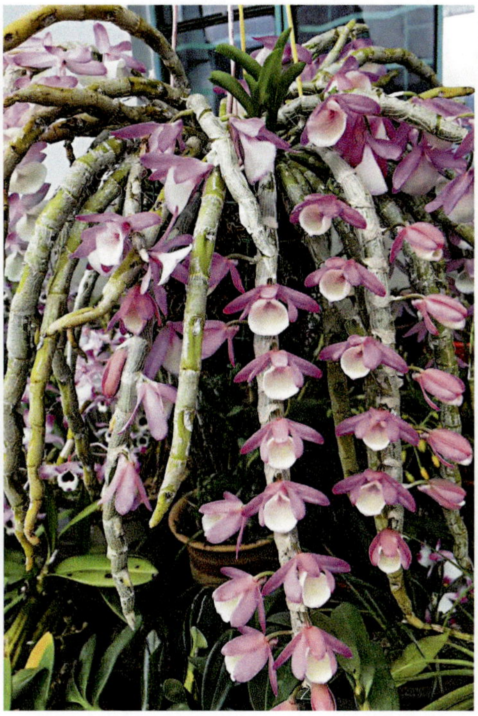
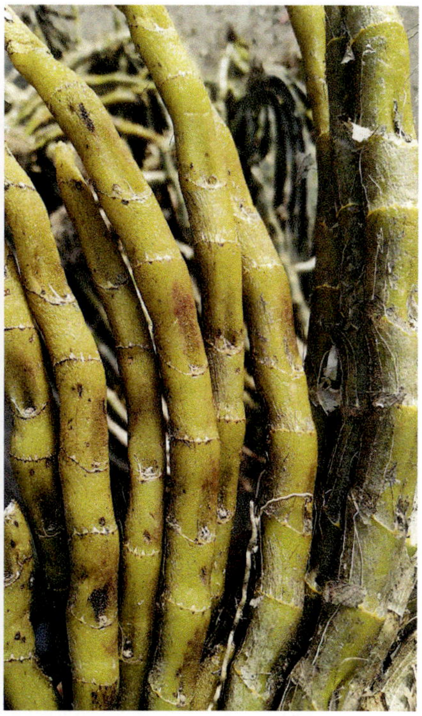

附生，株型中等。茎中粗，肉质，弯曲或直立，圆柱形，稍粗厚，长 10～40cm，粗 1～1.5cm，一年生茎黄绿色，常有白色叶鞘包被，茎有明显对生舟状凹槽，老茎淡黄色。叶矩圆状披针形，凋落，长 7～9cm，宽 2～3cm，先端钝且不等侧 2 裂。花序生于茎的舟状凹槽中，具 1 或 2 花；花径 4～6cm，花白色而上半部粉红色；花瓣矩圆形，大小与萼片相同；唇瓣近圆形，淡褐黄色；唇盘白色具紫色脉纹，边缘呈细微的啮蚀状，密被细柔毛；药帽密被小乳突。花期 3～4 月，温室中 6 月底至 7 月初集中开放，持续约 2 周。

适宜于树蕨板或吊盆栽培。喜温暖、温和、湿润、明亮的环境，需空气流通良好。在冬季干旱休眠期。

药用石斛的主要种类。分布于中国（云南南部）、尼泊尔、印度、缅甸、越南、老挝、泰国。生于海拔 700～1800m 有典型季节性变化的落叶林中树上。

本种花与兜唇石斛的花相近。本种花瓣质较厚，茎偏粗，有明显对生舟状凹槽。

茎可药用，苦。

74 针叶石斛

Dendrobium pseudotenellum Guillaum.

基肿组

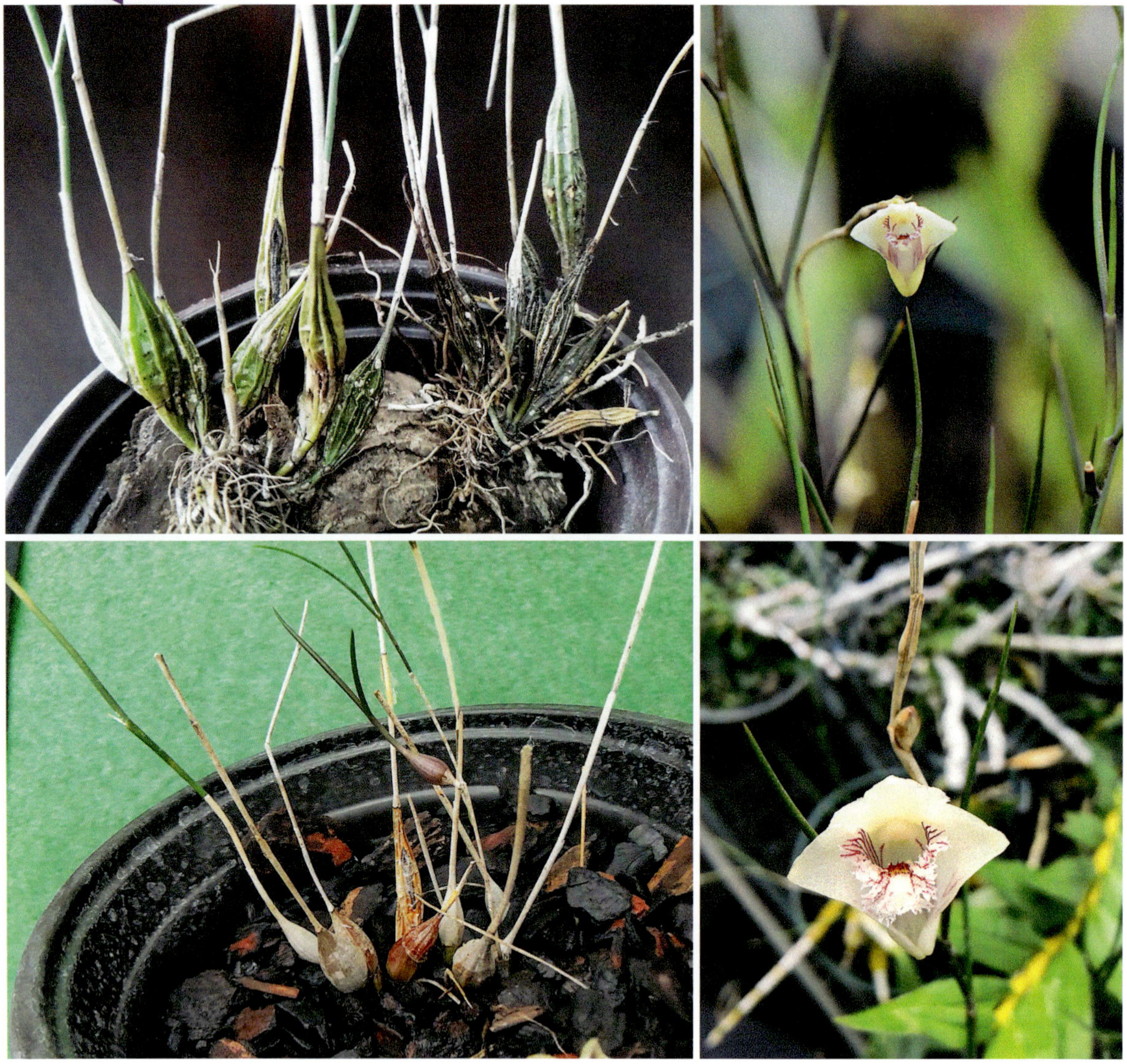

茎质地硬，直立，纤细，基部2节肿大成纺锤形，中上部为圆柱形，长30～43cm，粗约2mm，不分枝，具多节，干后黄褐色。叶肉质，纤细，近圆柱形，长3～9cm，宽不及1mm，先端锐尖。花白色，很小，质地薄，单生于近茎端；中萼片长圆形；萼囊长圆锥形，长约9mm；花瓣长圆形，长约6mm，宽约2mm，先端钝，具3条脉；唇瓣倒卵形，长约11mm，宽约7mm，前端3裂，边缘具撕裂状流苏；唇盘中央具3条脊突。春季开花。

分布于中国（云南勐腊县）、越南（模式标本产地）。生于海拔约900m的山地林中树干上。

75 竹枝石斛

Dendrobium salaccense (Bl.) Lindl.

禾叶组

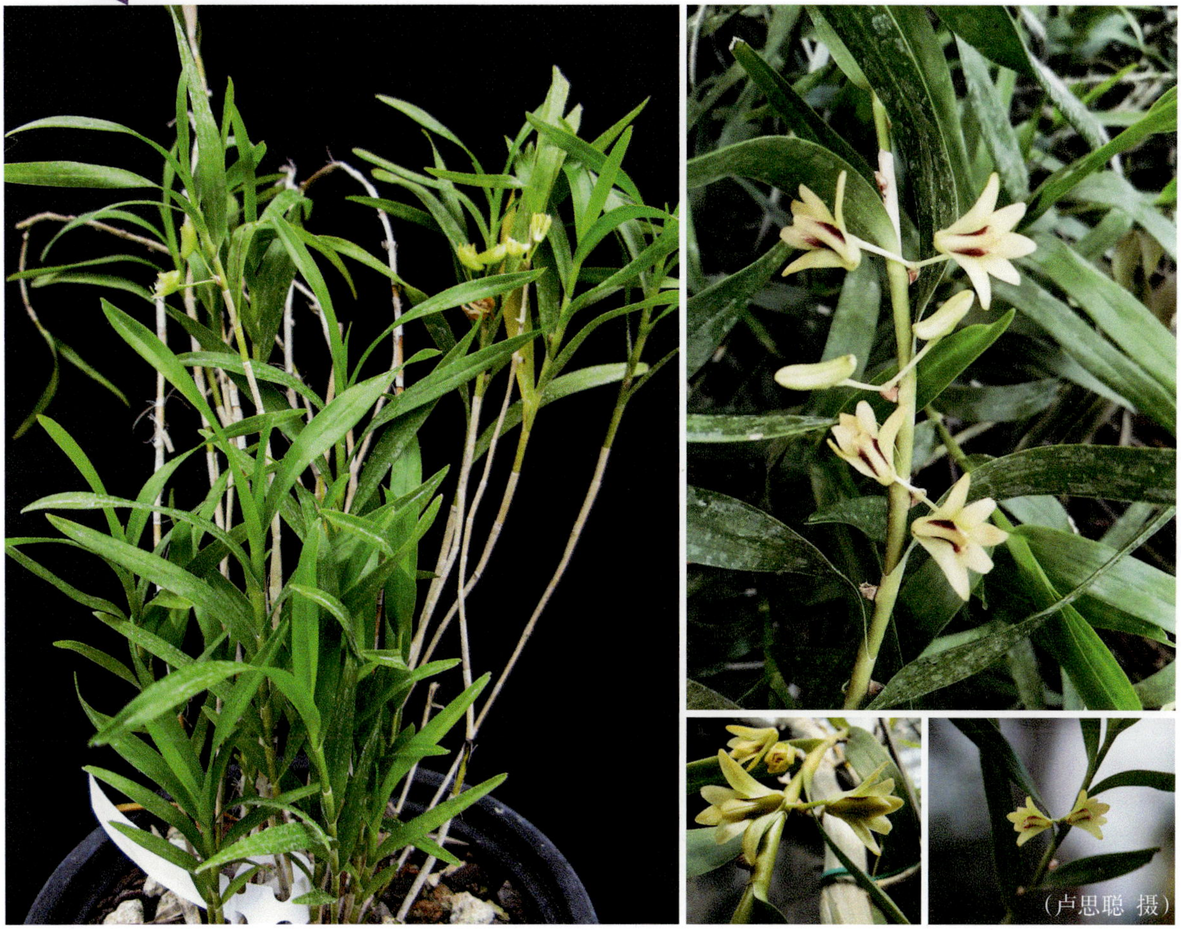
（卢思聪　摄）

附生，株型中大。茎直立，革质，圆柱形，极细而长，长达 1m，粗 3～4mm，具多节。叶多枚，2 列，线状披针形，长 10～14.5cm，宽 7～11mm，先端渐尖。花序生于有叶的茎上，与叶对生，花序柄短，具 1～4 花；花径 1～1.5cm；花瓣近矩圆形；萼片与花瓣淡绿黄色；唇瓣倒卵状椭圆形，淡紫褐色，前部淡绿黄色，具 1 个从基部延伸到上部的黄色脊突，在脊突近顶端处膨大而呈长条形的胼胝体；合蕊柱黄色；药帽黄色。花期主要集中在 2～4 月，温室内 11 月底可开，单花持续开 1～2 天，不定期开花。

适宜在树蕨板或排水良好的基质中栽培。喜明亮、温暖、空气流通的环境，可在全日照下栽培。需周年浇水，在冬季需稍干燥。本种根系粗壮，盆栽适应性强，生长迅速。

分布于中国（海南、云南南部、西藏）、缅甸、越南、老挝、泰国、马来西亚、印度尼西亚。生于海拔 600～1000m 的疏林中树干上或岩石上。

76 始兴石斛　拟滇桂石斛

Dendrobium shixingense Z. L. Chen, S. J. Zeng & J. Duan

石斛组

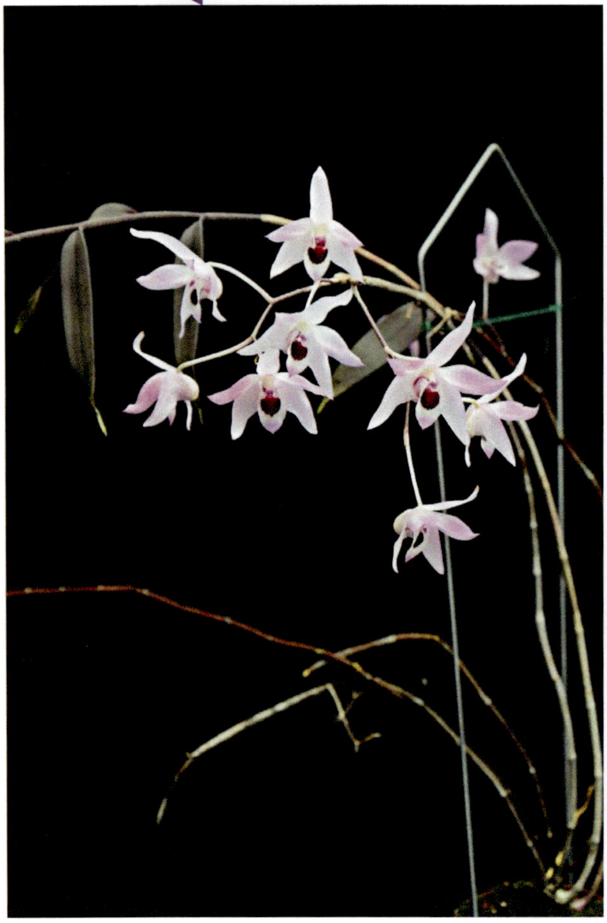

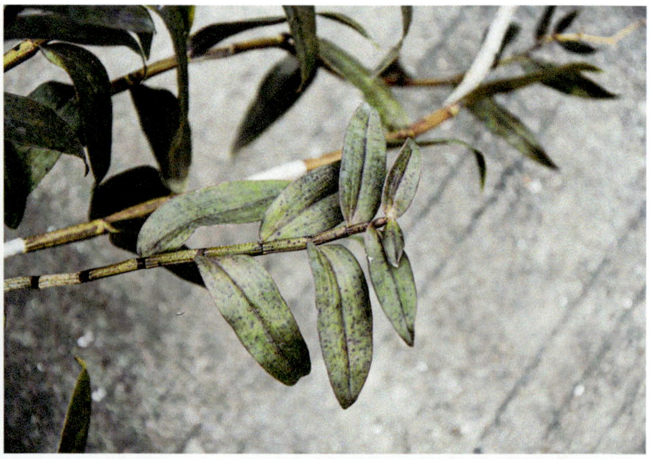

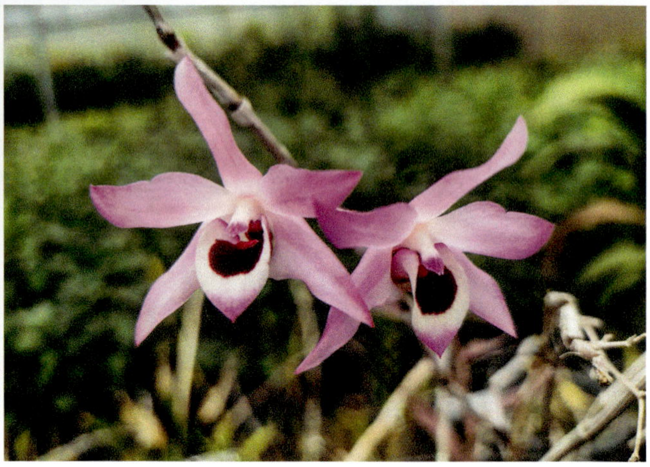

株高 10～40cm。茎圆柱形，粗 3～5mm。叶 5～7 枚，细长，长 3～6cm，宽 1～1.5cm，叶质薄。总状花序，具 1～4 花，花序一般在花茎顶端 2 或 3 节抽出；花开展，长 2～2.5cm；花瓣卵状椭圆形，粉红色；萼片卵状披针形，浅粉色；唇瓣阔卵形，白色带紫色斑点；唇盘带大的紫色环状斑；药帽上部紫色，下部白色。花期 5～7 月。

我国特有种，分布于广东北部、江西。2010 年发现于广东北部始兴县亚热带季风性雨林，适生海拔 400～600m。生于湿度极高的河谷的大树干上，从低矮的河边树干到高大的大树树冠都有着生。

77 华石斛

Dendrobium sinense T. Tang & F. T. Wang

黑毛组

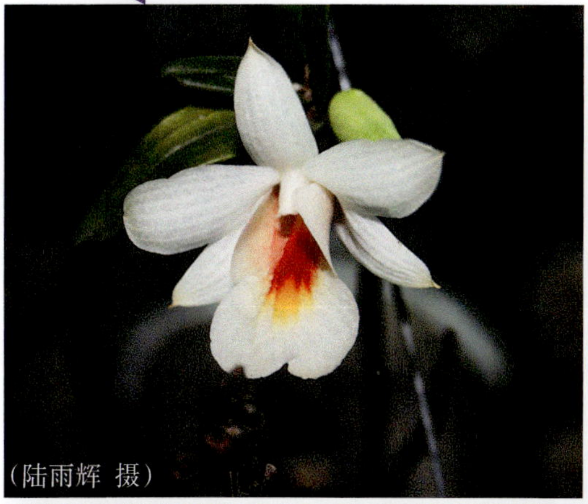

（陆雨辉　摄）

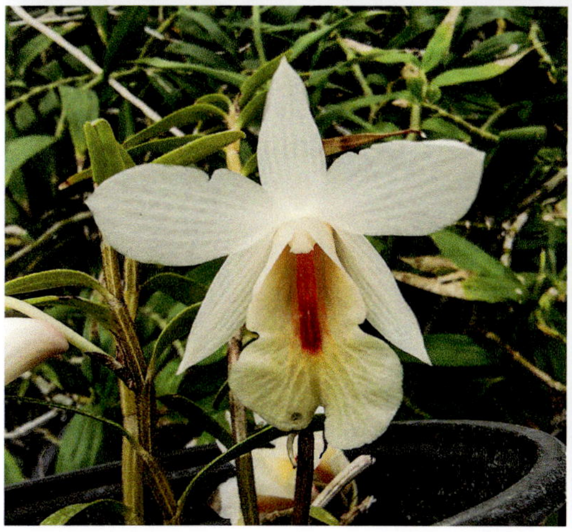

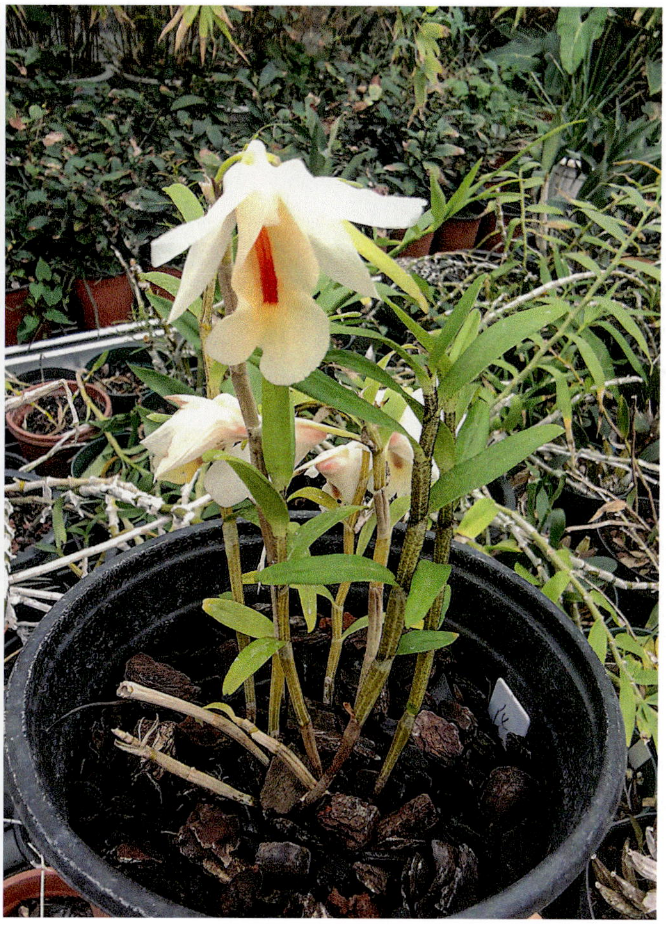

茎细圆柱形，偶尔上部膨大成棒状，长达21cm，粗3～4mm。叶数枚，2列，通常互生于茎上部，卵状长圆形，长2.5～4.5cm，宽6～11mm，先端钝且不等侧2裂；叶鞘被黑色粗毛。花单生于茎上端，白色，花径4～4.5cm；中萼片卵形，具5条脉；侧萼片斜三角状披针形，具7条脉；萼囊宽圆锥形；花瓣近椭圆形，具7条脉；唇瓣倒卵形，长达3.5cm，先端紫红色；唇盘具5个纵贯的小鸡冠状红色褶片。花期8～12月。

我国特有种，分布于海南保亭黎族苗族自治县、乐东黎族自治县、白沙黎族自治县、琼中黎族苗族自治县。生于山地疏林中树干上，海拔达1000m。

78 小双花石斛

Dendrobium somai Hayata

禾叶组

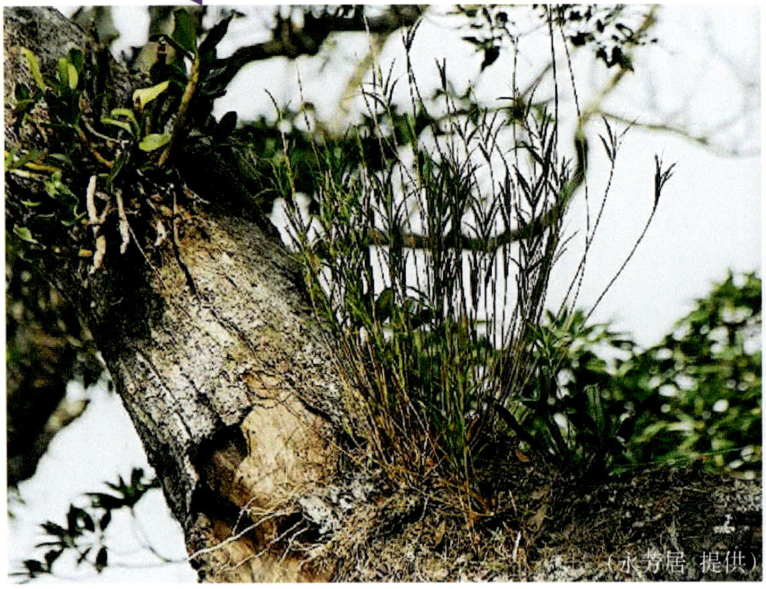

（永芳居 提供）

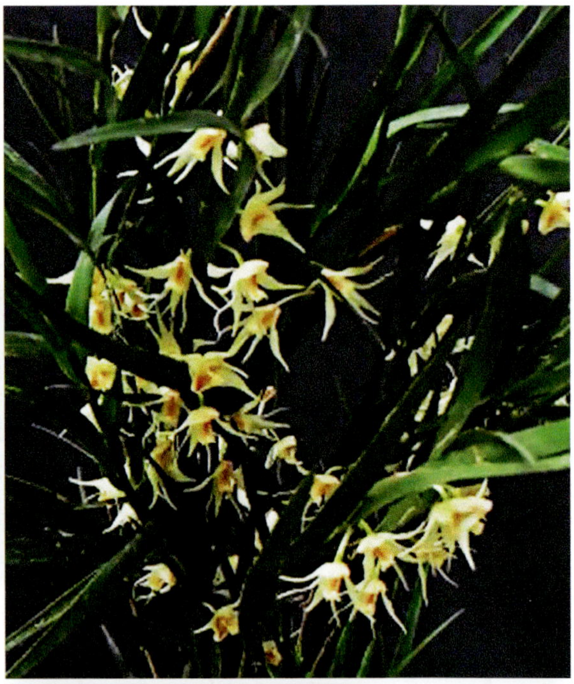

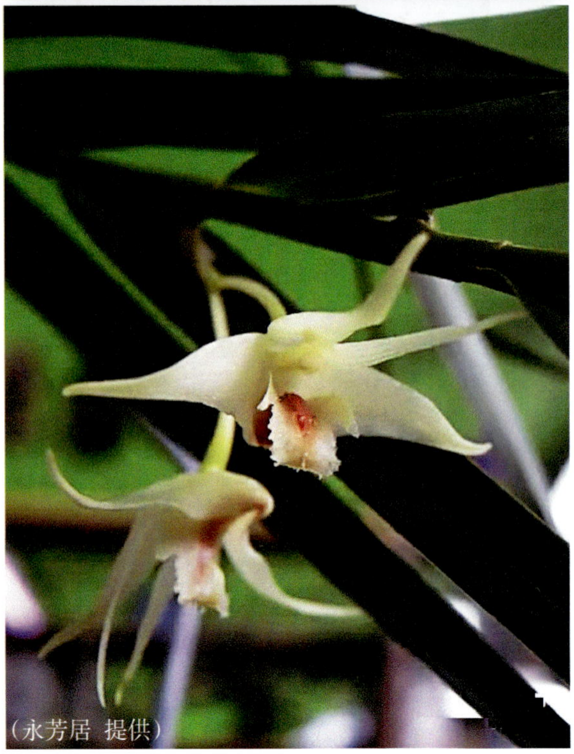

（永芳居 提供）

茎丛生，直立，细圆柱形，长 60～100cm，粗 2～2.5mm。叶着生于茎上部，狭披针形，长 7～10cm，宽 5～6mm，先端渐尖。伞状花序生于茎上部，具花 2 朵；花开展，黄绿色；中萼片狭披针形；花瓣线形，长 13～15mm，宽 1～2mm；唇瓣黄色，卵形；唇盘无毛，具 3 条平行的脉纹，脉纹在中裂片上形成带流苏的脊突。花期 5～9 月，间歇性开花，单花仅约持续 2 天。

我国特有种，分布于台湾台北、台东县、屏东县等地。生于海拔 500～1500m 的山地林中树干上。

本种的花近似双花石斛的花，不同之处在于：本种花较小，开展，唇盘无毛。

79 梳唇石斛　珍虫石斛、虫草石斛

Dendrobium strongylanthum Rchb. f.

草叶组

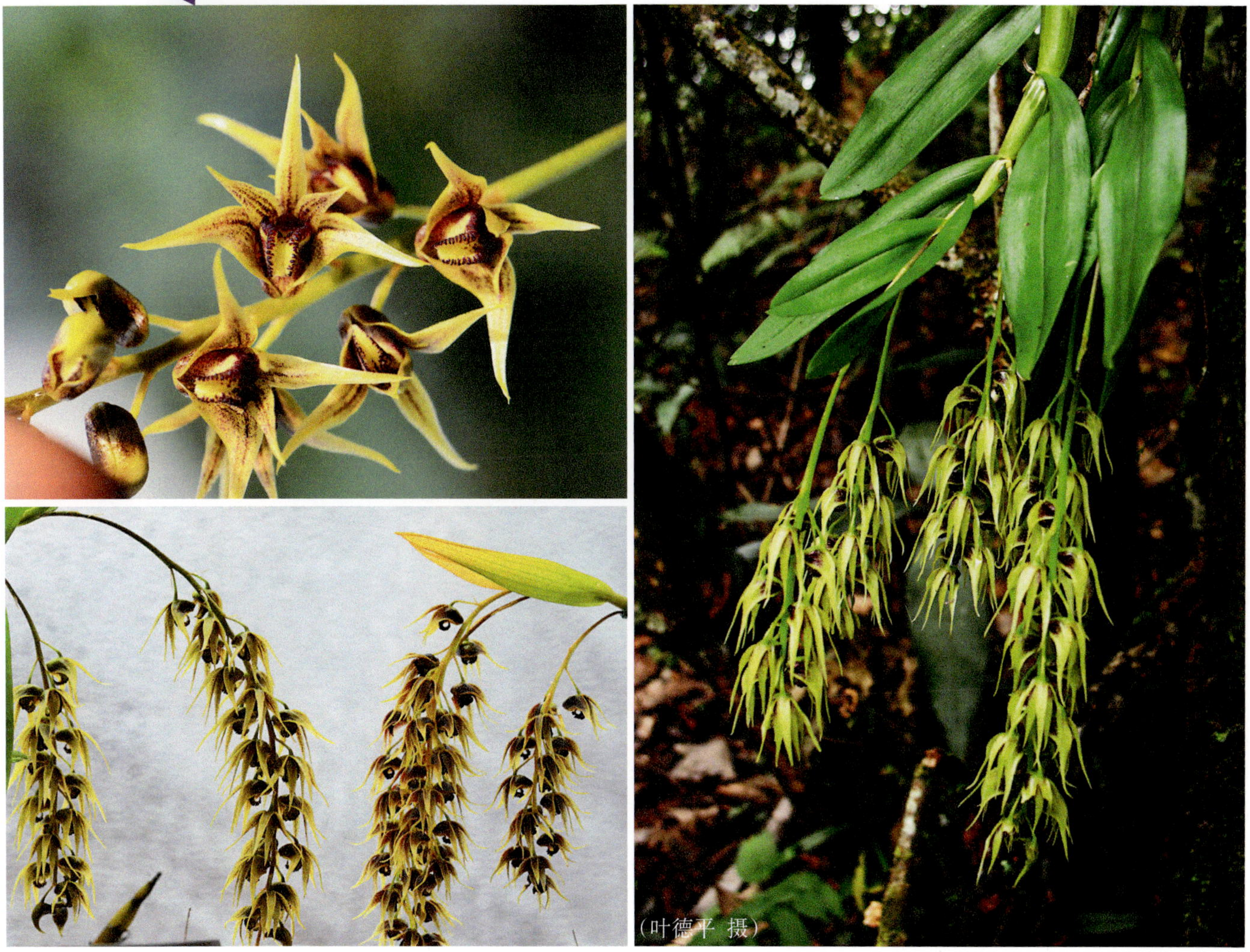

株型小。茎直立，高 7～27cm，粗 4～10mm，老茎金黄色。叶矩圆形或披针形，先端锐尖且不等侧 2 裂，顶端稍尖而钩转；叶鞘膨大，松抱于茎。总状花序生于茎上部，高出叶外，具多数花；花梗纤细；花小，下垂，黄色带堇色；中萼片狭披针形，顶端渐尖；花瓣狭矩圆形，等长于萼片；唇瓣卵形，黄色带紫堇色条纹，近 3 裂，比萼片短，具 2 个褶片；中裂片两侧具乳突，边缘具梳状齿，顶端尖。花期 9～10 月，单花可持续 7～12 天。

药用石斛的潜力种类。分布于中国（云南西部至西南部）、印度东北部、缅甸。本种与单葶草石斛类似。单葶草石斛花序长，花黄绿色，色较浅。本种花瓣也为黄绿色，但萼片基部紫红色，唇瓣黄色带紫堇色条纹。

80 叉唇石斛

Dendrobium stuposum Lindl.

叉唇组

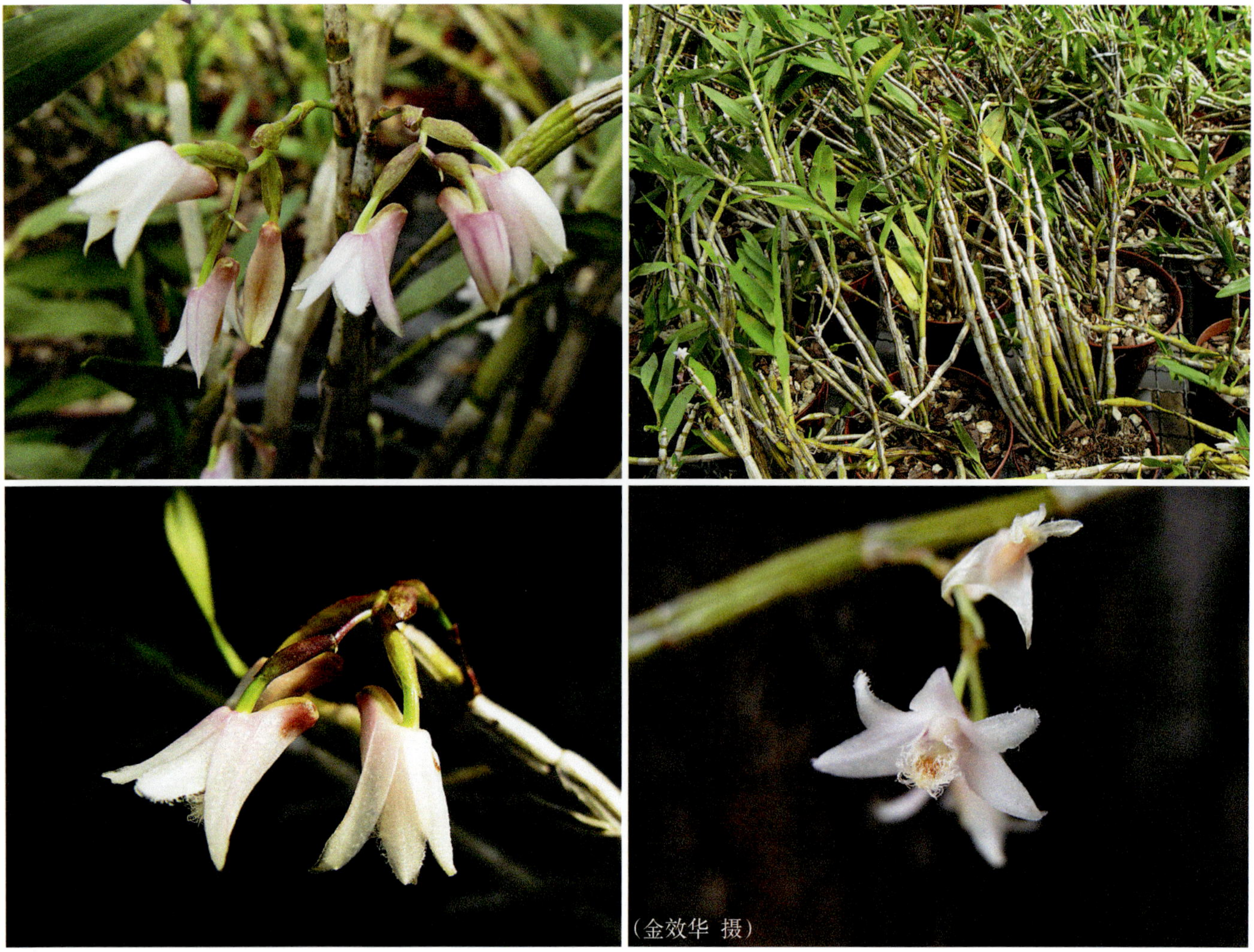

（金效华 摄）

附生，株型中等。茎直立或外弯，纺锤形或棒状，长 5～30cm，粗 3～6mm，有多条纵条棱。叶 2 列，狭矩圆状披针形，长 4～7.5cm，宽 4～15mm，先端钝，一侧稍钩转。花序生于无叶的茎上部，长 1～2.5cm，具 2～4 花；花白色或淡粉色，花小；花瓣倒卵状椭圆形，有时前部边缘疏生短流苏；萼片背面有龙骨状翅；唇瓣倒卵状三角形，密生长柔毛，具 1 个黄色大斑块，前部 3 裂；萼囊明显；唇盘上具 1 条从基部延伸至中裂片的宽阔脊突。花期 6 月，温室花期 3 月中旬至 4 月初，单花持续开 15～18 天，群体花期较集中。

分布于中国（云南南部至西南部）、不丹、印度东北部、缅甸、泰国。生于海拔 1800m 的疏林中树干上。

81 具槽石斛

Dendrobium sulcatum Lindl.

顶叶组

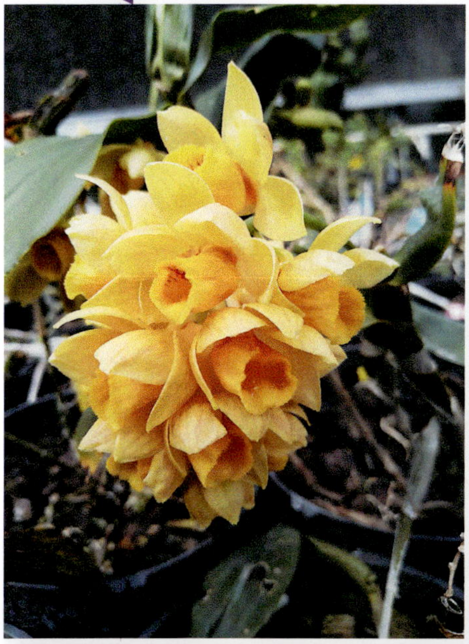

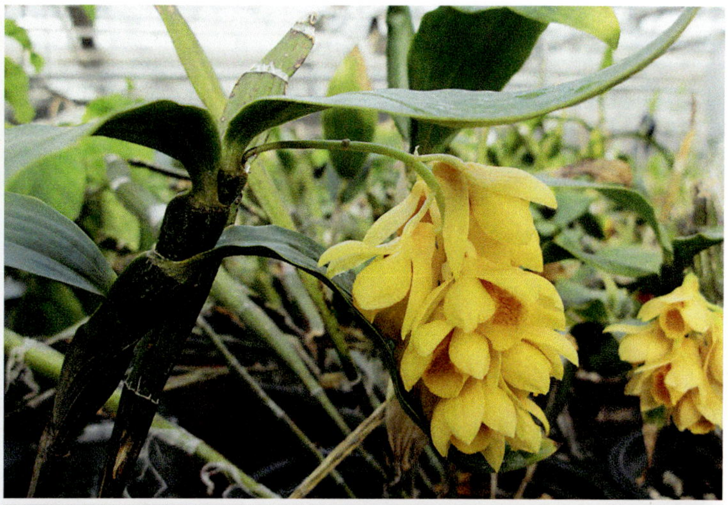

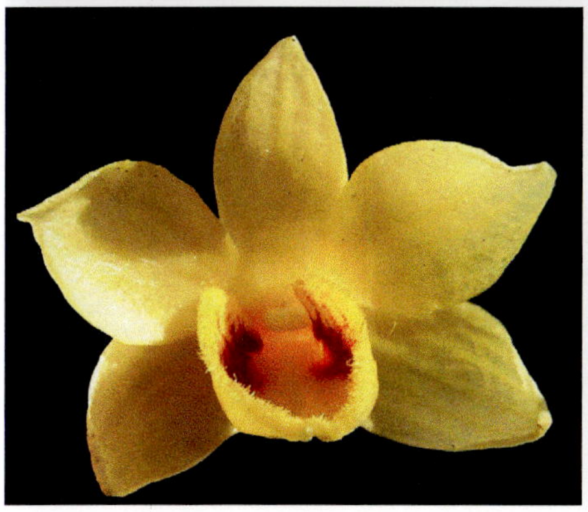

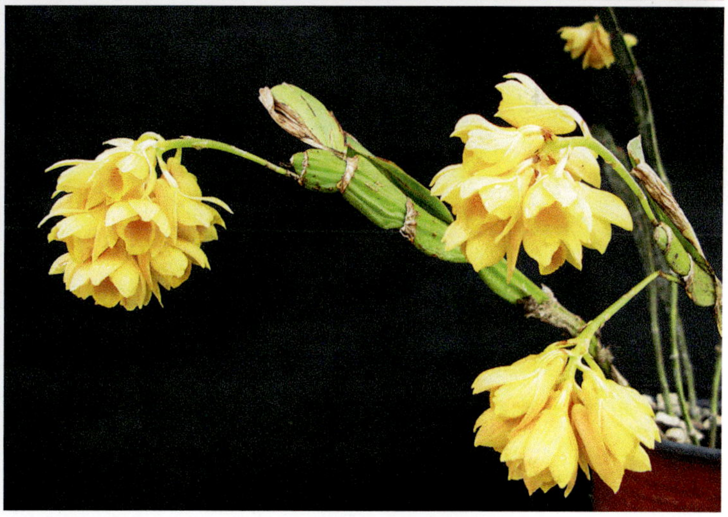

附生，株型中等。茎通常直立，肉质，扁棒状，长 24～38cm，上部粗约 1.5cm，近基部粗仅 3～4mm，稍具纵棱，3～8 节，干后黄褐色；叶鞘不抱茎。叶数枚，近顶生，纸质，矩圆形，长 18～21cm，宽约 4.5cm，先端急尖或有时 2 裂，基部稍收狭。花序发自具叶的茎上部，下垂，长 8～15cm，具 5～21 朵花；花黄色，质地薄；花瓣 2.5～3.5cm，近倒卵形，常在白天开放，夜间闭合；萼片近矩圆形；侧萼片基部着生于蕊柱足上，形成长约 5mm 的圆锥形萼囊；唇瓣近圆形，金黄色，边缘具缘毛，基部两侧具 2 个褐红色斑块。花期 6 月，蕾期长，温室花期 4 月，单花可持续 7～10 天。

分布于中国（云南南部）、印度东北部、缅甸、老挝、泰国。生于海拔 700～800m 的密林树干上。

82 刀叶石斛

Dendrobium terminale Par. & Rchb. f.

剑叶组

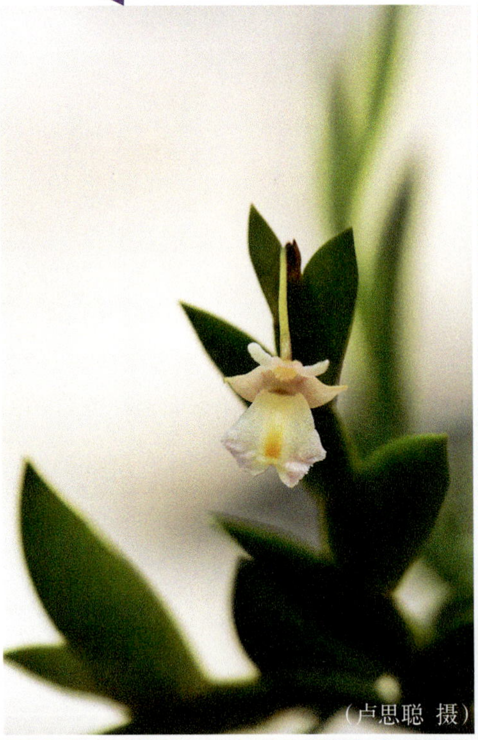

（卢思聪 摄）

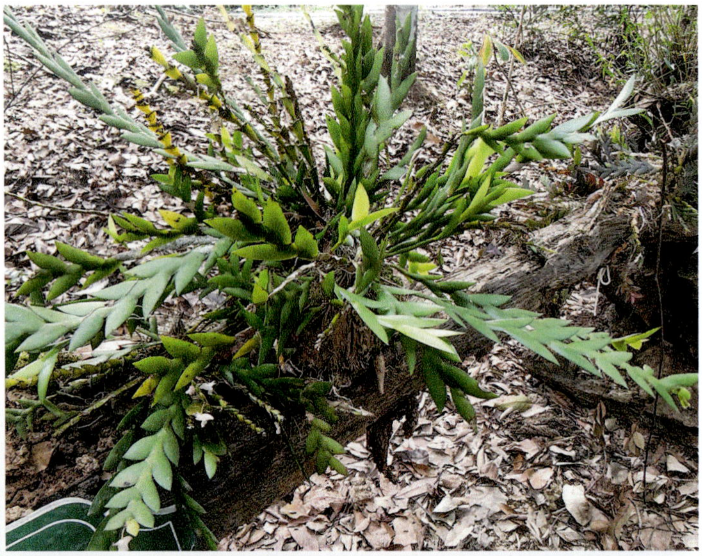

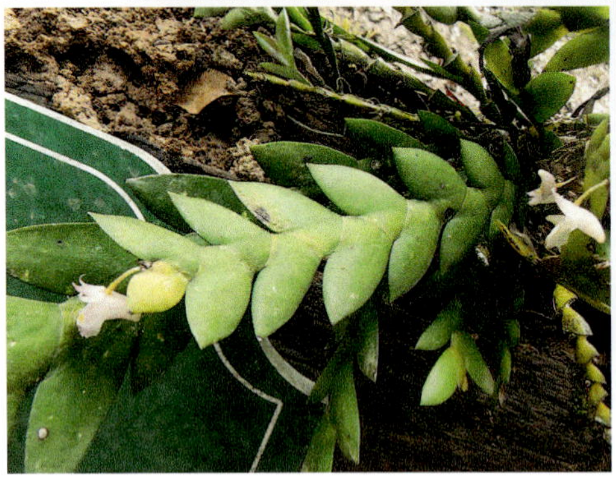

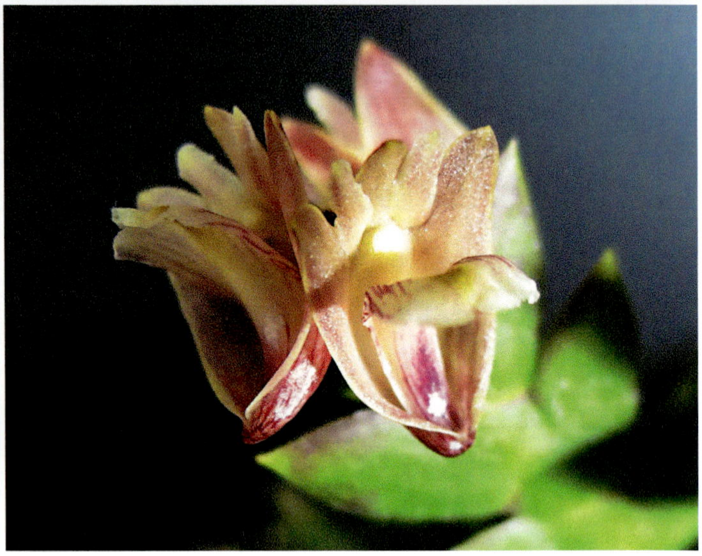

茎近木质，直立，有时上部分枝，扁三棱形，长 10～23cm，粗约 5mm，基部收狭，具多节。叶 2 列，厚革质或肉质，两侧压扁成短剑状或匕首状，先端急尖，长 3～4cm，宽 6～10mm。总状花序，常 1～3 朵花；花小，淡黄白色；花瓣狭长圆形，长 3～4mm，宽约 1mm；唇瓣贴生于蕊柱足末端，近匙形，近先端处增厚成胼胝体或呈小鸡冠状突起。花期 9～11 月。

分布于中国（云南勐腊县）、印度东北部、缅甸、泰国、越南、马来西亚。生于海拔 850～1080m 的山地林缘树干上或山谷岩石上。

83 球花石斛

Dendrobium thyrsiflorum Rchb. f.

顶叶组

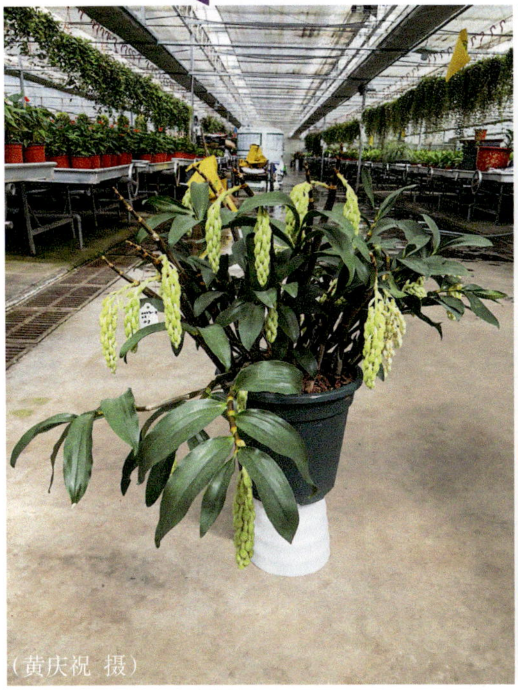

（黄庆祝 摄）

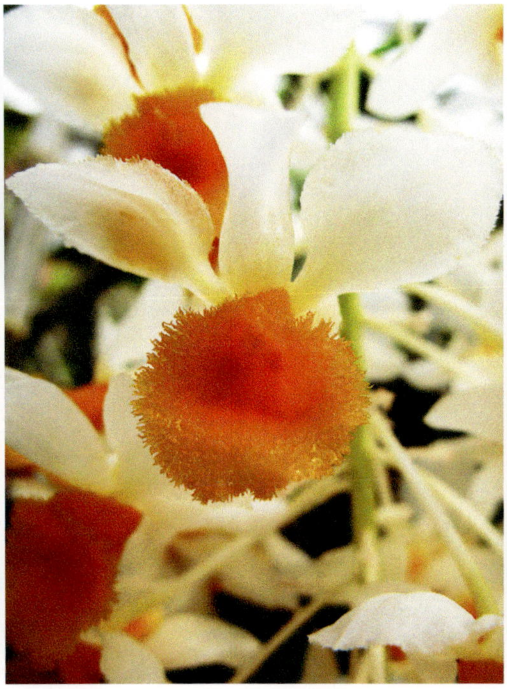

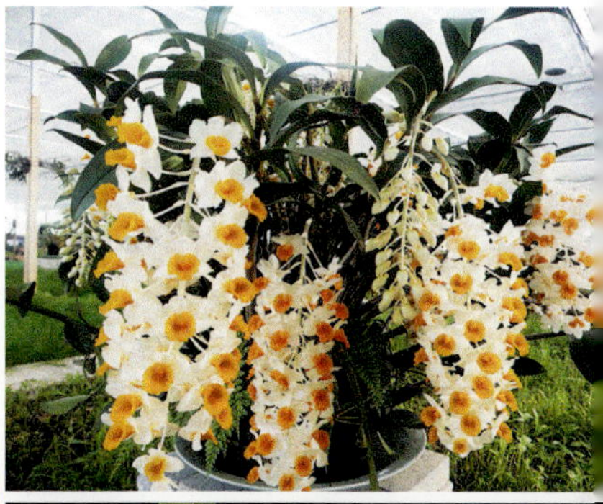

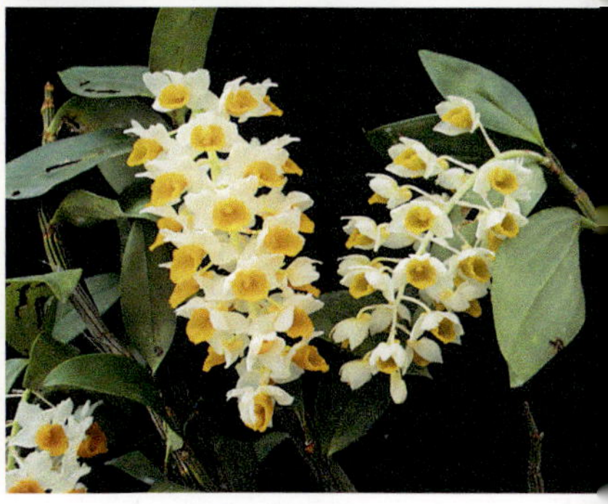

附生，株型中大。茎直立或外弯，棒状或近纺锤形，粗壮，向两端稍变细，长 12～46cm，粗 7～16mm，有不明显的纵棱，干后黄褐色。叶 3 或 4 枚，生于近茎顶端，矩圆形或矩圆状披针形，革质，长 4～16cm，宽 2.4～5cm，先端急尖。花序生于带叶茎的上部，长 10～23cm，宽 9～10cm，密生多花；花 35～51 朵，白色，花径 3.5～4.5cm；花瓣近圆形，下垂；唇瓣金黄色；萼片卵状矩圆形；唇瓣基部有爪，边缘有短流苏。花期 4～5 月，蕾期 10 天，温室 7 月下旬集中开花，单花可持续开 8～20 天。

栽培容易，适合用排水良好的树皮或其他混合基质栽培。可固定在树蕨板或栽培于吊篮中，不适合小盆栽植。植株可栽培于全光到半阴的环境，喜强光或散射光，喜湿润，需通风良好。生长季应当充分浇水、施肥，定期施用稀薄的肥料。茎易生高芽。在冬季或早春的休眠期干旱利于开花。

药用石斛的种类。分布于中国（云南南部至西南部）、印度东北部、缅甸、越南、老挝、泰国。生于海拔 1100～1800m 季节性气候强的山地落叶林中树干上。

本种与密花石斛类似。密花石斛萼片与花瓣为淡黄色，本种萼片、花瓣为白色。花蕾期，本种花序呈白色或浅绿色，而密花石斛花序呈黄色。

84 黄石斛

Dendrobium tosaense Makino

异名：*Dendrobium stricklandianum*

石斛组

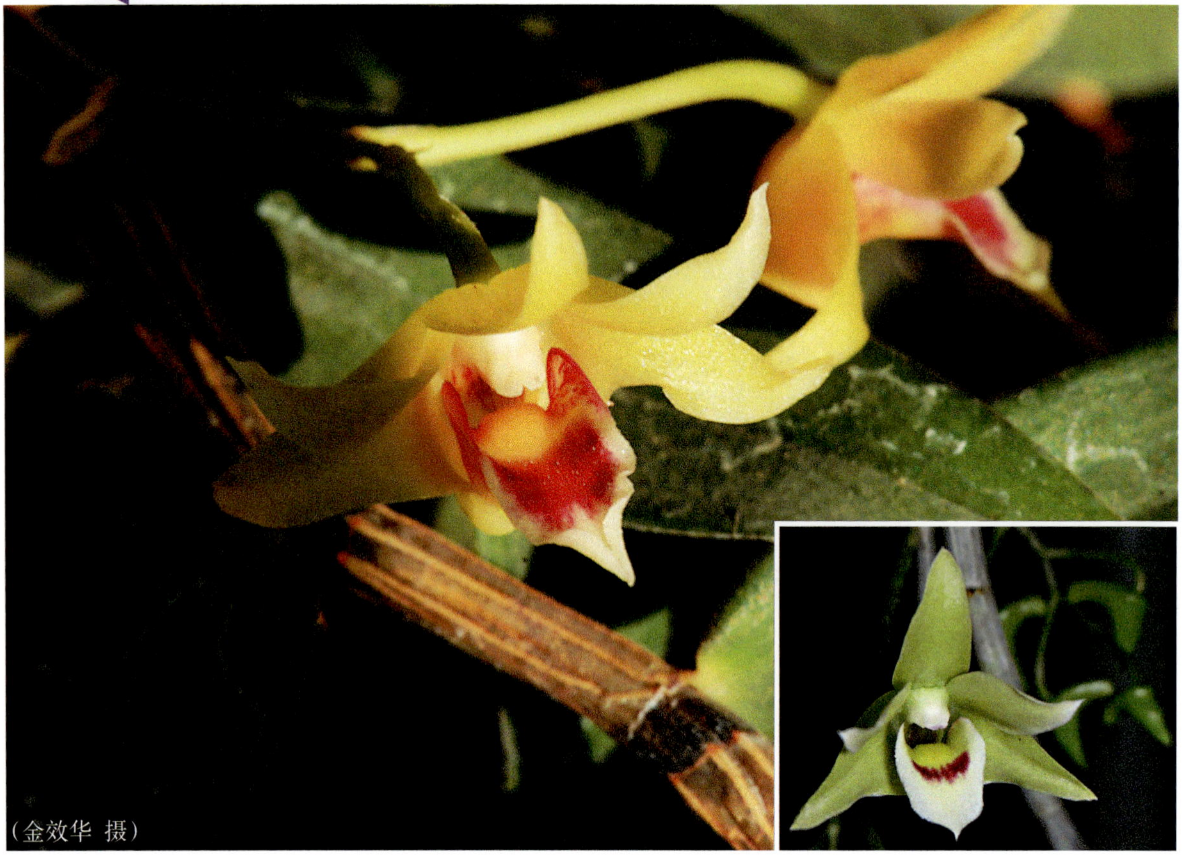
（金效华 摄）

附生或地生，株型中等。茎细长，长20～40cm，粗4～7mm，茎节干后淡黄色。叶革质，2列，长圆状披针形，长2～6cm，宽1.5～2.5cm。花序着生于落叶茎上部，具3～8花；花径2.5～3.5cm，花开展，较小，黄绿色，后变为乳黄色；花瓣长圆形，长1.4～1.6cm，宽4～6mm，先端锐尖，具5～7条脉；唇瓣椭圆状菱形，近基部中央具1个黄色胼胝体；唇盘密布短毛，其前方具1个横向的褐色斑块；合蕊柱前面两侧具紫色斑点；蕊柱足内面具紫红色斑点。花期为秋季至翌年春季。

喜光照明亮、气候温和的环境，在晚春和夏季应充分浇水。休眠期温度低，需保持干燥。最好用排水良好的基质栽培。

分布于中国（台湾）、日本，主要分布于中国台湾东北部的中低海拔山区。生于海拔300～1200m。

易开花，花量大，花形与铁皮石斛的花形类似。

85 紫婉石斛　绿春石斛

Dendrobium transparens Wall. & Lindl.

石斛组

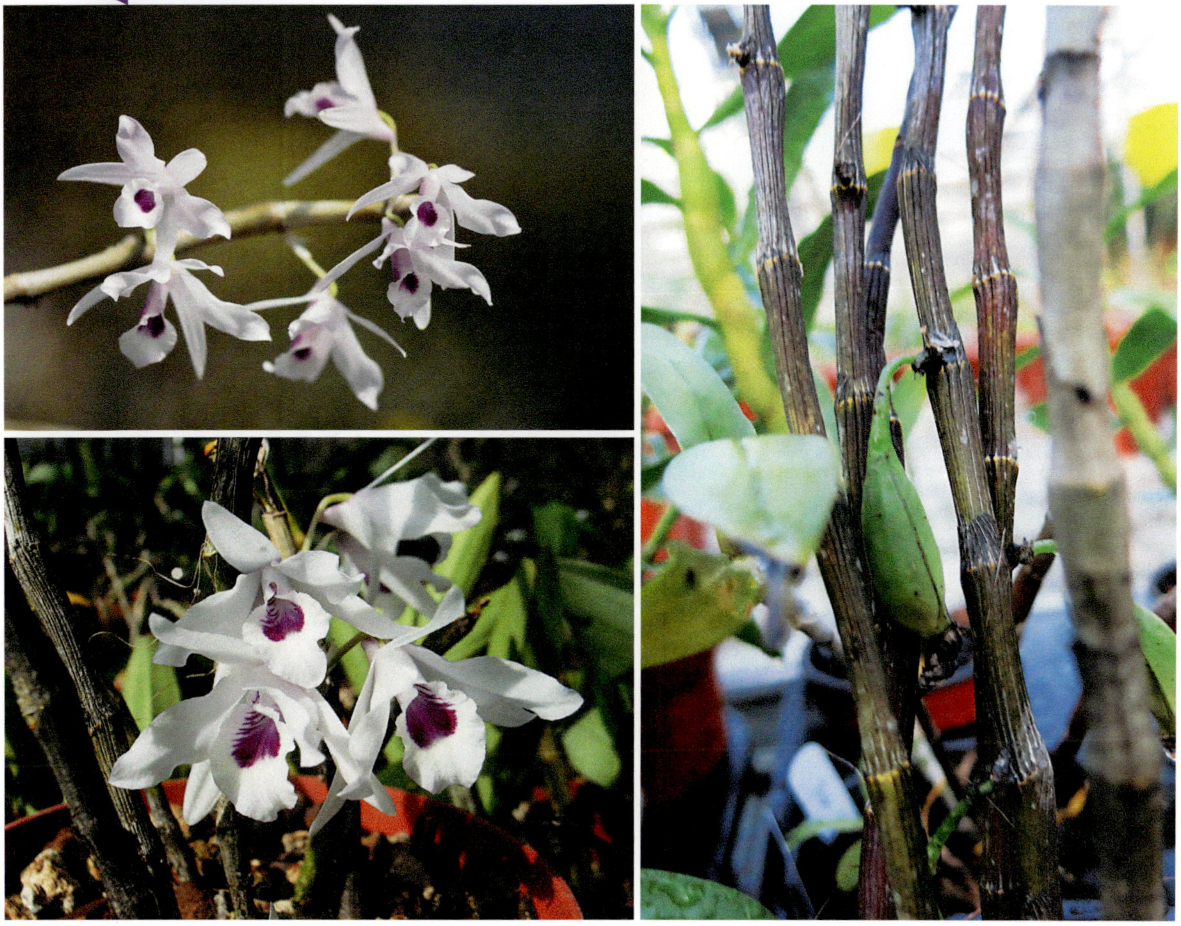

株型中小，株高30～60cm。茎细，细长圆柱形，节间长2～3cm。叶长7.5～10cm，宽约1.3cm，线状披针形，全缘，锐尖；叶鞘干后浅白色，纸质。花较大，花径3～5cm，单节着生2或3朵花；花瓣白色，基部带淡紫红晕，长约2.5cm，宽约0.9cm；唇瓣喉部具紫色斑和绒毛，两侧向上围抱合蕊柱而呈喇叭状，唇瓣长约2.7cm，宽约1.5cm。花期4～5月，单花持续开20～25天。

我国新记录种。分布于中国（云南南部）、印度、不丹、尼泊尔、越南、缅甸。生于海拔约1100m的林中树上。

86 翅梗石斛

Dendrobium trigonopus Rchb. f.

黑毛组

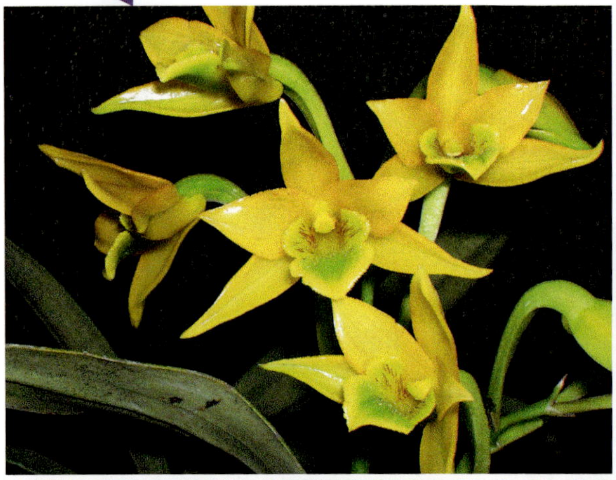
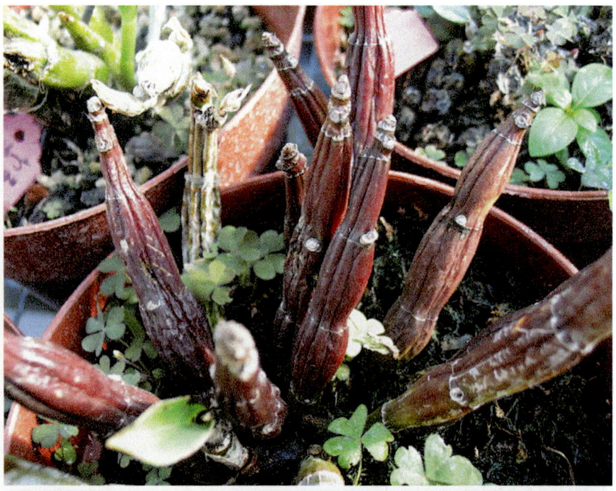
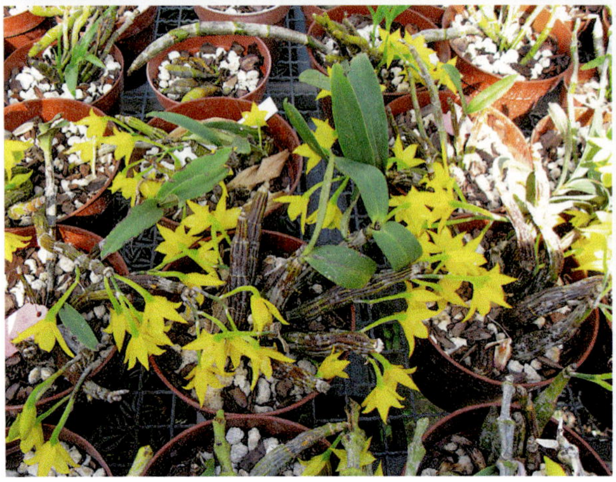
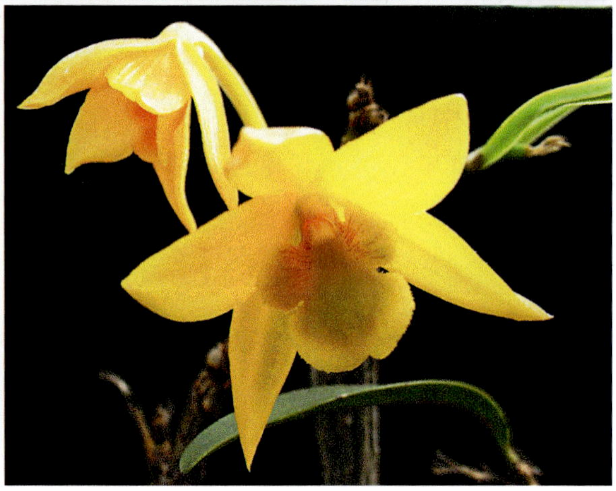

附生，株型小。茎短粗，短棒状纺锤形，长 5～11cm，粗 1.5～2cm，具数节，干后金黄色；老茎革质，具明显纵棱。叶 3 或 4 枚，近顶生，矩圆形，长 7～10cm，宽约 2cm，厚革质，被疏生黑色粗毛，基部有鞘；鞘被长的糙硬毛。总状花序生于茎上部，通常具花 2～6 朵；花序柄长 1～4cm；花径 4～5cm，花蜡质，质地厚，浓香，黄色或金黄色，沿萼片与花瓣边缘色泽较深；花瓣较萼片短而宽；萼片矩圆形，中肋在上面呈翅状隆起；萼囊近球形；唇瓣 3 裂，中裂片上有绿色斑块；子房有 3 条纵棱；唇盘淡黄绿色，密布乳突状毛，与花瓣等长。花期 3～4 月，温室 1 月上旬至 2 月中旬开花，单花持续开 2～3 个月。

可用花盆或树蕨板栽培，基质排水要良好。喜温和、明亮、高湿的环境。生长季植株应当定期浇水、施肥。冬季休眠期要保持一定的干燥。

分布于中国（云南南部）、缅甸、老挝、泰国。生于海拔 500～1600m 的疏林中树上。

87 王氏石斛　金沙江石斛、王亮石斛

Dendrobium wangliangii G. W. Hu, C. L. Long & X. H. Jin

石斛组

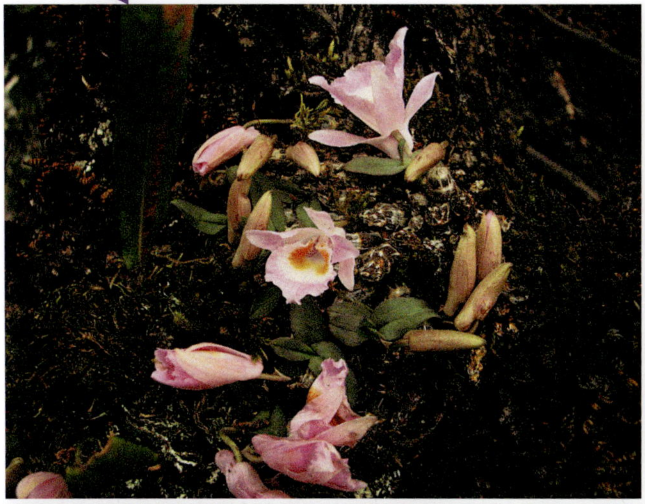

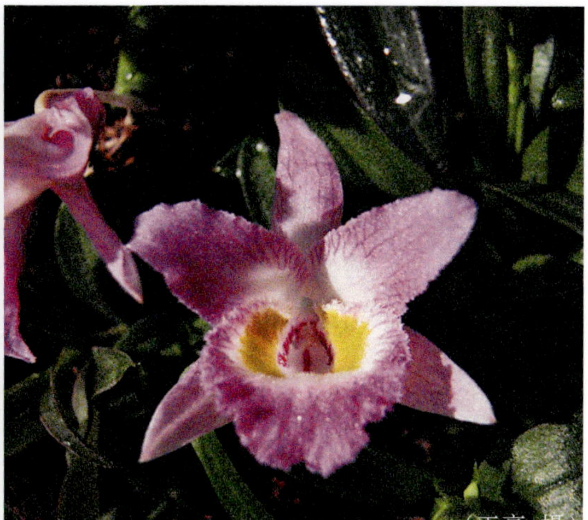

（王亮 摄）

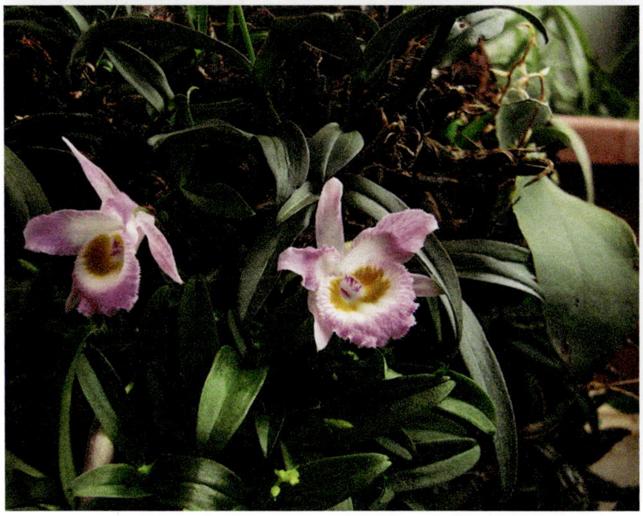

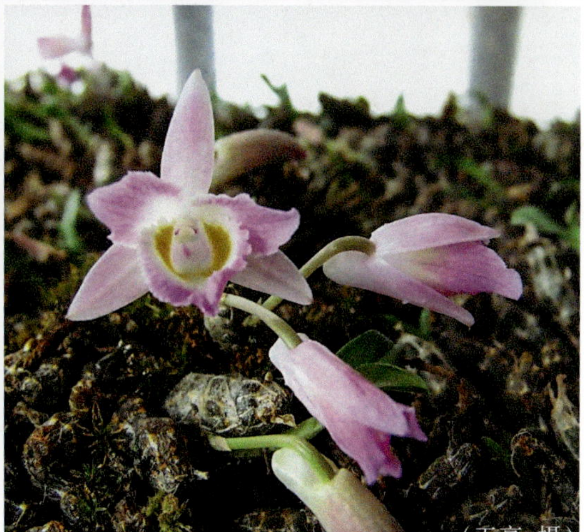

（王亮 摄）

附生，植株小巧。茎短小，纺锤形或卵球形，长 1.5～3cm，粗约 8mm，具 3～6 节，节间长 0.2～0.8cm，节间常不规则凸起。叶 2～4 枚，椭圆形，长 1～2cm，宽 0.5～0.8cm，先端锐尖。花单朵，花径约 3cm，中等大；萼片、花瓣具紫红色脉纹；花瓣淡紫色或粉红色，椭圆形，长约 1.7cm，宽约 9mm；中萼片卵圆形至椭圆形；唇瓣长 2～2.2cm，宽 1.5～1.8cm，阔倒卵形至扇形，不裂，上面具毛，基部楔形，边缘锯齿状；唇盘密被柔毛，无香味；唇瓣白色，顶部淡紫色，两端各具 1 个黄绿色斑块。蒴果长 1～1.5cm，宽 0.5～0.8cm。花期 5～6 月。

植株冬季落叶，喜冷凉气候。

我国特有种，分布于云南北部。生于海拔 1300～1500m 的林中树上。

88 大苞鞘石斛

Dendrobium wardianum Warner

石斛组

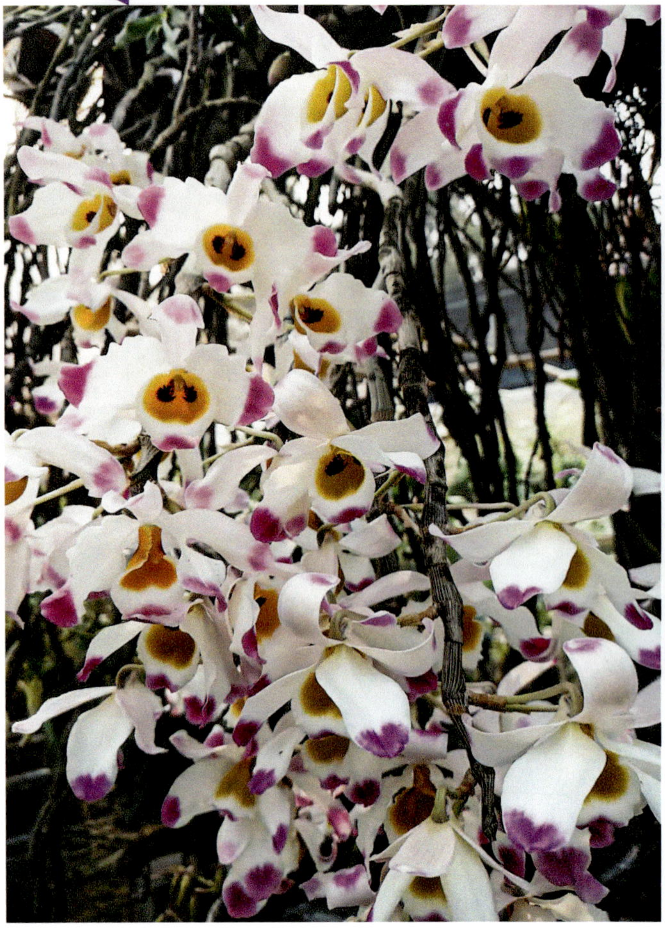

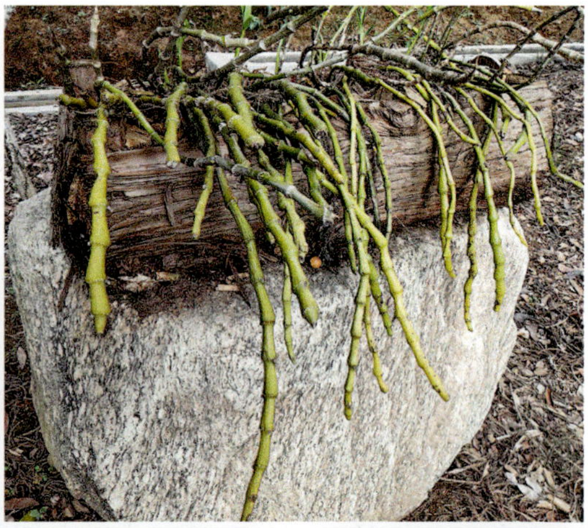

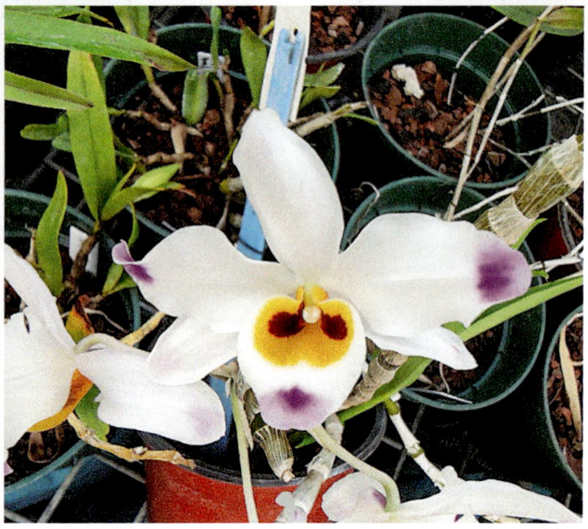

附生，株型大。茎圆柱形，直立或斜生，长可达1m，粗壮，粗1～2cm，干后硫黄色带污黑。叶矩圆形，薄革质，长8～14cm，宽1.5～2.5cm。花序生于落叶茎上部，基部具3或4枚宽卵形的叶鞘，具1～3花；花大，花径7.5～8.5cm，花白色并带紫色先端；花瓣椭圆形；唇瓣宽卵形，两面密被短柔毛，基部两侧各具1个倒卵状三角形暗紫色斑块；唇盘金黄色，具白色周边，先端淡紫红色，两面密布短绒毛。蒴果大，三棱形，长约4.6cm，粗约1.9cm。花期3～5月，温室花期可提前至2月中旬，花持续开约2周。

适宜吊盆或吊篮栽培。喜阳光明亮、温和的环境。将要开花的植株在冬季需短暂干旱，待植株完全干透后再浇水。

分布于中国（云南南部至西部）、不丹、印度、缅甸、越南、泰国。生于海拔1300～1900m的林中树上。

89 黑毛石斛

Dendrobium williamsonii Day & Rchb. f.

黑毛组

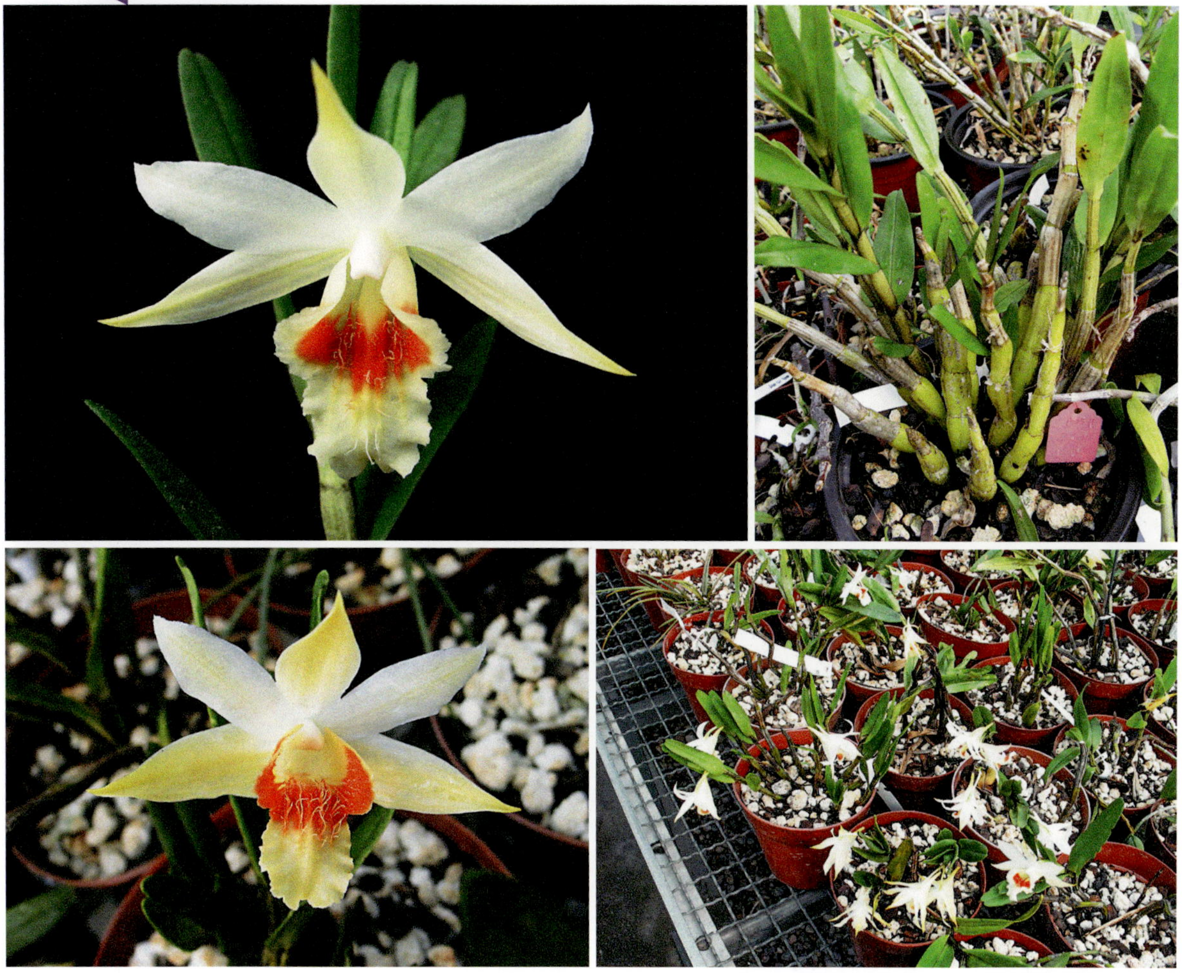

附生，株型中小。茎近直立，长 20～30cm，稍增粗，粗 8～10mm。叶数枚，革质，生于近茎顶端，矩圆形或矩圆状披针形，长 5～11cm，宽 1.5～2cm，先端稍 2 裂；鞘密生黑毛。花序近顶生或生于具叶茎的上部，花单朵；花径 5～6cm，花蜡质，白色至淡黄色；中萼片与花瓣卵状矩圆形至近矩圆形，长 2.7～3cm；萼囊劲直，角状，长 1.5～2.0cm；唇瓣扇形，具 1 个血红色大斑块，边缘皱波状，上半部脉上具疏柔毛。花期 4～5 月，温室 1 月开花，花持续开 4～6 周。

分布于中国（海南、广西、云南西部）、印度东北部、缅甸、越南、泰国。生于海拔 1000m 的林中树上。

本种与翅萼石斛近似。本种花瓣与萼片几乎等宽或花瓣窄于萼片，萼片背面中肋不明显隆起，子房不为三棱形。

90 广东石斛

Dendrobium wilsonii Rolfe

石斛组

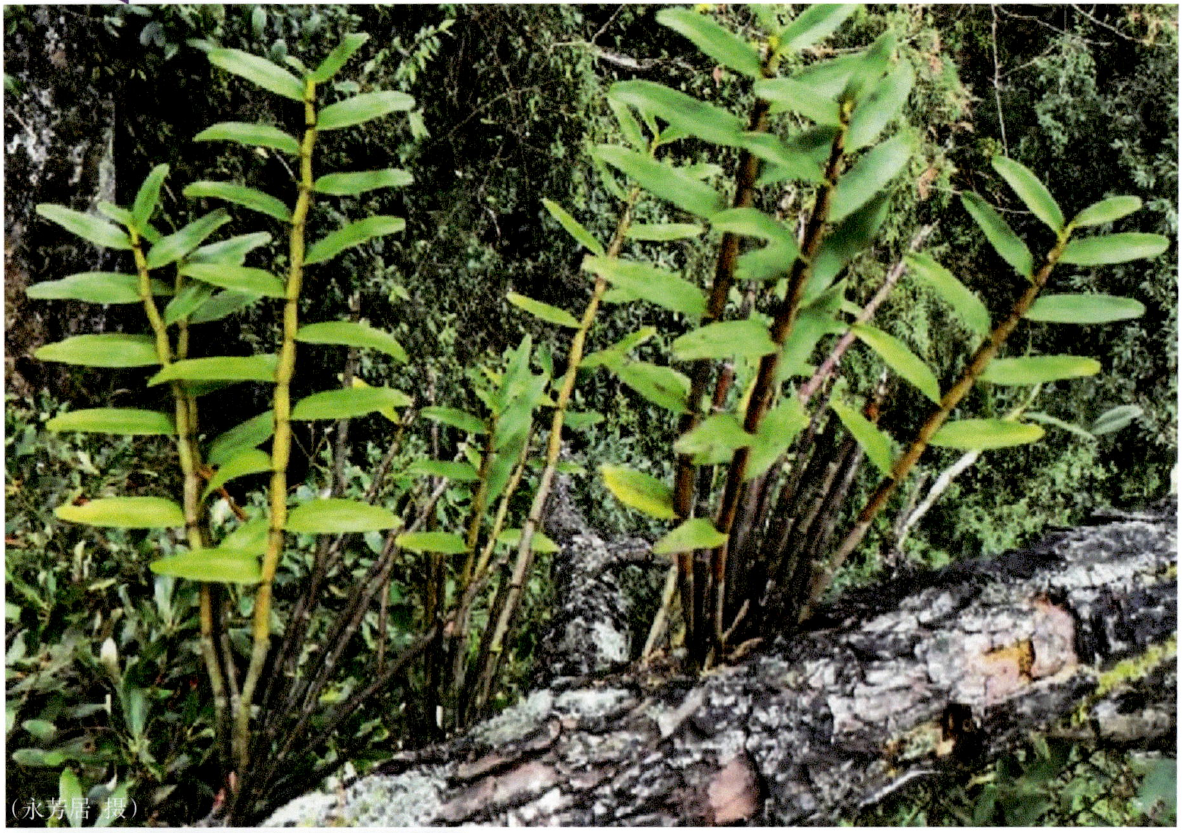

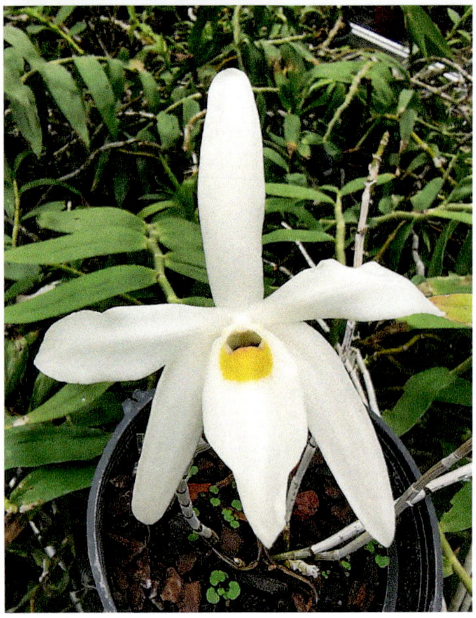

茎直立或斜立，细圆柱形，通常长10～30cm，粗4～6mm，不分枝，具少数至多数节，节间长1.5～2.5cm，干后淡黄色带污黑色。叶革质，狭长圆形，长3～7cm，宽6～15mm，先端钝且稍不等侧2裂；叶鞘革质，老时呈污黑色，干后鞘口常呈杯状张开。总状花序，具1或2朵花；花大，乳白色，有时带淡红色，开展；花瓣近椭圆形，长2.3～4cm，宽1～1.5cm；唇瓣卵状披针形；唇盘中央具1个黄绿色斑块，密布短毛；蕊柱足内面常具淡紫色斑点。花期5月。

分布于中国（福建、湖北、湖南、广东、广西、四川、贵州、云南）、越南。生于海拔1000～1300m的山地阔叶林中树干上或林下岩石上。

91 西畴石斛　丛生石斛

Dendrobium xichouense S. J. Cheng & C. Z. Tang

石斛组

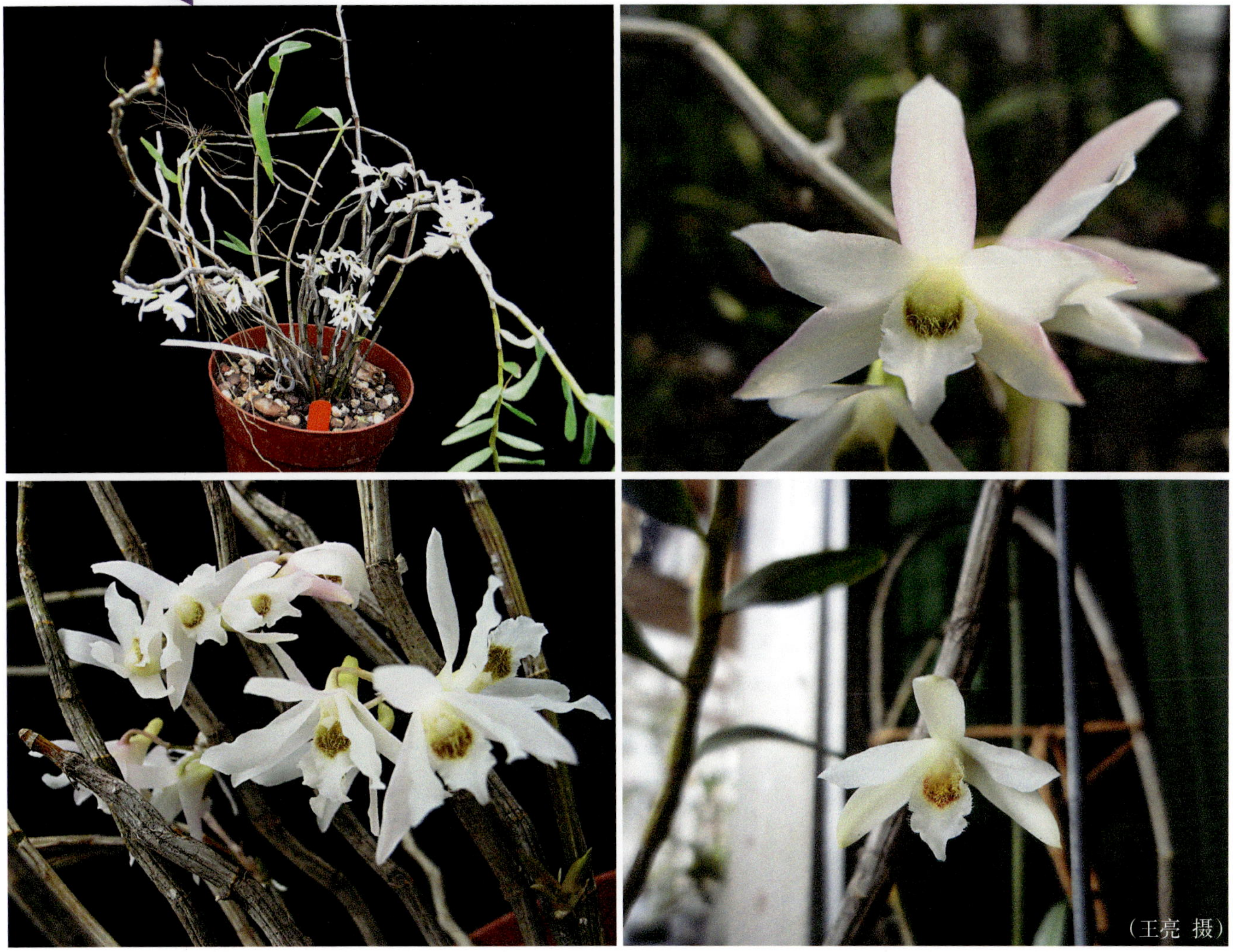

（王亮 摄）

茎丛生，圆柱形，长 10～13cm，粗约 4mm，上下等粗，上部多少回折状，不分枝，具多个节，节间长 1～2cm，被叶鞘所包裹；叶鞘老后变灰白色。叶薄革质，长圆形或长圆状披针形，长达 4cm，宽约 1cm，先端钝且不等侧 2 裂。总状花序，长约 2cm，具 1 或 2 朵花；花不甚开展，白色稍带淡粉红色，有香气；萼片近长圆形；花瓣倒卵状菱形；唇瓣近卵形；唇盘黄色且密布卷曲的淡黄色长柔毛，边缘流苏状。花期 7 月。

我国特有种，分布于云南西畴县。生于海拔约 1900m 的石灰岩山地林中树干上。

92 镇沅石斛

Dendrobium zhenyuanense D. P. Ye & J. W. Li

草叶组

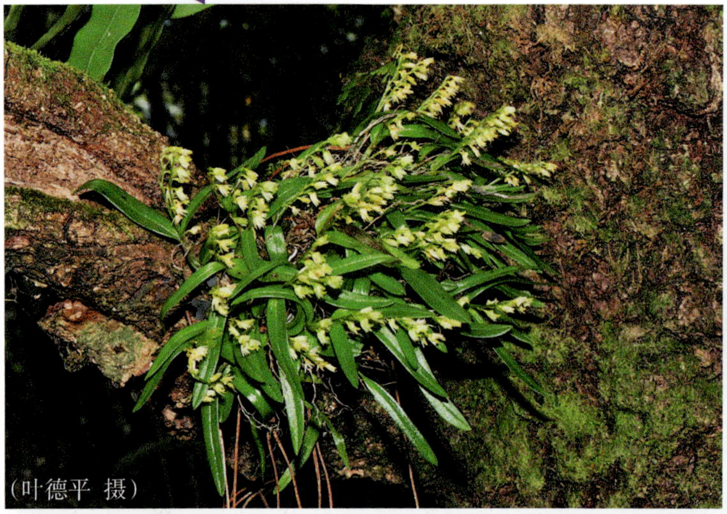
（叶德平 摄）

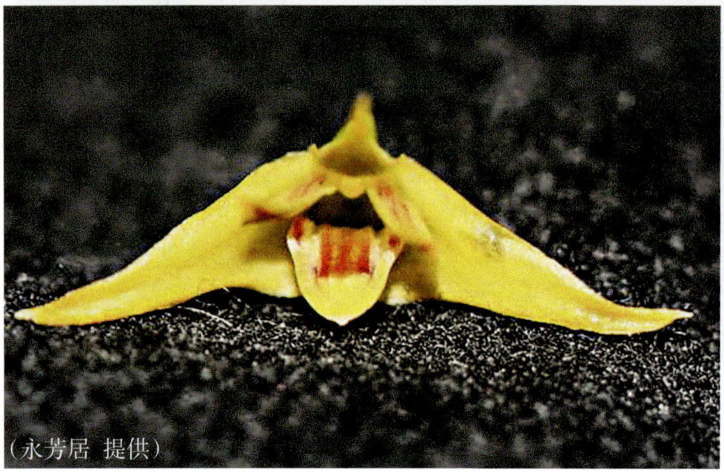
（永芳居 提供）

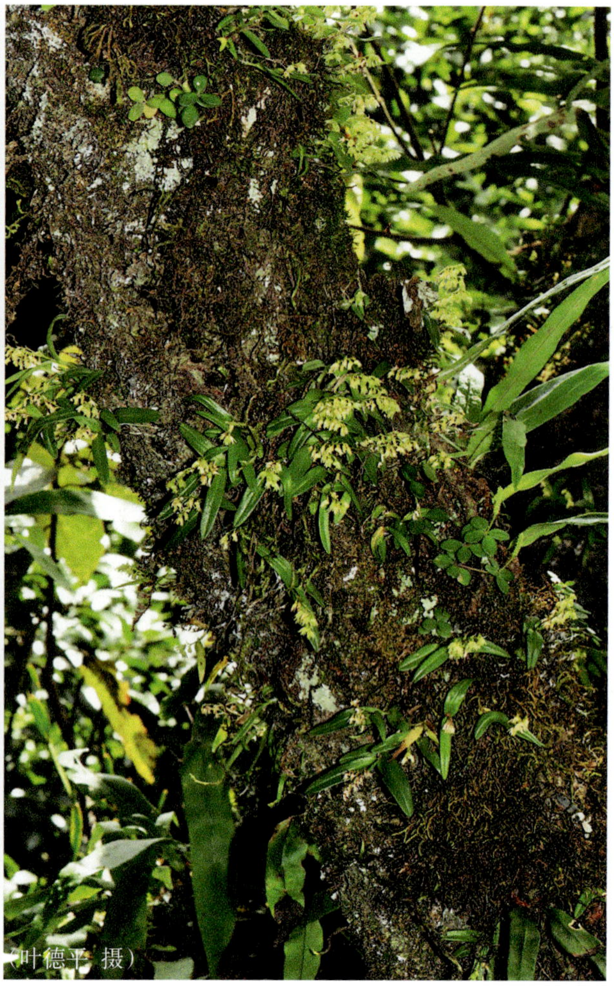
（叶德平 摄）

附生，植株矮小。茎纺锤形，长 1～1.8cm，粗 4～5mm，2 或 3 节，叶鞘抱茎；老茎叶鞘脱落后呈暗紫色。叶 2 裂，2 或 3 枚，披针形，长 1.5～2cm，宽 0.4～0.6cm。花序 1～3 个，着生于茎上，长 1～1.7cm；花黄绿色；顶萼片窄卵形，萼片长约 3.5mm，宽约 1mm，具 3 条脉；花瓣披针形，长约 3mm，宽约 1mm；唇瓣椭圆形，先端尖且稍肉质增厚，长约 2.5mm，宽约 1.5mm，基部侧裂片呈半圆形。花期 9～10 月。

我国特有种，分布于云南普洱（镇沅彝族哈尼族拉祜族自治县）、临沧。生于海拔约 1900m 的常绿阔叶林中树上。

第五章 石斛常规无性繁殖技术

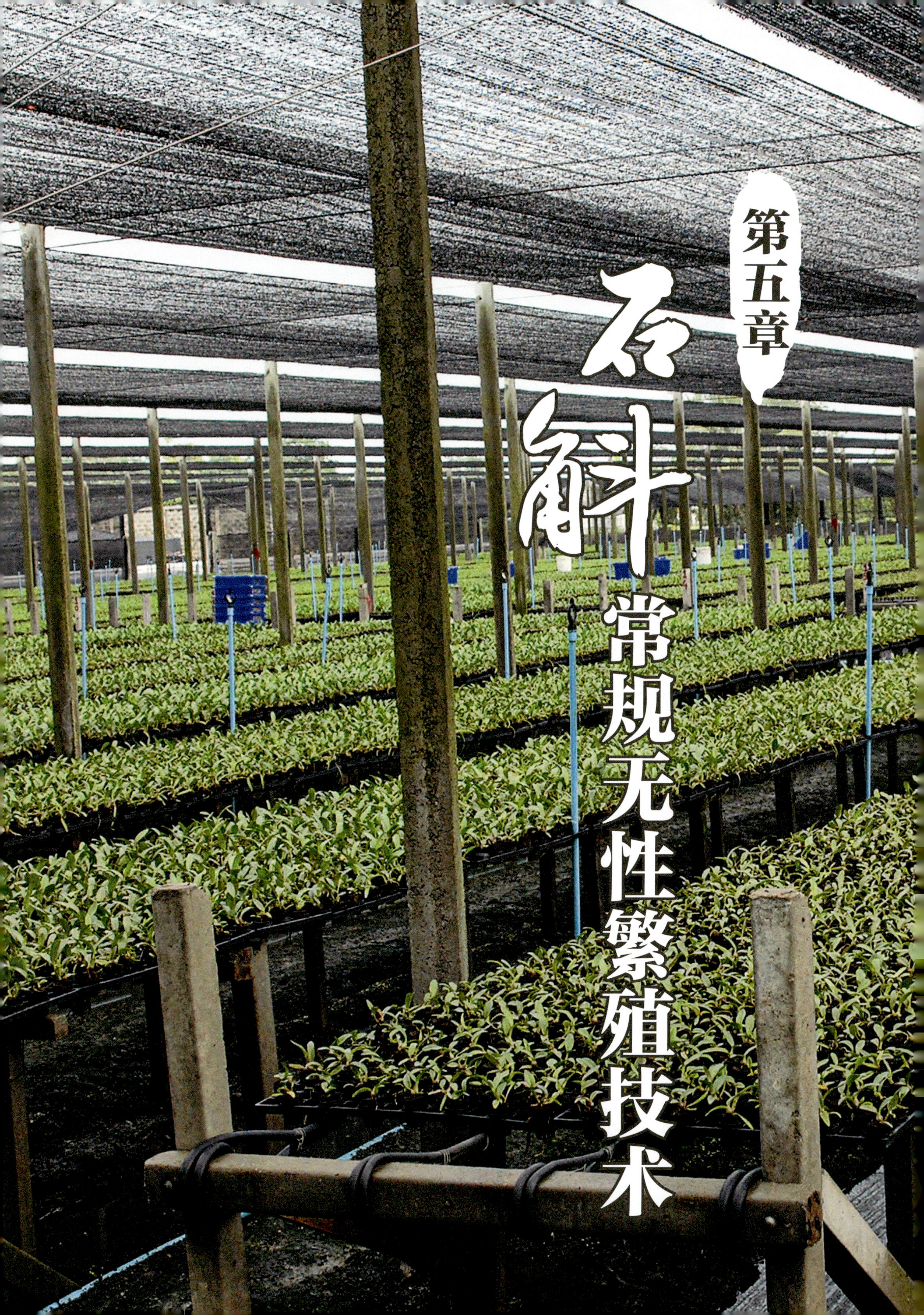

石斛茎每年春季从根茎端萌发，属于合轴分枝型，为粗壮且较高的肉质茎，而非文心兰和卡特兰般短缩的茎。茎上各节常会生出高芽和气生根，茎基部有鳞芽，这些都可用来进行无性分株繁殖。石斛少量的繁殖常采用带根的高芽进行栽种或多年生植株进行分株繁殖，规模化的繁殖主要是采用组培快繁或胚培养；石斛基地繁殖材料充足时，也可采用扦插繁殖和高芽上盆。

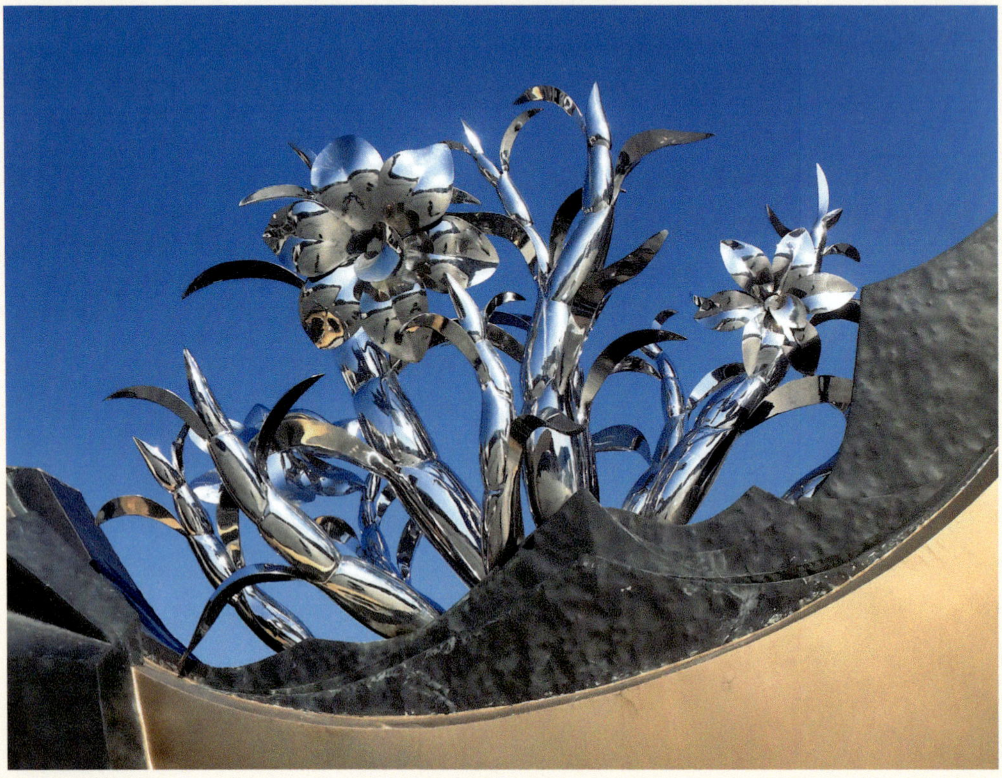

第一节　扦插繁殖技术

石斛属植物常用茎扦插繁殖。春石斛和秋石斛均有细长的茎，茎上有许多节，每个节均可产生新的植株。用茎扦插繁殖，繁殖系数高，技术简单，易成活。扦插繁殖育苗成本低，也可保持母株性状。但各芽营养状况不同，一致性不足，故易导致苗生长不齐。

石斛的扦插繁殖通常选择在春季进行。夏季温度高容易腐烂，冬季温度低，休眠芽不易萌动。选择离根茎 2～3 节及以上的茎段进行扦插。插穗剪成单节或两节。石斛扦插后，皆为芽体萌发成嫩茎，嫩茎基部生根。萌芽生根周期比较长，若管理不善，插条易腐烂。一个插穗从扦插到成品需 2～3 年。开过花的茎和老的茎很难再萌发新芽。

1. 扦插方法

依插穗不同，扦插分为 1 年生茎段扦插、当年鳞芽嫩枝扦插、无根高芽扦插等。1 年生茎段扦插繁殖取样容易，但育苗时间较长，适宜规模化生产，是目前最常见的扦插方法。当年鳞芽嫩枝扦插和无根高芽扦插根系形成较快，少量繁殖可行。石斛扦插详见图 5-1～图 5-12。

选取生长健壮、未开花的茎，每 2～3 节（单节也可）切成一段，直立扦插在用粗泥炭、细树皮或苔藓做成的插床上，1/3～1/2 露在基质外面。扦插床可选择穴盘、育苗盘、育苗筐等。完成扦

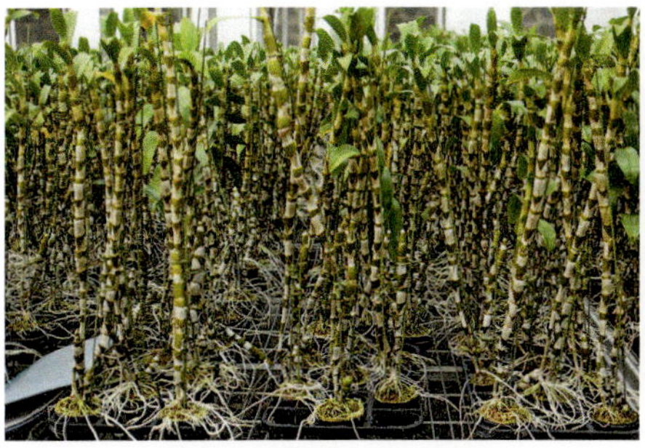

图 5-1　茎段充分成熟

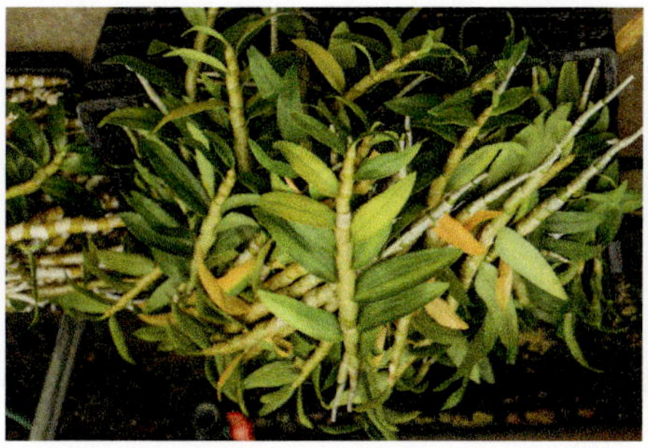

图 5-2　插条剪取

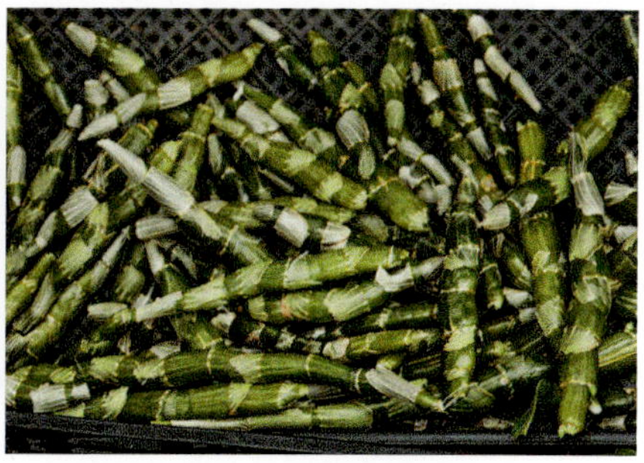

图 5-3　生长充实插条

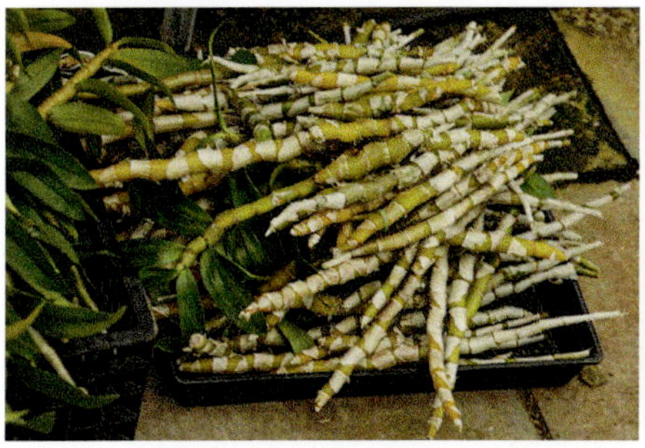

图 5-4　插条去叶

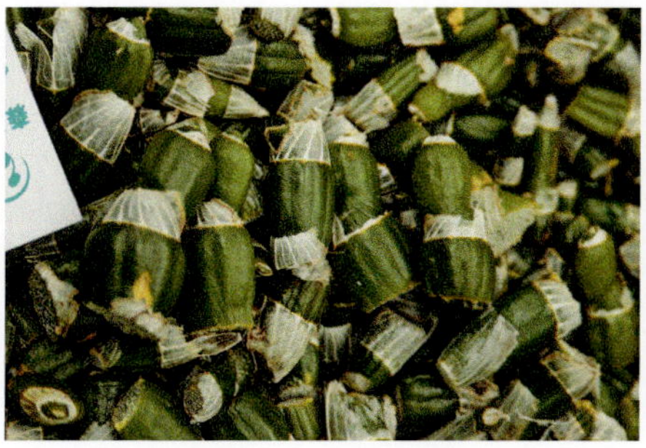

图 5-5　插穗削制

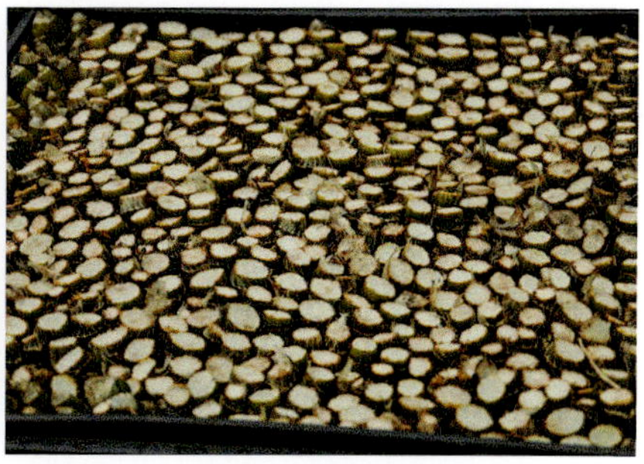

图 5-6　插穗码盘

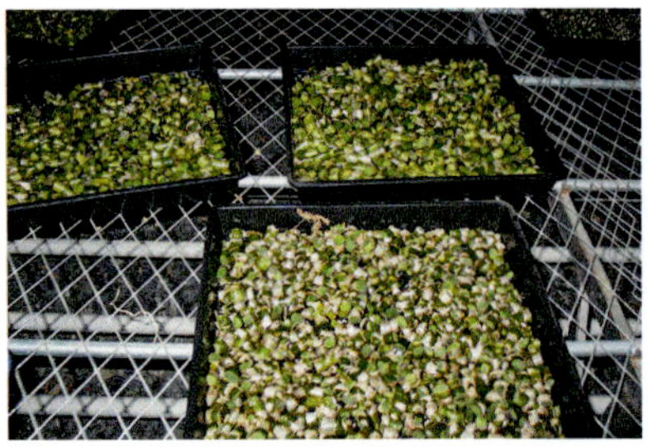

图 5-7　插穗阴干

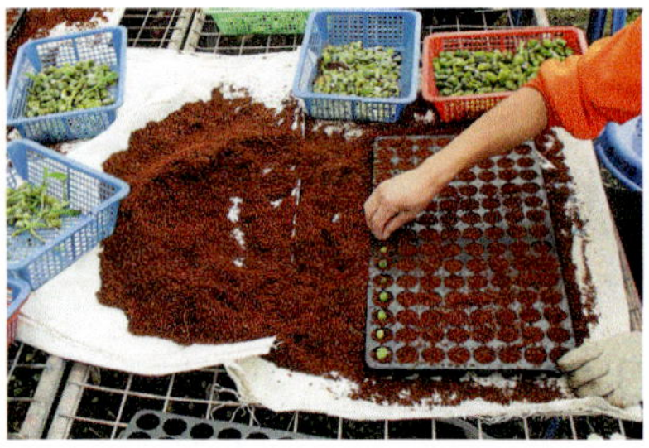

图 5-8　椰糠穴盘填充基质

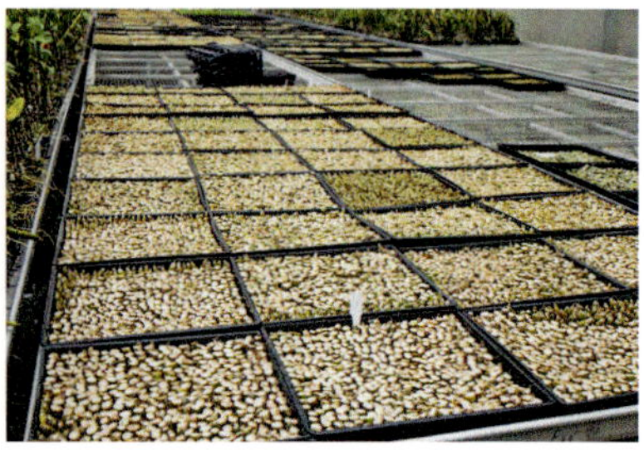

图 5-9　插穗育苗盘扦插

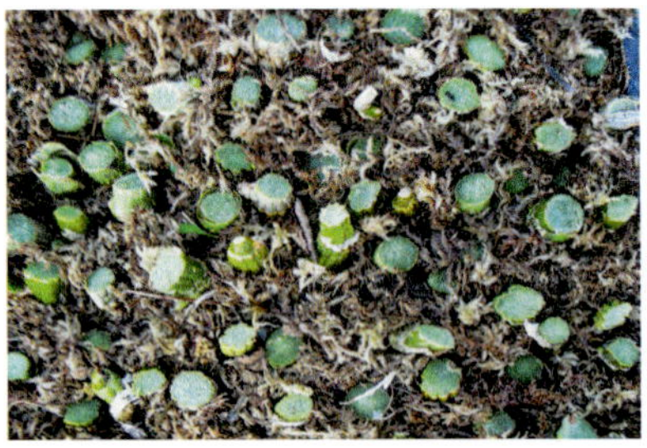

图 5-10　插穗水苔扦插

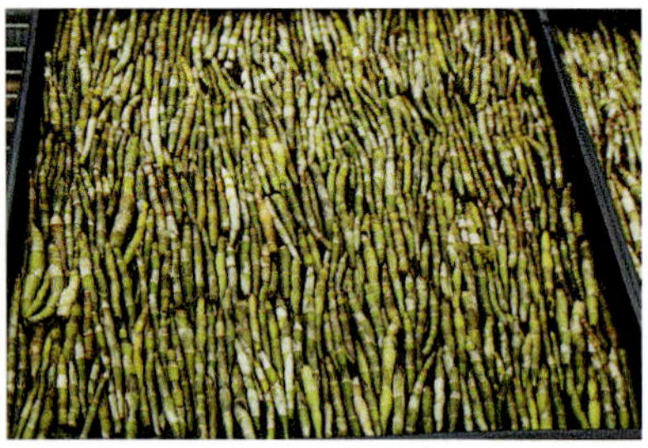

图 5-11　平铺扦插

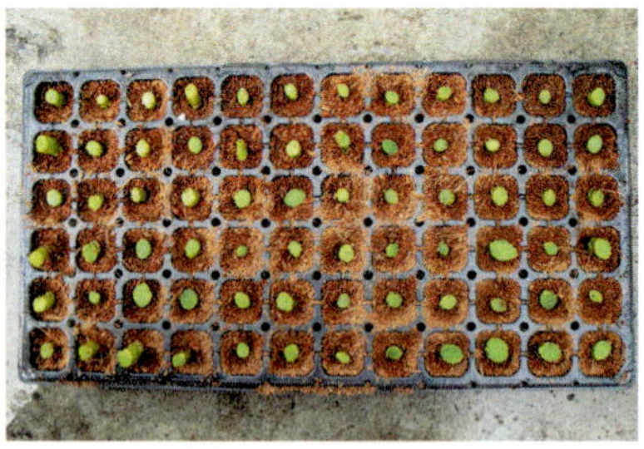

图 5-12　扦插完成

插后放在半阴、湿润、温度较高（18～25℃）的温室中，待基质表面变干时，喷水少许，保持基质湿润。如环境适宜，约 2 个月后插穗长出高芽，基部生有 2 或 3 条根，即可将幼苗栽到小盆中培育新植株。插穗扦插后的生长过程见图 5-13～图 5-18。

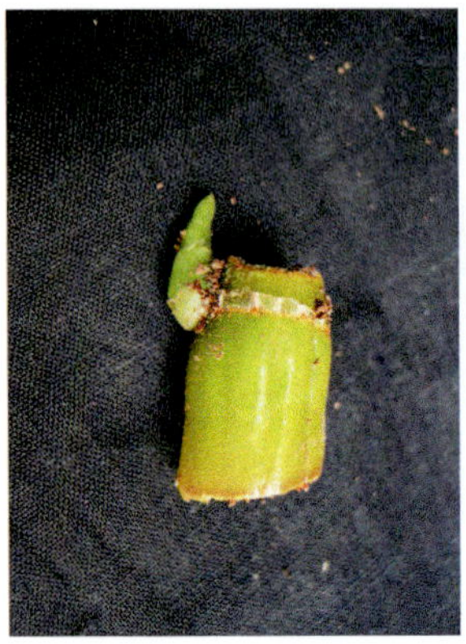

图 5-13　插穗萌芽

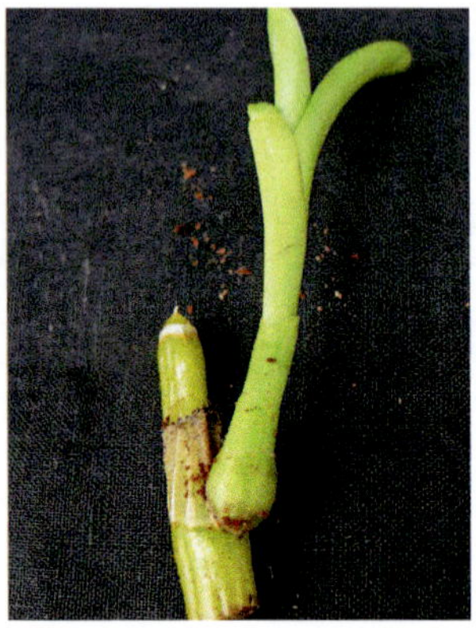

图 5-14　芽体生长

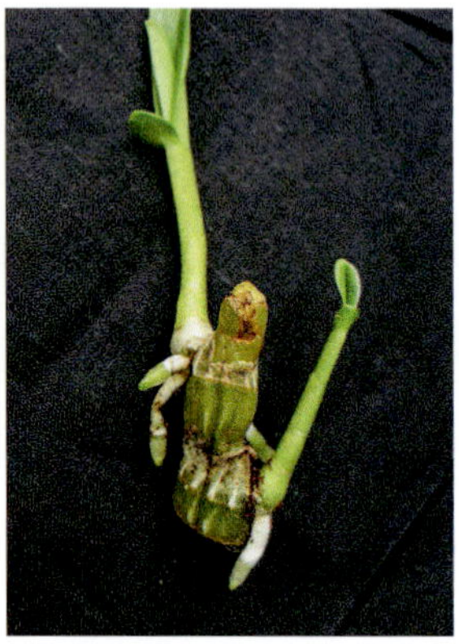

图 5-15　插穗生根

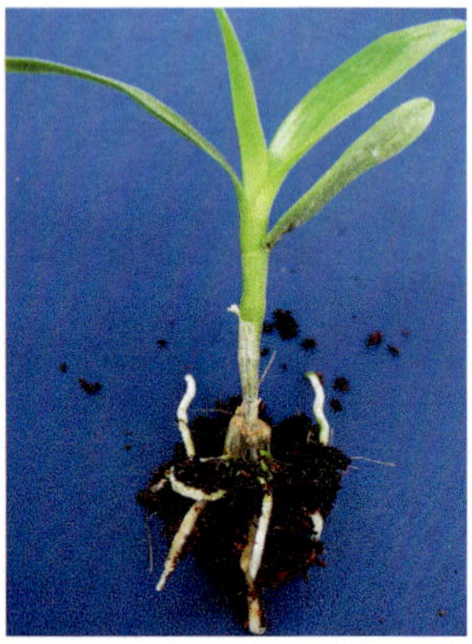

图 5-16　扦插生根苗

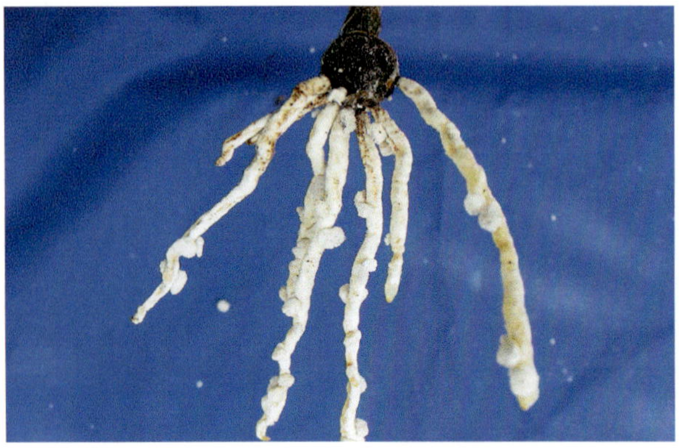

图 5-17　嫩枝扦插生根

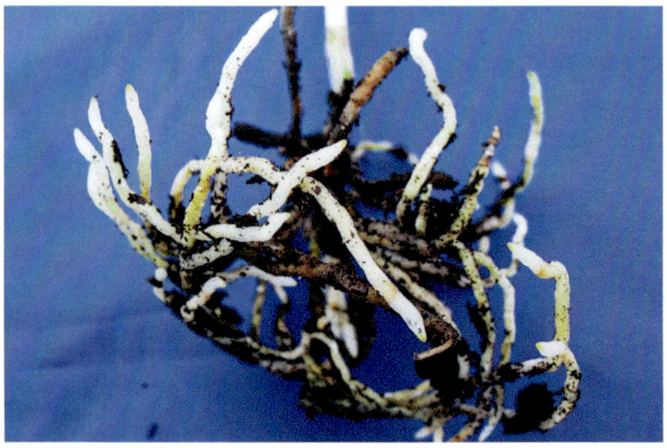

图 5-18　根系长大

2. 扦插时间

石斛冬春季开花，花期过后温室温度回升时，就可剪取茎段（一般削成单节）进行扦插，时间为 2 月中下旬至 3 月下旬。扦插和剪插穗的时间应尽可能早。扦插基质用椰糠、水苔或细树皮效果较好。穴盘使用 50～72 孔为宜（图 5-19～图 5-24）。

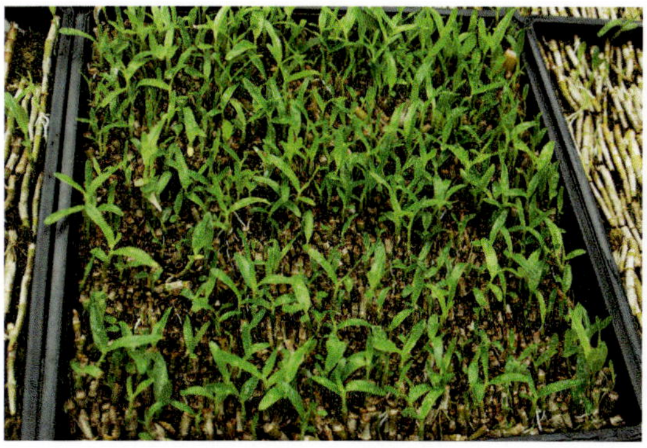

图 5-19　扦插出苗

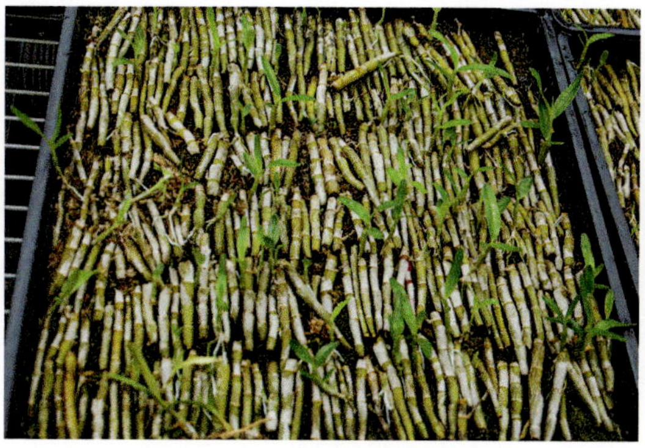

图 5-20　水苔平铺插条出苗

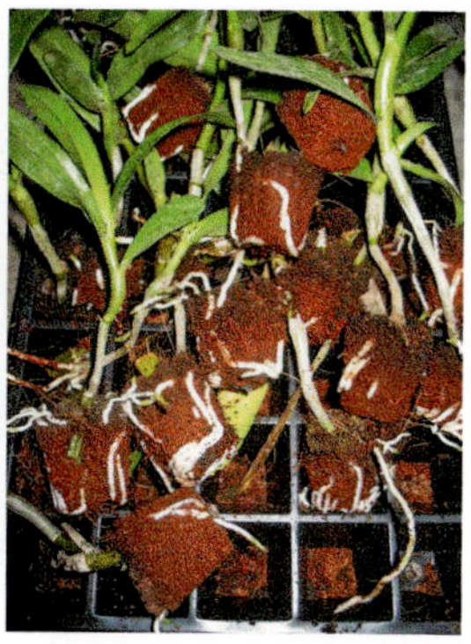

图 5-21　穴盘苗生根

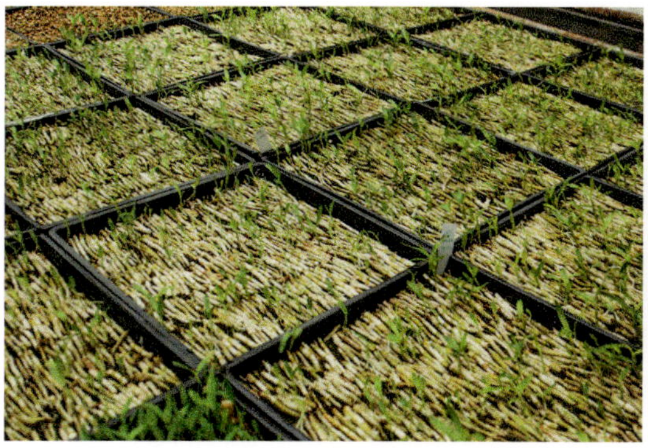

图 5-22　育苗盘扦插出苗

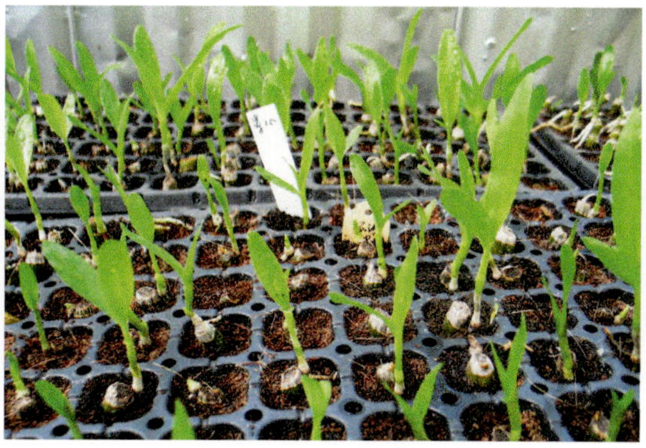

图 5-23　扦插生长

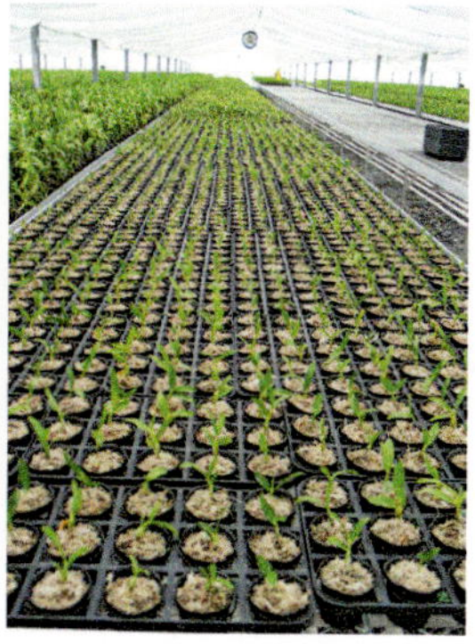

图 5-24　生根苗上盆

3. 插条选择和削制

春石斛插穗须选取生长充实、饱满、未开过花的节，去掉叶片。茎瘦生长速度慢，会导致芽不会萌动或萌发时间长。开过花的节位，养分已消耗，不利于新芽再次形成。

插穗用刀片削成单节，若节过短可削成两节。每个插穗长度为 2～3cm，上切口距节约 0.5cm，下切口距节约 2cm。削插穗时要去掉插条基部几节不饱满、差的节段。削插穗时注意不要削去芽眼。

操作时，需使用锋利刀片削，否则，切口不完整，形成毛茬，不利于扦插。扦插时插穗上下端不可倒置，插穗的大部分都要埋入基质中。插穗出芽节部要基本上稍高于基质或与基质平齐，以利于根系和茎的生长和稳定。如节位距离基质较远，则根系裸露在基质外，难以形成良好的根系。

4. 扦插生根

采用当年生顶部嫩茎或基部萌蘖进行扦插，可适当使用促根技术或生根粉来促进扦插生根。采用当年生顶部嫩茎进行扦插时，基部可直接形成根系。使用基部萌蘖进行扦插时，基部萌蘖必须连同基部膨大部位切下来。

使用未生根鳞芽或高芽进行扦插时，由于高芽或鳞芽基部膨大，1 个月根系就可长出。

5. 扦插苗管理

扦插生根过程中，需维持基质湿润状态，定时浇水或喷雾，以促进芽体分化和萌发。缺水易导致插穗皱缩。水苔做基质扦插上盆时，基质应稍紧些，利于水分适度。

温室管理：12 月以后，温室温度调整为 18～25℃，遮光 20%，每周浇水 2 次。其间若喷施约 300mg/L 6-苄基腺嘌呤（6-benzylaminopurine，6-BA）萌芽效果更佳。扦插苗从扦插开始到生长至 5～8cm，需 6～8 个月。第 2 年茎可长到 20～30cm。从扦插到成品需 22～24 个月，如作为母株进行生产，从育苗至开花需 46～56 个月。

第二节　高芽繁殖技术

高芽是指在石斛茎段的节上长出的幼苗。幼苗先形成新芽，然后在发育成嫩茎的基部生出新根。春石斛高芽繁殖操作简单，可保持母株性状；但高芽形成数量少，繁殖速度有限，芽的大小也不一致。

春石斛在入冬前可形成充实的茎，经过冬季干燥低温，茎节上的芽分化成花芽，第二年春节可开花。若冬季所处的环境温暖和潮湿，则茎节上的芽不能形成花芽而由叶芽长成小植株。从春季到早夏，高芽常在茎上部节位出现。高芽在春季出现和生长，于夏季形成幼苗。新的茎受伤或氮肥过量会促进高芽形成。高芽会分散养分，不利于茎基部幼苗的生长。喷施 6-BA 等激素会促进高芽的形成（图 5-25～图 5-29）。

茎上长出的高芽长至 3～4 枚叶、根 4～5cm 时切离最为适宜。高芽切离的方法：一种是只将高芽从母株茎上切离；另一种是将高芽连同母株茎 1～2 节一并切离（图 5-30～图 5-36）。高芽苗根系过长，上盆操作难度大，易损伤根系；根系过短，则上盆后苗不易固定。切离后的高芽，根部用水苔包住，然后用 6～10cm 口径的盆栽种。小盆底部应填充粗的树皮块，上部用细的树皮块，保证良好的透气性。

栽培后数日内不必浇水，适当的干燥可促进新根生长，太干时，可在叶面少量喷水，保持茎叶不干缩，待新根长出后，可进行正常栽培管理。移植后，放在半阴处 2 周，温度保持 18℃，遮光 20%～40%。成品花生产中，可将扦插成活的植株 3～4 株栽一盆，2 年便可开花丰满。

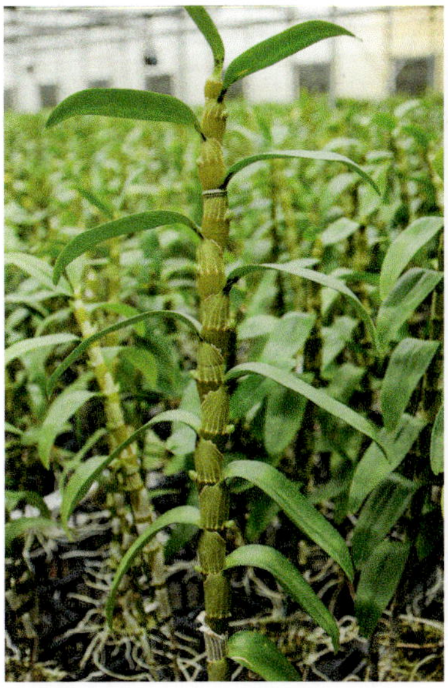

图 5-25　6-BA 对假鳞茎的控制

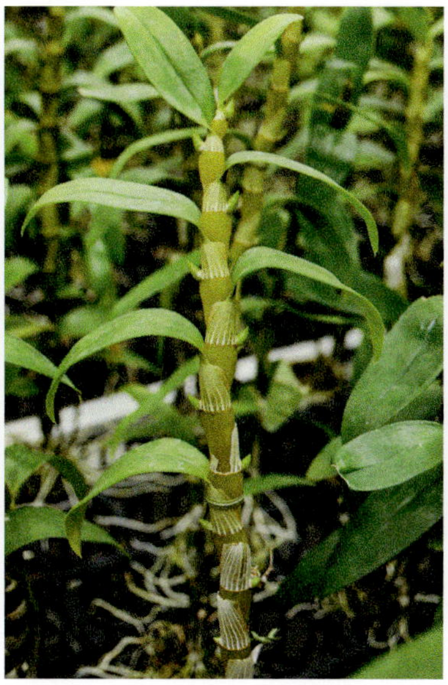

图 5-26　6-BA 促进萌芽

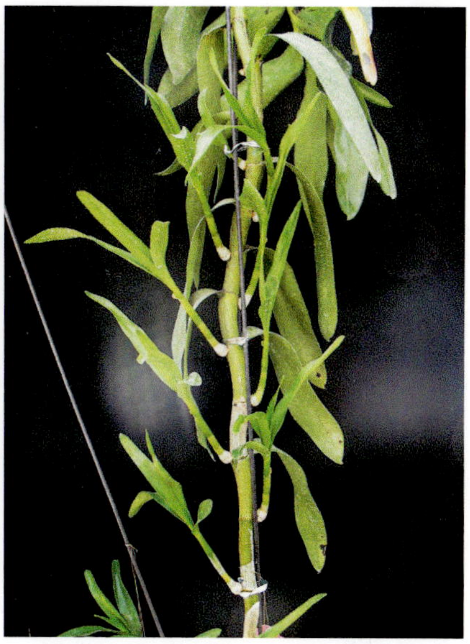

图 5-27　6-BA 促进高芽形成

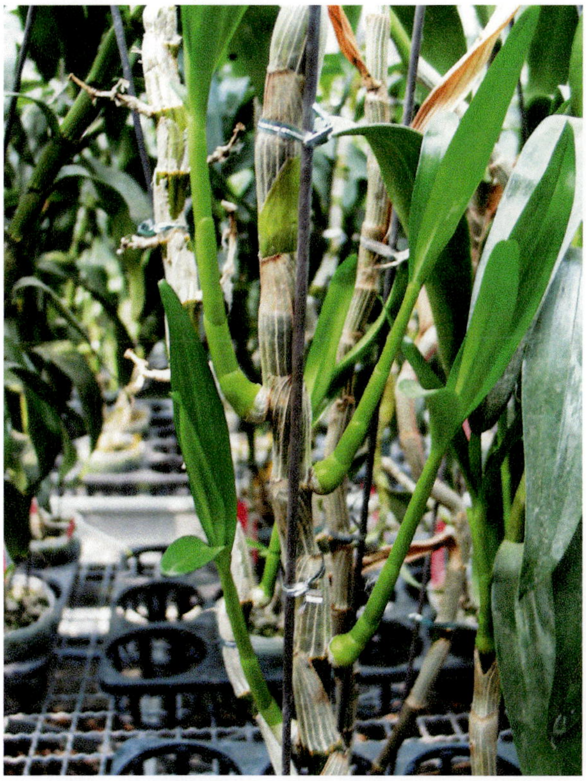

图 5-28　高芽萌发生长

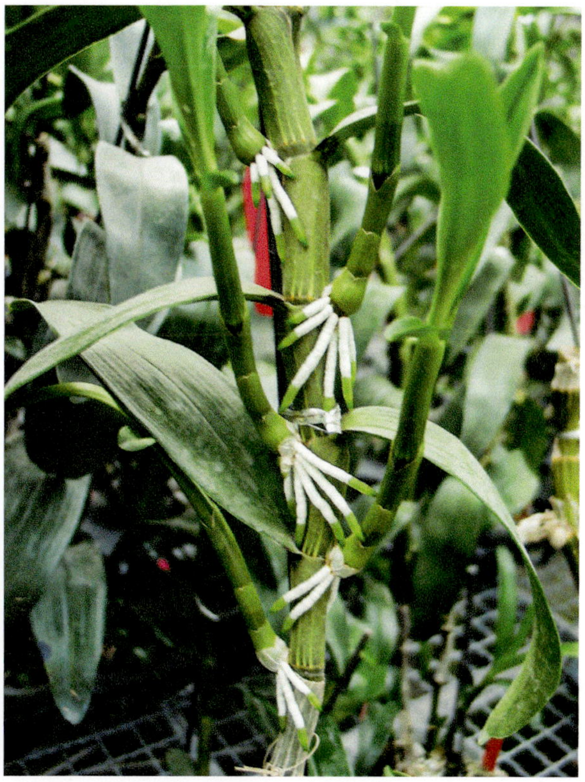

图 5-29　高芽生根

上盆 1 个月后，每周施用 1 次液体肥料，6 月每周浇水 3 或 4 次。高芽在生根移栽后，当年生长量很快超过 20cm。高芽生根后上盆的苗，需 2 年，少数 1 年长成成品。

高芽生长抑制了茎的增粗和基部幼苗的萌发。用 10mg/L 的 6-BA 处理可显著促进石斛幼苗萌发，结合抹芽处理，可进一步促进石斛幼苗萌发。赤霉素（gibberellin，GA）有利于高芽形成，对

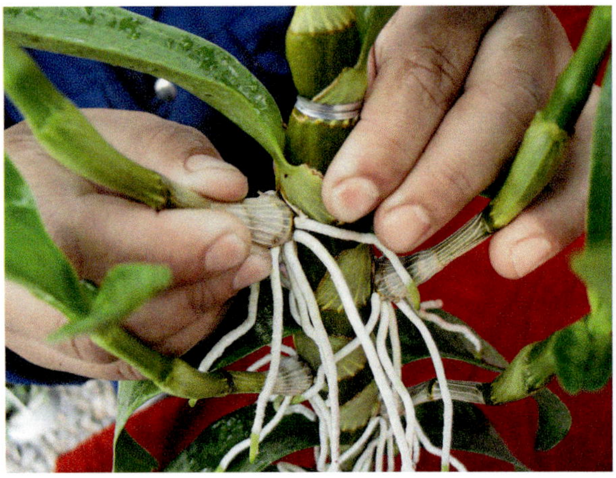
图 5-30　选择高芽

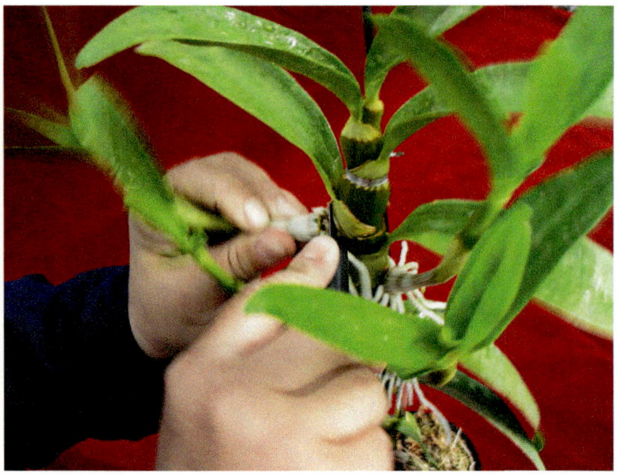
图 5-31　高芽削制

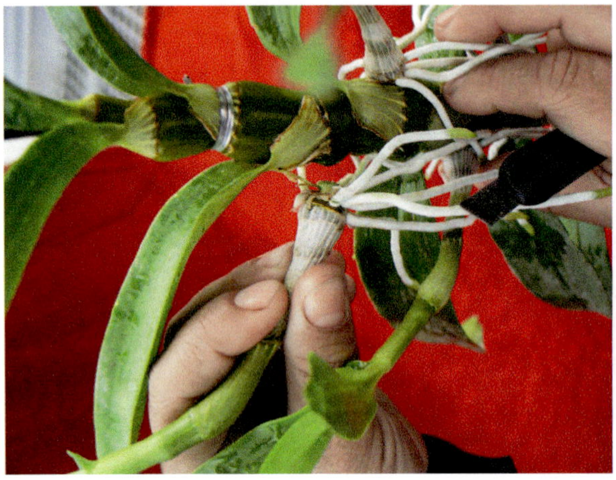
图 5-32　削下第 1 个高芽

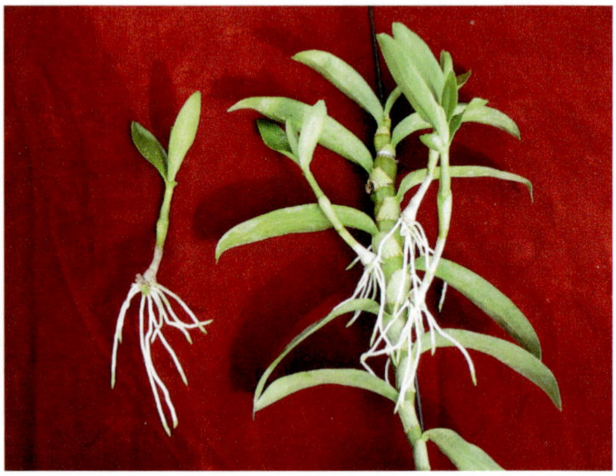
图 5-33　剩余 3 个高芽

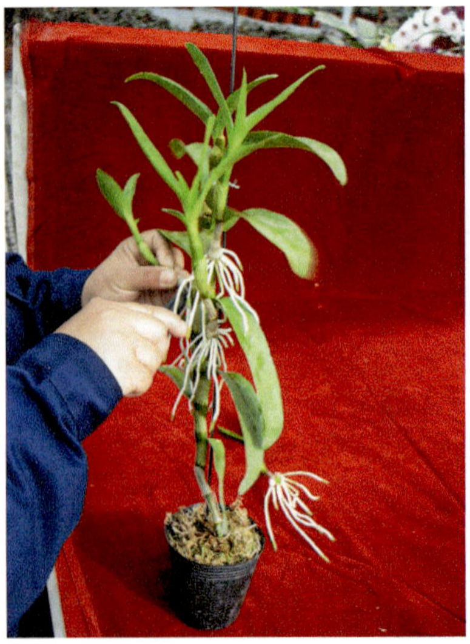
图 5-34　继续削高芽

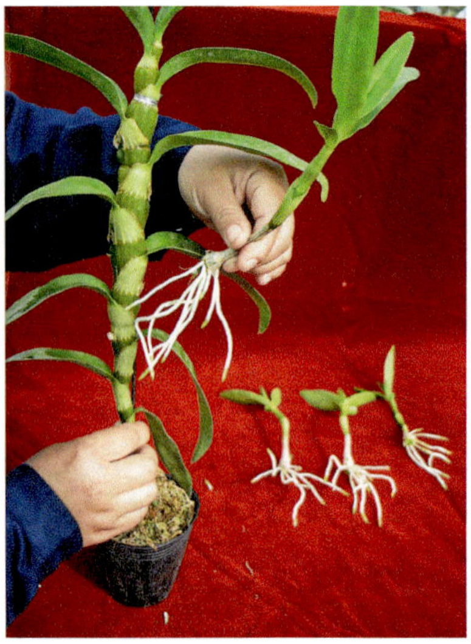
图 5-35　全部削好

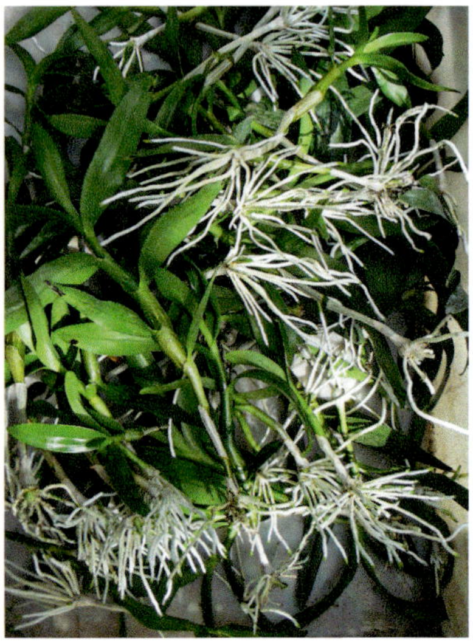
图 5-36　准备上盆

高芽的形成数量有促进作用。花败后，使用激素处理植株，可促进鳞芽和高芽萌发。在高芽形成后，立即使用激素适量喷雾，进一步促进生根。根系形成后，剪离母株，上盆。

第三节　分株繁殖技术

分株繁殖又称分盆繁殖，是将生长过于密集的一盆石斛分栽成 2 或数盆的繁殖方式。分株繁殖在石斛栽培中应用较多，尤其是在种植数量不大或家庭少量栽培时使用。每年春季石斛花开过之后，老茎基部会长出 1 或 2 个新芽，在生长季节结束时，新芽形成茎。通常 2～3 年后植株盆内茎会过于密集，明显影响植株的生长，这时则可将之分成 2 至数盆。

分株通常在秋末或初春进行。将生长健壮和丛生密集的母株从栽培附体中取出，去除根系上的旧基质，用手轻轻掰开植株，勿损伤根茎，将分开的植株以 2 或 3 株为一丛，直接定植在准备好的苗床或贴栽在适合的树干或石壁上。

分株繁殖可保持母株性状，成活率很高，当年开花。对工具、设备要求不高，繁殖系数低，规模化栽培难度大。

石斛盆栽，分株应在植株新芽开始生长时进行（温度约 10℃）。已开过花的过大植株或生长过旺的植株需换盆。换盆应在夜间温度还维持在 13℃以上时进行。一旦低温出现，换盆应推迟。换盆时要去掉腐败、变色的盆栽基质和受伤的根。用水进行清洗，清洗时勿伤害活的根系。如根系整理后整个根球变小，则放入小一号的花盆中。

1. 分株适宜时期

石斛比较适宜分株的时间是休眠期，即石斛停止生长以后至新芽尚未伸长之前。不同种类和品种的石斛，花期不同。早春开花以后，生长势相对较弱时分盆，亦或在花芽尚未伸长之前的休眠期分株。操作时不要损伤花芽。夏季开花的品种，最好在早春分株。

石斛在新芽伸长后，新芽、新根都很细嫩，分株操作极不方便，稍不小心新芽和新根就会被碰断、碰伤。植株旺盛生长的月份，需水量较多，需要的温度也较高，这个时期最好勿分株，否则分株造成的伤口易引起根系腐烂。另外，分株阶段需干燥，这对植株生长不利。

对于我国南方地区，栽培温室或塑料大棚冬季往往不加温，此时最好勿分株。分株后处于低温环境下，植株几乎完全停止生长。分株过程中形成的各种伤口如果不能及时愈合，便会造成植株腐烂，从而造成严重损失。

2. 分株准备工作

为了分株时操作方便，尽量少损失根系，应在分株前数日不浇水，不向叶面喷水，让基质适当干燥，使根系发白，产生不明显的皱缩，这时本来脆而易断的肉质根会变得绵软，根系容易与盆脱离。但也勿长时间干燥，防止对植株生长不利。

在开始分株前准备好要用的盆栽基质，如不同规格的树皮块、碎砖块、苔藓、椰壳、蕨根（蛇木屑）等；栽种用的盆具，要求盆底透气性好；分株用的刀剪及消毒剂；一些缓释性肥料。

分株时伤口易受到病菌和病毒的侵染，因此要在伤口处涂抹杀菌剂或硫黄粉。分株用的工具是病毒传染的主要途径，可用 5% 的磷酸二钠（Na_2PO_4）水溶液浸泡，也可用 0.5% 的氯化汞水溶液浸泡，或使用高锰酸钾消毒。

3. 分株操作技术

石斛的根系十分发达，数量多，有较强的附着能力，往往大量根系固着在盆壁上，脱盆十分困难。可先轻轻叩击盆的四周，将盆倒置过来，用手托住石斛的茎，把盆提起，使盆与根分开。亦可将盆敲碎或剪开。植株从盆中脱出后，将旧基质清除掉。操作时应注意保护新芽和新根。

清除部分旧基质后，再将腐朽的根和部分老根剪掉。若根系特别多，可将老根剪去一部分。部分枯老的叶片和茎亦应去掉。通常 1 盆可分成 2 或 3 盆，如盆中茎太多也可分成更多盆，但须保持每丛至少有 3 个相连的茎，这样新植株才能在隔年开花。石斛分株后放在温室背阴处，待伤口愈合后可正常管理。

春石斛从 5～8cm 长到 20～30cm 需要 6～8 个月，从 20～30cm 长到 40～60cm 需要 12 个月，秋季茎出花需要 4 个月（表 5-1）。

表 5-1　石斛繁殖栽培周期

石斛不同繁殖时期	培育时间	石斛不同繁殖时期	培育时间
Ⅰ. 从播种到成品	36～44 个月	Ⅳ. 从小苗上盆到成品出花	22～24 个月
1）杂交到果实成熟可取种	6～8 个月	1）从小苗上盆到茎长到 20～30cm	6～8 个月
2）播种胚培养后到出瓶	8～12 个月	2）从茎 20～30cm 长到 40～60cm	12 个月
Ⅱ. 从茎尖培养到成品	40～48 个月	3）从茎 40～60cm 到出花	4 个月
茎尖培养到出瓶	18～24 个月	4）扦插生根到植株长到 5～8cm 高	10～12 个月
Ⅲ. 从扦插生根到成品	32～36 个月		

第六章 石斛组培快繁技术

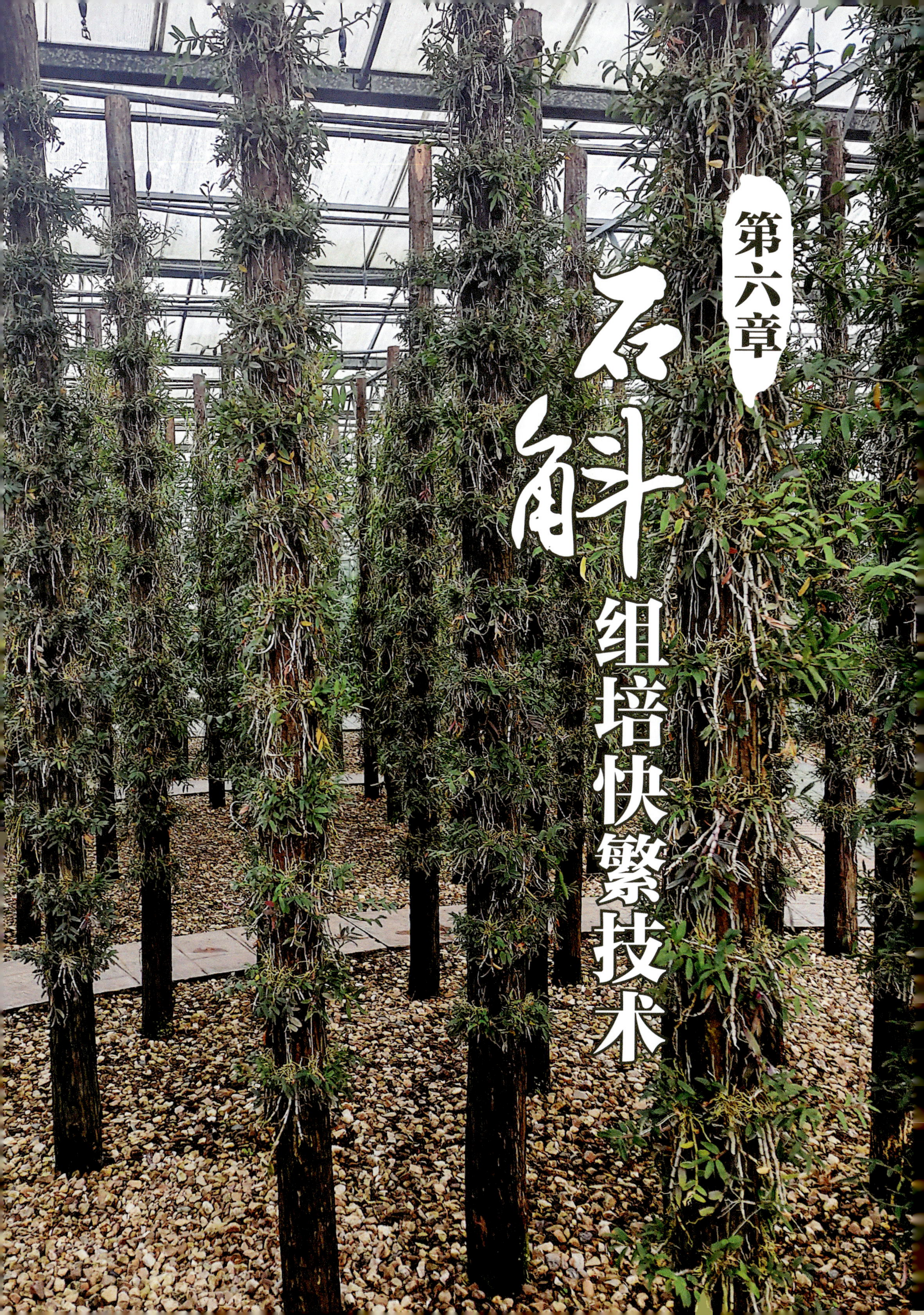

石斛的组培主要应用于现代化的规模化生产，常采用胚培养、茎段快繁等手段。石斛胚培养是成熟种子的无菌播种，药用石斛常用此法繁殖。石斛原生种自交后胚培养后代纯度高。石斛杂交种胚培养繁殖系数高，但每一单株花色各不相同，植物生长不一致，株间差异大。随着繁殖技术的提高，优良品种的茎段快繁成为石斛繁殖的一种趋势。

胚培养是用成熟的果实消毒、无菌播种形成原球茎，原球茎再经过连续培养，不断增殖，然后转入适宜培养基，形成完整小植株。组培苗也可通过外植体（叶尖、茎节、芽等）诱导形成拟原球茎或丛生芽培育。丛生芽多次继代增殖，最后转入生根培养基进行生根培养，从而获得大量再生植株。

石斛为复茎性兰花，较适于用茎尖为外植体。茎基部鳞芽的活性好于茎顶芽的活性。由于腋芽取材方便、再生能力强，因此在石斛快速繁殖中，带芽的茎切段常被用于外植体进行培养。

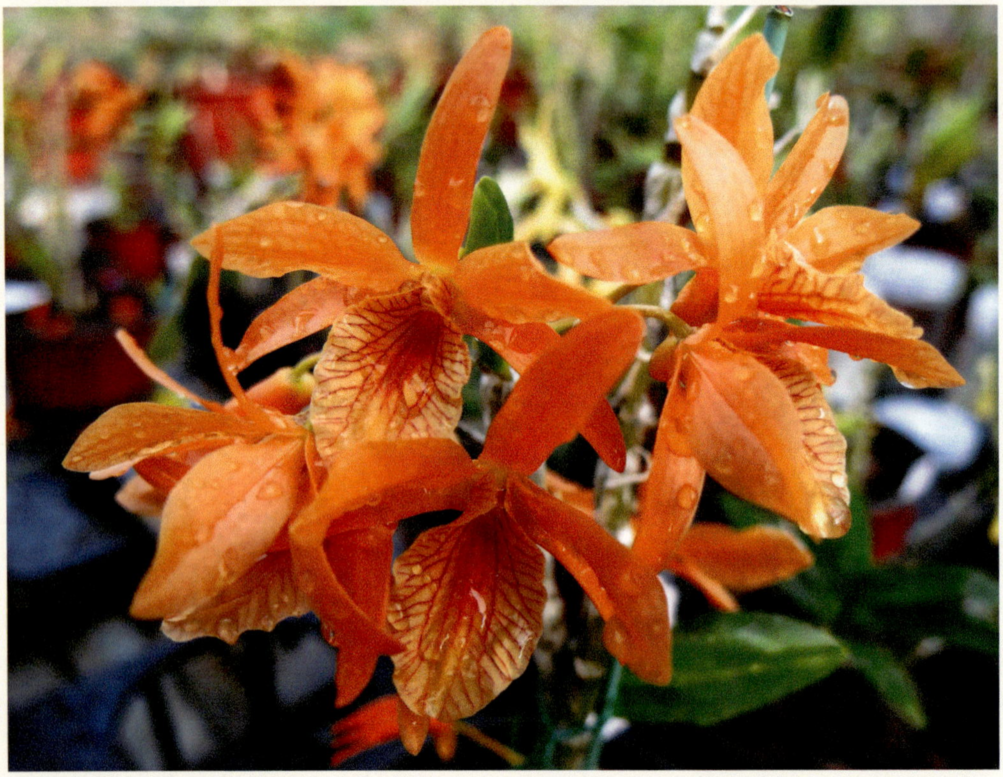

第一节　胚培养技术

在20世纪以前，石斛主要依靠到原产地采集和无性繁殖（分株）来供应市场。为了获得理想的杂交种，许多植物学家和园艺学家及兰花爱好者都试图用种子培育兰花。为此，他们把种子播种在母株根系周围的带共生菌的基质里，或采集根系周围基质播种。偶有成功者，但所得幼苗甚少，无实用价值。

20世纪，伯纳德（Bernard）和布吉夫（Burgeff）发现兰花种子发芽需要胚与真菌共存。真菌的存在有利于兰花种子胚细胞中的淀粉转化为糖，促进种子萌发。在此基础上，发展出共生繁殖法，即在无菌培养基中既播种兰花种子又接种特定的真菌。该方法很快在兰花杂交育种中得以应用。该方法的缺点在于设备费昂贵、操作烦琐，菌种分离、保存和接种适宜时期的掌握等需要相当的技术。

克努森（Kundson）在1922～1930年的研究中发现，用人工无机营养培养基补充糖类能促进兰花种子发芽，且证明在无共生真菌时，这些播种苗能健康地成长，直到开花。1988年日本市桥正一先生开发出了许多适合无菌播种用的培养基。自此，胚培养繁殖手段使得兰花大量繁殖成为现实，解决了石斛繁殖的难题。

目前，石斛野生资源缺乏，采用种子无菌播种能很快获得大量的种苗，有利于保持石斛品种的优良特性，有利于保护野生石斛资源，有利于集约化、规模化生产。

1. 人工杂交授粉

石斛为虫媒花，多数是异花授粉。蜜蜂沿着唇瓣和合蕊柱下面的空隙进入花朵吸取花蜜时，背部会粘上柱头分泌出来的黏液。蜜蜂出来时背部又触及药帽使之张开，脱出的花粉块即可粘在蜂背上。待蜜蜂再到其他花朵上采蜜时，背上粘的花粉块就会与其他花朵的蕊腔接触，从而完成授粉。

石斛杂交授粉是培育新品种的方法。人工授粉时首先要选好亲本。一般情况下开花第1天花粉发芽力最强，开花后7天内花粉块仍可应用。雌花最好的授粉时间是在开花后3～4天。授粉时先将雌花（母本）的花粉块除去（去雄），然后将干净的毛笔润湿，用毛笔尖、小镊子或牙签从下往上把药帽打开取出花粉块，直接放在需要授粉的蕊柱腔内（柱头上有黏液，不必担心花粉块脱落），即可完成授粉（图6-1）。

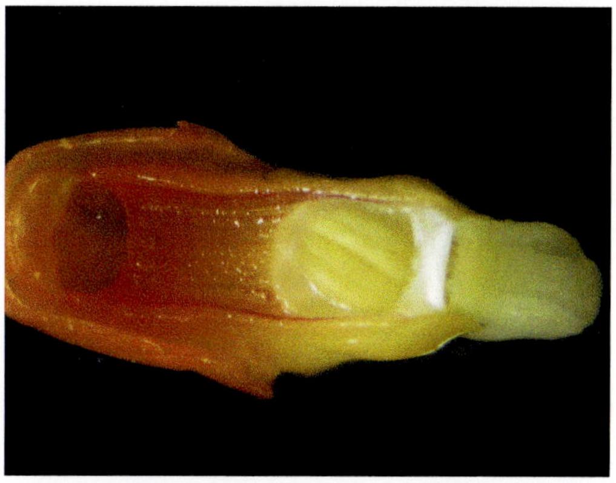

图6-1　授粉后合蕊柱（流苏石斛）

石斛为虫媒花，为防止已授粉的花再被昆虫传粉，可将母本花上的唇瓣除去，一般不必通过套袋来隔绝其他亲本。授粉后其花瓣和萼片很快向内合抱卷曲，最后合拢，花瓣色彩暗淡，逐渐凋谢。之后其受孕子房不断发育，变得粗大（图 6-2），颜色深绿。授粉后的 4～9 个月，蒴果皆可成熟（图 6-3，图 6-4）。

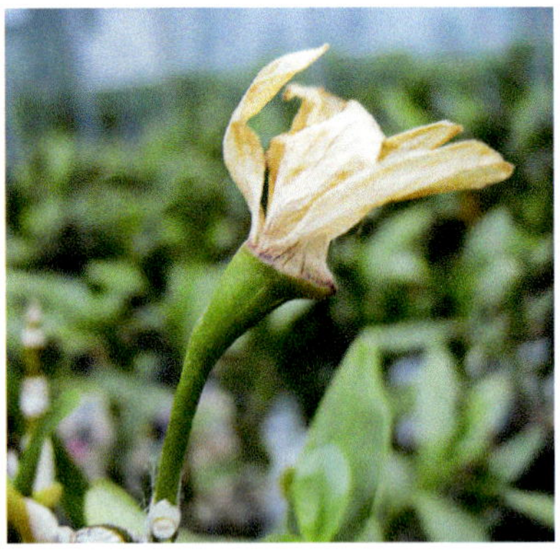

图 6-2　子房增大

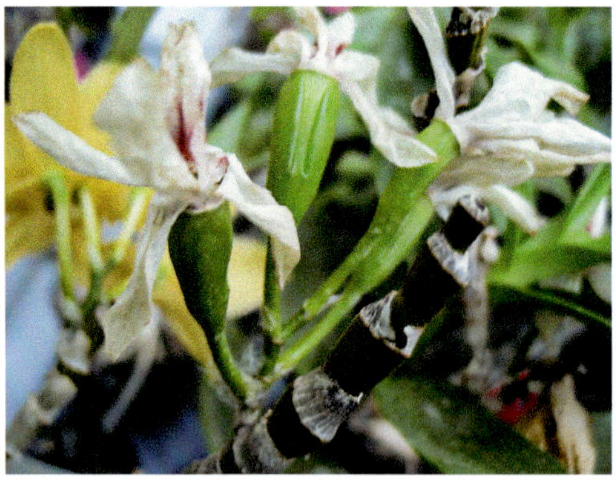

图 6-3　果实膨大

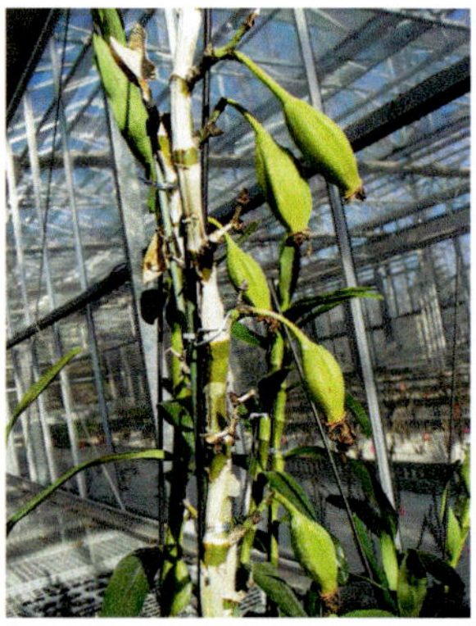

图 6-4　果实发育后期

蒴果在成熟未开裂前可提供作为无菌播种用的适宜种子。可省去开裂果实灭菌的烦琐手续，缩短育种进程。

在果实将近成熟时及时将果实和标牌一起采收。果实可立即播种，也可干燥后密封放在冰箱中保存。当授粉父本和母本花期不一致时，可采集花粉块，风干后密封放在干燥器中保存备用。在 –21～–8℃下，花粉块可保存 1 年以上。

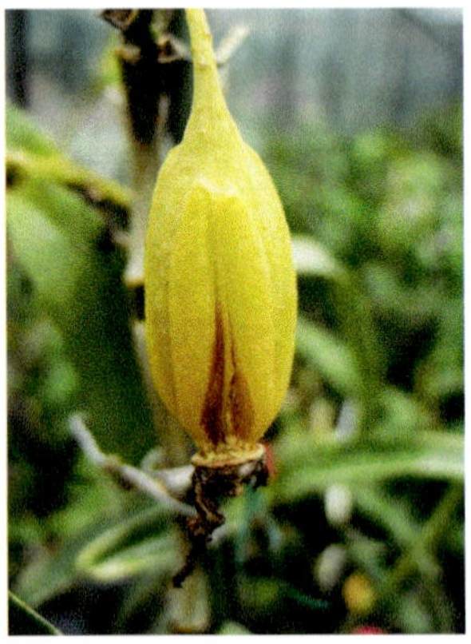

图 6-5　蒴果开裂

2. 石斛蒴果与种子

石斛的果实为蒴果，呈梨形，有 3 条纵向的条棱。石斛蒴果的形状、大小常因种类不同而有差异。石斛种类不同果实发育和成熟时间也不同，从开花授粉至果实成熟需要几个月的时间（表 6-1）。成熟时蒴果裂开（图 6-5），种子散出。种子非常细小，呈粉状，只有在显微镜下才能看清构造。

大多数石斛种子具有透明、无色的种皮。种皮由一层透明的组织组成，有加厚的环纹，不易吸收水分。种皮内含有大量的空气，适于随风和水流传播。

表 6-1　部分石斛授粉至果实成熟的时间（Arditti，1982）

种	时间/d	种	时间/d
齿瓣石斛 *Dendrobium devonianum*	160～250	*Dendrobium superbiens* 及杂交种	150～200
喇叭唇石斛 *Dendrobium lituiflorum*	150～180	*Dendrobium stratiotes* 及杂交种	150～200
菲律宾石斛 *Dendrobium superbum* 及杂交种	160～250	蝴蝶石斛 *Dendrobium phalaenopsis* 及杂交种	120～140
金钗石斛 *Dendrobium nobile* 及杂交种	150～180		

石斛种子的胚只是一团未分化的胚细胞。胚小巧玲珑，呈圆形或微卵圆形，种胚常呈乳黄色、褐色、无色或绿色。种子几乎没有贮藏物质，且种子中也未发现可以贮藏营养物质的组织。种子在萌发过程中自身缺乏养分供应，所以在自然条件下很难发芽。

3. 果实采收和播种

石斛种子非常细小，仅有 1 个简单的胚，无胚乳。在自然条件下，必须有共生菌存在种子才能萌发，自然成苗率低。无菌条件下，种子可在无机盐、糖、琼脂所组成的人工合成培养基上萌发。以 1/2 MS 基本培养基萌发效果较好，不需添加外源激素。

种子在高温和高湿的环境中寿命极短，以随采收随播种为好。如需保存，通常将种子在室内干燥 1～3 个月后，装在试管中用棉塞塞紧，再将试管放入装有无水氯化钙的干燥器内，置于 10℃或低温的环境中，1 年内可保持种子的良好发芽率。发芽率第 2 年有所下降，第 3 年完全丧失。

蒴果成熟至开裂后，蒴果内裸露的粉末状种子灭菌较为困难。因此，可在蒴果种子成熟但果皮未开裂前进行播种。这时种子处于无菌状态，也容易播种，且蒴果内种子已成熟到可相互分离的状态，不至于一播一大块。另外，此时灭菌容易，可只对果实表皮灭菌。切取蒴果时，注意勿切破果实，以防灭菌的液体渗入果实中，而导致灭菌效果不佳或果实种子连成块，给播种增加难度。

播种前灭菌　采收尚未开裂但种胚已成熟的石斛蒴果，去除宿存花被、果柄，进行表面消毒。先用 70% 的酒精擦洗 1～2min，再用 10% 的次氯酸钙上清液或 2% 的过氯乙酸溶液、5% 的安替福民等浸泡 20min 后，用无菌水冲洗 3 次。在无菌超净工作台上切开果皮，然后把粉末状的种子撒在已灭菌的培养基表面。蒴果也可在酒精消毒后，置于 0.1% 的氯化汞溶液中消毒 3min，最后用接种针播种（图 6-6～图 6-9）。为使种子在培养基表面分布均匀，可滴数滴无菌水到接种后的培养瓶中。

如采收成熟并已开裂果实的种子，须在接种到培养基之前把种子浸泡于 3%～6% 的过氧化氢溶液中，摇动 20～30min 灭菌。种子在消毒液中若不下沉，可将种子及消毒液装入密封的小瓶中，强烈振动数分钟，使种子和灭菌液

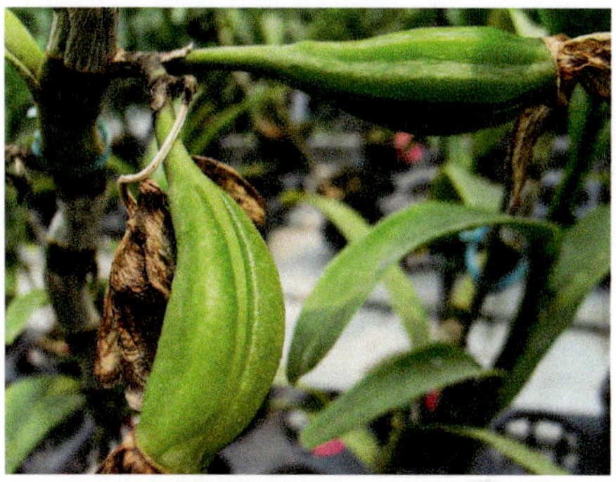

图 6-6　蒴果膨大

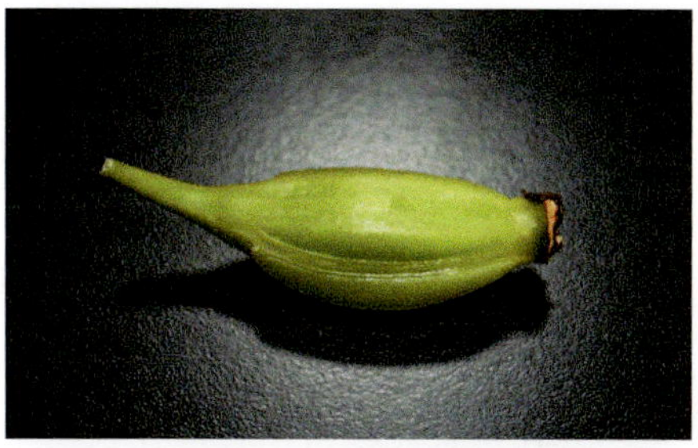

图 6-7　洗净果实

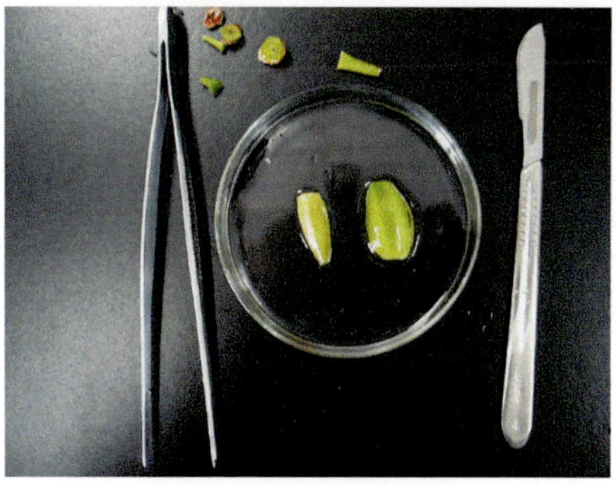

图 6-8　切除两端、消毒

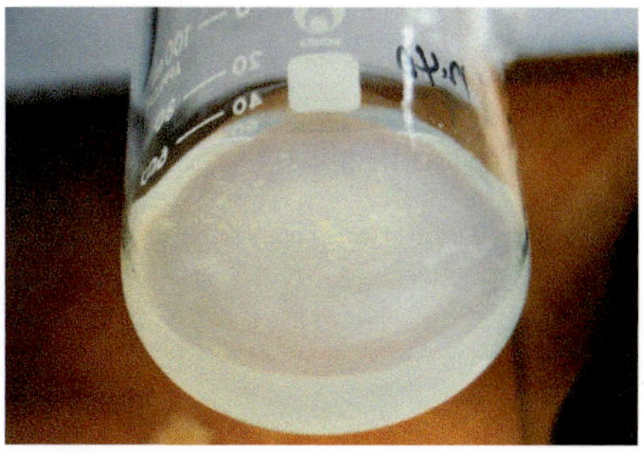

图 6-9　瓶内播种

密切接触，并排除种子表面的空气，以达到灭菌的目的。消毒过后，把种子浸入小半瓶无菌水中，摇动使之扩散均匀，然后用无菌吸管将种子移入培养基上，使之均匀分布于培养基表面。

种子接种到培养基上的过程通常是在超净工作台上完成的，工作人员双手需要消毒，各种器具也需高压蒸气灭菌，整个接种过程须遵从无菌操作的要求，防止种子被菌类污染。

较为成熟的石斛种皮有较强的不透水性。可用 0.1mol/L 的氢氧化钾溶液浸泡种子 10min，腐蚀种皮，以增加种子的透水性，然后再灭菌。种子用无菌水冲洗并过滤后，再接种到培养基上。播种的同时，在培养基表面添加少量无菌水，这对种子的萌发有益。

从石斛绿色未成熟的蒴果中取出种胚，接种到培养基上，也能很好地生长发育成幼苗。这种播种方式的优点是：可简化成熟种子的消毒流程；对种胚的提前培养可缩短杂交种（新品种）的培养时间。

4. 瓶苗管理和炼苗盆栽

接种后的培养瓶可放在培养室中或有散射光的地方，温度 20～25℃。在种胚明显长大后，给予 2000lx 光照（相当于在 40W 日光灯下 15～20cm 处）每天照射 10～12h。

石斛接种后 1～2 周胚可明显长大，4～6 周种子变成绿色，表明胚的细胞已形成叶绿素。在播种后 2～3 个月，第 1 枚叶片从原球茎的顶部中部生出。在出现 2 或 3 枚叶片时，原球茎伸长，且有第 1 条根长出（图 6-10～图 6-12）。在播种后 9～10 个月，小苗出瓶移植到小盆中（图 6-13）。

胚培养播种较密，通常在长出第 1 枚叶片时分瓶。经 2 或 3 次分瓶，每瓶幼苗保持 20 株为宜。最后 1 次分瓶可使用较大的培养瓶，以使幼苗生长健壮。种类不同，胚的生长速度也有明显差异。

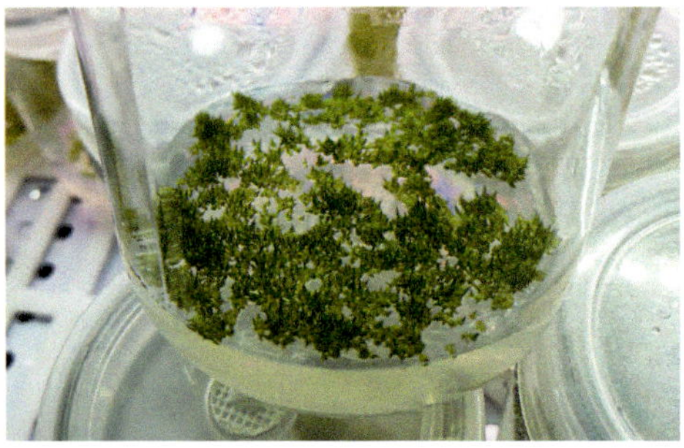

图 6-10　种子萌发（王瑞霞 摄）

在每升培养基中添加 150～200ml 椰子水和微量的萘乙酸（naphthalene acetic acid，NAA），或每升培养基中添加 5mg 6-BA 和极少量的 NAA，都可促进芽分化。另外，培养基中适量添加水解蛋白、酵母提取液、香蕉等也对芽的分化有益。植株进入分化培养基 4～6 周后，如能适当增强光照至 3000～5000lx，可促进芽生长。

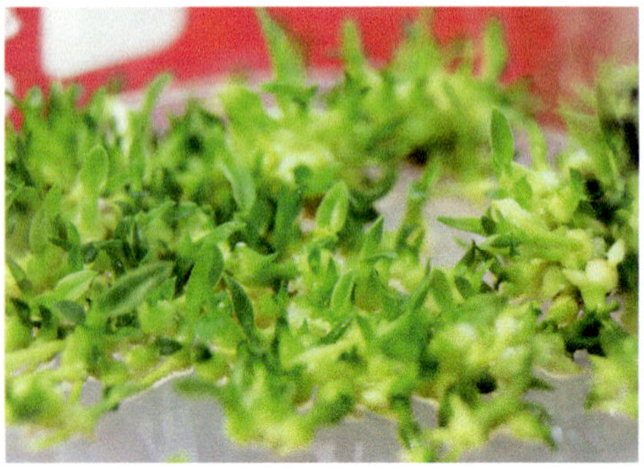

图 6-11　幼叶生长

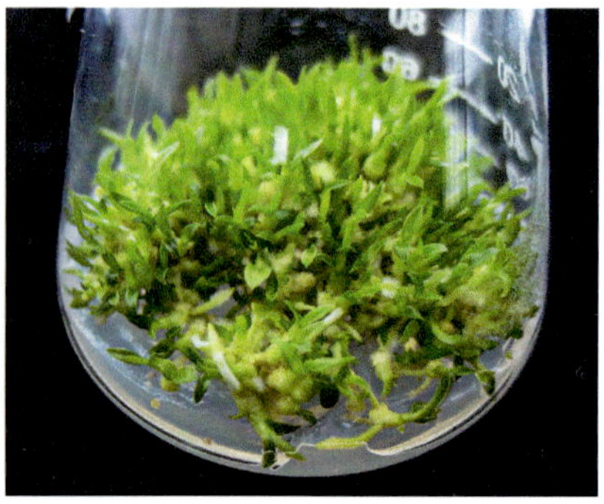

图 6-12　开始生根

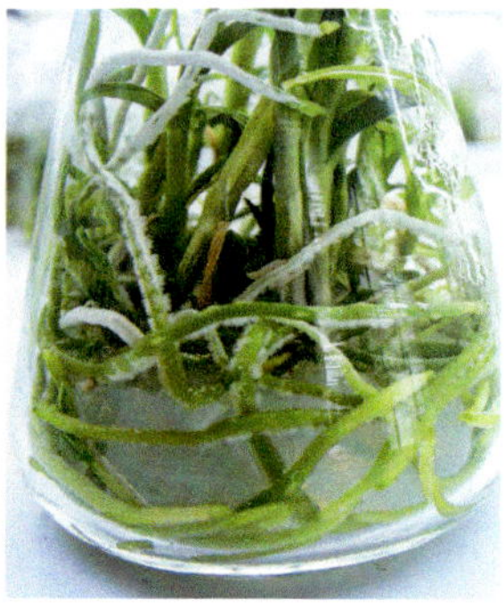

图 6-13　生根壮苗

石斛胚培养和种胚苗生长适宜使用 N6 培养基。种子萌发时，培养基不需添加外源激素。经 3 个月，种子萌发后，培养基可附加 0.25% 活性炭、2% 蔗糖、0.8% 琼脂，各种碳源的浓度均以 20g/L 最佳。试管苗壮苗的培养基为 MS 培养基 +1mg/L NAA+0.5mg/L 6-BA。半年就可完成生长，出瓶炼苗。

春石斛种子萌发需较高温度，在 25℃以上萌发生长较快。温度对原球茎的生长也产生影响，在 20～25℃时原球茎增殖较好。当温度低于 10℃时，即使满足营养条件原球茎也不能萌发。温度超过 25℃，原球茎就开始分化成苗。春石斛是一种在小苗阶段及开花前均需强光照的植物。光照强度是石斛试管苗培养的关键因素，有利于试管苗生根。

当培养瓶中的幼苗生长到高 5～8cm、有 2 或 3 条发育较好的根时，可移出培养瓶，栽植到盆中。这种幼苗成活率高，抗逆性强。小苗从培养瓶中取出后应轻轻用水洗去根部黏附的培养基。使用由切碎的苔藓、泥炭、碎木炭和少量砂配成的培养土，将小苗集中栽在小盆中，每盆栽 10～20 株，然后放在 25℃的温室中，保持较高的空气湿度和较强的散射光。每周施 1 次 0.1% 的液体肥料，并喷洒抗菌剂，或结合施肥喷药，或浇灌根部。1 个月后可移植到光线较强的地方。随着植株长大应及时分栽和换盆（图 6-14，图 6-15）。

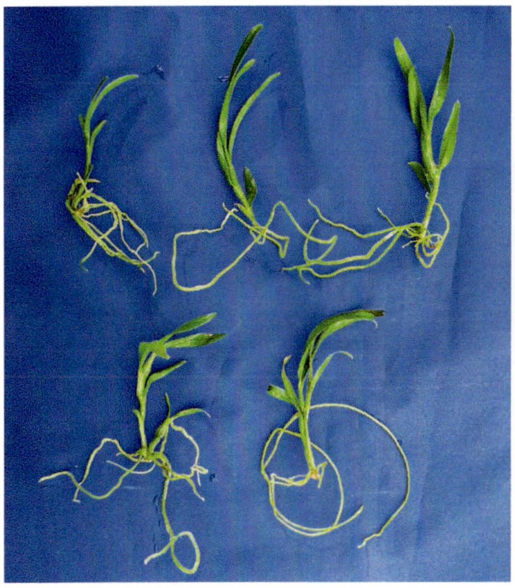

图 6-14　组培苗

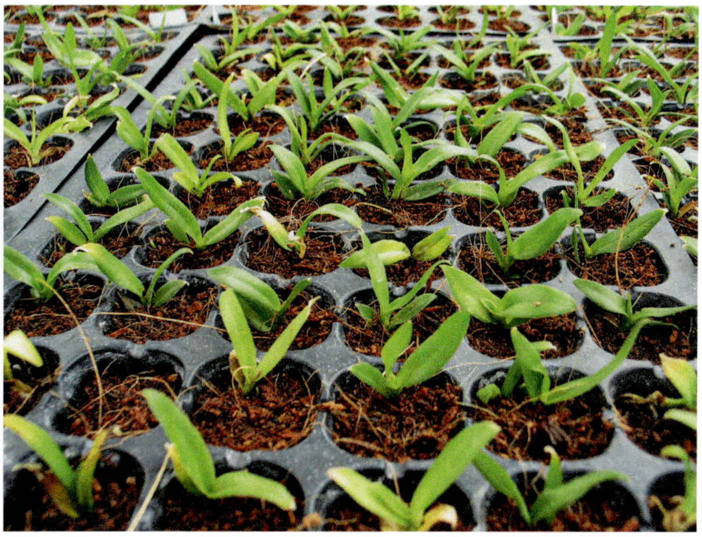

图 6-15　幼苗上盆

无菌播种中，种子发芽会受到培养基组成的影响，在高离子浓度培养基下受阻较多。实生苗的生长受培养基离子组成的影响。阳离子中，钾离子有促进生长的效果；铵离子多时，实生苗的发育，特别是根部的生长有受抑制的趋势。阴离子中，缺少硝酸根离子时，也就是培养基中磷酸根离子（PO_4^{3-}）和硫酸根离子（SO_4^{2-}）占比高时，实生苗的生长有受抑制的倾向。

5. 石斛胚培养基及其配制

（1）培养基的配制

培养基的种类很多，可根据不同需要选用不同的培养基。MS 培养基（表 6-2）是石斛组培中最常用的培养基。

表 6-2　MS 培养基组分

成分	用量	成分	用量
NH_4NO_3	1650mg	$Na_2MoO_4·2H_2O$	0.025mg
KNO_3	1900mg	KI	0.083mg
$CaCl_2·2H_2O$	440mg	H_3BO_3	6.2mg
$MgSO_4·7H_2O$	370mg	烟酸	0.5mg
KH_2PO_4	170mg	维生素 B_6（盐酸吡哆素）	0.5mg
$FeSO_4·7H_2O$	27.8mg	维生素 B_1（盐酸硫胺素）	0.1mg
Na_2-EDTA（乙二胺四乙酸）	37.3mg	肌醇	100mg
$MnSO_4·4H_2O$	22.3mg	甘氨酸	2mg
$ZnSO_4·7H_2O$	8.6mg	蔗糖	20～30g
$CoCl_2·6H_2O$	0.025mg	琼脂	7～10g
$CuSO_4·5H_2O$	0.025mg	蒸馏水	1000ml

为减少工作量和便于低温贮藏，一般配成比所需浓度高 10～100 倍的母液。配制培养基时只需按比例量取母液即可。配好的母液需装在棕色小口瓶中，存放在 0～4℃冰箱中，可使用半年至 1 年。如发现有沉淀物则不可再用，需重新配制。MS 培养基母液见表 6-3。

表 6-3　MS 培养基母液

编号	成分	用量
母液 1 ［配 1L 培养基取 20ml（50 倍液）］	NH_4NO_3	82.5g
	KNO_3	95g
	$MgSO_4·7H_2O$	18.5g
	蒸馏水	1000ml
母液 2 ［配 1L 培养基取 10ml（100 倍液）］	$CaCl_2·2H_2O$	22g
	蒸馏水	500ml
母液 3 ［配 1L 培养基取 10ml（100 倍液）］	KH_2PO_4	8.5g
	蒸馏水	500ml
母液 4 ［配 1L 培养基取 10ml（100 倍液）］	Na_2-EDTA	3.73g
	$FeSO_4·7H_2O$	2.78g
	蒸馏水	1000ml
母液 5 ［配 1L 培养基取 10ml（100 倍液）］	H_3BO_3	620mg
	$MnSO_4·4H_2O$	2230mg
	$ZnSO_4·7H_2O$	860mg
	KI	83mg
	$Na_2MoO_4·2H_2O$	12.5mg
	$CuSO_4·5H_2O$	1.25mg
	$CoCl_2·6H_2O$	1.25mg

续表

编号	成分	用量
母液 6 [配 1L 培养基取 10ml（100 倍液）]	肌醇	5g
	甘氨酸	100mg
	烟酸	25mg
	维生素 B_6（盐酸吡哆素）	25mg
	维生素 B_1（盐酸硫胺素）	5mg
	蒸馏水	1000ml

将母液从冰箱中取出，依次排好，按需定量吸取，放入量筒中。称取琼脂，加少量水后加热，并不断搅拌，直到琼脂全部溶化。再加入称好的糖和前面备好的各种成分，不断搅拌，使之充分混合。测定已配好的培养基酸碱度，可用 0.1～1mol/L 的氢氧化钠溶液和 0.1～1mol/L 的盐酸溶液将培养基调至所需的酸碱度。

将配好的培养基分别灌注到培养瓶中（试管或三角瓶），用盖子（棉塞、橡胶塞、铝箔）将瓶盖好，外面包一层保鲜膜或牛皮纸并标明编号。

大批量生产通常采用冷灌装。不必经过加热，利用冷灌装机，每次可配制灌装数十升培养基。这种方式可增加效率，节省劳动力。固化剂通常用卡拉胶。

培养基通常用高压灭菌锅灭菌。设置气压 111.46×10^3～121.59×10^3Pa，灭菌 10～20min，冷却后备用。

（2）胚培养常见培养基

石斛种类繁多，胚培养比较实用而又容易使用的常见培养基为京都培养基（狩野 1968）和市桥培养基（1985），见表 6-4 和表 6-5。

表 6-4　京都培养基（狩野 1968）

成分	用量	成分	用量
花宝 1 号（Hyponex No. 1）	3g	苹果汁	100～200ml
蔗糖	35g	加蒸馏水至总量	1000ml
琼脂	15g		

注：此配方 pH 为 5.0。

表 6-5　市桥培养基（1985）

成分	用量/g	成分	用量/g
金钗石斛（*Dendrobium nobile*）		黄石斛（*Dendrobium tosaense*）	
NH_4NO_3	352.4	$Ca(NO_3)_2·4H_2O$	902.2
KNO_3	626.8	$Mg(NO_3)_2·6H_2O$	207.4
$Ca(NO_3)_2·4H_2O$	356.2	$NH_4H_2PO_4$	707.4
$Mg(NO_3)_2·6H_2O$	207.4	KH_2PO_4	163.4
KH_2PO_4	190.6	$(NH_4)_2SO_4$	198.4
$(NH_4)_2SO_4$	238.0	$MgSO_4·7H_2O$	74.0

上述培养基中还要添加微量元素、乙二胺四乙酸铁（Fe-EDTA）、25g/L 的蔗糖、10g/L 的琼脂、1mg/L 的烟酸，pH 为 5.0～5.2。

石斛适宜的培养基还有花宝 1 号培养基（表 6-6）、KC（Knudson C）培养基（表 6-7）和 VW 培养基（Vacin 和 Went 培养基）（表 6-8）等。VW 培养基是为抑制 KC 培养基的酸碱变化开发的，因此，VW 培养基中硝酸根离子占比较低，与有机物配合使用效果较好。单独使用时，以硝酸铵取代硫酸铵即可。

表 6-6　花宝 1 号培养基

成分	用量	成分	用量	成分	用量
花宝 1 号	2g	香蕉	30g	蔗糖	20g
丰多乐	1g	苹果	20g	琼脂	10～12g
蛋白胨	2g	肌醇	0.5g	蒸馏水	1000ml

注：此配方 pH 为 5.4。

表 6-7　KC 培养基

成分	用量	成分	用量	成分	用量
KH_2PO_4	0.25g	$MgSO_4·7H_2O$	0.25g	蔗糖	20g
$Ca(NO_3)_2·4H_2O$	1g	$FeSO_4·7H_2O$	0.025g	琼脂	17.5g
$(NH_4)_2SO_4$	0.5g	$MnSO_4·2H_2O$	0.0075g	水	1000ml

表 6-8　VW 培养基

成分	用量	成分	用量
$Ca_3(PO_4)_2·4H_2O$	0.2g	$Fe_2(C_4H_4O_6)_3·2H_2O$	0.028g
KNO_3	0.525g	$MnSO_4·H_2O$	0.0075g
NaH_2PO_4	0.25g	蔗糖	20g
$MgSO_4·7H_2O$	0.25g	琼脂	16g
$(NH_4)_2SO_4$	0.5g	水	1000ml

注：此配方 pH 为 5.0～5.2。

在无菌条件下，将石斛成熟种子播种在马铃薯培养基中，待长出圆球茎后不断转瓶增殖，分化成小苗。生根后，长到 3～4cm 时出瓶，炼苗、移栽在温室苗圃内。经过 2～3 个月的生长，小苗适应外界温度和光照时，即可出圃定植。

第二节 茎段组培快繁技术

组培是现代园艺中重要的繁殖手段之一。该方法生产的石斛种苗有非常明显的优点：能很好地保持母本植株的品种特性，在一定范围内不会产生明显的变异，组织繁殖可在短期内繁殖出大批量商品性状一致的种苗。与常规的繁殖方法比较，组培要求有较多的设备和稍复杂的技术条件。

组培苗可保持母株性状，生长整齐，长势旺，易于标准化生产，商品性好，卖价高。对于新品种的选择和扩繁，组培繁殖法是非常好的方法，但技术要求高，成本高，难度大，时间长。

1960 年，法国莫雷尔（Morel）观察到兰花茎尖在无菌的培养基上能形成扁圆形的小球体，这些小球体与种胚发育成的原球茎非常相似，故称为类原球茎。在一定的条件下，类原球茎增殖较快，并可形成幼苗。莫雷尔的这一发现很快被应用到兰花新品种的快速繁殖中，使优良的新品种在短短的数年时间内由几株繁殖成数万株或更多。

春石斛为合轴生长兰花，较适于用茎尖或腋芽为外植体。植株基部鳞芽茎尖的活性好于植株上部顶芽的活性。由于腋芽取材便利、再生能力强，石斛快速繁殖中常利用带腋芽的茎段为外植体进行诱导培养。

1. 培养器材及准备工作

（1）超净工作台

超净工作台是石斛无菌播种和组培的必需设备，各种无菌接种工作均要在超净工作台上进行。

（2）组培架

组培架是无菌播种和组培工作最重要的设施之一。可根据培养室的任务和工作量确定所需组培架的面积，并做好组培培养室屋顶和四壁的隔热保温。

（3）容器和瓶塞

采芽诱导后，培养初期可用 50～100ml 的小培养瓶，幼苗生长继代阶段用较大的培养瓶，如 200～500ml 的三角瓶。目前，国外多用一次性的耐高温平底塑料瓶，省事，效果也好。

瓶塞对于组培苗质量的影响较大。如果瓶塞密封性好，根会向上伸长；如果用棉塞，则因水分散失过快，培养基会很快干缩。组培中通常选用橡胶瓶塞，在橡胶瓶塞的中间打一个直径 5～6mm 的孔，孔用棉花塞紧。选用这种瓶塞培养基水分蒸发比较慢，有利于幼苗生长。

（4）显微镜和解剖镜

切取较细小的石斛茎尖或生长点，观察种子有无胚及观察胚的萌发和发育状况时使用。

（5）冰箱、冰柜

冰箱、冰柜用于贮藏生物制剂、培养基母液、椰汁及配制好的培养基等。

（6）培养室的主要条件

石斛组培条件：温度（25±2）℃，光照10～12h/d，光照强度1600～2000lx。固体培养基pH为5.4～5.8。

在石斛培养中，目前多用40W日光灯，在灯下15～20cm处培养。温度恒定在22～25℃。温度低，培养物生长缓慢；温度过高，培养物易褐变、坏死等。喜高温的秋石斛应给予较高的温度，如27～30℃。高温时应注意，温度的升高会增加组培瓶的污染。培养室内的空气湿度不宜过高，太高的空气湿度也会增加培养瓶的污染，尤其在热带地区，更应注意这一因素的影响。应经常保持培养室内清洁、干燥，与外界空气交流不宜太多，如此可减少培养瓶的再污染。

2. 外植体采集和灭菌

石斛外植体采集部位对培养是否成功有一定的影响。正在生长的芽是细胞分裂活动最旺盛的部位，是比较理想的用于组培的外植体，也是培养成功率最高的部位。石斛取芽大小一般为3～5cm。

切下的芽经简单处理和剥制后，先用流水充分冲洗30min，去掉最外面的1或2片苞叶，放在10%次氯酸钠溶液或漂白粉溶液（10g漂白粉溶于140ml水中，充分搅拌静置20min，取上清液）或0.10%氯化汞溶液中浸泡10～15min。灭菌的时间和灭菌液的浓度应根据芽的大小和成熟度进行调整，做到既要防止菌类的污染，又要避免因灭菌液的杀伤作用而引起外植体组织坏死。而后用无菌水冲洗2或3次，将残留的消毒液洗净。

灭菌后的芽应在无菌条件下剥离和切割。剥离出芽的大小要依培养目的而定。以繁殖为目的时，培养物可达2～5mm^3；以消除病毒为目的时，要尽量小，通常可小到0.1mm^3。大体积的剥离可肉眼直接操作，小体积的则须在解剖镜下操作。培养物体积越小，越难成活。剥出的组织可直接接种在已准备好的培养基上，在瓶上做好标记，而后移到培养场所。

3. 组培培养基

用茎尖或茎段培养小苗，选择适宜的培养基和激素至关重要。培养基常用MS培养基、B5培养基、N6培养基、1/2 MS培养基、KC培养基、W培养基（White培养基）（表6-9）、VW培养基和GS培养基（表6-10）。激素常用NAA、6-BA。附加物用马铃薯汁、椰乳、香蕉汁等，胚培养中常用椰乳。

在石斛组培中，培养基的组成成分是极其重要的。如果培养基不合适，外植体诱导和继代则难以成功。石斛组培所用培养基的配方与种子发芽用培养基类似，不同之处是增加了植物生长素和细胞分裂素，且常常把固体培养基替换为液体培养基。

（1）诱导培养基

石斛类使用MS培养基比较好。在初生代培养基中添加植物生长素类物质有促进培养物存活的功能，如在每升培养基中添加0.1～1.0mg/L NAA等能增加培养物的存活率。接种外植体的初期，细

表 6-9　W 培养基

成分	用量	成分	用量
$MgSO_4·7H_2O$	360mg	KI	0.75mg
$Ca(CO_3)_2·4H_2O$	200mg	$Fe_2(SO_4)_3$	2.5mg
Na_2SO_4	200mg	甘氨酸	3mg
KNO_3	80mg	硫胺素	0.1mg
KCl	65mg	吡哆醇	0.1mg
$MnSO_4·H_2O$	4.5mg	烟酸	0.5mg
NaH_2PO_4	16.5mg	蔗糖	20g
$ZnSO_4·7H_2O$	1.5mg	琼脂	15g
H_3BO_3	1.5mg	水	1000ml

表 6-10　GS 培养基

成分	用量	成分	用量
$(NH_4)_2SO_4$	67mg	KI	0.375mg
KNO_3	1 250mg	$CuSO_4·5H_2O$	0.0125mg
$CaCl_2·2H_2O$	150mg	$CoCl_2·6H_2O$	0.0125mg
$MgSO_4·7H_2O$	125mg	维生素 B_6	1mg
Na_2-EDTA	18.65mg	烟酸	1mg
$FeSO_4·7H_2O$	13.9mg	维生素 B_1	10mg
Na_2HPO_4	175mg	肌醇	75mg
$MnSO_4·2H_2O$	5mg	蔗糖	15 000mg
$ZnSO_4·7H_2O$	1mg	琼脂	4～7g
H_3BO_3	1.5mg		

注：此配方 pH 为 5.9。

胞分裂素并不是培养物成活的必要物质，但细胞分裂素有促进类原球茎增殖的功能，其添加量为 0.1～1.0mg/L。

（2）增殖培养基

据了解，目前没有一种可通用的原球茎增殖类的培养基，即使接种初期合适的培养基，随着培养物的生长，某些物质被吸收，培养基的组成也会改变。类原球茎分化苗的组培是比较容易的，通常用基本培养基。增殖中，如果 2,4-二氯苯氧乙酸（2,4-D）使用量过多，会出现畸形的类原球茎，幼苗也会产生变异，因此使用时要注意用量。

增殖培养次数不可过多，否则会出现组培苗退化。如果发生退化，则需要重新采集外植体。

（3）壮苗生根培养基

一般情况下，用基本培养基可连续完成类原球茎分化苗和壮苗。但培养基不同，幼苗生长的健壮程度也不同。石斛壮苗生根培养基常用花宝作为基本培养基，配方为花宝 3 号 3g、10%～20% 苹果汁 1000ml、3.5% 蔗糖 20g、琼脂 15g，pH 5.0。

a. 春石斛类

初代培养的培养基：VW 完全培养基 150ml，GS 完全培养基 150ml。

继代培养的培养基：VW 完全培养基 150ml（液体或固体培养基），GS 完全培养基 150ml。

育苗培养的培养基：MS 培养基 +6-BA 5mg，京都培养基（狩野 1968）+ 马铃薯或香蕉 100～200g（替换苹果汁）。

b. 秋石斛类

初代培养的培养基：KC 完全培养基 250ml（固体或液体培养基），KC 培养基 +NAA 1.0ml（固体培养基），MS 培养基 +6-BA 5mg（液体培养基），MS 完全培养基 150ml（液体培养基），GS 完全培养基 150ml（液体培养基）。

继代培养的培养基：GS 完全培养基 150ml（液体培养基），MS 培养基 +6-BA 5mg（液体培养基），MS 完全培养基 150ml（液体培养基），KC 完全培养基 250ml（固体培养基）。

c. 育苗培养

可将京都培养基（狩野 1968）改良后使用：花宝 1 号 3g、蔗糖 20～35g、马铃薯或香蕉 100～200g，琼脂 12～15g，加蒸馏水至 1000ml，pH 5.0，其中花宝 1 号可用花宝 3 号替换。

4. 组培操作流程

（1）初代培养

选择老茎基部萌发的长 3～6cm 的新生芽（此类芽污染率低一些），芽顶部的叶刚微裂开时，从与母株相接的部位切下来，用流动的自来水冲洗 30min。新芽最好露在栽培基质外。注意采芽前的 1～2 天最好不浇水，尤其不要将水浇到新芽上。

选石斛茎尖、顶端幼嫩小叶片或近顶端的茎节作外植体，除去叶、叶鞘，用自来水和洗涤剂进行洗涤。然后在超净工作台上用无菌水冲洗干净，以 70% 的酒精擦其表面，并除去残存叶鞘，暴露出侧芽。经水冲洗后的外植体先经过整理，剥去一层最外面的苞叶并用利刀修整切芽时连带的母株组织；再用 70% 的酒精表面灭菌 15s，立即放到 15% 的次氯酸钠溶液中浸泡 15min（或用 0.1% 的氯化汞溶液浸泡 10～15min），溶液中加 2 滴吐温 60（Tween-60）灭菌；然后放在无菌水中漂洗 5s，并轻轻摇动，用无菌水冲洗 6 次。灭菌后在无菌操作下切去两端已褪色的组织。外植体采用 0.1% 的氯化汞溶液进行二次消毒，成活率可达 80% 以上。

在无菌条件下剥取顶芽或侧芽作为外植体，顶芽以生长点为中心切取 2～5mm 的茎尖组织；侧芽比较小，可整个芽切下。顶芽诱导的成功率比较高，且产生类原球茎比较快。接种块直径 0.2～0.3cm 较适宜，过大可能会增加污染。带 1 或 2 个叶原基的茎节成活率高。幼嫩叶片直接置于培养基中，茎尖和茎节切成约 3mm 小块，然后分别接在培养基上。

原球茎用 KC 培养基为基本培养基，加 2% 蔗糖、0.7% 琼脂（配方 pH 为 5.2～5.4）进行诱导。侧芽培养时，生长调节剂配比为 0.2mg/L 6-BA、0.5mg/L NAA。为诱导侧芽分化原球茎，当侧芽长成半球型时，把鳞片状叶被切去，并把周围变褐的组织切去，再将芽转移到半固体 KC 培养基中。

将灭菌后的外植体直接在接种液体培养基中培养，约4周便可产生桑葚状的类原球茎球状体。培养过程中约2周更换1次新的培养基，光照强度为2000lx，每天光照24h，温度保持在24～26℃。石斛的类原球茎在培养的过程中易分化成苗，故在继代培养时以液体振荡培养为好。液体振荡培养可使石斛类的类原球茎较快增殖。当类原球茎增殖到一定数量后，就可将之转接到固体培养基上，使之萌发成幼苗。

从类原球茎球状体分切。萌发至长成可出瓶的试管苗需经数次分切和转瓶。每个类原球茎球状体都是由许多类原球茎组成，有的结合较紧密，有的较疏松。如果是比较疏松的类原球茎球状体，可分切的较小，甚至可以分切成单个的类原球茎，而多数类原球茎球状体是数个类原球茎结合在一起的，不易分离。在转接到萌芽的固体培养基后，呈丛生芽状萌发。由于这些类原球茎中已有植物激素的持续作用，因此在新的培养基中仍可继续产生新的类原球茎。当呈丛状芽长到较大些时，可将之再分切开来移至新的培养基上。最后将长大的幼苗单独分开，移植到长壮苗的培养基上，分瓶时将高矮大小不一的幼苗分级，大小相同的苗栽植到一个瓶中。壮苗的培养瓶可较大。

为了培养出根系发达、生长健壮的种苗，幼苗栽种不可太密。出瓶后，盆栽成活率比较高。另外，在向壮苗培养基转瓶时，注意苗基不可夹带尚未萌芽的类原球茎，否则会导致瓶苗不整齐，影响壮苗的生长。

经灭菌后切取出的外植体可经液体培养基振动培养或经固体培养基培养。一般先接种到固体培养基上，培养1～2个月后外植体上的新芽会萌发伸长，将新芽分切成数段，每段一节，再接种到液体培养基上进行振动培养。在液体培养基中约经过1个月，接种的外植体可形成桑葚状的类原球茎球状体。再分割进行液体增殖培养，直至繁殖的数量满足需要。不同的培养方式是有一定差异的。液体培养比固体培养增殖速度快，但培养中需要注意的是，液体培养时区分培养物污染的难度较大，而固体培养外植体接种的初期污染容易被发现。

（2）继代培养

外植体在固体培养基上经过初代培养，萌发的芽或产生的类原球茎切取下来进入继代培养，使类原球茎继续增殖至数量满足需要。培养基常用MS培养基、B_5培养基、N_6培养基、1/2 MS培养基、KC培养基、W培养基、VW培养基。激素种类常用NAA、6-BA。附加物用马铃薯汁、椰乳、香蕉汁等，其中，胚培养常用椰乳。

原球茎的继代培养可在诱导培养基上进行。原球茎培养25天后，将原球茎取出，分割成小块。将小块移入附加2.0mg/L 6-BA+0.5mg/L激动素（Kinetin, KT）+1.0mg/L NAA的KC培养基中，一般20～30天继代1次，重复继代数次，使原球茎增殖到一定的数量。

原球茎不经切割，在诱导培养基上培养2个月以后，会逐步产生丛生芽，发育成带叶的幼茎。在原球茎、丛生芽增殖到一定数量后，转入分化培养基中。30天后，逐步继代增殖形成大量丛生芽。分化培养基用KC培养基最好，6-BA浓度为2.0mg/L，NAA浓度为0.1mg/L，糖保持2%的较低浓度比较适宜。

不定芽诱导阶段必须添加激素，增殖阶段可减少或不用激素，进入分化后又需添加激素。在MS培养基+2.0mg/L 6-BA+0.5mg/L NAA+水解酪蛋白培养基中，石斛的类原球茎易保持原形态增殖，其中NAA的加入对类原球茎的分化有促进作用。

石斛的潜伏芽在条件适宜的培养基上极易萌发。随着培养时间的增加，潜伏芽萌动比例上升，2.0mg/L 6-BA+0.1mg/L NAA 的激素组合显示出较好的诱导效果。20 天时，诱导率已接近 50%。培养 40 天，潜伏芽萌动比例可接近 100%。

原球茎的继代培养在诱导培养基上进行。原球茎培养 25 天后取出，分割成小块，继续移入附加 2.0mg/L 6-BA+0.5mg/L KT+1.0mg/L NAA 的 KC 培养基中。一般 20～30 天继代 1 次，重复继代数次，使原球茎增殖到预期数量。

（3）壮苗生根

石斛茎尖培养成苗后，壮苗生根最佳培养基为 1/2 MS 培养基 +2.00mg/L 吲哚丁酸（IBA）+2.00mg/L 肌醇 +1.00mg/L 水解酪蛋白（CH）+105mg/L 香蕉泥培养基。30 天继代 1 次较为适宜。适宜蔗糖浓度为 30g/L，较低或较高浓度都不利于原球茎生长。MS 培养基+0.5mg/L 6-BA+0.5mg/L NAA+CH 培养基有利于石斛原球茎分化成幼苗。当苗长 2～3cm 时，接种到生根培养基——1/2 MS 培养基 +0.2mg/L IBA+活性炭培养基中，以促进根的生成和生长。苗长出根后可移栽。

采用石斛的无根播种苗为试材，以 1/2 MS 培养基+2mg/L IBA+100g/L 香蕉泥培养基的培养效果最佳，基本培养基以 B_5 培养基或 1/2 MS 培养基为好。天然提取物应选用浓度为 10% 的香蕉水提物，椰子汁效果不及香蕉泥。植物激素可用 2mg/L NAA。形成幼苗后，N_6 培养基最利于幼苗的生长。

石斛的分化生根阶段可用 1/2 N_6 培养基添加 1mg/L NAA+0.25mg/L 6-BA。有机添加物以 150mg/L 香蕉汁生长效果最好。分化壮苗阶段加入活性炭是必要的，但前期效果并不明显。

为了简化程序和降低成本，可采用 1mg/L 的专用肥（N：P：K=20：20：20）代替培养基中的大量元素来培养石斛幼苗。同时，添加医用复合维生素胶囊（1 粒/L），以简化培养基的制备。

5. 液体培养

液体培养，可加快类原球茎的增殖速度，可增加和改善培养液中氧气的供应量，增加类原球茎和培养液的接触面，增大类原球茎的繁殖量，促进类原球茎快速生长和增殖。

液体培养通常需要使用液体振荡培养机或旋转培养机。通常，旋转培养机比振荡培养机对类原球茎的生长更好。在液体培养期间，最好能保持 24h 连续光照和适宜培养物生长的温度。可根据生产的需要，设置数台摇床。液体培养通常用 200～300ml 的培养瓶（三角瓶），瓶内装相当于瓶高 1/4～1/3 的培养液，每瓶内放置的培养物（类原球茎）不宜太多，否则培养液中的氧气供应不足。摇床的振荡速度可根据瓶内液体的振荡情况而定，普通的振荡摇床为 80～120 次/min。振荡不宜过快或过慢。太快，易将培养液溅到瓶塞，进而产生污染；太慢，则液体内氧气不足。

瓶中的培养液约 2 周更换 1 次。当培养液的颜色变深、透明度变差时即应当更换培养液。区分液体培养中的污染瓶，要比区分固体培养污染稍难些。在液体培养中，应随时注意污染的情况，发现后及时清除。通常，开始污染时培养液明显变混浊，培养物（类原球茎团）表面由鲜绿色变成褐绿色，甚至变为褐色，培养液表面和瓶壁上有时出现白色的小球状物，这种情况常为真菌性污染。细菌性污染主要表现为培养液混浊，若是贵重的材料，发现污染后应尽快从瓶中取出，灭菌后再培养。细菌性污染一般较难处理。

在进行分化幼苗培养前，把液体培养中较大型的类原球茎球状体切割成许多小块，然后转接到固体培养基上，可较快形成幼苗。

6. 试管苗驯化和炼苗移栽

（1）试管苗驯化

类原球茎不断地增殖分化出幼苗后，通常将幼苗转接到壮苗培养基上，以促进幼苗生长，从而得到足够高度的壮苗。这一阶段多采用较大型的培养瓶，同时灌注较多的培养基，以保证试管苗的充分生长。

幼苗转接到长壮苗的培养瓶 2 周后，可从培养室转移到专用的驯化室或温室中培养约 3 个月或更长时间。驯化室中有较强的阳光（不再用人工光），在这里试管幼苗成长远较培养室健壮，同时也可减小培养室的负担，节约能源的消耗。

（2）试管苗出瓶和移栽

当试管苗长出 3～5 枚叶片、苗高 4～5cm、单株根数 4 条以上时，可移出培养瓶，驯化炼苗。石斛根长到 3cm 时，可开盖炼苗。春石斛瓶苗出瓶移植前，将瓶塞（盖）打开，将瓶苗置于室外阴凉、通风、透光处锻炼 15～20 天，使瓶苗逐渐适应室外气候，这有利于移植成活率的提高。

苗稍大些移栽成活率高，但太大又不易出瓶，而且会增加育苗成本。为了避免出瓶困难，在配制培养基时，可适当减少些琼脂，降低培养基的硬度，便于幼苗出瓶。从试管中取出的幼苗要轻轻洗掉附着在根上的琼脂，以免发霉引起烂根。出瓶时，可在瓶中加一些清水，并用力摇动，使瓶内的培养基与根部分离，以减少出瓶困难。瓶苗使用百菌清 1000 倍水液、800 倍多菌灵溶液、0.1% 的高锰酸钾溶液浸泡消毒，取出控干水分后栽种（图 6-16～图 6-18）。

盆栽小试管苗须特别细心，因为幼苗十分脆弱，很易受伤。为了能使试管苗得到一些锻炼，可在出瓶前 24～48h 把瓶盖全部打开或打开一半，使幼苗叶片通过驯化增强抗性。但打开时间不要太久，以免引起培养基发霉。

栽植后的试管苗需放在与培养室和驯化室温度相近的温室内。空气湿度应稍高些。温室内应

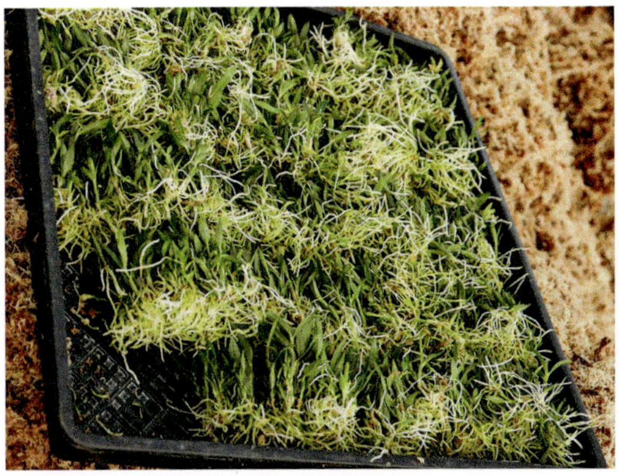

图 6-16　组培苗清洗

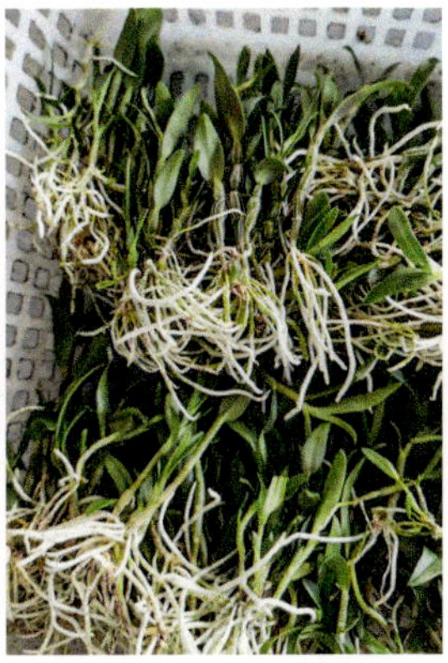

图 6-17　组培苗阴干

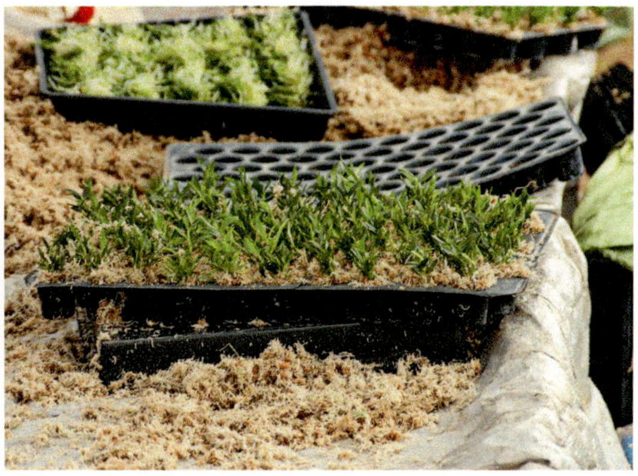

图 6-18　育苗盘栽植

有较强的散射光，或 30% 的阳光能照射到室内。每周使用 1 次 0.1% 的液体复合肥（N：P：K 为 20：20：20）进行叶面喷洒或根部浇灌。每周喷 1 次抗菌剂。1 个月以后可移至光线稍强的地方。

春石斛瓶苗移栽和驯化炼苗的关键是选取生长较适宜的培养基质。春石斛喜较高的空气湿度，但基质又不能过湿或干燥，否则根部易腐烂或干枯。细碎树皮、水苔等均可作为栽种植料，树皮的效果最好。将树皮浸泡水中 2～3 天除涩后上盆更有利于根部生长。

将消毒晾干的瓶苗用椰糠填充根部，外层用椰丝包紧，置入深 5cm 的塑料花盆中，再用椰丝填紧盆边。植后 2～3 天不浇水，以后 30 天内的缓苗期 3～5 天浇水 1 次，水量不宜过多，早上浇水，其间勿施肥，待小苗恢复正常生长后，开始常规的水肥管理。使用树皮时可采用有机肥料。使用椰糠和水苔时，须用无机肥料，否则基质易腐败。

在 4～10 月生长期间，每月施用 1 次有机肥，每次 2～3g。育苗期间温度保持在 20℃以上，湿度 70%～80%，高温多湿条件可加快植株生长、促进开花，但必须注意通风、加强内部循环。在 7 月至 9 月中旬育苗期间，光线太强，必须添加一层 60% 的遮光网，以保护苗株。

7. 石斛组培变异

大部分商品化生产的石斛是通过组培的方法繁殖的。通过组培繁殖出来的种苗遗传基因和种性与母本完成相同。但在大批量的生产中，组培苗会受到各种因素的影响而产生变异。组培苗变异的直接后果是导致种苗不一致。

（1）防止组培苗变异的措施

1）在组培中，采集的每个茎尖的繁殖量必须控制在一定范围之内，不可过大，数量应在 1000～10 000 苗。

2）初代培养时可用激素 NAA、6-BA、KT，尽量不用或少用 2,4-D。继代培养时，尽量减少生长素和细胞分裂素（NAA、6-BA、KT 等）的用量。在培养基中添加天然的有机物如椰汁、香蕉、土豆、西红柿汁、苹果汁等，对组培苗是有益的，不一定非在培养基中添加人工激素。

（2）及时剔除变异的类原球茎和幼苗

用作组培繁殖的母本植株必须逐棵挑选，使每一株均具有该品种的典型特征（尤其是花）。在继代培养的后期，有经验的组培工作人员可识别出在培养瓶中产生变异的类原球茎和幼苗。变异的类原球茎和幼苗往往在颜色、个体大小、叶片长宽比等方面有明显的差异。在每次类原球茎分割和幼苗分瓶时，须将这些变异个体全部剔除出去，只保留正常幼苗。试管苗出瓶时也是一个挑选不合格试管苗的时机。一些大的兰花种苗公司，在试管苗出瓶时只保留一级的试管苗用于栽种，二级及以下的试管苗全部淘汰，这可在很大程度上避免产生变异的种苗流入市场。

第七章 春石斛品种与育种

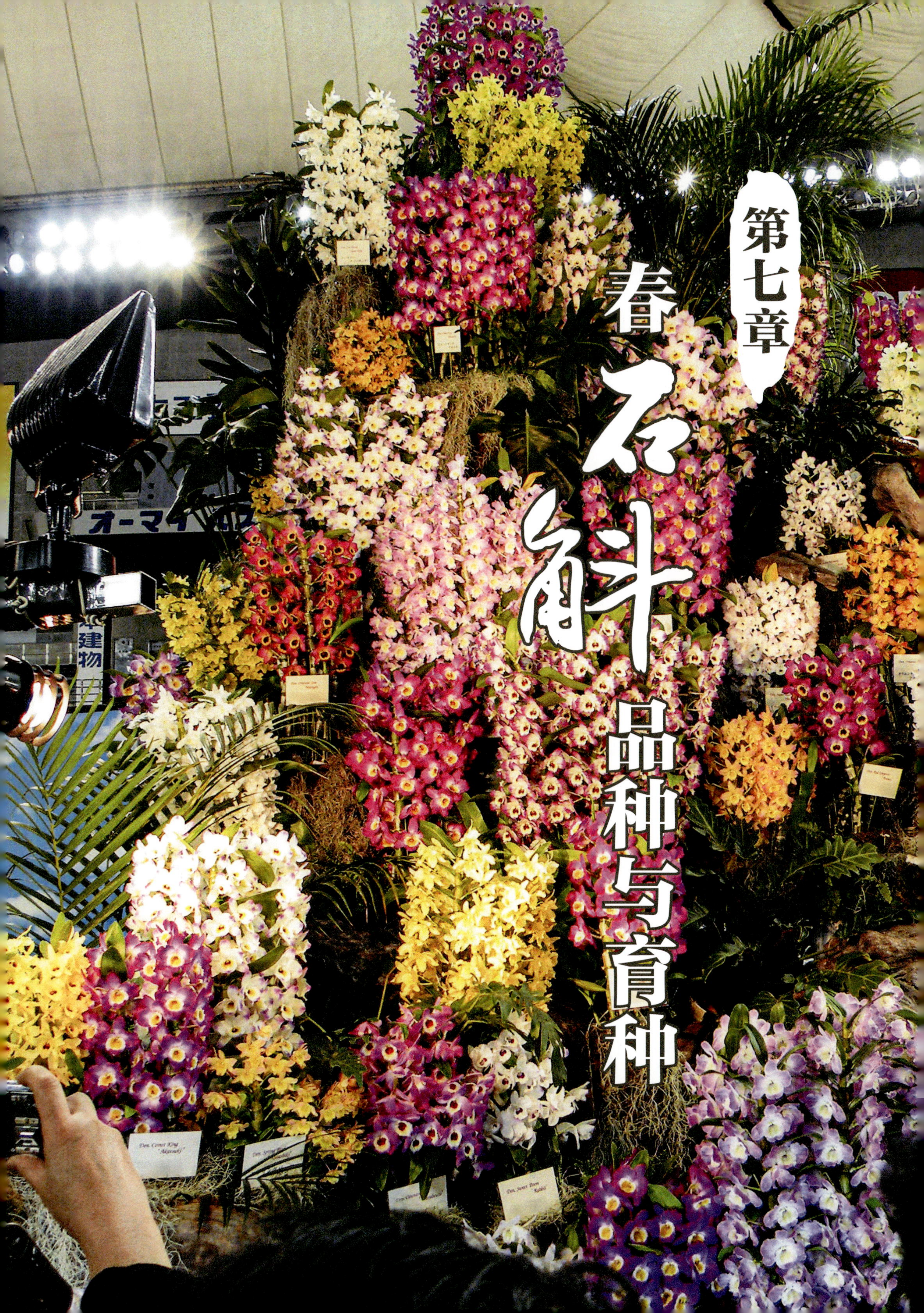

春石斛是一种观赏价值极高的盆花，开花时花团锦簇、花姿优雅、花色艳丽、雍容典雅，观赏价值极高。多年来，春石斛主产于日本和欧美国家，并作为一种高档洋兰，与蝴蝶兰、大花蕙兰等并驾齐驱、争奇斗艳。21 世纪初，我国多家花卉企业看好春石斛的市场前景，纷纷从国外引进并试验种植。春石斛（图 7-1）一经引进就受到业内人士热捧。多家盆花生产种植企业纷纷收集春石斛品种，扩大种植规模。2005 年前后，春石斛产量增加，热度不断攀升。近年来，春石斛成为颇具开发潜力的盆栽兰花。

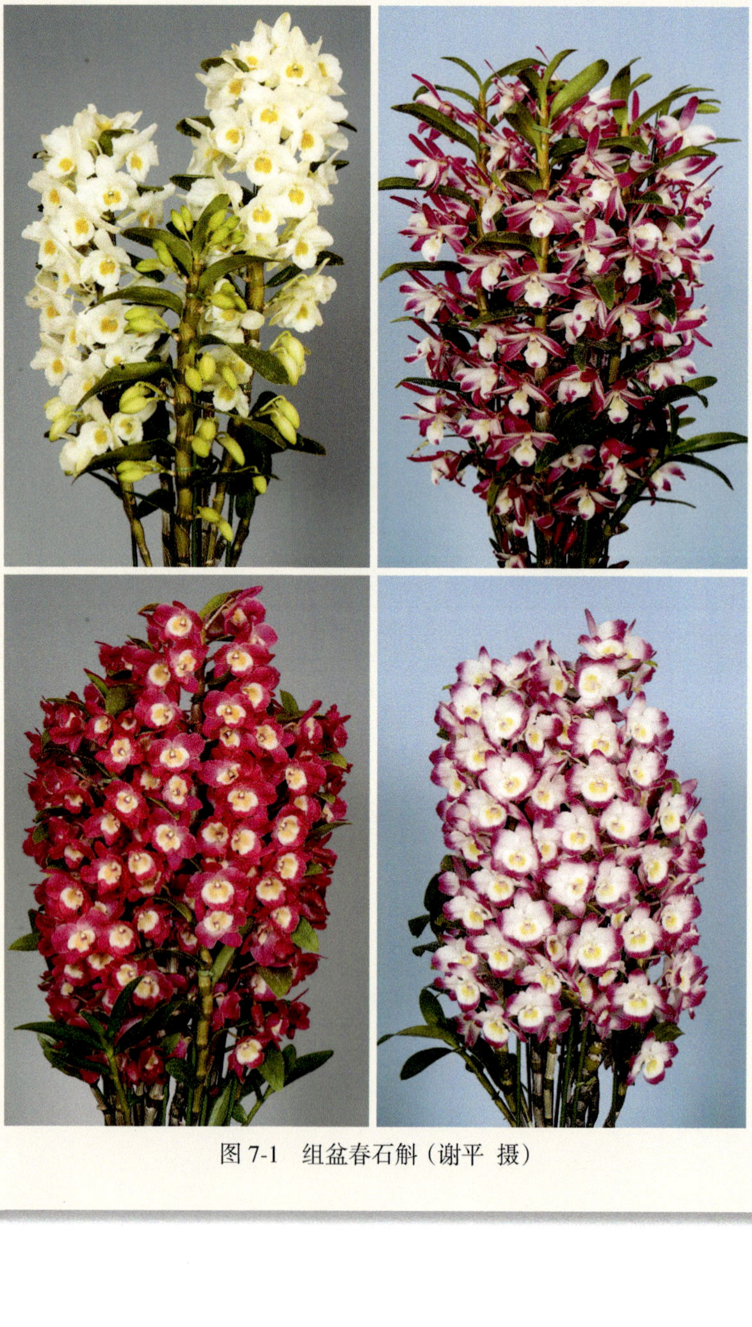

图 7-1　组盆春石斛（谢平　摄）

第一节　主要栽培类型

目前，春石斛按颜色可分为红花系、白花系、黄花系三大色系，每个色系又有不同的品种。主要的栽培品系有山本四倍体（Yamamoto）系、喜诺叶（Hinode）系、史诺佛来克（Snowflake）系、多花春石斛系（Unicum）等。常见的红色花品种有‘火热’（*Dendrobium* ‘Fire’）、‘公主’（*Dendrobium* Christina ‘Princess’）、‘红星’（*Dendrobium* ‘Red Star’）；粉色花品种有‘粉红佳人’（*Dendrobium* ‘Pink Lady’）、‘粉红娃娃’（*Dendrobium* ‘Pink Doll’）；复色花品种有‘法拉明哥’（*Dendrobium* Hinode ‘Flamingo’）、‘春风’（*Dendrobium* ‘Spring Wind’）；黄色花品种有‘幻想’（*Dendrobium* ‘Fantasia’）、‘橙色宝石’（*Dendrobium* ‘Orange Gem’）、‘星团’（*Dendrobium* ‘Stardust’）；白色花品种有‘圣诞钟声’（*Dendrobium* ‘Christmas Cheime’）、‘女王’（*Dendrobium* Seigyoku ‘Queen’）、‘东方乐园’（*Dendrobium* ‘Oriental Paradise’）。

由石斛组相互杂交培育而成的春石斛园艺品种属于亚热带植物，生长周期较长，需栽培 3 年以上才能开花。日本 Unicum 系参与杂交的春石斛园艺品种属于温带植物，生长周期较短，早花新品种只需 2～3 年即可开花。

1. Yamamoto 系

Yamamoto 系石斛是日本山本二郎先生所育成的品种群。这类品种群现在很普遍。Yamamoto 系石斛花朵大，花径约 6cm，花瓣整齐、质厚、耐久性佳，花色多样，有红、白、黄及覆轮等色系。最常见的 Yamamoto 系石斛是由金钗石斛和夏威夷石斛杂交而成。

红色花品种有 *Dendrobium* Utopia、*Dendrobium* Fantasy 等，白色花品种有 *Dendrobium* Yukidaruma、*Dendrobium* Sweet Heart 等，黄色花品种有 *Dendrobium* Golden Crescent、*Dendrobium* Golden Blossom 等，其他品种如 *Dendrobium* Christmas Chime 等。

2. Snowflake 系

Snowflake 系为目前的主要栽培品系。Snowflake 系石斛一般生育强健，着花数佳，花浓红色、中朵，低温处理容易，花质良好。在花芽分化时，若环境条件太差，会有高芽发生。品种有 *Dendrobium* Snowflake ‘Red Star’、*Dendrobium* Snowflake ‘Red Ace’、*Dendrobium* Snowflake ‘Yoshiki’、*Dendrobium* Snowflake ‘Otome’。

以 *Dendrobium* Snowflake 为杂交亲本的后代品种很多，有 *Dendrobium* Fairy Flake、*Dendrobium* Hinode、*Dendrobium* Lady Ruby、*Dendrobium* Lucky、*Dendrobium* Oriental Spirit、*Dendrobium* Red Princess、*Dendrobium* Redflake、*Dendrobium* Ruby Heart、*Dendrobium* Ruby Star、

Dendrobium Snow Christmas、*Dendrobium* Red Angel、*Dendrobium* Tomoflake、*Dendrobium* Yellow Bird。

3. Hinode 系

Hinode 系是由日本广岛高米农园所育成，是 *Dendrobium* Winter Star 与 *Dendrobium* Snowflake 的杂交品系。花中等大小，红色，花瓣较薄，新芽发育性佳，促成栽培 11 月即可开花，花芽形成的低温催花需求低。品种有 *Dendrobium* Hinode ‘Flamingo’、*Dendrobium* Hinode ‘Furaminngo’、*Dendrobium* Hinode ‘Akebono’。

4. Unicum 系

Unicum 系是以原生种独角石斛（*Dendrobium unicum*）作为亲本参与杂交而选育的品系。花小，着花性佳，花量大。小型种有 *Dendrobium stardust*。

开花量大的登录品种有‘女王’（*Dendrobium* Rainbow Dance ‘Princess’）、‘火鸟’（*Dendrobium* Stardust ‘Firebird’）、‘黄莺’（*Dendrobium* Stardust ‘Chiyomi’）、‘天籁’（*Dendrobium* Rainbow Dance ‘Akane’），新育成品种有‘橙霞’‘早飞黄’‘黄鹂鸟’等。这些新品种具有早花、矮化、多花等优点，且不需低温催花就可于元旦、春节期间开花。

第二节　主要栽培品种

1.‘黄莺’**Dendrobium** Stardust ‘Chiyomi’（图 7-2）

中小株型。花初开黄色，后变为橙色；花瓣细长，呈剑形；唇瓣为长卵圆形，奶油黄色，带紫红色叶脉状细条纹。

Dendrobium Stardust ‘Chiyomi’ 的亲本：*Dendrobium unicum* × *Dendrobium* Ukon，带有原生种独角石斛（*Dendrobium unicum*）的血统（图 7-3）。曾在英国举办的世界兰展上获奖。

2.‘女王’**Dendrobium** Rainbow Dance ‘Princess’（图 7-4）

速生。花量大，鲜亮的红色，抗病性强；唇瓣长而上翘，似犀角状，唇瓣上有黄色网脉纹路。

分布于越南、老挝、缅甸、泰国海拔 800～1550m 低地森林的岩石和小灌木上。花期为春季至初夏，花朵寿命可达 1 个月以上。

由杂交春石斛 *Dendrobium* Kurenai 与独角石斛杂交得到，于 1988 年登录名称（图 7-5）。有

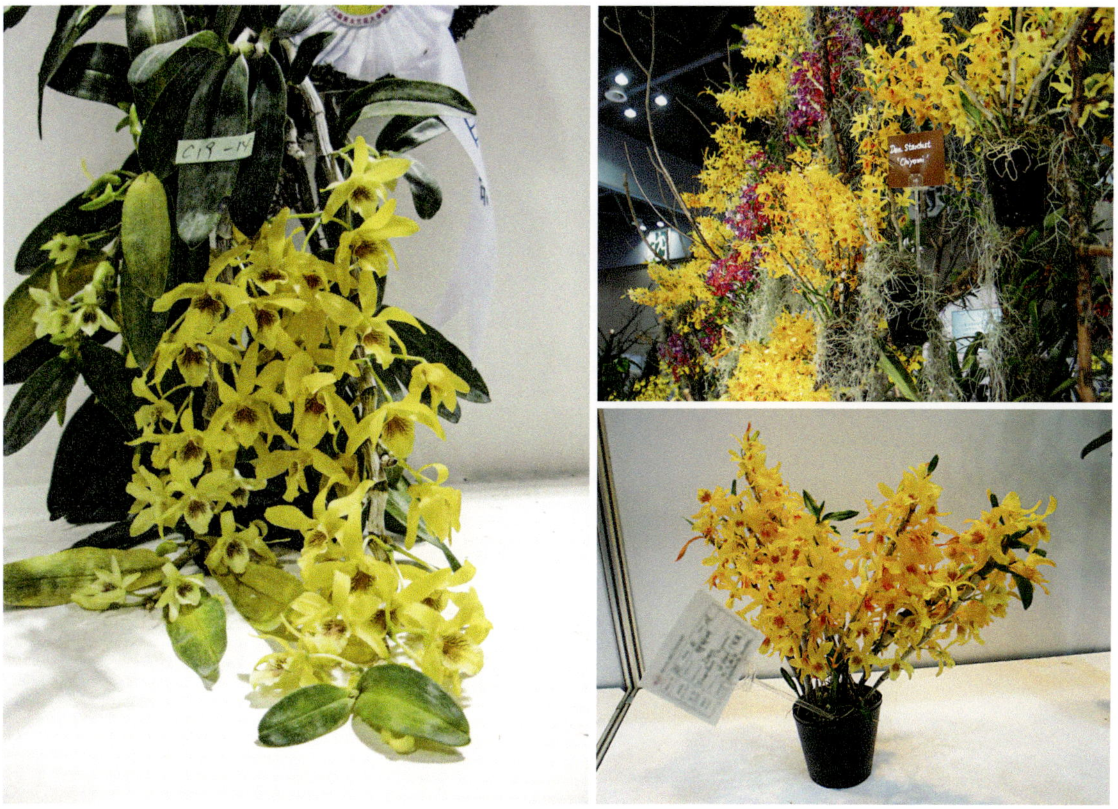

图 7-2　‘黄莺’

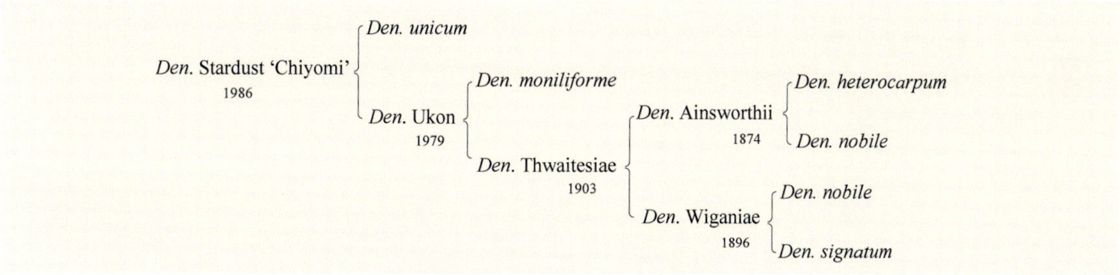

图 7-3　‘黄莺’杂交谱系图
数据来源：英国皇家园艺学会

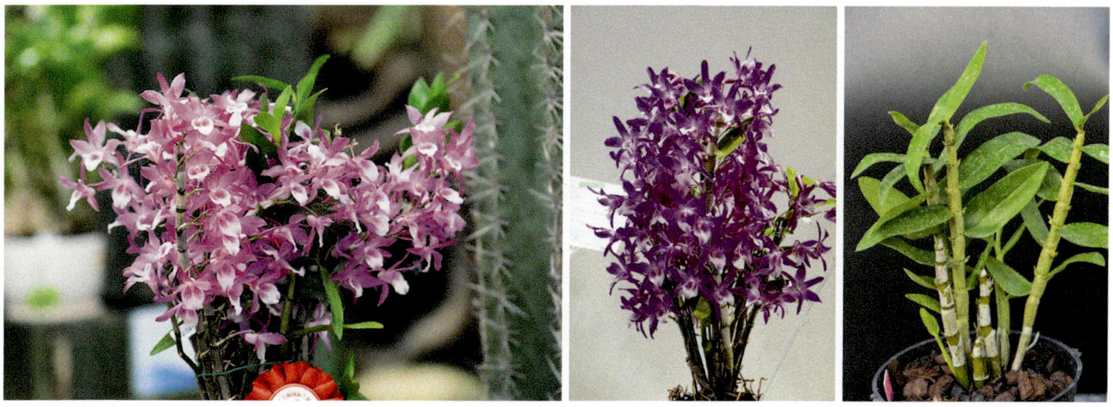

图 7-4　‘女王’

数个园艺品种，如 *Dendrobium* Rainbow Dance ‘Akanean’、*Dendrobium* Rainbow Dance ‘Princess’ 和 *Dendrobium* Rainbow Dance ‘Kuji’，这些品种基本都是浅粉、深粉、紫红系列花色和紫红色的唇瓣花纹。

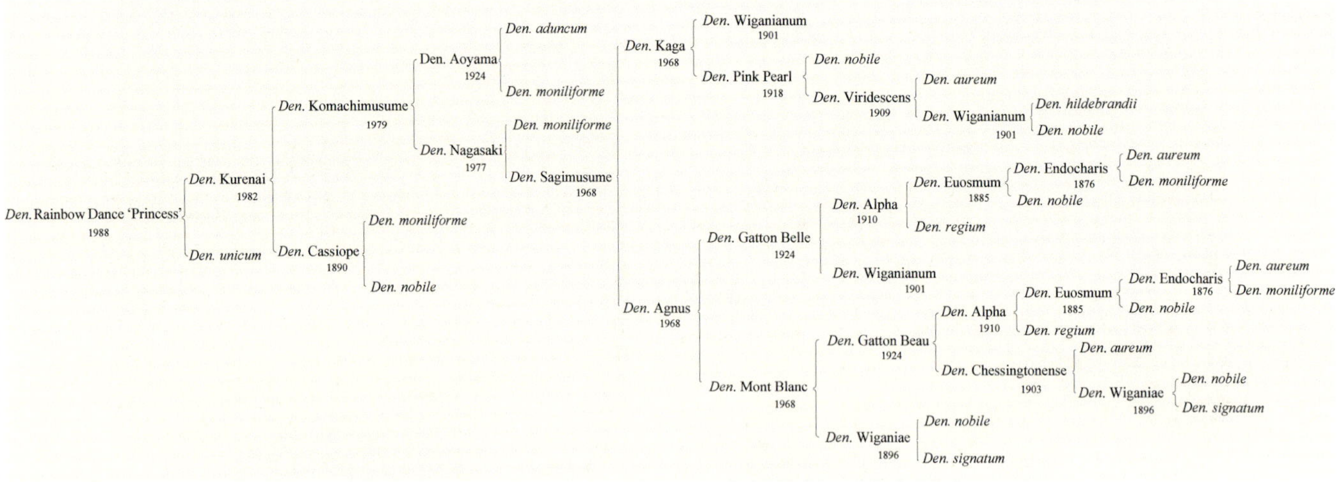

图 7-5　‘女王’杂交谱系图

数据来源：英国皇家园艺学会

3.‘火鸟’**Dendrobium** Stardust ‘Firebird’（图 7-6）

独角石斛和杂交春石斛 *Dendrobium* Ukon 的杂交后代，1986 年登录名称。其中最有名的是俗称‘火鸟’的石斛品种，另外还有 *Dendrobium* Stardust ‘Chiyomi’ 等多个优秀品种。这个系列的石斛花朵多为黄色、浅橙色。

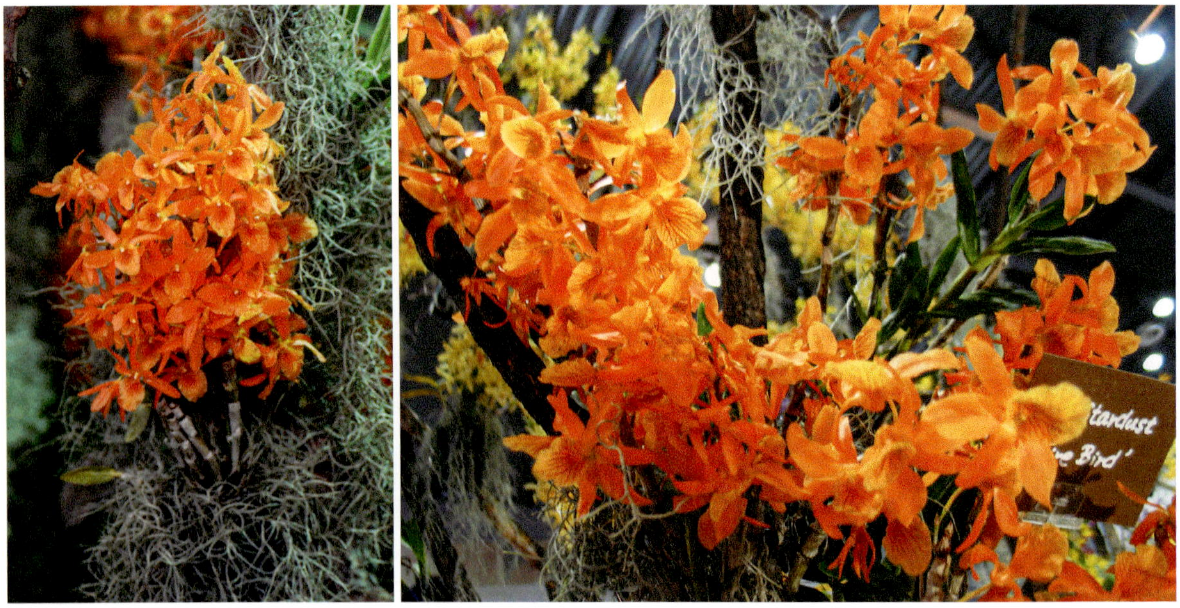

图 7-6　‘火鸟’（卢思聪　摄）

4. ‘天籁’ **Dendrobium** Rainbow Dance ‘Akane’（图 7-7）

春石斛主栽品种。多花性种，生长旺盛。低温性，栽培非常容易。植株小型，高 20～25cm。花宽约 6cm，粉红色或橙黄色、紫红色；花瓣细长，呈剑形；唇瓣为长卵圆形，奶油黄色，带紫红色叶脉状细条纹，色调珍奇。着花性非常良好，不同个体花色有差异。

亲本：*Dendrobium* Kurenai × *Dendrobium unicum*，1988 年登录名称。

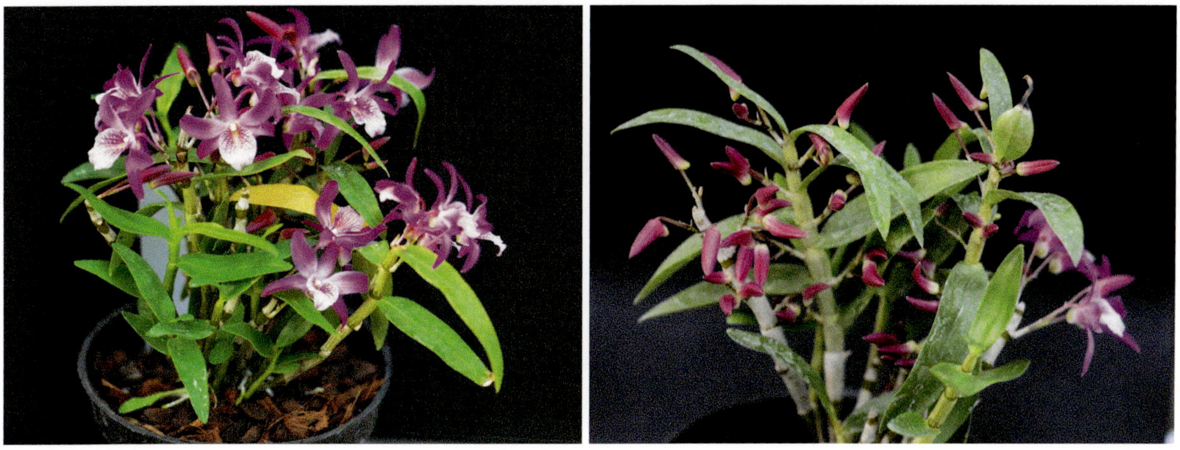

图 7-7　‘天籁’

5. ‘红梦幻’ **Dendrobium** Hamana Lake ‘Dream’（图 7-8）

株型偏小。叶对生。花玫红色，中大，开展；萼片窄卵圆形；花瓣卵圆形，带多条明显脉纹，基部两侧有白色晕；唇瓣白色，前端鲜玫红，两侧稍反卷或带波纹，唇盘有乳黄色晕；花梗长，紫红色。开花量大。

由 *Dendrobium* Kurenai 与 *Dendrobium* Snow Angel 杂交得到，1995 年登录名称（图 7-9）。

与‘红梦幻’为同一杂交组合的品种还有‘粉梦幻’（*Dendrobium* Hamana Lake ‘Kumi’），‘粉梦幻’花色较‘红梦幻’浅。

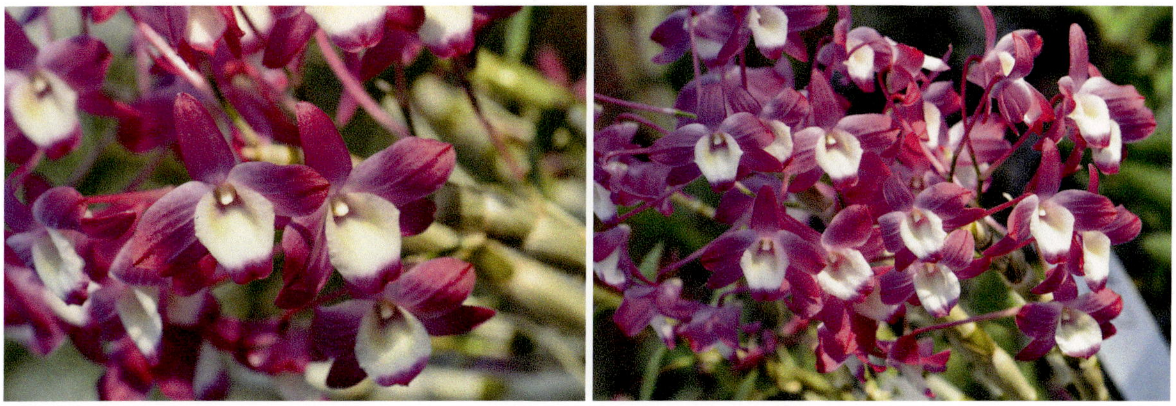

图 7-8　‘红梦幻’

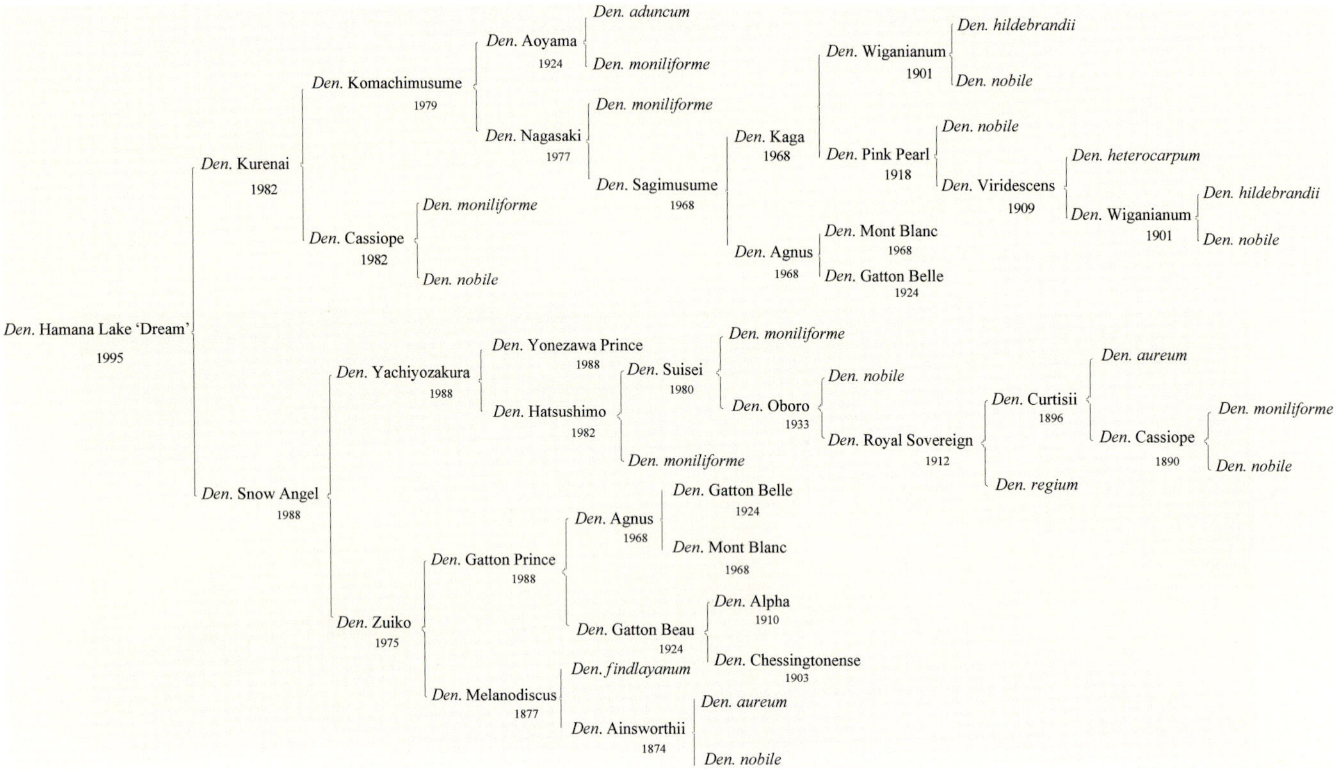

图 7-9 ‘红梦幻’杂交谱系图

数据来源：英国皇家园艺学会

6.‘红星’**Dendrobium** Snowflake 'Red Star'（图 7-10）

常见品种，生育强健，多倍体。株型小，高 20～30cm，节长 2.5～3cm。花瓣紫红色，花径 5～6.5cm，瓣厚；唇瓣边缘为紫红色，唇盘深紫红色，带白色环。花多而密，着花性佳，低温处理容易，花质良好。环境条件太差时花芽分化，会有高芽发生。花期早。

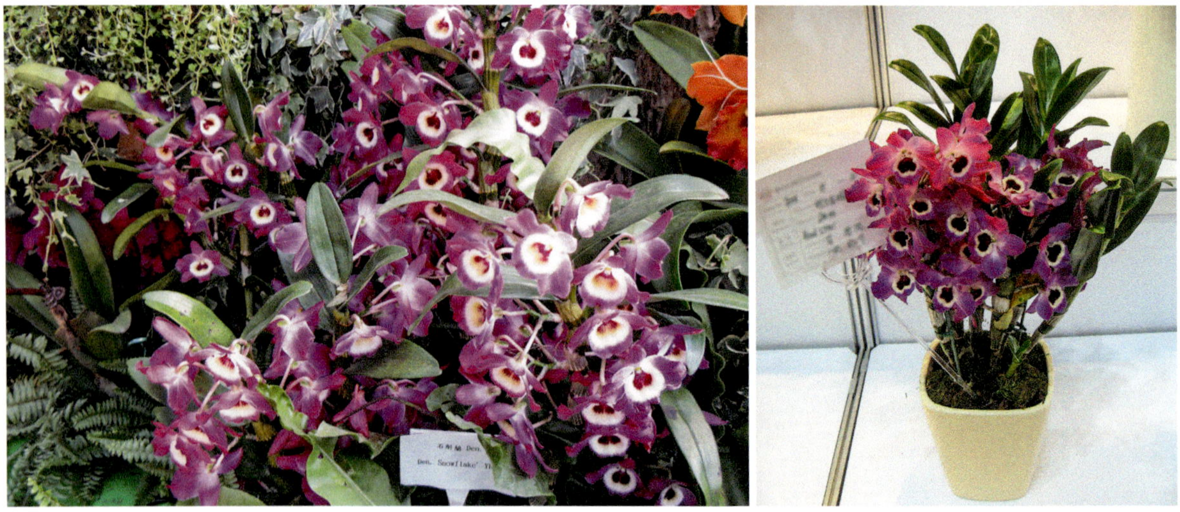

图 7-10 ‘红星’

在 13℃以下低温干燥 1 个月就可出花，栽培非常容易。该品种有 *Dendrobium moniliforme* 的血统。*Dendrobium* Snowflake ‘Red Star’ 的亲本：*Dendrobium* Cassiope × *Dendrobium nobile*，1904 年 Colman 登录名称（图 7-11）。

- *Den.* Snowflake ‘Red Star’ 1904
  - *Den.* Cassiope 1890
    - *Den. moniliforme*
    - *Den. nobile*
  - *Den. nobile*

图 7-11　‘红星’杂交谱系图
数据来源：英国皇家园艺学会

7.‘幸运儿’**Dendrobium** To My Kids（图 7-12）

强壮品种，病虫害抵抗力强。茎基部粗壮结实，直立，长达 50～70cm。花大型，白色；花瓣厚，圆形，花瓣边缘略点缀红紫色；唇盘红紫色环。该品种色彩明丽清爽，花形特别美丽。催花容易。花期非常晚，5 月开。株型优美，适合种在 15～30cm 口径花盆中。

亲本：*Dendrobium* Hagoromo × *Dendrobium* White Christmas，1993 年登录名称（图 7-13）。

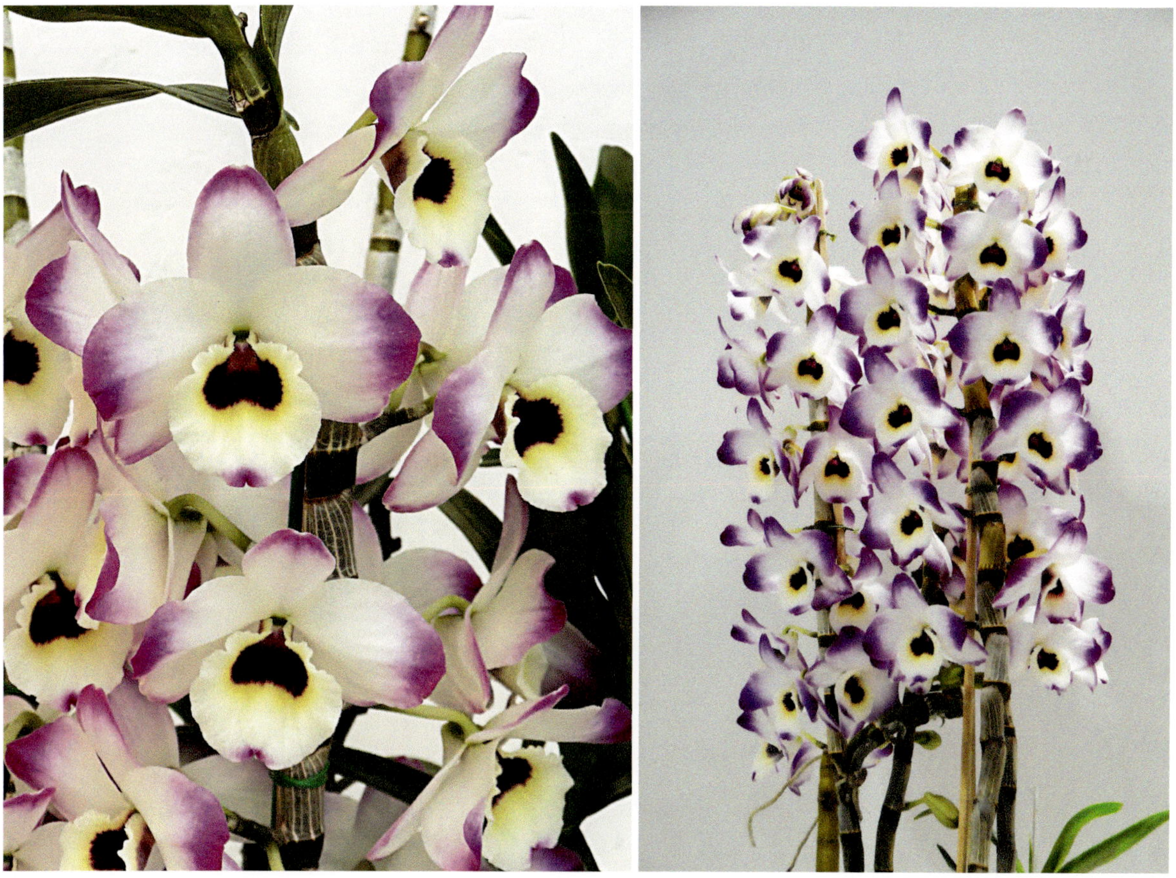

图 7-12　‘幸运儿’

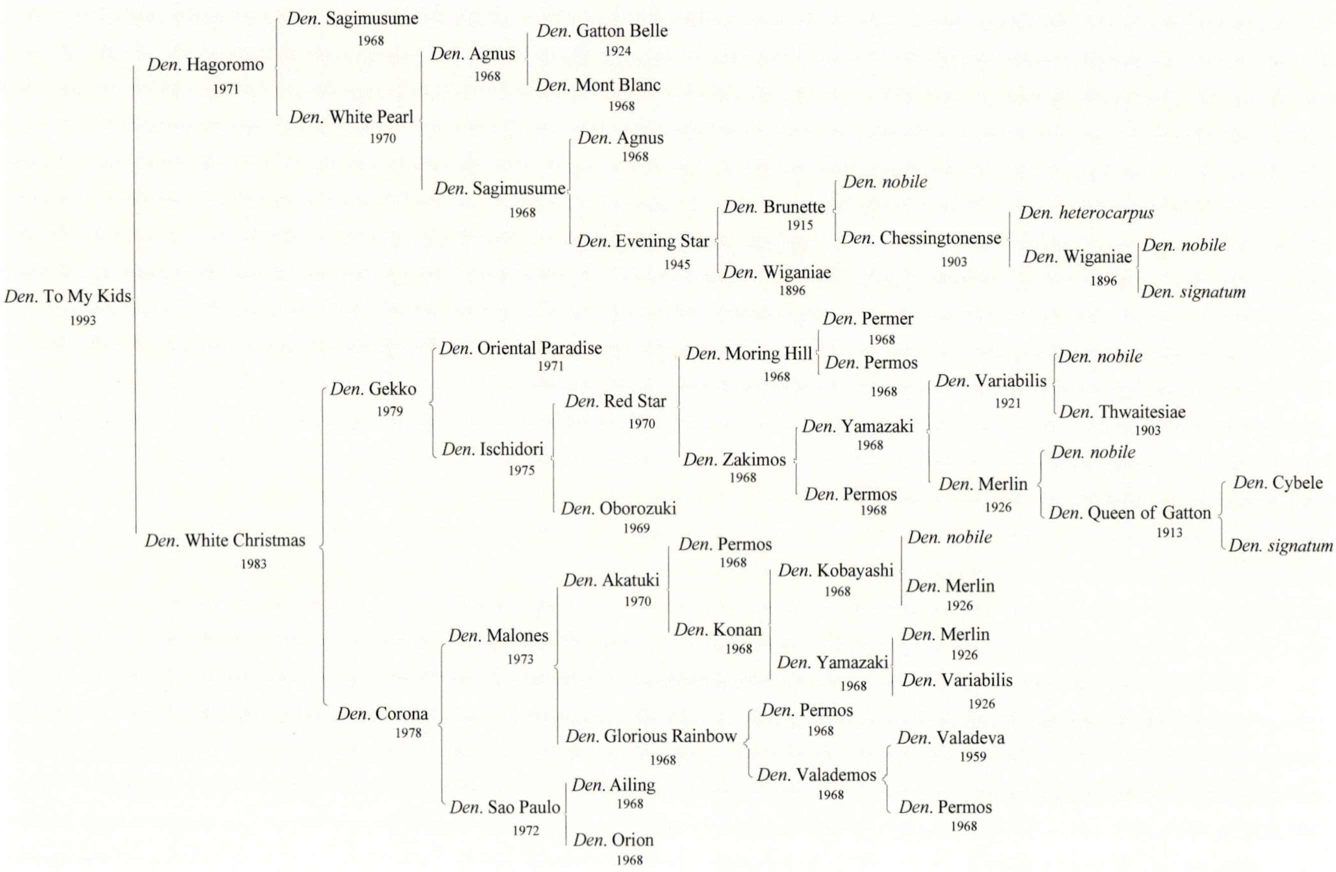

图 7-13 ‘幸运儿’杂交谱系图

数据来源：英国皇家园艺学会

8. ‘白色圣诞’ **Dendrobium** White Christmas（图 7-14）

株型较高，直立性强。花白色；花瓣边缘紫红色；唇瓣边缘紫红色，唇盘有黄色斑块。

亲本：*Dendrobium* Gekko × *Dendrobium* Corona（图 7-15）。

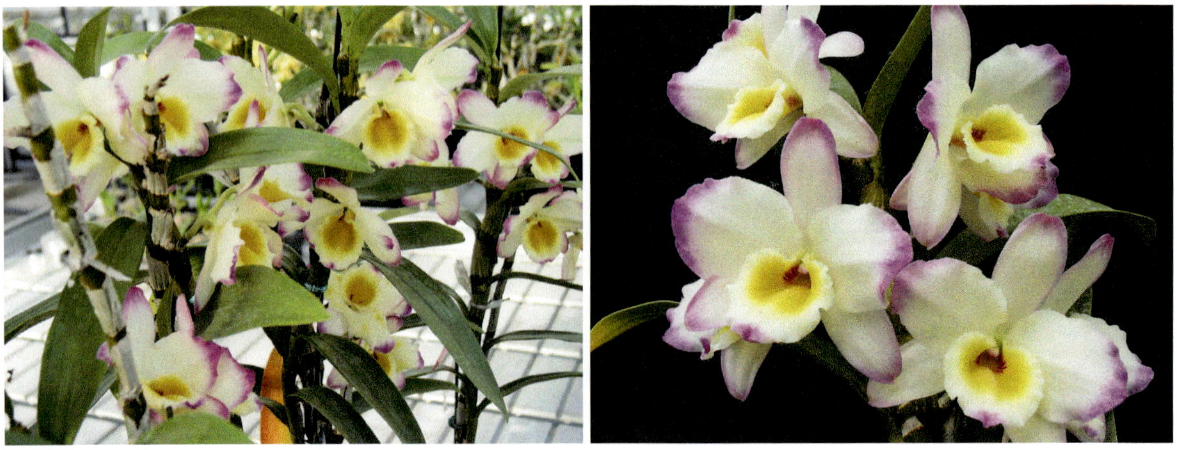

图 7-14 ‘白色圣诞’

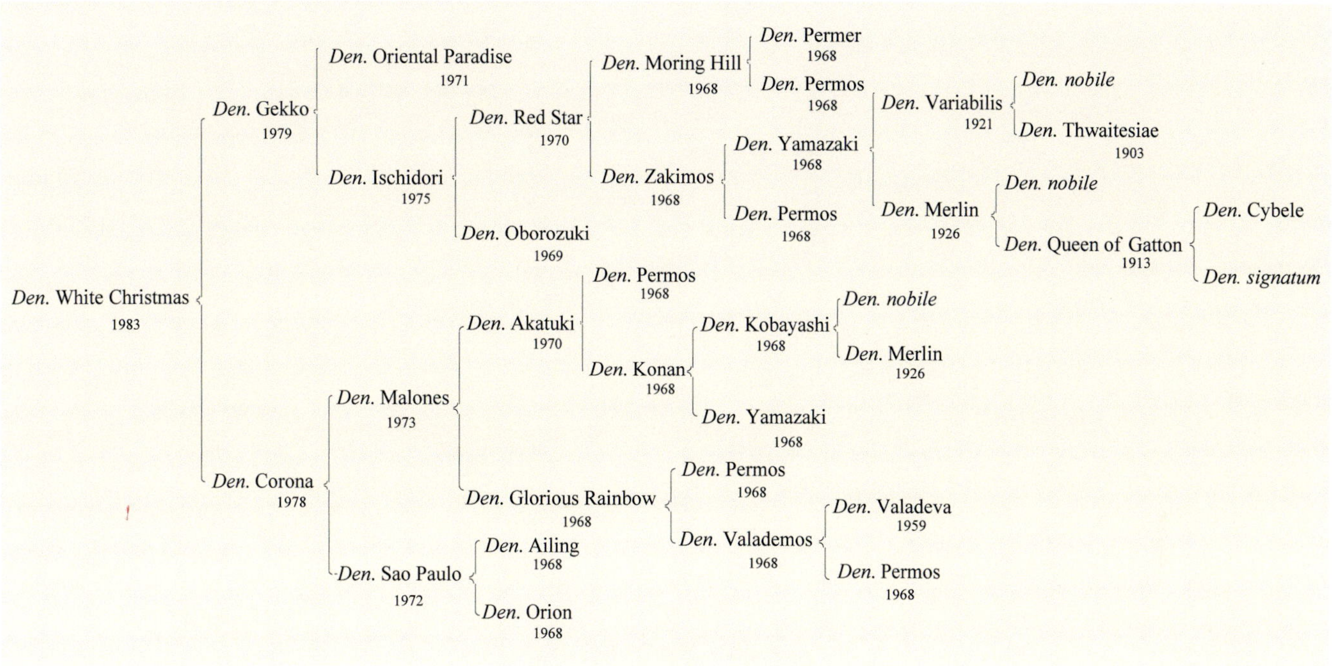

图 7-15 ‘白色圣诞’杂交谱系图

数据来源：英国皇家园艺学会

9. ‘达摩皇后’ **Dendrobium** Yukidaruma ‘Queen’（图 7-16）

花白色，唇盘黑红色。大花品种，花径约 7cm。使用 13cm 口径花盆种植即可。该品种是春石斛中的白色花系代表性优秀品种，“Yuki”意为“雪白的”，“daruma”意为“不倒翁”。

亲本：*Dendrobium* Shiranami × *Dendrobium* Pinocchio，1973 年登录名称（图 7-17）。

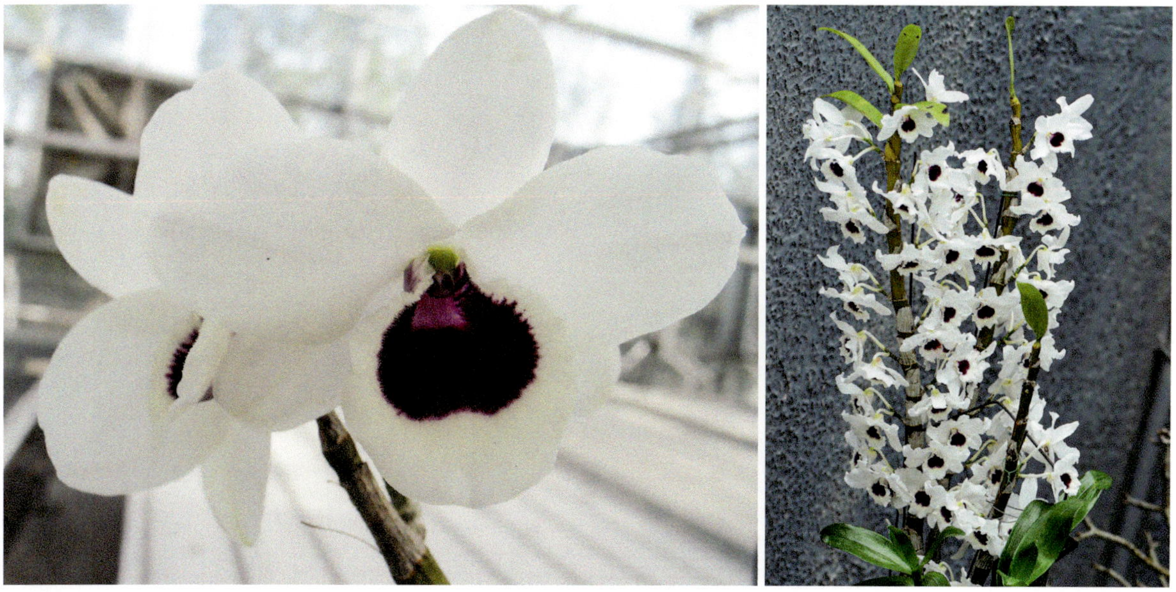

图 7-16 ‘达摩皇后’

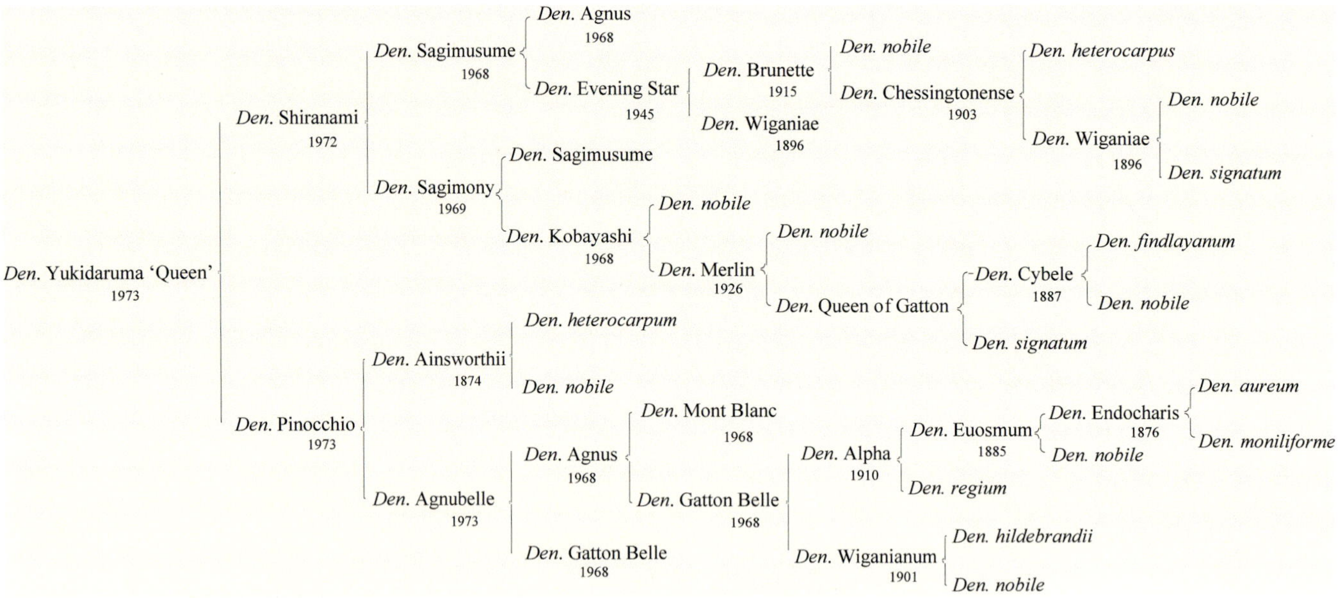

图 7-17 ‘达摩皇后’杂交谱系图
数据来源：英国皇家园艺学会

10.‘珀尔皇后’**Dendrobium** Arco Pearl Queen（图 7-18）

品种强健，栽培容易。株型高大。茎长可达 40～50cm，13～16 节，粗而结实。花大，花瓣和萼片乳白色，唇盘黄色。开花容易，多数节都可开花，花量大，40 朵以上。

亲本：*Dendrobium* Christmas Chime × *Dendrobium* Hoshimusume（图 7-19）。

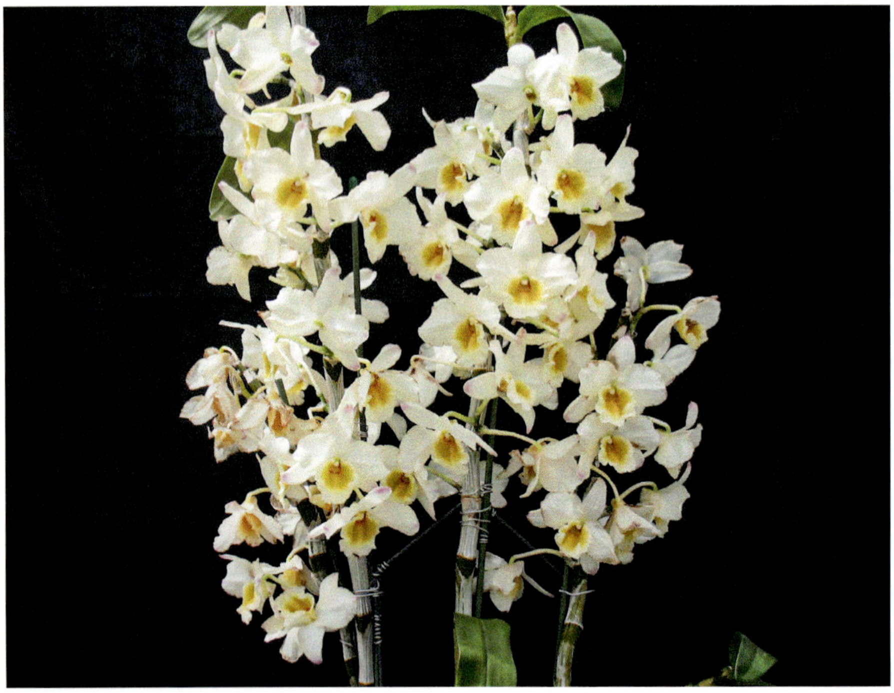

图 7-18 ‘珀尔皇后’

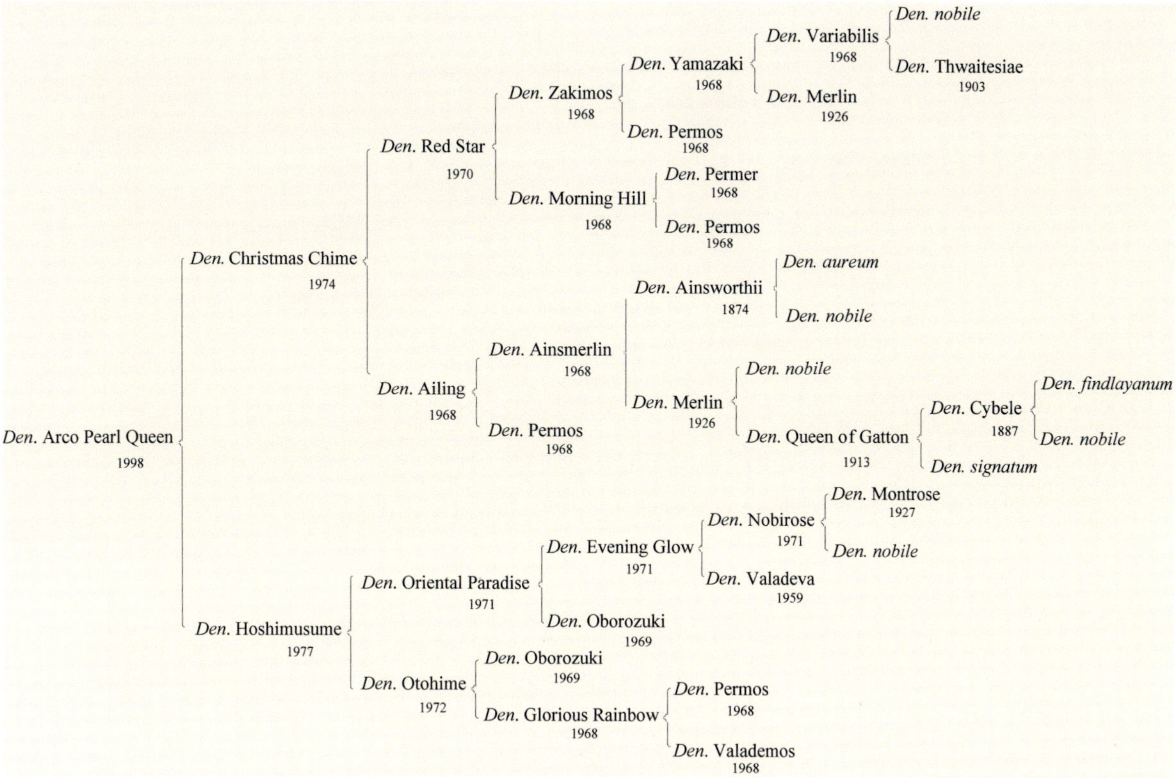

图 7-19　‘珀尔皇后’杂交谱系图

数据来源：英国皇家园艺学会

11.‘圣诞钟声’**Dendrobium** Christmas Chime（图 7-20）

株型中大。总状花序，具 1～3 花；花大，花瓣与萼片白色，略带淡紫色边缘；唇盘有一红褐色大斑块，带淡黄色环。

亲本：*Dendrobium* Ailing × *Dendrobium* Red Star，1974 年登录名称（图 7-21）。

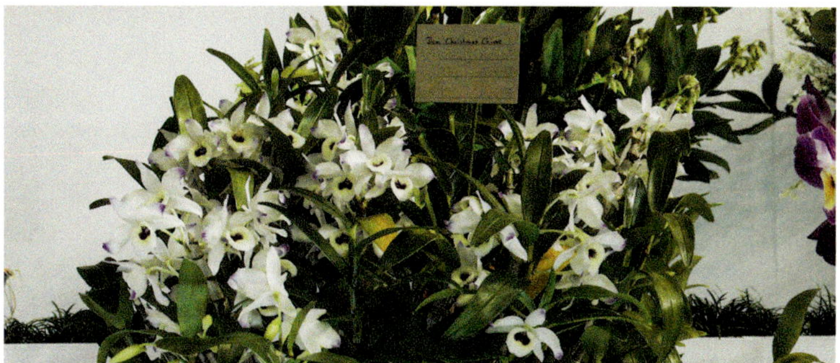

图 7-20　‘圣诞钟声’

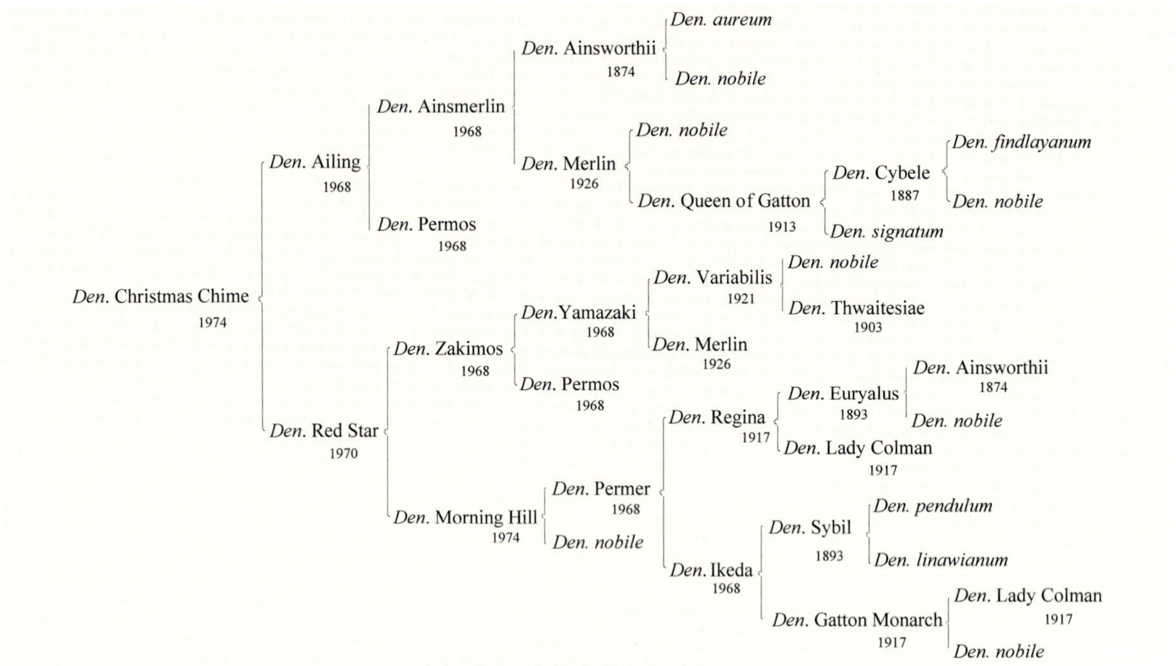

图 7-21 ‘圣诞钟声’杂交谱系图

数据来源：英国皇家园艺学会

12.‘莎诺公主’**Dendrobium** Himezakura ‘Sanock’（图 7-22）

植株强壮，栽培容易。茎粗而结实，长约 30cm，节间距较短，直立状况佳，可不需支柱。茎停长早。萼片与花瓣淡粉红色，唇瓣有淡奶黄色斑块（初开绿色），花朵略向上，喉部有红色斑点。花朵呈重叠状茂盛开放，催花容易。

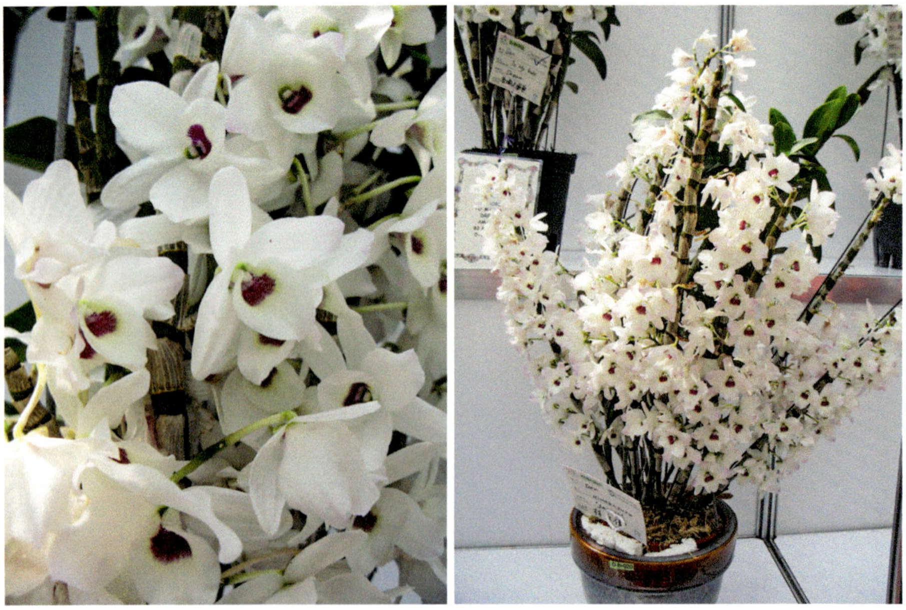

图 7-22 ‘莎诺公主’

开花性能较好。小植株使用 12cm 素烧花盆栽培，开花非常茂盛。小型盆栽，具有较高鉴赏价值。花色珍稀，销量好，是非常美丽的品种。

亲本：*Dendrobium* Oberon ×*Dendrobium* Cassiope，1995 年登录名称（图 7-23）。

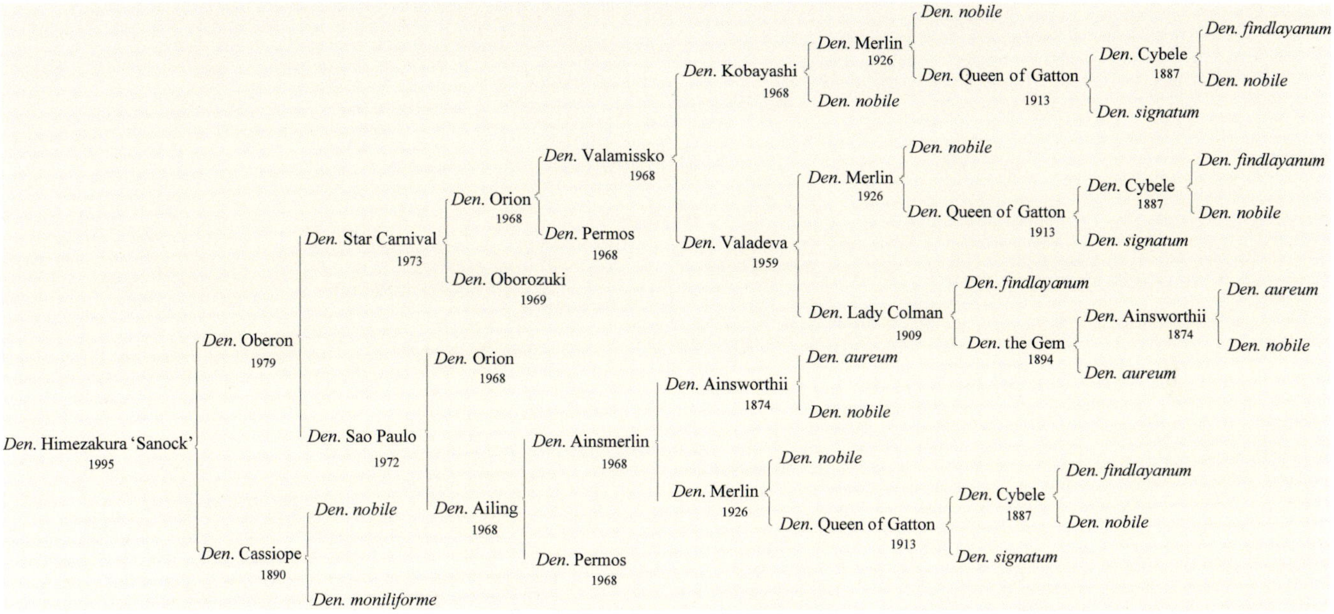

图 7-23　‘莎诺公主’杂交谱系图
数据来源：英国皇家园艺学会

13. ‘梦幻’**Dendrobium** Oriental Smile ‘Fantasy’（图 7-24）

晚生品种，生长强健，栽培容易。茎高 35～60cm，叶和鳞茎深绿色。花径 6～7.5cm；花瓣橙黄色，边缘带橙红色；唇瓣金黄色，边缘略带紫红色。开花后，花色由奶黄色渐变为橙黄色，鲜艳奇特。花期 2～5 月。

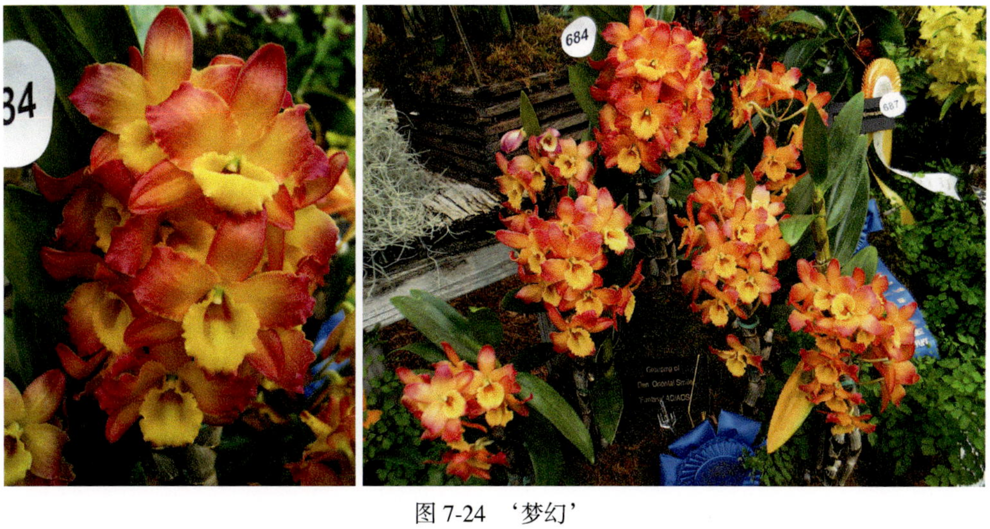

图 7-24　‘梦幻’

常使用 16cm 口径花盆栽培。*Dendrobium* Oriental Smile ‘Fantasy’ 的亲本：*Dendrobium* Fukujyu × *Dendrobium* Yuubae（图 7-25）。

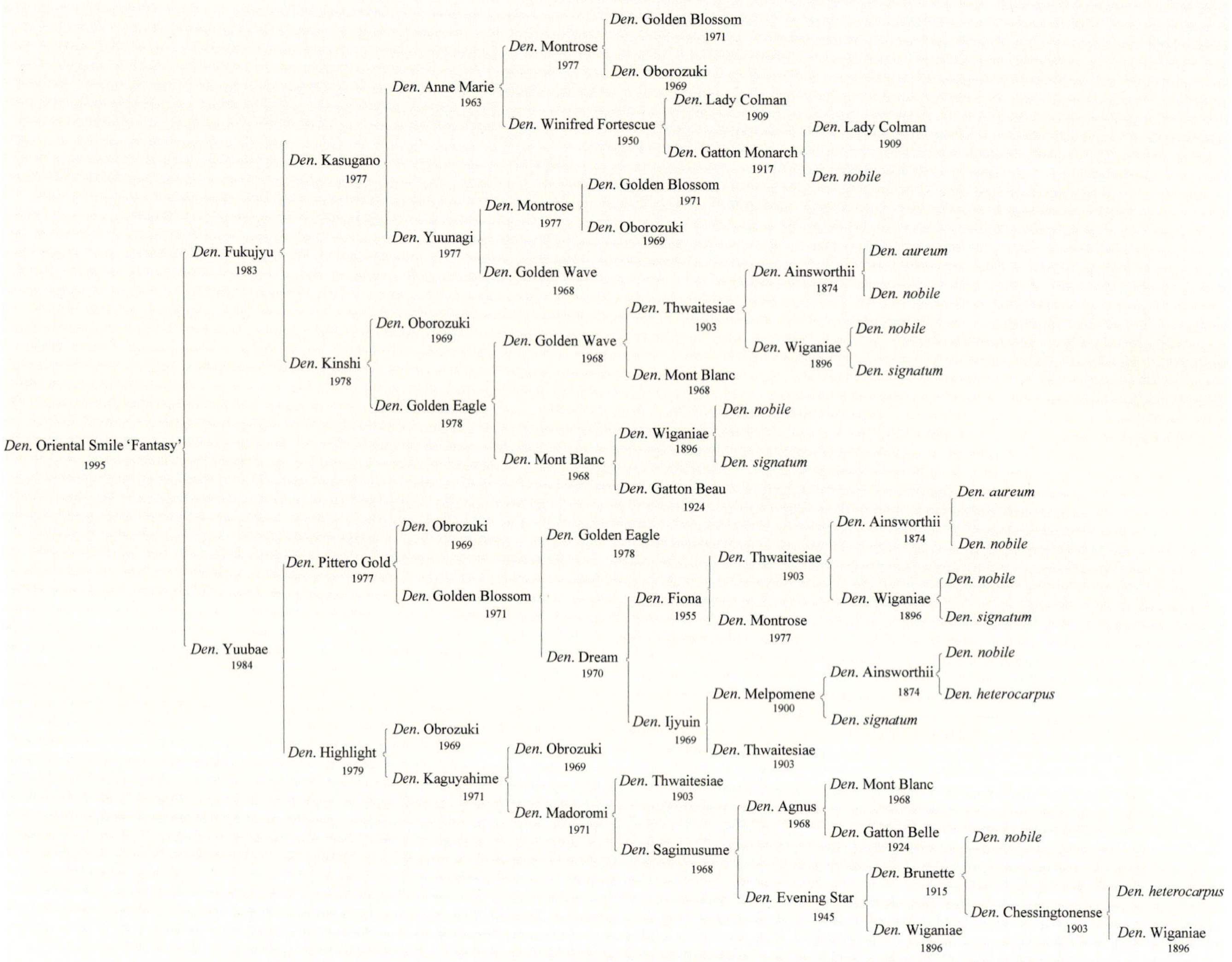

图 7-25 ‘幻想’杂交谱系图
数据来源：英国皇家园艺学会

14.‘红王子’**Dendrobium** Red Emperor ‘Prince’（图 7-26）

株型大，强壮，栽培容易。茎粗壮，笔直伸展，高达 35～55cm。花瓣及萼片深红色，花瓣圆形；唇盘带红褐色斑块，边缘深黄色。从基部 4 或 5 节开始出花，易催花，茎上可开花 30 朵以上。

可培育成 16cm 口径盆的中型植株至 30cm 口径盆的大型植株。*Dendrobium* Red Emperor ‘Prince’ 的亲本：*Dendrobium* New Comet × *Dendrobium* Benikujyaku（图 7-27）。

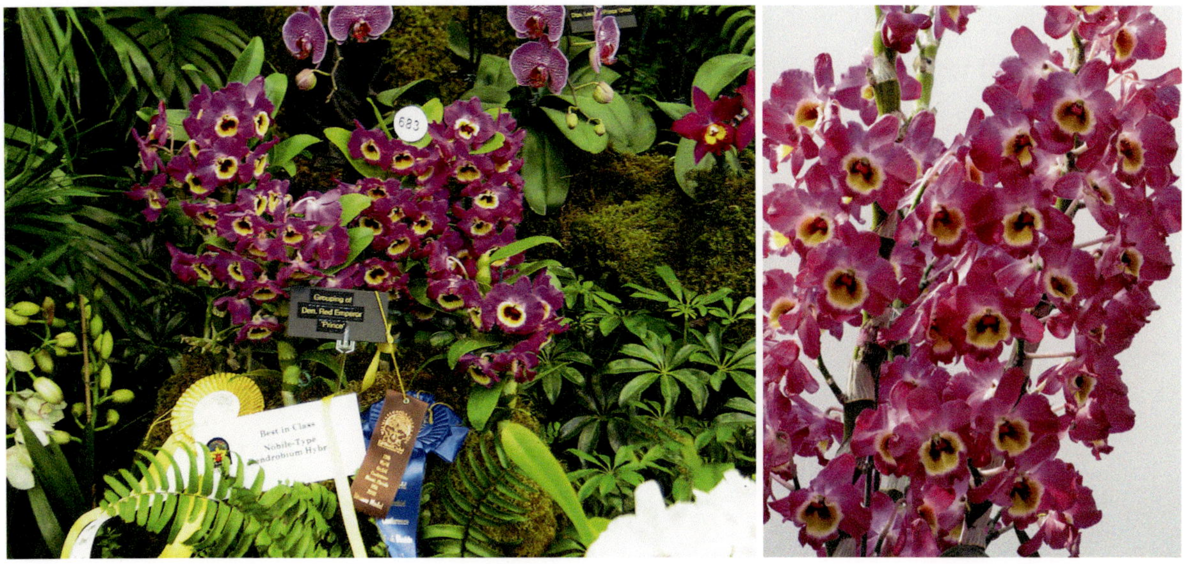

图 7-26　‘红王子’

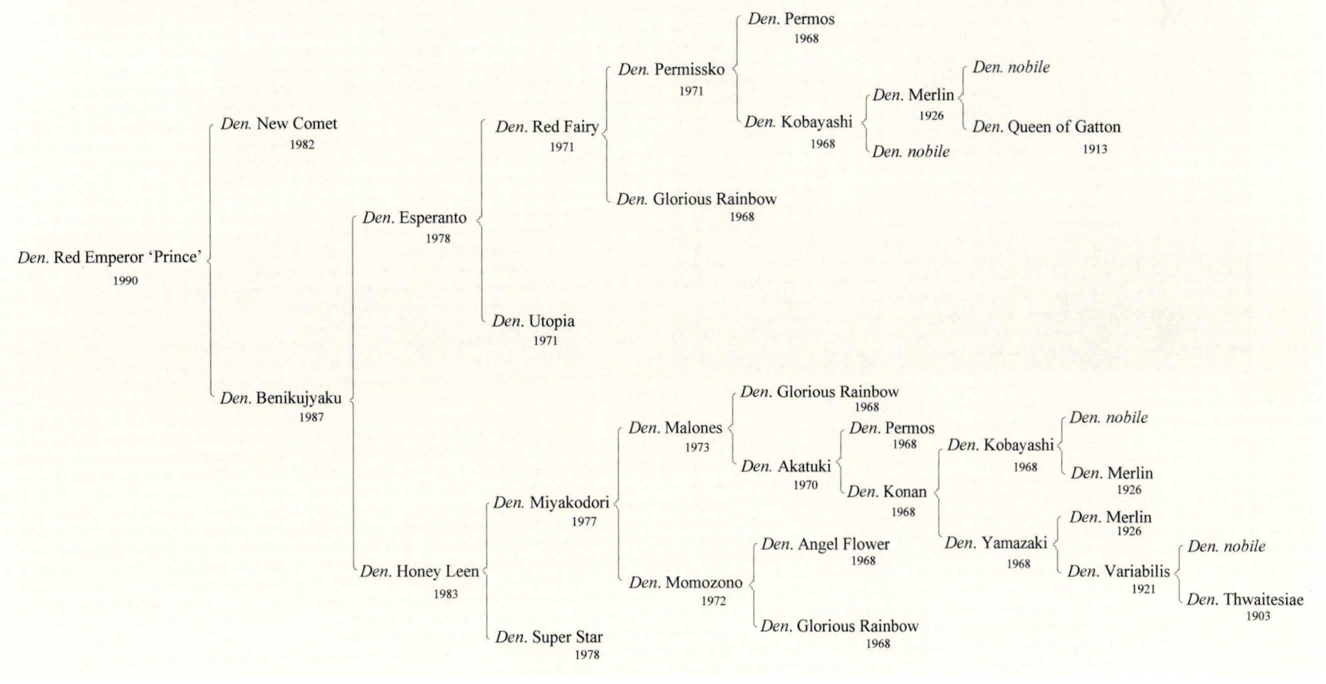

图 7-27　‘红王子’杂交谱系图
数据来源：英国皇家园艺学会

15. ‘雪之王’ **Dendrobium** Sea Marie ‘Snow King’（图 7-28）

春石斛主栽品种，适合促成栽培。茎粗约 2cm，单节长约 2.5cm，粗而结实，长可达 40～50cm，50cm 茎可带 17 节。叶互生，宽 3～4cm，长约 10cm。花径约 5cm，花 2～3 朵，乳白色，唇瓣有奶黄色斑块，花瓣边缘带淡粉色。催花相当容易，花开密集。花期长，群体花期可保持 2～3 个月。花色明晰淡雅，具有极高的商业价值。

该品种 14 或 15 节茎则可形成 50 朵花。在茎基部第 2 或第 3 节可开花。仅有 10cm 茎时也可开出 8～10 朵花。可用 10～25cm 口径花盆栽培多种规格的成品。杂交亲本为 *Dendrobium* Jester × *Dendrobium stratiotes*（图 7-29）。以‘雪之王’为亲本杂交育成 *Dendrobium* Sea Marie‘Harukaze’。

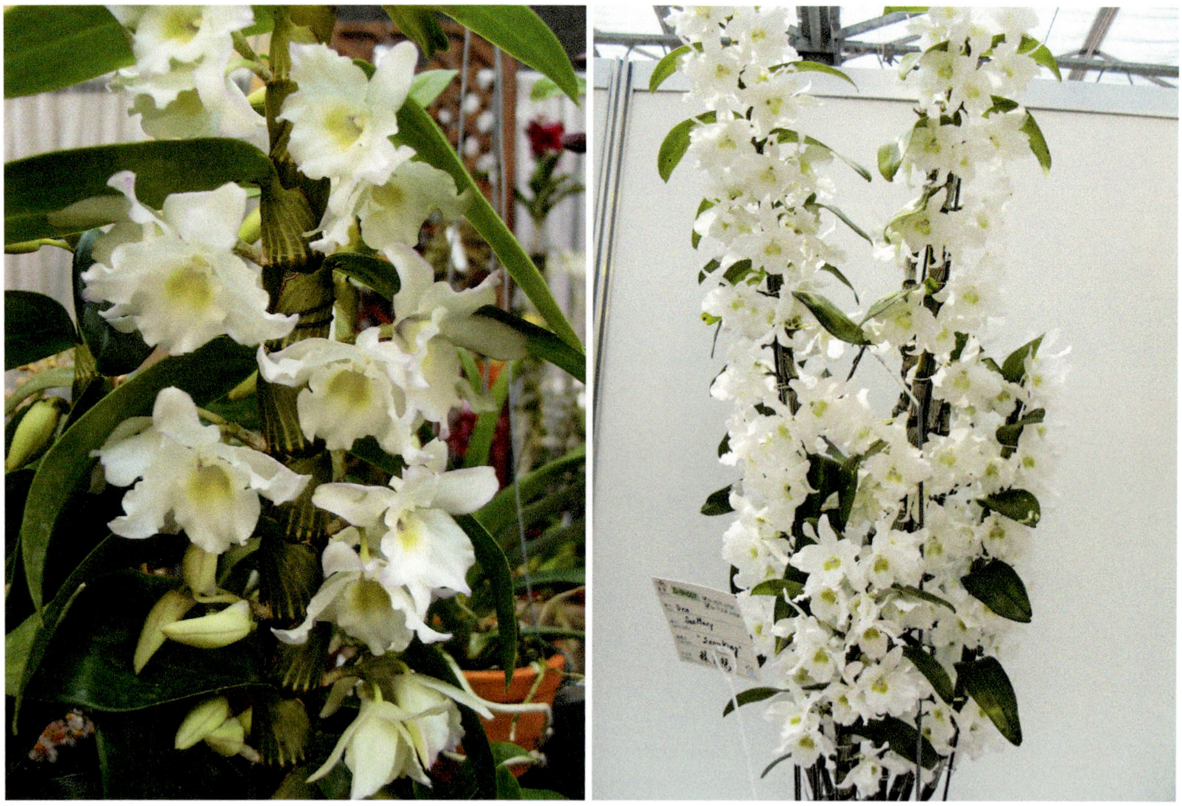

图 7-28 ‘雪之王’

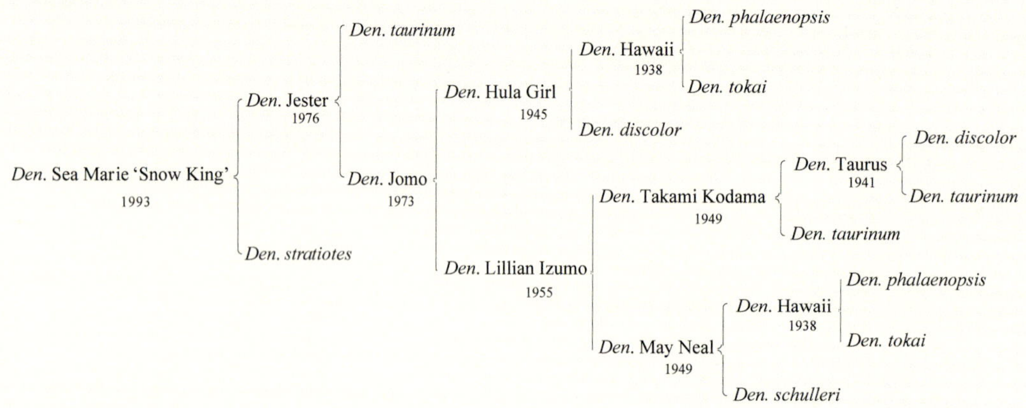

图 7-29 ‘雪之王’杂交谱系图
数据来源：英国皇家园艺学会

16.‘佳日’**Dendrobium** Yellow Magic ‘Festival’（图 7-30）

黄色花系新品种。植株直立良好，是姿态良好的中型品种。茎粗而结实，长 30～40cm，节间较短。新鳞茎上可开花。总状花序，具花 3 或 4 朵。萼片与花瓣明亮黄色，唇瓣上有红褐色斑块。花多，密集，开花情况非常好，很是壮观。市场需求大。

中型植株适宜用 12～17cm 口径花盆栽培。亲本：*Dendrobium* Santana × *Dendrobium* Happy Gold，1995 年登录名称（图 7-31）。

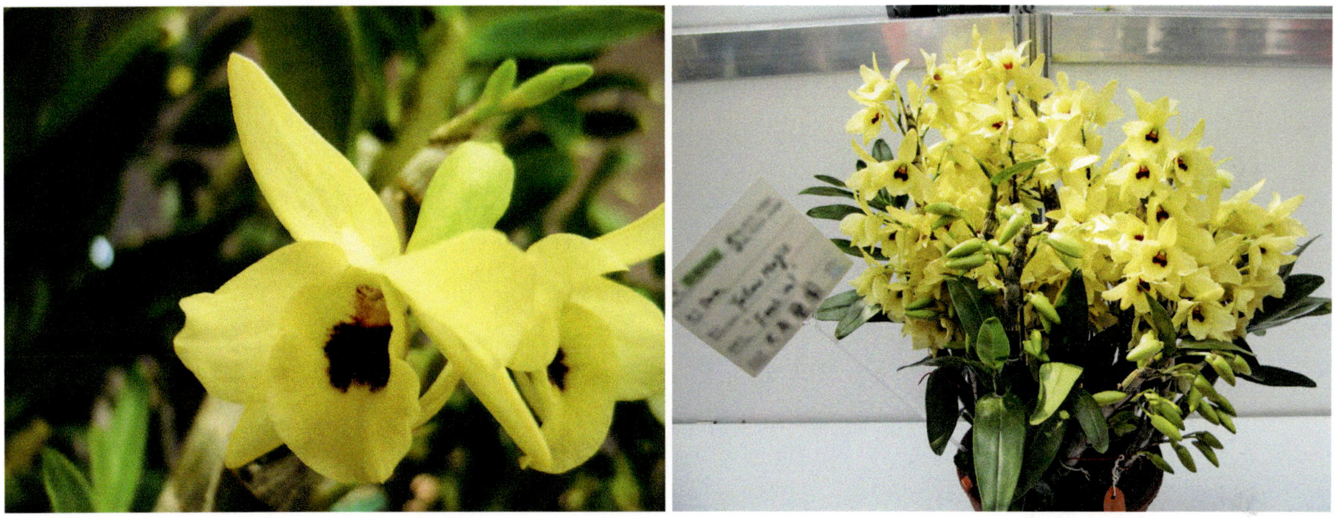

图 7-30　‘佳日’

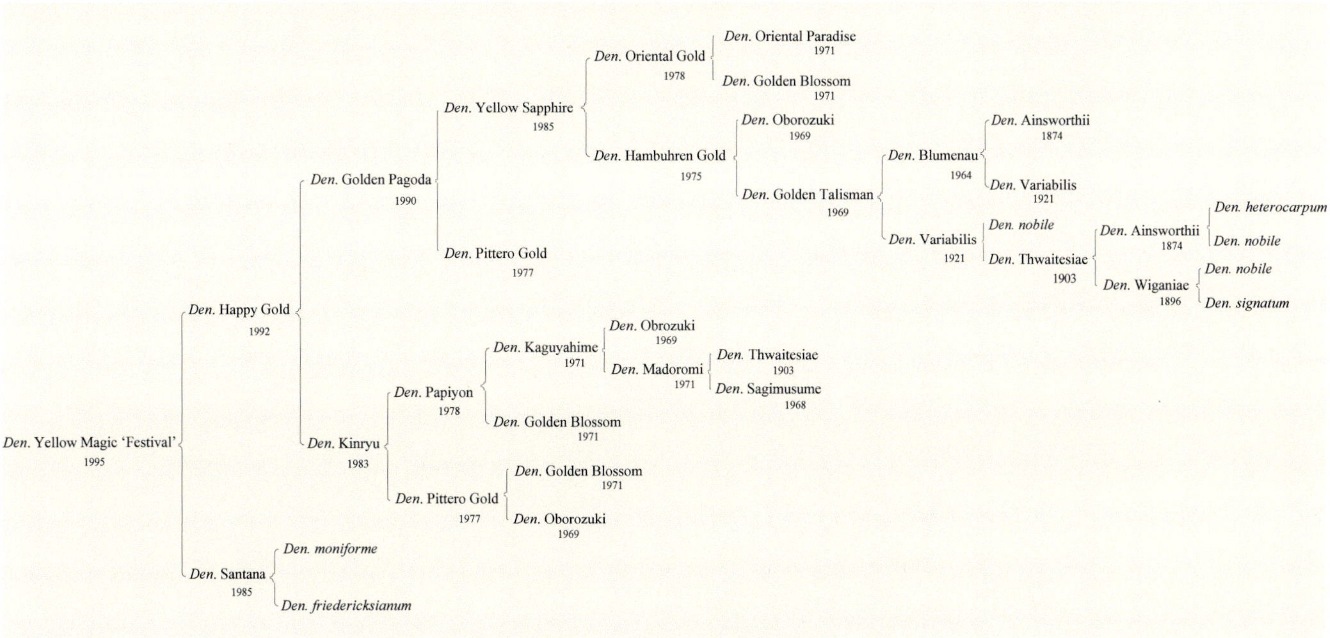

图 7-31　‘佳日’杂交谱系图
数据来源：英国皇家园艺学会

17. ‘甜果’ **Dendrobium** Yellow Song ‘Candy’（图 7-32）

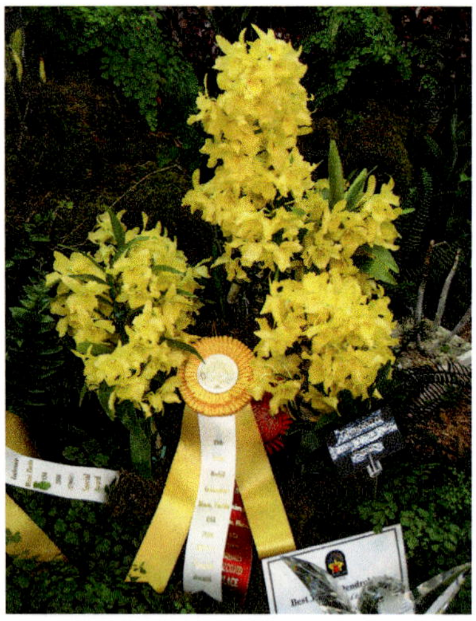

图 7-32 ‘甜果’

鲜艳的纯黄色品种，性强健，易栽培。茎可达 25～50cm，每节着花 4 或 5 朵。花大，花径约 5cm。花纯黄色，花瓣长，边缘波浪状。唇瓣喉部黄色，渐加深。

常用 9～18cm 口径花盆栽培。亲本：*Dendrobium* Santana × *Dendrobium* Midas，2006 年登录名称（图 7-33）。

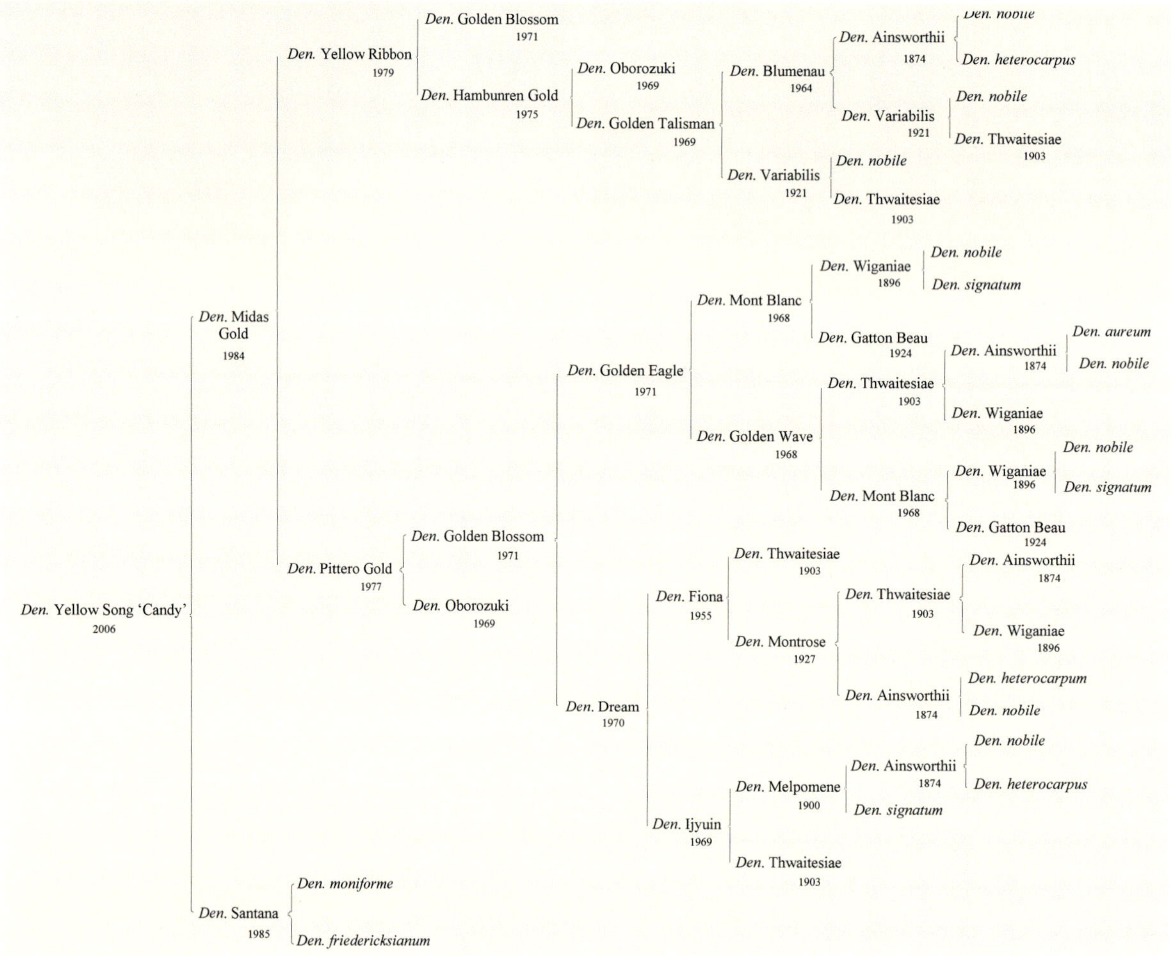

图 7-33 ‘甜果’杂交谱系图
数据来源：英国皇家园艺学会

18.‘小精灵’**Dendrobium** Golden Aya（图 7-34）

株型中小，落叶型。杂交父本为 *Dendrobium braianense*，母本为东南亚的 *Dendrobium albosanguineum*。茎中小，细纺锤形。落叶后叶鞘灰白色。花序由无叶茎上半部节长出，每花序着生花 4～6 朵；花序梗长，绿色。花径 1.6～2cm；花瓣纸质，亮黄色，半开展；唇瓣黄色。

亲本：*Dendrobium albosanguineum* × *Dendrobium braianense*，1985 年登录名称（图 7-35）。

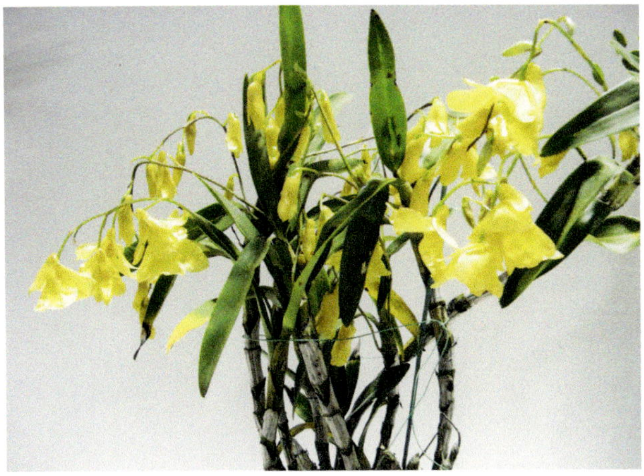

图 7-34 ‘小精灵’

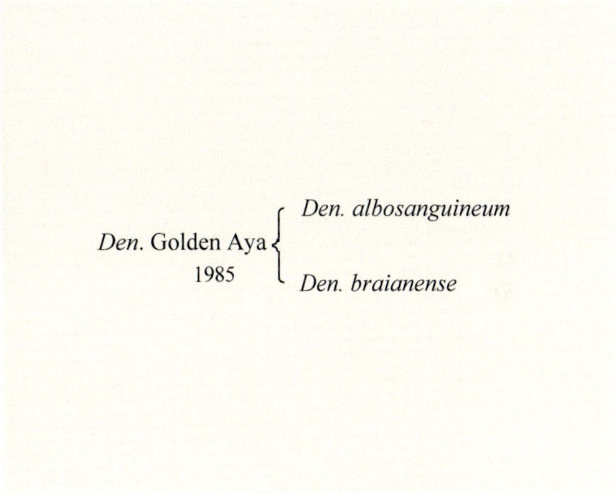

图 7-35 ‘小精灵’杂交谱系图
数据来源：英国皇家园艺学会

19.‘雄鹰’**Dendrobium** Love Memory（图 7-36）

株型中小。花量大，花白色，边缘浅紫红色；唇瓣白色，边缘略呈波浪状；喉部红褐色，边缘带浅紫红色；药帽白色。

亲本：*Dendrobium* White Rabbit × *Dendrobium* Sachi，1999 年登录名称（图 7-37）。

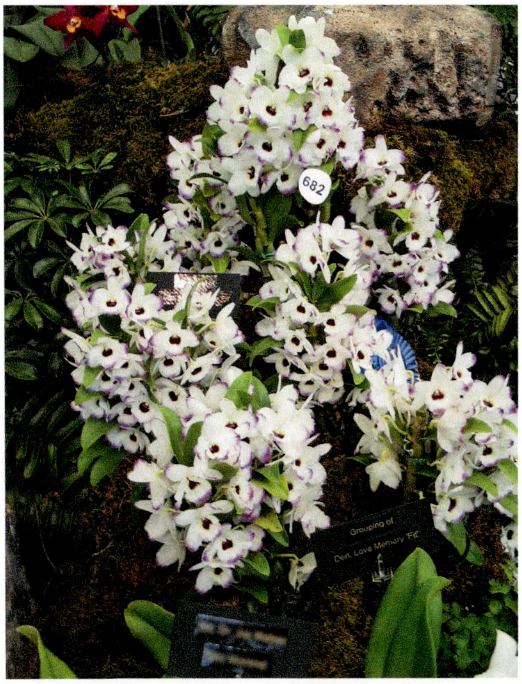

图 7-36 ‘雄鹰’

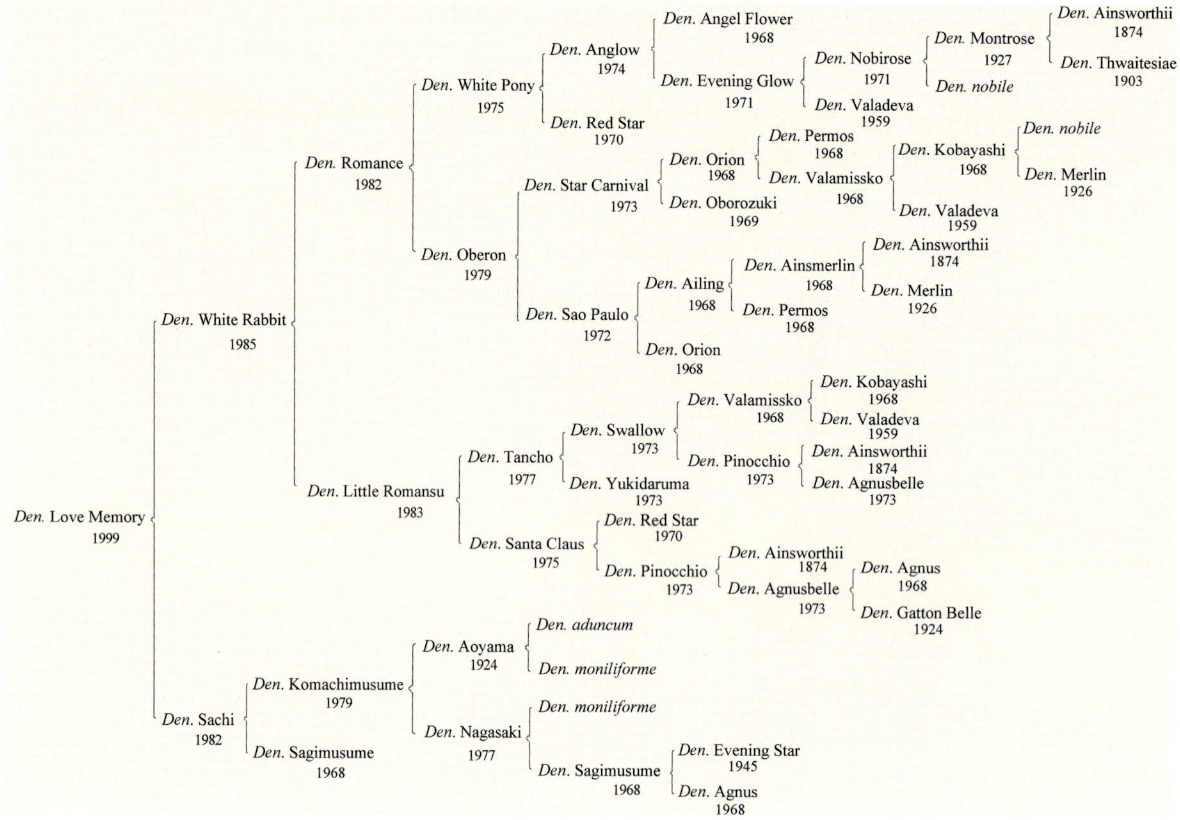

图 7-37 ‘雄鹰’杂交谱系图

数据来源：英国皇家园艺学会

20.‘幸运天使’**Dendrobium** Lucky Angel（图 7-38）

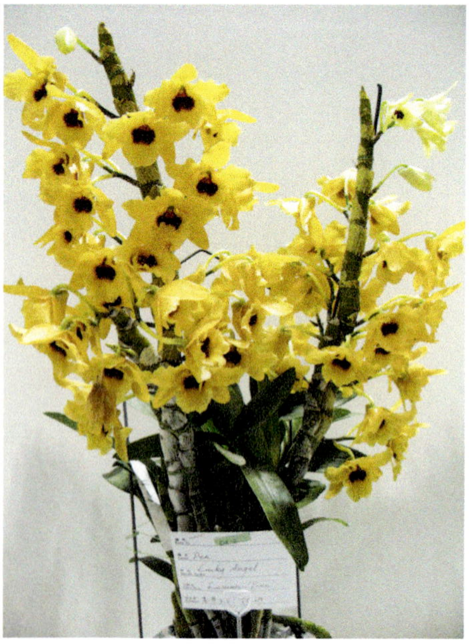

图 7-38 ‘幸运天使’

株型中等，落叶型。茎直立。叶鞘灰白色，宿存。总状花序，具花 2 或 3 朵；花黄色；萼片卵圆形；侧瓣宽卵形，边缘呈波纹状；唇盘红褐色。

亲本：*Dendrobium* Holy Night × *Dendrobium* Eilen Beauty，1997 年登录名称（图 7-39）。

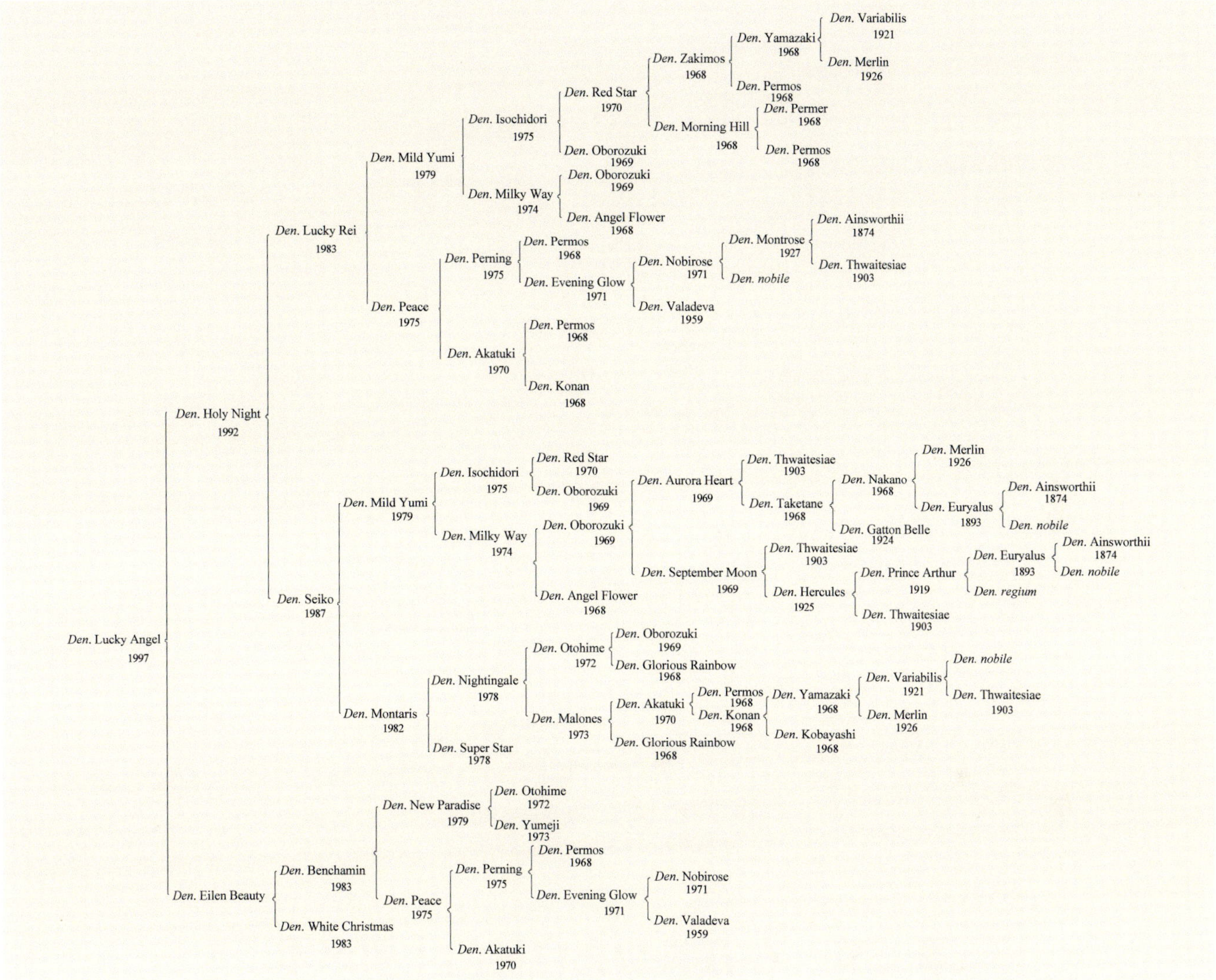

图 7-39 ‘幸运天使’杂交谱系图
数据来源：英国皇家园艺学会

21.‘萌兔’**Dendrobium** Second Love ‘Tokimeki’（图 7-40）

株型中小。花开展，花径 3.5～4.2cm。花亮白色，花瓣顶端带浅蓝紫色晕；花梗白色；唇瓣白色；唇盘带浅绿色晕。花量大。

亲本：*Dendrobium* Peace × *Dendrobium* Awayuki，1989 年登录名称（图 7-41）。

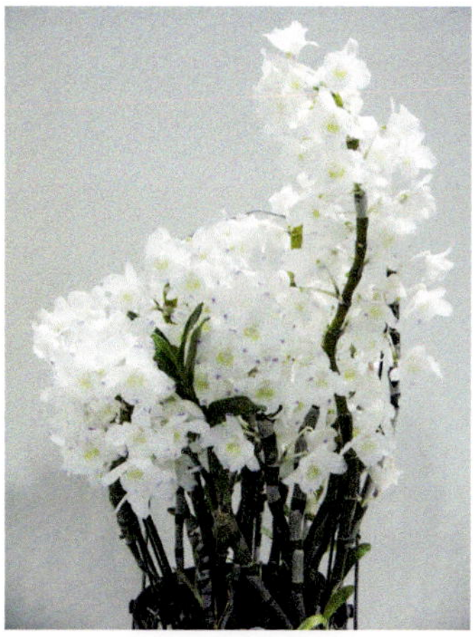

图 7-40 ‘萌兔’

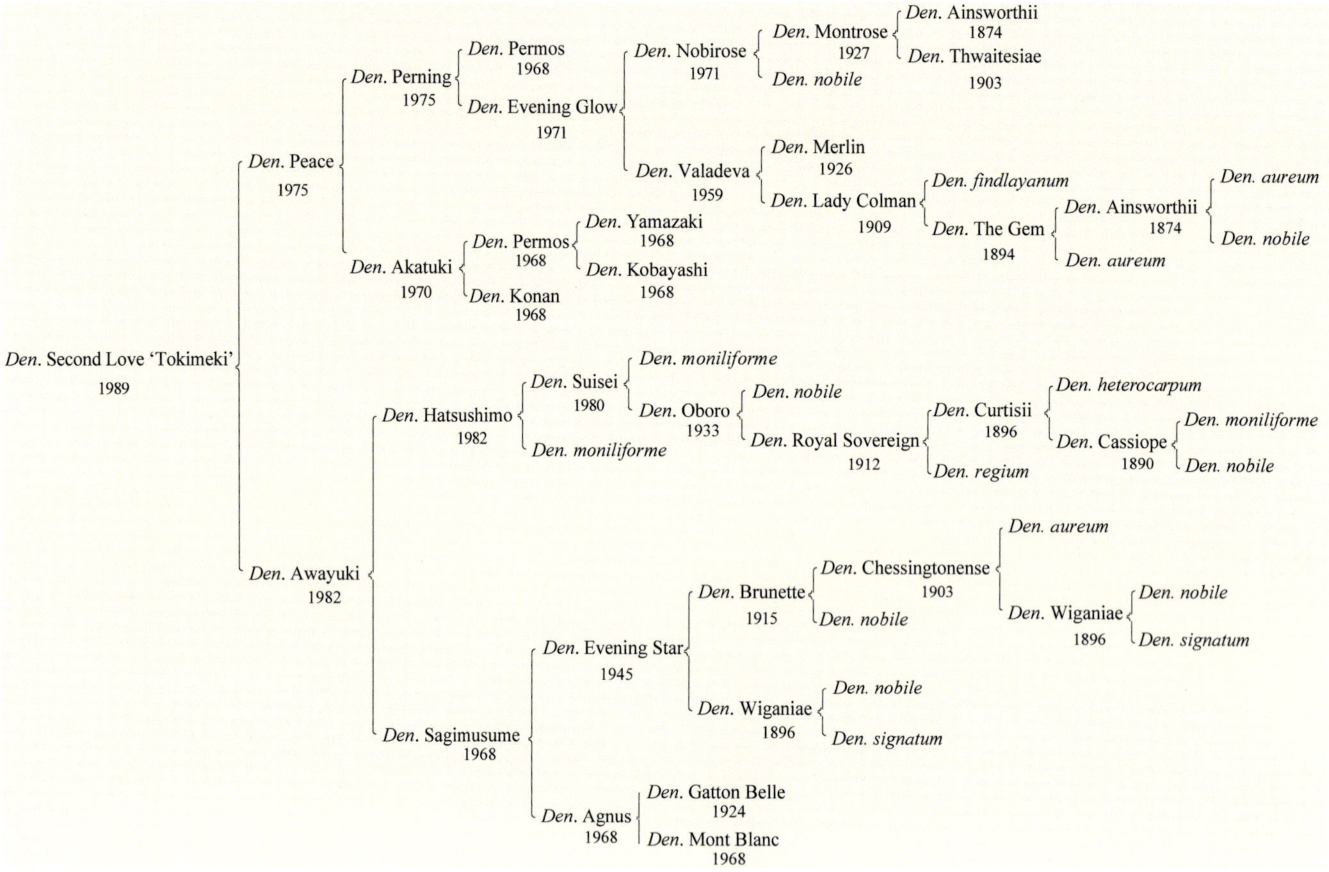

图 7-41 ‘萌兔’杂交谱系图

数据来源：英国皇家园艺学会

第三节　春石斛杂交育种的主要亲本

春石斛杂交育种的主要亲本有金钗石斛、尖刀唇石斛、棒节石斛、肿节石斛、矩唇石斛、独角石斛、王石斛、黄喉石斛、细茎石斛、大苞鞘石斛、钩状石斛、铬黄石斛等（表 7-1）。

表 7-1　春石斛杂交育种的主要亲本及亲本参与杂交的频次（2023 年 7 月）

种名	频次/次		
	母本	父本	合计
金钗石斛 *Dendrobium nobile*	59	92	151
细茎石斛 *Dendrobium moniliforme*	48	39	87
尖刀唇石斛 *Dendrobium heterocarpum*	40	14	54
紫瓣石斛 *Dendrobium parishii*	8	34	42
鼓槌石斛 *Dendrobium chrysotoxum*	6	32	38
大苞鞘石斛 *Dendrobium wardianum*	3	35	38

续表

种名	频次/次		
	母本	父本	合计
棒节石斛 *Dendrobium findlayanum*	15	20	35
铬黄石斛 *Dendrobium friedericksianum*	10	24	34
黄喉石斛 *Dendrobium signatum*	6	24	30
矩唇石斛 *Dendrobium linawianum*	16	13	29
独角石斛 *Dendrobium unicum*	6	21	27
兜唇石斛 *Dendrobium aphyllum*	12	13	25
报春石斛 *Dendrobium primulinum*	9	12	21
球花石斛 *Dendrobium thyrsiflorum*	2	16	18
重唇石斛 *Dendrobium hercoglossum*	7	11	18
矮石斛 *Dendrobium bellatulum*	3	11	14
王石斛 *Dendrobium regium*	4	10	14
聚石斛 *Dendrobium lindleyi*	0	9	9
喇叭唇石斛 *Dendrobium lituiflorum*	4	4	8
肿节石斛 *Dendrobium pendulum*	7	0	7
晶帽石斛 *Dendrobium crystallinum*	2	5	7
串珠石斛 *Dendrobium falconeri*	4	3	7
钩状石斛 *Dendrobium aduncum*	3	4	7
黑毛石斛 *Dendrobium williamsonii*	4	1	5
长苏石斛 *Dendrobium brymerianum*	4	1	5
玫瑰石斛 *Dendrobium crepidatum*	2	3	5
束花石斛 *Dendrobium chrysanthum*	0	5	5
霍山石斛 *Dendrobium huoshanense*	2	2	4
短棒石斛 *Dendrobium capillipes*	1	1	2
曲轴石斛 *Dendrobium gibsonii*	1	0	1

第四节　品种培育目标

春石斛品种是由金钗石斛、尖刀唇石斛、棒节石斛等原生种相互杂交培育而成。春石斛耐低温，用春石斛杂交的后代也可利用低温调控花期。春石斛最先由英国引入欧洲栽培，并进行改良和育种。20 世纪 40 年代后期，日本大力发展春石斛，通过春石斛品种与原生种间杂交，培育出许多花大色艳、花期更长和花色浓郁的园艺品种。这些品种成为日本出口石斛的主要品种。

春石斛若想在元旦、春节开花就需要进行花期调控。春石斛品种植株高大，营养生长期长，花期一般为 3～5 月。春石斛培育周期较长，生产成本高，花期调控存在难度，调控成品率不充分，易错过年宵花市场。同时，春石斛淡季销量少，价格低。春石斛植株喜低温，花期容易受环境温度影响，低温下单花可持续开6～8周，高温时花期缩短。一旦花谢，销售就很困难，损失较大。总之，国内春石斛品种选育以及配套控花等技术的落后，制约了春石斛产业的发展。培育种植时间短、易开花、需冷量低的春石斛品种成为发展春石斛产业的关键所在。

（1）育种目标

春石斛的世界性育种目标如下。

- 选育花期长的品种。
- 选育需冷量低、易开花、花芽低温处理时间短、对温度不敏感的品种。
- 选育花大、花色新奇、花瓣质地厚的品种。
- 选育株型佳、易栽培、抗性强、耐病性强的品种。
- 选育着花性良好、单花芽生花蕾超过3个的品种。
- 选育催花后新叶早来、繁殖性佳的品种。
- 选育矮化、下垂等品种。

（2）品种评选

国际上习惯用百分制来评选石斛品种，其中，花形30分，花色30分，其他特征40分（表7-2）。用统一的标准对种类极多又富于变化的春石斛进行评价，可将春石斛分成两大类：一类是金钗石斛的杂种类，多在春季开花；另一类是蝴蝶石斛的杂种类，多在秋季开花。

表7-2　石斛品种评选评分表

类型	特征	评分标准	项目分	评分	总分
春石斛品种	花形	花朵浑圆、丰满，以蕊柱基部为圆心，各瓣片组成一个周圆；萼片、花瓣、唇瓣之间排列成一个等边三角形的为好；萼片应宽阔，花瓣应上扬或呈拱门形，边缘应起皱或呈波状；唇瓣应与花瓣比例适当，下部宽阔、舒坦，左右对称，边缘应有皱；从侧面看，花应成一平面，特别是唇瓣应向下弯，忌直角伸出	30		
	花色	花色明朗亮丽，如有变化，应给人和谐之感，忌有脱色、泼斑	30		
	其他特征	花瓣、萼片质地应为蜡质或绒质状；花梗要强壮、高挺，以充分托举各花朵	40		
秋石斛品种	花形	花形丰满开展，萼片排列成等边三角形，上萼片较侧萼片稍宽大；花瓣宽、平，布满萼片空隙，其中脉以平坦为优	30		
	花色	花色以鲜明为佳，若带色斑，应优美悦目，唇瓣的色彩、色斑要醒目	30		
	其他特征	花序随亲本系统有差异，以弯拱形为优，花朵排列须疏密适中，以充分展示各花朵的美丽	40		

第八章 春石斛栽培与管理

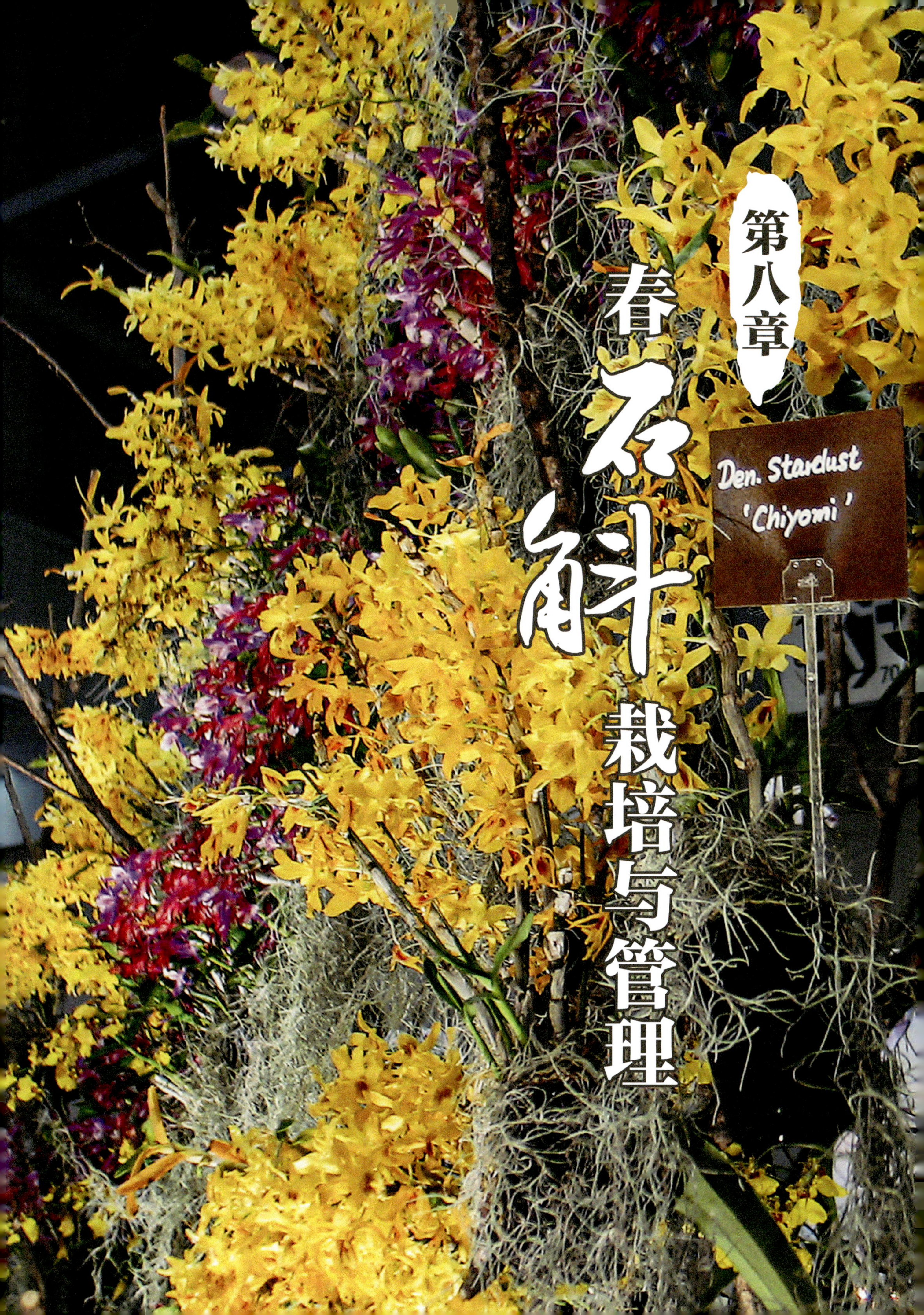

近年来，随着我国花卉产业日新月异的发展，人们对洋兰观赏价值的要求日益提高。春石斛为市场上刚刚兴起的高档盆栽花卉，具有较高的观赏价值，春石斛花色艳丽、观赏期较长，是年宵盆花的后起之秀。春石斛喜干、耐旱、喜光、耐低温，在我国有着很大的发展优势。再加上春石斛投资小，利润高，产出比极高，花期又处在我国春节前后，因此很多企业看好春石斛，把它作为主导产业优先发展（图 8-1～图 8-5）。春石斛销售前景被看好，将逐渐成为年销花卉的新宠。

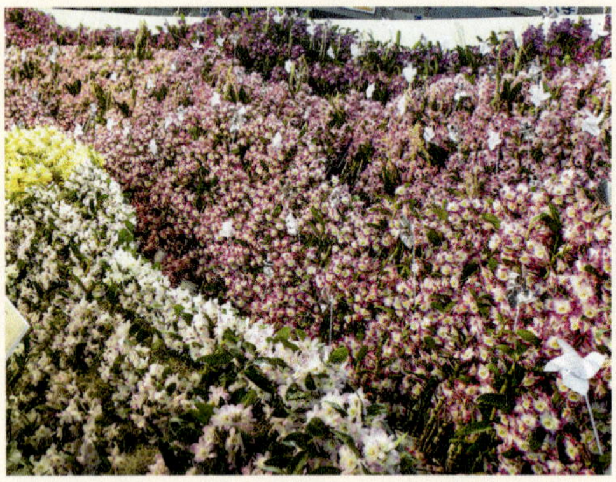
图 8-1　兰展中的春石斛

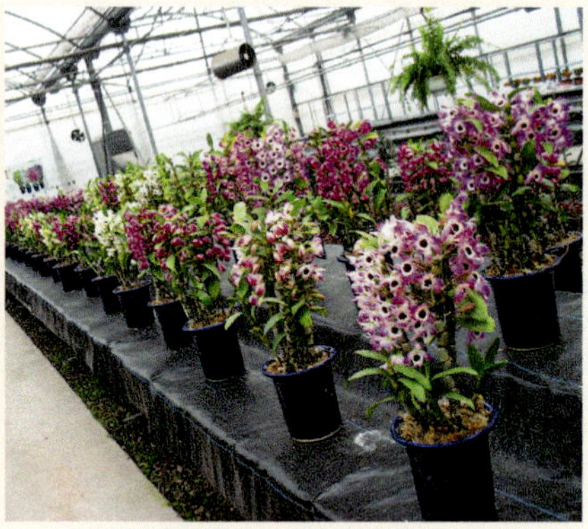
图 8-2　春石斛展销

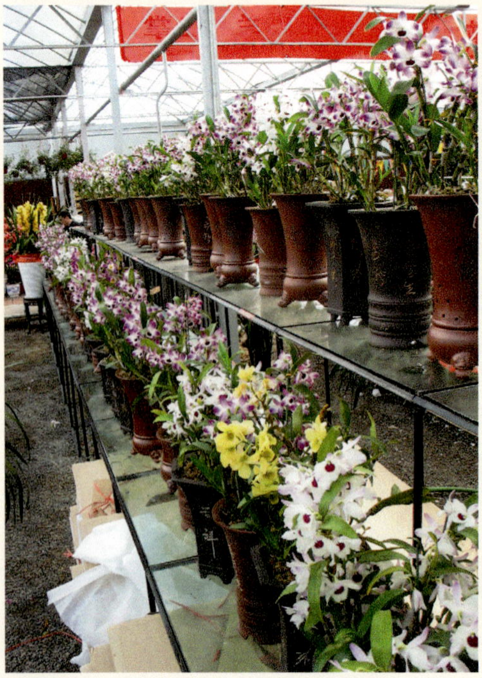
图 8-3　北京花市春石斛

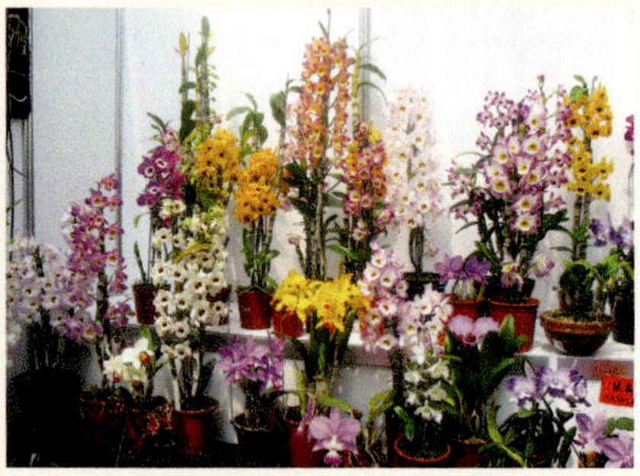
图 8-4　销售中的春石斛

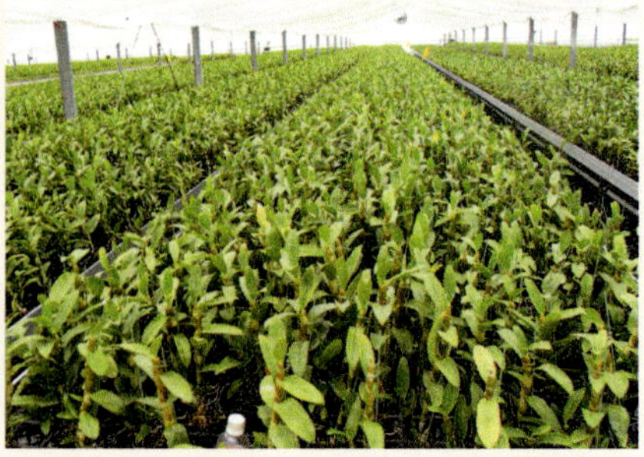
图 8-5　冬季连栋温室春石斛生产

第一节 产业发展

1. 发展概况

春石斛是洋兰家族中的“大家闺秀”，花色艳丽多彩，茎叶美丽，具有极高的观赏价值。21世纪初，春石斛刚进入我国市场时，一盆4株组合的春石斛市场价竟高达六七百元，有的甚至高达上千元。2001年春节春石斛开始上市，广州花卉研究中心曾从日本引进过一批春石斛盆花，投放到广州年宵花市场，卖到880元/盆，当年春石斛还被评为广州“十大花王”之一。春石斛在我国花市崭露头角。2002～2003年我国从日本引进的品质较高的春石斛售价超过千元，观赏性极佳。到2004年，春石斛已成为继火鹤和竹芋之后，最值得关注的盆花。

2001年，韩国的兰花企业开始把春石斛批量出口到我国，每盆售价两三百元。尤其是在北京、上海、广州等城市，春石斛高档组合盆栽的市场需求持续上升。2004年春节期间，我国从日本进口的春石斛每盆（6株）成本高达400元，批发价高达600元。

日本花协提供的统计数据显示，日本2002年产出2000万盆洋兰，其中蝴蝶兰占30%，大花蕙兰占25%，文心兰占20%，春石斛占20%，卡特兰占5%。日本是花卉消费较成熟的国家，其花卉产品结构对我国花卉产业有很高的参考价值。近年，我国兰花产业中蝴蝶兰、大花蕙兰等的产量已严重供大于求，而春石斛可上市的盆栽不足10万盆，说明春石斛产业具有较大的发展潜力。现今，在我国云南、四川等地，随着药用石斛的迅猛发展，春石斛等观赏石斛广受关注，发展势头良好。

2. 发展优势

（1）观赏价值高

作为商业化的盆花品种，春石斛有独特优势。春石斛茎每节腋芽上都会开出3或4朵花，直立的茎上花团锦簇。春石斛花色丰富，单株花期长达6～8周，低温下花期更长。春石斛盆花新奇，符合人们求新求异的消费特点，必将成为高档的礼品花卉。

（2）成本低，适应我国气候

春石斛对栽培设施要求低，在南方只需要可调节光照的遮阳网及遮雨设备，不需要水帘降温设施。春石斛喜欢较低的温度，在寒冷地区，一般的日光温室就可生产。与蝴蝶兰、大花蕙兰相比，春石斛具有加温时间短、能源消耗少、费用低的优势。

（3）栽培周期短，繁殖、栽培容易

春石斛栽培周期短，克隆苗栽培2～3年可开花，扦插苗栽培2年可开花，分株苗当年或隔年可开花。每100m^{2}可种3000株开花株，单位面积产出量大。

春石斛是多茎类植物，生命力旺盛，抗病能力强。大量繁殖可采取扦插和高芽分株上盆法，繁殖系数高。喜肥、喜光，管理相对粗放，只要肥水充足就能茁壮生长。很少发生细菌腐烂病和炭疽病。

（4）花期可调控

作为年宵花卉产业的重要品种，花期的可控性至关重要。春石斛的自然花期为3～5月，通过低温调控可使花期提前至1～2月。春石斛花期可精准调控，使之集中在春节前开花。生产者可根据市场需求组织生产，供应商品。

（5）技术含量高

春石斛营养生长的理想日间温度为28℃，理想夜间温度为18℃，保持不被冻伤的最低温度为8℃。春石斛较耐低温，较适于北方温室发展。春石斛栽培设施简单，但并不代表栽培技术简单。春石斛生长期要求茎段的花芽发育充分，进入花期前需要低温，其间的水肥管理技术和花期调控技术的水平直接影响成品率。

第二节　形态特征与生长发育

春石斛花为典型的节生系，总状花序生于每节叶腋，花梗从叶腋间抽出。一个茎可同时开出十至几十朵花。总状花序上着生2～5花，花数随品种而异。花色有红色、黄色、白色、紫色、绿色、粉色等。依唇瓣颜色可细分为黄瓣黄唇、黄瓣深紫唇、白瓣深紫唇、紫红瓣深紫唇、紫红瓣黄唇等。花径6～8cm，也有10cm以上的大花。花朵结构简单，萼片3，花瓣3，蕊柱1（图8-6，图8-7）。自然花期为第2年春季落叶后，花期长，花期持续时间达1～2个月。花色繁多，色彩艳丽，花常具香味，具较高的观赏价值。

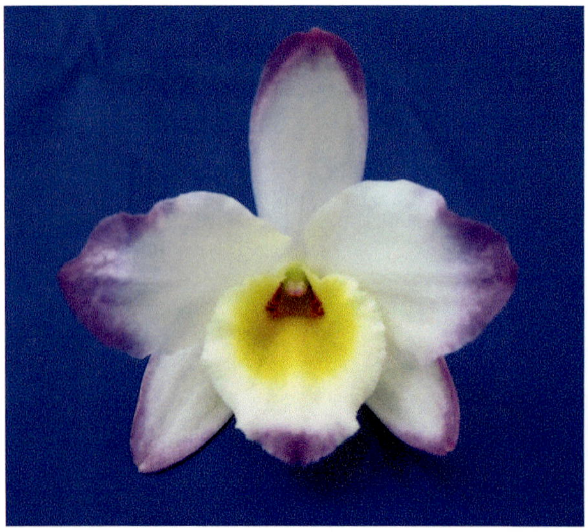

图8-6　花朵

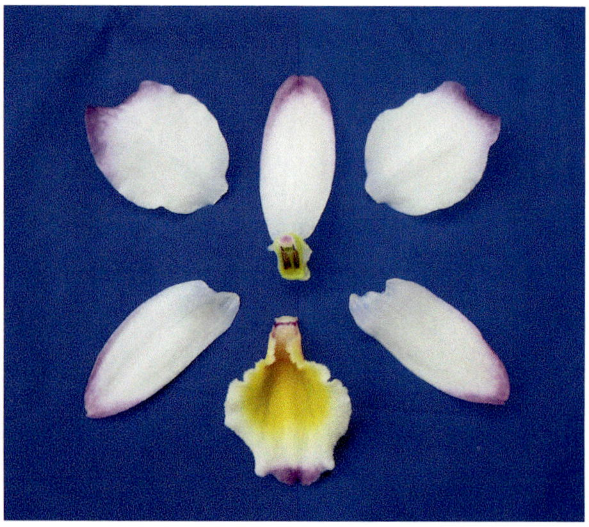

图8-7　花瓣和萼片

春石斛为复茎性洋兰，每年生长季开始时，在茎基部可萌发1～4个新芽成为下一代新茎。新茎生长至秋末冬初封顶，出现休止叶。叶片则脱落或保持到下一年春季。而成熟茎在感受低温之后，除基部2～4个芽外，其余节间腋芽膨大，均可能发育成花芽或高位芽。花谢后老茎逐渐萎缩，基部会再长出新芽，同时，未开花老茎产生高芽，高芽先长茎，后下端生根，形成完整植株，之后可切离栽植（图8-8～图8-12）。

春石斛的花芽在秋冬季冷凉和干燥时形成，到春季应时开放。花着生于茎节两侧，多数花梗较短。花后茎基部长出新芽，当年发育成新茎，老茎则逐渐皱缩。

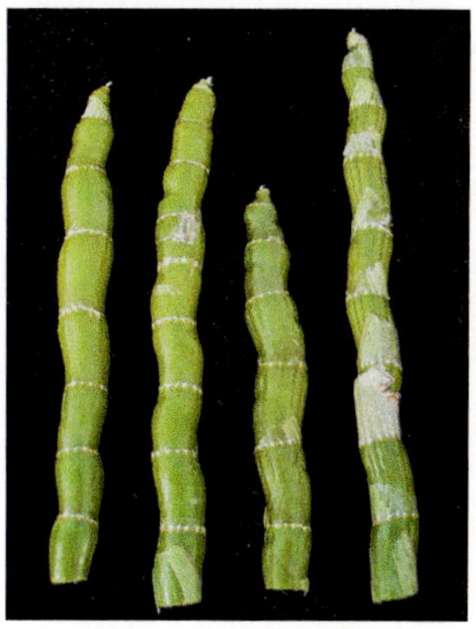

图 8-8　成熟鳞茎

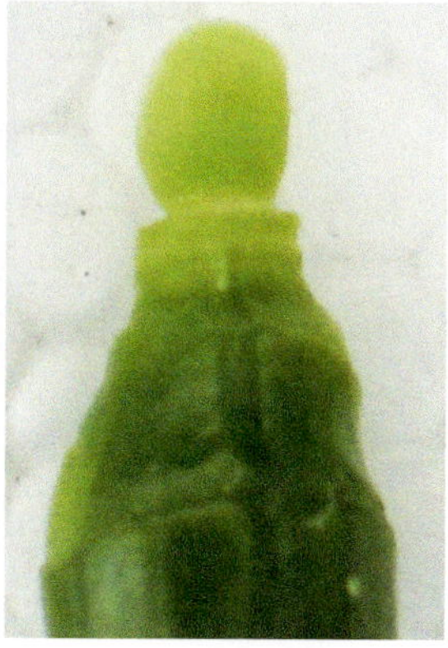

图 8-9　假鳞茎顶端

1. 茎、叶生长动态

2月下旬至4月间选留鳞芽比较合适，留粗壮不徒长的新芽进行培养。不同长度的茎生长速度基本一致，同一茎不同时间生长速度维持稳定。茎日均生长量为0.27～0.28cm，月均生长量为8.21～8.41cm。进入9月上旬，茎长度增长减缓，转向增粗，开始封顶。秋季封顶时，茎高达50～60cm。

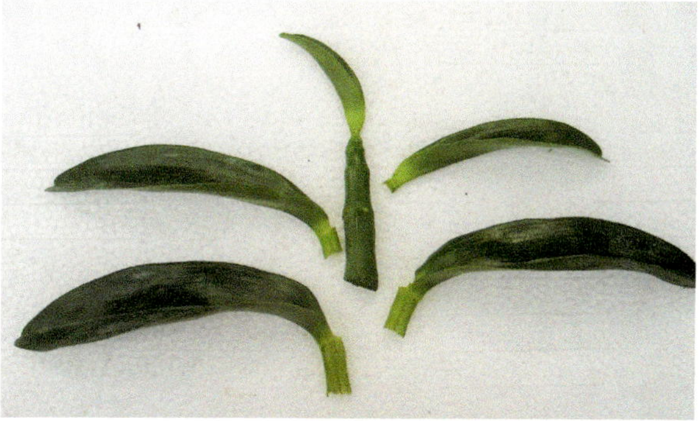

图 8-10　生长茎顶部各叶片形状

生长期顶部叶不断生长，前3枚叶不断增大，第4枚叶可达到正常大小。叶日均生长0.35cm，月均生长10.5cm，单枚叶从幼叶至长成需45天。叶正常长度为15.8～15.9cm。

秋季封顶时，茎成熟节间平均长度为3.57cm，单节成熟需52.5天。顶部第1节间位于第4枚叶下方，前3节生长快，第4节生长减慢，第5节停止生长，长度达到正常大小。第5节位于第8枚与第9枚叶之间。

茎9月中旬至10月中旬增粗非常快，11月减缓。茎增粗前粗1～1.5cm，增粗后粗1.8～2.5cm。粗度增加，植株绑扎容易，且观赏性好。春石斛成熟茎规格为：茎长40～60cm、粗2～2.3cm，节数基本为13～20节。

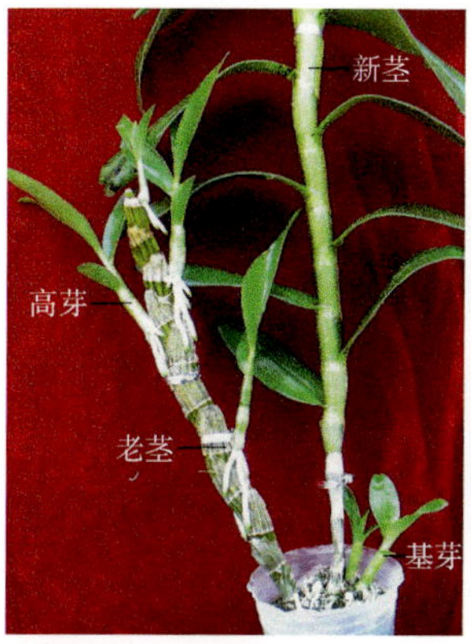

图 8-11　春石斛各部位名称

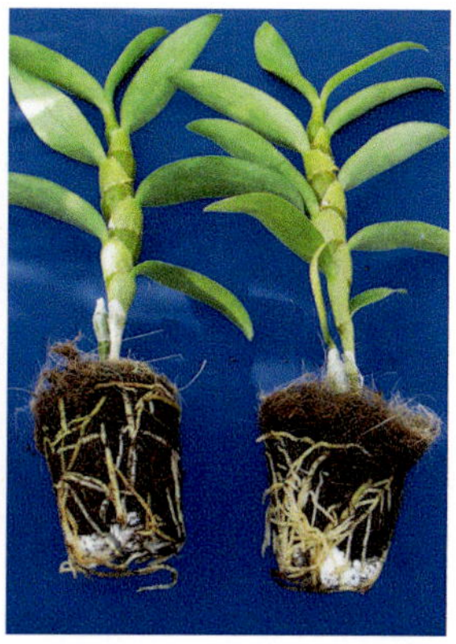

图 8-12　春石斛根系

表 8-1　春石斛茎顶部各节位置及平均长度

节	位置	平均长度 /cm	节	位置	平均长度 /cm
第 1 节	第 4 枚与第 5 枚叶之间	1.7	第 4 节	第 7 枚与第 8 枚叶之间	3.5
第 2 节	第 5 枚与第 6 枚叶之间	2.5	第 5 节	第 8 枚与第 9 枚叶之间	3.6
第 3 节	第 6 枚与第 7 枚叶之间	3.3			

春石斛茎长控制在 40～60cm 时，观赏性好，利于组盆。由表 8-2 和表 8-3 可知，以茎单日生长量 0.28cm 来模拟茎的年度生长开始期和停长期（表 8-3）。茎长与开始生长的时间有关，如果 1 月下旬开始生长，8 月底停长时茎长可达 60cm；如 4 月下旬开始生长，休止叶出现时茎长可达 40cm。

表 8-2　春石斛茎不同长度的年度生长模拟表

茎长/cm	生长时间/d	生长日期	茎长/cm	生长时间/d	生长日期
40	142.9	3 月下旬至 8 月 25 日	60	214.3	1 月下旬至 8 月 25 日
50	178.6	2 月下旬至 8 月 25 日			

注：以茎单日生长量 0.28cm、单月生长量 8.4cm 计算。

表 8-3　春石斛茎长、节数与生长时间对应表

茎长/cm	平均节数	生长时间/d	茎长/cm	平均节数	生长时间/d
20	6 节	71	60	17～19 节	214
30	8 节或 9 节	107	70	20～22 节	250
40	11 节或 12 节	143	80	22～25 节	286
50	14 节或 15 节	179			

注：以茎单日生长量 0.28cm 计算。

2. 花器发育动态

春石斛低温春化几周后，腋芽开始萌动。花芽从萌发到开花生长较为缓慢（表 8-4）。植株现蕾后，提高温室温度，有利于花蕾的膨大和开花。由于春石斛喜低温，在花开后保持较低的温度有利于延长花期。花瓣长小于 6.5cm 为小花，6.5～7.4cm 为中花，7.5～8.4cm 为中大花，8.4cm 以上为大花。

表 8-4　春石斛花的生长发育

花发育阶段	发育状态	时间	花发育阶段	发育状态	时间
萌芽期	破芽 → 芽 2cm	2～3 周	显色期	花蕾露色 → 花朵绽放	3 天
伸长期	芽 2cm → 花芽伸长	1～2 周	开花期	花开 → 花萎蔫	4～7 周
现蕾期	现蕾 → 花蕾露色	2～3 周			

石斛均为典型的附生植物，在野外，附生在林中或溪边的树干上或岩石上，发达的根系只起固着作用。根系通常大部分裸露在空气中，沿树皮或岩石表面生长，很少有腐殖质覆盖在其上。茎呈或长或短的棍棒状，呈丛生状，直立或下垂，通常两头细中间粗；有节，节上着生叶片。茎较肥厚，有贮存水分和营养的功能。

落叶类石斛每年春季开始时茎基部长出新芽。在旺盛生长的夏季过后，茎明显增粗、肥厚。经过春、夏、秋三季的生长发育，在当年生长季节结束时（秋末至初冬）形成成熟的茎。在接下来的干旱和低温时期（旱季）茎开始花芽分化并形成花芽。这一阶段需较充足的光线和较大的昼夜温差。春季到来后，随着温度的逐渐升高和湿度的增加，花芽逐渐长大并开放（图 8-13）。

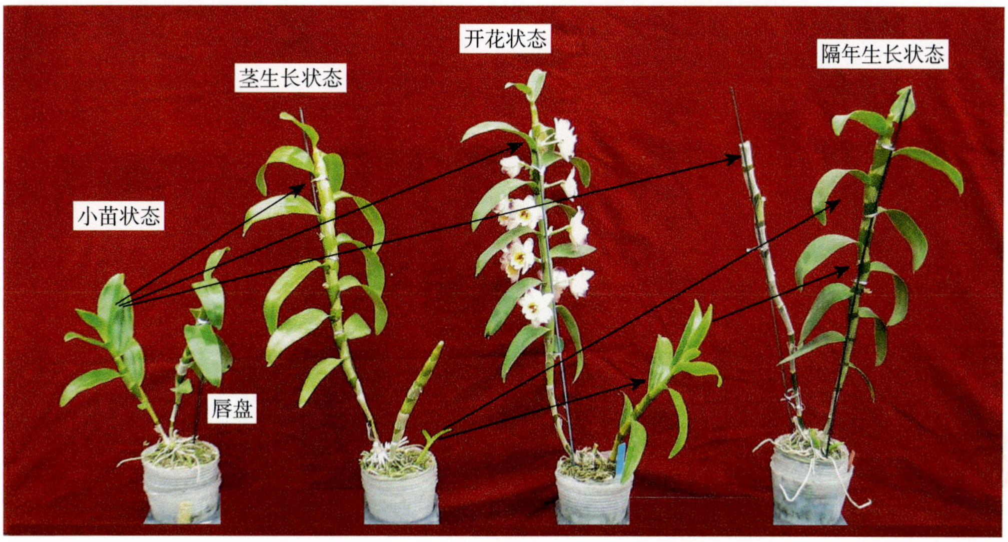

图 8-13　春石斛各部位生长变化示意图

春石斛通常在茎的中下部各节抽生花序。每花序有花 2 或 3 朵。不同种、品种的花形、花色、花的大小和花期不同。开花时或花期过后，茎的基部长出新芽。新芽经过春、夏、秋 3 个季节长成新茎，开过花的老茎则逐渐皱缩、枯黄，不再开花。气候改变或栽培管理不当、温度偏高等因素，会导致花芽分化不良。

当春季来临，这些芽便萌发出叶芽，稍长大后便在芽的基部长出数条小根，在老茎上形成一株株完整的小植株。这种芽称为高芽。石斛栽培中，根系生长不良才会出现大量高芽。但在石斛类的园艺栽培中，高芽是一种较好的繁殖材料，有一定的应用价值。将这些高芽从母株上切下，单独栽种，便能长成新的植株。虽然高芽分株繁殖的繁殖率较低，但其苗的生长速度远快于扦插繁殖和组培繁殖。

春石斛和部分喜冷凉的常绿石斛大多分布在亚热带山区和热带海拔比较高的地区。这些地区夏季多雨，湿度大，适合植株生长；冬季较低的温度、昼夜较大的温差和相对干燥的环境可促进叶落和花芽形成，只需避免 5℃以下低温即可。

第三节　栽培与管理

1. 栽培基质

春石斛根系为气生性，根系发达，茎粗壮，抗干旱能力较强，需排水、通气良好又具有一定保水力的基质。基质需微酸性，pH 4.5～6。春石斛植材不可太粗，因为其根属于细幼型，不适合太粗或过干燥的植材。可选用的栽培基质有树皮、碎瓦片、兰花石、碎蕨根、木炭、锯末、刨花、桫椤碎等。规模栽培以松树皮、兰石、木炭混合效果较好。春石斛栽培不宜用蛭石、腐叶土之类的基质，否则保水性太强，透气性不足，易发生烂根。

（1）树皮与木屑

树皮是春石斛栽培常用植材之一，主要来自松树皮。现在也有由新西兰进口辐射松树皮制造而成的，质量较好，价格也贵，国内部分企业进口使用。

树皮按粒径大小分为以下几种规格：

1）1 号树皮（大），粒径 10～15mm；

2）2 号树皮（中），粒径 7～9mm；

3）3 号树皮（小），粒径 4～6mm；

4）4 号树皮（细小），粒径 2～3mm。

石斛小苗栽培用 1 号树皮，大苗栽培一般用 2 号和 3 号树皮。树皮如混杂有细木屑，种植前要先过筛、分级、浸泡，捞起后平铺于阳光处暴晒，每 2h 将底层翻上来，直到完全晒干（图 8-14）。此前置作业可事先处理，处理完后放于干燥处，需要时直接使用即可。

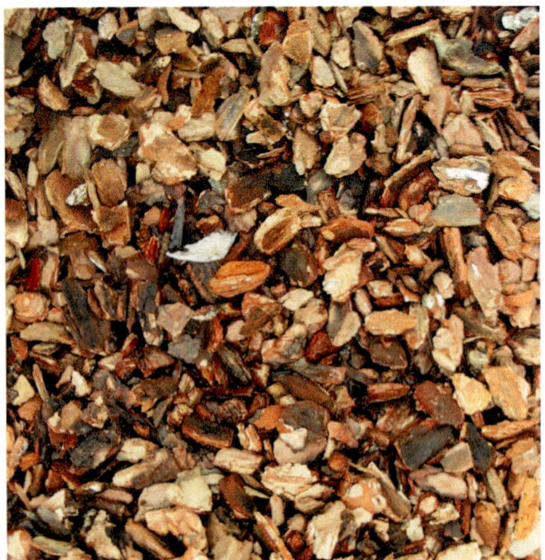

图 8-14　树皮基质

（2）兰石

兰石属于非金属矿物质，主要成分是二氧化硅（SiO_2）、氧化铝（Al_2O_3）、氧化钙（CaO）和一定含量的结晶水。矿石经过人工粉碎，分级形成一定粒径的矿砂颗粒，在瞬间高温下，矿砂颗粒内部结晶水汽化产生膨胀力，将熔融状态下的兰石矿砂颗粒瞬时膨胀，经冷却后形成多孔轻质白色颗粒，该白色颗粒理化性能十分稳定。

兰石颗粒粒径 2～5mm，表面会吸附一些水分，其 pH 为 7.0～7.5，耐用，不会产生酸性物质，质量轻，颗粒小，主要作为混合植材或填充使用。市售兰石主要有两种规格：粒径 1～4mm 和 2～8mm，其中 1～4mm 常用。使用前只需用滤网筛选，细屑不用，保存时放在干燥处即可（图 8-15）。

（3）树蕨板

树蕨板是用桫椤木的边材切割加工而成，表面有许多黑色蛇木，疏松透气（图 8-16，图 8-17）。用树蕨板栽种，水浇入后可迅速排掉，潮而不湿，根部不积水。植株要放在板中央靠上位置，根部填充树皮或蕨根，用尼龙丝或细铁丝（勿伤根）固定在蕨板上。对于排水性良好的基质，推荐使用塑料或其他聚乙烯花盆。可用 5～10cm 口径的花盆，若花盆过大不利于植株生长。

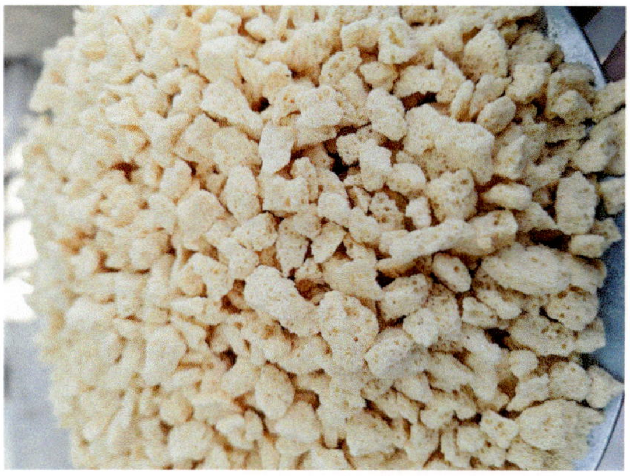

图 8-15　兰石基质

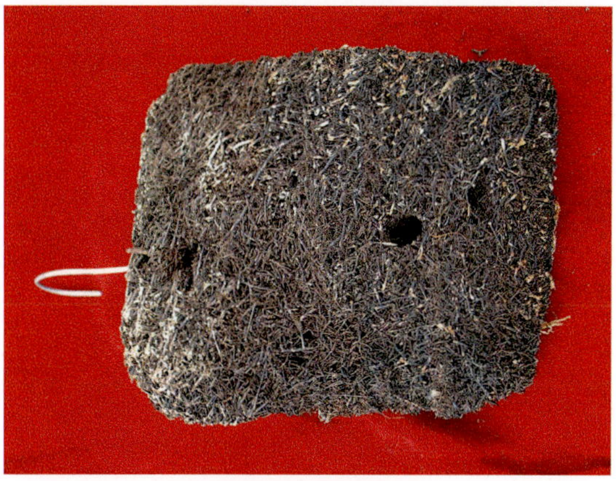

图 8-16　蛇木板

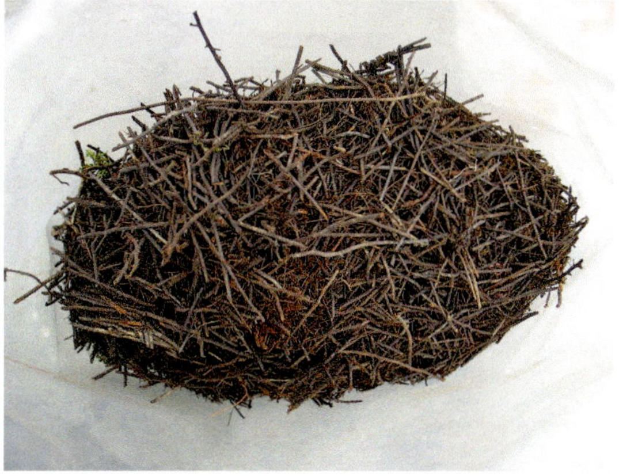

图 8-17　蛇木（树蕨）

（4）椰丝与椰糠

椰子的椰块可制成园艺的植材，由椰子的壳层纤维经切割、水洗脱盐、高温发酵等制成。椰块价格便宜，保水性佳，为常用植材，pH 为 5.8～6.4，电解质非常低，可有效促进根群发育。椰块与其他植材相比，优点是换盆移株更容易长出新根。

椰块规格大致分为小（长 3～5mm）、中（长 8～12mm）、大（长 12～18mm）3 种尺寸。其处理过程同树皮，只是椰块在使用前必须充分泡水 2～3 天，勿超过 3 天。注意：浸泡时间太长植材会泡坏，晾晒时要充分晒干，防止滋生霉菌。

椰块粉碎就可形成椰丝和椰糠（图 8-18）。将椰块粉碎成粒径 0.2cm 的颗粒，用清水浸泡 2 天，就是组培苗生长的良好基质。椰糠是组培苗和扦插苗用的较好基质，其排水透气性好，可满足春石斛幼苗的生长条件。容器用育苗盘、小营养钵或穴盘，使用前须“除涩”。小苗上盆、大苗上盆和换盆采用椰丝、水苔或水苔与椰丝的混合基质（图 8-19，图 8-20）。多株组盆栽培采用椰丝混合少量椰糠。

（5）水苔

水苔通气性、排水性好，栽培的春石斛生长旺盛。水苔使用前用清水洗 2 或 3 次，浸泡、甩干备用。成龄苗使用水苔栽培，植株直立性好，株型易控制。水苔持水性强，不过使用 1～2 年后质地会改变，需更换基质（图 8-21）。水苔淋水次数要比其他基质少，否则易烂根。用少量水苔包裹住春石斛根系中心部分，大小以 10～12cm 直径为宜，挤入 9cm×9cm 营养钵中（图 8-22）。注意根系卷裹要大小适宜、松紧适中，太松苗易倒伏，太紧根系生长受阻。

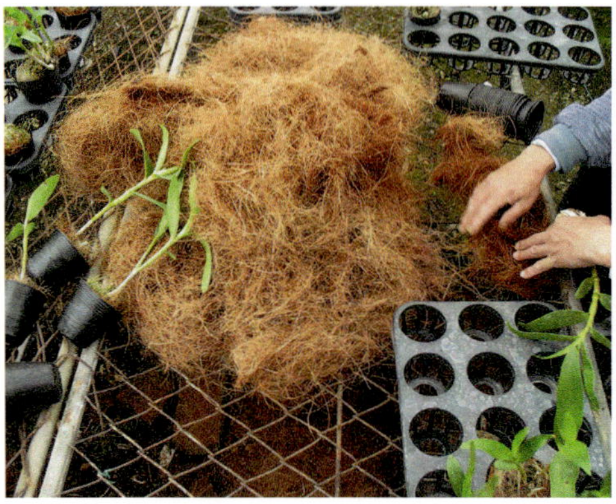

图 8-18　椰丝基质

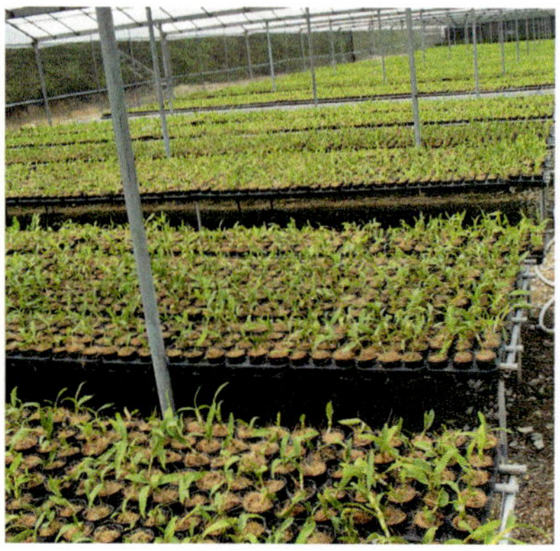

图 8-19　深圳春石斛扦插苗椰丝栽培

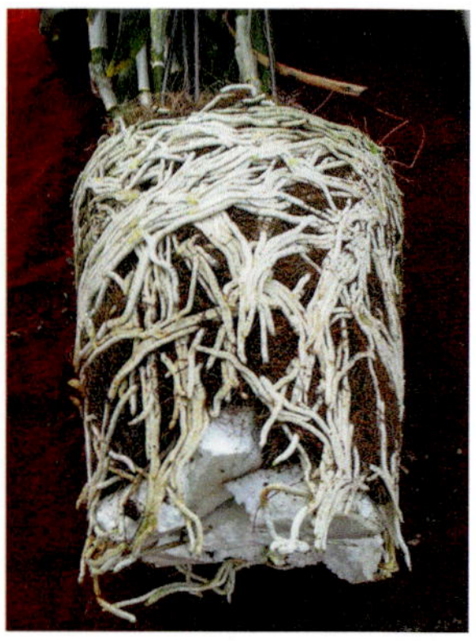

图 8-20　椰丝大盆栽培的根系

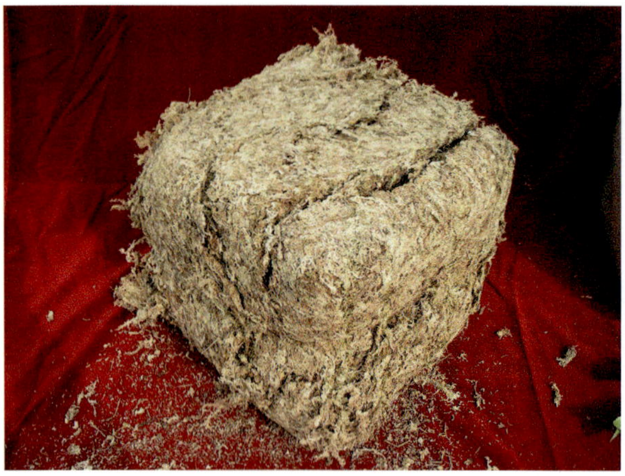

图 8-21　水苔基质

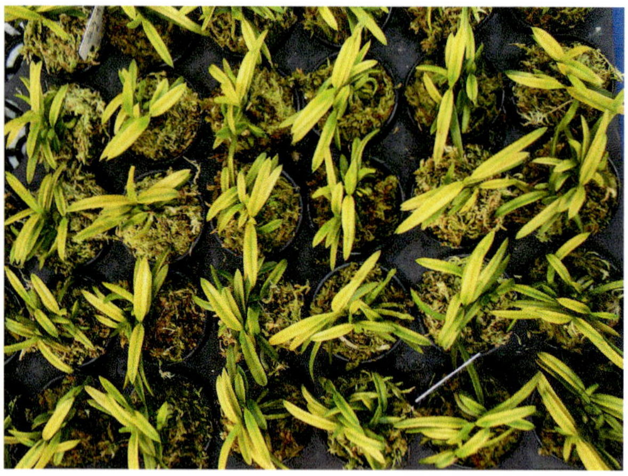

图 8-22　石斛水苔栽培

2. 电导率仪、酸度计、照度计

现代化的温室中适宜的电导率、pH、光照强度是植株栽培和生长所必需的。电导率仪、酸度计（pH 计）、照度计可把栽培技术和经验量化，具有操作可重复性和稳定性，可以提高盆花养护水平、降低经验的不确定性（图 8-23～图 8-25）。电导率可调控肥水浓度。溶液 pH 可通过添加硝酸或硫酸来调整。光照强度可通过开合内外遮光幕、拉遮阳网等来调控。

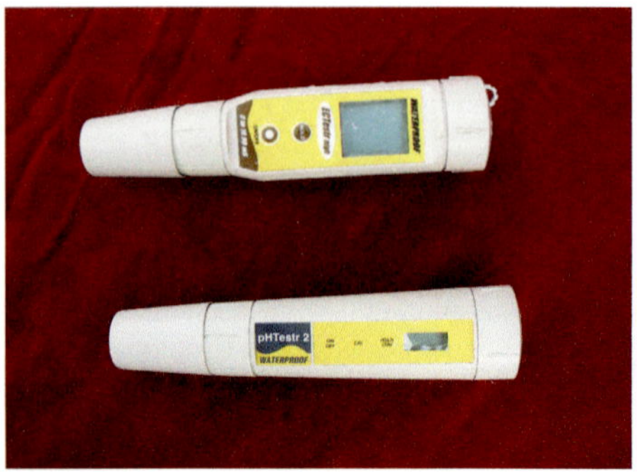

图 8-23　电导率仪（上）、酸度计（下）

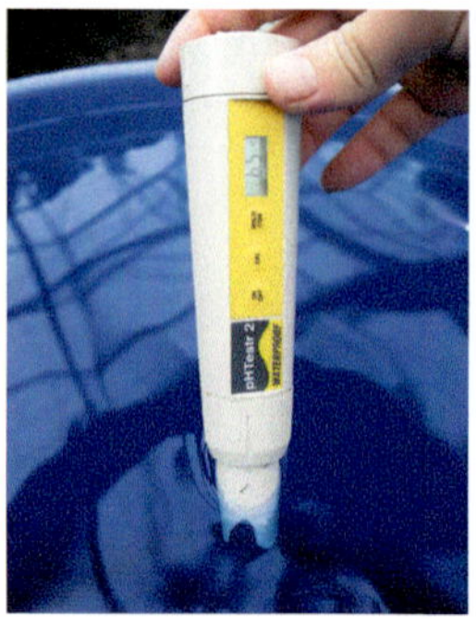

图 8-24　pH 的测量

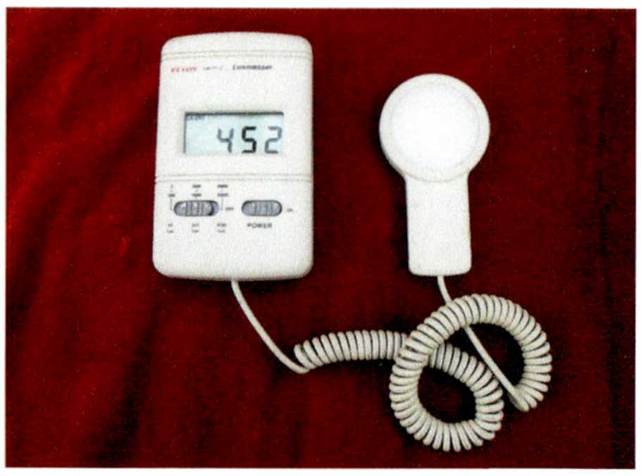

图 8-25　便携式照度计

（1）便携式电导率仪

肥水或营养液中各种肥料元素以离子状态存在，其总离子浓度可通过电导率仪测定（表 8-5）。肥料浓度可精确调控，可以做到精准的配方施肥。常用便携式电导率仪体积小、重量轻、操作简单，是无土栽培中配方施肥必不可少的仪器。

表 8-5　电导率与溶液浓度对照表

电导率/(mS/cm)	大量元素含量/(mg/L)	电导率/(mS/cm)	大量元素含量/(mg/L)
4.470	4.80	2.440	2.40
4.030	4.32	2.000	1.92
3.690	3.84	1.580	1.44
3.280	3.36	1.110	0.96
2.870	2.88	0.628	0.48

（2）便携式酸度计

使用便携式酸度计可非常方便地调整肥水酸碱度。使用时首先取下保护套，用蒸馏水清洗电极，用滤纸擦干。接通位于电池仓上的开关，将酸度计插入被测液体。轻轻搅拌溶液并放置 2min，读取显示值。使用完毕后，清洗电极，关掉开关，套上保护套。

（3）数字式照度计

春石斛对光照的要求较高，照度计可使光照管理量化，提高温室种植水平。使用时，打开电源开关，取下传感器盖，把传感器放在最能体现盆花光照强度的位置，选好角度，仪器就会自动显示环境中的光照强度。

3. 支柱和绑丝

春石斛绑扎所用支柱应为粗 3～5mm 的过塑铁丝，否则植株不稳。株高 30cm 以下，过塑铁丝需 3mm 粗。株高 40cm 以上，须用粗 4～4.7mm 的过塑铁丝。1～2 年生春石斛用 40～60cm、粗 4mm 的过塑铁丝。2～3 年生春石斛使用 60～80cm、粗 4.7mm 的过塑铁丝。

在春夏季植株茎增粗前，粗度（粗端直径）基本为 1.2～1.8cm。秋季茎增粗后，茎一般粗 2～2.5cm，绑丝长 9cm 即可固定（表 8-6，图 8-26～图 8-28）。

表 8-6　不同茎粗对应的绑丝长度　　（单位：cm）

茎直径	茎周长	绑丝长度	茎直径	茎周长	绑丝长度
1.0	3.1	5.1	2.5	7.9	9.9
1.5	4.7	6.7	2.8	8.8	10.8
2.0	6.3	8.3			

注：绑扎的绑丝两端各留 1cm，计算绑丝长度。

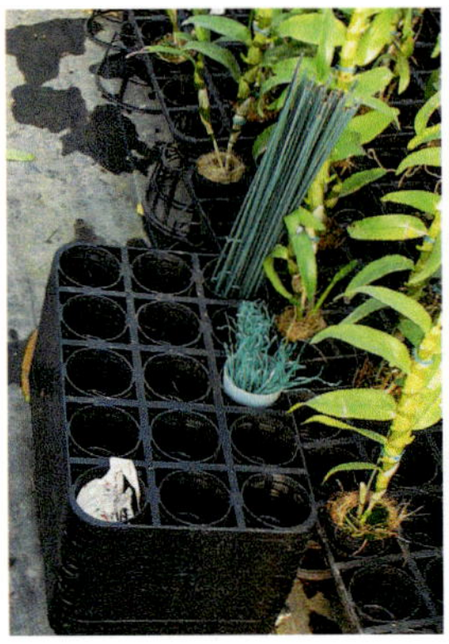

图 8-26　绑丝、立柱、15 孔托盘

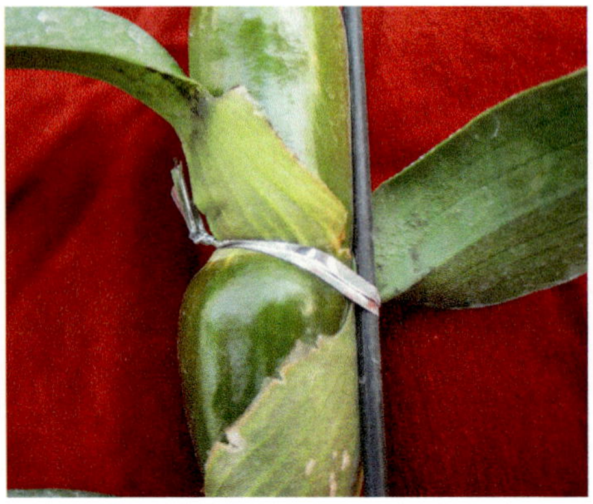

图 8-27　绑丝勒入茎中

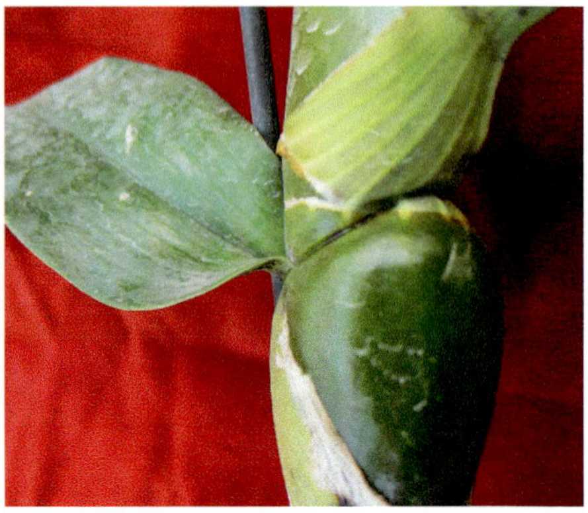

图 8-28　绑丝勒入茎中

4. 温室设施与单位面积产量

温室规模栽培可使用铝合金或钢制的栽培床，也可用石棉瓦、竹片等做成高 50cm 的简易栽植床，还可在地面铺砖或石子，保证良好的排水和整洁的环境。克隆苗或扦插苗栽植用育苗盘或 50 孔穴盘、72 孔穴盘，密度可达 2.4 万～3 万株/100m^2。克隆苗、扦插苗上盆植入 15 孔托盘，每盘 15 株，密度为 6800 株/100m^2。开花大苗，15 孔托盘放 8 株，密度为 3000 株/100m^2。

春石斛生产中托盘采用 12 孔、15 孔（表 8-7）。12 孔托盘的口径为 9.5cm，采用 11cm × 11cm 营养钵合适；15 孔托盘的口径为 7.5cm，9cm × 9cm 营养钵比较合适（表 8-8）。托盘大小和营养钵规格配套，结合得紧易固定（图 8-29）。春石斛植株较高，直立性差，须防止倒伏。除支柱固定外，还需结合网络固定等其他措施（图 8-30，图 8-31）。可采用加高营养钵（图 8-32），植株高时

表 8-7　春石斛生产中使用的托盘规格

托盘规格	适用范围	规格	单孔口径/cm	单孔底部直径/cm	高度/cm
15 孔	半成品、成品	27cm × 45cm	7.5	5.5	5.5
12 孔	成品	33cm × 43cm	9.5	8.5	5.5
12 孔加高	成品	17.5cm × 36cm	8.0	5.5	9.0
5 孔	组盆	45cm × 45cm	15.0	12.5	11.7

表 8-8　春石斛生产中使用的营养钵规格

营养钵规格（口径 × 高）	使用范围	口径/cm	高度/cm	底部直径/cm
5cm × 5cm	小苗	5.0	5.0	5.0
9cm × 9cm	半成品或成品	9.0	9.0	6.0
9cm × 10cm	成品	9.0	10.0	6.0
8cm × 15cm	成品	8.5	14.5	5.7
11cm × 11cm	成品	11.0	11.0	7.5
11cm × 12cm	成品	11.0	12.0	7.5

用高盆，利于干湿循环和根系伸展。营养钵规格 8cm × 15cm、9cm × 10cm 和 11cm × 12cm 皆合适，同时采用配套的加高托盘（图 8-33）。

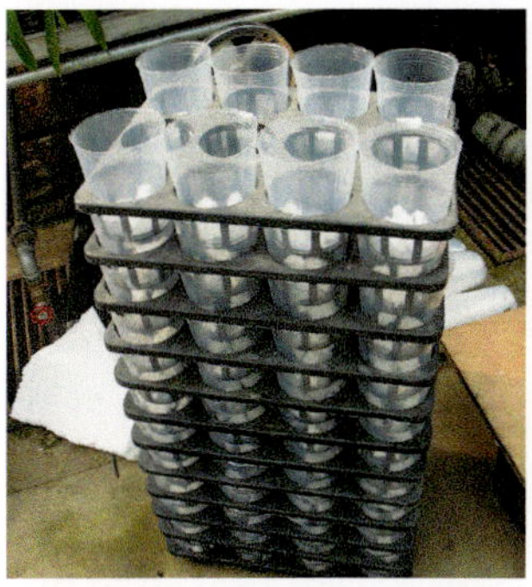

图 8-29 上盆用托盘和营养钵

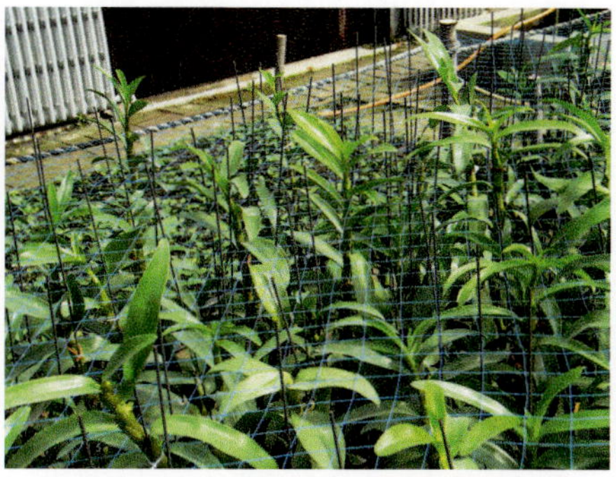

图 8-30 石斛栽培用网格固定

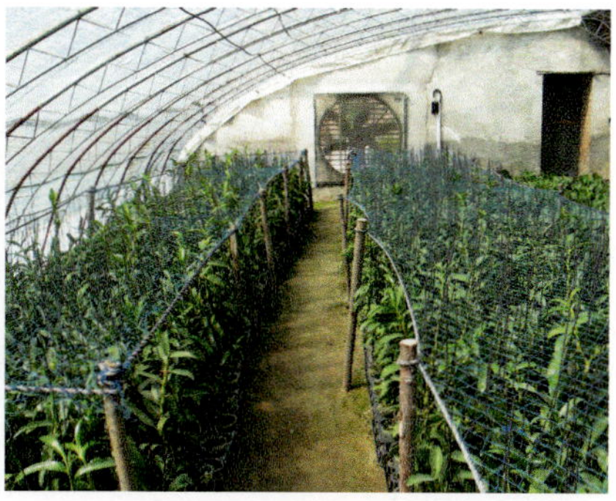

图 8-31 网格固定植株

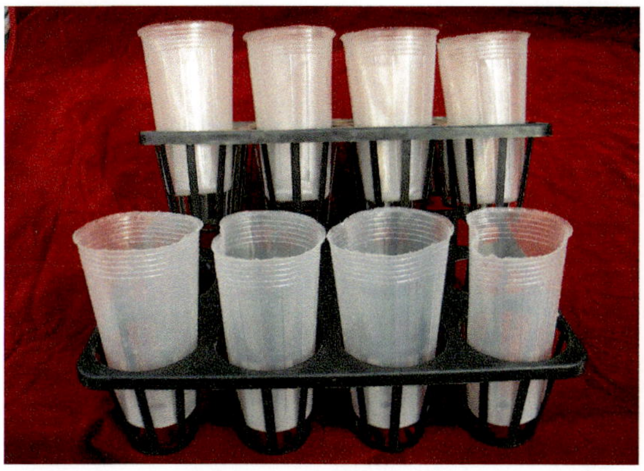

图 8-32 加高营养钵

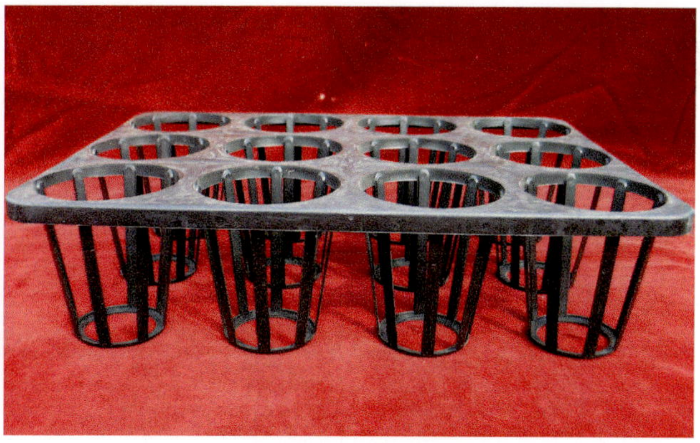

图 8-33 加高托盘

春石斛栽培花盆的选择 茎短于 45cm，选用 9cm × 9cm（口径 × 高）花盆合适。茎长 45cm 以上，选用 8cm × 15cm（口径 × 高）盆适宜。盆最大口径勿超过 12cm，同时应检查盆底排水孔是否良好。植料可用水苔或水苔与椰丝混合基质。切勿将小苗植入大盆，否则会造成排水不良，烂根。上盆时先将泡沫块等放在花盆底部，至盆 1/4 高，以增加排水透气性。

温室摆放春石斛 每张苗床宽 1.5m、长 15m，面积 22.5m^2。小苗如克隆苗、扦插苗，上盆放入 15 孔托盘（27cm × 45cm）。每托盘 15 株小苗，每平方米放 8 个托盘，共 120 株/m^2，每床摆 1500 株小苗。半成品大苗每平方米放 6 个 15 孔托盘，每托盘放 10 株，共 60 株/m^2，每苗床摆 1320 株大苗。成品苗每平方米摆 6 个托盘，每托盘 6 株成品，共 36 株/m^2。每张床放 136 个托盘，摆 816 株成品苗；每平方米 5 个 12 孔托盘，每个托盘 4 株，每苗床摆 450 株成品苗（表 8-9）。

表 8-9 春石斛生产中单位面积养护苗数

春石斛高度/cm	托盘型号	营养钵规格	单位面积托盘数/(个/m^2)	单个托盘苗数/株	单位面积苗数/(株/m^2)
＜25	15 孔	9cm × 9cm	8	15	120
25～40	15 孔	9cm × 9cm	6	10	60
41～60	15 孔	9cm × 9cm	6	6	36
＞60	12 孔	11.5cm × 11.5cm	5	4	20

第四节 肥 水 管 理

1. 施肥与浇水

春石斛及时施肥非常关键。盆栽容器一般较小，如根系生长到盆外，则需根施并结合叶面施肥。当新芽长至2～3cm时，可施1000倍液的液体肥料，4月至生长中期，可用N：P：K=20：20：20的肥料，施肥浓度1000～2000倍，可促进新芽、新叶的生长和茎的增粗。组培苗、扦插苗可选用高氮肥，1年生大苗营养生长阶段选用平均肥。3～7月每月施肥2或3次。施肥一般在上午进行，温度22～28℃时植株吸收效果最好，可将农药混入肥水中喷施。肥水的pH为4.5～5.5。

营养生长期，除了液体肥料外，可于3月至5月初每盆施5g的长效缓释肥。4月、5月各施1次固体肥料，最迟不超过6月上旬施用。通常13cm口径盆可施固体有机肥料0.2～0.5g，17cm口径盆施0.5～1.0g。此外，营养生长期还可施用豆粕和骨粉混合成的固体有机肥，置于新芽反方向的盆钵边缘，不可碰到新芽和新根。小苗施用的缓施肥的有效性不超过半年。成品使用缓施肥容易导致肥过量。以苔藓为栽培基质时，不可施油粕、骨粉等有机肥，以防苔藓变质，影响透气性，阻碍植株健壮生长。

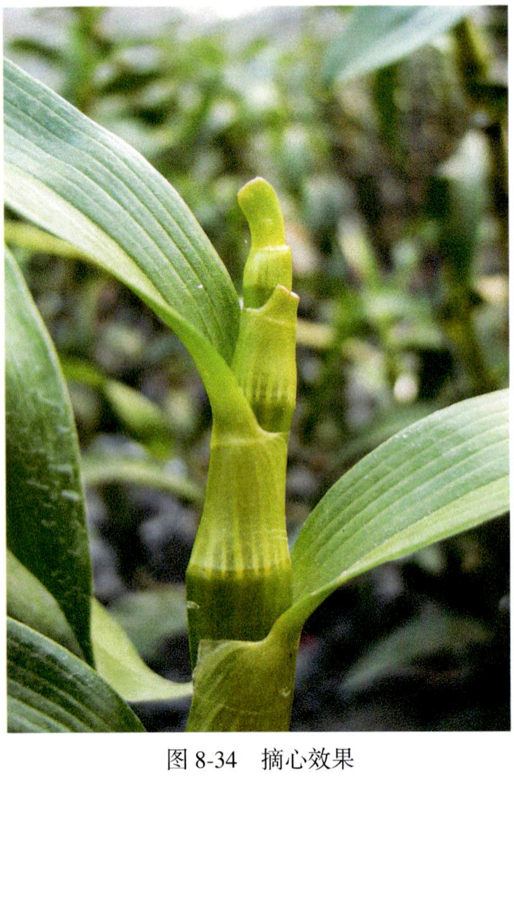
图 8-34　摘心效果

6～8月花芽分化期的成龄株以高磷钾肥（N：P：K=10：30：20）为主，以促进花芽分化、花蕾发育、开花品质，以及提高耐病虫能力。利用肥水或摘心（图8-34）对休止叶的控制应提前到7月中下旬进行，这个时间停肥利于茎停止生长。对于生长旺盛的植株，必须提前到7月上旬停肥。9～10月，植株休止叶出现。

秋季应减少浇水。春石斛喜欢微酸性至中性的水。春石斛根系喜干燥，水分过大易造成根系腐烂，可通过增加喷雾来调节水分平衡。入秋以后减少浇水，以防止烂根，17℃以下勿浇水，温度过低易落叶。

春石斛为洋兰中抗旱性较强的种类，但不可过干，浇水要根据情况适当调整。要防止基质偏干时茎水分逆流；防止出现干瘪，导致茎未封顶时上部芽分化。茎提前分化会造成后期茎上下部芽开花时间不一致。茎缺水时需喷雾增湿，防止茎水分流失，造成植株开花质量的下降。

2. 营养液母液配制与施用

需根据配方确定营养液中各元素的含量。首先需配制浓缩营养液（母液），然后用母液来配制工作营养液。在配制各种母液时，母液的浓缩倍数要根据配方中各种化合物的用量、溶解度来确定。浓缩倍数不能太高，否则化合物过饱和会析出。

母液分成 A 罐和 B 罐或 A 罐、B 罐和 C 罐。A 罐以钙盐为中心，混合并溶解硝酸钾和硝酸钙、硝酸铵，浓缩 100～200 倍；B 罐以磷酸盐为中心，混合溶解硝酸钾、硫酸镁、磷酸二氢钾，浓缩 100～200 倍。C 罐为铁盐，把微量元素（包括铁）溶解在 C 罐中，配制成 1000～3000 倍液。如果配制后放置的时间短，A 罐和 C 罐的溶液可合并。

配制浓缩储备液时，首先，按照配制的浓缩贮备液体积和浓缩倍数计算出配方中各种化合物的用量，然后，依次正确称取 A 罐和 B 罐母液所需的各种化合物的量，化合物依次加入储液罐中，并充分搅拌至溶解，待全部溶解后加水至所需体积，搅拌均匀即可。在配制 C 罐母液时，首先，称取 $FeSO_4 \cdot 7H_2O$ 和螯合剂加入溶解中，加入清水搅拌溶解后缓慢倒入 C 罐；然后，称取 C 罐母液所需的各种微量肥料，分别加入小容器中溶解，再缓慢倒入 C 罐中，边加边搅拌；最后加清水至所需配制的体积，搅拌均匀即可。

工作营养液是由适量母液稀释混合而成。在储液池中加入需配制体积的 1/2～2/3 清水，倒入 A 罐母液，开启水泵循环流动或用搅拌器搅拌均匀。再把 B 罐母液缓慢倒入储液池清水入口处，让清水将 B 罐母液带入储液池，开启水泵循环搅拌均匀，此时水量已达到总工作营养液的 80%。最后量取 C 罐母液加入储液池，经水泵循环流动或搅拌均匀即完成配制。

工作营养液需要量大时，可不经过配置母液，直接称量配制。首先，在储液池中加入钙肥及不与钙肥发生沉淀的其他肥料之后，水泵循环大约 30min 或更长时间；然后，加入磷酸肥料及不与磷酸肥料产生沉淀的其他肥料，再次搅拌均匀；最后，缓慢加入铁盐和微量元素，制成工作营养液。

第五节　植 株 管 理

1. 上盆

春季石斛开始生根发芽，进入生长活跃阶段，扦插苗、生根高芽皆在此时集中上盆。石斛喜温暖、潮湿和半阴的环境，栽培方式有盆栽和吊挂栽培两种。吊挂栽培是将石斛钉在木板上或绑在其他材料上，用水苔、蕨根或棕皮等填充物包住根部，塞紧缝隙，紧贴植材，悬挂在培养室中进行栽培。

石斛幼苗期上盆常选用苔藓作为基质。用容器 1.5 倍体积的苔藓包裹幼苗可保证松紧适宜。选择 9cm × 9cm 的营养钵，底部垫放少量泡沫以增加排水透气性。选用较小的花盆，尽量减小根的

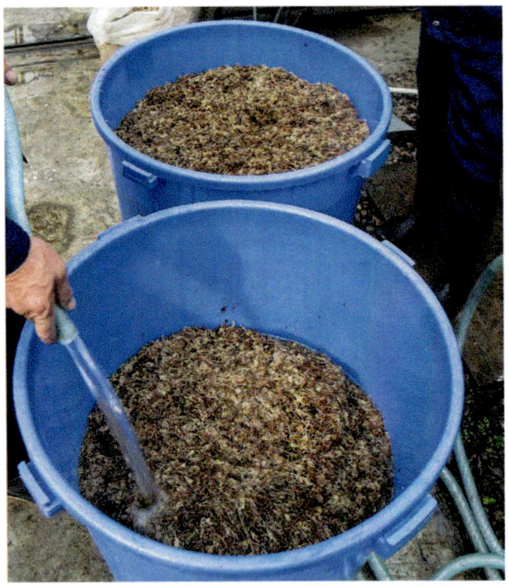
图 8-35　水苔清洗

范围。花盆过大，基质干湿循环慢，易引起烂根。

上盆的苗从母株上剪下来后，剪口适当阴干后就可上盆。用水苔或椰糠裹住根系，注意：上盆用水苔要提前泡好、拧干（图 8-35）。将茎植入 9cm × 9cm 黑色软盆中，让茎基部露出基质；或栽植于 50 孔穴盘（27cm × 45cm）中，每个穴盘 15 株。小苗根少，不稳定，种植宜稍深（发芽时刚刚露在基质外为宜），立 3mm 粗的包塑铁丝固定。新芽靠近花盆外侧种植，留出生长空间。

刚上盆的小苗置于遮荫处，3 天内严禁浇水，保持盆内植料干燥。温室保持湿度 70%～80%，温度 18℃以上，遮光 20%～40%。

2. 修剪及掰芽

鳞芽萌发后，当新芽生长稳定，长度超过 20cm 时，去掉已败花、过多的茎。每个植株保留一个老茎即可，这样既利于空气流通、增加光照，也便于绑扎。去除时须齐根剪，不留枯桩，以免后期管理不便，影响观瞻。

保留开花后的茎，利于植株养分回流，促进新茎的生长、增粗。整个生长季，会不断有高芽萌发，基部会不断形成鳞芽。因此，在每周生产管理中，必须不断掰掉高芽和基部萌生的幼茎，防止养分分散。

3. 留芽与整形

花芽分化后至开花前，盆栽植株基部开始萌发新芽，标准盆（9cm × 9cm 塑胶软盆）1～2 年生的盆栽以留 1 个新芽为主，不可超过 2 个新芽。个别生长健壮、养分充足的植株可留 2 个高度一致的新芽，新芽需选择基部粗、节间短的茎段培养。多余芽抹去。留 1 个新芽利于生长旺盛，易长成超过 40cm 的一级苗，且后期花芽数多，开花品质高。芽多分散营养，常常造成一个茎开花好，另一个茎开花不良，品质下降。

到 7 月中旬，茎长需超过 40cm，30cm 以下的茎段要全部去掉以防止养分分散。春石斛适宜的茎段长度为 60cm 以下。

4. 支柱与绑扎

春石斛植株直立性差，茎基部收缩成马蹄形，可用支柱绑缚固定。在春石斛下部 15cm 高处开始绑支柱，支柱选择粗 3～4mm 喷塑钢丝，颜色以绿色为好。支柱绑扎时，一定要直立。支柱歪曲会造成后期植株倾斜。绑线要先与支柱固定再绑茎，以防脱落。随着植株生长，每隔 20cm 绑一道绑线，直至植株封顶。注意中上部绑线勿绑过紧，因为随着春石斛植株高度的增加，嫩茎部位绑丝固定过紧会导致茎弯曲生长，且极易勒伤茎。对于生长旺盛植株，茎段生长快，每周检查并及时绑扎固定。

单茎易固定，每株2或3个茎固定难度较大，可增加过塑铁丝粗度和数量来固定，并辅助增加托盘高度和营养钵深度。茎还可用网线或绳进行固定。鳞芽需选择节间短且粗的新芽，如果新茎节间长，后期植株高度不易控制。

5. 株行距与分级

花前春石斛低温催花时需摆好方位，利用花的向光性，将花蕾统一向南摆放，利于花整齐开放，组盆后美观。植株叶东西向摆放，这样所有叶片都可见光。叶面光照充足，有利于提高成花率。

春石斛组培苗、扦插苗上盆植入15孔托盘（27cm×45cm），1盘植15株，每平方米放置8个托盘。春石斛比较喜光，在生长后期（夏秋季）植株长高出现互相遮光时，需调整株行距。开花大苗，15孔托盘放6株，每平方米共48株。为了防止植株徒长，促进后期增粗，可适当扩大株行距，保证光照充足。成品苗每平方米摆放6～8株。生长苗、半成品苗、成品苗株行距如图8-36～图8-38所示。

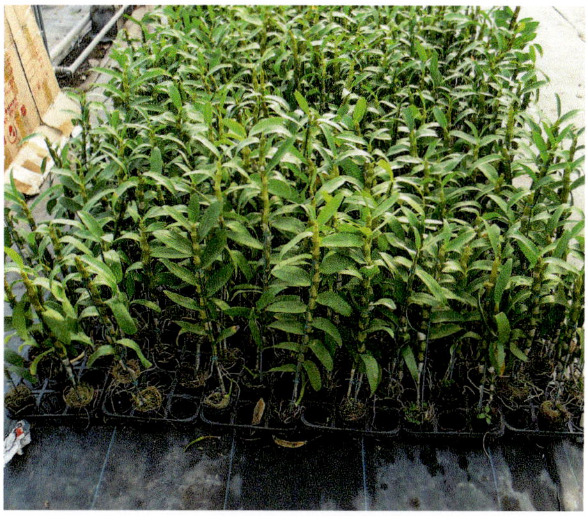

图8-36　生长苗株行距

春石斛少量栽培时使用高芽及扦插苗较多，生长中，常常不一致或不整齐。如果大苗、小苗混着摆放，株间差异大，会造成通风、光照

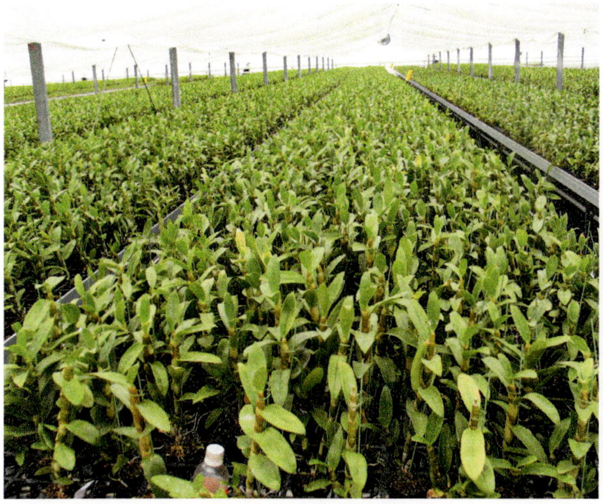

图8-37　半成品苗株行距

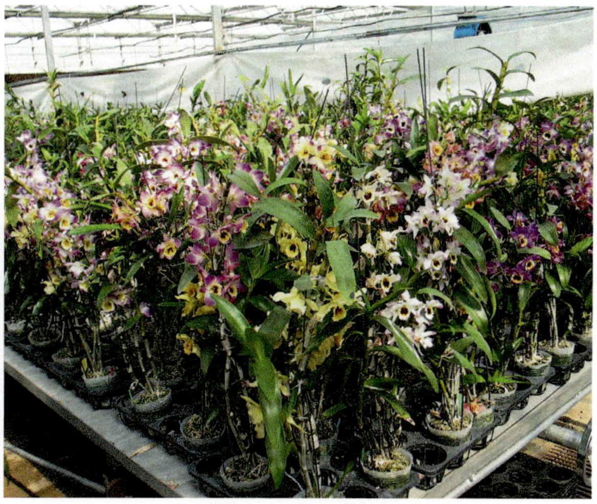

图8-38　成品苗株行距

分布不均。而且不同高矮株对水分的需求不同，植株易干湿不匀。植株高蒸腾快，对水分需求大，需要浇水次数多。因此，春石斛苗必须分级摆放。

植株高矮均一、叶片开展方向一致的统一摆放，这是规范栽培中细致而重要的工作。如此摆放既美观又便于管理，茎统一封顶，花芽分化一致，开花整齐。

6. 换盆

春石斛生长较为缓慢，不需每年都移栽。只要根生长健壮，花盆中还有伸展的空间，栽培材料未老化，便不需移栽或换盆。茎上出现较多高芽、生长部位上移时，或超过 3 年未换盆，且植株从花盆底部伸出大量的根时，须考虑换盆。换盆时间为 3～4 月根系生长缓慢的季节。

植株换盆时，根系较密而盆较小时，小心脱出植株，注意勿伤根系。首先，选择大号花盆，在花盆底部垫上 1/4 的泡沫塑料。根周围填充树皮、水苔或椰丝后放入盆中，再用椰丝缠绕一周。基质不宜过紧，否则新根伸展困难。花盆不宜大，春石斛喜干，使用略微偏小的花盆有利于植株根系的干湿循环。

较长的根可盘（呈螺旋状）于花盆内侧。已伤根的植株剪除腐烂部分再栽种。栽种时仅将根部埋入基质中，勿深埋，根茎部须露出，以防止新芽埋入基质。转入正常管理后，水苔表面略干时即可浇水。

第六节　花 期 调 控

花期调控是春石斛商品化生产的关键环节。春石斛自然花期多在 2～4 月，刚好错过元旦、春节。为迎合我国花卉消费的节日性和季节性，调控花期使之提前至元旦、春节等销售旺季。

春石斛花芽分化要求 13℃以下的低温，其次，花芽分化后，遇 25℃以上高温时极易发生花芽逆转，变成叶芽，在生产栽培中较难掌握。前期养护技术不过关，则会对花芽分化、催花有影响，后期开花也受影响。为保证春石斛成品的质量，首先要重视生长阶段，培育一个发育良好并充实的茎。茎不够健壮，则开花不佳。

促花栽培需控制日间温度为 15～20℃，夜间温度为 8～15℃，光照为 40 000lx，30～50 天可形成花芽。春石斛成花，除肥水管理和光照条件外，温度条件也极为关键。生长充实的茎，应在秋末冬初给予 2～4 周低温刺激，方可促进花芽分化。进入 9 月，大部分植株休止叶出现，须控制水分，保持干燥。茎充实饱满后，采用自然降温或人工控温。在早秋，当短日照和低夜间温度出现时，随着茎部的成熟，叶片由浓绿色逐渐转为黄绿色，茎中营养不断积累。大部分植株出现休止叶，低温、强光照和干燥的环境以及肥料的减少都将促进植株花芽分化。

花芽形成后，夜间温度保持在 18～20℃，6～8 周就可开花（图 8-39～图 8-43）。开花后植株置于 6～15℃环境下，花期较长。温室温度过高会缩短花期。

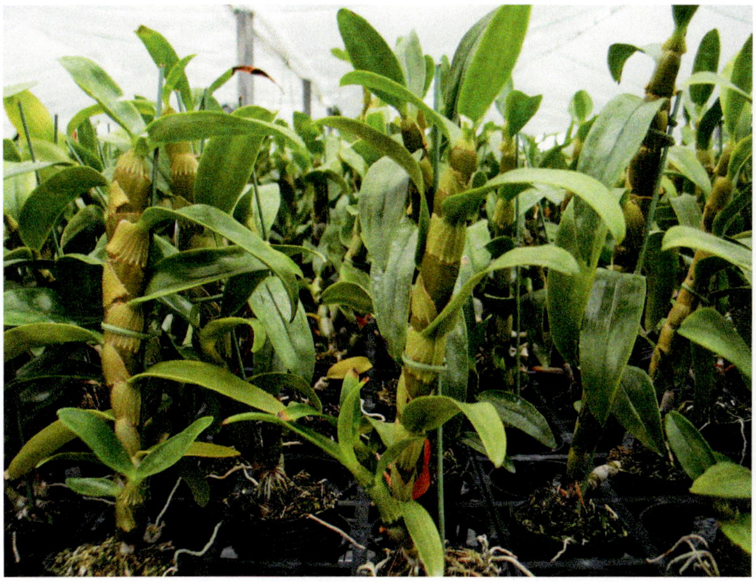

图 8-39　孕蕾春石斛

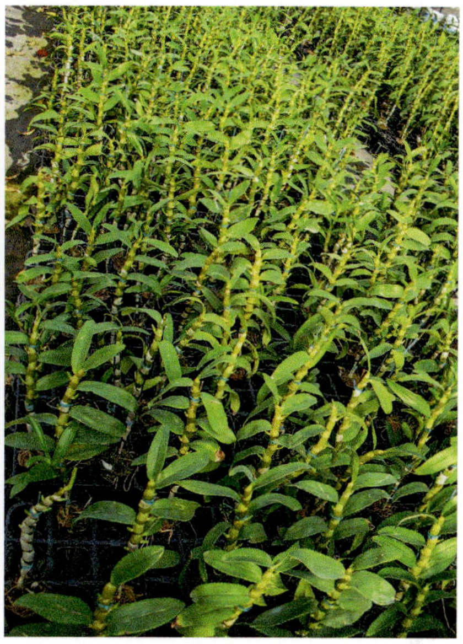

图 8-40　春石斛现蕾

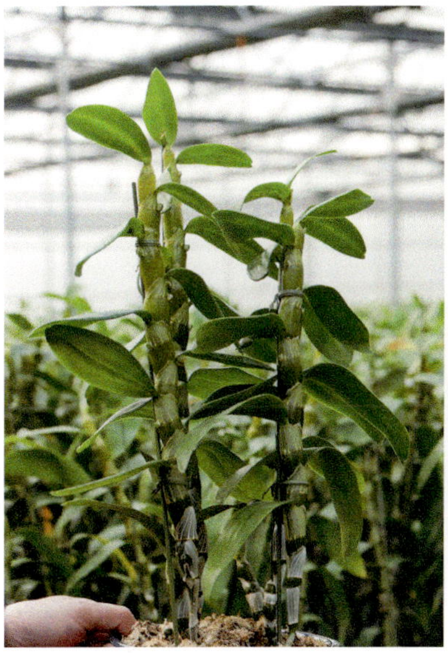

图 8-41　春石斛花芽萌动

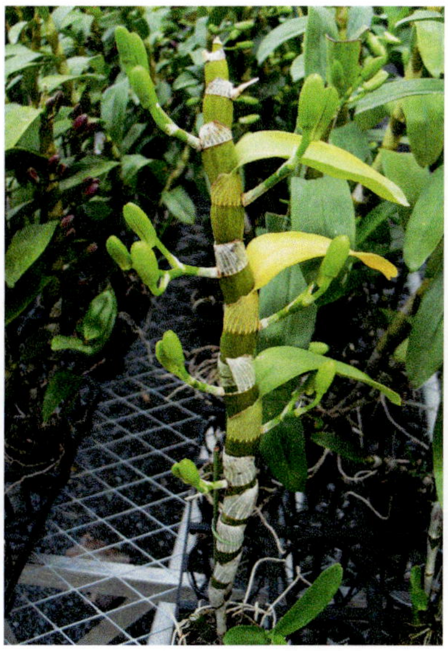

图 8-42　植株花蕾分离

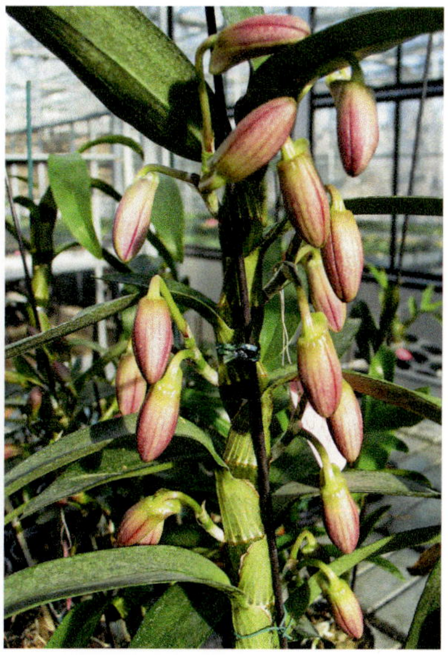

图 8-43　春石斛花苞片展开前

生长调节剂 6-BA 可促进长芽。在低温处理 10 天内施用 300～400mg/L 的 6-BA 水溶液有助于花芽分化，增加开花率。

1. 控制温度，低温催花

春石斛成花，除了栽培中肥水管理和光照外，温度条件也极为关键。春石斛花芽形成需低温（8～15℃）连续刺激 2～4 周。温度越低，形成花芽的时间越短，花芽形成越稳定，越不易逆转成叶芽。维持低温 25～60 天，春石斛叶腋处芽体可逐渐膨大，发育成花芽。

春石斛茎叶生长至 9 月中旬封顶，形成休止叶，营养生长完成，转入生殖生长，此时感受外界的低温诱导而发生花芽分化。低温处理调节花期时，最高温度不超过 25℃。如果温度超过上述标准或低温持续时间不足半月，均会使花芽分化不完全而影响日后开花。只有低温达到累积时数，花芽才能分化完成。夜间 14℃以下低温次数达到 25 次，是衡量低温花期调控完成的指标。约 188h 15℃低温累积时数，花芽分化效果更佳。品种和成熟度不同，低温处理的温度与时间也不同。

春石斛若要在春节期间开花上市，一般需在 10 月中下旬至 11 月上旬进行催花。为了花期进一步提前，应在 8～9 月开始催花，而大部分地区在 8～9 月难以达到催花所需的低温，通常需要降温设备。高山自然降温可以选择在海拔 800～2100m 的高山上，充分利用山地夏秋季的低温环境进行催花，成本低于降温设备诱导。促花过程须结合控水，保持基质偏干，若发现基质发白，等 2 天后再喷雾。

若调控花期至国庆节，促成栽培需用人工冷气设备，在 6～7 月以 13℃低温处理春石斛约 2 个月，再将温度上调为 25℃，以避免花变小、花瓣品质低。若需夏季出花，则采用抑制栽培，完成花芽分化的植株可放冷库中，以减缓植株生长，花前再恢复至常温管理，可使春石斛开花期推迟到 5～8 月。

春石斛生长需要一定的温差，在温差较大的环境中开花率比较好。夜间 13～16℃、白天 21～32℃利于形成充足的花芽。花芽萌动前夜间温度应当不超过 16℃、不低于 5℃。与较高的温度（白天 30℃、夜晚 20℃）相比，较低的温度（白天 25℃、夜晚 15℃）利于茎的充实，开花率好。

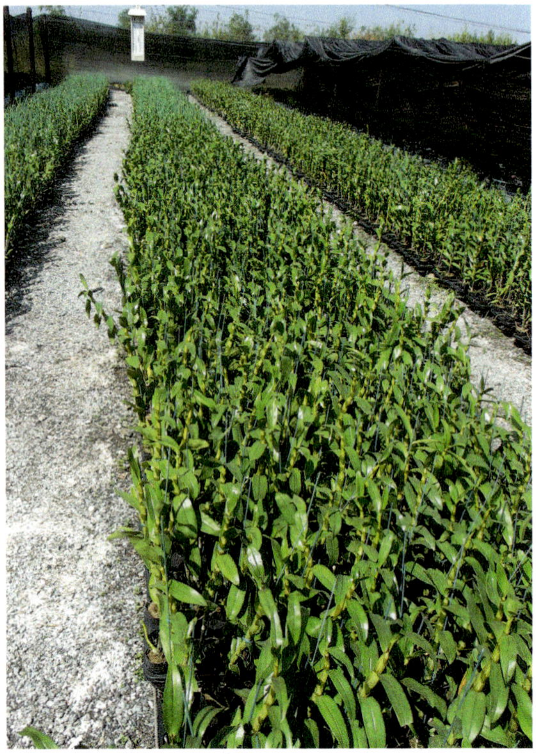

图 8-44　春石斛强光催花

2. 加强光照

春石斛为典型的喜光植物，对光适应力很强。光照充足有利于植株健壮和增粗。在夏秋季充分接受日照，至冬季可开出大量的花。日照不足，一茎仅有二三节开花。光照保持在 40 000～45 000lx 为最佳（图 8-44）。在 7 月中旬至 9 月中旬可进行适当遮光，防止烧叶。一般植株遮光 30%，小苗遮光 40%，以免烈日灼伤叶片和植株。其余季节要求充分见光。进入秋季后气候渐凉，茎开始膨大成熟，须保证充足的光照。10 月至花芽萌发前，应全天都置于直射的光线下。日照足，茎部增粗快且呈亮黄色，叶呈黄绿色，可保证成花的质量。

3. 停止施肥，控制水分

春石斛低温处理期间，在 8 月底前须控制浇水，改施磷肥，以补充开花的养分需求，在 9 月底前结束施肥。减少或停止浇水。可通过逐渐减少浇水量、间歇干旱的方法形成休止叶。偶尔喷雾，防止茎皱缩和严重脱水即可，预防刚形成的花芽干燥、枯萎。形成花芽前控制浇水，花芽形成后再增加浇水量。

7 月底以后停施均衡肥，停肥 20～30 天时，施高磷肥（N：P：K=10：30：20）。确保在 8 月底完成营养生长，形成休止叶。浇水以保持湿润为度，每隔 5～7 天在温度较高时给基质浇少量水，在夜间来临前基质与植株表面水分蒸发。

花芽膨大后，当花葶现蕾时，淋水不能过多，须保持不干不湿的微润状态。春石斛在开花前 3 个月就会出现花芽。依据植株的大小，春石斛可发出 10～100 个花芽。

第七节　周 年 管 理

春石斛为典型的喜光植物，光照强度需 40 000～50 000lx。生长期光照充足有利于形成健壮植株。春石斛喜温暖环境，生长季适宜的日间温度为 18～30℃、夜间温度为 15.5～18℃。日间温度超过 30℃对春石斛的影响不大，温差保持在 10～15℃最佳。冬季平均夜间温度不宜低于 10℃，保证最低温度在 5℃以上。幼苗在 10℃以下易受冻。

春石斛从常规扦插、分株上盆直到成品出花一般需 2～3 年或更长时间，第 1 年为茎养护和营养积累阶段，2 年生以上为成品花生产阶段。幼年株栽培管理的要点是加快生长速度、增加生长量、预防花芽分化。幼年株栽培管理简单但不可忽视。

春石斛茎的生长期为 3～10 月。3～7 月主要为高度生长。到 9 月中旬，大部分植株生长停止，出现休止叶，10 月茎段加粗，进入生长充实时期，10 月底茎生长基本停止，约 11 月茎成熟。

花芽萌动后到开花需 8～12 周。花期的调控必须在开花前 10～14 周进行，约在元旦、春节前 3 个月进行，最早为 9 月末，最迟为 10 月下旬至 11 月上旬，再晚将错过元旦、春节等销售旺季。

1. 幼苗栽培管理

刚上盆苗株高基本在 5～10cm，前期主要是增加茎高，到生长季结束时，茎高达 10～30cm。幼苗生长开始早，生长期长。新芽旺盛生长期时浇足水，盆土干了就浇水，温度升高应增加浇水量。进入生长停止期，基质应适当干燥，要控制浇水。8 月下旬到 9 月上旬植株浇水时间应在上午。如在傍晚浇水植株会徒长，高温高湿季节还易发生病害。春石斛喜湿，在温室中栽培时，创造适宜的栽培环境利于植株健壮生长。

春季生长期随浇水每月施肥 2 或 3 次。春石斛幼苗期新芽长至 2～3cm 时，宜施含氮较高的稀薄肥料，每 1～2 周施一次。肥料 N：P：K 为 20：20：20 或 9：45：15，使用 1000 倍液叶面喷雾。

春石斛非常喜光，除适当的水肥管理外，还应进行适当的光照和通风管理。植株适宜光照强度为 45 000lx 以下，阳光不足时植株生长不良。春秋季只要不烧叶，尽量照射阳光，尤其是即将开花的植株，以使其茎生长壮实。花盆间株行距很重要，适宜的行距可使阳光照到植株基部。通风也较为关键，可利用排风扇通风换气。通风不良，叶片易形成圆形黑斑，变黄脱落。

夏季是春石斛盆栽的快速生长期，需要适宜的基质，同时要采用托盘支撑，防止倒伏。经过一个生长季，植株将形成健壮的根系（图 8-45～图 8-48）。

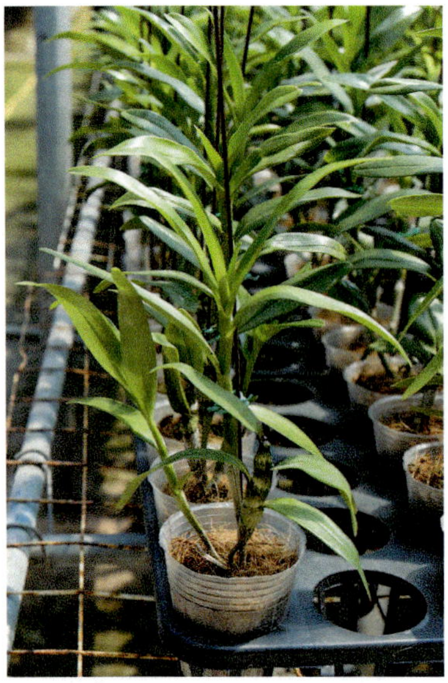

图 8-45　大盆托盘栽培

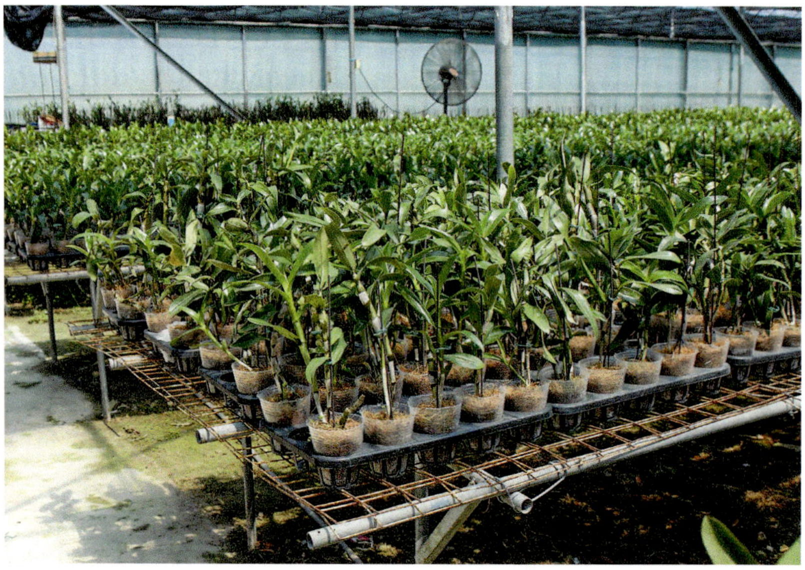

图 8-46　椰丝种植春石斛苗

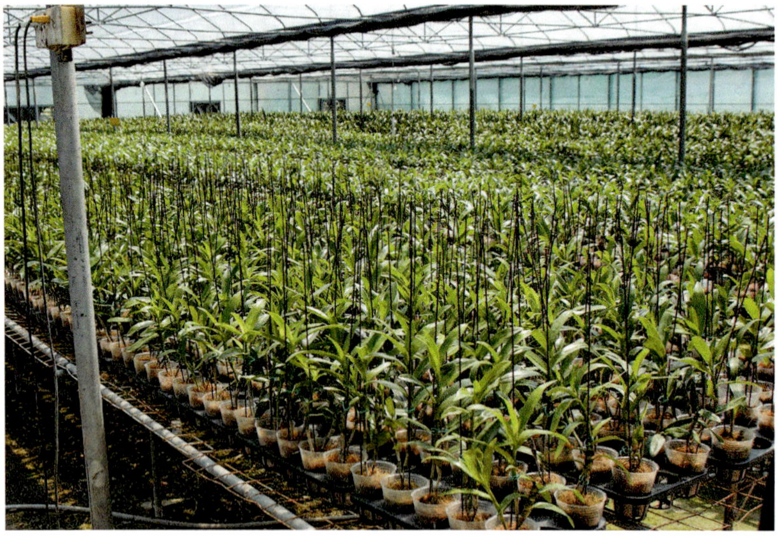

图 8-47　春石斛生长期

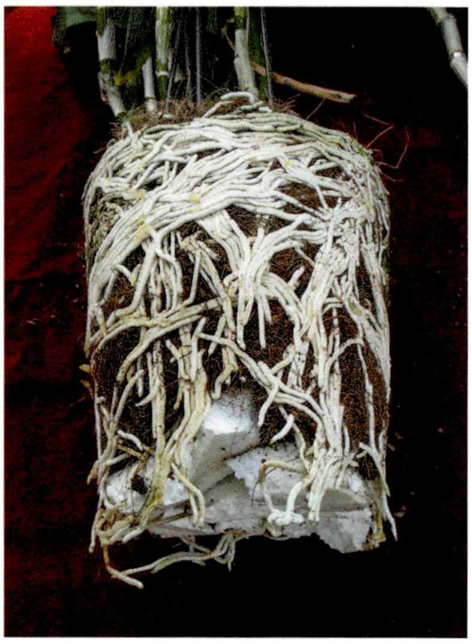

图 8-48　大盆栽培根系

10～11 月秋冬季管理重点是提高温室温度，抑制幼苗花芽分化，推迟停长时间，防止开花。其间逐渐减少浇水量，使基质保持较干燥的状态。浇水量以水从花盆底孔中流出为宜，傍晚浇水会导致根部温度降低。

2. 开花株栽培管理

要培养出好的春石斛成品，首先要有高质量苗，须选择高 20cm 以上的植株进行开花苗养护和催花。4 月下旬至 10 月上旬为当年开花株的茎生长期，5～9 月为生长最盛期，从新芽萌发开始的 4 月下旬至 7 月可施用 1000～2000 倍液肥；7～9 月遮光 30%，10 月中旬至 11 月上旬完成花芽分化，经过 2～3 周约 10℃的低温，在 12 月至翌年 5 月开花。

4 月下旬至 7 月，每周施 1 次液体肥（N∶P∶K 为 20∶20∶20，稀释 1000 倍），以保证养分充足，促进形成 40～60cm 的茎，完成花芽分化和开花的养分积累。如植株生长旺盛，叶色浓绿，表明施肥过量，则 7 月初停肥；如植株生长较弱，则应在 7 月底停肥。8 月控肥是关键。如 8 月以后肥大，会延迟开花。

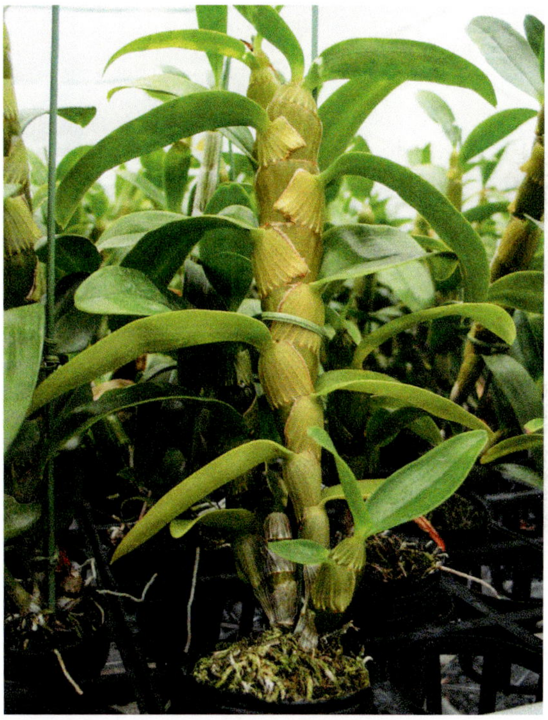

图 8-49　茎增粗

开花株从 7 月下旬起改用磷酸二氢钾溶液 800 倍液。进入 8 月，叶片生长减慢，休止叶出现，茎充实、增粗（图 8-49）。8 月以后每周可施 N∶P∶K 为 9∶45∶15 的复合肥，连续施 3～5 次，利于后期花芽分化。秋季叶和茎颜色变浅后利于植株开花。

开花株 7 月底停止施氮肥，保证充足的光照，促进茎增粗和花芽早期分化。进入 10 月中下旬，低温催花 2～4 周，完成花芽的进一步发育。花期的调控必须在开花前 10～14 周开始，约在元旦、春节前 3 个月开始。催花处理时期依据品种、茎成熟度的不同而有所差异，最早为 9 月底，最迟为 10 月下旬至 11 月上旬。花芽萌动后，从萌动到开花需 8～12 周。12 月加温，1～2 月进入花期。

3. 多年生成品的养护管理

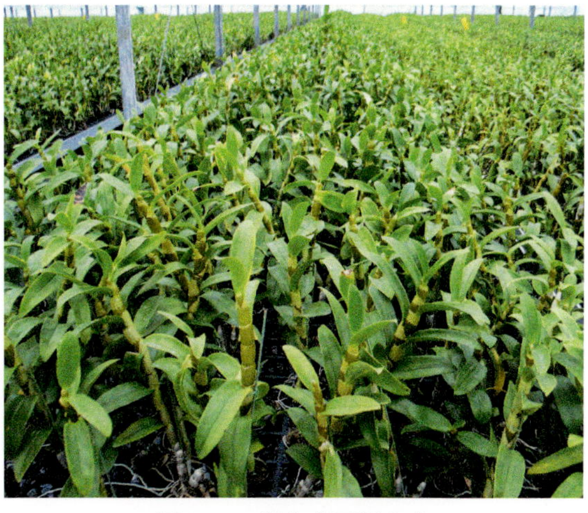

图 8-50　温室春石斛生产

春石斛 2 年生以上植株就可增加盆径和适当多留 1 或 2 个茎，早春选留茎基部较粗的新茎，去掉较细、较弱、细长幼茎。一次无法选留的，须在 4 月前选定所留的茎段，以使茎有充足的生长期。单株 3 个茎，开花后观赏性好，可直接进行销售，不需组盆。栽培中，仅靠根系吸收肥料会导致植株养分不足，须增加叶面喷肥次数，以促进茎生长和充实。温室春石斛生产如图 8-50 所示。

第八节　组　　盆

市场上销售的春石斛组合盆栽，一类是将同一品种多株组盆（图 8-51），另一类则是将不同品种混合组盆（图 8-52，图 8-53）。

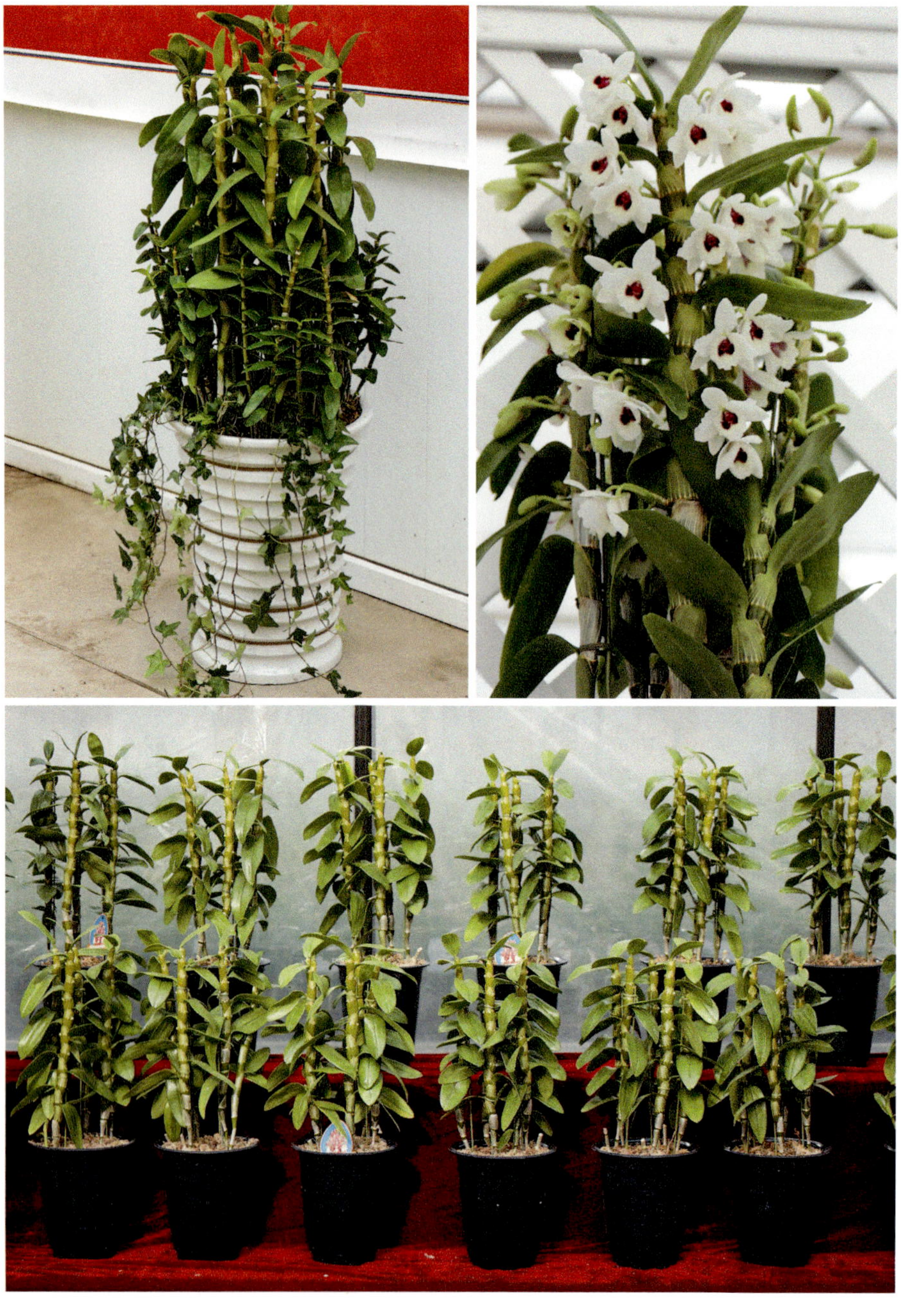

图 8-51　春石斛同一品种组盆

春石斛同一品种组盆时，单盆要有3个以上开花茎。经常以5～8个茎组合，每茎出花5或6节或更多。用于组盆的单株要开花多且整齐一致，这样才能获得品质较高的组盆。在操作中，需注意茎的长度、花茎的朝向、每茎开花的节位和开花节数，以及叶片和新芽的状态。

不同品种混合组盆时，还应特别注意组盆的几个品种要习性相近。

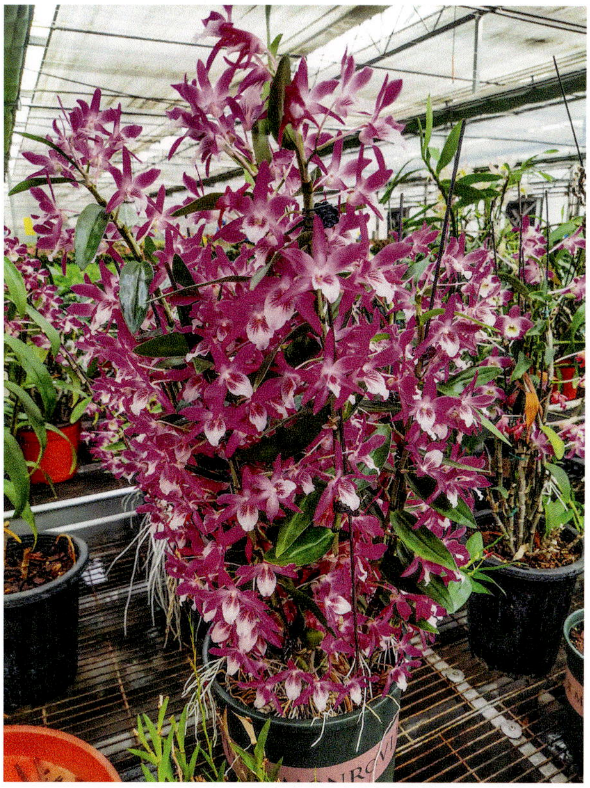

图8-52　多花型春石斛组盆

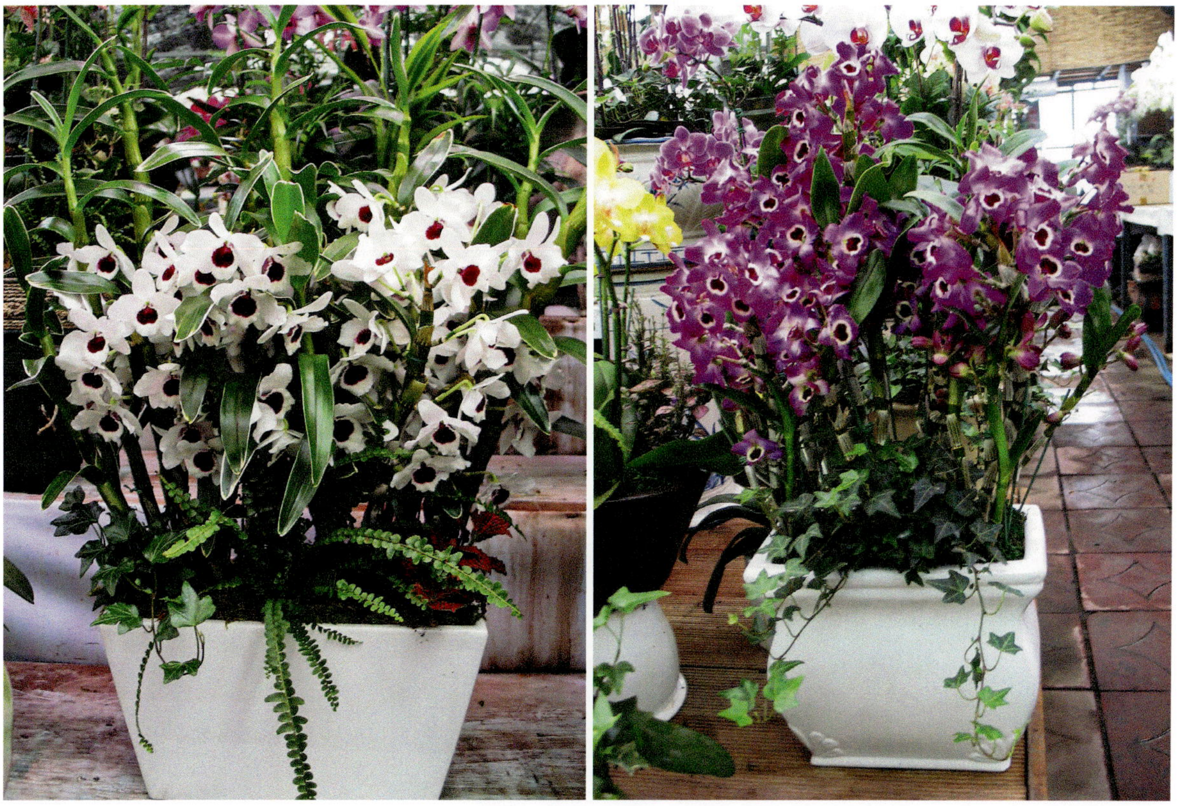

图8-53　春石斛不同品种组盆

第九章 秋石斛品种与栽培管理

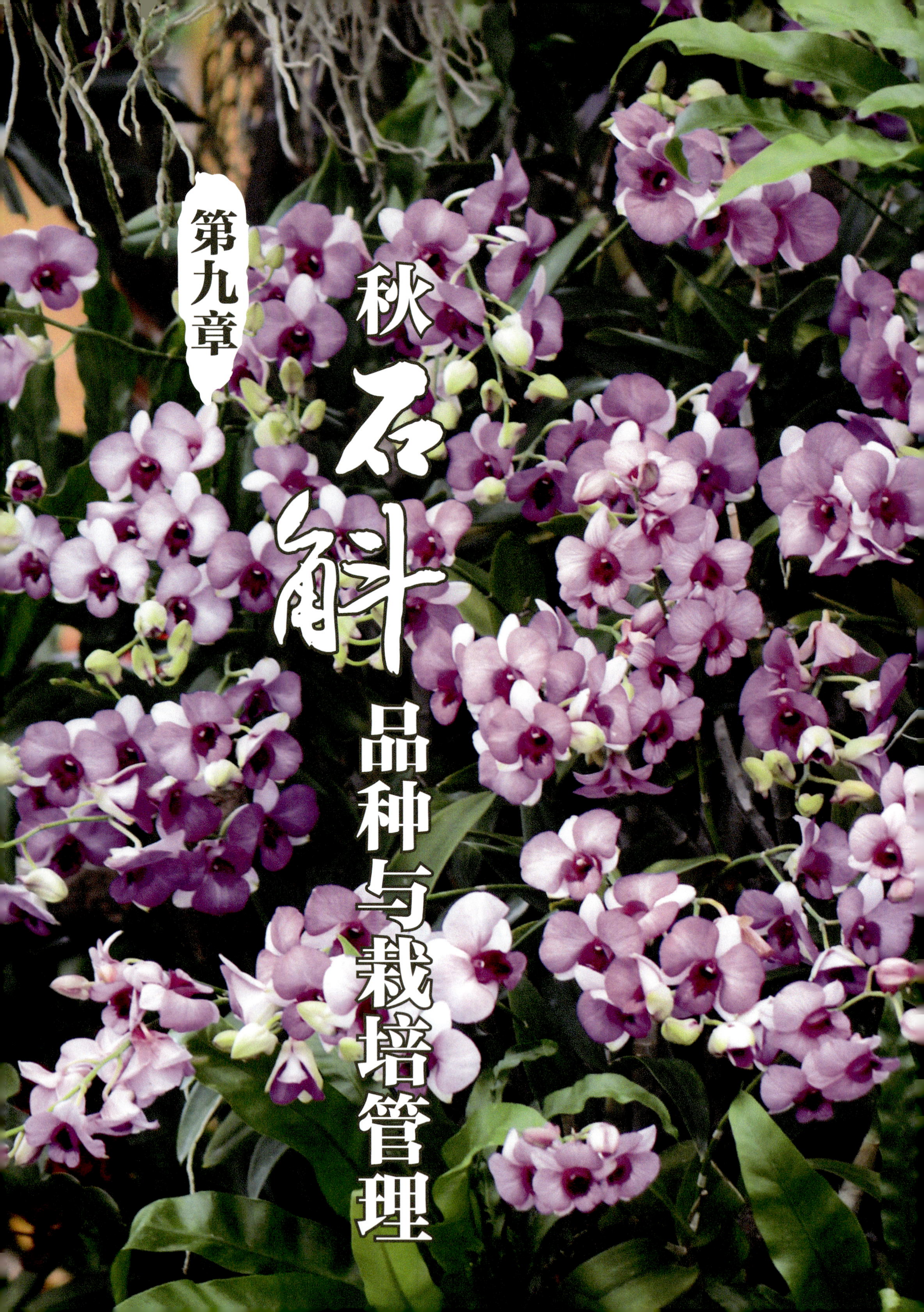

秋石斛原产于东南亚、澳大利亚北部和巴布亚新几内亚等地。秋石斛在温暖、短日照环境下进行花芽分化，夏末至冬季开花，以秋季开花为多。秋石斛花开在茎中上部，花序秀长、美丽（图 9-1），花瓣肉质，花期极长。秋石斛主要用于切花，也可作高大盆花（图 9-2）。植株喜热，生性强健，抗逆性强，病虫害少，适合高温多湿气候。

以原产于澳大利亚昆士兰州的蝴蝶石斛（*Dendrobium phalaenopsis*）为主要亲本杂交而成的秋石斛品系称为蝴蝶石斛系。秋石斛盆花上市时间为夏秋季，此时蝴蝶兰供应不足，秋石斛正好填补市场空缺。对于养兰入门者，秋石斛是首选花卉。北方种植秋石斛，养护简易，开花容易。

19 世纪秋石斛商业化切花生产逐渐兴起。秋石斛品种要求栽培环境的温度较高，主产于泰国、新加坡、马来西亚和美国（夏威夷州）等。我国目前主要利用的品种和种苗引自泰国。作为鲜切花的秋石斛在我国发展很快，华南和西南热带地区［如海南和云南（西双版纳州）］是种植切花的潜在地区，目前我国海南岛中南部已有大的秋石斛种植基地。云南、广东、广西、福建等地处热带、亚热带交会地区，受冬季寒流的影响，自然环境的最低温度不能满足秋石斛的生长需要，需配合大棚或温室进行生产。

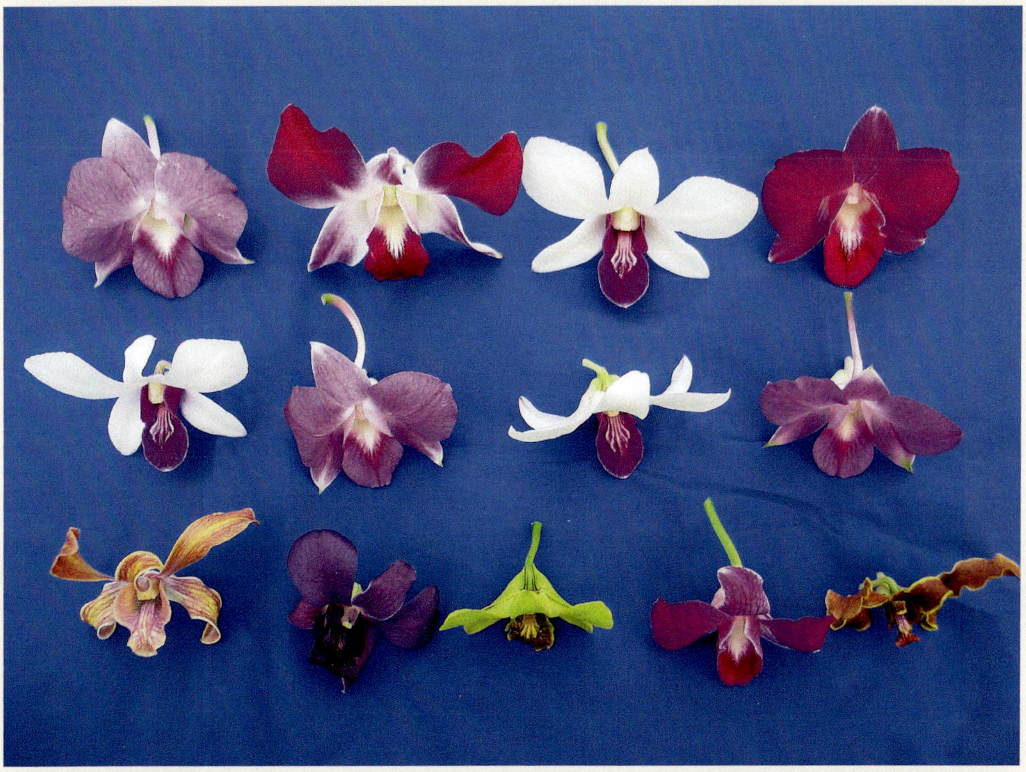

图 9-1　秋石斛花朵

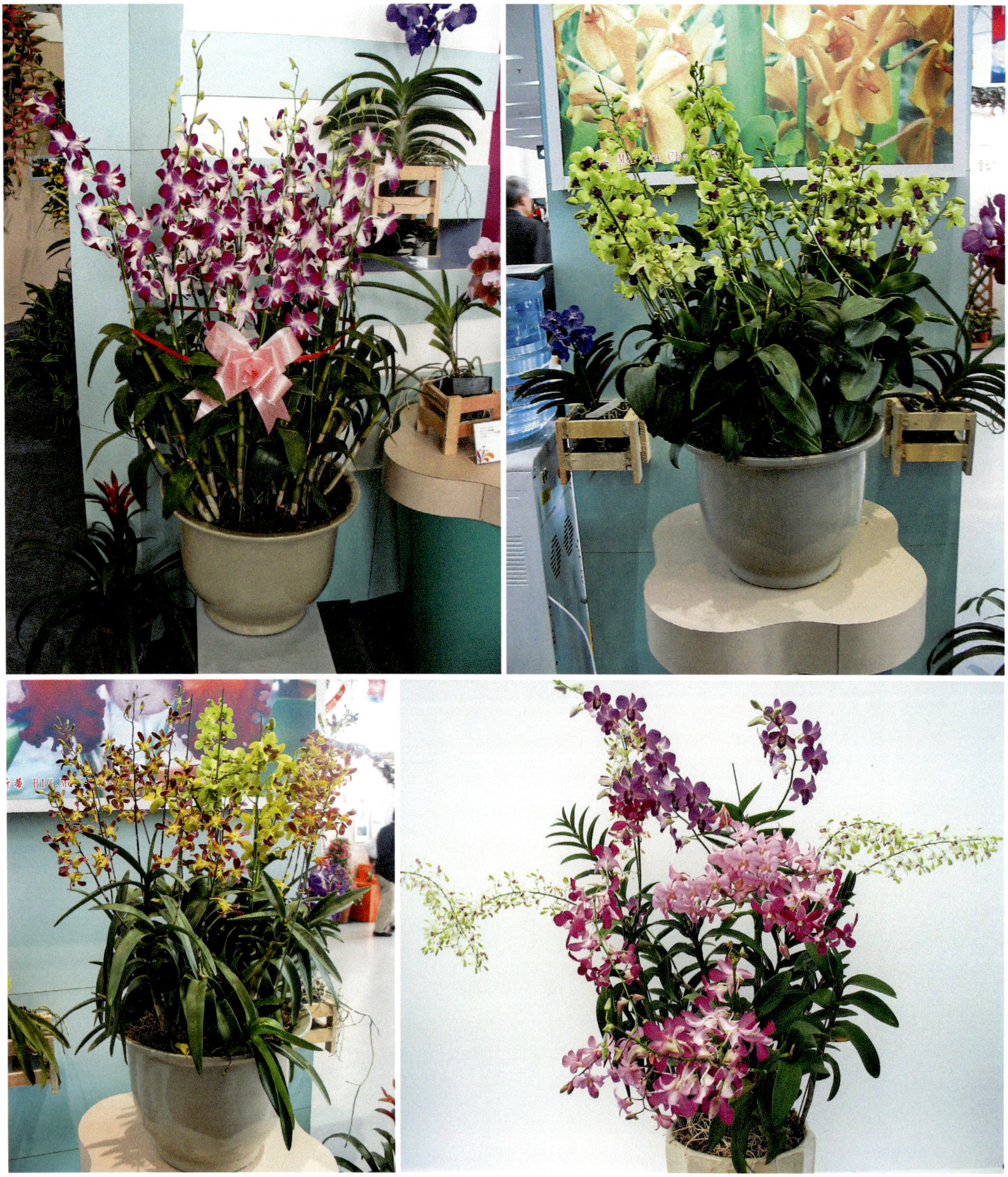

图 9-2　秋石斛组盆

第一节 常见栽培类型

秋石斛属于蝴蝶组（Sect. Phalaenanthe）及 Ceratobium 组等。蝴蝶石斛（*Dendrobium phalaenopsis*）等的杂交种为目前最主要的切花种类，有 *Dendrobium* Ekapol（*Dendrobium* Limtlepa × *Dendrobium* Tomie Drake）、*Dendrobium* Sonia（*Dendrobium* Caesar × *Dendrobium* Tomie Drake）、*Dendrobium* Jaquelyn Thomas（*Dendrobium gouldii* × *Dendrobium phalaenopsis*）。

1. 蝴蝶组 Sect. Phalaenanthe

蝴蝶组秋石斛多产于热带。蕊柱较小，被唇瓣基部的卷曲包在花朵中央。花形为蝴蝶（形如图 9-3），两片下萼片基部会向后延伸，类似人下颌，植物学中称为“颏”。

植株无休眠季，喜中等光照强度、周年高温，可忍受的最低夜间温度为 15℃。新株上生根后勤浇水施肥，生长期结束后减少水肥。花期保持干燥和冷凉（13℃）3～4 周，后升温到 15℃，可诱导新株完成花芽分化。冬季如过于干、冷，植株会落叶。

常见种蝴蝶石斛（*Dendrobium phalaenopsis*），花序着生在新茎和老茎上，花形开展，花朵两排平行。早春开花。花期可持续 3～4 个月。全年需中等至温暖的环境。过度浇水可能形成高芽，导致不开花。

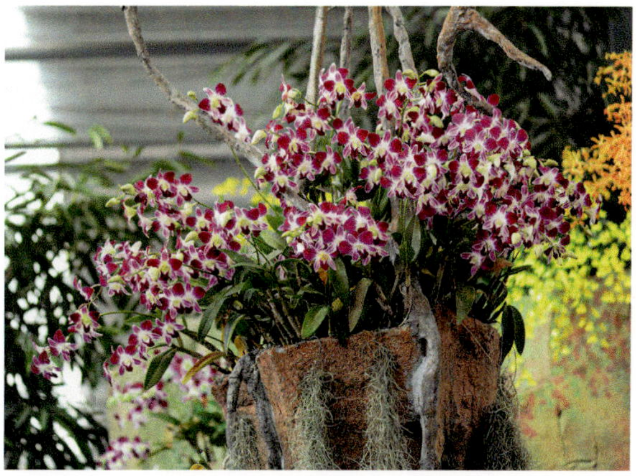

图 9-3 ‘索尼亚’（蝴蝶组）

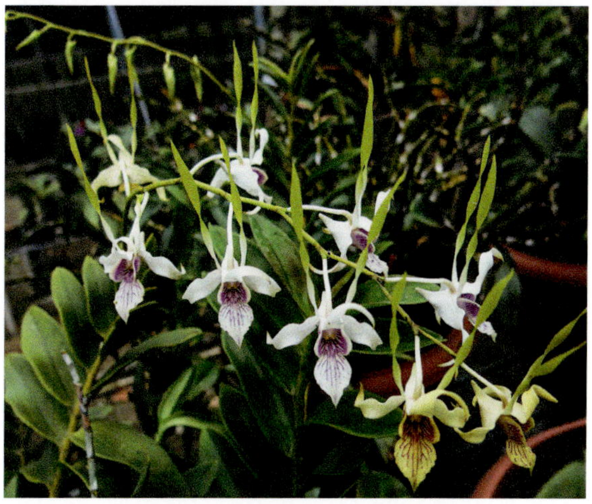

图 9-4 ‘大玉兔’（羚羊角组）

2. 羚羊角组 Sect. Spatulata

羚羊角组秋石斛花瓣和萼片较细长，花瓣扭曲，似羚羊的角（形如图 9-4），花形及花色变化较大，开花时间长，花期不固定。

3. 鸽石斛组 Sect. Dendrocoryne

鸽石斛组秋石斛原产于澳大利亚，目前都是原生种及其初代杂交种。例如，大明石斛（*Dendrobium speciosum*），花期为3～5月；澳洲石斛（*Dendrobium kingianum*），花期为2～4月，若12月至翌年1月充分低温催花后升温至10～12℃可提前开花；'丽花'石斛，为大明石斛与澳洲石斛杂交种（图9-5）。

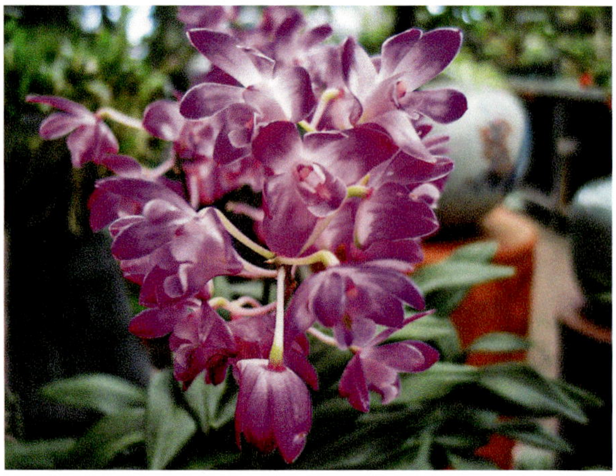

图9-5 '丽花'石斛（鸽石斛组）

4. 宽口组 Sect. Latouria

假鳞茎圆柱形，健壮。叶厚实，无叶鞘。花序近顶生，少花。花大，肉质，通常为白色、黄色或绿色；唇瓣有黑色或紫色斑纹；萼片和子房常被毛；唇瓣3裂，具明显的凸起。大花品种较受欢迎。该组常见种有大鬼石斛（*Dendrobium spectabile*）、小鬼石斛（*Dendrobium macrophyllum*）。

从海平面到高海拔皆有分布，是生长在全年降雨地区的附生植物。这类石斛没有明显休眠现象，在冬季需充足阳光。

第二节 常见栽培品种

秋石斛株型挺拔，茎秆粗壮直立，花朵形似蝴蝶兰，优雅端庄，色彩丰富变化，花期为夏末秋初。欧美常用秋石斛花朵制作胸花，我国常用秋石斛花朵作餐桌配花。近年也流行秋石斛组盆摆放。

秋石斛品种分切花品种和盆花品种。盆花品种植株较低矮，茎较短且花朵排列密集，适合盆花观赏。依据植株高度，秋石斛品种可分为高性品种（株高100cm以上）、一般品种（株高30～100cm）与矮性品种（株高30cm以下）。切花品种植株较高大，茎长且直，花朵排列整齐，花瓣厚。秋石斛切花品种依据花色主要分为白色系、粉色系、粉红色系、红色系、深红色系、复色系、绿色系、黄色系、桃红色系、紫色系等。花多数紫红色，花朵圆满，富于变化，喉部浓紫红色或白色。依据花瓣的造型，秋石斛切花分为圆瓣系、尖瓣系、卷瓣系等。

秋石斛切花品种中，粉红色系有'清迈粉'（*Dendrobium* Chiang Mai Pink）、'王朝'（*Dendrobium* Dynasty）、'粉色钻石'（*Dendrobium* Pink Thamond）等。红色系代表性的流行品种是'萨宾'（*Dendrobium* Sabin）。复色系有'索尼亚'（*Dendrobium* Sonia），红花白心；*Dendrobium* Hieng Beauty，花瓣纯白色，心深玫红。白色系有'白塔'（*Dendrobium* Emma White）、'泰国白'（*Dendrobium* Thailand White）、*Dendrobium* Jack Dorean（*Dendrobium* Sanan White），花大色纯。

秋石斛盆花品种中，粉红线条系有 *Dendrobium* Thaneth Stripe '#1'、*Dendrobium* Kiilani Stripe、*Dendrobium* 'Nongkam Star'；白花红唇系有 *Dendrobium* Suriyon Dreaming、*Dendrobium* Mme Vipa；黄色系有 *Dendrobium* Burana Green 等；迷你型系有 *Dendrobium* Dr. Uthai、*Dendrobium* Banana Royal、*Dendrobium* Bush Pansy、*Dendrobium* Biggibum、*Dendrobium* Pear Pansy 等。

秋石斛常见栽培品种有'大熊猫'(*Dendrobium* Big Panda No. 1)，花红色；'蓬皮杜夫人'(*Dendrobium* Madame Pompudoaur)，花紫红色；'凯萨'(*Dendrobium* Ceasai)，花黄，复色，多茎型，早春开花；此外还有'安娜'(*Dendrobium* Anna Green)、'玛丽'(*Dendrobium* Dawn Marie)、'绿宝石'(*Dendrobium* Burana Jade)、'凯旋'(*Dendrobium* Burana Stripe)、'魅力'(*Dendrobium* Burana Charming)、'梦幻'(*Dendrobium* Burana Fancy)、'新加坡小姐'(*Dendrobium* Miss Singapore)、'小熊猫'(*Dendrobium* Ekorpol Panda '#2')、'红颜'(*Dendrobium* Blushing) 等。

1.'魅力' **Dendrobium** Burana Charming (图 9-6)

株型中等。茎圆柱形，4～7 枚叶。花序顶生，长约 41cm；花 10～12 朵，白色；萼片长卵形；花瓣倒卵形；唇瓣深紫红色，瓣厚，3 裂，中裂片卵圆形，喉部带红白相间的胼胝体，上有纵条棱。开花期可持续 2～3 个月。亲本为 *Dendrobium* Kasem White × *Dendrobium* Madame Vipa (1996 年登录)，用作盆花或切花。从试管苗到开花，生长期为 18 个月。

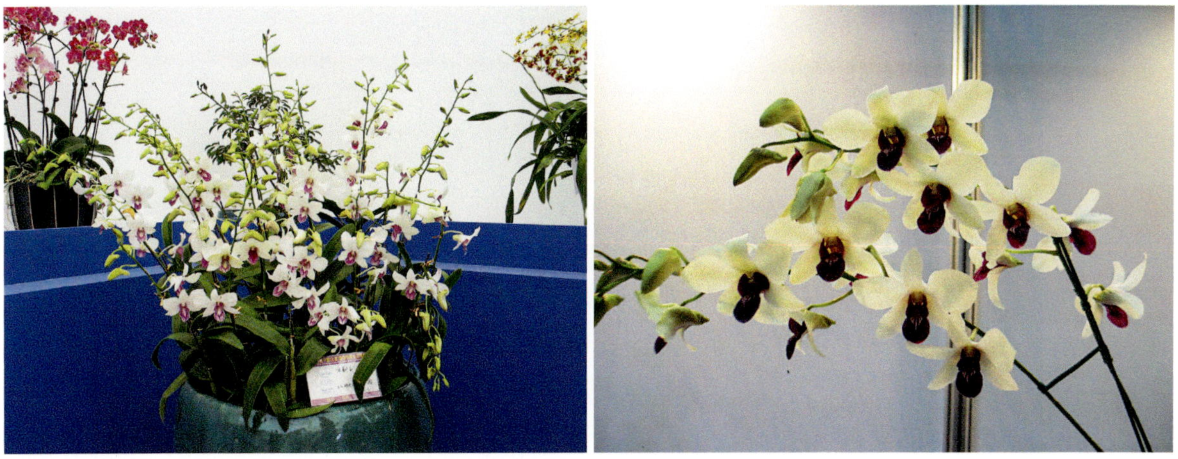

图 9-6 '魅力'

2.'绿宝石' **Dendrobium** Burana Jade (图 9-7)

株型紧凑，叶片具观赏性。花瓣淡黄绿色，每花茎有 10～15 朵花，单茎可形成多个花序。单株开花期可持续 2～3 个月。秋石斛中最好的绿花品种，用作盆花或切花。亲本为 *Dendrobium* Bangkok Green × *Dendrobium* Burana Fancy (1960 年登录)。生长期 (从试管苗到开花) 为 18 个月。

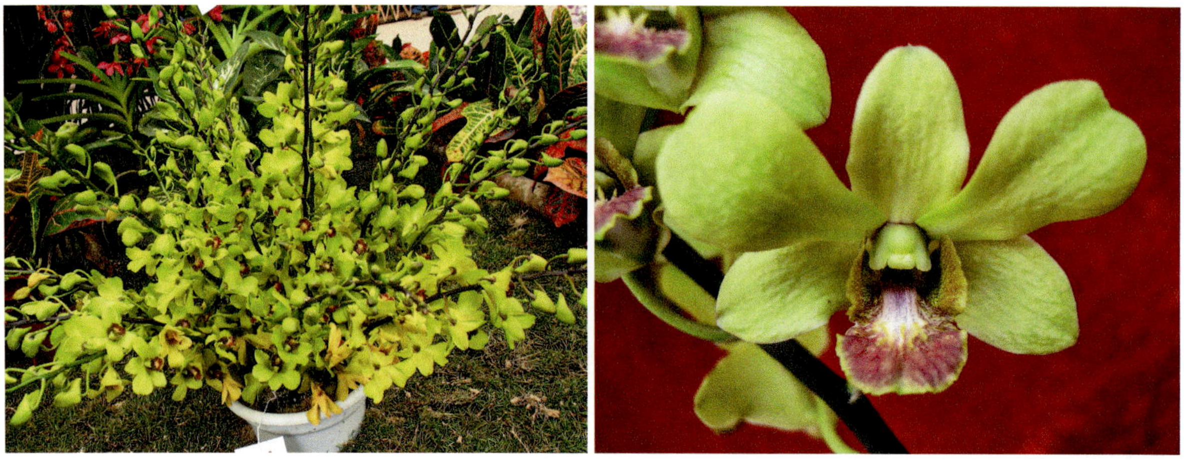

图 9-7 ‘绿宝石’

3.‘圣代’**Dendrobium** Burana Sundae（图 9-8）

株型高大。顶生花序；花深紫红色，开展；萼片窄卵圆形；花瓣倒卵形，侧瓣部分卷曲上翘；唇瓣浓紫红色，3 裂，唇盘偏浅紫红色，有中条棱状突起；药帽黄色。

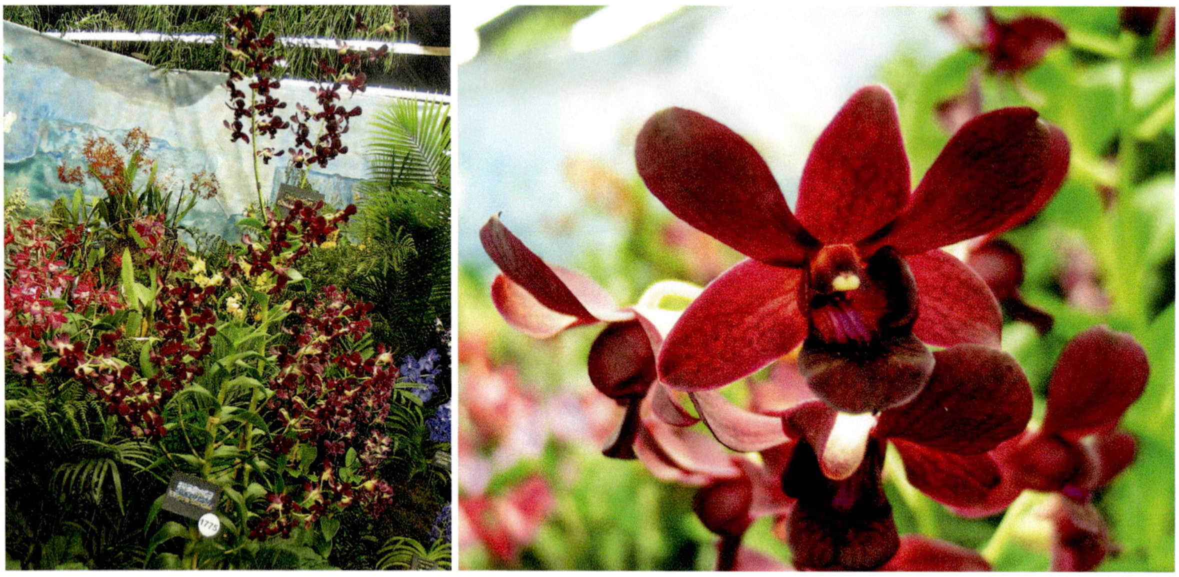

图 9-8 ‘圣代’

4.‘白兰地’**Dendrobium** Burana White（图 9-9）

株高 60～65cm。茎圆柱形。叶 4～6 枚，绿色。花序顶生，直立，长 30～36cm；花白色，6～8 朵，花径约 7.6cm；唇瓣先端椭圆形，唇盘白色带有青色。‘白兰地’是从 *Dendrobium* Adisa-kdi White 与 *Dendrobium* Hirota White 杂交后代中选出的，于 1999 年在英国皇家园艺学会登录。

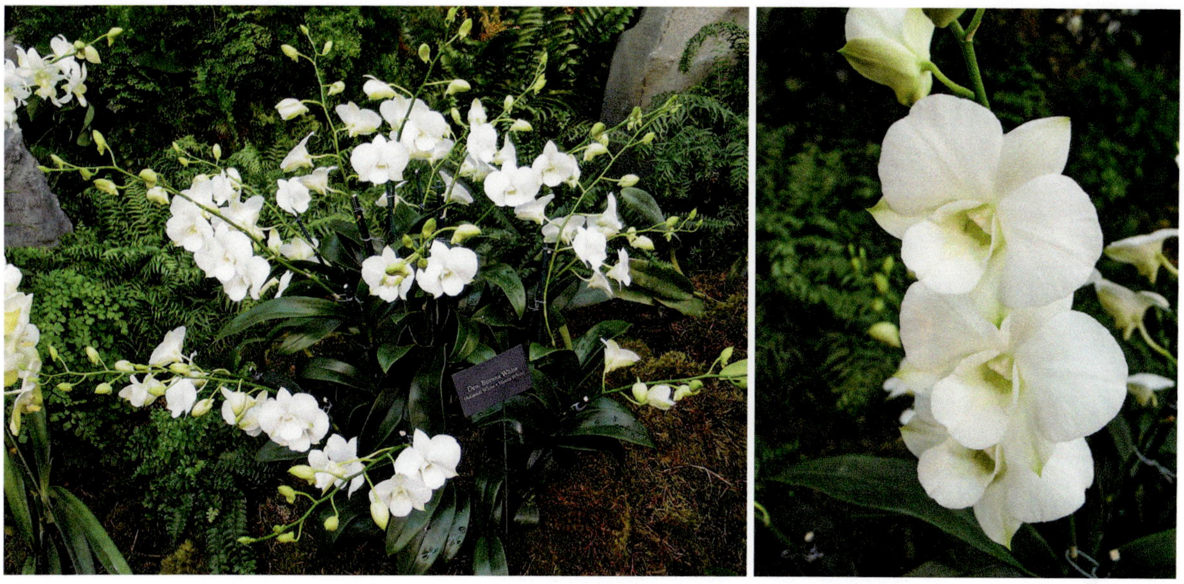

图 9-9　‘白兰地’

5.‘红颜’**Dendrobium** Enobi Purple ‘Splash’（图 9-10）

株型紧凑，株高 32～39cm。茎圆柱形，有 4～6 枚叶。叶片绿色，斜向上生。花序顶生，直立，长 32cm 左右；花 12 朵左右，花径 5.1cm 左右；萼片、花瓣白色，边缘带有紫色的条纹，唇瓣先端椭圆形。一种较好的盆花品种，从 *Dendrobium* Enobi Komachi 与 *Dendrobium* Laguna Princess 杂交后代中选育，于 1996 年在英国皇家园艺学会登录。

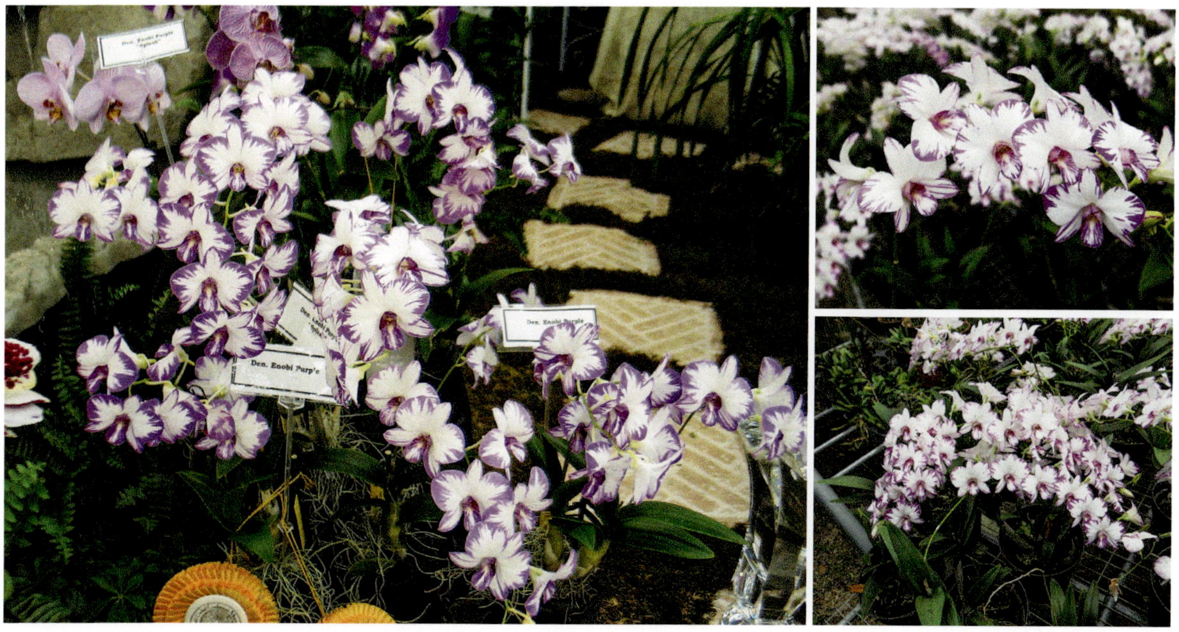

图 9-10　‘红颜’

6.‘青苹果’**Dendrobium** Little Green Apple（图 9-11）

宽口组。株型中大。叶对生，厚革质。花乳白色带绿色；萼片呈三角状卵形，无斑点；花瓣宽卵圆形，厚实，无斑点；唇瓣 3 裂，带紫红色斑点或条纹，中裂片散布紫红色斑点，侧裂片和唇瓣则分布有规则条状斑点。

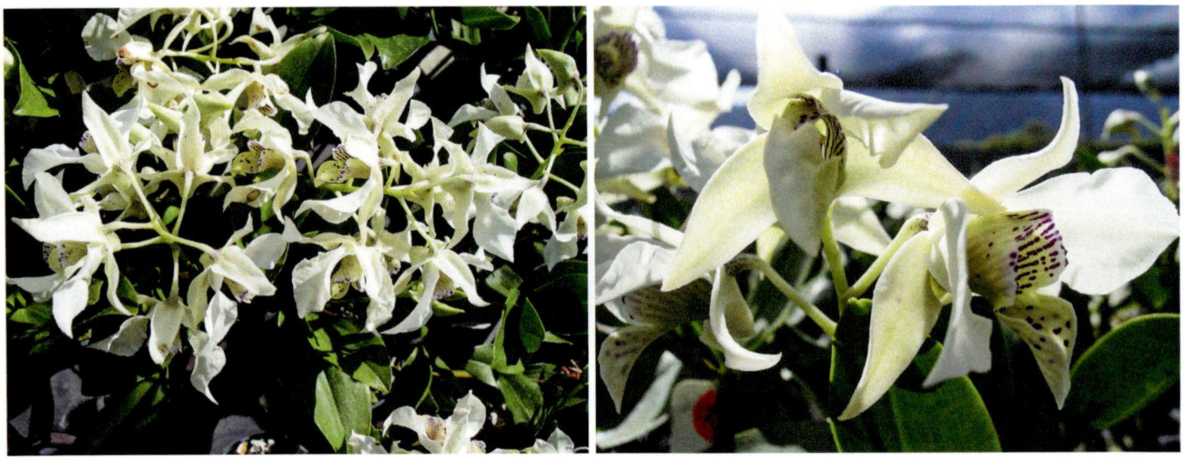

图 9-11 ‘青苹果’

7.‘粉爱’**Dendrobium** Lovely Pink（图 9-12）

株型中大。茎革质，绿色。总状花序，顶生，有花 8～10 朵；萼片窄卵圆形；花瓣厚实，倒卵形，花瓣和萼片外围玫红色，基部白色，萼片色较花瓣浅；唇瓣 3 裂，唇盘白色带绿色。花梗绿色，粗壮。花蕾浅黄绿色。单株开花可持续 8 周以上。

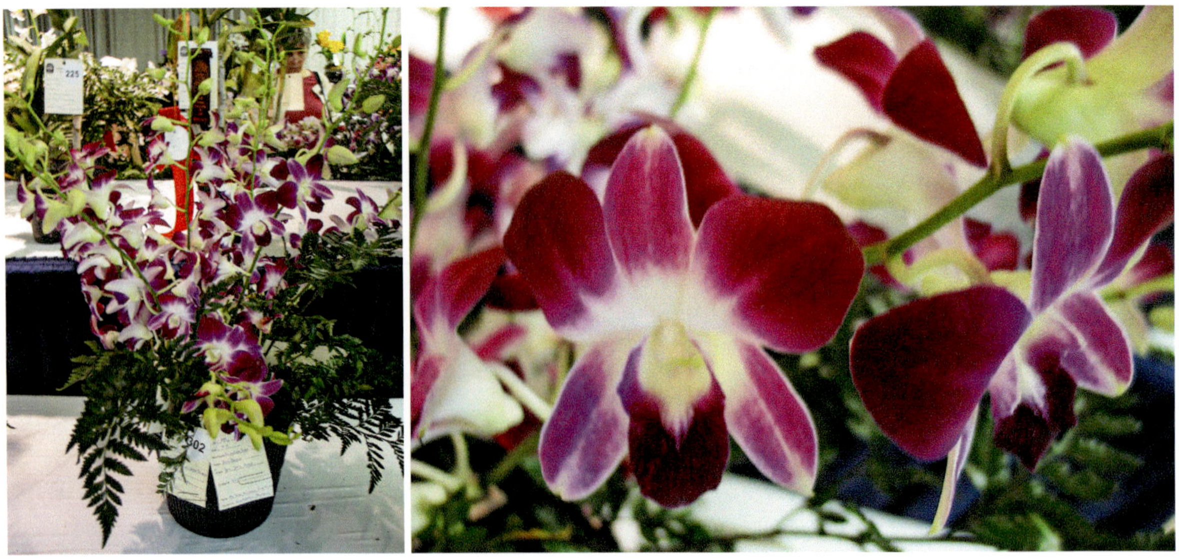

图 9-12 ‘粉爱’

8.‘罗伊’**Dendrobium** Roy Tokunaga（图 9-13）

宽口组。株型紧凑，中等，不会长得过高。花乳白色稍带绿调，唇部有深色玫瑰红条纹，花径 6～8cm，淡香，唇瓣带紫色斑点和条纹。易开花，若种养得当，一根茎可开 3 或 4 个花序，落叶老茎亦可开花。花期春夏季，花开可持续 60 天以上，非常耐开。

成熟植株每年开花两次。在基质接近干燥时浇水。易养，南北方都能长得很好。

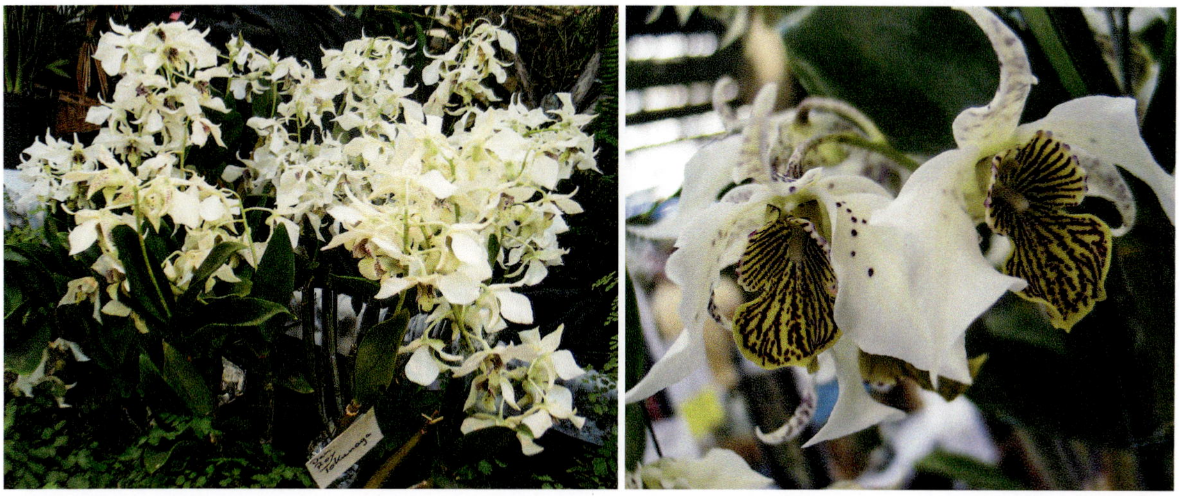

图 9-13 ‘罗伊’

9.‘索尼亚’**Dendrobium** Sonia（图 9-14）

茎丛生，圆柱形或稍扁，基部收缩。叶纸质或革质，矩圆形，顶端 2 圆裂。总状花序，顶生，半垂；花大，10 余朵，玫瑰红色，花径约 7.5cm，接近花蕊处渐呈白色；唇瓣质地厚，先端红色，椭圆形。花期长，花色艳丽，颇为夺目。

亲本：*Dendrobium* Ceasar × *Dendrobium* Tomie Drake，1984 年登录。该品种品质优良，种植广泛。

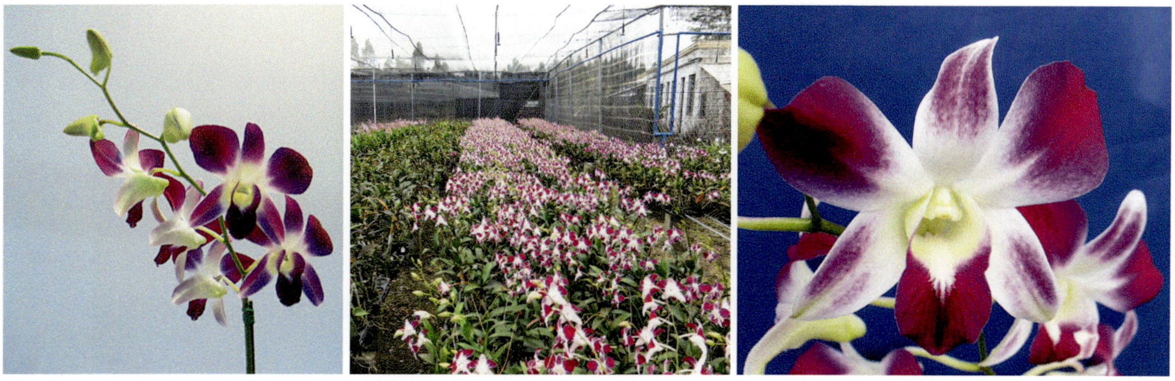

图 9-14 ‘索尼亚’

10.‘丽花’石斛 Dendrobium Specio–kingianum（图 9-15）

鸽石斛组。株型中大，株高 25～50cm。茎深绿色，带纵条棱，数节，纤细的茎基部膨大，顶端锥形。2～7 枚叶生于茎顶，长椭圆形，厚，常绿，叶长 20～25cm。花序从近植株顶端的节间生出，总状花序，长 13～18cm，花序 1～3 个，花色丰富。单株花开可持续 1 个月。

‘丽花’石斛是由澳洲石斛（*Dendrobium kingianum*）与大明石斛（*Dendrobium speciosum*）杂交而成。该品种株型较大明石斛小，花色丰富，花序的花朵数比澳洲石斛多，花瓣大，观赏性强。

光照强度需 27 000～33 000lx。在旺盛生长季，植株应保持湿润，秋季新植株开始生长时浇水量应逐渐减少。

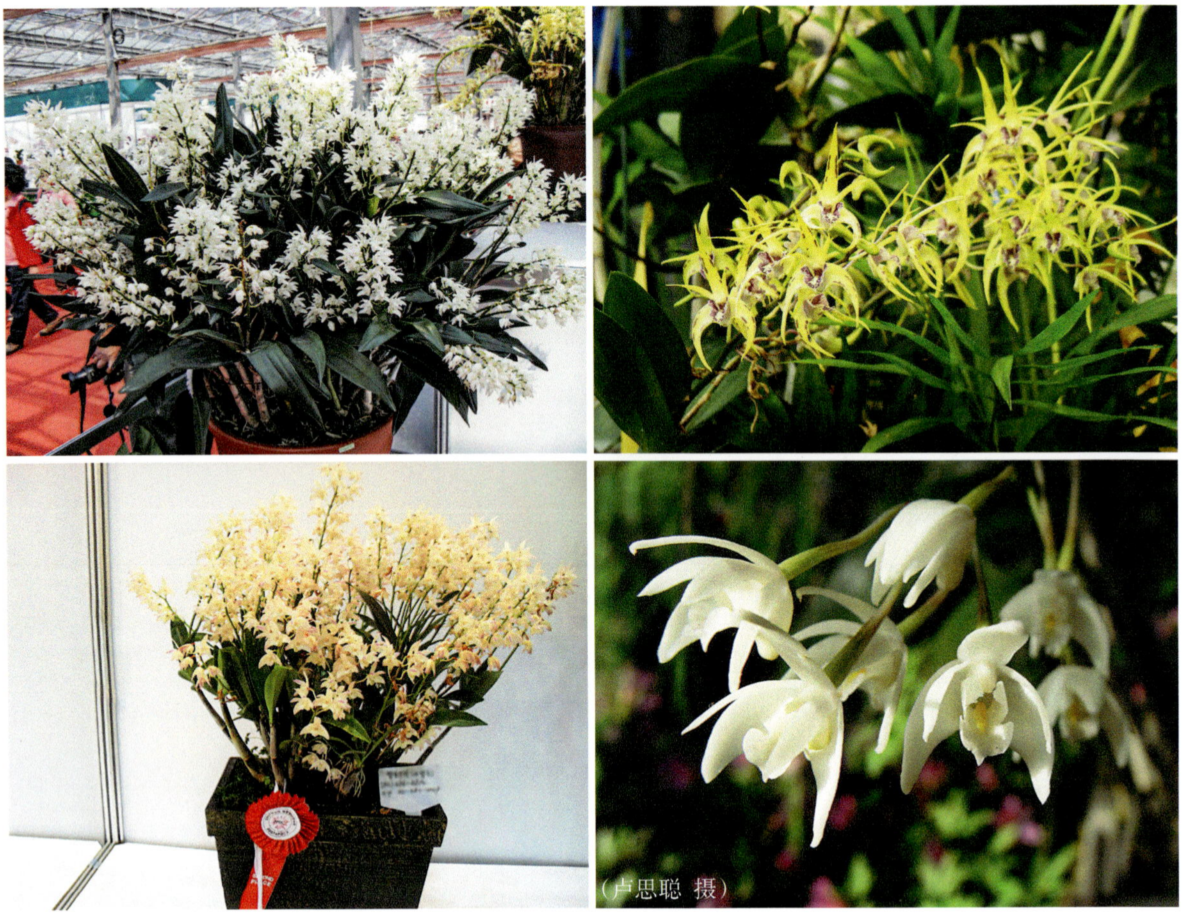

图 9-15 ‘丽花’石斛

11.‘织女花’Dendrobium Spider Lily（图 9-16）

美国常见盆花品种。亲本：*Dendrobium* Roy Tokunaga × *Dendrobium* alexandrae，于 2001 年在英国皇家园艺学会登录。

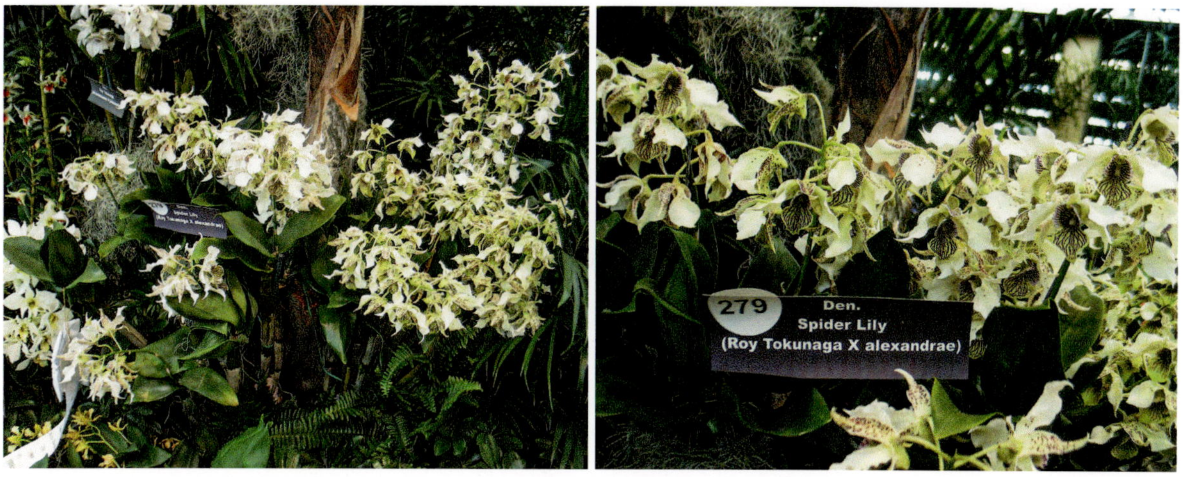

图 9-16 ‘织女花’

第三节　生物学特性

秋石斛，兰科多年生附生草本，常绿。假鳞茎棒状，革质，长者可达 1m，黄绿色。茎中部粗壮，多数种类茎长而肥大，能够贮存较多水分和养料。每茎有数枚至数十枚叶，叶长约 10cm，长圆状披针形，互生于茎顶部节上。秋石斛叶片在茎上的生长期长，并非每年落叶。植株不需支柱，自然直立。在野生环境里，秋石斛多附生于大树或岩石上。

秋石斛根系发达，耐旱，附生，可裸露于空中。根尖端绿色，有根冠（图 9-17）。断根后新根继续生长，老根 3 年后自然枯萎。

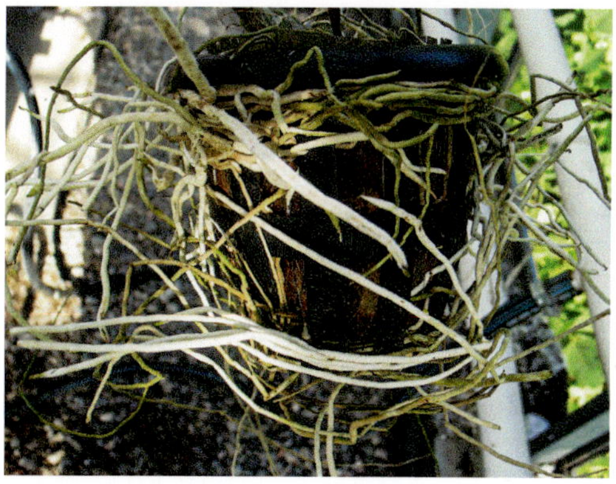

图 9-17　秋石斛气生根

花期之后新芽自成熟的假球茎基部长出，当年长成新的植株。第二年进入发育阶段，花芽在茎顶形成并抽出花梗开花。开花的同时或花后，茎基部再长出下一代营养芽。3 年生的茎一般可抽出 2 个花梗，开花数增多。大部分秋石斛品种花期比春石斛花期长。8 月是秋石斛花盛开期。秋石斛所开的花因品种不同而差异较大，可作为切花或盆花。

秋石斛花序从顶芽或附近的节上抽出，一个花芽可形成 1～3 个花序，花序长 30～40cm，每花序着花 5～20 朵不等。单朵花由 3 枚萼瓣、2 枚侧瓣和 1 枚唇瓣组成。花有白色、玫瑰红色、粉红色、紫色等，花径 6～8cm，花蜡质，寿命长。花期从春季到秋季，常 6～8 月开花，单朵花可开 6～8 周，全花序可持续 2～3 个月。部分秋石斛品种可在一年中任何时间开花。

羚羊角组秋石斛花瓣和萼片细长且卷曲成羚羊角状，花形和花色变化大，开花时间不限于秋季；茎肉质，圆筒状，叶厚实，根肥厚。

秋石斛大多生于热带潮湿之地，如菲律宾。热带地区通常有干湿两季，秋石斛植株的生长发育会随季节而变化。每年的旱季末至雨季来临之前，茎基部萌发出新芽。在雨季到来后，由新芽生成的茎旺盛生长发育；雨季结束至旱季开始时，形成新的成熟的茎。这一阶段茎明显增粗、肥厚，积叠了充足的养料和水分。干旱季节往往是许多种秋石斛开花的季节。秋石斛亦有许多品种一年多次开花，无自然的休眠期，叶片终年常绿，或经两年始凋落。

秋石斛生长所需的适宜温度较高。秋石斛主要的原生种亲本如蝴蝶石斛、澳洲石斛、*Dendrobium gouldii* 等，均属于原产热带的常绿石斛。由这些原生种杂交培育出的优良品种常要求较高的生长温度。它们无明显的休眠期，喜欢常年高温和多湿的环境，在冬季（旱季）它们仍能继续旺盛生长，在茎的顶部节上不断抽出花枝开花。有时在同一茎上部的不同节位可抽生数个花枝。秋石斛种植基地需选择常年高温多湿的地区，如海南南部。

第四节　繁殖育苗

秋石斛繁殖可采用分株繁殖、扦插繁殖或组培繁殖。从小苗至成品开花，实生苗需 2～3 年，扦插苗需 1～2 年，分株苗仅需 1 年。掰下老茎上的高位芽进行栽培，其生长速度比组培苗快，开花也早。

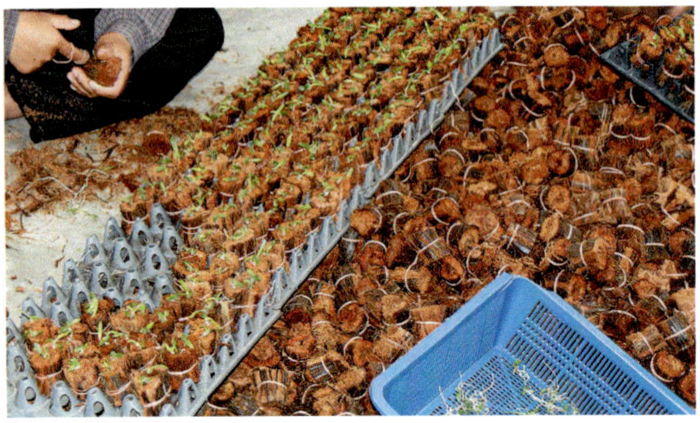

图 9-18　组培苗上盆（卢思聪　摄）

将秋石斛未开花的充实茎段从根际切下，分成 2～3 节一段作插条，插入水苔中，置于弱光处。摆放在半阴的环境中，观察水苔湿度，干燥时喷水。1～2 个月后，茎节处会萌生出幼株，待幼株生根后，喷叶面肥促进生长。

组培繁殖瓶苗出瓶或扦插苗生根后，可栽培于 72 孔或 98 孔穴盘中，小苗可用椰糠或细树皮栽植（图 9-18～图 9-21）。等小苗发育健壮

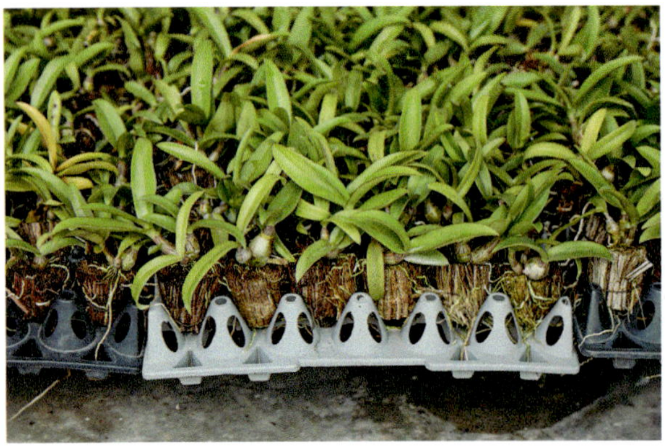

图 9-19　秋石斛生根苗（椰壳）（卢思聪　摄）

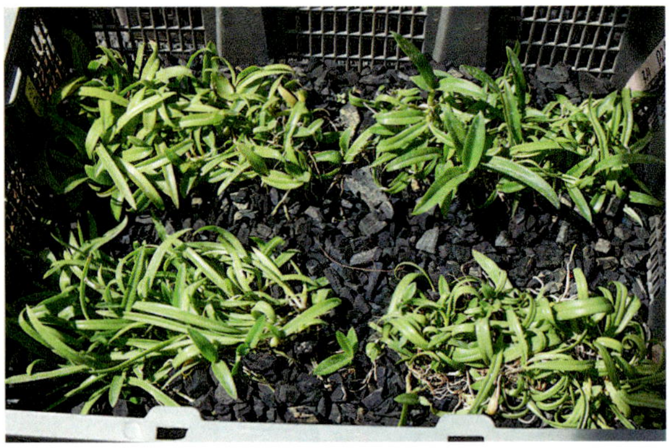

图 9-20　秋石斛木炭基质栽培（卢思聪　摄）

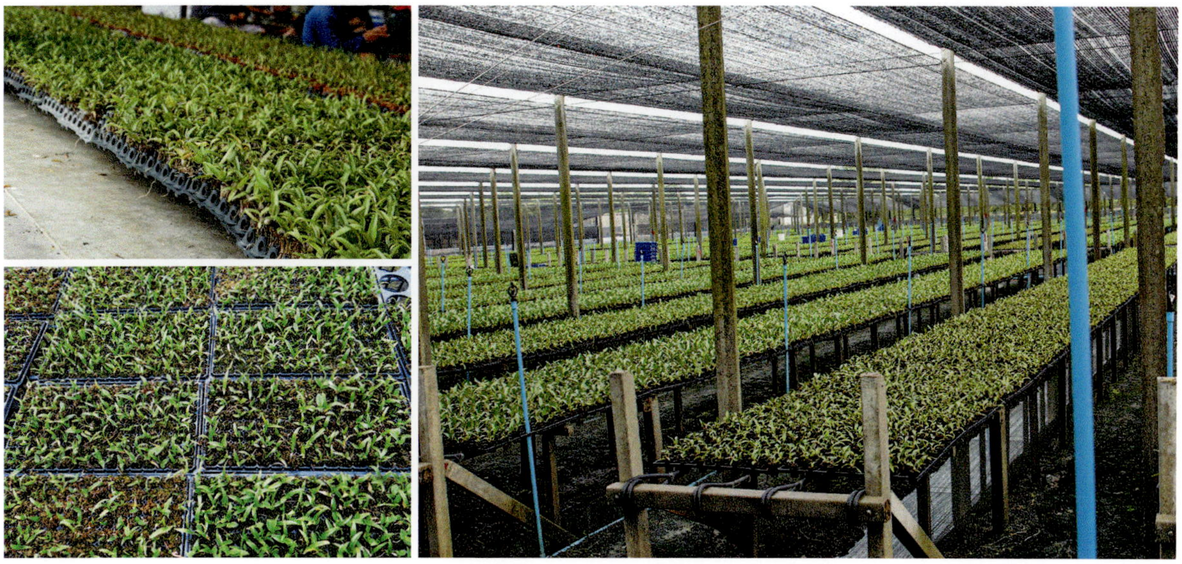

图 9-21　秋石斛小苗生产

后，移至 6cm 口径盆内。在 4～10 月生长期间，每月施 1 次有机肥，每次 2～3g。环境高温多湿、充分浇水可使秋石斛提早发育。7 月至 9 月中旬光线太强，需添加一层 60% 的遮阳网，以保护苗株。生长季保持温度 20℃以上，湿度 70%～80% 温室栽培需注意通风、加强内外空气循环。

第五节　栽 培 管 理

秋石斛在热带地区或高温温室常栽植在多孔的花盆中，基质用蕨根、树皮、兰石、椰壳等（图 9-22～图 9-25）。秋石斛生长需要较高的温度，种植地需选择热带或亚热带南部，夜间维持 18℃以上较为适宜。

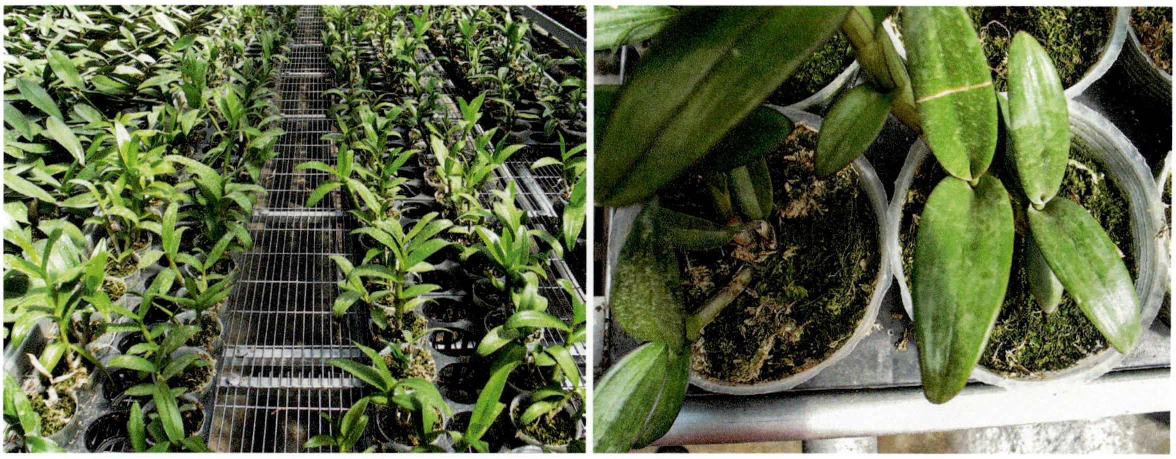

图 9-22　水苔栽培

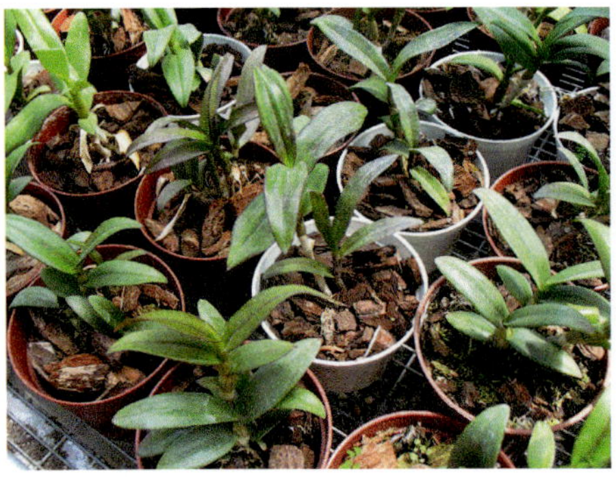

图 9-23　树皮栽培

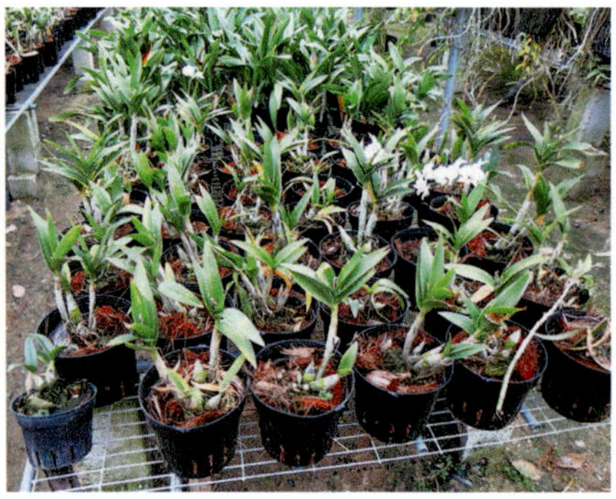

图 9-24　椰壳块栽培

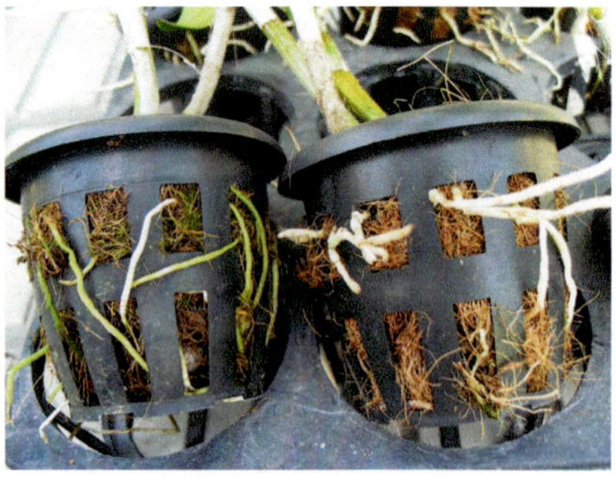

图 9-25　椰丝栽培

1. 环境调控

秋石斛喜高温、高湿和较强的光照，无自然的休眠期。冬季光照可强些，可不遮光，夏季生长旺季避免强光直射，需遮光 50%～70%，否则会灼伤叶片。夏季 10：00 前阳光可直射，其余时间应遮阴。充足的光照是开花的必要条件，如果夏季光照充足，则秋季开花好；如果光照不充足，则秋季难以再次开花。

夏季适宜的日照时间为 12h，长日照有利于植株旺盛生长，花色鲜艳。光照强度以 6000～10 000lx 为宜，光照过强叶为黄色，光照太弱，叶为深绿色。

冬季秋石斛白天适宜温度为 25～32℃，可忍受的日间最高温度为 38℃。温度为 18℃时，应做好保温，均衡供热，并要保持一定的昼夜温差（适宜温差为 10～15℃）；温度低于 10℃时，会出现寒害，导致落叶。

秋石斛适宜的湿度为 60%～70%，生长期保持在 50% 以上。夏季温度高，水分蒸发快，宜勤浇水，保持充足的水分。在植株附近每天喷水 1 次，有助于提高空气湿度。

2. 养护管理技术

秋石斛基质宜选用排水好、透气性强的粗粒材料，以利于透气排水、根系呼吸。生产中基质普遍使用松树皮、木炭屑、碎瓦片、水苔等，南方还选用椰壳块。树皮块使用 0.3～1.5cm 大小的，混合一定比例的兰石和木炭也可。泰国和新加坡等常用椰子碎块基质盆栽，或直接种于椰子衣壳内，但我国北方使用椰壳、椰绒栽植时，须注意及时更换，以防基质腐烂。大苗可附于桫椤板上悬挂栽培，也可盆栽（图 9-26～图 9-30）。

秋石斛栽培一般选稍小的盆，谨慎选择大盆。夏季浇水、施肥在早晨进行，夜晚来临前，叶片须保持干燥。季节不同，浇水的间隔时间为 2～5 天不等，水要浇透。秋石斛冬季无休眠期，植株变干就应浇水，保持植株根系湿润，以利于植株生长、活跃。植株停长后，湿度可小些。浇水频率主要依湿度、光照、基质、花盆材料而定。

秋石斛需肥不多，施肥时间和施肥量须参照生长时期、生长状况。一般施用水溶性液体肥料。

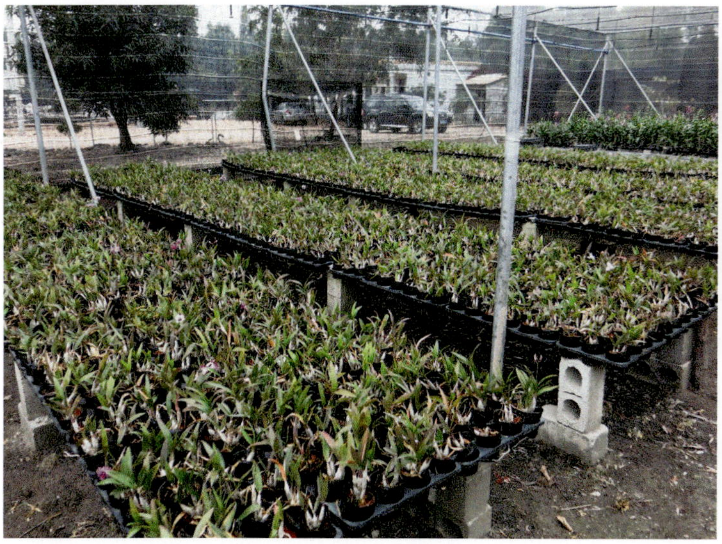

图 9-26　秋石斛阴棚栽培

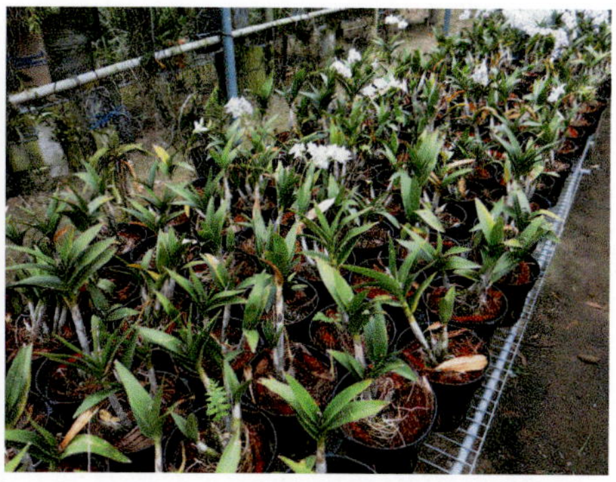

图 9-27　海南秋石斛椰块栽培

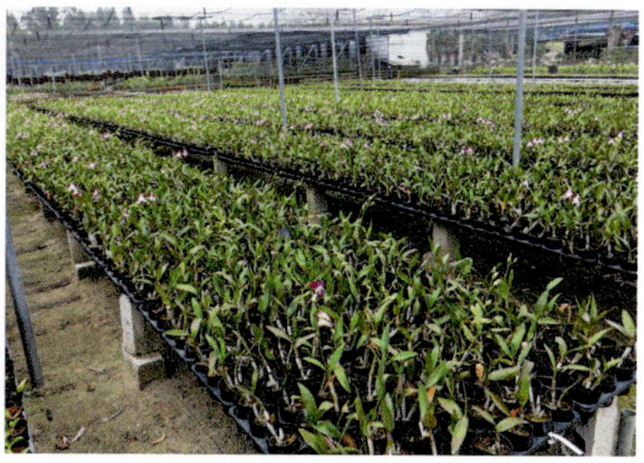

图 9-28　秋石斛规模化栽培

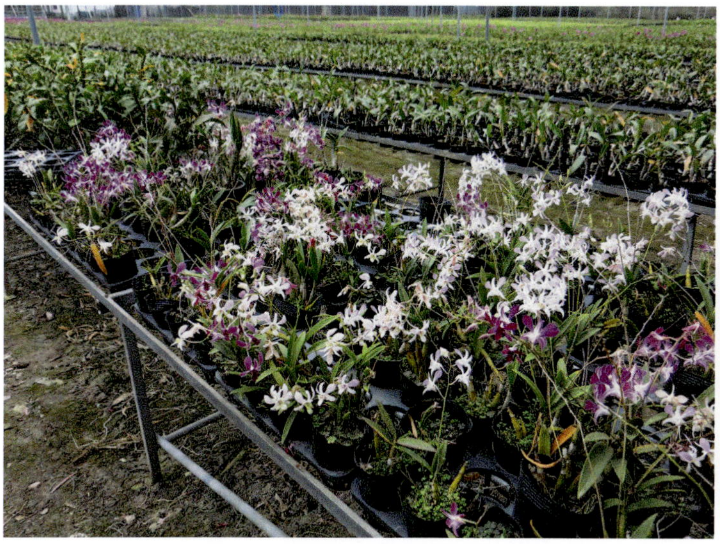

图 9-29　海南秋石斛半成品椰块栽培

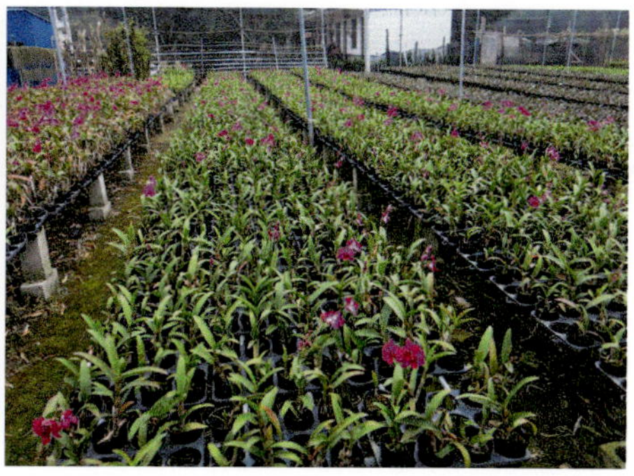

图 9-30　海南秋石斛托盘栽培

施肥时须调整溶液 pH 为弱酸性，使用雨水、去离子水等电导率低的水效果最好，也可用自来水或井水。旺盛生长的温暖期为茎部萌生、新根生长阶段，每周施肥 1 次，可用花多多（N∶P∶K 为 20∶20∶20、30∶10∶10）1000～2000 倍液。在花芽分化前，每周施 1 次 0.2% 的磷酸二氢钾，可提高花的产量。视植株生长而定，少量多施，以防肥害。4～6 个月后即可采收第 1 次切花。冬季每月施肥 1 次。

3. 分株换盆

秋石斛每 2～3 年换盆 1 次，当基质出现腐烂、分解或根系长满盆后，就可分盆了。换盆时，盆要选用稍小的盆，小盆栽培有利于水分的循环交替。换盆时去掉旧的松散或腐烂基质。在塑料盆外面套一个瓦盆可降低植株重心，稳定植株。每盆须留 3 个茎，换盆后根系会出现新一轮生长。适时换盆可加快植株根系干湿循环。

4. 花期管理与花芽分化

秋石斛是短日照植物，日照超过 12h 会抑制花芽形成。在温暖潮湿的环境中，短日照刺激秋石斛花芽分化。植株茎肥大、茎顶部叶片停长后，花芽分化完成，此时花梗伸长。

秋石斛花芽形成，茎干也发育饱满时，控水一两周，花芽即可伸出。一般高温有利于花芽分化，特别是在白天维持 30℃，要经常喷水，湿度不宜低于 60%，否则花朵无法开放或掉花。秋季空气湿度低时会落蕾。花梗伸长 3～5cm 后，恢复浇水，并提供充分的肥料供应。开花植株适宜 3～5 天浇水 1 次，应放置在光线较强处，如果光照不足，植株徒长，花色暗淡。

每周喷施肥料 1 或 2 次，叶片可健壮生长，植株可产生更多、更大的花。开花株可停止施肥，但小苗或未成熟植株应继续施肥，增加其抗寒力。在花序将开放时，须固定植株的方位和朝向。

开花前花芽出现发黄、萎蔫、脱落是植物营养不足导致的败花，或是光照过暗、植株太小、根系腐烂、植株或果实产生乙烯气体及剧烈温度变化导致的败花。

有些秋石斛杂交种一年四季都可开花（图 9-31），但花谢后，植株有 3～4 个月的营养生长期。

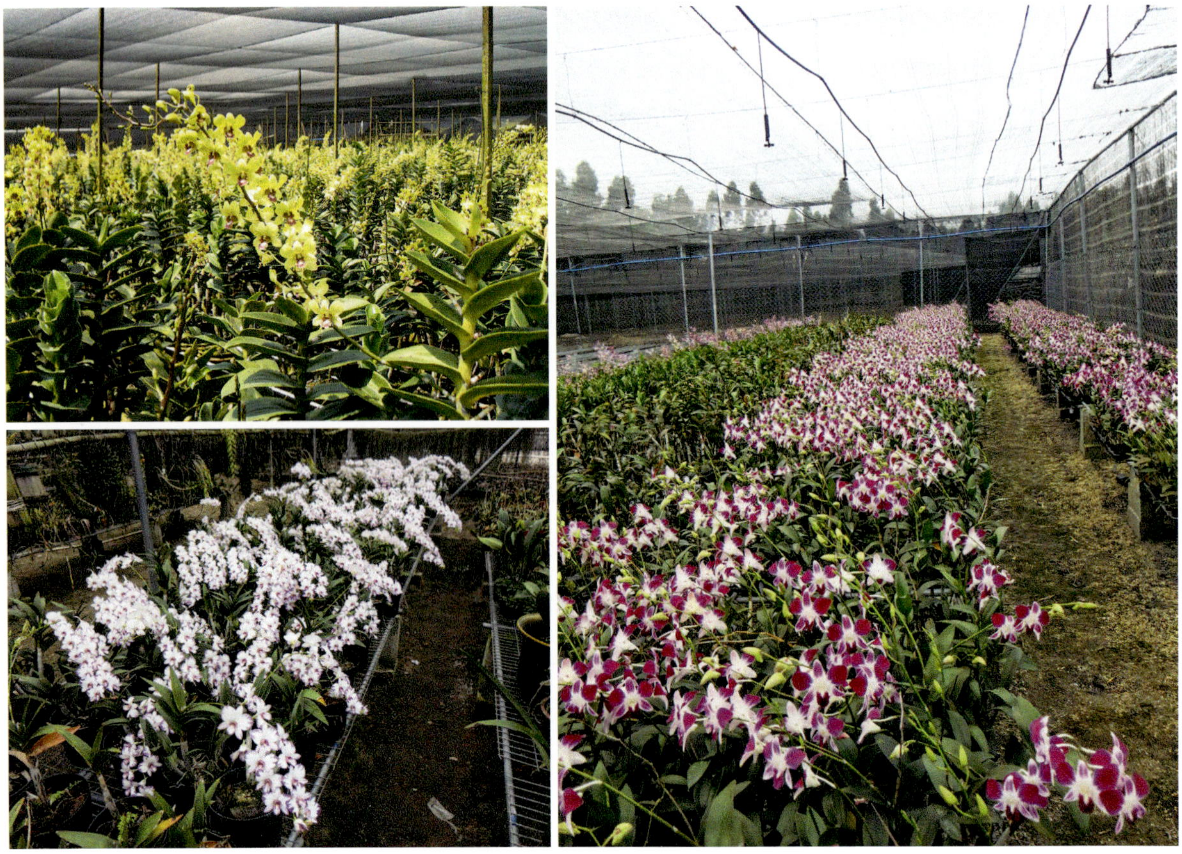

图 9-31　秋石斛盛花期

大部分生长健壮的秋石斛品种在正常开花过后，结合控温设施，提供日间温度 20～25℃、夜间温度 15～20℃，辅以适宜的光照和湿度，经过数月精心养护，即能重新抽出花梗，再度开花。

第六节　切花保鲜、包装

秋石斛切花有白色、粉红色、深红色、紫红色等（图 9-32）。秋石斛切花可作主花，也可作配花（图 9-33），亦是捧花、胸花的主要花材。

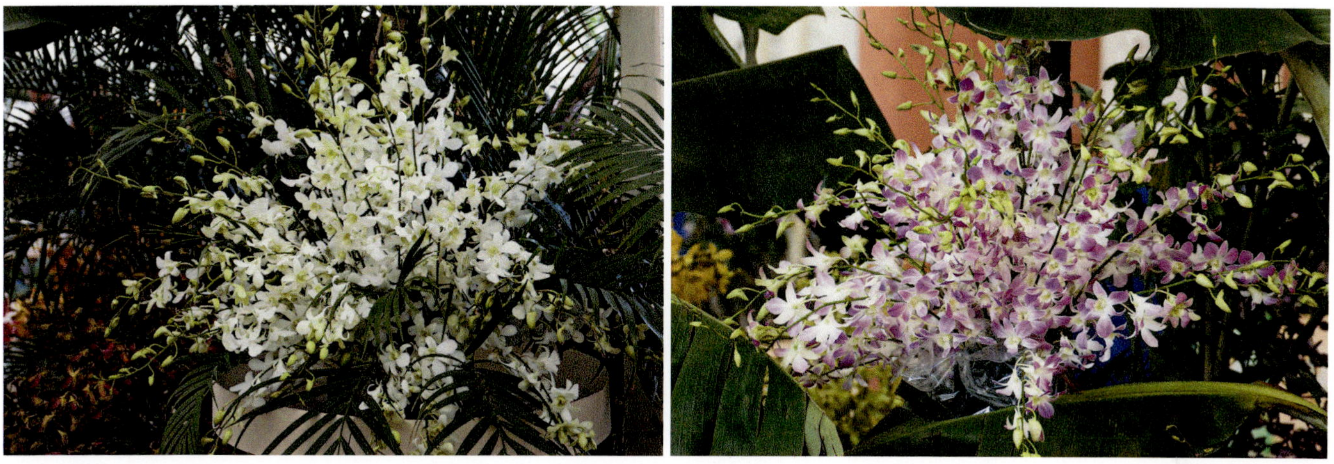

图 9-32　秋石斛切花

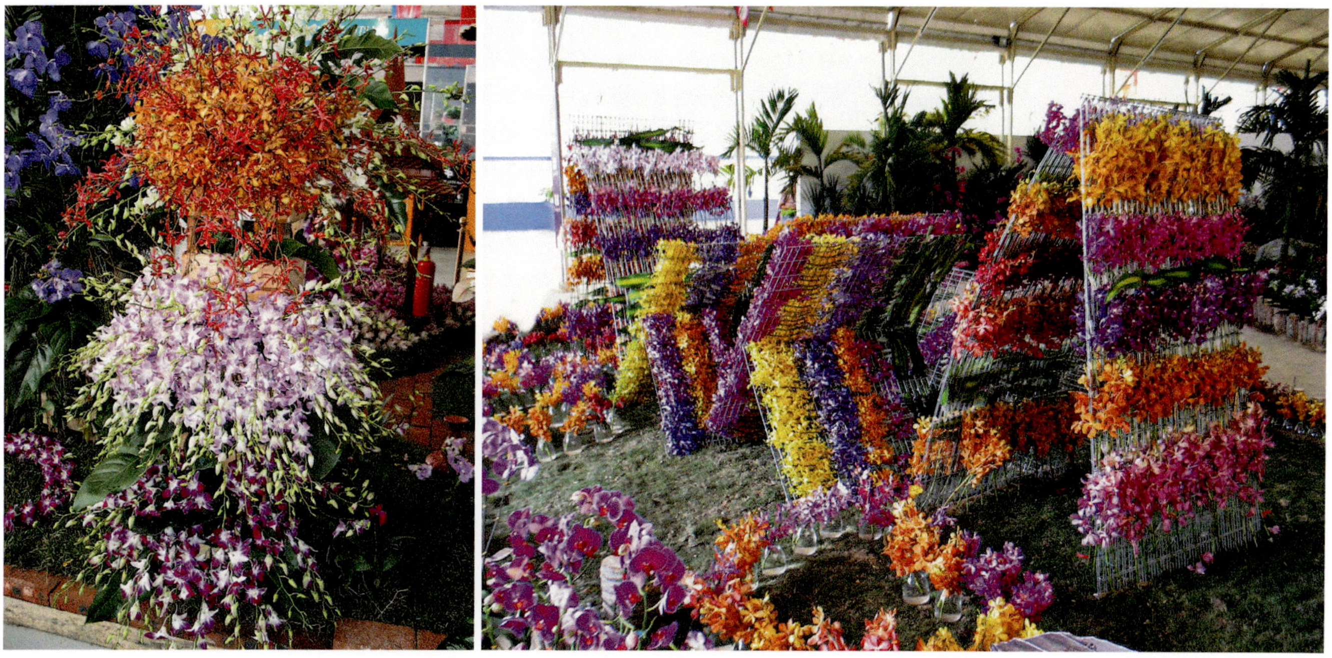

图 9-33　秋石斛装饰

秋石斛花期为6～11月，每年8月是开花高峰期，此时切花上市量增加。秋石斛切花在采收前要细致观察花枝的成熟情况。通常花枝长30cm以上，有3个含苞待放的花蕾和5～10朵花时便可切下。

基地采收秋石斛切花后立即入桶保鲜。切花进入冷库预冷3h后进入加工车间，修整后放入冷库处理液保鲜5～6h，然后进入冷库装箱，注意箱中加入保鲜剂。切花在温度为0～12℃、湿度为80%的条件下，瓶插期达14天。专业的保鲜液保鲜环节及相应处理将大大提高切花的到货品质，也使切花在客户手中的花期比未处理的长15～20天。

秋石斛切花分别以3枝、5枝或7枝为一束装入塑料袋内。用装有保鲜剂的塑料小瓶来保鲜花枝，或用湿棉花包裹住花枝基部，再用塑料薄膜包被后装入箱中，能较好地保鲜并延长切花寿命，适宜长途运输。盆栽秋石斛则用报纸或珍珠棉包住花枝后装入纸箱打包发货（图9-34）。

秋石斛切花虽然非常强壮，但长途运输中，失水将影响切花品质。收到切花后，应立即开箱取出，从切花的底部剪掉1.5cm茎（水中操作），并向茎端喷雾，促进切花恢复。如果萎蔫比较重，须立即把茎泡在水中几分钟。秋石斛切花具有开花寿命较长，远距离运输损耗小的特点。但若采收后包装或运输处理不当也会造成一定损失。

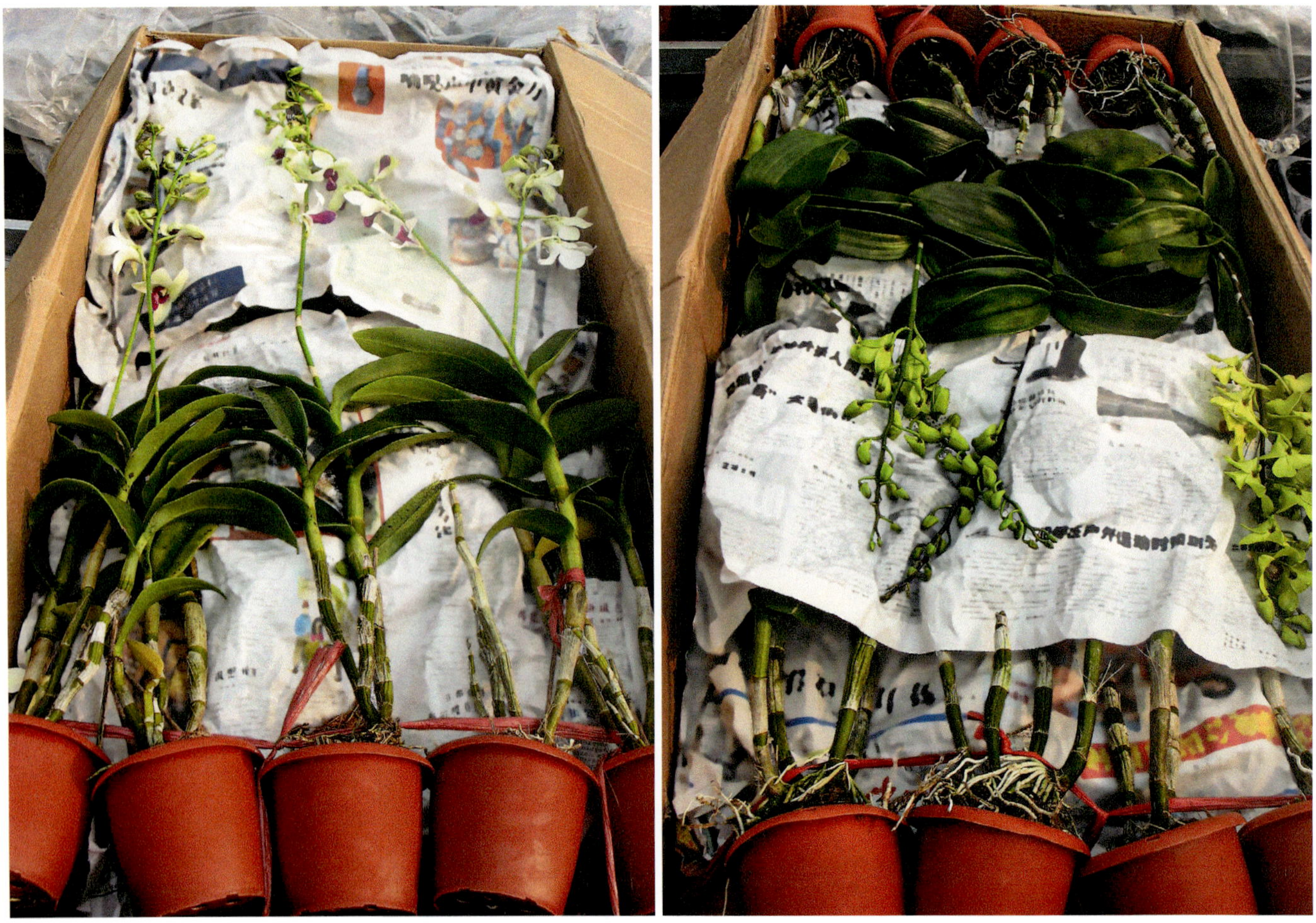

图9-34　秋石斛包装运输

第七节 切花品种质量标准

秋石斛切花品种质量标准见表 9-1。

表 9-1 秋石斛切花品种质量标准

评价项目	1 级切花	2 级切花	3 级切花
整体感	好，符合品种特性	较好，符合品种特性	一般，符合品种特性
花朵数	≥13 朵	10～12 朵	7～9 朵
花形	①花朵排列均匀；②花瓣均匀对称	①花朵排列均匀；②花瓣均匀对称	①花朵排列均匀；②花瓣均匀对称
花径	基部第 1 朵花花径 >9cm	基部第 1 朵花花径 8～9cm	基部第 1 朵花花径 6～8cm
花色	纯正	纯正	纯正
花枝	坚韧，挺直；长度 >60cm	坚韧，基本挺直；长度 51～60cm	坚韧，有轻微弯曲；长度 40～50cm
病虫害	无	无	无
药害	无	无	无
冷害	无	无	无
机械损伤	<3%	3%～5%	5%～7%
切采期	80% 以上的花开放	80% 以上的花开放	80% 以上的花开放
整齐度	①相同长度级别中，96% 以上花枝长度差异在 0%～15% 范围内；② 90% 以上切花处于同一采切期	①相同长度级别中，96% 以上花枝长度差异在 0%～15% 范围内；② 90% 以上切花处于同一采切期	①相同长度级别中，96% 以上花枝长度差异在 0%～15% 范围内；② 90% 以上切花处于同一采切期

第十章 药用石斛保健价值、加工与食用

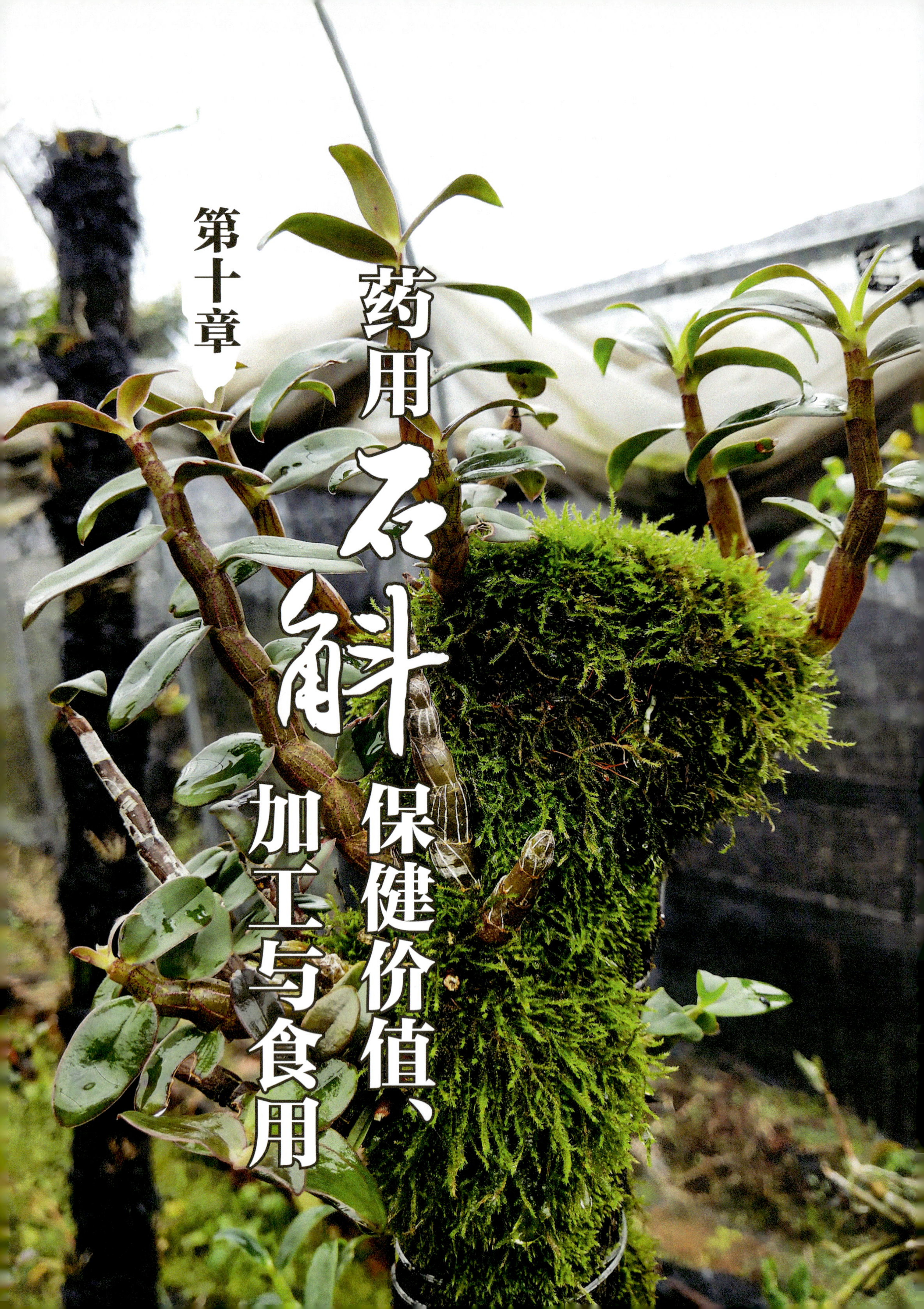

兰科植物中可药用的种类较多，常见的有天麻、石斛、白及和金线莲（血叶兰）等。中国石斛属植物中可药用或保健的种类多达 40 余种。《中药志》(第四册)(中国医学科学院药用植物资源开发研究所等，1988）中详细记载了可供药用的石斛有 12 种，《中药大辞典》(南京中医药大学，2006）收载了药用石斛 9 种。《中华人民共和国药典》(2000 年版至 2020 年版）中收载的石斛种类主要有铁皮石斛、金钗石斛、流苏石斛、束花石斛、鼓槌石斛、美花石斛、霍山石斛等，还收载了同属植物近似种。

我国石斛药用有历史渊源，加上地方政府、企业的推动，如今已形成多个道地产区迅猛发展的态势。铁皮石斛在我国各个适宜种植地区如浙江、云南、贵州、四川、福建等均有种植。霍山石斛在安徽霍山县种植规模大。紫皮石斛（即齿瓣石斛）在云南龙陵县及周边地区种植比较集中，地域性强。叠鞘石斛在四川（眉山、乐山)、云南（文山州）等有规模化人工种植。

我国药用的石斛可分为两类：一类是茎细可加工为枫斗的种类，如铁皮石斛、紫皮石斛、霍山石斛等；另一类是茎粗，加工枫斗难度大，常以切片、干条（黄草、烤条）形式销售的种类，如金钗石斛、束花石斛、叠鞘石斛、密花石斛等。

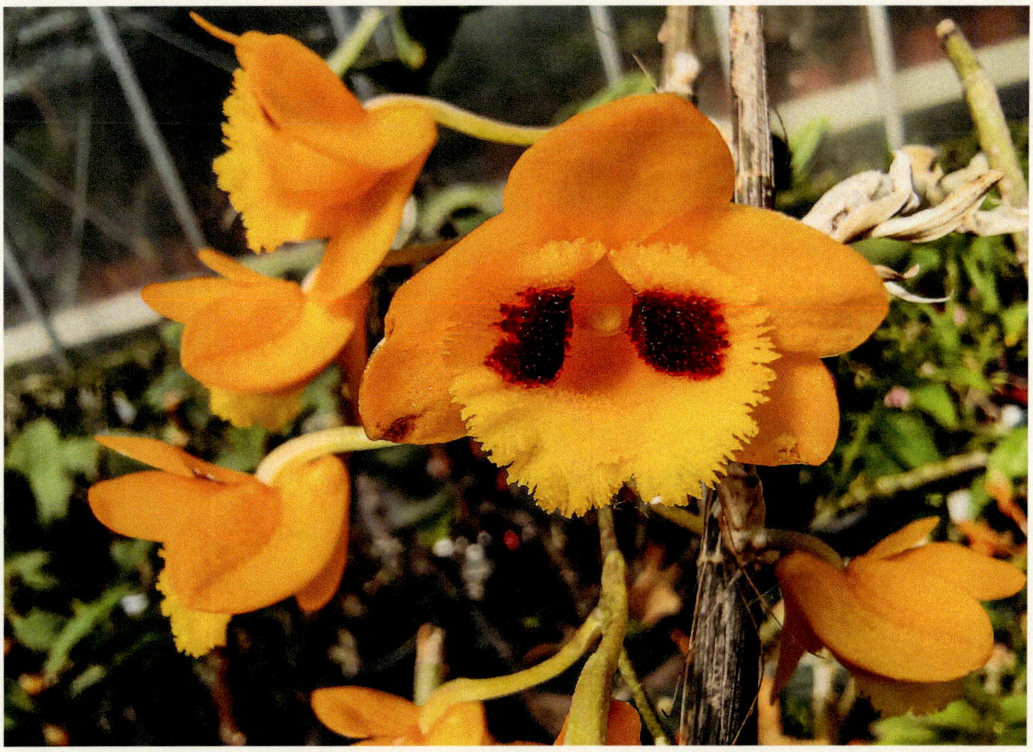

第一节　药用石斛历史

“石斛”一名始见于东汉的《神农本草经》：“石斛，味甘，平。主伤中，除痹，下气，补五脏虚劳羸瘦，强阴，久服厚肠胃，轻身延年。”该书将石斛列为药中上品。唐、宋的历代皇帝把石斛列为贡品，视为至宝，被用于治疗各种疑难杂症。在民间，采挖石斛是一种谋生的手段。

汉末《名医别录》中记载“石斛生六安山谷水旁石上”，是迄今为止对石斛产地及生境的首次记载。

南北朝时期梁代的陶弘景在《本草经集注》中记载：“今用石斛出始兴，生石上，细实，桑灰汤沃之色如金，形似蚱蜢髀者为佳。近道亦有，次于宣城。”“其生栎木上者名木斛，其茎至虚，长大而色浅，不入丸药，惟可酒渍煮（汤）用。俗方最以补虚，疗脚膝”。这段文字对石斛的形态、加工方法也作了叙述。

唐朝孙思邈的《备急千金要方》(652 年）第一次系统记载了石斛的主要用法，书中多个处方用法体现了石斛的功效。

苏敬等编撰的《新修本草》中又增加了许多新内容：“始安亦产”“今荆襄及江左又有两种，一者似大麦，累累相连，头生一叶……名麦斛；一种大如雀髀，名雀髀斛”“亦如麦斛叶在茎端。其余斛如竹，节间生叶也”。

宋代寇宗奭所著的《本草衍义》也写道：“石斛细若小草，长三四寸，柔韧，折之如肉而实”“世又谓之金钗石斛，盖后人取象而言之”。

南宋张存惠的刻本《重修政和经史证类备用本草》记载：“今荆、湖、川、广州郡及温、台州亦有之，以广南者为佳。多在山谷中。五月出苗茎似竹节，节节间出碎叶，七月开花，十月结实，其根细长、黄色，七月、八月采茎，以桑灰汤沃之，色如金，阴干”。这段记载了石斛的产地，提到了“广南者最佳”。对石斛类植物从出苗至结实也有较详细的记录。《证类本草》、《四库全书》及《重修政和经史证类备用本草》中除记述石斛外，还附有温州石斛及春州石斛的图。

明代著名医药学家李时珍在其经典名著《本草纲目》中也描述：“石斛丛生石上，其根纠结甚繁，干则白软，其茎叶生皆青色，干则黄色，开红花，节上自生根须，人亦折下以砂石栽之，或以物盛挂屋下，频浇以水，经年不死，俗称为千年润。石斛短而中实”。《本草纲目》又言“俗方最以补虚，主治伤中，除痹下气，补五脏虚劳羸瘦，强阴益精；久服厚肠胃，补内绝不足，平胃气，长肌肉。逐皮肤邪热痱气，脚膝疼冷，痹弱，定志除惊，轻身延年。益气除热，治男子腰脚软弱，健阳，逐皮肤风痹，骨中久冷，补肾益力。壮筋骨，暖水脏，益智清气，治发热自汗，痈疽排脓内塞”。说明石斛具有生津、止渴、镇痛、消除水肿的功效，并主治热病阴虚、目暗、胃弱、声音嘶哑等疾病。此外，《本草纲目》还对石斛的性味、服法等都做了记载。

清朝的陈士铎在《本草新编》中记载：“金钗石斛味甘、微苦，性微寒。”“生于粤闽岩洞之中，岩洞乃至阴之地，而粤闽又至阳之方也，秉阴阳之气以生，故寒不为寒，而又能降虚浮之热。”“金钗石斛妙是寒药，而又有补性，且其性又下行，而不上行。”“夏月之间，两足无力者，服石斛则有力。”“脚膝之无力者，肾水之不足也。水不足则火觉有余。”“乃降肾中名门虚火之药也。”“泻肾中之虚火，自然添骨中之真水矣，故曰：强阴而益精。”“石斛微寒，自不伤骨，骨既不伤，则骨中之热自解”。

赵学敏的《本草纲目拾遗》中记载了霍山石斛，据转引清代著名医家赵学楷在《百草镜》中语谓：“石斛近时有一种形短只寸许，细如灯芯，色青黄，咀之味甘，微有滑涎，系出六安县及颍州府霍山县名霍山石斛，最佳”。对霍山石斛的产品或加工品，写道：“形似钗斛细小，色黄而形曲不直，有成毬（球）者。彼土人以代茶茗，云极解暑醒脾”。赵学敏所记述的霍山石斛“形曲不直”，特别是“有成痹者”。

吴其濬在《植物名实图考》中记载了 3 种石斛，分别是细茎石斛、金钗石斛、叠鞘石斛。清代唐景崇《唐书注》中云：“作干石斛，先以酒洗，将蒸炙成，不用灰汤”。

《本草思辨录》记载“石斛，为肾药，为肺药，为肠胃药”，又讲“《本经》强阴二字，足赅全量”“逐皮肤邪热痱气是温者寒也；疗脚膝疼冷痹弱，是寒者温也。药不出《本经》除痹、补虚两端”“胃得之则下气平气，脾得之则长肌肉，肠得之则厚肠，肾得之则益精，大凡证之恰合乎斛者”。可见，石斛既能治病，又能补益，温、寒兼可应用的特点。

新中国成立前，石斛泛称川石斛、金石斛、耳环石斛等。20 世纪 40～60 年代，我国石斛类药材研究进展缓慢。新中国成立后，比较详细的石斛资料见载于《中药志》（第四册）（中国医学科学院药用植物资源开发研究所等，1988），记载了供药用的 12 种石斛属植物，并提出石斛药材的大宗商品，如金钗石斛、黄草石斛（束花石斛）、耳环石斛及鲜石斛。

70 年代，为了挽救濒临灭绝的野生霍山石斛，安徽霍山县医生出身的何云峙开展了野生石斛改为家种的试验。70 年代末，石斛种质资源整理与鉴定加快，极大地促进了石斛资源从无序向有序的提升。80 年代，吉占和（1980）首次提出了我国石斛属植物种类达 57 种，并同时报道了供药用的种类及商品类型；浙江药农陈立钻在天台山上攻关研发铁皮石斛人工栽培与繁殖；《中华人民共和国药典》（2020 年版）和各省饮片炮制规范、各省药材质量标准皆陆续采用了标准的种名。

1980 年，沙文兰对石斛药材主产区（广西、贵州、四川、云南等）产的石斛类药材进行了整理与鉴定。石斛药材主产区的商品可分为 9 类，涉及原生植物 21 种。以美花石斛、铁皮石斛、重唇石斛、束花石斛、流苏石斛、钩状石斛及罗河石斛等产量较大，使用最广。1986～1993 年，李满飞、马国祥等经过多次调查，对全国各地应用的药用石斛进行了鉴定，涉及石斛达 45 种之多。

第二节 药用石斛常见种类

石斛作为传统名贵中药材，具有“滋阴补虚、清热生津、止咳明目、养胃润肺、明目强身”的功效。我国某些药用石斛长期出口，享誉东南亚。我国 92 种石斛属植物中，目前可供药用的有 40 余种（常见石斛种类的商品名及特点见表 10-1）。《中药志》（第四册）（中国医学科学院药用植物资源开发研究所等，1988）记载了 12 种石斛属植物供药用，其中以美花石斛、铁皮石斛、重唇石斛、束花石斛、流苏石斛、钩状石斛及罗河石斛等产量较大，使用最广。《中华人民共和国药典》（2020 年版）收载的药用石斛有 5 个，即铁皮石斛、金钗石斛、鼓槌石斛、流苏石斛、霍山石斛。

表 10-1　常见石斛种类的商品名及特点

种名	商品名	特点
铁皮石斛	黑节草	气微，味淡，嚼之初有黏滞感，无渣或渣少
金钗石斛	金石斛	味苦
霍山石斛	米斛	质硬而脆，易折断，断面平坦，灰绿色至灰白色。气微，味淡，嚼之有黏滞感，无渣
紫皮石斛	齿瓣石斛	气微，味淡，嚼之有浓厚黏滞感，渣少。用热水浸泡后水溶液呈淡紫红色
珍虫石斛（梳唇石斛）	虫草石斛	茎短，无渣，嚼之有浓厚黏滞感
鼓槌石斛	金兰	纤维较多，嚼之黏滑感弱
流苏石斛	马鞭石斛	嚼之有少量黏滑感，渣多
细茎石斛	铜皮石斛	气微，味微苦，嚼之少黏滞感，有渣
美花石斛	环草石斛	质韧，断面不平坦，纤维性，嚼之无黏性
束花石斛	黄草石斛	味苦，嚼之有黏滑感
叠鞘石斛	黄橙石斛	纤维较多，嚼之有黏性
密花石斛		味微苦，嚼之有少量黏滑感，有渣
兜唇石斛		味微苦，嚼之有黏滞感，有渣
重唇石斛	鸡爪兰	断面白色，嚼之有少量黏滑感，渣多
曲茎石斛		纤维甚多，枫斗颗粒拉开后仍旧弯曲不直，嚼之有黏滑感，渣少
玫瑰石斛	苦草	嚼之黏滑感弱，渣极多

铁皮石斛、紫皮石斛、霍山石斛、兜唇石斛等药用石斛活性成分以多糖为主。金钗石斛、束花石斛、美花石斛、报春石斛、紫瓣石斛等药用石斛活性成分以生物碱为主。鼓槌石斛、叠鞘石斛、流苏石斛等含联苄、菲类、黄酮等其他活性成分。14 种常见药用石斛见下面详细介绍。除这 14 种之外，我国常作药用的石斛原生种还有矮石斛、串珠石斛、矩唇石斛等。

1. 铁皮石斛 Dendrobium officinale

铁皮石斛不仅有“仙草”美名，更有“药中黄金”之称，具有生津、止渴、镇痛、消除水肿等功效，是人工种植规模最大、经济价值最高的石斛属植物。2021 年，我国铁皮石斛大棚种植 10.00 万亩，仿野生栽培 11.55 万亩，合计 21.55 万亩。

铁皮石斛为多年生附生性草本植物，常附生于半阴半阳的湿润粗皮树干或潮湿岩崖石缝中，并与苔藓植物伴生。铁皮石斛的根一部分固着于附主，起固定和支持作用，并吸取附主的水分和养料；另一部分裸露在空气中，吸取空气中的水分。铁皮石斛要求生长环境湿润而又不能过湿，适宜的生长温度为20～25℃，适宜空气湿度为55%～75%。铁皮石斛的野生分布范围东起浙江，西至云南，北至安徽、湖北交界地区，南至广东，主要分布在海拔500～1200m的山谷半阴湿林中树上或林缘岩石上（图10-1）。

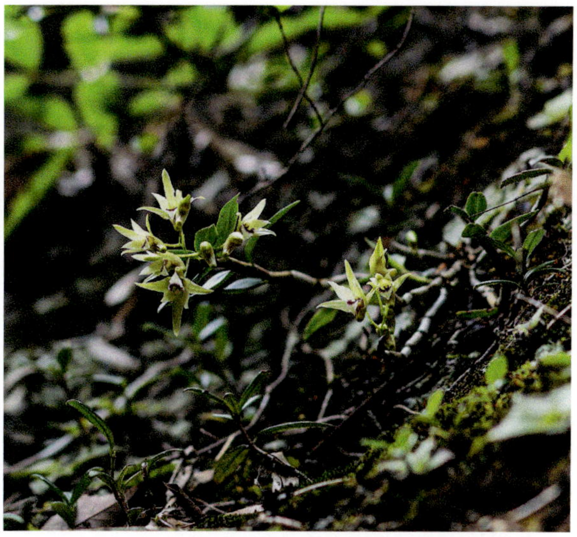
图10-1　余姚四明山野生铁皮石斛（姚国祥 摄）

铁皮石斛每年春末或夏初在2年生茎上部抽出花序。位于植株下部的花发育较早而首先开放，开花后从茎基长出新芽并发育成新茎，老茎则逐渐皱缩，不再开花。秋季新茎渐趋成熟，生长减缓，并在较干燥凉爽的气候中进入休眠期，以利于花芽的形成。铁皮石斛植株于花后落叶，且一般不萌发新叶而于茎基萌发新枝。花于茎顶或侧枝单生或排成总状花序。

铁皮石斛自然结实率很低，开花当天萼片还未完全展开时人工授粉结实率最高。铁皮石斛自花授粉成功率极低，仅为30%，异花授粉成功率达100%。铁皮石斛野生种子的成活率很低。

铁皮石斛含有多种药用成分，其中主要的药用成分是石斛多糖。铁皮石斛具有滋阴补虚、益胃生津、增强免疫活性和抗自由基活性的功效。药用铁皮石斛不同产品间价格悬殊较大，干制品价格极其昂贵。铁皮石斛产品有铁皮枫斗、铁皮枫斗晶、铁皮石斛浸膏、铁皮枫斗胶囊、养阴益气胶囊。

2. 金钗石斛 Dendrobium nobile

金钗石斛是应用历史悠久、疗效显著的一种药用石斛。该种植株较为高大，含有一定的多糖和较高的生物碱，味苦回甘，是《中华人民共和国药典》（2020年版）的主要石斛种类，是脉络宁注射液的主药，也是石斛夜光丸、石斛明目丸、石斛清胃散等中成药的重要成分。金钗石斛在中草药中具有举足轻重的作用，具有消炎清热、镇痛、疏通血管、降血糖等功效。叶天士、丁甘仁、金世元等名医名家都喜欢使用金钗石斛。

金钗石斛的化学成分、外观形态、口感特征与其他常见药用石斛差异较大。金钗石斛富含生物碱，具有苦味，用于中药处方，疗效更快。金钗石斛花泡茶汤色艳丽，苦后微甘，具有很高的养生价值，深受人们喜欢。

明代著名医药学家李时珍在其经典名著《本草纲目》中对金钗石斛的记载：“其茎状如金钗之股，故古有金钗石斛之称，今蜀人栽之，呼为金钗花”。历史上被广泛应用的药材、中医处方应用最多的金石斛、扁石斛、部分川石斛也是指金钗石斛。民国时期，四川合江县有全国唯一的石斛交易市场，主要交易金钗石斛和叠鞘石斛。

2021年，我国金钗石斛仿野生种植面积15.10万亩，主要是林下贴石仿生栽培，其中贵州赤水10.00万亩，四川泸州等地5.00万亩，海南0.10万亩，合计产值16.58亿元。药用的金钗石斛在我国贵州赤水、四川合江县栽培面积较大。金钗石斛植株较大，主要采用附石栽培，少量附树种植（图 10-2～图 10-4）。

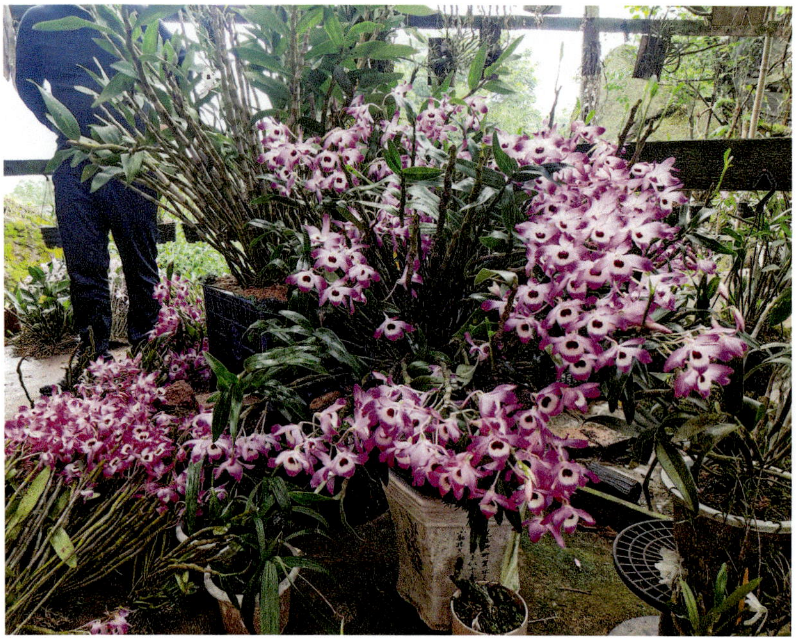

图 10-2　盆栽金钗石斛

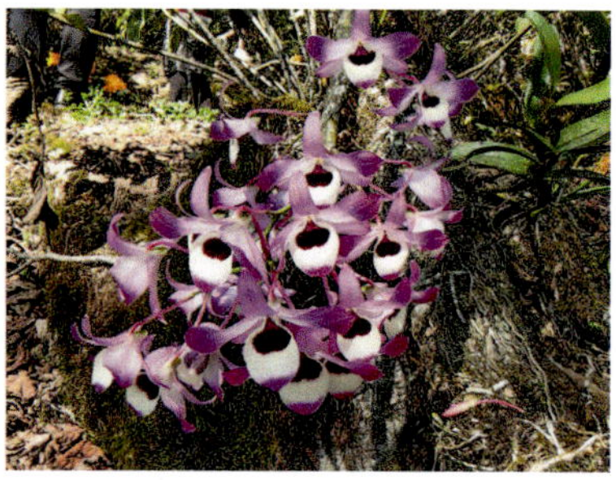

图 10-3　金钗石斛附石种植

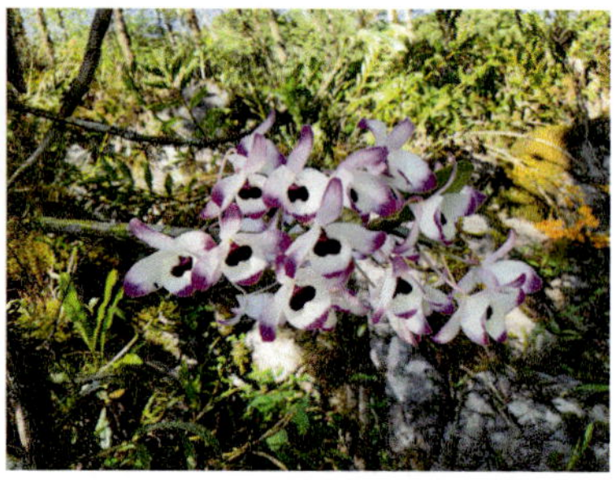

图 10-4　金钗石斛仿野生种植

3. 霍山石斛 Dendrobium huoshanense

霍山石斛株型矮小，年生长量低，为我国珍稀石斛种（图 10-5，图 10-6）。该种历史悠久，最早见载于东汉时期的《名医别录》：石斛，生六安山谷、水傍石上。清代乾隆时期，赵学敏所著的《本草纲目拾遗》和赵学楷所著的《百草镜》中称之为“霍石斛”，形短只寸许，如累米，细似灯芯，

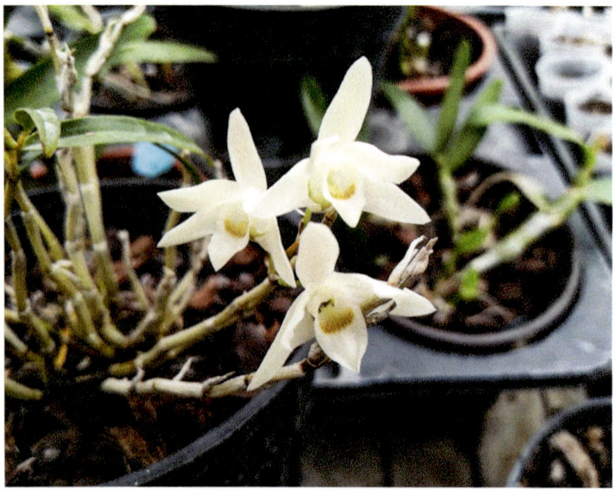

图 10-5　霍山石斛花

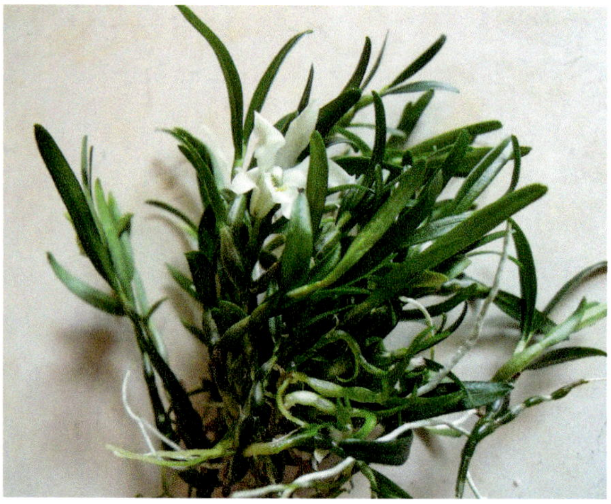

图 10-6　霍山石斛瓶苗

色青黄，嚼之粘齿，味甘，微咸，微有滑涎。1984 年唐振缁、程式君根据安徽提供的标本，确定了霍山石斛的学名 *Dendrobium huoshanense* C. Z. Tang & S. J. Cheng。霍山石斛自然分布区较狭窄，仅分布于安徽霍山县、金寨县、岳西县和舒城县，湖北英山县等，以及河南南召县。现今，安徽霍山县霍山石斛种植面积约 2 万亩，现有从事中药材生产经营的企业、专业合作社和家庭农场等生产经营主体 2000 余家，从业人员 2 万余人，产业总产值 50 余亿元。

隋朝医家范瑶初云："霍山属六安州，其地所产石斛，名米心石斛。以其形如累米，多节，类竹鞭，干之成团，他产者不能米心，亦不成团也"。《年希尧集验良方》："长生丹用甜石斛，即霍石斛也"。清代赵学敏《本草纲目拾遗》中记载："霍石斛出江南霍山，形似钗斛细小，色黄而形曲不直，有成毬（球）者，彼土人以代茶茗，云极解暑醒脾，止渴利水，益人力气" "霍石斛嚼之微有浆，粘齿，味甘，微咸，形缩者真"。清代著名医家赵学楷在《百草镜》中载道："石斛近时有一种形短只寸许，细如灯芯、色青黄、嚼之味甘、微有滑涎，系出六安州颍州府霍山县，名霍山石斛，最佳"。

高品质的霍山石斛枫斗首先要胶质浓郁饱满，轻拉易断，直接入口咀嚼胶质浓厚，久嚼无渣或少渣；其次要纹理清晰，一般 2～6 个旋纹，茎体纤细，颗粒小巧，色泽黄绿，表皮带丝，经烘焙、卷曲而成，形态美观，光滑。

4. 紫皮石斛 Dendrobium devonianum

紫皮石斛是富含多糖的优质石斛（图 10-7～图 10-9），可提高免疫力，对防癌抗癌、抗衰老及治疗糖尿病有一定的疗效。

紫皮石斛茎常呈紫色或淡绿色，粗约 8mm，长达 1.8m，节间长 1.5cm；叶于当年 12 月至翌年 1 月下旬脱落。紫皮石斛喜冷凉，最适宜分布区为海拔 1400～1600m 的亚热带温凉地区，适宜光照强度 3000～5000lx，一般生长环境郁闭度在 0.6 左右，遮阴 60%～85%。生长环境年平均气温 12～16℃，低温不低于 6℃，绝对最低温 2℃，绝对最高温 32℃，无直接落霜。野生紫皮石斛生于

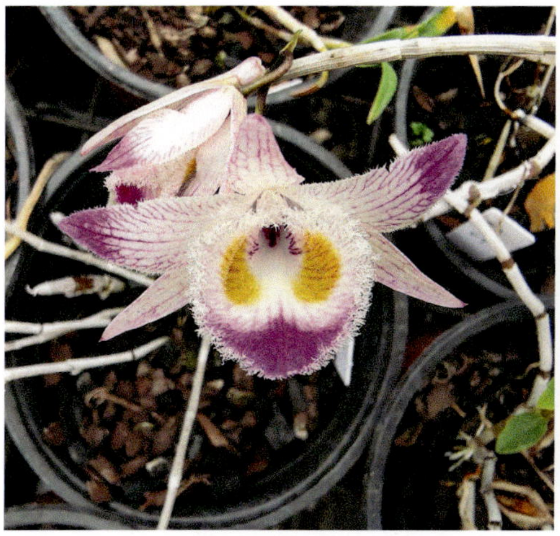

图 10-7　紫皮石斛花

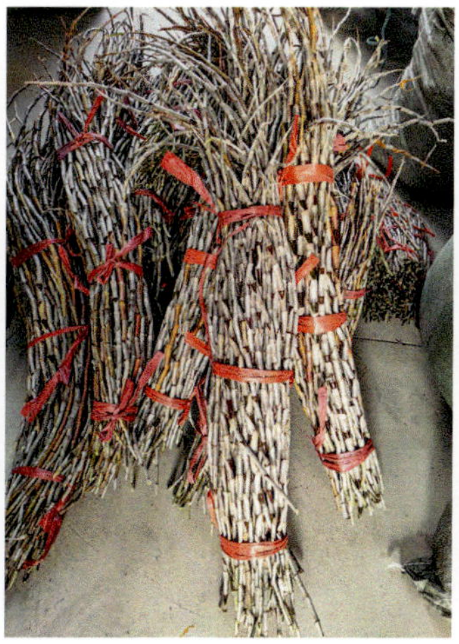

图 10-8　紫皮石斛鲜条

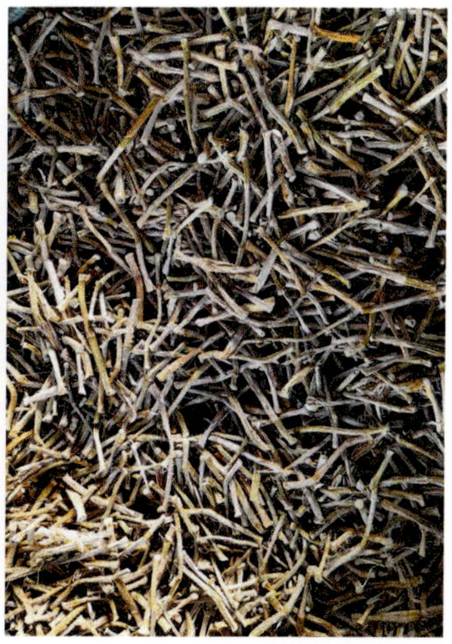

图 10-9　紫皮石斛寸条

海拔 500～1800m。

民间历来有将紫皮石斛捆于木板上挂在屋檐下作观赏使用。防野生紫皮石斛切片、黄草黏液质含量高，质量较好。紫皮石斛作为药食两用的植物，人们常直接鲜食，也可经人工搓制加工成枫斗熬粥炖汤来吃。此外，紫皮石斛还可作为医药原料提取石斛浸膏。紫皮石斛枫斗是石斛市场主要的商品之一。

2021 年，紫皮石斛种植以保山为主，其中 90% 以上种植在龙陵县，芒市、耿马傣族佤族自治县也有部分种植，合计种植面积 3.60 万亩，总产值 40.00 亿元。近 20 年来，浙江乐清的部分农民纷纷涌入龙陵县收购、加工紫皮石斛。

5. 珍虫石斛 Dendrobium strongylanthum

珍虫石斛为草叶组石斛。茎肉质，直立，呈短纺锤形。该种植物大多株高 10cm，最高达 27cm。珍虫石斛茎胶质浓厚，粗细适中（图 10-10），加工的枫斗质量好，适宜作龙头凤尾。每年 9～10 月开花，花朵具有一定的观赏价值（图 10-11）。花朵泡茶色泽亮丽，品相佳。在我国，珍虫石斛具有较好的开发前景，需要注意气候适宜性。

珍虫石斛喜潮湿、半阴半阳的环境，适宜生长温度为 15～28℃，适宜湿度为 60% 以上（图 10-12，

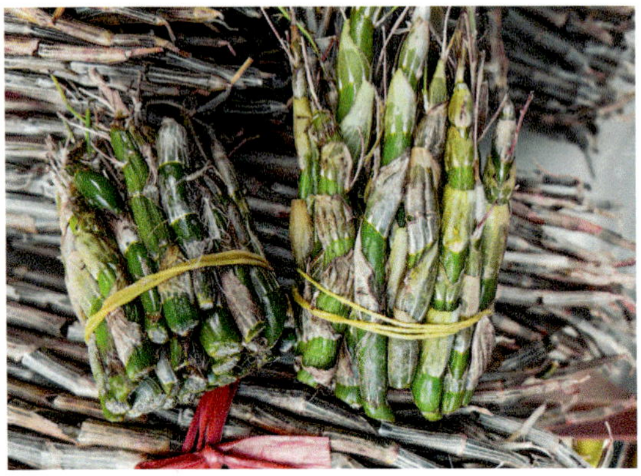

图 10-10　珍虫石斛采收

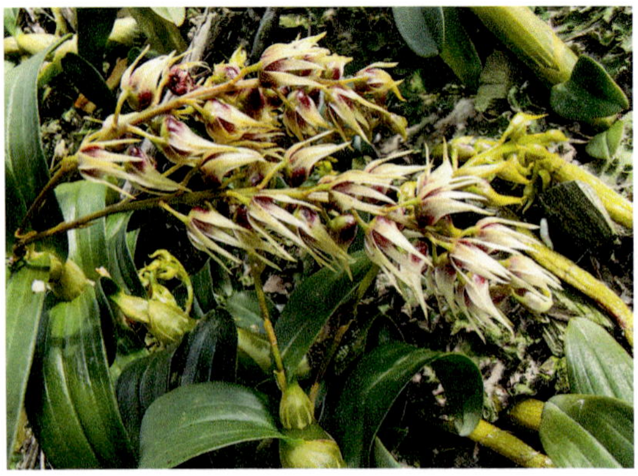

图 10-11　珍虫石斛开花

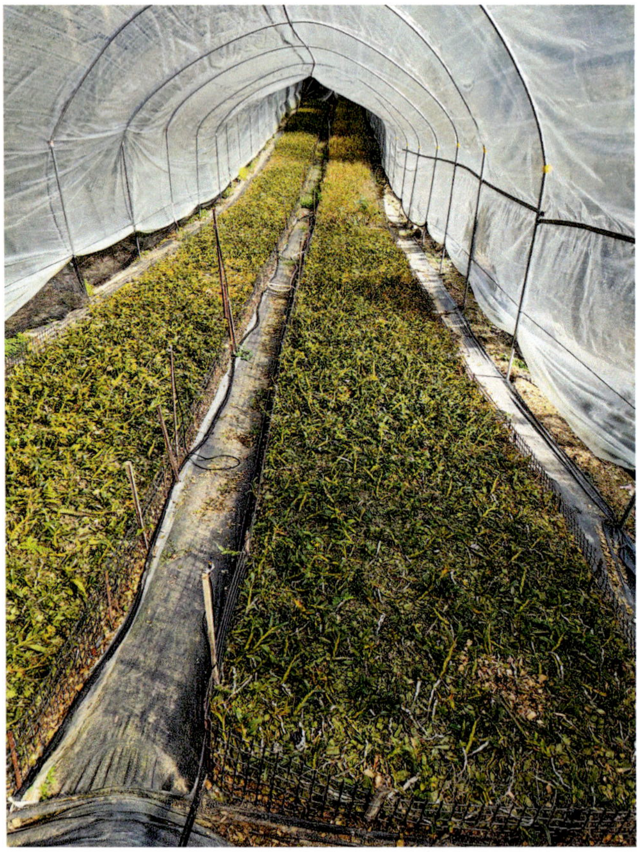

图 10-12　珍虫石斛种植地

图 10-13）。常野生于年降水量 1000mm 以上、1 月平均气温高于 8℃的亚热带深山老林中。多野生在疏松且厚的树皮或树干上，也生长于石缝中。

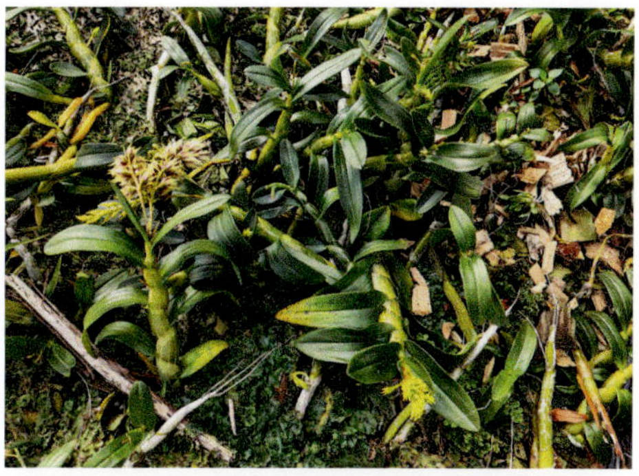

图 10-13　珍虫石斛生长状

6. 鼓槌石斛 Dendrobium chrysotoxum

鼓槌石斛自 2010 年起被收入《中华人民共和国药典》。云南等地把鼓槌石斛作为药食兼用植物，常在日常饮食中使用。鼓槌石斛含有较多的毛兰素功效成分，该成分属联苄类化合物，具有较好的抗癌前景。

我国鼓槌石斛主要分布于云南南部至西南部，以西双版纳州、普洱、德宏州、临沧等地最为集中，保山、红河州、文山州和大理州的部分县（市）也有少量分布。2021 年，我国鼓槌石斛种植面积达 2.0 万亩。普洱栽培面积最大，占栽培总面积的 80% 以上，其分株苗栽培 3 年后可采收。鲜茎亩产达 700kg，鲜花亩产达 100kg（图 10-14）。

鼓槌石斛生于海拔 500～1700m，附生于热带和亚热带地区阳光充足的常绿阔叶林中的树干上或疏林下的岩石上。

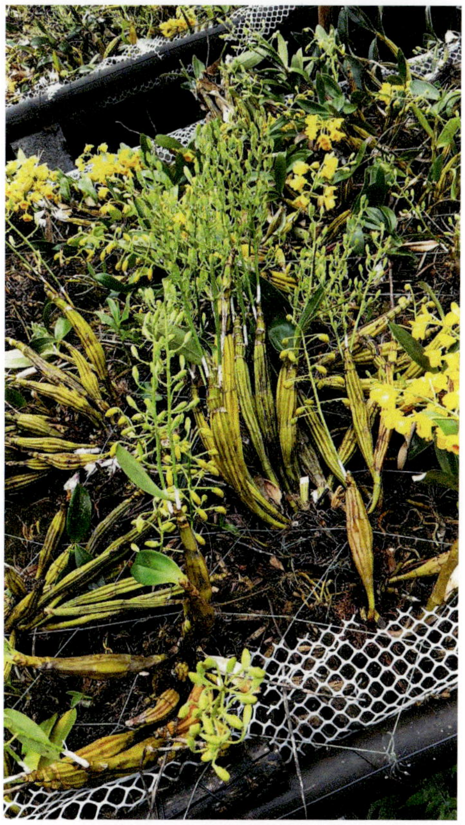

图 10-14　鼓槌石斛种植

7. 流苏石斛 Dendrobium fimbriatum

流苏石斛收载于历年的《中华人民共和国药典》。流苏石斛含有较多的多酚、香豆素、甾体等功效成分，具有重要的药用价值。南宁企业出口的石斛配方颗粒就是由流苏石斛饮片煎煮干制的中成药。虽然流苏石斛的研究和种植相对滞后，但是流苏石斛具有较大的开发潜力。

原产于广西南部至西北部、贵州南部至西南部、云南西部至西南部，喜温暖、湿润、利水和通风半遮阴的环境，常生于山岭重叠、沟壑纵横的有腐殖质聚集的石灰岩上或树干上（图 10-15）。

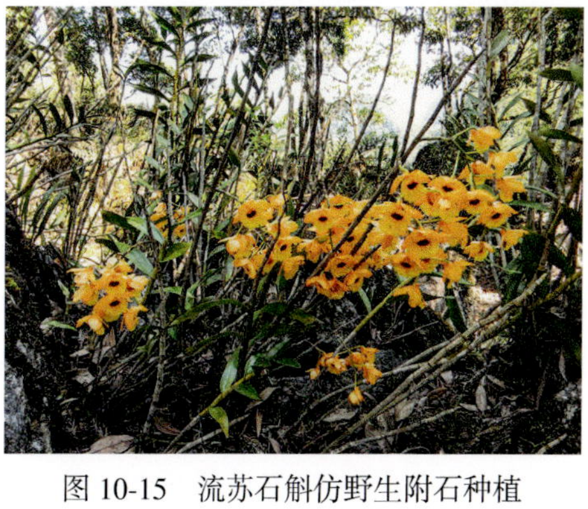

图 10-15　流苏石斛仿野生附石种植

8. 叠鞘石斛 Dendrobium denneanum

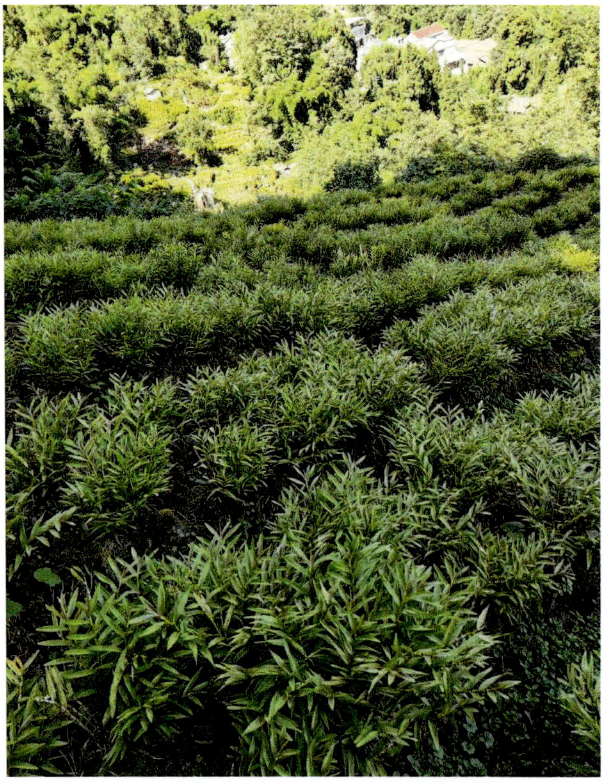

图 10-16　叠鞘石斛规模化种植

叠鞘石斛在我国有悠久的应用历史。《贵州省中药材质量标准》（1988 年版）、《江苏省中药材标准》（1998 年版）、《四川省中药材标准》（2010 年版）和《四川省中药饮片炮制规范》（2015 年版）都收载了叠鞘石斛。叠鞘石斛是生产脉络宁注射液的原料之一。

叠鞘石斛为附生植物，附生于岩石、砾石或树干上，靠裸露在外的气生根在空气中吸收养分和水分生长。叠鞘石斛的栽种方法通常有贴树栽种法、荫棚栽种法、贴石栽种法、营养袋栽种法。2021 年，我国叠鞘石斛主要种植在四川的乐山和眉山等地，总面积为 1.50 万亩。叠鞘石斛规模化种植如图 10-16 所示。

我国叠鞘石斛主要分布在云南、贵州、四川、广西、海南、台湾等海拔 600～2100m 的山地疏林中树上。在偏僻的野外也能发现野生叠鞘石斛，但数量不多，目前已难觅野生叠鞘石斛成片分布。

9. 美花石斛 Dendrobium loddigesii

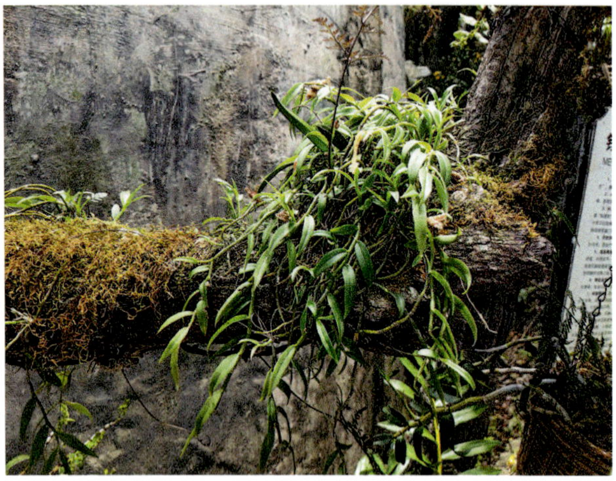

图 10-17　美花石斛

美花石斛茎细长，花瓣粉色，唇瓣橙黄色，边缘密生流苏（图 10-17）。美花石斛含有石斛宁定、石斛宁、石斛酚，不含石斛碱，有利咽等功效。药理不同于金钗石斛和铁皮石斛，在国内，美花石斛仅在中药处方中及民间使用，具有较高的药用价值。

在我国，美花石斛主产于贵州西南部。美花石斛质地柔软，茎纤细而下垂，盆栽时常呈环形匍匐状，干后亦呈半环形。美花石斛人工栽培生长量小，产量低。

10. 束花石斛 Dendrobium chrysanthum

束花石斛植株茎极长且粗，肉质，分枝较少，伞形花序，花黄色。束花石斛茎、叶、花中含有较多的生物碱，如四氢吡咯类生物碱、吲哚联啶类生物碱等，成分不同于美花石斛、玫瑰石斛、金钗石斛等。在我国，该种栽培容易，产量高而价格低。

11. 曲茎石斛 Dendrobium flexicaule

曲茎石斛株型矮小，以茎入药，性寒，味甘，有滋阴助阳、补心生血、养肝益肾之功效。曲茎石斛具有极高的药用价值，可加工为西枫斗。曲茎石斛种植规模不断增加，具有较高的开发潜力。

曲茎石斛生境特殊，分布范围狭窄，零星分布于河南、湖北、湖南、四川，多生于海拔1200～2000m 的山谷岩石上。野生资源日趋枯竭。

12. 密花石斛 Dendrobium densiflorum

顶叶组。密花石斛茎革质，硬，直立性强。密花石斛含有滨蒿内酯，具有抗血栓作用，有重要的药用价值。为我国珍稀种类，花观赏性佳。密花石斛的茎、花与球花石斛类似。

13. 兜唇石斛 Dendrobium aphyllum

兜唇石斛株型类似紫皮石斛，茎细而长。花朵素雅，有较多变异，开花期集中。兜唇石斛常与报春石斛混淆，报春石斛茎粗短，花序柄从茎节舟状凹槽中发出，花瓣与萼片等宽；兜唇石斛茎细长，柔软，花瓣比萼片宽，群体花开后类似瀑布状，极为美观。兜唇石斛茎多糖含量偏低，胶质不充分。兜唇石斛栽培种植相对容易，对环境要求不太严格，在云南种植较多。种植技术基本同紫皮石斛，较喜温暖，栽培于海拔 1500m 以下。

14. 细茎石斛 Dendrobium moniliforme

细茎石斛为广布种，植株中小，茎细长，丛生状。细茎石斛茎、花大小近似铁皮石斛，但细茎石斛多糖含量偏低，品质一般。细茎石斛耐低温，在我国多个省份都有野生分布，是少有的可在韩国和日本有分布或种植的石斛种类。细茎石斛抗逆性一般，较难养护。在我国，细茎石斛药用历史较长，可制作枫斗。

第三节　石斛的药效成分

石斛的品质取决于有效成分的种类和含量。据药理学实验证实，药用石斛的有效成分主要是多糖及生物碱。石斛中多糖可明显增强机体免疫效应，多糖含量直接影响石斛药效。多糖含量越高，石斛的药效就越显著，不同种的石斛，其多糖含量差异很大。凡是达到传统标准“质重，嚼之黏牙，口甜，无渣”的铁皮石斛，其多糖含量均高于30%。

生物碱是各种石斛的重要组成成分，在金钗石斛中含量高。对石斛生物碱的研究是从20世纪30年代开始的。迄今各国学者已研究了35种以上石斛属植物的化学成分，其中有5种石斛含有石斛碱类生物碱。倍半萜是生物碱的前体物质，化学成分、分子结构与生物碱类似。许多石斛中含有较高的倍半萜成分。

不同石斛种类的功效成分有差异。密花石斛含有丰富的滨蒿内酯；铁皮石斛含有丰富的石斛多糖；流苏石斛含豆甾醇及谷甾醇等；叠鞘石斛含β-谷甾醇、鼓槌联苄、毛兰菲及鼓槌石斛素。

石斛植株中含有的活性成分主要有石斛多糖、生物碱、倍半萜、联苄、菲类、黄酮、香豆素、甾体等。药用石斛中以含多糖为主的石斛原生种有铁皮石斛、紫皮石斛、霍山石斛（米斛）、珍虫石斛（梳唇石斛）、曲茎石斛、兜唇石斛等。多糖多呈现甘味，甘药能缓和补养，适用于虚症。以含生物碱为主的石斛种类有金钗石斛、束花石斛（黄草石斛）、美花石斛（环草石斛）、报春石斛、紫瓣石斛等。生物碱多呈现苦味，苦味药多有寒性，所以往往苦寒并称，适用于实热症。毛兰素含量高的石斛有鼓槌石斛、密花石斛、球花石斛等。香豆素含量高的石斛有叠鞘石斛、流苏石斛等。不同种类的药用石斛药效各有侧重，这些石斛种类在我国都有一定规模的人工种植。

第四节　石斛的保健价值

石斛功效奇特，药用历史悠久。《本草纲目》记载铁皮石斛有“强阴益精、厚肠胃、补内绝不足、轻身延年”之功效。《本草备要》记载，石斛对人体有除虚热、益精强阴、暖水脏、平胃气等功效。石斛对增强人体免疫机能、抗衰老、扩张血管、减轻肝脏病理损害、抗癌等有一定作用。在临床上，石斛多用于慢性咽炎、肠胃疾病、眼科疾病的治疗，血栓完备塞性疾病、糖尿病、关节炎、癌症的治疗或辅助治疗，特别是近年用于减少癌症放疗、化疗后的副作用，恢复体能的效果较好。

石斛自古是滋阴补虚的药材，被视为“中华仙草”。《中华人民共和国药典》(2020年版）记载，石斛药性甘、微寒，归胃、肾经，药用价值为益胃生津、滋阴清热，用于热病津伤、口干烦渴、胃阴不足、食少干呕、病后虚热不退、阴虚火旺、骨蒸劳热、目暗不明、筋骨痿软。

2011年出版的《广西壮族自治区壮药质量标准（第二卷)》指出，壮药中，石斛可调谷道、补阴虚、退虚热，用于胃痛、呕吐、久病虚热不退。石斛养生品可生津补虚、消炎清热，可帮助中老年人缓解视物昏花、腰膝酸软、口干舌燥、头晕耳鸣、心烦潮热、失眠健忘、四肢乏力、脱发牙动、记忆减退等问题。

《黄帝内经》记载阴阳者，天地之道也，万物之纲纪，变化之父母，生杀之本始，神明之府也，治病必求于本。“金元四大家”之一、中医“滋阴派”创始人、元代医学家朱丹溪认为：“人，阴常不足，阳常有余；阴虚难治，阳虚易补”“年过四十，阴气自半”；并在滋阴的药材中首推铁皮石斛，称之为“滋阴圣品”。

石斛药用成分既丰富又均衡，可用于多种疾患的治疗。铁皮石斛活性多糖是天然的免疫增强剂，可有效增强人体的免疫力。铁皮石斛中成药与保健品，如铁皮枫斗晶、石斛散、石斛露、养阴口服液及石斛片等，深受人们青睐。由铁皮石斛、西洋参配成的铁皮枫斗晶，是一种珍贵滋补品，适用于老人、虚弱病人等津液不足者，对于治疗阴虚、气虚，以及辅助提高放疗、化疗肿瘤病人的免疫功能有一定的功效。由石斛、玄参等制成的复方清咽宁冲剂对于慢性咽喉炎有较好的疗效。石斛夜光丸含美花石斛等成分，历来畅销国内外。

唐宋以来石斛在政治、经济中都发挥了很重要的作用。我国京剧表演艺术大师梅兰芳先生也常煎服霍山石斛来护嗓养生（图 10-18）。

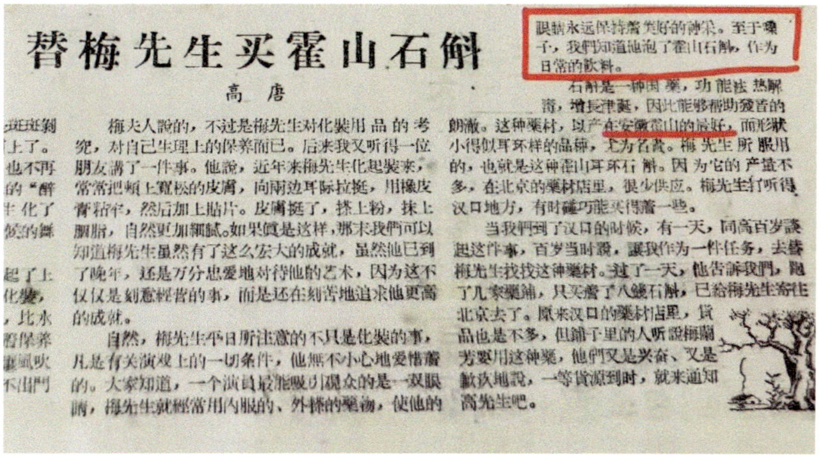

替梅先生买霍山石斛

高唐

梅夫人說的，不过是梅先生对化裝用品的考究，对自己生理上的保养而已。后来我又听得一位朋友講了一件事。他說，近年来梅先生化起裝来，常常把頰上鬆松的皮膚，向兩边耳际拉挺，用橡皮膏粘牢，然后加上贴片。皮膚挺了，搽上粉，抹上胭脂，自然更加細膩。如果真是这样，那末我們可以知道梅先生虽然有了这么宏大的成就，虽然他已到了晚年，还是万分忠爱地对待他的艺术，因为这不仅仅是刻意經營的事，而是还在刻苦地追求他更高的成就。

自然，梅先生平日所注意的不只是化裝的事，凡是有关演戏上的一切条件，他無不小心地爱惜着的。大家知道，一个演員最能吸引观众的是一双眼睛，梅先生就經常用內服的、外擦的藥物，使他的眼睛永远保持着美好的神采。至于嗓子，我們知道他泡了霍山石斛，作为日常的飲料。

石斛是一种国藥，功能祛热解毒，增長津涎，因此能够帮助發音的朗澈。这种藥材，以产在安徽霍山的最好，而形狀小得似耳环样的品种，尤为名貴。梅先生所服用的，也就是这种霍山耳环石斛。因为它的产量不多，在北京的藥材店里，很少供应。梅先生打听得汉口地方，有时碰巧能买得着一些。

当我們到了汉口的时候，有一天，同高百岁談起这件事，百岁当时說，讓我作为一件任务，去替梅先生找找这种藥材。过了一天，他告訴我們，跑了几家藥鋪，只买着了八錢石斛，已給梅先生寄往北京去了。原来汉口的藥材店里，貨品也是不多，但鋪子里的人听說梅蘭芳要用这种藥，他們又是兴奋、又是歉疚地說，一等貨源到时，就来通知高先生吧。

图 10-18　梅兰芳先生服用霍山石斛的报道（《新民报·晚刊》）

1. 强阴补虚，提高免疫力

“金元四大家”之一李东垣认为，促成人之早夭的根本原因在于元气耗损，他说：“人寿应百岁，元气之充足皆由脾胃之气无所伤而后能滋养元气，其元气消耗不得终其天年”（李东垣，2018）。中医学认为，阴津为人体生命活动的物质基础，具有滋润人体腑脏、充养脑髓骨骼、抑制阳亢火动的作用，能维持人体正常的生长发育与生殖等功能。人体阴液亏虚就会出现神疲乏力、眼干口燥、腰膝酸软、小便短赤、大便干结、虚火上炎、口舌生疮等症状。人进入中老年以后，体内阴液逐渐亏虚，从而加速了皮肤的老化，使皮肤变干变皱。

铁皮石斛是一种良好的免疫调节剂，具有滋阴润燥的作用，可增强超氧化物歧化酶活性，抑制和抵抗自由基对人体的伤害，从而起到抗氧化、润肤养颜的作用。铁皮石斛的主要有效成分是石斛多糖。现代药理学实验证明，石斛多糖具有增强肌体免疫功能的作用，可增强巨噬细胞的吞噬能力（吕圭源等，2013）。此外，石斛多糖还具有显著的免疫增强活性。长期适量服用铁皮石斛能增强体质，提高人体对疾病的抵抗能力（郁美娟等，2003）。

2. 健脾开胃

石斛是治疗胃脘痛、上腹胀满的常用药物。铁皮石斛具有健脾益胃生津的作用，可促进胃液分泌，助消化，增强胃的排空能力，对幽门螺旋杆菌有较好的抑制作用，有助于治疗萎缩性胃炎、浅表性胃炎（孙晶等，2021）。

金钗石斛可清除脾胃虚热和湿气，对肠管有兴奋作用，可使肠管收缩幅度增加。石斛茎熬煮浓缩加工的石斛浸膏能刺激小肠平滑肌的收缩，促进胃肠蠕动。慢性萎缩性胃炎患者服用石斛能收到一定的效果。

3. 护眼功效

中医学认为，肝开窍于目。铁皮石斛能滋阴养肝，有较好的明目作用，对于眼保健和防治各种眼疾均有裨益。石斛对半乳糖性白内障不仅有延缓作用，且有一定的治疗作用，对半乳糖所致的酶活性异常变化有一定的抑制或纠正作用，也能一定程度上阻止或纠正因半乳糖性白内障所致的晶状体总脂类与总胆固醇的比例失调。

中药清睛粉由石斛、麦冬等组成，有滋阴散热、疏风清热、通络散结、退翳明目之功效，用于联合翼状胬肉切除、羊膜移植手术后恢复，效果较好（周威等，2017）。石斛夜光丸由石斛、人参等 25 味中药组成，对治疗白内障、青光眼、视神经炎等有一定疗效（徐春娟和王河宝，2016）。

铁皮石斛可使白内障晶状体中醛糖还原酶的活性明显提高，并使多种酶的活性基本恢复到正常水平，从而起到减轻白内障的作用。铁皮石斛有养阴润燥、养肝明目的功效，常与枸杞、甘菊花、决明子等搭配饮用。

4. 消炎清热的功效

新鲜石斛捣碎，和水吞服，或用开水煎煮服用，可退热。虚火牙痛的人食用含生物碱的新鲜石斛可缓解症状。牙龈周围疼痛，用带苦味的石斛鲜茎（如金钗石斛、束花石斛、报春石斛鲜茎）贴敷，可减轻疼痛。燥热症，如肺热肺燥、胃热胃燥等，均可服用石斛缓解症状。

浙江中医徐锡山先生常用三鲜汤（用鲜石斛、鲜生地、鲜沙参煎煮的汤）治疗高热，疗效显著。鲜石斛清热生津之功效较干石斛好，所以热病伤津、舌干口渴之症首选鲜石斛。鲜石斛主要用于小儿发热、目赤肿痛、虚火牙痛，特别是用于小儿发热。

5. 对口腔溃疡、咽炎的防治作用

外界细菌、病毒的侵袭可引起人体免疫功能下降、阴虚火旺、内分泌失调，导致口腔溃疡、急慢性咽喉炎、扁桃体炎、急慢性气管炎、感冒发热、肺气肿等。金钗石斛能滋阴清火，对呼吸道感染、过敏性哮喘有一定的预防作用，同时对过敏性哮喘也能起到一定的缓解作用。

6. 有助于糖尿病康复

石斛既能养阴、生津、止咳，又能清肺胃虚热（洪佳祝等，2014）。临床实践证明，石斛能改善乙型糖尿病患者口干舌燥、大便秘结、乏力等症状，对葡萄糖需求量异常有较好的疗效（林达秋等，2016）。中医认为，消渴症（糖尿病）基本病理是阴虚内热，而铁皮石斛能滋阴、清热、润燥，有助于消渴症的治疗。

7. 强筋健骨，减缓老年骨质疼痛的功效

中医本草著作中有石斛强筋补虚、健腰膝、祛冷痹的记载。例如，《药性论》记载石斛“主治男子腰脚软弱，健阳，逐皮肌风痹，骨中久冷”。

中医认为牙齿的坚固程度反映出人肾气状况，年轻人肾气充盈，自然牙齿坚固，中老年人因脏腑功能衰退，肾气衰竭，故而导致牙龈萎缩、牙齿松动或脱落，软骨钙化变硬失去弹性，关节不灵，脊椎弯曲。

铁皮石斛滋补阴津，归肾经，补肾气，因此经常服用铁皮石斛的中老年人牙口相对较好。石斛“壮筋骨”是因为石斛能滋生阴津，阴津润滑关节，从而强健筋骨、流利关节、抗风湿。

8. 缓解失眠的功效

失眠症表现为入睡困难、睡眠不深、易醒多梦、早醒、醒后不易入睡，是心肾不交、阴阳不和所致。石斛可滋阴补虚，对缓解顽固性失眠症状效果较好。心悸失眠多由心阴亏虚、心火亢盛所引起。石斛有养阴增液的功效，故对心悸失眠有一定的疗效（胡杨等，2024）。

9. 滋阴补肾的功效

石斛亦可用于肾病的治疗。国医大师张大宁所著的《天下第一草：跟着“名家”学养生》中记载，石斛可补益五脏（以强阴健脾为主）、行气血、清虚热，久服益寿延年。张大宁先生的补肾活血法治病方中就含有石斛。慢性肾衰早中期药物配伍中也有石斛。

10. 滋阴清热的功效

铁皮石斛味甘生津，既可养阴又能清热，可用于缓解各种原因造成的燥热症，如肺热肺燥，胃热胃燥，以及呼吸系统、消化系统、内分泌系统、泌尿系统等的燥热症。

例如，胃热所致的胃痛干呕、舌光少苔者，可用铁皮石斛配伍竹茹、芦根、枇杷叶进行缓解（陈素红等，2013）。肺燥干咳可用铁皮石斛配伍瓜蒌皮、枇杷叶，起到滋阴润肺、化痰止咳的作用，从而缓解症状。

11. 抗肿瘤作用及术后康复

石斛对肿瘤有一定的抑制作用，已被药理试验所证实（杨奕等，2024）。临床上石斛配伍其他扶正药物对恶性肿瘤有一定疗效。恶性肿瘤患者放化疗后，一般都有阴津耗竭的表现，服用铁皮石斛可滋养补虚，能减轻放化疗的毒副作用（郭晓萍等，2024）。鼓槌石斛、流苏石斛等含有毛兰素、杓唇石斛素，叠鞘石斛含有联苄、香豆素等，对肿瘤也有一定的抑制作用（周吉等，2024）。

第五节　常见的石斛产品

石斛产品分鲜品和干品。鲜品是指经过除杂、清洗，未进行造型、干燥的石斛。干品是指鲜品采收后，经过除杂、清洗、干燥等工艺制成的加工品。

1. 石斛鲜条

石斛鲜条是指石斛茎条采收后，除杂、去叶后的新鲜状态，未进行切片、烘干（图 10-19～图 10-21）。鲜条质重，嚼之黏牙，口甜，无渣者口感甚佳。其多糖含量常高。咀嚼时，鲜条中的粗纤维会使部分人有不适感。鲜条以榨汁并过滤后饮用为佳。鲜条也可熬煮成石斛水饮用。鲜条还可佐餐烹调食用。

鲜条在常温冷凉环境下可保存 1～2 个月。冰箱冷藏保存需防湿和防霉。由于鲜条保存难度较大，保存时间长易萌芽或腐烂，故常常烘干后保存。

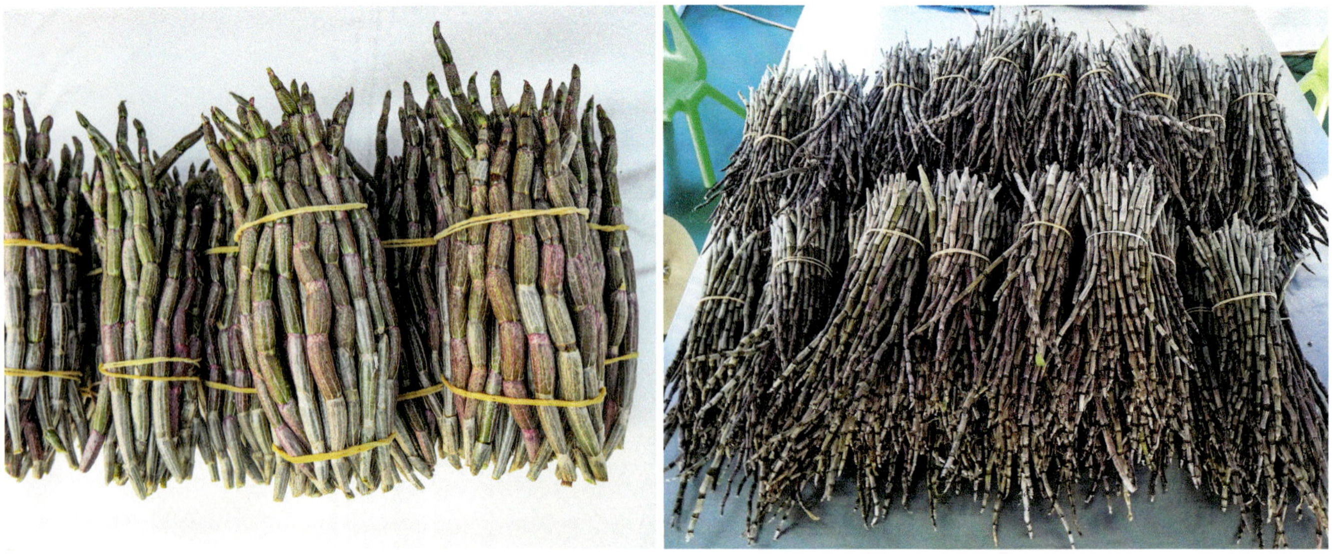

图 10-19　铁皮石斛鲜条

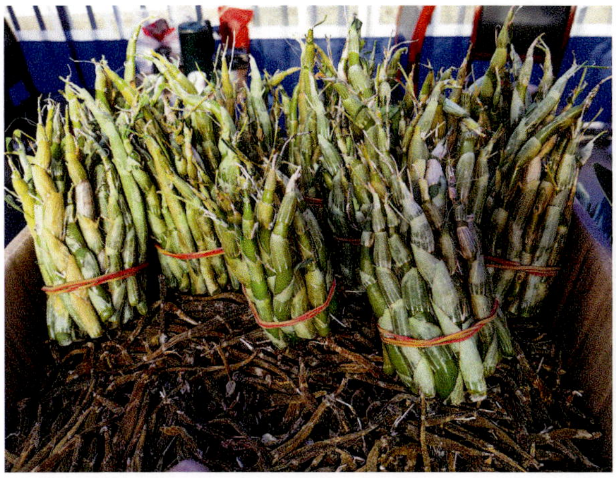

图 10-20　梳唇石斛鲜条

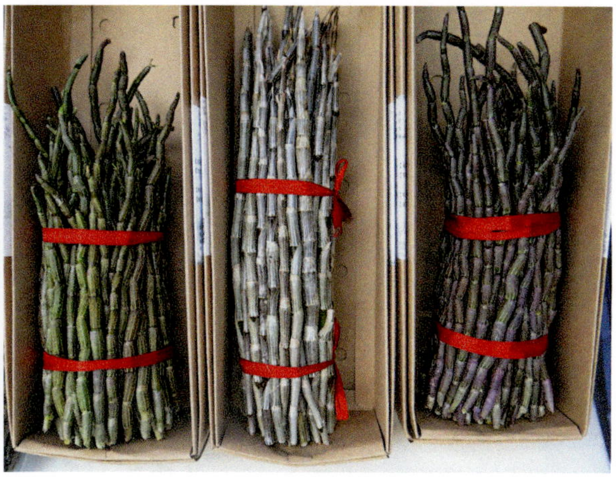

图 10-21　石斛鲜条

2. 石斛切片

石斛切片最初出现于云南芒市，是石斛专家张明教授力主推广的产品，目前已是石斛干品的重要产品。切片方式分为横切、纵切和斜切。鲜条切片后，干燥至含水率≤12.0%（图 10-22）。石斛切片可直接入口嚼食，也可熬煮 25～30min 代茶饮，还可加热打汁食用。

铁皮石斛切片熬煮后的汤呈绿色，近于鲜汁。石斛切片用于炖汤、炖肉时，有效成分利用率高。

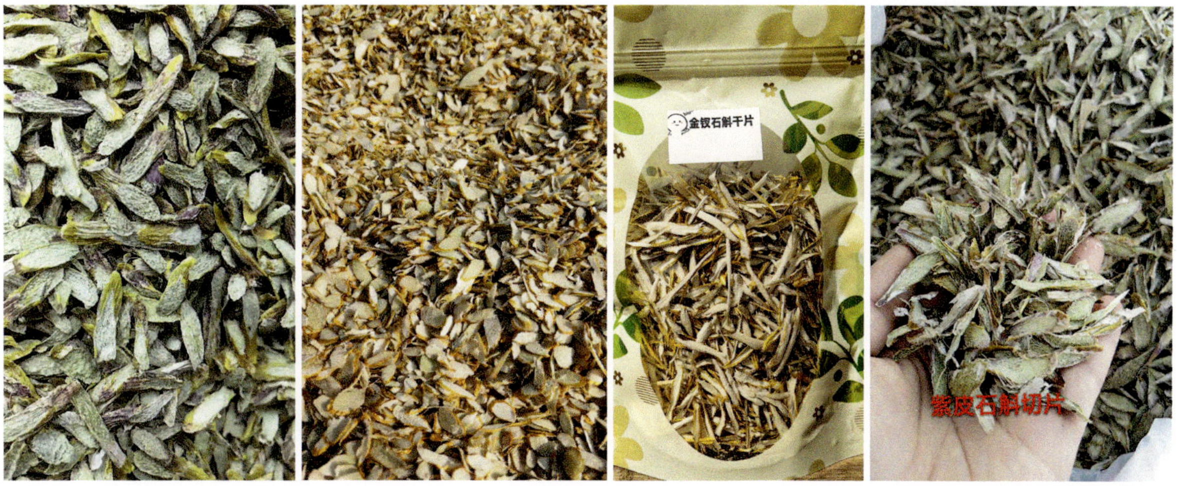

图 10-22　石斛切片

3. 石斛粉

石斛粉（超微粉）是采用粉碎机把烘干去叶鞘后的茎粉碎后的超细干粉。干粉可以用搅拌机匀浆后食用，也可采用豆浆机搅拌加热后食用，还可先用凉水溶化后加热水冲饮。石斛粉除了超微粉，还有冻干粉。冻干粉溶解性更强，药效成分保存较为完整。

石斛超微粉碎机、茎条打粉机和石斛粉如图 10-23～图 10-25 所示。

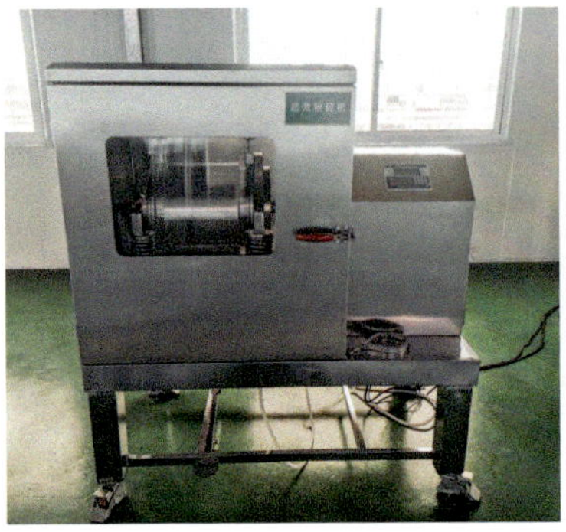

图 10-23　石斛超微粉碎机

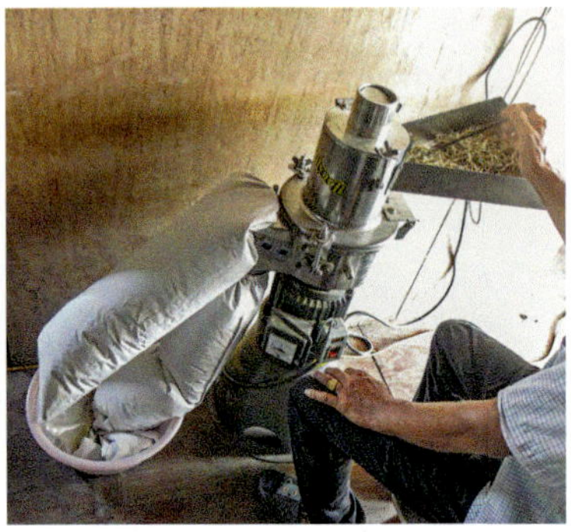

图 10-24　石斛茎条打粉机

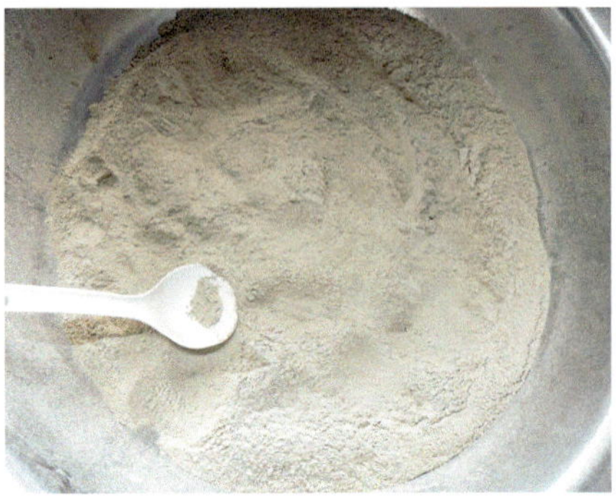

图 10-25　石斛粉

4. 石斛枫斗

枫斗是用石斛质地柔软又富有膏滋（多糖）的细茎，经过烘烤、卷曲等多道工序加工而成的球状或螺旋状的产品（图 10-26）。枫斗美观，易保存，可用于中药配方，或水泡、水煎饮用。枫斗也是传统的、销售量最大的石斛产品。最早记载于清代赵学敏所著的《本草纲目拾遗》中，至今有 200 多年的历史。

石斛茎采收后及时除去杂物，剔除病株，清洗整理。将鲜品切成 10～15cm 的段，在烘焙除水软化的同时搓揉扭成螺旋状，经过两次加箍定型，干燥至表面金黄色，制成枫斗。枫斗含水率≤12.0%。

枫斗服用时往往需打成粉，或将枫斗解开，进行较长时间的煮、熬等。缺点是不方便食用，且卷曲成球后，真伪不易辨认。

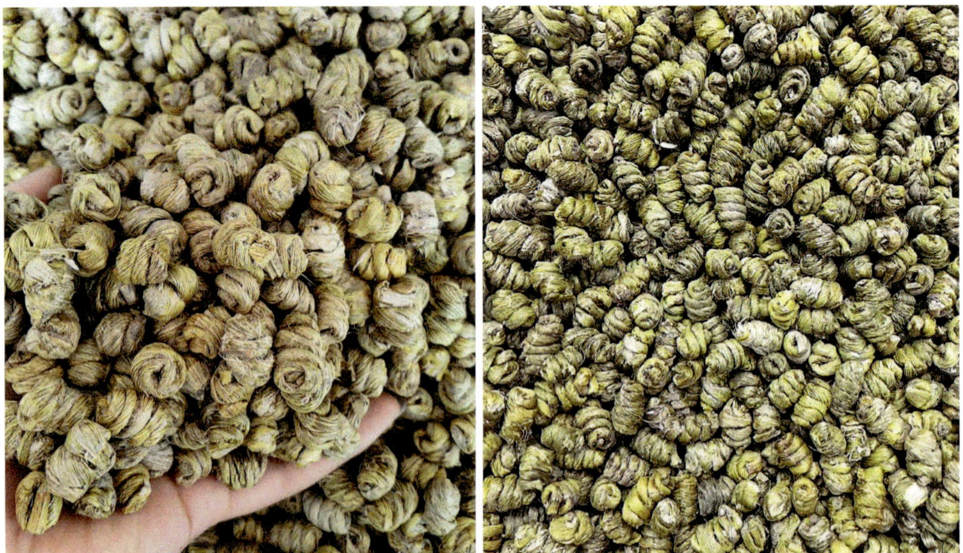

图 10-26　石斛枫斗

5. 石斛烤条

石斛烤条为石斛鲜条切断后直接烘干而成，俗称石斛干条，古亦称黄草（有大黄草、中黄草、小黄草之分），较短的也称寸条（图 10-27～图 10-29）。石斛烤条含水率≤12.0%。

石斛烤条养胃生津、清虚火、补五脏虚劳，清而不伤胃，补而不腻，疗效广谱，安全，历来是药材中的上品。

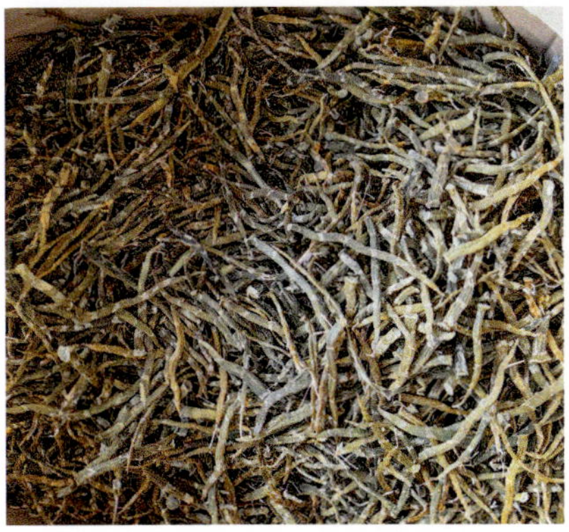

图 10-27　梳唇石斛干条

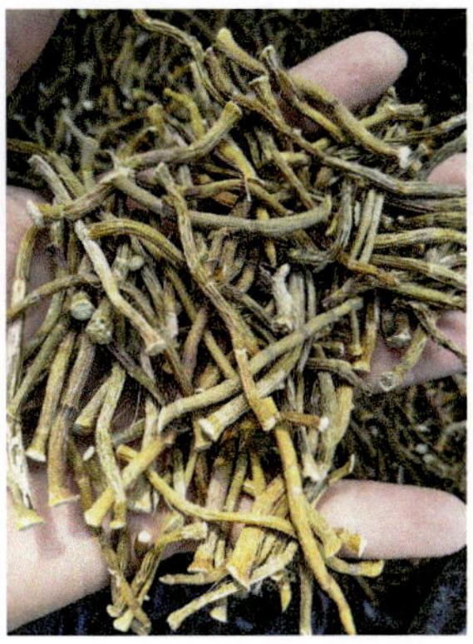

图 10-28　石斛烤条

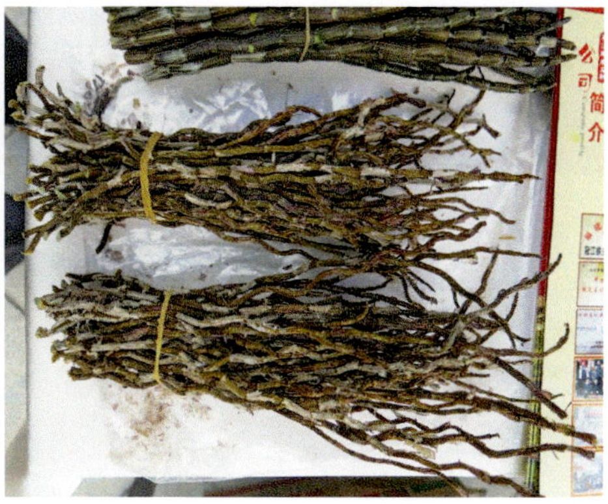

图 10-29　烘干的整条石斛茎

6. 石斛花茶

石斛花茶一般是石斛花烘干后的产品。石斛花采收当日尽快烘干，密封保存，可降低养分消耗，提高鲜美度。石斛花茶可茶饮或佐餐使用。

石斛花茶目前有铁皮石斛、金钗石斛、鼓槌石斛、紫皮石斛、珍虫石斛等来源和类型（图 10-30～图 10-38）。石斛花中含有较多的黄酮、多酚等成分，有较好的降血压功效，可舒缓压力、缓解抑郁。

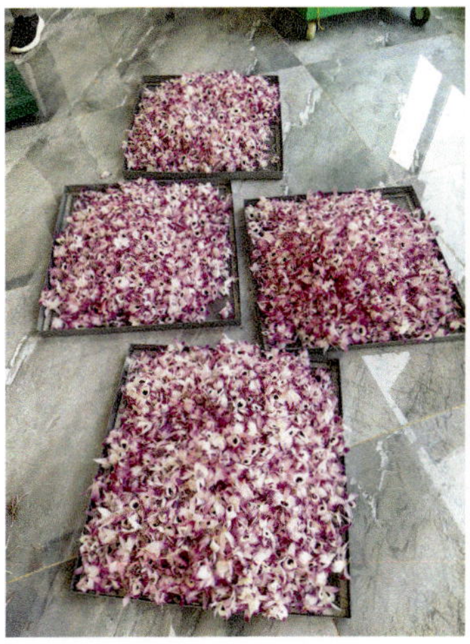

图 10-30　金钗石斛花

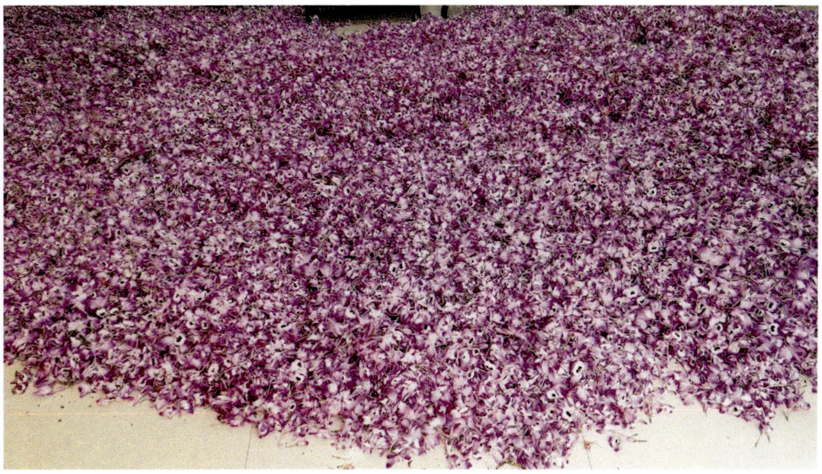

图 10-31　金钗石斛采收后的鲜花

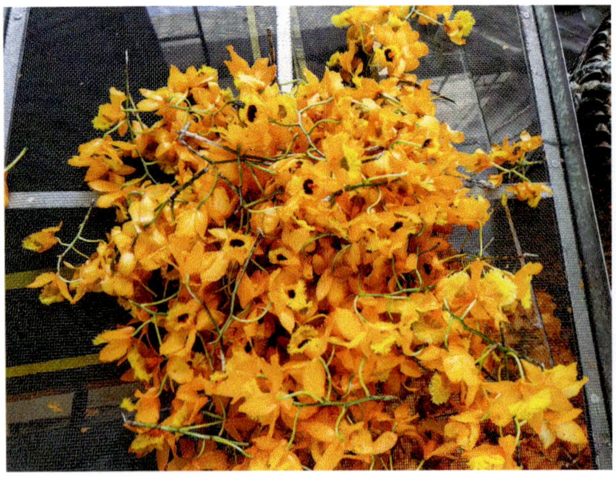

图 10-32　流苏石斛花序

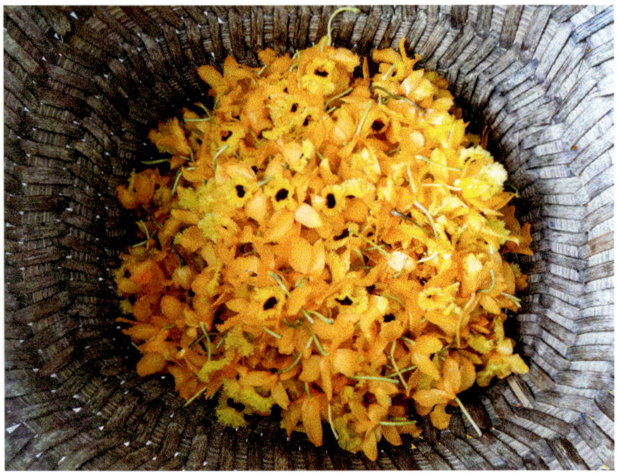

图 10-33　流苏石斛花

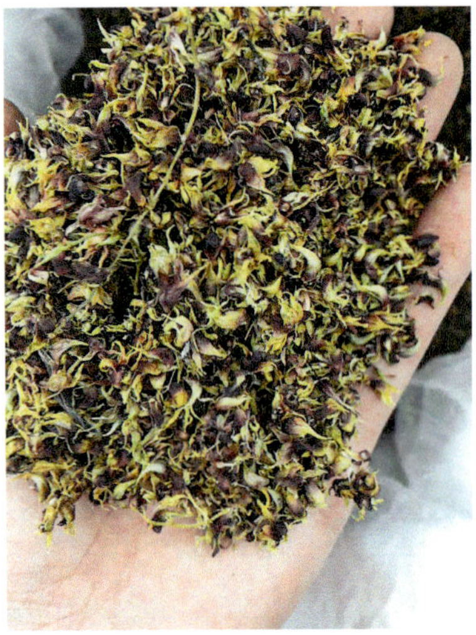

图 10-34　梳唇石斛花茶

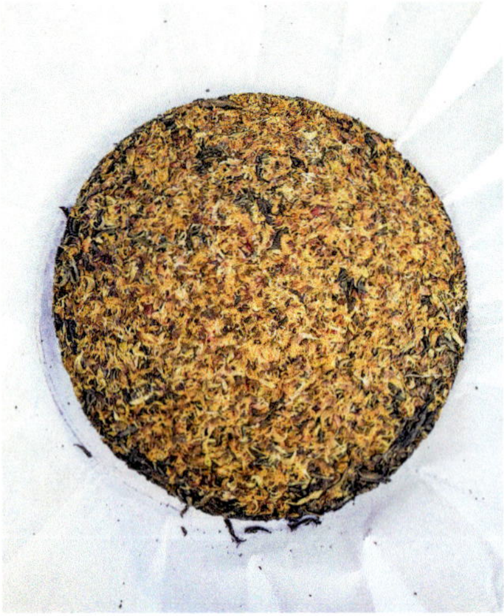

图 10-35　梳唇石斛鲜花饼

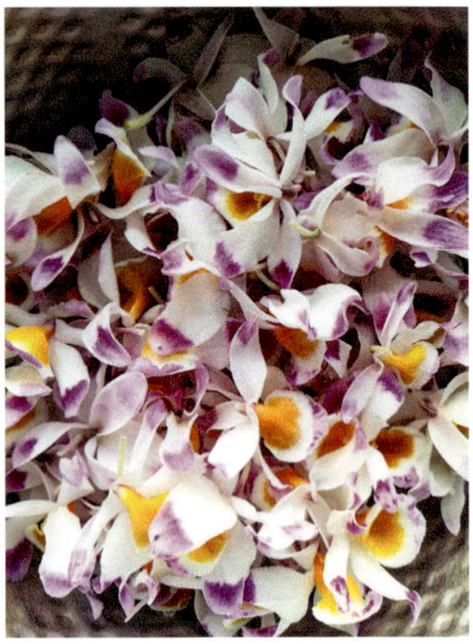

图 10-36　肿节石斛花

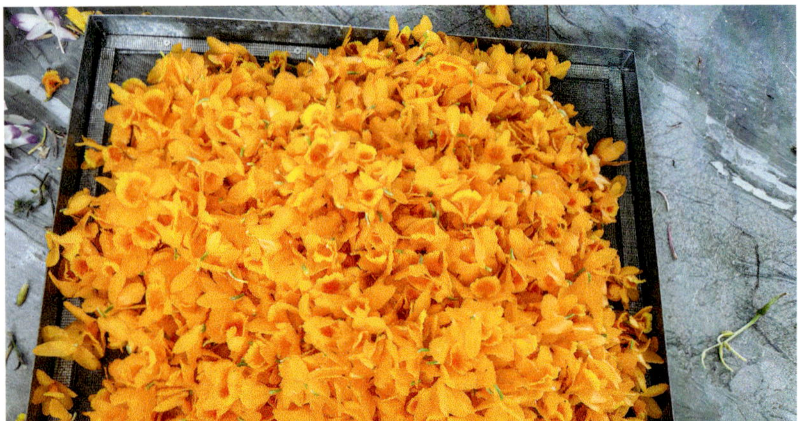

图 10-37　叠鞘石斛花

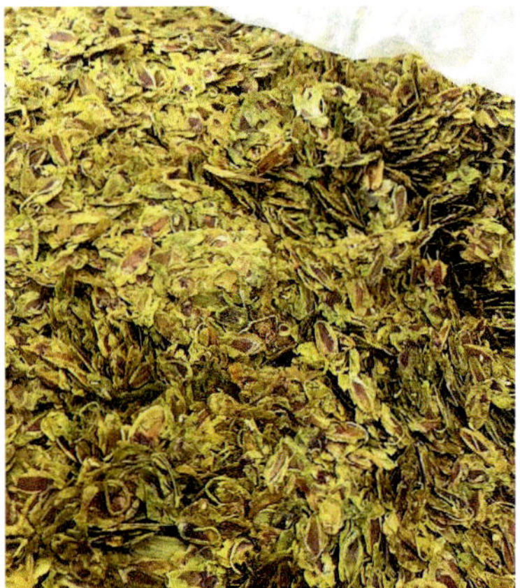

图 10-38　铁皮石斛花茶

7. 石斛叶茶

石斛叶茶的加工原料为具有一定成熟度的石斛新鲜叶，叶长 3～7cm、宽 9～15mm，叶面肥厚，带淡紫色。成品石斛叶茶条索卷曲、结实，呈灰褐色，匀整洁净，沸水冲泡后有持久的香味，茶汤淡黄略明亮，味醇和，叶底柔嫩舒展。石斛叶茶中含有较多黄酮、多糖、联苄等成分，保健功能优于普通茶叶，经常饮用可滋阴益胃、增强体质，是非常适合中老年人及长期过度用脑人群养生的保健茶品。

第六节　石斛烘干技术

石斛鲜茎放到春季会开花、发芽，开花后，茎干中多糖含量降低，影响石斛鲜茎品质，因此，收获的石斛鲜茎不能长时间保存，要及时烘干或制成枫斗。选用环保、清洁且不影响石斛药材品质的器具来加工、储存、包装石斛，如采用符合食品卫生标准的不锈钢筛网、容器，或采用安全环保的竹子、藤皮等有机材料编制的器具。烘干采用无硫烘烤。

将石斛植株的须根、叶片除净并放入水中浸泡后，首先，剥掉叶鞘，或用棕刷刷去或用糠壳搓掉茎秆上的膜质，或者，用开水略烫或用温火泡软后，再边搓边烘烤至叶鞘搓净。然后，将石斛茎切段或切片（图 10-39）放入烘箱中。烘烤火力不宜过大，火力要均匀，烘至七八成干时，搓揉 1 次，然后再烘干。烘干后取出石斛茎喷少许开水，顺序堆放，并用草垫覆盖好，使其颜色变成金黄色，再烘至含水率≤12.0%（图 10-40）。烘干后要及时密封，防止回潮。

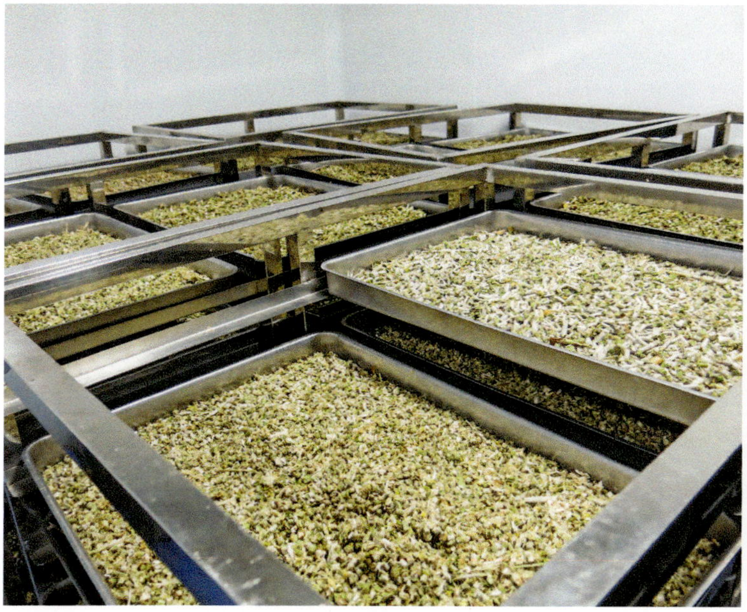

图 10-39　石斛烘干前切段

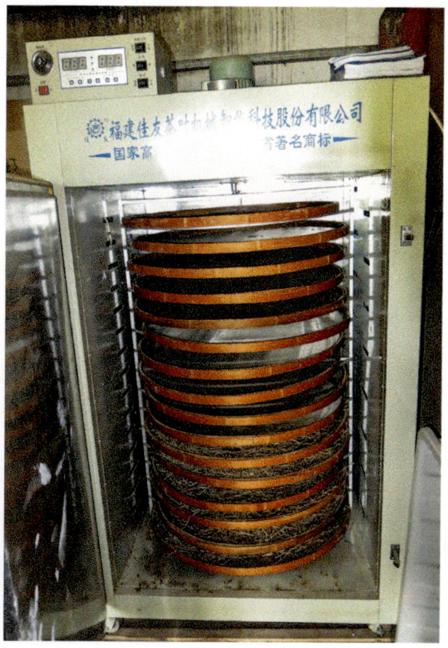

图 10-40　石斛烤条烘干

石斛也可采用砂炒法加工，即将石斛置于盛放炒热河沙的锅内，用热沙将石斛压住，经常上下翻动，待叶鞘干裂而撬起时，取出并置于木搓衣板上反复搓揉，以除尽残留叶鞘，之后用水洗净泥沙，在烈日下晒干，夜露之后于次日反复搓揉，如此反复 2 或 3 次，使茎段色泽金黄、质地紧密，至干燥即可。

石斛产地不同，加工成干石斛的方法也有差别。在四川，冬季石斛采收后，除去鲜石斛的叶片及须根，集中堆放，以稻草或草席覆盖，2～3 天喷水 1 次，沤 15～20 天后，用稻谷壳搓洗掉茎上鞘膜，烘烤，烘烤时火力应均匀，不宜过大，上盖草席、麻袋，半干时翻动 1 次，继续烤至全干。安徽霍山县则在 4～5 月采挖霍山石斛，剪去须根，洗净，晒干或烘干。广西铁皮石斛先用开水烫过，然后在晒或烘时趁热边搓边晒至全干。贵州赤水金钗石斛传统加工时，先剪除须根、叶片，浸泡（清水浸泡 30min），然后用糠壳去膜质和表面杂质，晾干水汽，杀青（用加热后的河沙爆炒，不停翻动，防止炭化，直至石斛呈褐黄色），炭火烘至七八成干时下炕，再发汗（在地上放置鲜稻草，喷少许开水，将杀青石斛置于稻草上，一层石斛一层稻草）24h，直至石斛变成黄色，再次搓揉，再烘至全干，最后冷却后包装。

石斛花烘干要现采现烘，鲜花最好不过夜，或采收后及时放于低温下保存。烘干温度应低于 60℃。金钗石斛花和叠鞘石斛花烘干如图 10-41 和图 10-42 所示。石斛生产中，开花季采摘加工的种类主要有鼓槌石斛、铁皮石斛、珍虫石斛、霍山石斛、叠鞘石斛等。

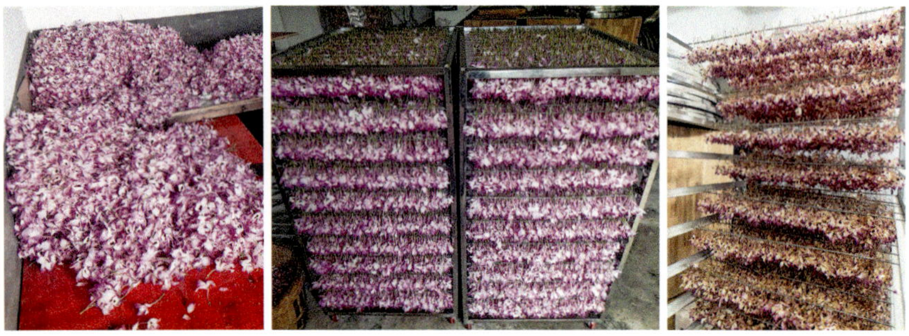

鲜花　上架码放　烘干

图 10-41　金钗石斛鲜花、上架码放和烘干

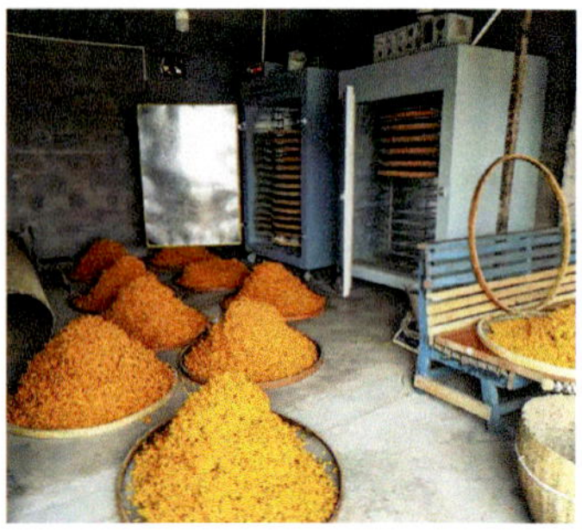

图 10-42　叠鞘石斛花烘干

第七节　石斛枫斗加工技艺

枫斗外观美观、时尚，有利于石斛产品的贮藏和销售。食用时需拍碎熬煮，以利于养分充分释放。传统枫斗的加工方法是将收获来的石斛鲜茎除去叶，剪去部分根须，用清水冲净泥沙后剪成小段，经过烘烤、造型、成型等流程加工而成。铁皮石斛、霍山石斛和紫皮石斛均可加工成上等的枫斗，分别称铁皮石斛枫斗、霍斗和紫皮石斛枫斗。石斛枫斗加工技艺在我国浙江等地有着悠久的历史传承，目前在云南广为发扬。其加工的流程和步骤简要总结如下。

1. 烘烤干燥

首先准备大盆（直径 50～60cm）和木炭（或机制炭），将大盆置于支架或空心砖上，盆底垫一层 7～10cm 厚的灶灰，把木炭（或机制炭）放于盆中央引燃，在燃起的木炭上盖上灶灰，四周厚中间薄，大盆上面放钢筛（直径 60～80cm）。将石斛长茎剪成 6～10cm 的小段，放到钢筛上，烘烤 50～60min。火盆中央温度控制在 60～80℃，周边温度逐渐降低。烘烤过程中要适时翻动。有条件的也可采用电热式烤盆（图 10-43）代替火盆。

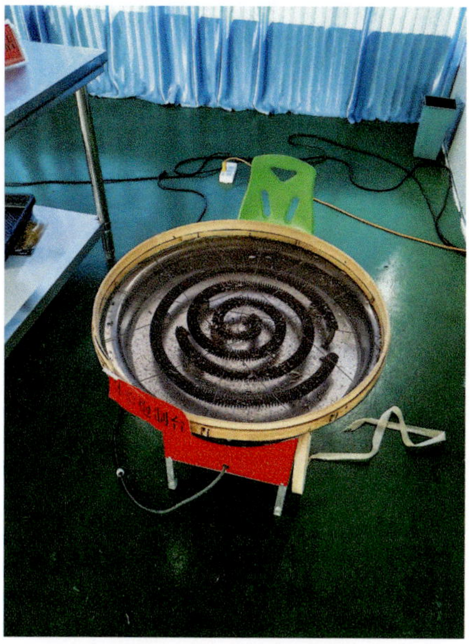

图 10-43　电热式烤盆

2. 挑选与造型

一般是茎尖、基部及茎较细的部分先烘烤至含水量 35% 左右，手捏软硬适宜，便可进行加工。用剪刀把茎秆剪成剪口 45° 的 3～10cm 小段。

将剪好的茎段用左手拇指、食指捏住，右手拇指和食指逆时针反搓一下，再按顺时针方向沿鲜条的纹路扭成螺旋状，然后用拇指压下尖端，使之成两头小中间大的形状。最后将扭成的螺旋形或弹簧状茎段烘干。若鲜条硬，还需要用尖嘴钳夹一下再捏，然后用加工专用固定纸十字固定（图 10-44）。最后在 50℃的火盆上烘烤 2～3h，至含水率 ≤12.0%。注意：火盆温度不能过高，茎盘绕时不能扭断或破裂。

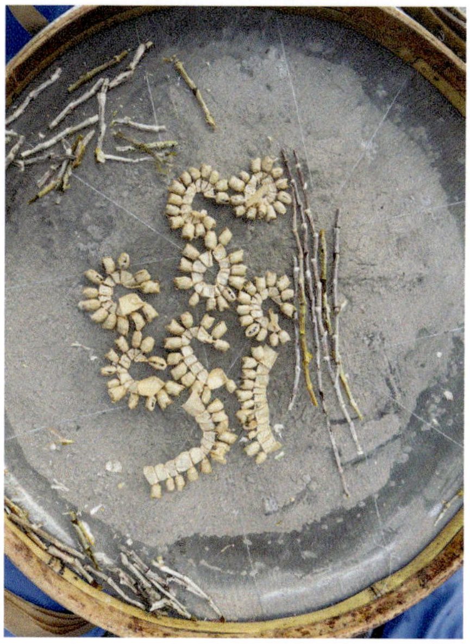

图 10-44　枫斗制作

3. 二次烘烤

将造型后的石斛枫斗放在钢筛上烘烤，温度控制在 40～50℃，上面用棉布覆盖保温，并注意时常翻动，待捆绑的固定纸条变硬，枫斗变小、变软时就可继续加工。

4. 修复与成型

先把捆绑枫斗的固定纸条解开，进一步紧固。松弛变形的需要再捏成螺旋状，使枫斗紧实、无空心、无松散后再绑紧，然后烘烤使之定型。方法是：用双手的拇指和食指捏住茎段，同时双手向相反的方向旋转，向中间用力挤压，使之变成饱满的螺旋状，保持两头小中间大，变形的要

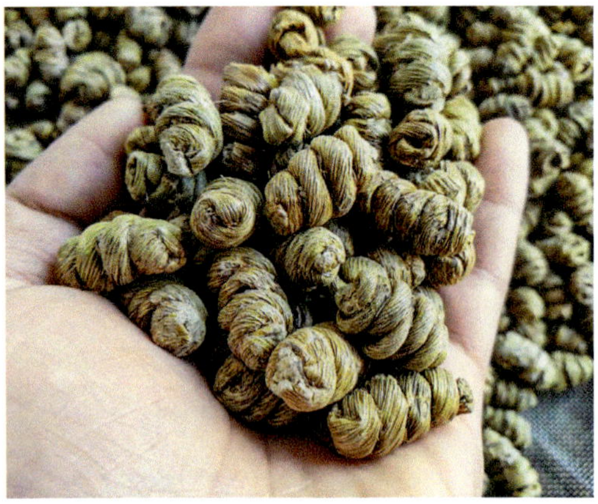

图 10-45　枫斗成品

注意矫正，用固定纸条箍紧固定后，烘烤 2～3h 定型。当烘干至枫斗含水量 12%～14% 时，此时的枫斗质硬、干燥，停止加热，完成定型（图 10-45）。

5. 抛光

枫斗定型完成后，将干燥的枫斗毛料放入不锈钢的抛光机中，打磨翻搅 10～15min 取出。取出的枫斗毛料置于洁净的器皿中，均匀喷洒高度酒精，2 或 3 次喷烧，烧尽叶鞘。喷烧过程中避免烧焦。

第八节　石斛的食用方法

石斛鲜条可嚼用、榨汁、熬粥、煲汤、泡酒，也可切片后热水冲泡。由于石斛茎内多糖不易分解和不易溶于水，营养溶出慢，故在泡软后，汁液连同茎段一起食用，以使养分利用完全，最后只需将嚼碎的残渣吐掉即可。鲜条不易保存，食用期较短，目前主要通过烘干加工成切片、烤条、枫斗等保存。石斛烤条或石斛枫斗等以冲茶方式食用。

1. 鲜条直接食用

石斛主要的食用部位是茎。鲜条去叶洗净后可直接入口食用。石斛鲜条入口，起初会感觉很硬，用力嚼一会儿会慢慢回甘变黏，且有淡淡的清香，胶质也会像糖一样完全融化。老枝富含多糖，有黏度，风味独特。

石斛性偏寒，食用要适量。脾胃虚寒、胃酸分泌过少者忌服未煮熟的鲜石斛。

2. 鲜条榨汁、干粉打汁

鲜条榨汁：将 50g 新鲜石斛（鲜铁皮石斛、紫皮石斛、珍虫石斛）洗净并剥去老皮、叶鞘，用剪刀剪成 2～3cm 的小段（图 10-46），放入榨汁机内，加入 1000ml 的纯净水［通常加入石斛的量与加入水的量比例为 1：（15～20）］，榨汁 3～5min，过滤（图 10-47～图 10-50）后饮用。榨汁时也可用开水，或先用冷水榨好后再煮开。在静置冷却的过程中，石斛汁黏度会不断增加。如果置于 4℃环境中，完全冷却后的石斛汁会更黏更稠，口感也会不一样，非常适合夏天食用。初次食用者，建议煮开后饮用或直接加开水榨汁。榨汁食用对便秘很有效。石斛榨汁时也可依据个人喜好加入陈皮、红枣或枸杞等。

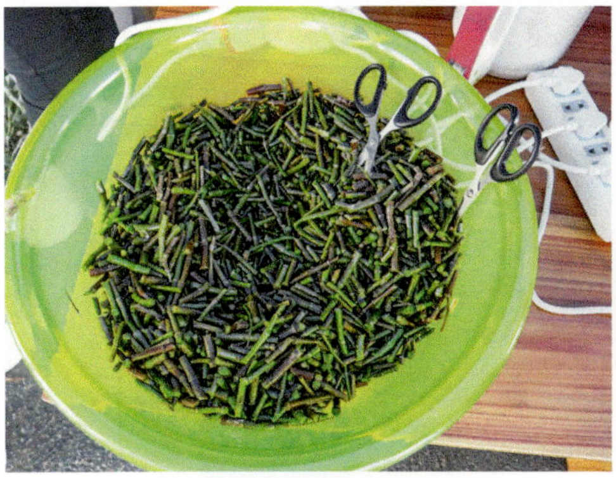

图 10-46　石斛鲜条切段

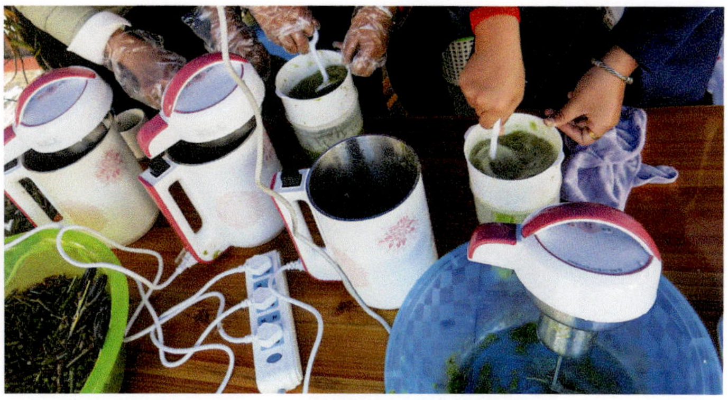

图 10-47　榨汁机榨汁后过滤

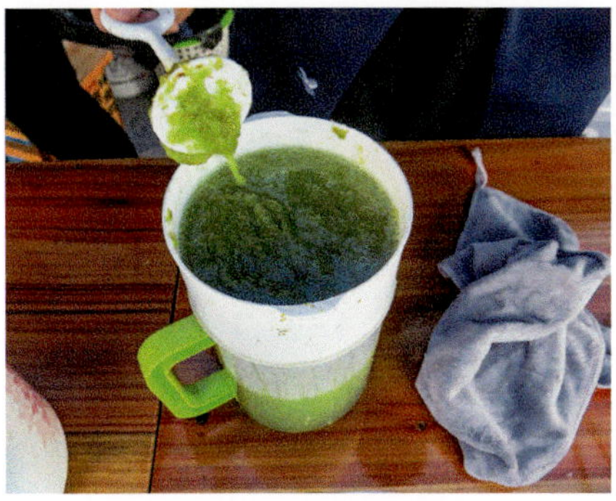

图 10-48　榨汁后准备过滤

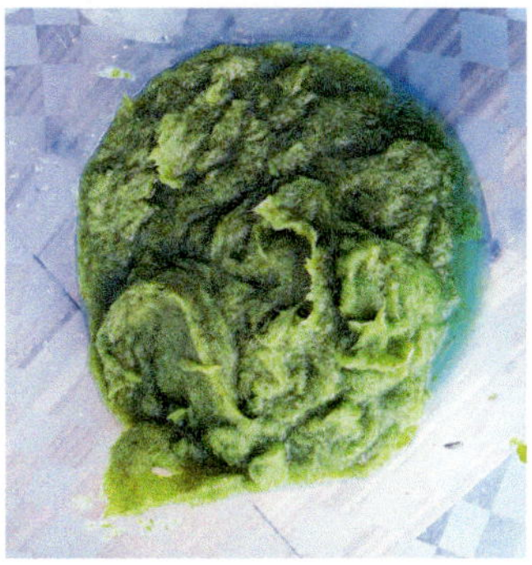

图 10-49　石斛过滤后残渣

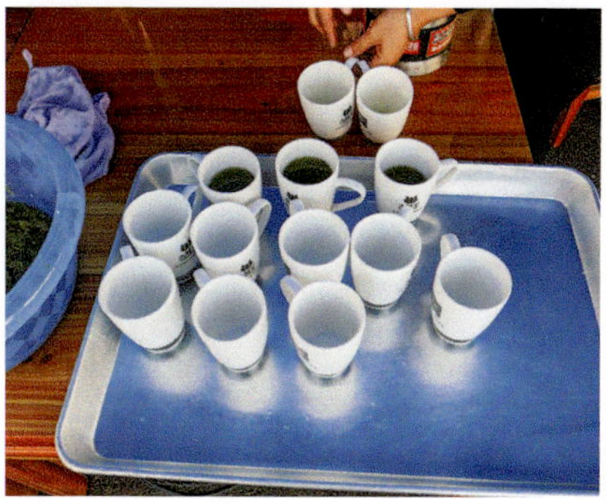

图 10-50　石斛汁

干粉打汁：取石斛干粉 2g，放入容器中，加水少许充分拌匀至糊状，再加温开水（60～70℃）充分搅拌。饮用时可根据个人口味加入适量冰糖或蜂蜜，口感更佳。

石斛因含大量的石斛多糖，制作的鲜品热饮口感滑爽、甜而不腻、清香自然，是鲜榨热饮中的极品。

每天饮用石斛汁可提高免疫力。铁皮石斛鲜榨汁在护胃与润肠方面有一定功效，尤其是对于胃病和便秘人群。喝酒之前饮用可有效缓解醉酒。

3. 石斛茶饮

石斛茶饮主要用石斛花或鲜条制成。可直接将石斛鲜条切成片加开水冲泡后饮用，可重复冲泡，或者温火煮沸后再煮 90min 以上饮用，最后将石斛咀嚼服下。也可把西洋参磨成细粉后加入石斛汁中一起饮用。

石斛茶饮，除石斛茎段外，还可用石斛花冲泡而成。取 10～20 朵洗净的铁皮石斛鲜花（或洗净晒干的金钗石斛花、紫皮石斛花等）放入杯中，倒入沸水冲泡，可重复冲泡 4 或 5 次（图 10-51）。石斛茶有独特的草木清香，甘甜清凉，令人身心舒畅。取石斛干花 2～3g（根据容器大小而定）放入杯中，加水 300～500ml，煮沸约 10min，至汤色柠檬黄色或紫红色即可饮用，可煮 1 或 2 次（图 10-52，图 10-53）。煮后的石斛花亦可嚼服。

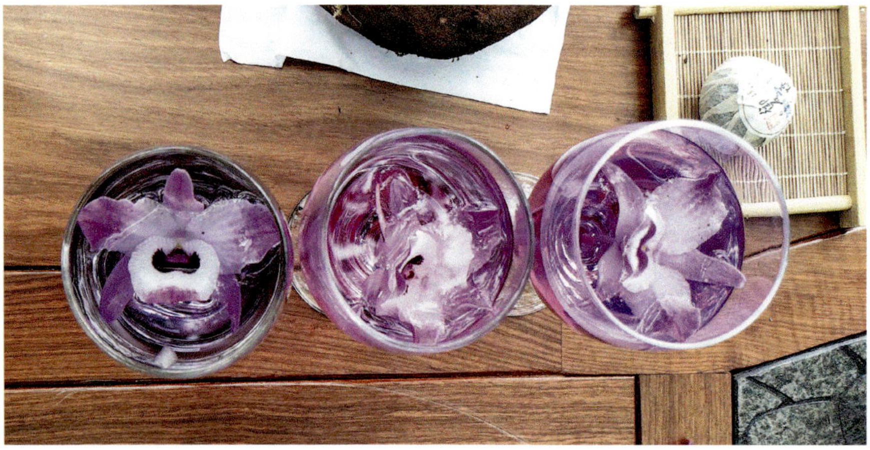

图 10-51　金钗石斛鲜花茶饮

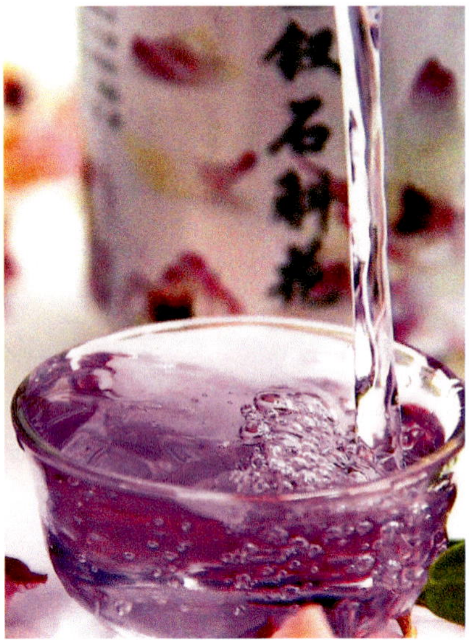

图 10-52　金钗石斛干花茶饮

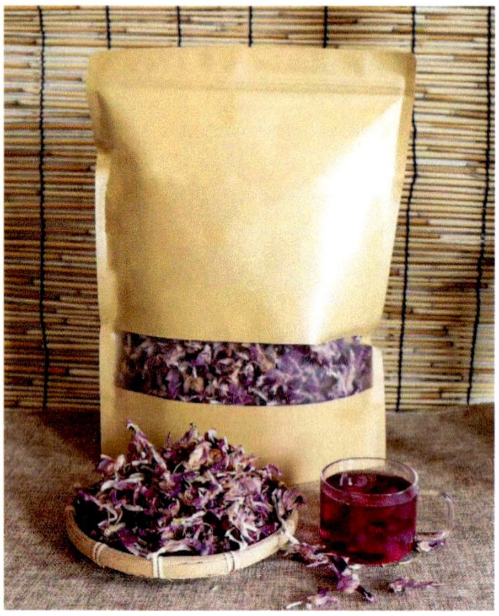

图 10-53　喇叭唇石斛花茶饮

4. 枫斗食用

枫斗用刀背拍碎，剪成寸段煎煮 2～3h 饮用。与其他药共煎，效果更好。

取石斛枫斗 3～5g（可根据容器大小而定）放入杯中，兑水 300～500ml，煮沸 30min 至螺旋状的石斛枫斗伸开、汤色微黄即可饮用，可反复蒸煮 3～5 次，亦可根据个人喜好添加蜂蜜。蒸煮至石斛茎恢复采摘状态后可嚼服。枫斗打成粉末可直接服用，但用量应适当减少。

5. 石斛浸膏

石斛洗净切碎或拍破，加入其他中药材（西洋参、冬虫夏草等）一起煎汁，连煎两次，弃渣后用小火浓缩，加入冰糖继续熬至膏状，即为石斛浸膏。石斛浸膏是一种高级保健产品，对劳损虚弱、肢节多痛、体乏、夜多盗汗等症状有一定的缓解作用。

6. 石斛泡酒

取新鲜铁皮石斛 30g 洗净切段或取铁皮石斛枫斗 10g，配适量枸杞、西洋参，放入 1000g 40 度以上的白酒中，密封保存（图 10-54）。3 个月后即可饮用。石斛鲜条水分含量大，家庭制作时，鲜条不可多放，会影响药酒的品质。

石斛花也可泡酒。取适量石斛花洗净，晾干，浸入 40 度以上米酒中，浸泡 3 个月后即可饮用。可暖胃润肺、活血生津。

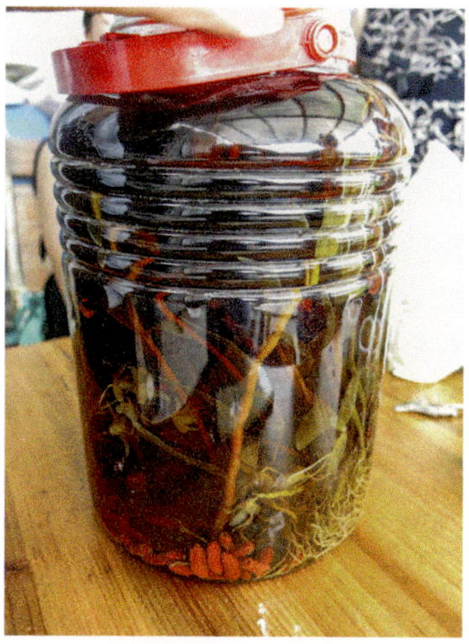

图 10-54　石斛酒

第九节　石斛配伍、功效、主治及用法

✧ **石斛配伍 1**：石斛 3g，西洋参 3g，冬虫夏草 3g，枸杞 6g。
【功效与主治】增强免疫力，用于肿瘤的辅助治疗。
【用法】水炖服或打粉吞服。

✧ **石斛配伍 2**：石斛 3g，西洋参 3g，冬虫夏草 3g。
【功效与主治】增强免疫力，用于肿瘤的辅助治疗。
【用法】打粉吞服。

✧ **石斛配伍 3**：石斛 9g，西洋参 9g，枸杞 12g。
【功效与主治】补气强肾、明目，用于调理眼部不适。
【用法】水炖服或打粉吞服。

✧ **石斛配伍 4**：石斛 10g，冬虫夏草 3g。
【功效与主治】主治阴虚肾亏。
【用法】水炖服或打粉吞服。

✧ **石斛配伍 5**：石斛 9g，百合 15g。
【功效与主治】主治阴虚干咳。
【用法】水煎服（石斛先煎 2h）。

第十节　石斛保存方法

石斛家庭储藏时，鲜条置于阴凉干燥处可短时间保存，若长时间存放则需烘干或低温保存。石斛鲜条自然放置时间长且温度适宜时会开花、发芽，一旦开花、发芽，石斛鲜条就会变成“老条”，营养物质就会流失。石斛鲜条在通风、透气条件下储藏一年不会腐烂，第二年还能在节上萌发新芽，枯而不死，僵而不烂，非常神奇。

湿气易使鲜条霉变。新鲜石斛冷藏存储时，可用吸水纸或卫生纸包裹鲜条密封在塑料袋中，存储温度为0～5℃。若需要保存3个月以上，则用保鲜袋包好新鲜石斛后冷冻保存。不带叶片的鲜条使用真空包装，在冷冻条件下可保存8个月。干条可冷藏或常温保存，条件适宜时可存放3～5年。鲜条熬成石斛浸膏装入密闭容器中冷藏保存较为方便。

大量石斛储藏常采用恒温保鲜法。铁皮石斛、兜唇石斛贮藏库的温度控制在6～9℃，紫皮石斛、梳唇石斛保鲜温度控制在5～8℃。贮藏库的温度随室外温度高低稍作调整，室外温度高时，贮藏库内温度稍调高；室外温度低时，贮藏库内温度稍调低。石斛恒温贮藏库采取封闭式管理，湿度保持在10%～15%。

石斛鲜条入库前需清除表面杂质，晒干至基本收口，鲜条水分含量保持在60%左右，上架摆放规整，堆放厚度20～60cm，保持通风、透气。

第十一节　石斛食用禁忌

在江苏、浙江、云南、贵州等石斛原产地，历来有食用石斛的传统。

石斛摄入量不可过大。金钗石斛中含有石斛碱，摄入量过大可能抑制心跳和呼吸，使人体血压降低。铁皮石斛的摄入量也要注意控制，多吃易导致腹泻。

石斛性寒，阴盛体质、胃寒者食用需与少量干姜片同食。肠胃虚弱者需加少量姜同服。石斛属滋补类食物，与萝卜等同食会降低滋补效果。舌苔白腻、虚而无火、脾胃虚寒者，或是舌苔厚腻、腹胀者，湿盛未化者，热病未伤阴者，便溏者均不宜服用。石斛不能与石膏、巴豆、僵蚕、雷丸等同食。

第十二节　石 斛 入 膳

石斛味淡，多糖含量高，有微弱的甜味和明显的黏滞感，加入食物中可增加黏稠，且不会改变食物的性味。石斛可炖肉、煮粥、做羹、煲汤、入菜肴，不仅色美味香，开胃助消化，长期食用还可强身健体（图 10-55，图 10-56）。

金钗石斛有苦味，入膳会对食物风味产生些许影响。下面介绍以石斛为原料的几种常见膳食的做法。

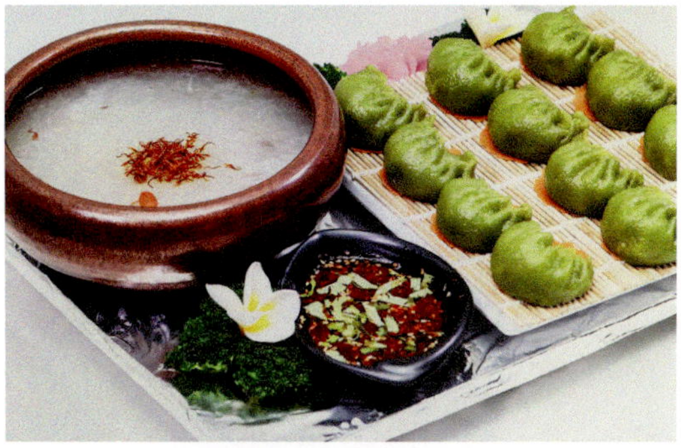

图 10-55　石斛蒸饺

1. 铁皮石斛鸡蛋羹

材料：铁皮石斛花 6 朵，鸡蛋 3 只，葱花、食盐、食用油少许。

做法：鸡蛋打入容器内，加入少许食盐、食用油，搅拌均匀，上蒸锅。约蒸 3min 后，放入石斛花（石斛花也可切碎），继续蒸 7～10min 出锅，洒上葱花即可食用（图 10-57）。

铁皮石斛鸡蛋羹滑软细腻，花香淡雅，营养丰富，适合老人和小孩食用。

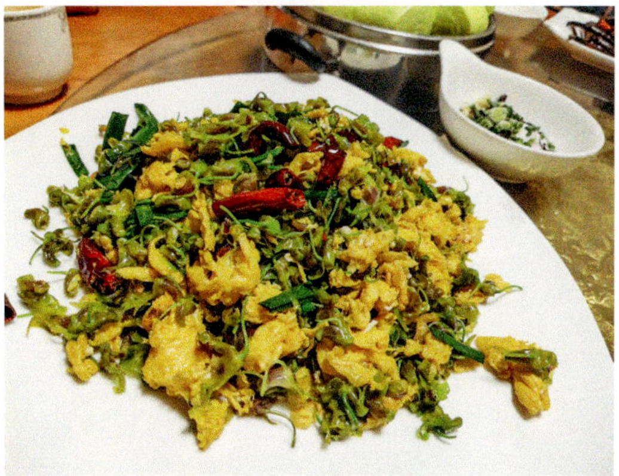

图 10-56　石斛炒鸡蛋

2. 铁皮石斛牛肉羹

材料：牛肉 150g，铁皮石斛鲜茎 6g，铁皮石斛鲜花 6g，榨菜丝、淀粉、生抽、料酒、香油、食盐、水适量。

做法：牛肉切末，倒入少许生抽、料酒腌制 15min。锅内加入适量水，煮沸，将腌制的牛肉末拌少许淀粉，撒入锅中。铁皮石斛鲜茎洗净切碎，榨菜丝切丁一并下锅。再加入少量水淀粉、香油，加入适量食盐和洗净的铁皮石斛鲜花，搅拌均匀即可出锅。

铁皮石斛牛肉羹补中益气、滋养脾胃、强健筋骨。

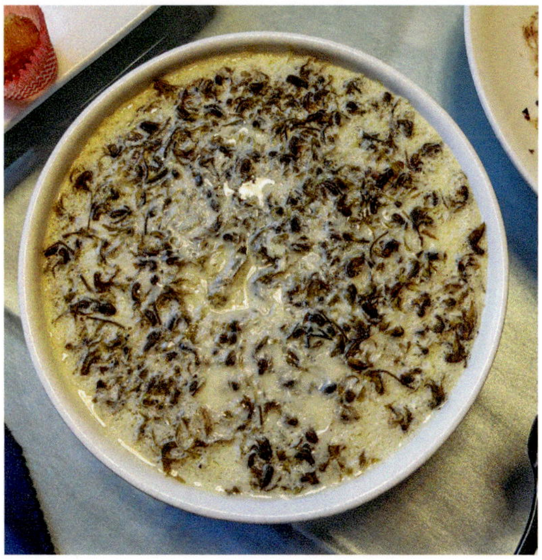

图 10-57　铁皮石斛鸡蛋羹

3. 铁皮石斛麦冬瘦肉汤

材料：猪肉 250g，铁皮石斛枫斗 5g，麦冬 10g，百合 10g，食盐、水适量。

做法：猪肉洗净，切条，放入砂锅。铁皮石斛枫斗、麦冬、百合洗净依次放入砂锅，加入适量清水，煲汤 1.5h 后，放入食盐即可出锅。

铁皮石斛麦冬瘦肉汤生津、润肺止咳。

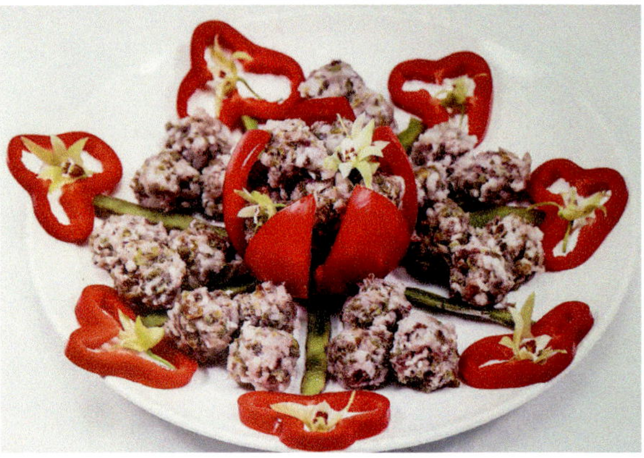

图 10-58 石斛丸子

4. 石斛丸子

材料：石斛鲜条 10g，猪肉 100g，鸡蛋 3 个，姜末、食盐、胡椒粉、鸡蛋淀粉、水适量。

做法：猪肉洗净，剁成末。取适量石斛（铁皮石斛、紫皮石斛或梳唇石斛）鲜条洗净，去叶鞘后剁碎，放入碗里，加入猪肉末、姜末、食盐、胡椒粉、鸡蛋清，拌匀，加入少许淀粉，沿同一方向搅拌均匀，制作成小肉丸备用。

锅内加水，烧开，加入小肉丸，煮至小肉丸漂起即可出锅（图 10-58）。

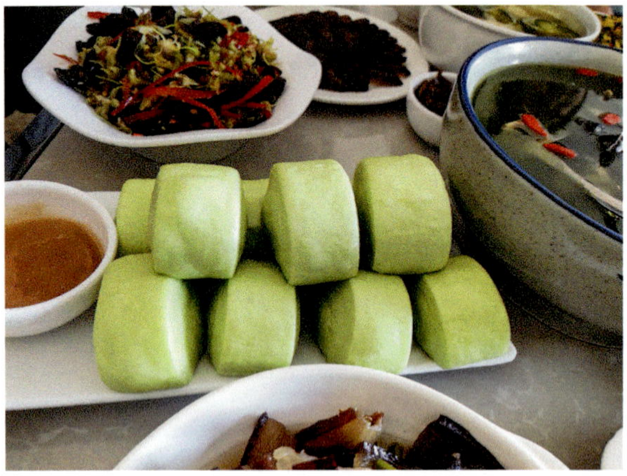

图 10-59 石斛馒头

5. 石斛馒头

材料：石斛鲜条 100g、酵母 7g、面粉 400g。

做法：取适量石斛（铁皮石斛、紫皮石斛或梳唇石斛）鲜条洗净，榨汁，过滤。盆中加入面粉，倒入过滤的石斛汁，加入酵母，揉成面团。面发至两倍大后，制成馒头，上锅蒸熟（图 10-59）。

石斛馒头是石斛宴中常见的主食，颜色发绿，色泽宜人。

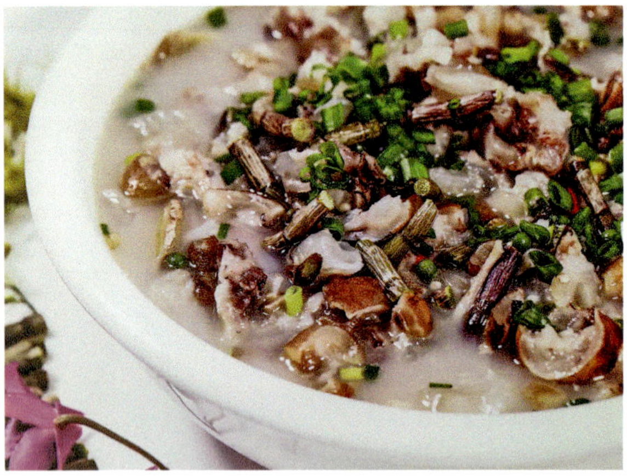

图 10-60 铁皮石斛炖猪蹄

6. 铁皮石斛炖猪蹄

材料：铁皮石斛鲜条 3～4 个，铁皮石斛花数朵，猪蹄 2 个，白糖 15g，姜、食盐、白糖、食用油、水适量。

做法：猪蹄洗净，切成段，冷水浸泡几分钟去血水后，捞起备用。铁皮石斛鲜条和花洗净，鲜条切成约 1cm 长的段。锅内放食用油后即刻放入白糖，炒至冒泡变色，倒入猪蹄翻炒上色后，倒入高压锅，加入铁皮石斛段、姜、食盐和适量水，烹煮 30min 后出锅（图 10-60），点缀铁皮石斛花。

猪蹄口感软糯，汤汁鲜美，丰富的胶原蛋白加上石斛多糖美容效果好。

7. 铁皮石斛清蒸鲈鱼

材料：铁皮石斛鲜条 2 根，鲈鱼 1 条，香菇 2 朵，笋 15g，姜片、葱丝、生抽、醋、蚝油、绍酒、香油少许，水适量。

做法：将鲈鱼去除内脏，收拾干净，或擦净身上多余水分放入盘中加入姜片、葱丝，将笋、香菇切片后码在鱼上或鱼周围。铁皮石斛鲜条切成约 4cm 的段摆放在鱼上。蒸锅中加水，大火烧开，放入备好的鱼盘，大火蒸 5～8min，关火焖 5min 后出锅。

小碗内加入 2 汤匙生抽、1 汤匙醋、1 汤匙蚝油、3 汤匙绍酒、少许香油，搅拌均匀，浇到蒸好的鱼上。

8. 石斛枫斗炖猪肉

材料：石斛枫斗 10g，当归 2g，沙参 3g，猪五花肉 500g，姜（拍破）、葱花、食盐、味精、水适量。

做法：将猪肉洗净，切块，放入炖锅中，加入清水，大火烧开后撇去浮沫。依次加入石斛枫斗（入锅之前，可将石斛捣碎）、当归、沙参、姜、食盐，小火炖 45min。关火后撒入葱花，加入味精搅拌均匀即可出锅。

9. 石斛煲鸡

材料：石斛鲜条 10g（或枫斗 5g、当归 2g、党参 2g），石斛干花 1g，土鸡半只，枸杞 1g，味精、食盐、水适量。

做法：洗净的土鸡剁成小块，放入锅中，加入清水，大火煮沸，撇去浮沫。捞出鸡块后加入有冷水的煲内，煮沸后，撇净浮沫，改用小火慢炖。

将石斛鲜条剪成寸段打成汁（鲜榨汁无须过滤）备用，或将石斛枫斗在清水中搓洗干净后，与当归、党参一起熬制汤汁备用。煲内鸡块炖煮 2h 后，将鲜榨汁或石斛枫斗熬制的汤汁倒入煲内，加入洗净的石斛干花，加盖继续慢炖 30min 后，加入味精、食盐、枸杞搅拌均匀出锅（图 10-61）。

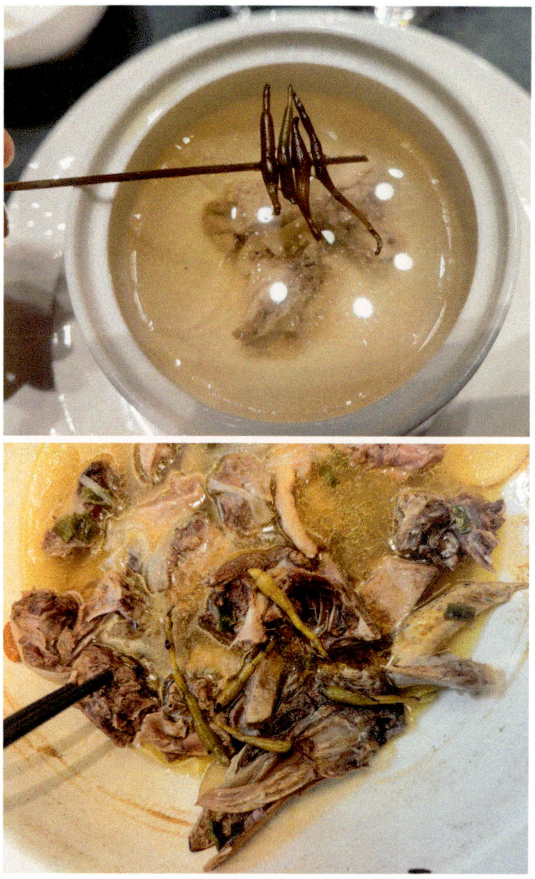

图 10-61　石斛煲鸡

第十一章 药用石斛的栽培与管理

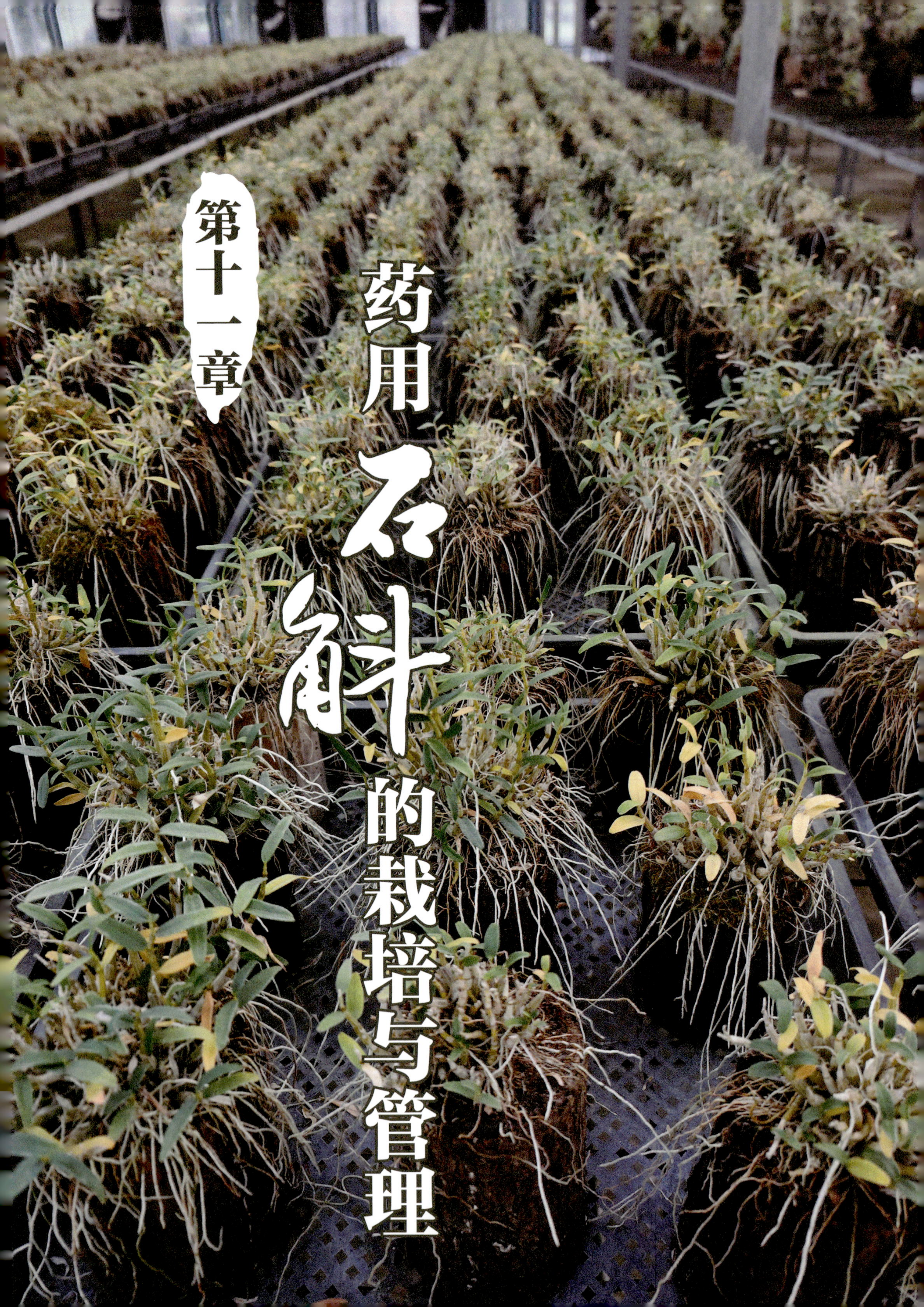

石斛属植物资源丰富，观赏性强，药用价值高。在我国规模化栽培的药用石斛有铁皮石斛、紫皮石斛、霍山石斛和金钗石斛等。

野生栽培的药用石斛生长较为缓慢且瘦小，但品质好，胶质含量高，无渣。集约化苗床栽培的药用石斛茎生长强健、粗壮，单位面积产量较高。仿野生栽培是野生与人工栽培的融合，是一种适宜的栽培方式。目前，药用石斛规模化生产有从集约化栽培向仿野生栽培转变的趋势。

家庭药用石斛少量盆栽放在散射光照射处最佳，南向的居室可放置于距窗户 0.5m 以上的书桌或地面上。在冬季，窗户旁温度低且温差大，石斛盆栽应远离窗户。在夏季，石斛盆栽不能放在阳光直射处，温度过高、光照强不适合石斛生长。过阴、光照不足处，石斛光合作用弱，植株养分以消耗为主，形不成积累。

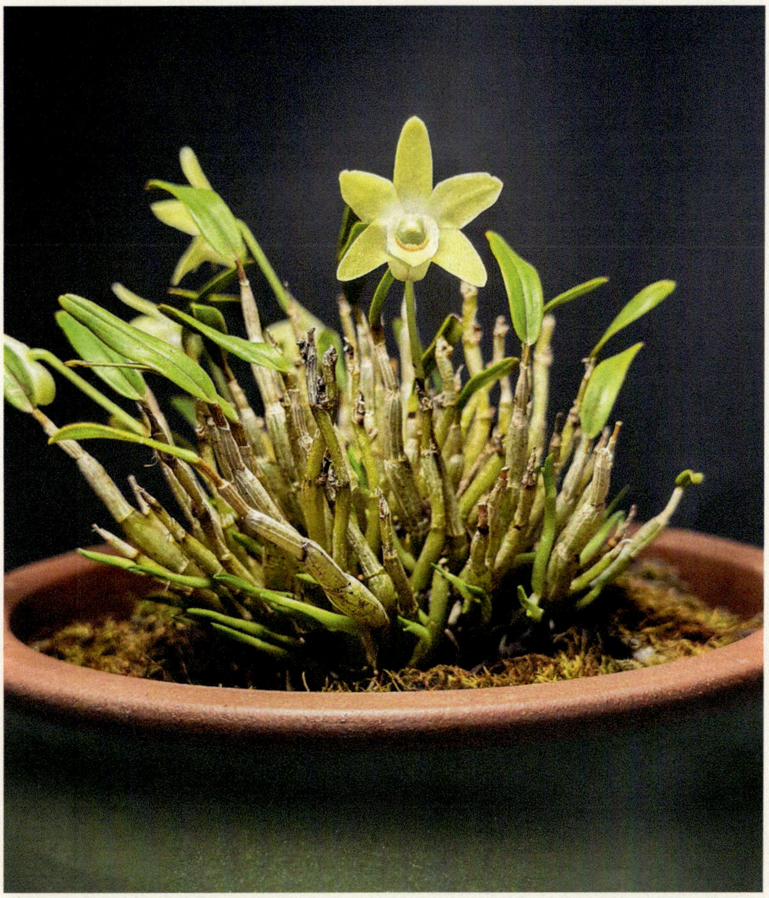

第一节　药用石斛的生长习性

石斛是附生多年生草本植物。在野外，石斛靠根系附着在森林树干、悬崖岩石上生长，根系裸露在湿润的空气中或散布于有苔藓、落叶的岩石缝里。根系附着在树干或岩石上有固定植株及间接从树干中获取水分和养分的作用。裸露在空气中的根系还可以吸收空气中的水分，固定空气中的氮，也可以靠共生菌分解植物残体获取养分。

多数药用石斛宜附生在树皮粗糙或长有苔藓的树干上，特别在倾斜生长或横向生长的枝干上着生较多，长势亦好。不同的药用石斛种类选择的附主不同。紫皮石斛多在柿科、茶科、樟科、胡桃科、蔷薇科等植物上附生；梳唇石斛适宜在木荷、茶树、黄桤等植物上附生；束花石斛在有一定腐殖质的岩石上附生；翅萼石斛、喉红石斛等喜附生于松树上。

石斛根系属于气生根，无根毛，其构造与地生、寄生植物根的构造完全不同。石斛根在通气不良的环境中或在长期处于较多水分的状态下易坏死。石斛不适宜在腐质化过重的附主上生长，也不像农作物般，可以直接从土壤中吸收生长发育所需的营养物质。药用石斛根只有处于良好的通气环境中才能健壮生长。这也是人工成功栽培药用石斛的关键。

第二节　药用石斛的栽培模式

药用石斛规模化栽培主要在我国南方省份，在浙江、云南、贵州、四川较多。栽培模式主要分为 5 种：大棚苗床集约栽培、附石仿野生栽培、横木立体（树台）仿野生栽培、活树仿野生栽培、立木仿野生栽培。金钗石斛和霍山石斛多以附石栽培为主，铁皮石斛和紫皮石斛多以床栽或树栽为主。

1. 大棚苗床集约栽培

苗床集约栽培模式投入大，建造成本高，设施主要为大棚（温室）和苗床。利用钢管、镀锌管、塑料管、竹片或其他支撑材料建设拱形、一面坡的大棚或温室，在大棚外部或内部搭建遮光 65%～85% 的遮阳网，在棚内安装高 80～100cm 的平面种植苗床。苗床骨架可选用空心砖、水泥桩、木桩、铁管等，种植床面架构可选用角钢、石棉瓦、木片、塑料、竹材等材料。苗床宽 100～120cm，床沿高 5～8cm，苗床间过道宽 50～60cm。苗床的长度根据地形、大棚规格和材料而定。大棚苗床集约栽培如图 11-1～图 11-6 所示。

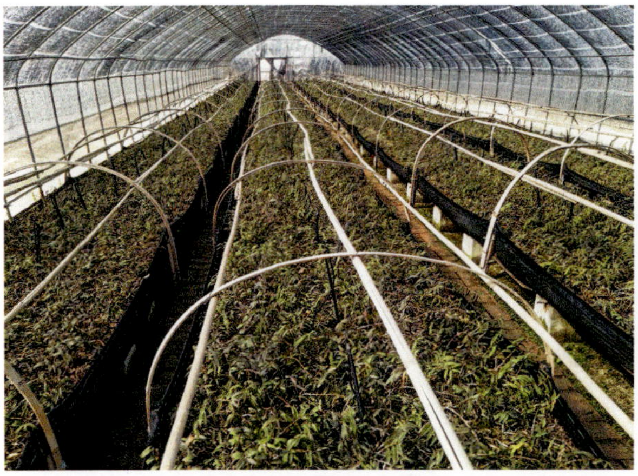

图 11-1　大棚石斛种植

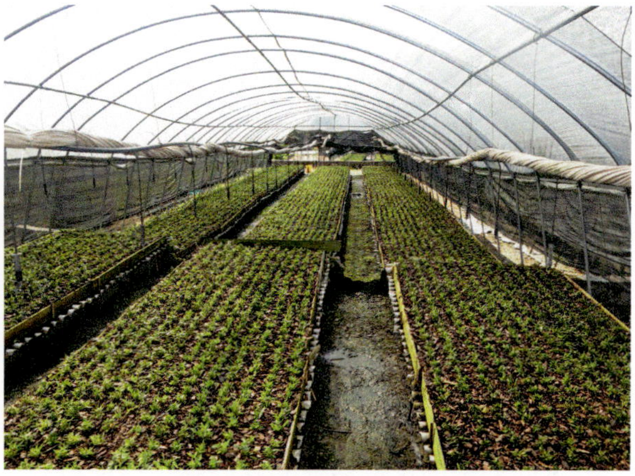

图 11-2　丘陵地大棚石斛种植

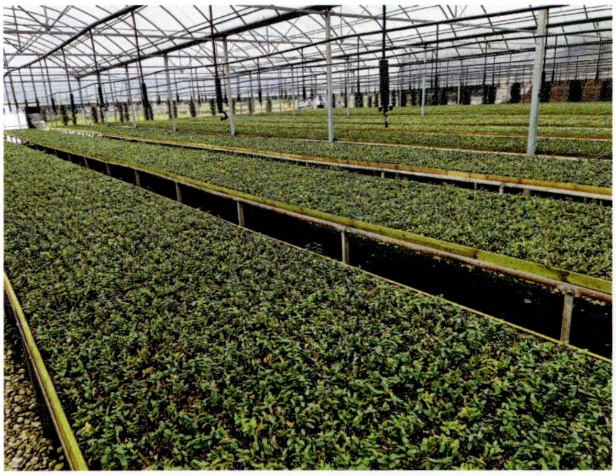

图 11-3　连栋温室石斛种植

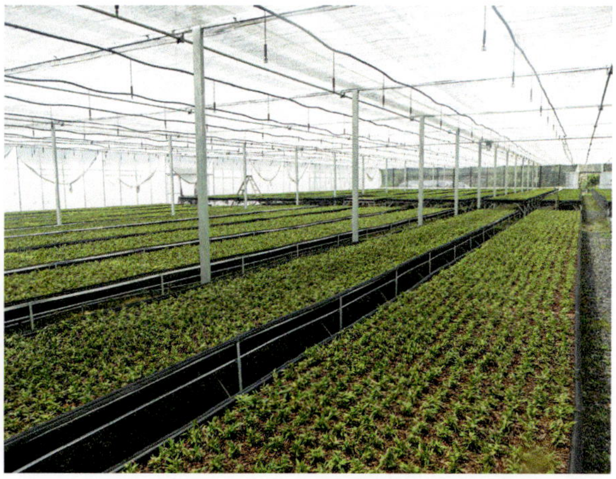

图 11-4　大棚苗床集约栽培

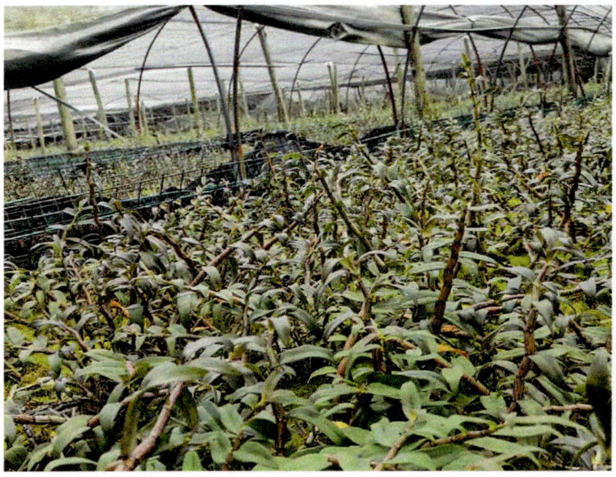

图 11-5　阴棚石斛种植

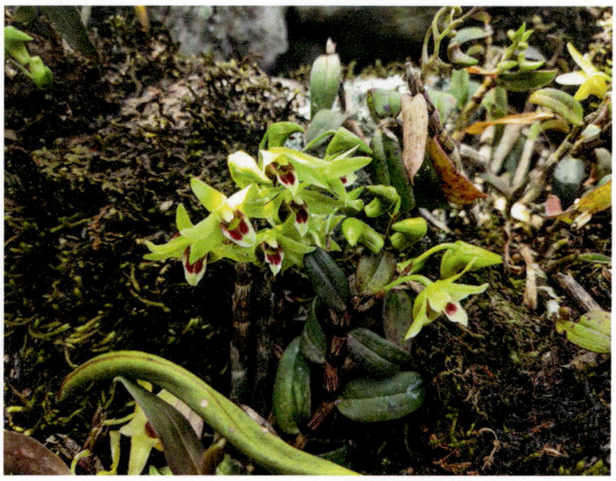

图 11-6　苗床种植铁皮石斛开花

在苗床上铺设厚 3～5cm 的经消毒处理的树皮、木屑、锯木料等栽培基质。苗床基质用量一般为炭粒 14kg/m^2、椰壳 1.0kg/m^2、树皮 15kg/m^2、木屑 1.0kg/m^2。在种植床上按株距 10～15cm、行距 25～30cm 进行种苗定植。种植时用基质压好种苗根部，栽后及时浇水或喷雾，保持苗床潮湿。

种植密度为 50～60 丛 /m^2。苗床也可就地取材，用木材边皮材料、整木锯成段等平整地搭在床上，栽培时种苗直接贴在段木上栽种。

苗床栽培中，基质是石斛依附生长的附主，基质的选择和处理是石斛组培苗定植成活和生长的关键。苗床栽培要求在定植前 3 个月准备种苗和基质，基质须充分发酵、杀菌后才能使用。选用沥水、透气、耐腐的天然有机材料（如炭粒、椰子壳、树皮等）作基质较好。栽培基质来料和处理过程要求清洁、无污染，并进行重金属含量的安全检测。

2. 附石仿野生栽培

在我国南部山区的湿润林区内，选择岩石较多的区域，清理林下杂草和藤本植物，用绑带或水泥钉固定木屑，做成株行距为 20cm × 30cm 的种植网格。在固定的木屑与岩石处种植石斛。石斛选择铁皮石斛或金钗石斛。长度 1m 以下的岩石可以直接种植；长度大于 1m 的岩石需要辅助喷灌设施，以保持岩石表面水分（图 11-7～图 11-11）。

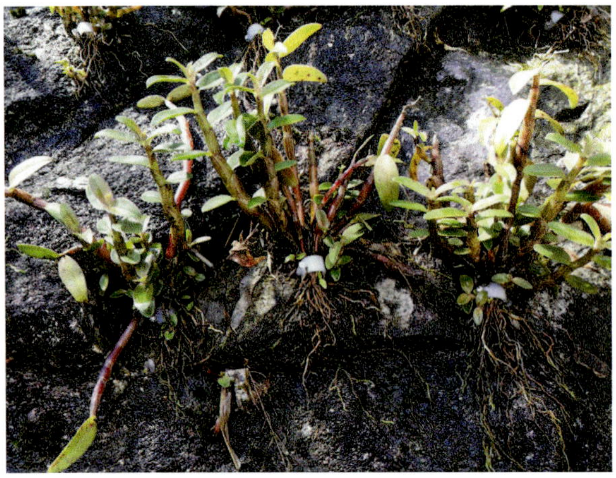

图 11-7　铁皮石斛岩石仿野生种植

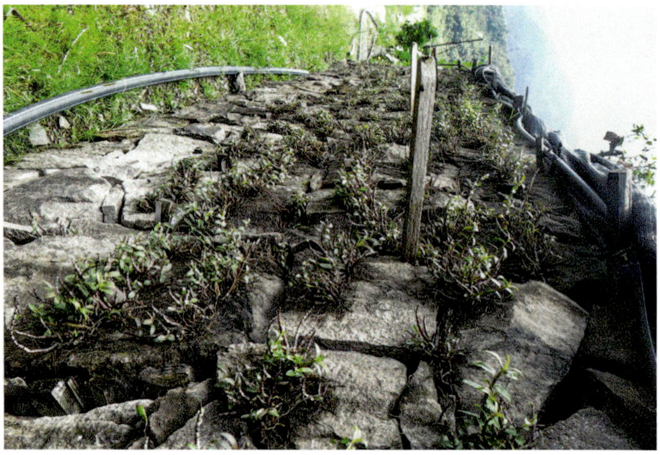

图 11-8　丹霞石上石斛附生栽培

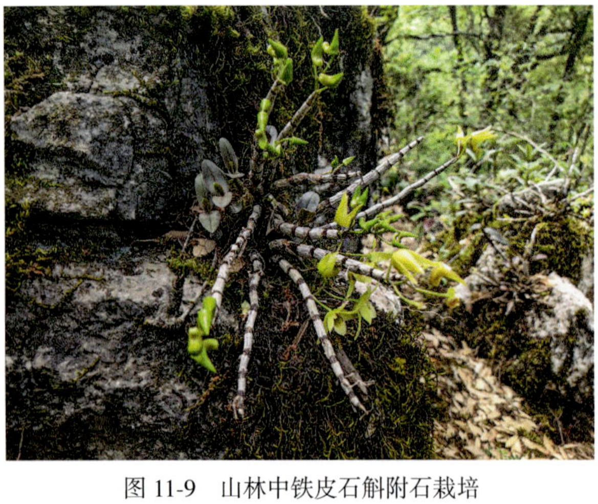

图 11-9　山林中铁皮石斛附石栽培

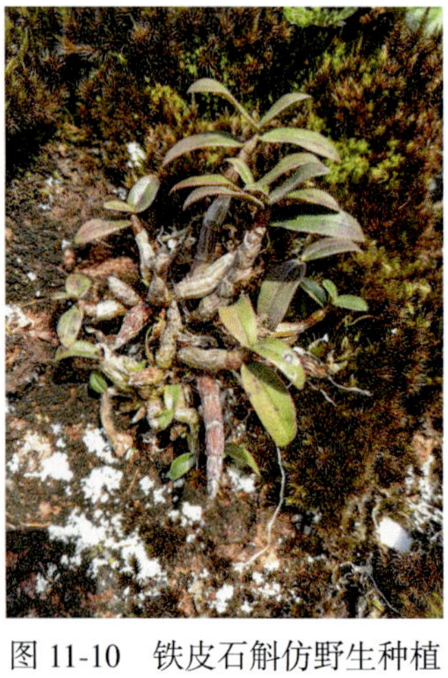

图 11-10　铁皮石斛仿野生种植

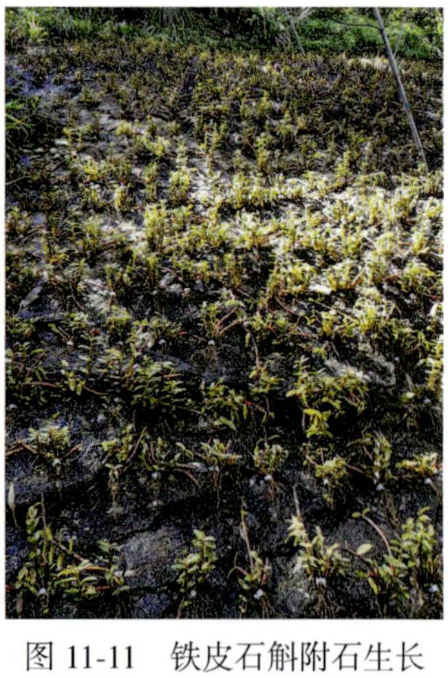

图 11-11　铁皮石斛附石生长

3. 活树仿野生栽培

选择生长旺盛、树干胸径 3cm 以上、无病虫害的经济林中带较多分枝的中小乔木，如梨树、龙眼树、枣树、荔枝树、杧果树、柚子树、波罗蜜树、油棕等，在离地面 1m 以上的主干和粗大的分枝上种植。石斛种苗按每丛 20～30cm 的间距，采用绑扎的方法种植（图 11-12～图 11-17）。经济林木上种植要特别注意农药的施用。药用石斛栽培过程中，对经济林的管理不能影响石斛的生长和品质。

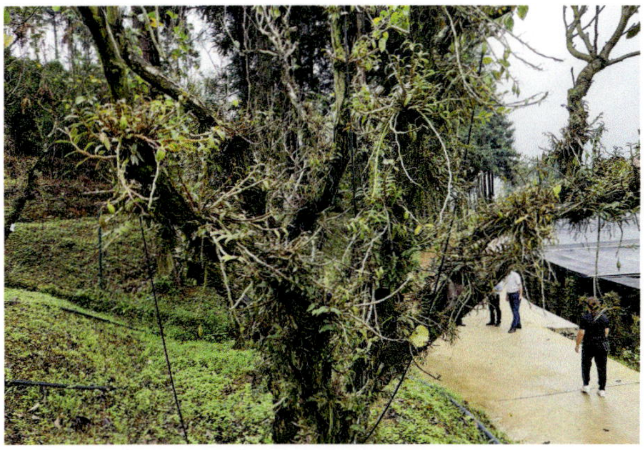

图 11-12　树栽铁皮石斛

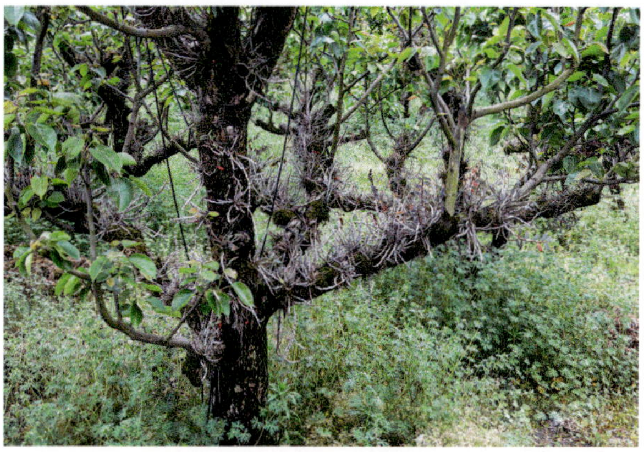

图 11-13　梨树上种植铁皮石斛

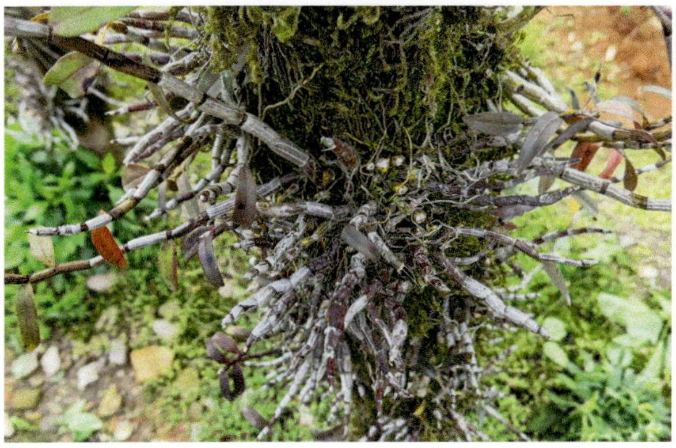

图 11-14　石斛仿野生种植

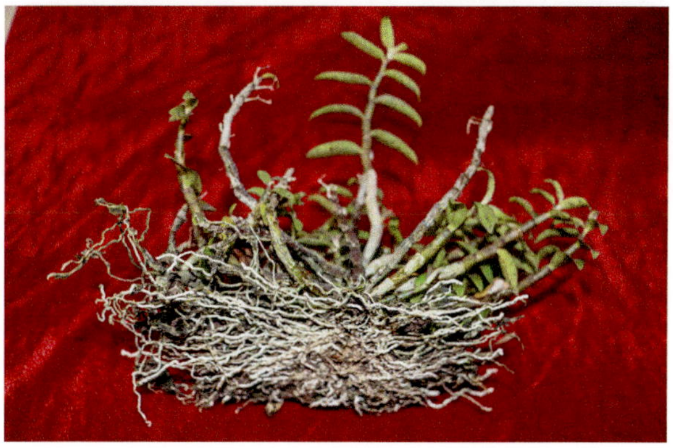

图 11-15　附树栽植铁皮石斛根系

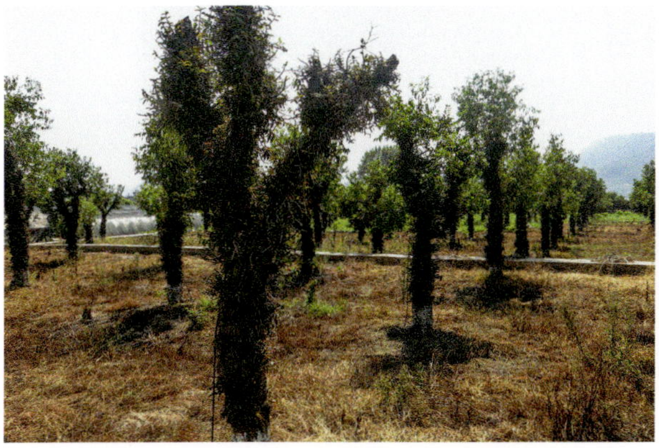

图 11-16　铁皮石斛仿野生群体种植

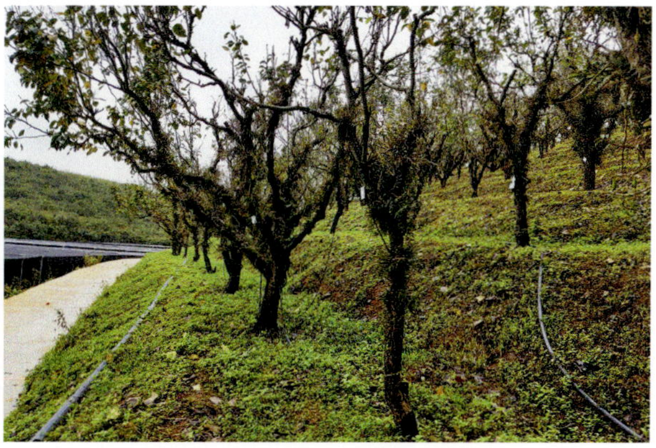

图 11-17　铁皮石斛仿野生种植

4. 横木立体（树台）仿野生栽培

在种植地有山石或立木时，可就地取材，进行附石、附树种植。当种植地没有栽培材料时，除建造温室外，还可以使用多年生木头来搭建仿野生石斛种植基地。首先是环境条件的改造。为了调节光照，可在种植地四周搭建遮阳度为65%～85%的遮阳网。如需进行温度和湿度管理，还可建造顶部为拱形、斜顶型的大棚。利用横木搭建平行或斜式（角度在60°左右）种植架。种植架可选用水泥桩、木桩、铁件桩等。平行种植架上每隔10cm放置一根木头，斜式种植架上按照每隔25～30cm放置一根木头。平行床间距为50～60cm，斜式床为等腰塔形，床间基部间隔20～40cm，苗床长度根据地形、大棚规格和材料而定（图11-18～图11-20）。

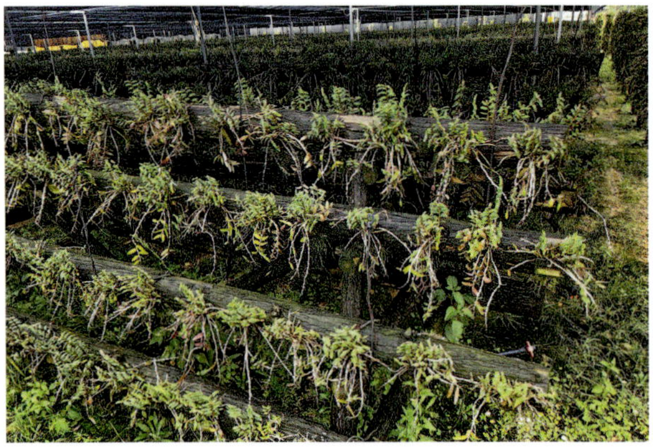

图 11-18　横木立体种植

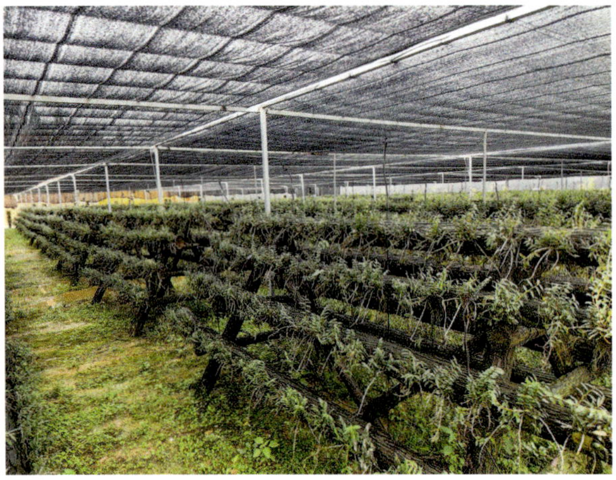

图 11-19　横木仿野生种植

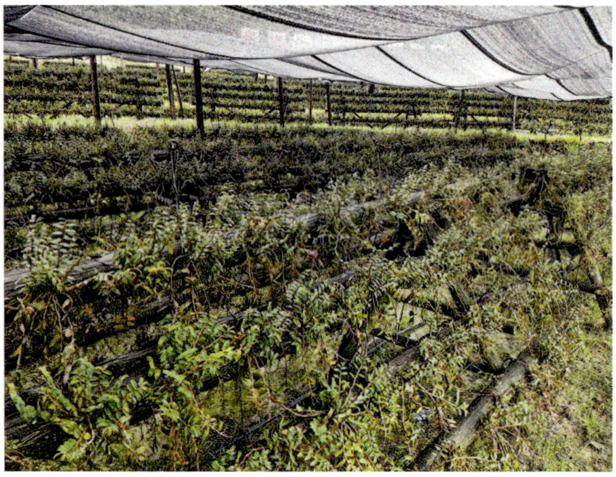

图 11-20　铁皮石斛立体仿野生种植

横木要求树皮相对粗糙，木头粗10～20cm，锯成长2.5m左右的段。按照株行距10cm×（15～30）cm种植石斛种苗，种植最低点距离地面60cm以上。用绑带固定石斛种苗于木头上。栽后及时喷雾、浇水，保持潮湿。

5. 立木仿野生栽培

药用石斛仿野生栽培可选择树皮粗糙、有纵裂沟的阔叶乔木树，如旱冬瓜、木荷、椿木、楠木、栎类等。挑选树干胸径15cm以上、生长旺盛、树冠适中的大树进行仿野生种植。除原地活树种植外，还可移栽后集中种植，或伐木截干后立木种植。种植前，清除过密树冠、林间过多小树及林下藤本和杂草等，保持林间通风透光、卫生。

在树上每隔 40～50cm 种植一丛石斛种苗，用牛粪、马粪或羊粪与腐殖土（体积比为 1∶3）混合好的基质包住种苗根系，然后用椰棕片、棕片、遮阳网等材料将种苗根系包附于树干上，用绑带、铁丝、订书针固定（图 11-21～图 11-27）。此外，也可利用树杈、树皮裂缝等天然可附着的部位进行药用石斛栽培。栽培时，从上往下逐步种植固定。

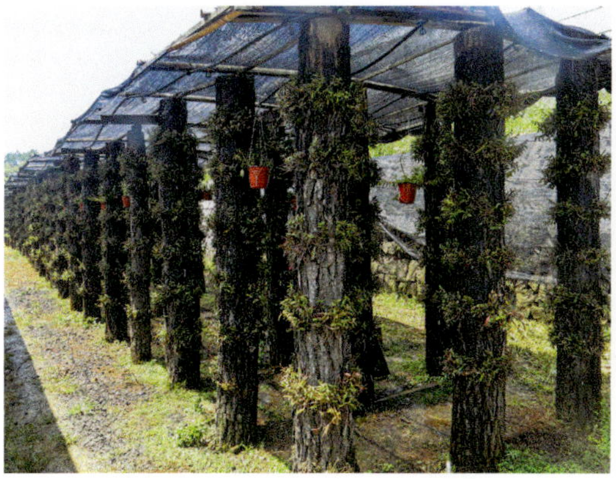

图 11-21　铁皮石斛立木种植

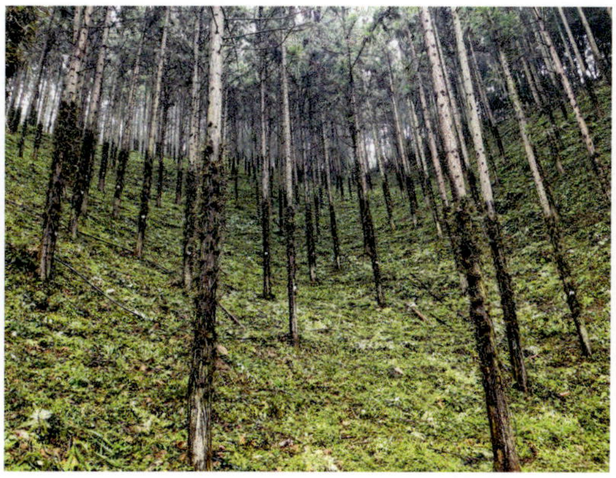

图 11-22　杉树立木种植铁皮石斛

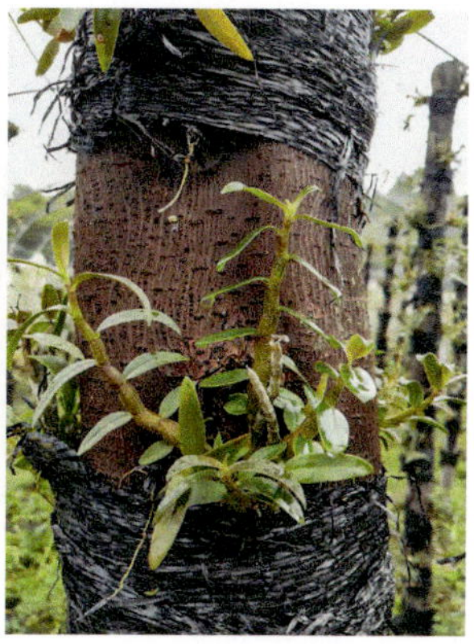

图 11-23　遮阳网绑扎种植

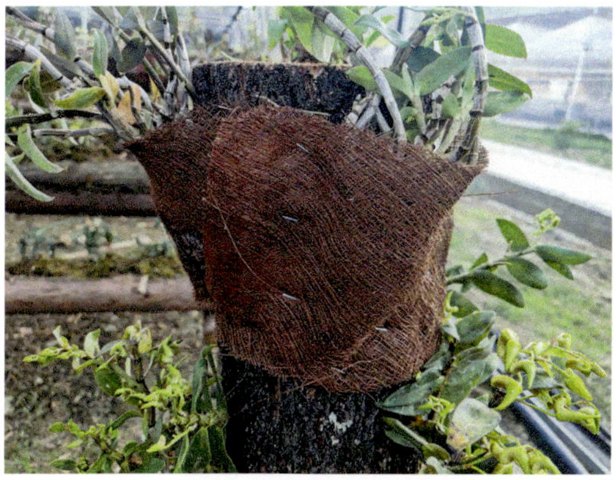

图 11-24　棕皮绑扎铁皮石斛仿野生种植

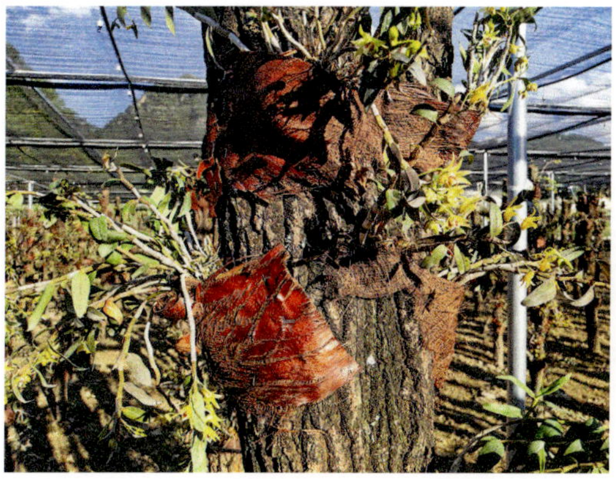

图 11-25　棕皮绑扎铁皮石斛仿野生种植

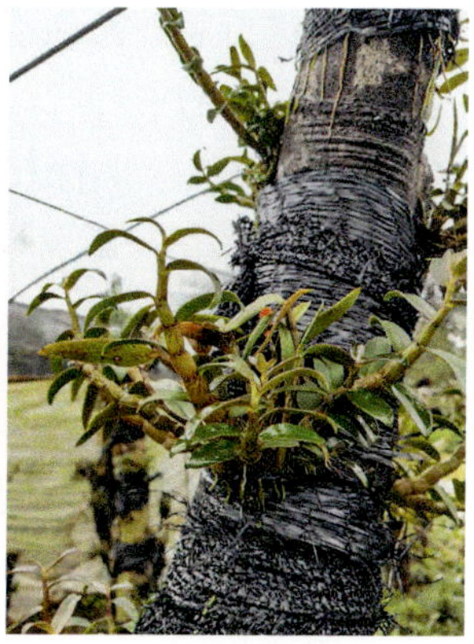

图 11-26　遮阳网绑扎种植

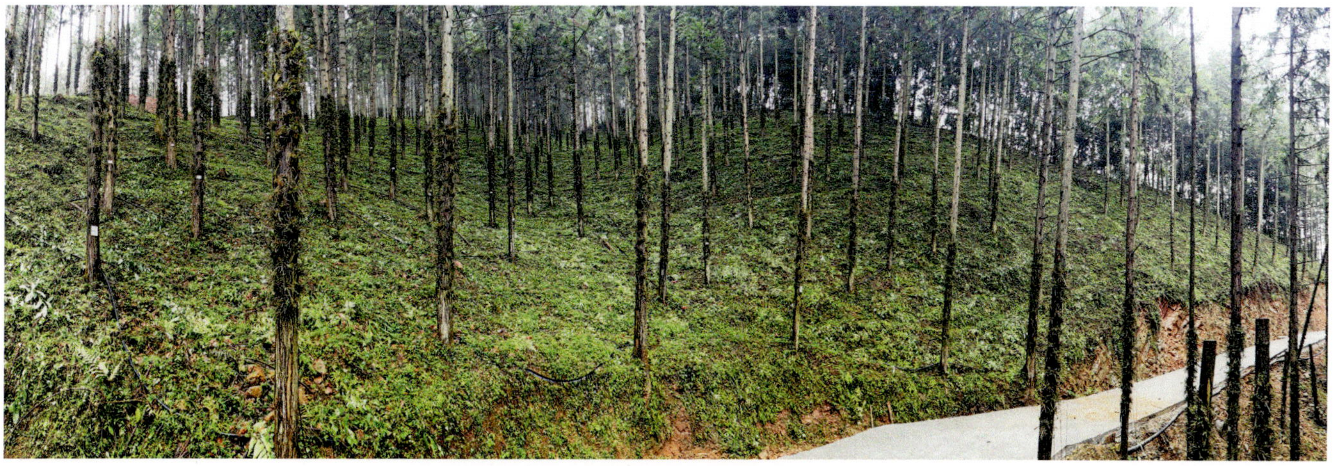

图 11-27　药用石斛立木仿野生缓坡栽培

第三节　药用石斛栽培环境的调控

1. 光照调控

药用石斛喜散射光照射，忌强光直射。野生药用石斛常生长在森林中，自然遮阴率一般在60%～70%，光照强度3000～5000lx。生长于树干阴面的野生药用石斛根系发达，生长健壮，茎粗壮且长，叶绿，生长期长，落叶迟。强光直射下的药用石斛生长不良，易干枯、死亡。例如，附生在林边向阳树干上的野生药用石斛根干枯，茎瘦弱，叶片、茎干发红发黄，落叶早。

药用石斛不同生长期喜阴程度不同。幼苗期需较高的遮阴率（70%～80%），以免烈日灼伤叶片和植株。夏秋季高温、高湿，又是药用石斛生长旺盛期，因此，在这一时期既要防止阳光强烈时灼伤叶片，又要保持园区通风，遮阴率调节为60%。贴树栽培要及时修剪附主植物的徒长枝，保持树冠通风和适当的光照，减少病害发生。10月以后，遮阴率调整为40%～50%，增加日照，促进石斛停长和增粗。温室大棚栽培，可根据天气和温度变化及时调整温室天窗和遮阳网。

在夏秋季，一般采用60%的遮阳网，并将塑料薄膜掀开，以利通风降温。到了冬季，把塑料薄膜放下，封闭以保温。初期苗的光照应适当减弱，光照强度控制在12 000lx。

2. 温度调控

药用石斛原产于热带、亚热带，喜温暖湿润、光照充足的环境。夏季适宜日间温度为24～30℃，适宜夜间温度为15～18℃。高温季节白天在通风条件较好时，药用石斛可忍受的最高温度可达32℃，但时间不能过长；冬季日平均气温不能低于8℃，否则石斛会被冻死。植株夜晚要保持相对干燥，温度低有助于花芽形成。旺盛生长期间，植株需要较多水分。11月至开花，药用石斛需要的水量很少，湿度应维持在60%～80%。石斛开花过后，新的生长开始，浇水和施肥需恢复正常。

铁皮石斛生长的温度在15～30℃，也可短时间忍受–5℃低温。长时间在过高或过低的温度下，铁皮石斛会生长不良甚至死亡。越冬保温可加盖二道膜、无纺布等。进入冬季前要进行抗冻锻炼并适时通风，降低湿度，保持基质含水量在45%～50%。

3. 水分管理

药用石斛对水分的需要量不大。在冬季，药用石斛处于休眠状态，不需要过多水分。到生长发育季节，根系栽培基质的持水量达到30%就可满足药用石斛生长的需要。雨季，药用石斛靠吸收空气中的水分就可满足生长需要，但是忌干旱。药用石斛生长地区年降水量大多在1100mm以上。虽然药用石斛生长需较高的空气湿度，但怕水淹。雨季基质含水量处于饱和状态，如果基质渗水性差、通气不良，根的颜色就会变为浅黄色或棕黄色，茎叶萎黄，长势差，严重者叶片脱落，根系腐烂，茎上长出瘦弱的新芽。

野生环境下，铁皮石斛吸收雨水、露水，以及潮湿空气中的水分，这些水基本都是无离子水，即软水，其电导率为 0。因此，可以通过加入稀酸的方法调节水的 pH 至弱酸性。通常，电导率在 0.4mS 以下（数值越小越好）的水适合浇灌铁皮石斛；用大于 0.6mS 的水浇灌，就会影响铁皮石斛根系的正常生长，从而影响苗的长势，降低植株的抗病害能力及产量。整体环境优良的山泉水电导率基本都能达到要求。

浇水量以基质适当湿润为度。浇水时以喷雾状最好，不得冲灌。不同的季节浇水量亦不同。夏季气温高，蒸发量大，除阴雨天外，需多浇水；冬季气温低，水分不易散失，因而浇水量需根据基质含水量而定，栽培基质偏干时可补充些水分。

铁皮石斛最适宜在凉爽、湿润、空气流通的环境生长。大面积栽培时，要求保持基质湿润，但不积水，棚内空气湿度要保持在 80% 以上。日间温度 16～21℃、昼夜温差 10～15℃适宜于铁皮石斛茎的生长。保持棚内通风良好。冬季气温低，应减少给水量，只要保持空气相对湿度在 60%～80% 即可，尽量在太阳升起后浇水，避免叶面带水或者基质内有积水过夜。

第四节　铁皮石斛栽培管理

1. 种植场地选择

铁皮石斛适宜种植地需要年平均气温 18～22℃，空气湿度 80%，年降水量 1000mm 以上，冬季最冷月平均气温不低于 8℃，海拔 200～2000m，通风、排水良好，地下水位 0.5m 以下。

铁皮石斛园要与公路之间有 100m 以上的距离，同时与周边常规农田应留有 8m 以上的距离，这样利于减少周围农药化肥的污染；地块开发前，要做好地面平整和消毒工作。翻耕土壤 20cm 深，暴晒，每亩撒生石灰 75kg。开好排水沟。

山坡地规划时根据坡向修环山梯田带，顺着梯田带设计外遮阳、大棚，顺风向设计栽培床。单体钢架大棚设施建造时，单体钢架大棚的间距为 1～2m，配备遮阳网、防虫网、无滴大棚膜、微喷灌等设备。铁皮石斛种植可采用离地苗床栽培模式，种苗密度 30～45 丛 /m^2，每亩种植 2 万～3 万丛。每 20～30m 留 4m 宽的主干道，可作为通风道。离地苗床高 30～50cm。石棉瓦等存在安全隐患的材质不得用于垫板、护栏等。贴石栽培时植株固定在石头上。栽植畦顺坡向设置，长 15～20m，宽 1.0～1.2m，过道 60～70cm。

全光照的地块需拉网遮阳。搭塑料大棚主要是防止雨水冲刷和冬季保温。铁皮石斛离地苗床栽培方式根据投资多少分为标准大棚型和简易拱棚型。

标准大棚型：采用标准的钢架搭建大棚，外置遮阳网，内设苗床。塑料大棚应建成四周通风、透气的单体大棚或连体大棚，大棚高 2.5～3.0m，长、宽根据地形而定。为保持棚内良好的通风，大棚长度控制在 20m 以内。连片的遮阳网大棚每间隔 10～15m 顶部留换气口。遮阳网密度 60%～70%，网高 3.0～3.5m，大棚外遮阳网应比拱高出 50cm。平地种植搭建外遮阳时，应在间隔 8m 处留一道上下错开的通风口。

简易拱棚型：采用竹子、空心砖等搭建遮阳网、拱棚等。在遮阳网下，苗床上方可单独搭建小拱棚，小拱棚高约 60cm，长、宽根据苗床情况而定。

铁皮石斛还可采用贴树栽培。贴树栽培时活体附主的行距不低于 10m、株距不低于 3m。太密则需要间伐，否则石斛长势弱、病害重、产量低或无收成。

2. 组培苗驯化

铁皮石斛种苗选择品种纯正的、生长健康的小苗，苗高 3～8cm，茎粗 0.2cm 以上，叶数在 5 片以上。每丛苗（3 株）一般有长 2cm 以上的根 6 条以上。苗越粗壮越好，苗小不利于炼苗成活。要求种苗无病斑，组培培养基无感染。

组培苗移栽前先将瓶苗至炼苗房炼苗 2～3 周，让瓶苗从封闭稳定的环境向自然环境过渡，慢慢适应。驯化完成后，瓶苗根长 3cm 以上，有 4 或 5 条根，肉质茎有 3 或 4 个节，有 4 或 5 枚叶。驯化后的组培苗生长健壮，叶色正常，根白中带绿。

组培苗出瓶　①打开瓶盖将培养基与小苗一起轻轻取出，污染苗或少根苗分开放置。出苗时尽量减少小苗被挤压、扭曲、折断等创伤。小苗有伤口容易感染病菌，降低植株抵抗力。②正常组培苗先在百菌清、多菌灵消毒溶液中洗净培养基，洗掉琼脂。因培养基属于高营养物质，很容易被外界真菌或细菌污染。如果培养基洗不干净，琼脂发霉会引起根腐病、软腐病，引起烂根。③将铁皮石斛的根部晾干。晾到根部表皮发白即可上盆种植。

3. 种苗定植

为了降低种植成本，铁皮石斛栽培地区、种植设施和立地条件不同，采用的基质差异较大（图 11-28～图 11-35）。铁皮石斛树皮栽培时，基质可选用粒径 1cm 的松树皮、杉树块。粗的基质在下面，透水透气，利于根部生长。细的基质在上面，保水，湿度大利于茎叶生长。透气透水的基质保水又不积水，通气，耐腐烂。基质使用前，须堆积发酵。半腐熟状态的基质适合铁皮石斛栽培使用，是比较理想的栽培基质。

在铁皮石斛主产地，除 1～2 月及 7～8 月外，铁皮石斛均可栽培。移栽最佳温度为日平均气温 15～30℃时，气温过低或过高均不宜出瓶移栽。部分亚热带高海拔地区，除了 12 月至翌年 3 月，其余时间均可栽培。江浙地区适宜种植时间为 3 月下旬至 6 月中旬。环境适宜幼苗成活率高，恢复生长快，生长期长，养分积累充足。

用镊子将组培苗小心取出，洗去培养基和琼脂后即可移植到种苗床上。移栽时，在基质上挖 3～5cm 深的栽植孔，将石斛根部轻轻放入（注意勿弄断肉质根），然后用基质填充压实。栽植间距为

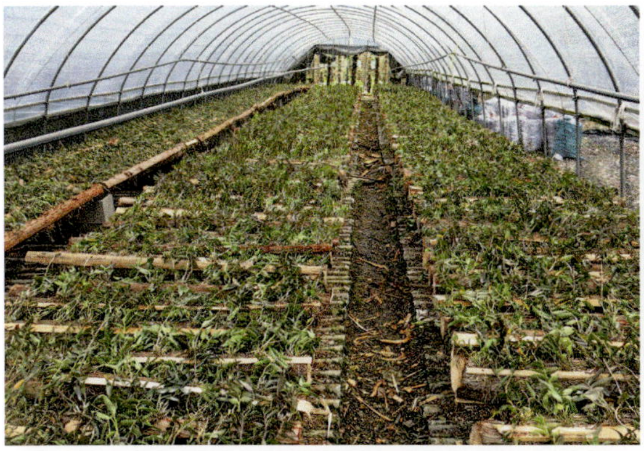

图 11-28　铁皮石斛仿野生种植

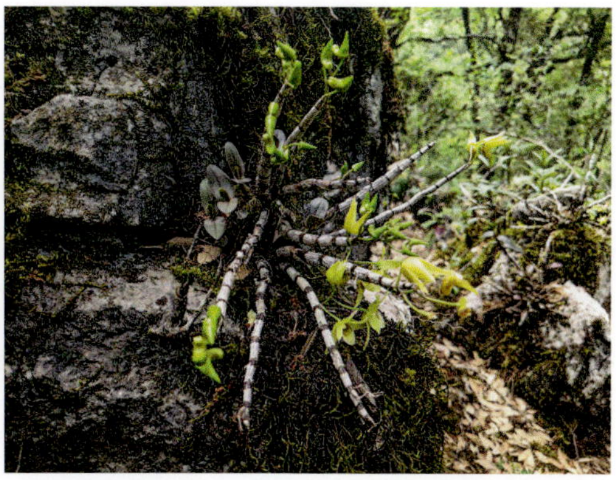

图 11-29　铁皮石斛附石种植

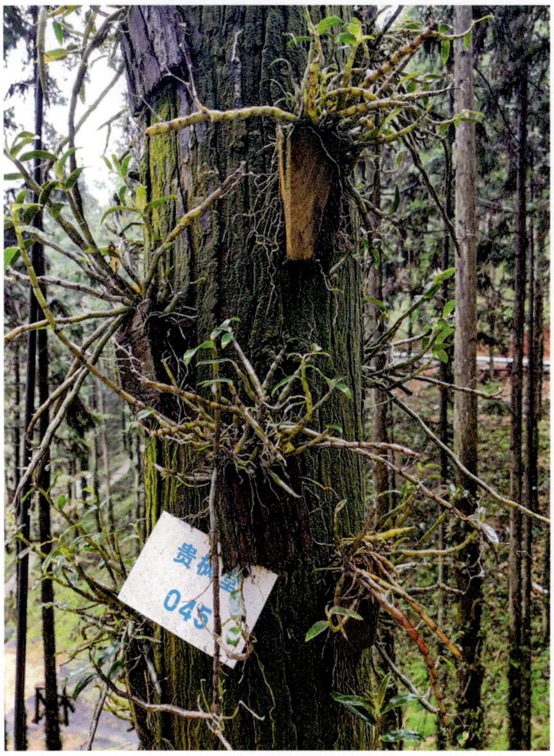

图 11-30　铁皮石斛立木附树种植

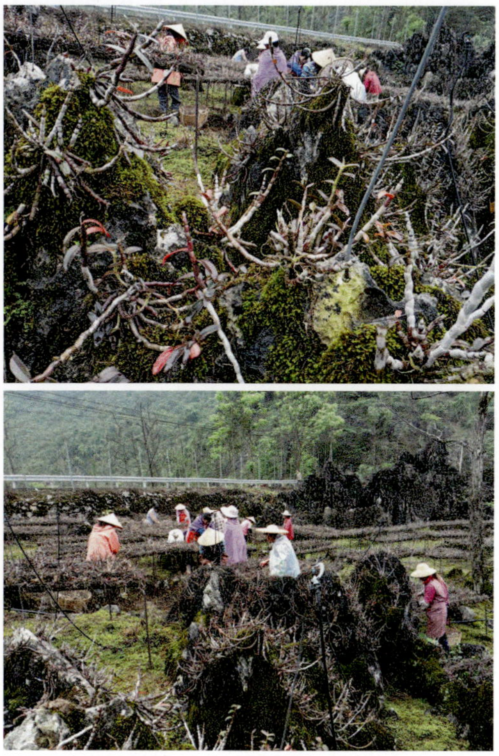

图 11-31　铁皮石斛垒石种植

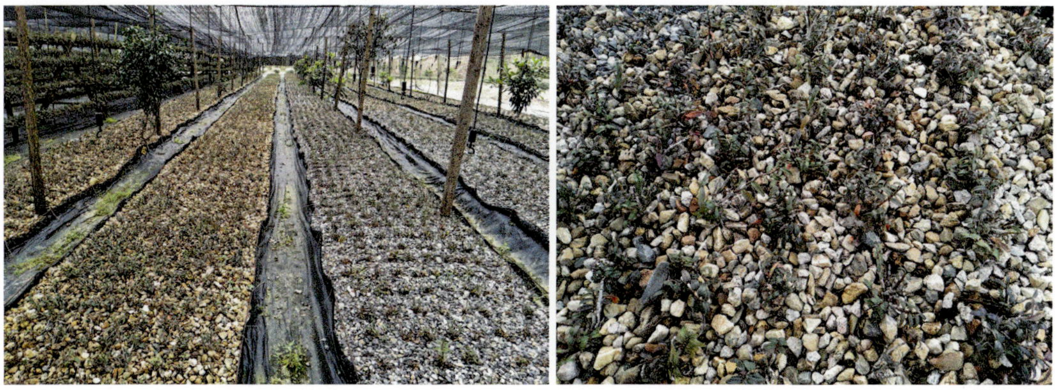

图 11-32　铁皮石斛石粒种植

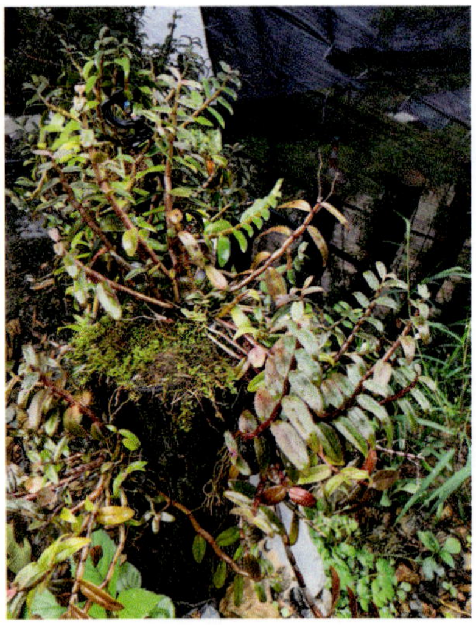

图 11-33　铁皮石斛树桩栽植

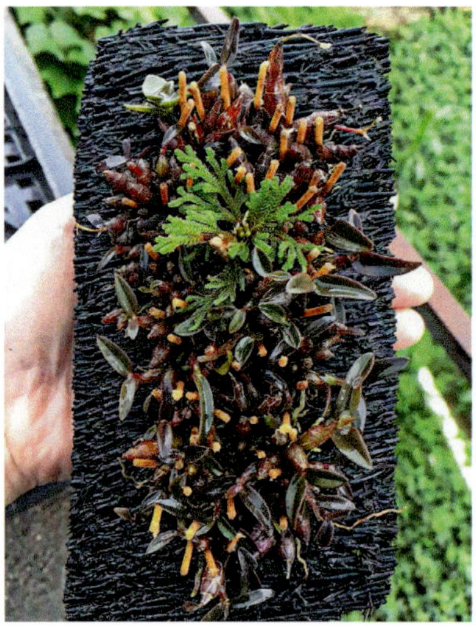

图 11-34　铁皮石斛蛇木种植

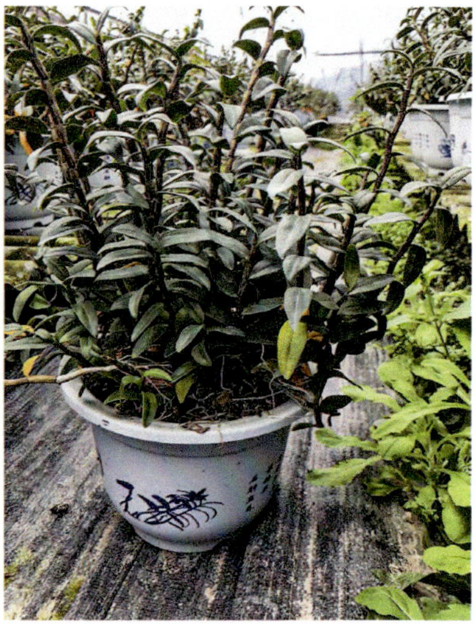

图 11-35　铁皮石斛盆栽

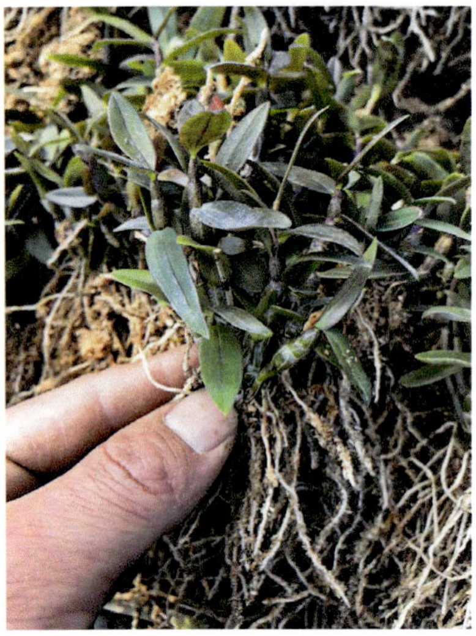

图 11-36　铁皮石斛种苗

15cm×20cm。苗为 3～5 株/丛的标准苗（图 11-36）。如果苗小可增加株数和种植密度。

栽植深度以基质完全覆盖根部为宜，勿深。栽种过深，基部叶易腐烂；栽种过浅，根基部暴露在空气中，不利于新根、新芽的生长。苗床栽培的石斛在生长旺盛期茎干伸长，易出现茎倒伏重叠，需要及时整枝绑茎，以促进生长（图 11-37，图 11-38）。在苗床面上方 15cm 高处横搭一根支撑物或在苗床上用棕绳拉成网状，让石斛茎蔓直立或斜靠在支撑物或棕绳网上。

如果是仿野生附树种植，则将铁皮石斛组培苗按 3株 /丛小心掰开，按丛距 10～15cm、行距 15～20cm 绑钉在附主上。分苗、钉栽时动作要轻，不要损伤幼苗及其根部，根要与基质或

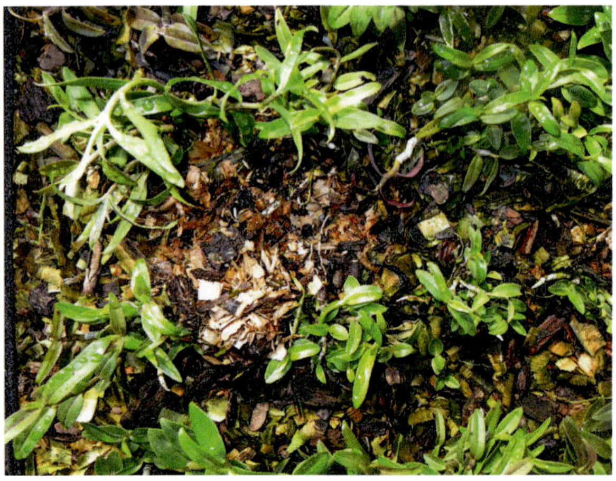

图 11-37　铁皮石斛生长

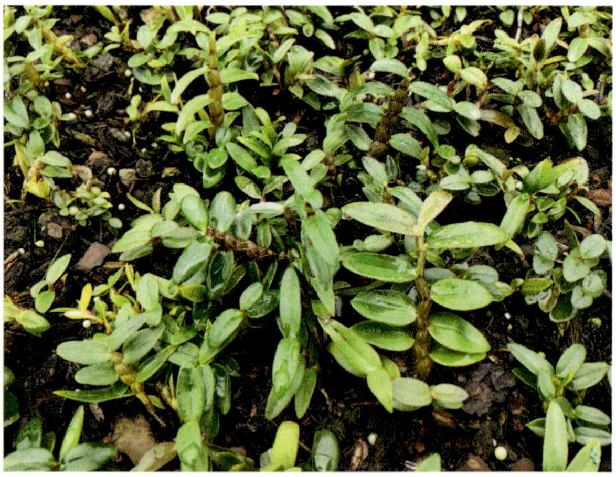

图 11-38　苗床生长状

附主充分接触，茎基部要露在绑带外或基质外。

4. 采收与加工

铁皮石斛鲜品采收时间以当年 11 月至翌年 5 月为宜，用于加工铁皮石斛枫斗（干条）的鲜条宜在 1～5 月采收（图 11-39，图 11-40）。可实行采旧留新或全草采收的方式。在采收时应注意有露水时或下雨时不能采收，晴天以中午 12 点后采收为好。采收时使用较快的剪刀，从距采收节间 1/3 处向下 45° 角快速剪断。

在采收铁皮石斛时，不能从茎基部割断，需保留一部分较粗壮的茎节，使来年发芽时有充足的养分、水分供给，保证多年稳产高产、高质量。铁皮石斛从发芽到萌根再到根伸长所需的营养物质完全靠上年老茎条供给。后一年的发芽率完全取决于上一年老茎条的质量。为了保证下一年的发芽率，2 年龄苗少采。2 年龄苗要达到 18 个月以上的生长期才能采收，3 年龄苗可批量采收。

铁皮石斛鲜茎经挑选、除杂、去叶、去须根，按长短、粗细分类包装，置于阴凉处，并防冻。如需烘干，可取鲜茎清洗后，剪成 6～12cm 的短条，50～85℃烘干至软化，可直接制成含水量≤12% 的干条，或再经卷曲加工、烘干定形成螺旋形或弹簧状的枫斗，并用打毛机除去毛边或残留叶鞘。

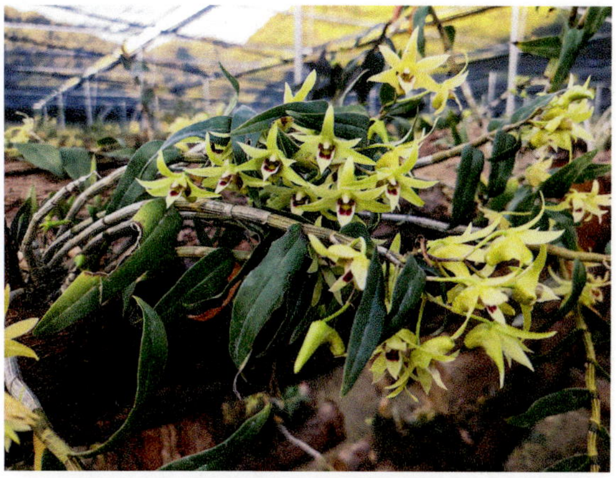

图 11-39　石斛采收前

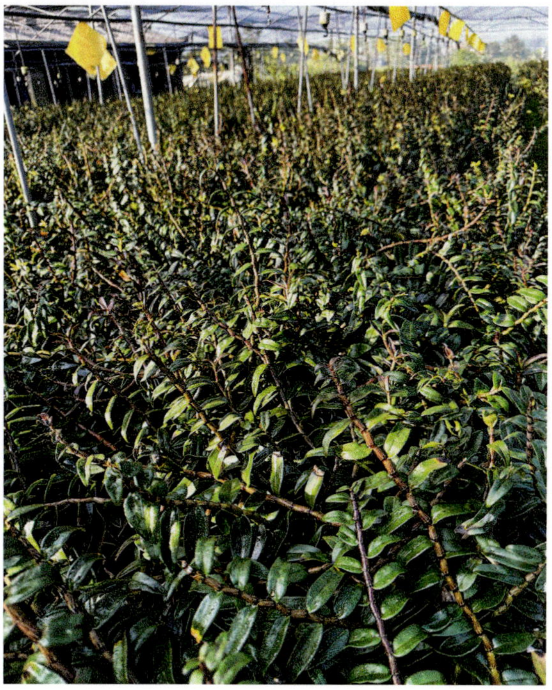

图 11-40　准备采收的铁皮石斛

第五节　紫皮石斛栽培管理

紫皮石斛是广泛分布于海拔 500～1800m 区域的一类富含多糖的优质石斛。紫皮石斛的显著特征为茎条紫红色。紫皮石斛茎条长，年生长量大，集约化栽培以苗床种植为主，仿野生栽培以附树种植为主（图 11-41～图 11-44）。按开花期分为春紫（清明前后开花）、夏紫（芒种前后开花）、秋紫（立秋前后开花）3 种类型。以春季开花为主。农民将紫皮石斛当年生茎（商品名为白条）剪下出售（图 11-45～图 11-47），而将隔年的老茎切断茎条进行扦插以培育种苗。我国大面积紫皮石

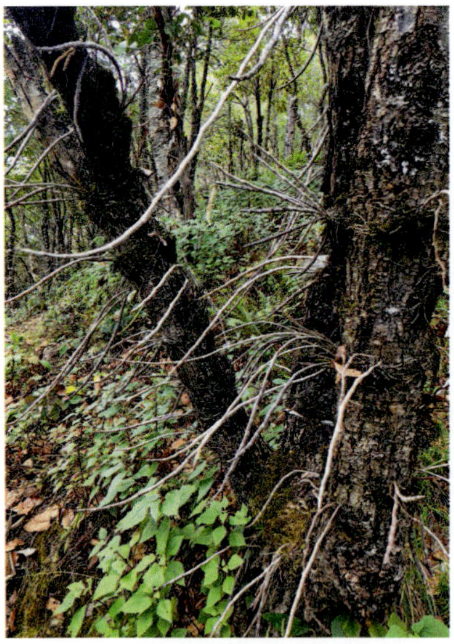
图 11-41　树栽仿野生紫皮石斛

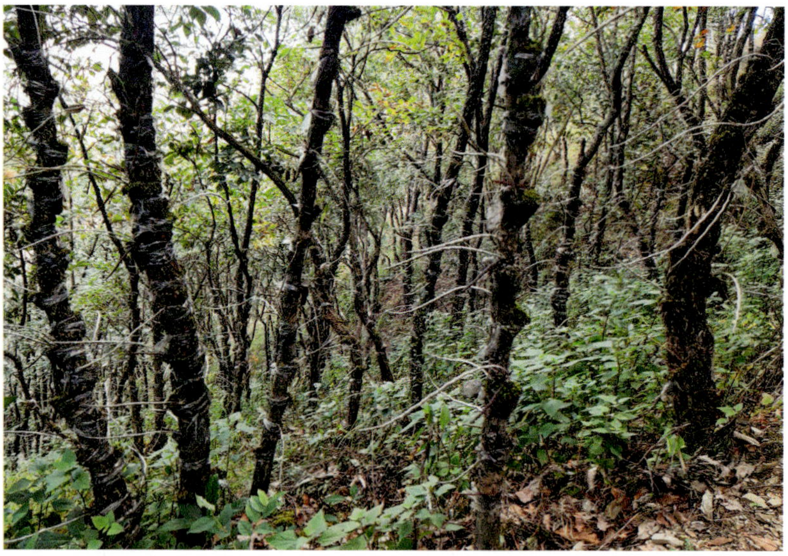
图 11-42　树栽紫皮石斛

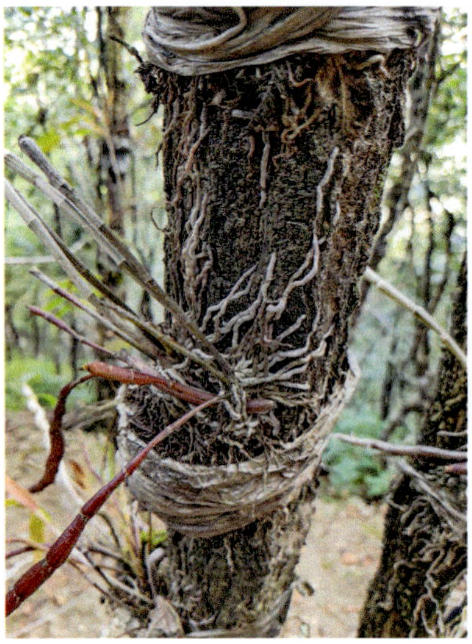
图 11-43　薄膜固定紫皮石斛

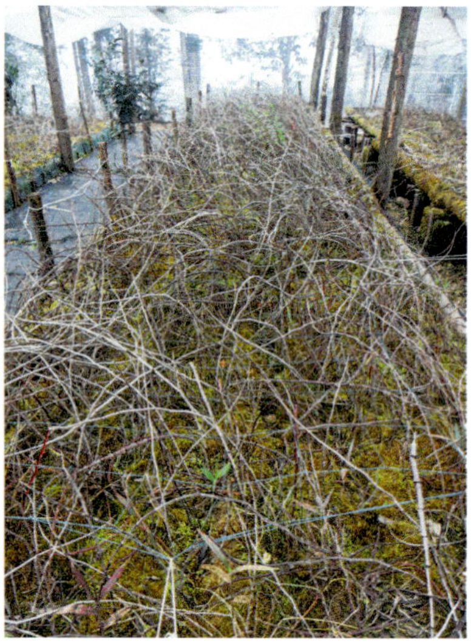
图 11-44　紫皮石斛苗床种植

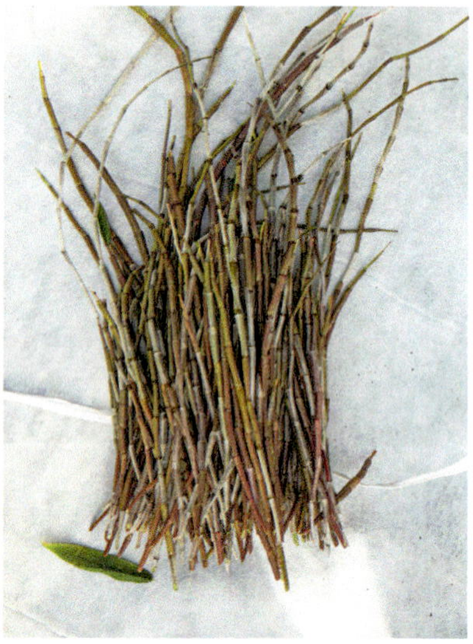
图 11-45　紫皮石斛鲜条

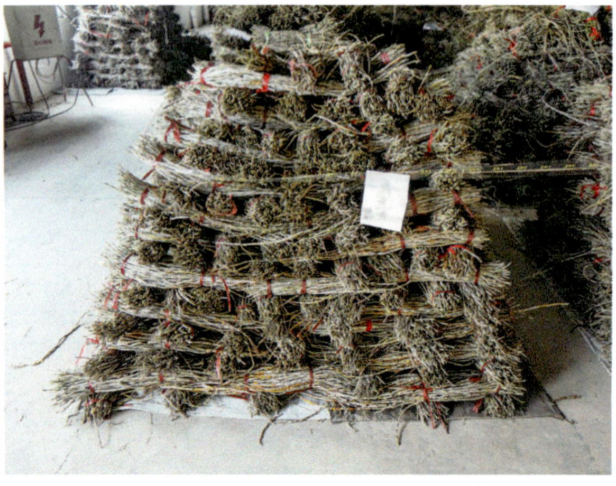
图 11-46　紫皮石斛阴干

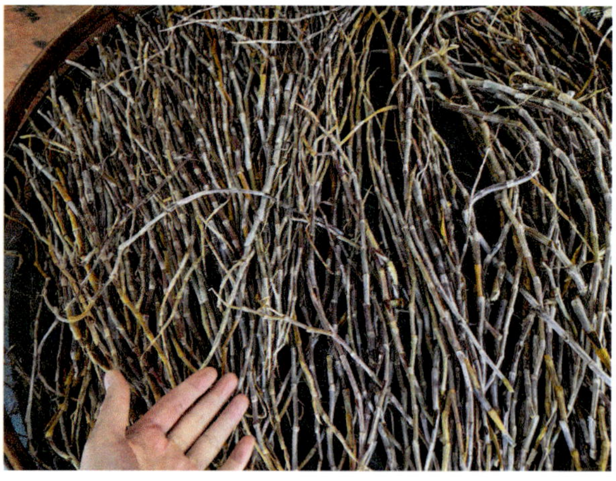
图 11-47　制枫斗用紫皮石斛鲜条

斛种植主要在龙陵县龙山镇、龙江乡、象达镇、平达乡、木城乡等。

1. 种植地选择

紫皮石斛属于气生兰，自然状态下多附生于树木及岩石上。紫皮石斛栽植地选择雨量充沛、气候温和、海拔 1200～2000m 的半阴半阳缓坡最好，透光率 50%～80%，空气相对湿度 80%，通风良好。在保证透水透气的前提下，生长期保持较高的湿度有利于紫皮石斛生长，休眠期不需过多水分。人工种植的区域一般选择坡度 15°～60°，坡向东向、东南向、南向或全坡，以东南向的坡谷最好（图 11-48）。

紫皮石斛生长季适宜的平均气温为 15～20℃，年平均气温为 12～16℃，极端最高气温不超过 30℃，冬季绝对低温 2℃以上，每年无霜期 260 天以上，年降水量 1000mm 以上。高温环境中生长的紫皮石斛，茎条表现细长，产量较低，加工质量差。无防冻设施时，当气温为 0℃时，部分叶片受冻；–1℃时，茎部受冻害；–2℃时，茎部及根部均受冻害。

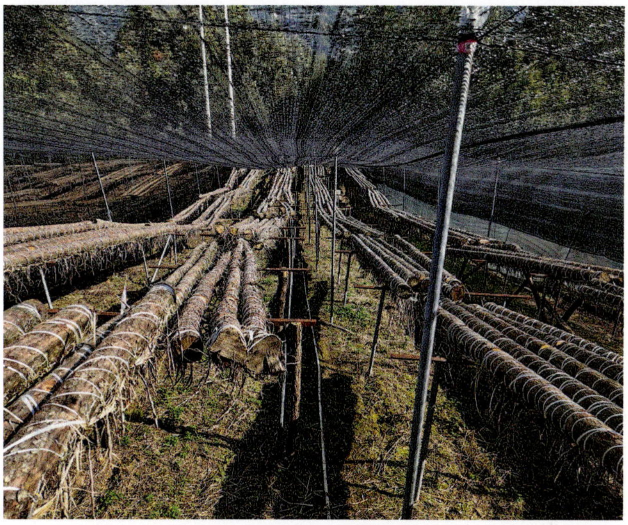

图 11-48 紫皮石斛坡地种植

2. 种植模式

（1）苗床栽培法

用木材加工厂的边角料，做成宽 1.0～1.2m 的木床（木床的长度视地势而定）。木床上铺由碎树皮和锯末混合的基质。将抚育间伐的杉木小径材按一定距离放在已放基质的苗床上，然后在杉木两边种植紫皮石斛种苗。将种苗按 20cm × 10cm 的株行距植于杉木上。此法既可满足紫皮石斛对水肥的充分利用，又能满足紫皮石斛对空气的需求，可避免雨季因基质水分过多而影响根呼吸，而晴天，基质中的水肥又能源源不断地供给紫皮石斛。种植后施充分腐熟并经消毒处理的农家肥，增加肥力。

（2）附树栽培法

选择树干直径 8～20cm 的活立木，树种为适宜紫皮石斛附生的栎树、杉木、滇楸、茶树、核桃、柿树、李树、密桐树、八角树、木荷、红椿、刺桐、榕树等。要求树干粗细适中，树冠茂盛，树皮疏松（有纵裂纹），易管理。适当疏去过密的植株及剪除多余的枝条，使林下的透光率达 50%～80%，然后用塑料绳或麻绳（竹篾、藤条、麻、稻草）按株距 15～20cm，自上而下将紫皮石斛种苗捆绑于附生树体上（图 11-49）。操作时，不要将紫皮石斛茎包住，以免影响新芽萌发。

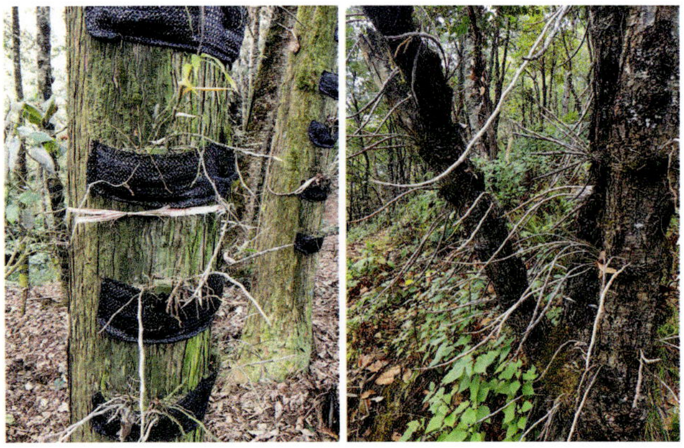

图 11-49　紫皮石斛绑树立体种植

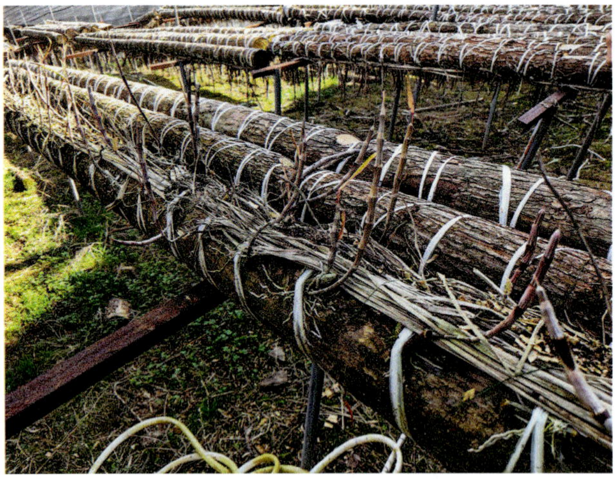

图 11-50　紫皮石斛横木栽培法

（3）附石栽培法

用毛石沿一定的方向垒成高 1m 的墙，将紫皮石斛种苗按一定的距离用混合牛粪、树皮和锯末的基质固定在石墙上。放养时用牛粪或木钉固定种苗根系。石墙也可改为空心砖砌的墙，空心砖开口朝向两边。附石栽培法管理极方便，所施肥料基本上均能被紫皮石斛吸收利用。

（4）横木栽培法

横木栽培是用塑料绳、遮阳网、棕绳、麻绳、绿蒿、稻草、棕片等将紫皮石斛种苗捆缚于横木左右两侧，密度 45～80 丛/m^2，丛距 10～30cm，横木距地面 50cm（图 11-50）。横木栽培法利于紫皮石斛充分采光，同时也利于水肥保存于横木上。

（5）木槽栽培法

利用木材加工厂的废木板等加工成种植槽，槽中放入基质，将紫皮石斛种苗植于木槽内两侧，根系固定于木头上，待种苗新根长出时，一部分根系伸入基质中，一部分根系附着在槽边，可保持根系呼吸畅通和保证水肥供应。

3. 种苗繁育

种苗繁育首先需要搭建遮阳棚，保证种苗的适宜光照。遮阳棚用直径 4cm 以上的原木、竹子或管径大于 2cm 的钢管等做网桩，网桩长度一般在 2.5～3.0m，间隔 4m，入地 40～50cm，用钢绳、铁丝、塑料绳等将网桩连接成正方形网格状支撑平面。上面覆盖 65%～85% 的遮阳网，用石棉线固定。气温低的地区选择遮阳度小的遮阳网，气温高的地区选择遮阳度大的遮阳网。

苗床离地 80～100cm，一般用空心砖、角钢、钢管、木材及竹材等材料做支撑，再用角钢、木材边皮、竹片等材料固定成苗床，苗床宽 1～1.2m。苗床走道 0.6m。

紫皮石斛育苗基质一般是由树皮、木材刨花或 1～2cm 的木屑加入 20% 腐熟的有机肥充分混合制成。有机肥以羊粪为佳，其次是马粪、牛粪。

一年生以上的紫皮石斛种苗一般在 4～6 月定植。当年生苗根据种苗根系的优劣，最晚在 6 月下旬至 8 月上旬定植。紫皮石斛种苗目前主要有胚培养（播种繁殖）、高芽分株和扦插繁殖 3 种来源。高芽分株是在老茎上出苗的繁殖方式，诱导简单，容易掌握。扦插繁殖是把全株或一段茎放于湿润的苗床上或埋于基质中育苗的繁殖方式，是在无根茎段上出苗，与高芽分株出苗的原理是一样的。扦插繁殖繁育成本低，是目前人工种植紫皮石斛首选的种苗来源方式。其次，高芽分株也是不错的繁殖方式。

（1）播种繁殖

a. 常规种子繁殖

紫皮石斛果实中含有上万粒细如灰尘的种子，胚只有一团细胞而无胚乳，在自然条件下，繁殖率较低。在野外，紫皮石斛种子通常以风和昆虫为媒介传播，散落在适宜附主的树杈上或石缝间则可萌发生长成米粒或黄豆大小的植株。野生紫皮石斛自然繁殖很慢，自然更新能力很差。常规种子繁殖是采用将成熟即将飞散的种子抖落于原已放养多年紫皮石斛的树上（有附生的湿润苔藓最好）的繁殖方式。因正常生长的紫皮石斛根系周围存在着足量的石斛共生菌，在共生菌的作用下石斛种子发芽成苗。离石斛根系越近，幼苗越多。

b. 种子胚培养

采用尚未充分成熟的紫皮石斛蒴果，经两次消毒后，于超净台上用经消毒的刀具将石斛蒴果纵切开，取出种团，点播于经灭菌处理的 MS 培养基 +2% 的蔗糖培养基中，置于（25±1）℃的培养室内培养。幼苗分化出叶片时转移到添加了香蕉的 MS 培养基中培养，促使幼苗生根并长成壮苗。新根长至 1～2cm 时，出瓶，到苗床上炼苗。为了保证大田放养的成活率，炼苗时间不少于 60 天。

（2）扦插繁殖

紫皮石斛选择栽培 1～2 年、生长健壮的大叶阔卵型种类，用优质高产型节间粗短、生长健壮、饱满、发芽率高的当年生鲜条（成熟时俗称白条）作为插穗。茎一般于 11 月上旬至 12 月下旬采集，30% 叶片老熟、自然脱落（九成熟）时剪取。将剪下的茎用 0.3% 的高锰酸钾药液浸泡 5min 消毒、杀菌，在太阳光下晾晒至失水 20%～30% 时，放于通风较好的地方，平铺晾至 2 月上旬，避免穗条直接接触地面。之后将穗条按 2～4 节一段截短，3 月中下旬至 4 月上旬进行种苗培育。育苗时茎条先泡高锰酸钾消毒，然后间隔 1～2cm 均匀扦插在铺好基质的苗床上，并用细小木屑均匀覆盖，厚度以茎条露出 10% 为宜，不可盖得太厚。

紫皮石斛茎条定植后促进茎上的休眠芽萌动长成幼茎。

4. 栽培管理

苗床种植需要用大量的基质，基质颗粒可以比育苗基质稍大。苗床种植基质由刨木花（粒径 3cm×2cm）、木炭颗粒（粒径 1～2cm）、林下腐殖质（筛掉粉末）和腐熟颗粒农家肥按 4∶2∶1∶1 的比例配制而成。基质采用高温熏蒸消毒，处理过程要求清洁、无污染。横木或立木种植不需要基质，有条件的提前准备蒿枝，晒干备用。

紫皮石斛不需大水大肥，适量的浇水施肥有利于提高产量和品质。基肥以羊粪为佳。晒干的羊粪混入 5 倍的树皮和木屑，堆焐 60 天充分发酵腐熟备用。追肥选择沼液，沼液是质量最好、养分最全的肥料。将青蒿、苕子等切成 2cm 左右的小段放入发酵池封闭发酵 3 个月以上备用。使用时浓度 20% 的沼液可兑水 2～3 倍，15 天喷施 1 次。追肥用 1000 倍的氮、磷、钾三元复合肥的澄清液喷施，效果也好。

紫皮石斛在不同的生长期，需要的养分不同。发芽初期，适当补充氨基酸、细胞分裂素促发芽；雨水来临前的紫皮石斛生长前期，适当补充氮肥；进入雨水季节，病害较多，适当补充磷、钾、钙肥提高紫皮石斛的抗病能力；雨水过后，紫皮石斛进入生长后期，适当补充钾肥，增加紫皮石斛的粗壮程度。

紫皮石斛在发芽初期对水分的要求不高，但生长期水分充足有利于紫皮石斛生长发育。因此，紫皮石斛种植后要做好水分管理，高温地区确保 3 天有 1 次水分供应，低温地区确保 7 天有 1 次水分供应。夏季浇水要避开高温，一般在上午 10 点前或下午 5 点后浇水。6 月上旬至 8 月下旬，雨水较为集中，过多的水分易造成根腐及茎叶腐烂，需在棚内搭建薄膜小拱棚，以避免种植床水分过多。

5. 调整透光度

紫皮石斛林下种植时，须对树体过密枝叶进行适度修剪，调整郁闭度至 0.6～0.8。树干基部 40cm 以下的二级分枝全部疏除，清除地面杂草，注意将对天然林的破坏程度降到最低，清理的树枝、树叶及杂草集中烧毁。

紫皮石斛在不同的生长期对光照的要求不同。生长前期弱光照对紫皮石斛茎伸长生长有利，生长后期强光照对其茎的加粗生长有利。夏季及适当增加遮阴率至 50%，立秋后再增加光照，可提高紫皮石斛的产量和质量。

6. 防冻管理

紫皮石斛采收期正值秋冬季过渡初霜冻发生期，当气温低于 2℃时，紫皮石斛极易遭受低温冻害。生长后期偏施氮素肥料如奥绿肥、花多多等，会导致紫皮石斛组织含水量过高，使紫皮石斛抗寒能力下降，易发生冻害。因此，紫皮石斛采收期应及时做好冻害防护（图 11-51）。冻害防护措施见如下介绍。

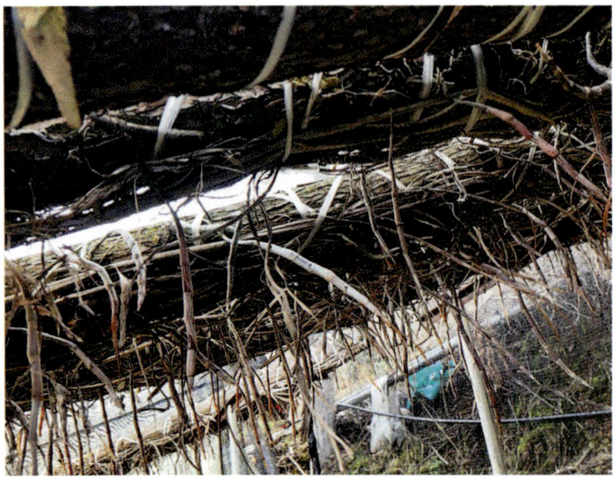

图 11-51　紫皮石斛冬季防寒栽培

地下水位较高的地块，应及时开挖排水沟排水，尤其是雨后及时检查和进行排水，以降低土壤及周围环境空气含水量，提高温度。在紫皮石斛茎干成熟、生长停止后的休眠期严格控水，除维持基质水分以外不浇过多水分，一是使墒面和周围环境保持干燥以提高温度，二是使石斛组织不含过多水分，以提高植株抗寒能力及保证品质。

轻霜区已建设遮雨棚的将薄膜换成 6 丝（1 丝 =0.01mm，后同）的，调整薄膜高度，覆盖至地面；无遮雨棚的建遮雨棚或拱棚并用 6 丝薄膜覆盖至地面，或在紫皮石斛植株上方 2～3cm 处搭支架，覆盖 3～4cm 厚的稻草、玉米秆，或者覆盖 1 层草帘子、毛毡等。

中霜区是通常会落霜，但霜期短且霜小的地区。无遮雨棚的建遮雨棚或拱棚并用 8 丝薄膜覆盖至地面，已建设遮雨棚的将薄膜换成 8 丝的，调整覆盖至地面，并在遮雨棚或拱棚内在紫皮石斛植株上方 2～3cm 处搭支架，覆盖 3～4cm 厚的稻草、玉米秆，或者 1 层草帘、毛毡等。

重霜区通常霜期 1～2 个月。霜大的地区，无遮雨棚的建遮雨棚或拱棚，并用 10～12 丝薄膜覆盖至地面，已建设遮雨棚的将薄膜换成 10～12 丝的，调整高度，覆盖至地面，并在遮雨棚或拱棚内在紫皮石斛植株上方 2～3cm 处搭支架，覆盖 3～4cm 厚的稻草或玉米秆，再在遮雨棚、拱棚外或在稻草、玉米秆上覆盖 1 层草帘子或毛毡等。

在基质上方 30cm 的地方安装温度计，于天亮前进行观测。急剧降温来临前要及时将遮雨棚或拱棚落地的薄膜压实封闭，并注意观测棚内水分，若薄膜上有水珠，则须在中午气温回升时将棚两端揭开通风，以降低棚内水分，防止棚内湿度过大、空气不流通而导致死苗现象。若气温接近 0℃，要及时调整防护措施，可在遮雨棚、拱棚外或在稻草、玉米秆上加盖草帘子或毛毡等覆盖物。注意：稻草或玉米秆等不能直接覆盖在紫皮石斛植株上。此外，还要注意防止鼠害。

紫皮石斛人工栽培、集约经营及人工种植过程中，必须坚持按《药用植物及制剂进出口绿色行业标准》执行，实行无公害栽培，保证紫皮石斛的质量。通过绿色栽培手段提高紫皮石斛的产品品质，从而保证紫皮石斛枫斗和鲜条的品质（表 11-1，图 11-52，图 11-53）。

表 11-1　紫皮石斛枫斗和鲜条品质分级

级别	指标要求	紫皮石斛枫斗		紫皮石斛鲜条	
		多糖含量/%	茎粗/mm	多糖含量/%	茎粗
优等品	环绕紧密，颗粒均匀，圆球形	40	≤8	40	6～10mm
一等品	环绕紧密，多数圆球形，少数椭圆形	35	≤11	35	4～6mm 或 10～12mm
合格品	环绕稍松，多数椭圆形，少数圆球形	30	≤13	30	2～4mm 或 12～15mm

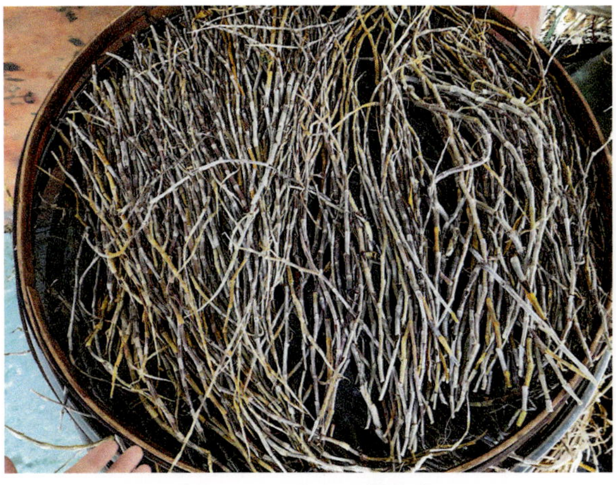

图 11-52　紫皮石斛茎条

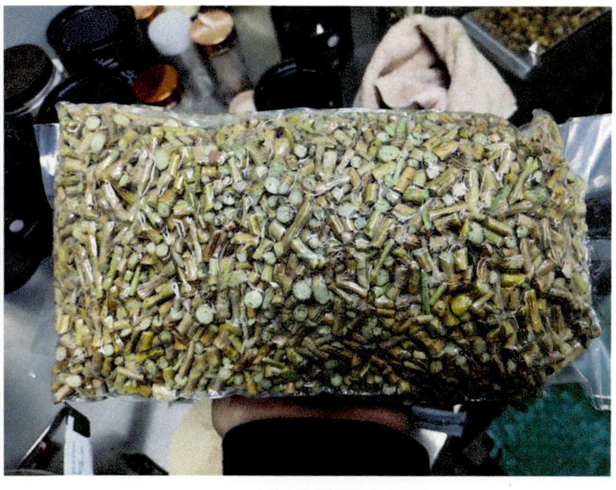

图 11-53　紫皮石斛茎段

第六节　霍山石斛栽培管理

霍山石斛为我国特有种，主要种植在安徽霍山县。以贴地附石种植为主，少量有贴树仿野生种植（图 11-54～图 11-56）。

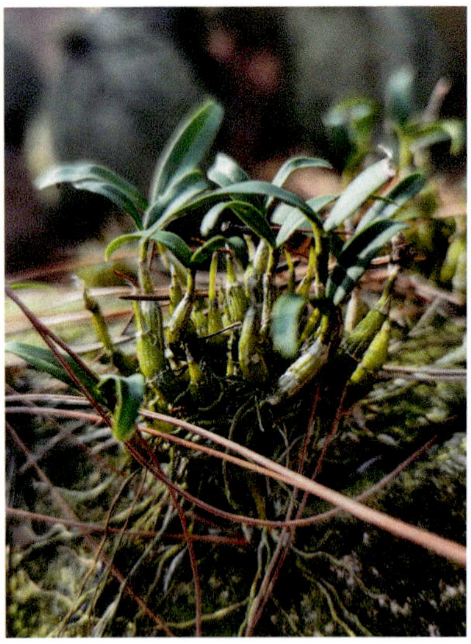

图 11-54　霍山石斛仿野生栽培

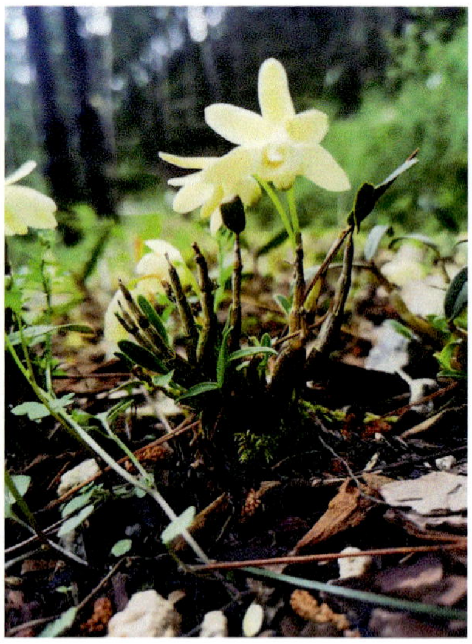

图 11-55　霍山石斛开花状

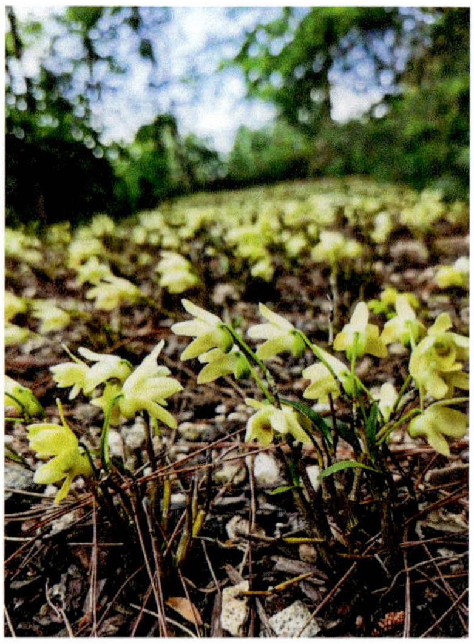

图 11-56　霍山石斛附石种植

1. 基地选择

林下附石种植时，种植基地为松林或阔叶林，郁闭度 0.6～0.7，坡度较缓，水源有保障，配套滴灌、喷淋设施。

苗床棚栽基地则需要通风向阳，地高爽水，排灌方便，水源充足，无污染，地块较为平整，便于改造。

2. 大棚苗床设施建设

棚高 3m、宽 6～8m，拱杆间距 65cm，3 纵 4 卡，棚间距 1m，棚内外挖排水沟，棚上部铺设 70%～80% 遮光度的遮阳网，根据生产需要覆盖农膜。按 4～5t/亩的蓄水量建造蓄水池，可安装悬挂喷头和地喷两种喷头。

栽培基质常用直径约 2cm、质地较硬、无泥土、无污染的碎石或鹅卵石，碎石为机械破碎，鹅卵石为天然形成；也可用有机基质如树皮、木屑、花生壳、椰壳等（图 11-57，图 11-58），要求发酵处理。

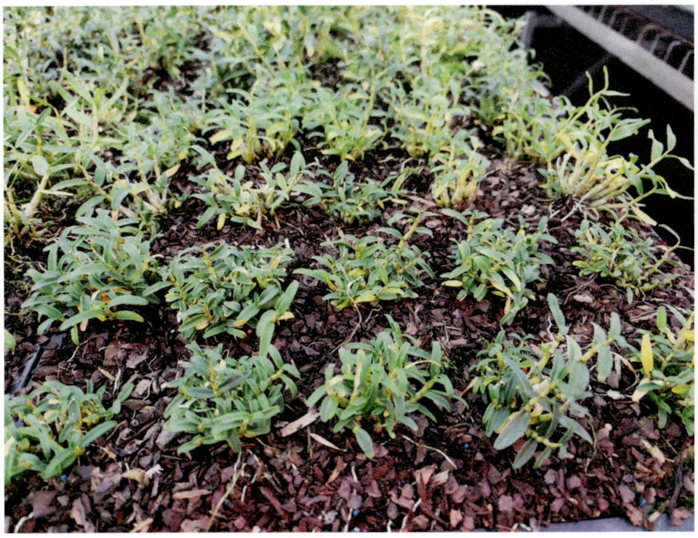

图 11-57　树皮基质

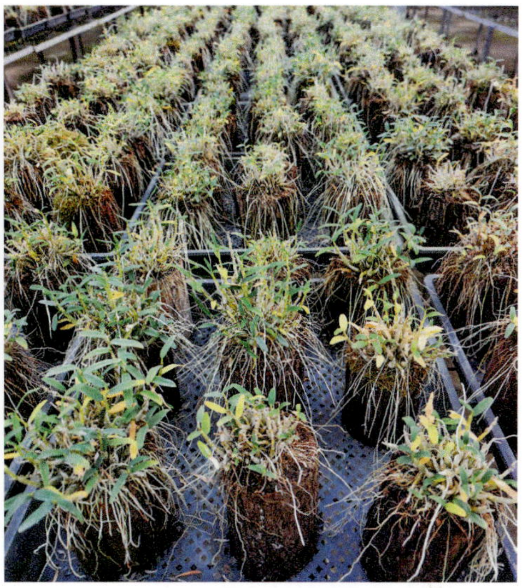

图 11-58　树桩附生

3. 栽培模式

林下栽培：霍山石斛多采用这种栽培方式（图 11-59）。林下地上铺一层厚度为 8～10 丝的农膜，以防止地下害虫和土传病害。农膜上铺 10～15cm 厚的碎石（碎石直径约 2cm），碎石上再铺 5～10cm 厚的细石子或松树皮（树皮直径为 0.5～1.5cm，为片状且无松脂、无污染）。

大棚种植：在距离地面 40～60cm 处搭好苗床架，铺设塑料托盘、竹子或钢网片，再铺 5～10cm 厚碎石（直径约 2cm），碎石上再铺 5～10cm 厚细石子或松树皮。

立木栽培：多用于观赏或少量种植，是利用树木、毛竹或特制的支架在空间上多层栽培（图 11-60，图 11-61），其中，贴树栽培较为常见。

仿野生栽培（拟境栽培）：是模拟野生霍山石斛生长状态的一种种植方式（图 11-62）。岩石打孔（孔径约 8mm）后将木塞放入。石斛苗 8～10 根，保持植株挺立，根系舒展，用卡扣将根系固定在木塞上。霍山石斛间距 8～10cm。离地面 30cm 及以下不可种植。

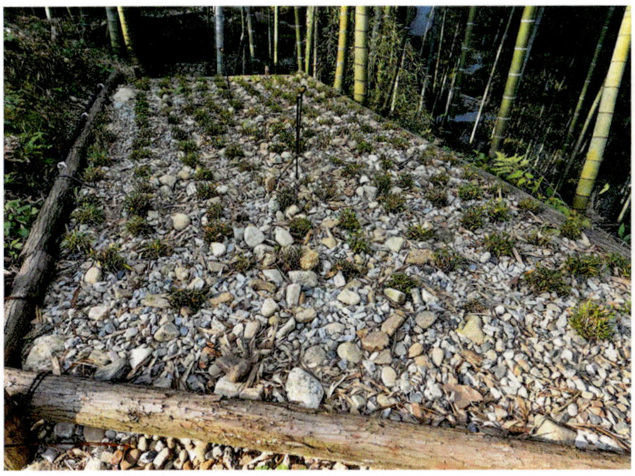

图 11-59　霍山石斛林下碎石栽培

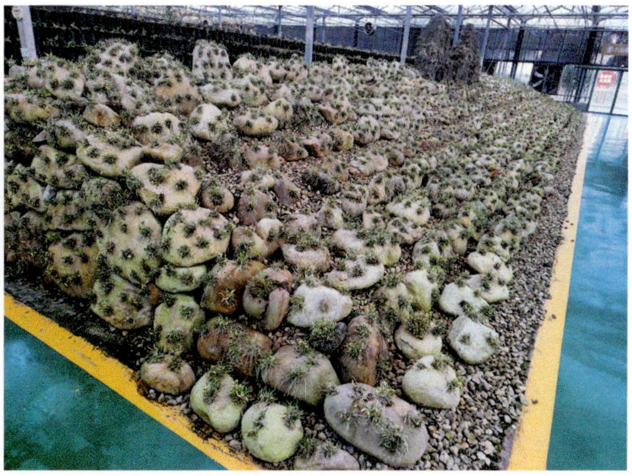

图 11-60　霍山石斛垒石栽培（戴亚峰 摄）

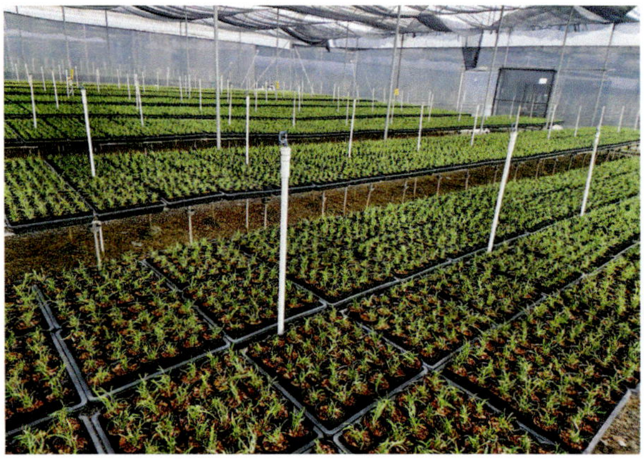

图 11-61　霍山石斛苗床栽培

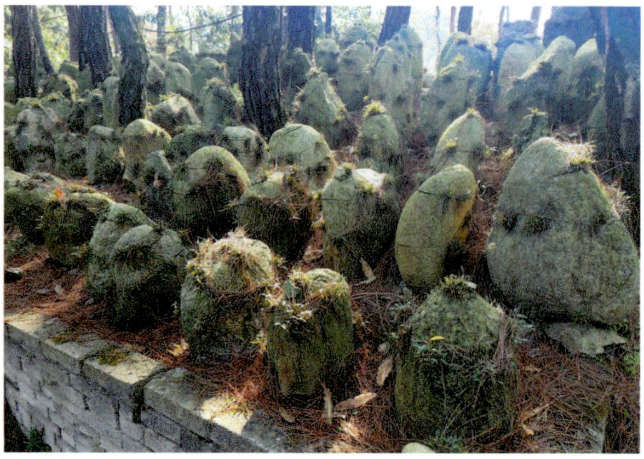

图 11-62　霍山石斛仿野生栽培（何祥林 摄）

4. 种苗选择和出瓶

霍山石斛花经过人工授粉后形成种子，再经过胚培养育成组培苗。合格种苗要求根、茎、叶完整，无污染，无烂茎烂根，无黄叶；有 2 片以上正常叶片，叶嫩绿色或翠绿色；根 1 条以上；合格种苗占总苗量的 90% 以上。无根、牙签状、无茎节的为不合格种苗。

组培苗栽培 1 个月后，茎基部会萌生小芽。在一周至半个月内有新根生出的组培苗为好种苗。

出瓶：打开瓶盖，瓶中加水，将培养基摇散；再将苗从瓶中倒出，用干净水将苗清洗干净后，按组培苗大小不同分开栽植。组培苗出瓶要轻柔，不要弄伤幼苗，出瓶前要仔细辨认组培苗是否有污染，污染苗要分开清洗。当天出瓶的苗应当天种植。若当天不能移栽，需摊开过夜。

5. 栽培管理

设施条件好时，霍山石斛在 2～5 月及 9～11 月均可种植。栽培环境（大棚内）温度需维持在 10～30℃，温度 15～25℃且空气湿度较大（70% 以上）时，出瓶种植的植株成活率较高。一般 5～8 根种苗为 1 丛，株行距 10cm × 10cm，栽植密度 100 丛/m^2。栽种时根要舒展，茎基部露出基质为宜。

种植后立刻浇 1 次水，使基质与种苗的根充分接触。浇水在早上进行，傍晚表层风干为宜。保持基质 50% 的持水量。栽种初期每周喷洒 1 次杀菌剂，连喷 2～3 周。冬季霍山石斛休眠时，不必施肥，少浇水。

肥料常用有机肥和缓释肥。饼肥（菜籽饼、豆饼）施用量为 100kg/亩，羊粪或蚕沙施用量为 200kg/亩，这些肥料须充分腐熟后才可施用。有机肥多用作基肥。生产中也用奥绿长效控释肥（N：P：K=14：14：14），使用量为 20kg/亩。生长后期可追施叶面肥。

6. 越冬管理

安徽霍山县冬季气温较低。霍山石斛冬季休眠后，需在遮阳网外覆盖 8～10 丝厚的薄膜，大棚两端和四周全部压实，既可防止冷风进入，又能减少冬雪的层积。如遇大雪，要提前用毛竹支撑加固大棚，并及时清除棚顶积雪。对于当年在林下栽植的幼苗，应在苗床上覆盖草帘或毛毯等。多年生林下霍山石斛抗冻能力强，防护措施到位的话，持续多日 –15℃不会冻坏。

7. 霍山石斛的鉴别

霍山石斛枫斗与常规的铁皮石斛枫斗和紫皮石斛枫斗不同，霍山石斛枫斗的制作方法比较独特，如图 11-63～图 11-65 所示。

霍山石斛市场上常见的混淆品有铁皮石斛和紫皮石斛，三种石斛的主要区别见如下介绍。

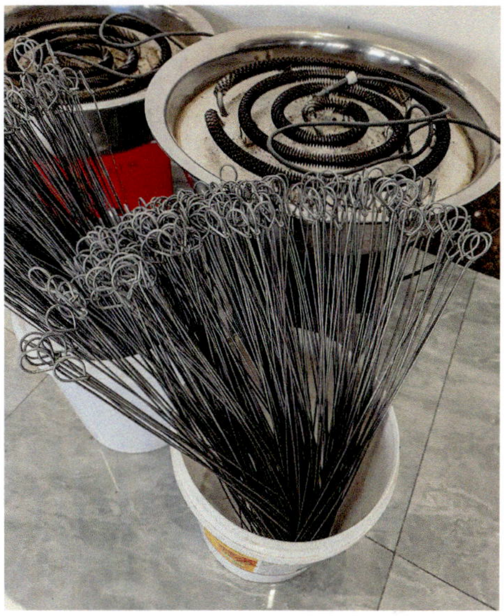

图 11-63　霍山石斛枫斗加工用具

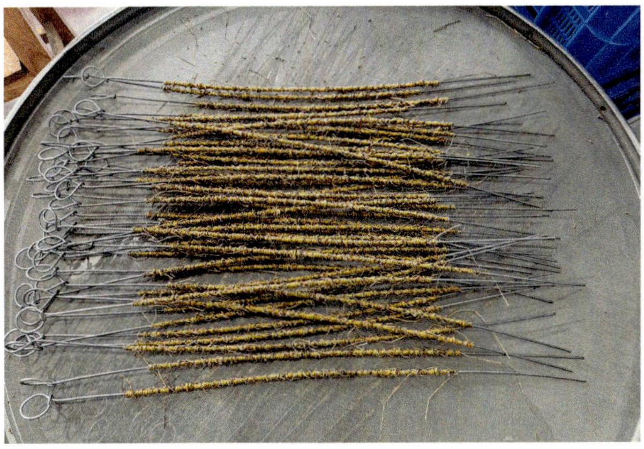

图 11-64　霍山石斛枫斗加工

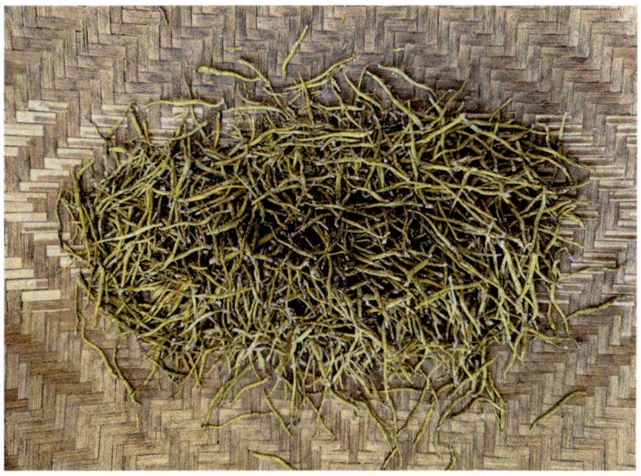

图 11-65　霍山石斛枫斗加工用茎

（1）鲜条

霍山石斛鲜条：肉质，从基部向上逐渐变细，第二节多急剧膨大，整枝外形呈蚂蚱腿状，淡黄绿色，一般长 3～12cm。

铁皮石斛鲜条：肉质，圆柱状，上下粗细变化不明显，暗绿色或淡紫色，一般长 9～35cm。

紫皮石斛鲜条：稍肉质，圆柱状，上下粗细变化不明显，淡褐色，一般长 50～100cm。

（2）花

霍山石斛的花：花较小，花瓣初期黄绿色（鹅黄色），后渐变为白色，唇瓣黄白色。

铁皮石斛的花：花较大，花瓣淡绿色或白色，唇瓣上有 1 个紫红色大斑块。

紫皮石斛的花：花较大，花瓣白色，上部有紫红色晕，唇瓣白色，前部紫红色，唇盘两侧各有 1 个黄色斑块。

（3）枫斗

霍山石斛枫斗：为完整的茎条，习称龙头凤尾。外形多呈喇叭形，弹簧状，具 2～7 个旋环，长 0.4～1cm，黄绿色或棕绿色。一端为根头，上具须根或须根痕（习称龙头）；另一端为茎尖，细尖（习称凤尾），粘齿，嚼后近无渣。

铁皮石斛枫斗：多为非完整的茎条，外形紧凑弹簧状，具 2～5 个旋环，长 0.6～1cm，暗黄绿色或金黄色，粘齿，嚼后有渣。

紫皮石斛枫斗：为非完整的茎条，外形紧凑螺旋形弹簧状，具 2～5 个旋环，长 0.5～1.3cm，黄绿色或灰绿色，多带有紫色，热水浸泡后水溶液呈淡紫色，粗糙感强，易塞齿，嚼后渣多。

（4）蚱蜢腿

霍山石斛蚱蜢腿：为完整石斛茎秆干品，习称蚱蜢腿。外形呈自然弧度条状，茎秆底部至顶端逐渐变细，色泽淡金色或金黄色，长 4～9cm，粗 3～5mm。嚼之有浓厚黏滞感，粘齿。

第七节　金钗石斛栽培管理

金钗石斛为历年《中华人民共和国药典》所收载。金钗石斛长在悬崖边，生于山间疏松粗糙、容易吸潮的丹霞石上，常与苔藓为伴。

赤水素有“金钗石斛之乡”的美誉，赤水金钗石斛是我国国家地理标志产品。据 1990 年《赤水县志》记载，赤水金钗石斛人工栽培已有百余年历史，2006 年获得国家地理标志产品保护，栽培面积超 10 万亩，是目前国内最大的金钗石斛生产基地。

1. 种植地选择

金钗石斛栽培宜选半阴半阳的环境，空气湿度 80% 以上，冬季气温在 0℃以上，水源无污染，交通便利，地块平整处。年平均气温较高的区域，选择阴坡通风良好地段；年平均气温较低的区域，选择阳坡通风良好地段。金钗石斛常栽在石头上，石头上应有苔藓生长，表面有少量腐殖质。选择场地需把握四点：一有石头，二有水源，三有树林遮阴，四是冬天不能积雪覆盖或者窝雪。同时要建好水池，铺好灌溉管网。一般 100 亩建 1 个 $30m^3$ 水池，1 亩地安装 13～15 个喷头，每个喷头覆盖半径 4m，覆盖面积约 $50m^2$。

地势要相对平缓，便于搭棚和管理。场地不要在低洼地带，要有排水排涝设施，避免出现水灾。选好的场地，提前清除灌丛杂草、枯枝落叶、泥土。在清理杂草灌丛时，注意不要掀去石面上的苔藓。场地要保持整洁清爽。附近有符合国家二级标准的水源。

修水池和栽遮阴树也可和栽金钗石斛种苗同步实施。金钗石斛遮阴条件是决定种苗移栽成活的关键。在选择场地时，主要应考虑阴凉、湿润环境，要求空气湿度较大，郁闭度 0.3～0.7。有树林但郁闭度大的要适当疏林透光；没有树林的要栽种经果林或速生树遮阴。遮阴率应达到 55%～70%，相对湿度 75%～80%。部分场地若遮阴达不到要求，可先种植遮阴树或挂遮阳网。

栽培地宜选择岩石相对集中，石质松泡粗糙、易吸潮，有苔藓生长的石头；贴树则选择大叶榕、乌桕、油桐、梨树、樟树等树皮厚、有纵沟、含水多、枝叶茂、树干粗大的阔叶活树。

新鲜竹叶含碱性，栽种场地若竹林过多或栽培过程中用竹林遮阴，会对金钗石斛生长极为不利。可逐步栽种阔叶树取代竹林遮阴。

2. 栽培模式

种苗定植以组培苗或扦插苗为宜。定植季节为春秋两季，以春季定植为最好，春季节栽种利于苗的成活和抽发新芽。秋季栽种主要是在我国南部气候温和的地区较为适宜。金钗石斛植株高大，种植主要以附石种植为主。

（1）床式垒石栽培

金钗石斛床式垒石栽培主要是在地势平坦和坡度小于60°的地块种植。床式平铺垒石厢面宽1.4～1.8m，床高20cm，床的长度根据地块而定，床与床之间的距离保持30～40cm，预留农事操作管理走道。栽种时，按行距28～34cm，窝距22～27cm的规格定植，种植密度为7200～10 800株/亩（图11-66）。

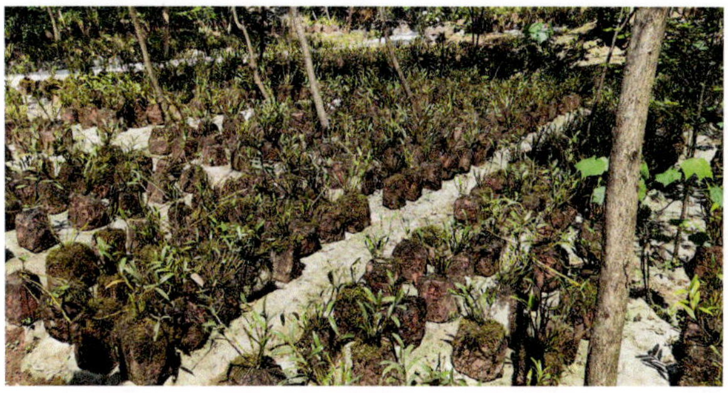

图 11-66 金钗石斛床式垒石栽培

（2）条状垒石栽培

条状垒石栽培适宜在地势比较平坦的地方。条状垒石垄间距约100cm，垄高约60cm，垄基部宽约80cm、上部宽60～70cm，垄的长度因地制宜。在垒石时，垄的中间先填放草炭土、腐叶土或肥沃的有机质，以利于蓄积水分。种植时，每垄种植5行，龚内行距20～30cm、株距15～18cm。施底肥与定植一并进行。底肥按牛粪300kg+适量地衣+复混肥50kg+水50kg拌匀后，施在植株基部，每窝施50g压住根部，起固定和保水保肥的作用。如果遮阴达不到要求，可在垄与垄之间，每隔5m栽1株阔叶树遮阴。金钗石斛种植密度为3300株/亩。

（3）堆状垒石栽培

堆状垒石栽培主要在地块不规则、乱石较多、地块大小不一的地块种植（图11-67）。堆状垒石栽培堆与堆之间间距约100cm，垒石高80～100cm、底宽直径80cm、顶宽直径30～40cm，堆密度为206堆/亩。在砌堆垒石时，片石块垒在周围，腐叶土填入中间，起保水作用。每堆垒石栽40～50丛，株距约20cm，每亩栽种8200～10 300株（图11-68～图11-73）。按原生态栽培3000株/亩测算，堆状垒石栽培模式的集约栽培面积与相应地表面积之比达（2.7～3.4）：1，即1亩地的集约栽培面积相当

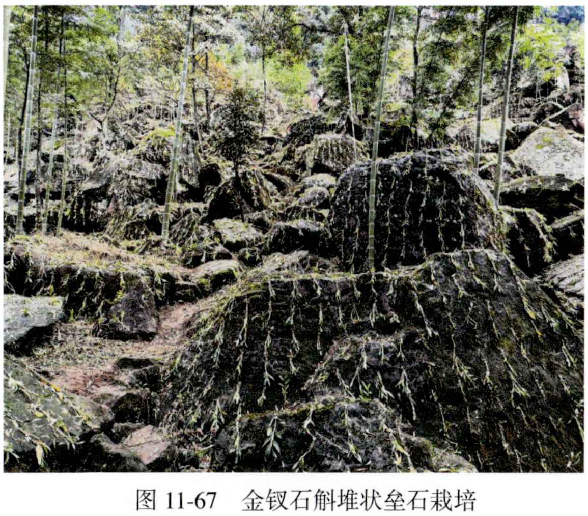

图 11-67 金钗石斛堆状垒石栽培

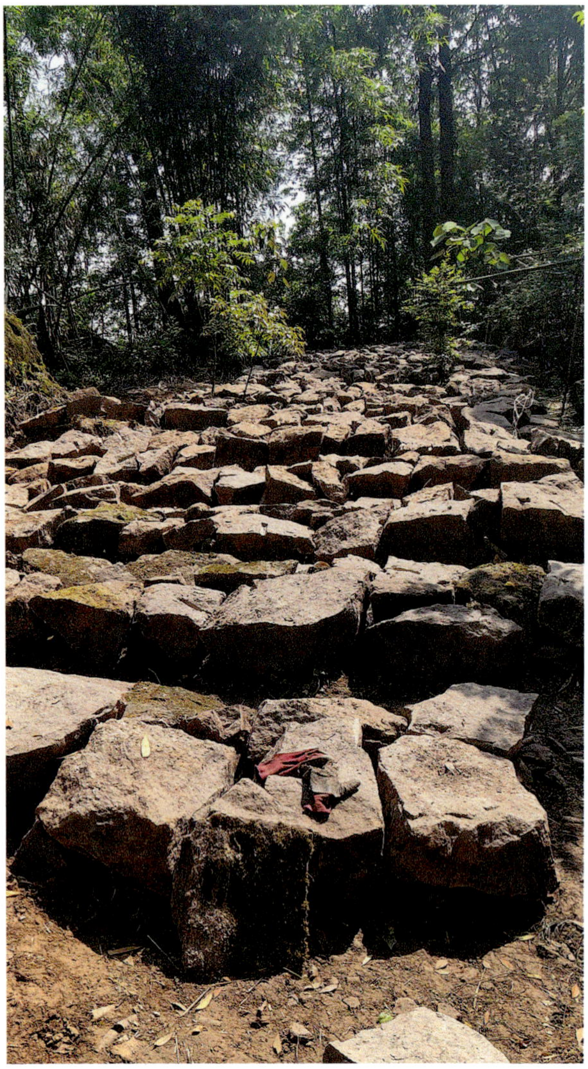

图 11-68　石块准备

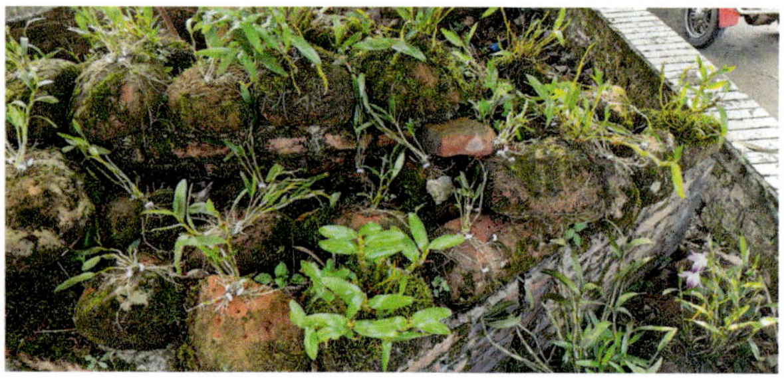

图 11-69　金钗石斛垒石附生栽培

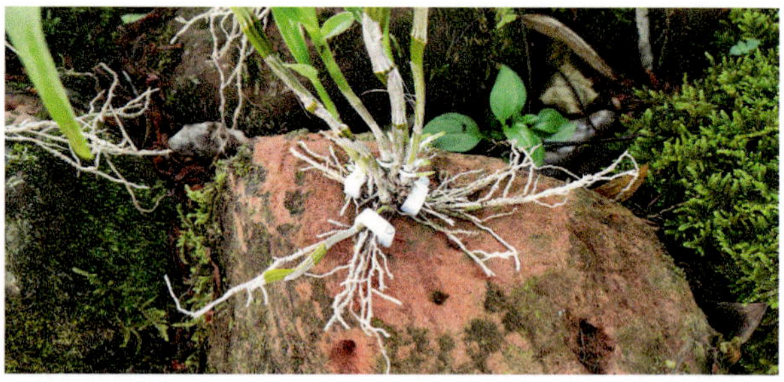

图 11-70　金钗石斛固定

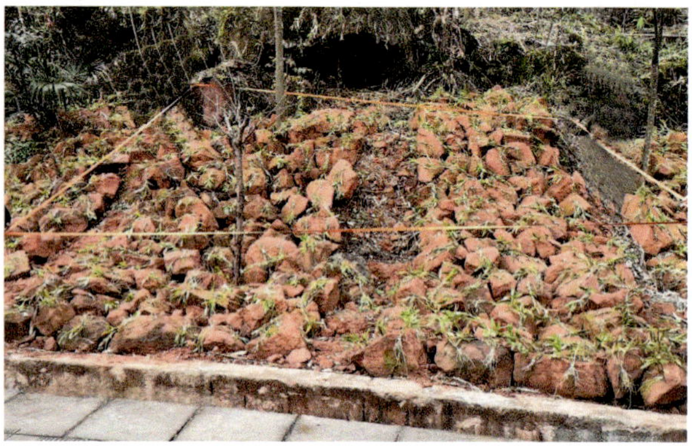

图 11-71　附石种植金钗石斛

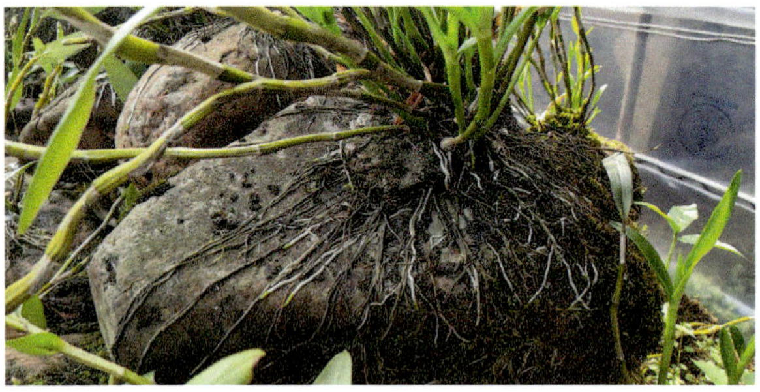

图 11-72　金钗石斛根系附石着生

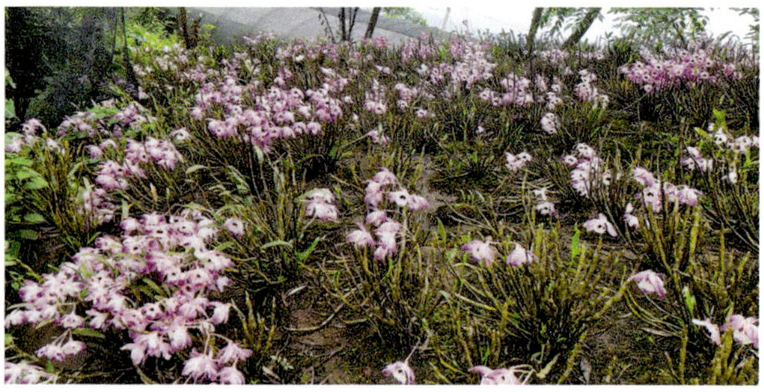

图 11-73　岩石金钗石斛开花

于 2.7～3.4 亩。垒石与垒石之间需种植阔叶树遮阳。

（4）树桩集约化栽培

选择用水方便的地块，用直径 20cm 以上、长 2m 以上的阔叶树木桩作立柱，在立柱上覆盖遮阳网，立柱间铺设喷灌设施，保证约 80% 的湿度。

立柱高 2m，间距为 100cm × 100cm，每亩立 667 根，每根上栽种石斛 8～10 层，每层 3～4 株，用线卡固定种苗基部，或用细铁丝或将遮阳网剪成条捆绑固定种苗基部，固定后在根部涂抹牛粪浆。每亩可栽 22 678～26 680 株石斛苗。

（5）贴树栽培法

选择树干较粗大、沟槽多而深的阔叶树，如大叶榕、乌桕、柿树、油桐等，在树体淋雨面，用刀在较平而粗的树枝或树干上砍一浅裂口，用竹钉或绑带将金钗石斛基部固定在裂口处，然后用牛粪和泥土混合物（牛粪：泥土 =5：1）涂于金钗石斛根部。种苗选择 2～3 年生金钗石斛苗，贴树栽培的密度为 30～40cm/窝。为防止风吹和雨水冲刷，一般应捆两圈，以将须根固定于树干或树杈上，使新根生出后沿树体紧密攀缘生长（图 11-74）。

（6）苗床基质栽培

可用树皮块、花生皮、碎砖块、木炭块、苔藓等配制基质，选择温暖、半阴、湿度较高的环境种植，忌阳光直射。基质不能过于潮湿，冬季应适当少浇水，生长期可薄肥勤施（图 11-75）。

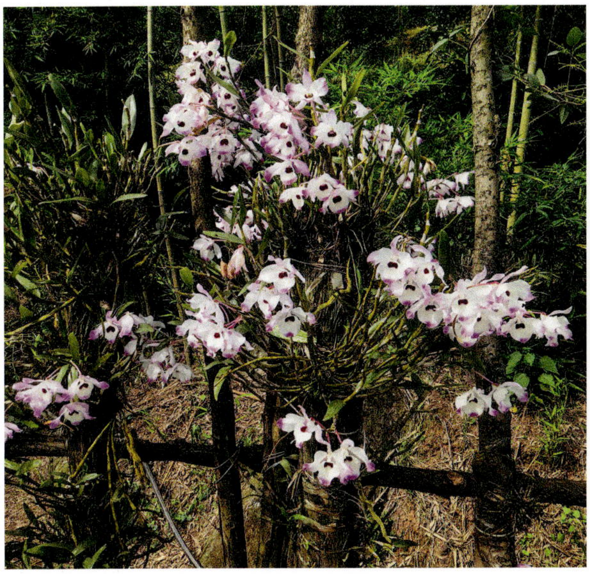

图 11-74　金钗石斛贴树栽培

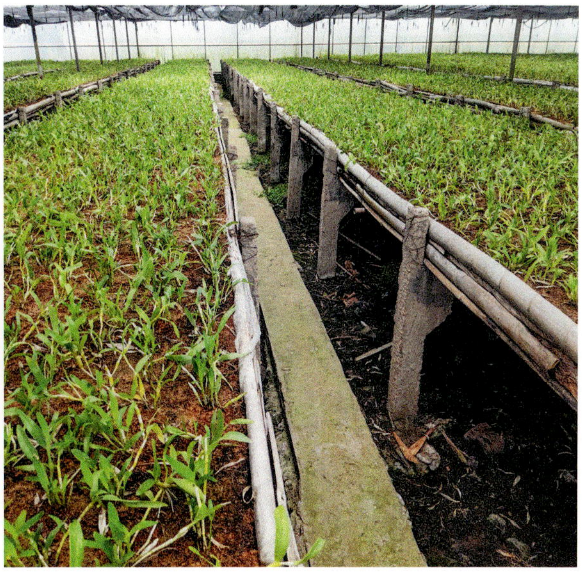

图 11-75　金钗石斛苗床种植

3. 栽培设施

（1）设施

搭建小拱棚。一般每个苗床宽约 1m，苗床间的操作道 40cm，每个小拱棚里最多 4 个苗床。塑料膜和遮阳网用竹条支撑作为棚架，棚架用木桩固定，竹条用钉子钉在木桩上。塑料膜安装于棚架上，用铁丝绑扎，用于遮雨保温。遮阳网选择 90% 遮光率的黑色遮阳网，安装于棚架塑料膜外，用于遮阴。

建造一个简易水池，用于蓄存水。浇水设施集约化栽培中，浇水是关键，并且工作量较大，可采用小水泵从水池抽取水来给苗浇水。

栽培苗床场地地面均匀施撒生石灰（用于防虫）。地面先铺一层 3 丝厚的塑料膜或地布，以防止苗床长杂草和基质塌陷。塑料膜上零星插小孔，以利于苗床排水。

（2）栽培基质

金钗石斛根为气生性，根系发达，茎粗壮，抗干旱能力较强。金钗石斛生长要求基质疏松，排水良好，透气性强。金钗石斛栽培不适合太粗或过干燥的植材。基质需微酸性，pH 4.5～6.0，不含重金属或残留农药等有毒有害物质。

栽培基质要与金钗石斛的生长习性相适应。可选用的栽培基质有树皮、水苔、碎瓦片、兰石、木炭块、蛇木等。规模栽培以树皮、兰石、木炭混合效果较好。

苗床栽培基质可用刨木花和锯木屑，刨木花具疏松透气性，铺于苗床底部，厚度约 5cm。锯木屑具保湿保水性，铺于刨木花上面，厚度约 10cm。若没有刨木花，就直接铺约 15cm 厚的锯木屑。刨木花和锯木屑应先与沼液和尿素按一定比例混合堆腐后再使用。具体操作为：将锯木屑（刨木花）、沼液、尿素按 20∶2∶1 的比例混合拌湿、拌匀，堆好，用塑料膜盖起来压好，直到腐熟。

树蕨板由树蕨干的边材切割加工而成，表面有许多黑色根条。用树蕨板栽种，水浇入后可迅速排掉，潮而不湿，根部不积水。植株放在板中央靠上位置，根盖上苔藓或蕨根后用尼龙丝或细铁丝（勿伤根）固定。

采用椰壳或树皮作基质时，椰壳或树皮颗粒大小适宜、中等规格的较好。注意使用时除去粉末和尘土，以免在盆底形成硬块，影响排水透气性。上盆时，容器底部垫入泡沫块或瓦片，以利排水。

对于排水性良好的基质，推荐使用聚乙烯花盆。盆可用 5～10cm 口径，盆过大将不利于植株生长。瓦盆栽培可用保持一定水分的基质。

金钗石斛盆栽浇水或植株倒伏会造成基质漏撒，栽培时间过长，易出现基质不足。添加基质有利于改良根系的生长环境。

金钗石斛根和根茎喜欢透气的基质，当栽培基质变成细粒时透气性差，根茎容易发生腐烂。应常观察栽培基质和附主材料的透气性和利水能力，及时更换变质基质。栽培金钗石斛不宜用蛭石、腐叶土等保水性太强的基质，易发生烂根。短时栽培可考虑椰丝或木屑。

4. 种苗准备

金钗石斛种苗应选择无病、无虫害、无霉变的健壮石斛组培苗、分蔸苗。种苗还可用石斛植株中上部茎节上先长根后长芽而形成的新的小植株（带苗茎，农民称为龙抱柱）。切忌用有病虫害和采收时间长而发生干烂霉变的种苗。

组培苗栽培前应先炼苗 14～21 天，即将组培苗移至炼苗房，使其在开放的环境中逐渐适应自然环境。出瓶前先将瓶盖打开，让瓶苗在空气中适应 2～3 天，待组培苗叶色浓绿时即可出瓶。出瓶后进行洗苗，组培苗先用自来水清洗，洗掉琼脂，以免琼脂发霉引起烂根，而后再用清水漂洗。洗苗时最好根据苗的大小和优劣同步进行分级，以便于栽培和管理，提高组培苗的成活率并使组培苗生长整齐。

金钗石斛组培苗 2～4株/丛，主茎长 6cm 以上、粗 0.4cm 以上，其他茎长 4cm 以上、粗 0.2cm 以上。种苗储运存放时不能浇水，应保证通风透气，放置时间不宜太长，应在 1～2 天内及时栽种。在搬运、栽苗时，应轻拿轻放，不要造成种苗机械损伤。

5. 种苗定植

金钗石斛全年可栽种，以 3 月 10 日至 4 月 10 日为宜。此时气温回升，温度、湿度、光照、雨水等均较适宜，利于金钗石斛茎基部快速发芽生根。9～11 月栽种次之，秋季主要利用小阳春前的适宜温度促进根系生长，待来年开春后，植株就能快速发芽。

在种植前 3 个月准备材料。种苗按栽培密度为 20～30 丛/m^2 准备。在种植前的三天准备适量活的新鲜块状苔藓（地捡皮）。按新鲜牛粪 50 斤/亩，提前将新鲜牛粪堆腐发酵备用。根据栽种数量准备 10～12mm 规格的线卡。

将栽苗点的苔藓抠掉，再将经过处理后的小窝种苗嫩芽朝上，根须、基部紧贴石头用线卡固定，使根牢固地固定在石头表面，然后再用腐熟的牛粪、苔藓覆盖金钗石斛根部。生产上按 30cm × 30cm 的行窝距栽种，每窝栽 1 丛，按 3000 丛/亩栽种。

用线卡固定苗时，应卡在种苗主茎（粗茎）基部以上 1.5～2.5cm 处，使苗稳固于石面。若线卡固定在植株的基部，会限制基部的位置，严重影响基部萌发新芽和新根。固定好苗后，用适量腐熟牛粪加水（比例为 1∶2）稀释成牛粪浆，用刷子将牛粪浆刷糊于金钗石斛根须周围，再用活的苔藓轻轻贴于植株根部和牛粪浆上。注意金钗石斛基部应露于外，不能被捂住或盖住，否则会严重影响新芽、新根的萌发和生长。

金钗石斛在比较平缓的石头上栽种时，一般是种苗根部朝下栽种；在比较陡峭的石头上栽种时，一般是种苗根部朝向石头上方栽种。石头表面有苔藓的，先抠掉一块巴掌大的苔藓，清除腐殖层，然后再将种苗钉上，用苔藓盖住根部保湿，以提高种苗成活率。

在大块的岩石上栽种石斛时，应在石面上用钻子按株行距 30cm × 40cm、深 5～10cm 打窝，并在石面较低的一边打一个小出水口，以防积水引起金钗石斛基部腐烂。打窝时应保护好石面上其他部位的苔藓。

对于较倾斜的石面，可用线卡将苔藓固定于石面，以防苔藓滑落。对于较平缓的石面（坡度小于 30°），可将线卡卡在植株老根的根须处，尽量让植株直立站稳。线卡 + 腐熟牛粪浆 + 活苔藓盖根法是目前较好的一种栽培方法，此法既可保持植株水分，又能暂时供给种苗所需养分。优点是苔藓贴于牛粪浆上会很快成活，进而为植株提供良好的生长环境。

6. 栽培管理

金钗石斛生于海拔 480～1700m，气温 18～28℃，空气湿度 80% 以上，降水量 1000mm 以上，无霜期 250～300 天，有水、有树、有石头的地区。金钗石斛怕严寒，喜温暖湿润气候，喜半阴半阳的环境。

金钗石斛常附生于密林树干或岩石上，野生石斛繁殖很慢，自然更新能力差，生命期一般约 9 年，长者可达 12 年。头 1～2 年为幼龄期，2 年后进入分蘖盛期。分蘖是群体增大的主要途径，并能使新、老枝得以更替。若剪去老分蘖枝，新分蘖枝生长更旺，并能产生更多的新枝。金钗石斛栽种后，若生长环境适合，管理得当，3～4 年后进入丰产盛期。在每年春季萌芽前或冬季采收时，将部分老茎、枯茎或部分生长过密植株剪除，调节透光度，以利于石斛健壮生长。

（1）光照管理

金钗石斛是阴生植物，光照过强、过弱对其生长均不利。金钗石斛合适的光照强度为 6000～15 000lx，通常采用林木或遮阳网遮阴。成活前遮阴率一般控制在 70% 以上，成活后控制在 55%。采用林木遮阴的，在秋冬季树叶繁茂时，要适当疏枝剪叶，以免过于遮阴，妨碍金钗石斛接受光照和雨露。修剪遮阴树枝时应注意多透朝阳，严遮夕阳，防止阳光直晒种苗。

没有林木遮阴的，必须采用 75%（8m×40m，2 卷/亩）以上的遮阳网遮阴。春季和秋季栽苗后，如遇连晴天气，需遮阴；夏季气温较高，要每天遮阴；冬季一般不用遮阴。光照适中时，茎秆粗壮，叶片肥厚，新生根较多，生长态势良好。光照过弱时，节间长，茎秆较纤细，叶片较长而相对薄弱，叶色较深而无光泽。光照过强时，节间较短，叶片较小且伸展角度小，叶片出现卷曲，植株生长受到抑制。

（2）温度管理

金钗石斛最佳的生长温度为 22～32℃，根据季节的变化调整棚架的塑料膜和遮阳网，以适应植株对温度的要求。4 月中旬至 5 月底，加强棚内通风透气，棚架塑料膜两侧边卷起高度约 40cm。进入 6 月，气温已逐渐升高，一般从 6 月中旬起就应撤掉棚架的塑料膜，并加装一层 70% 的遮阳网遮光降温。9 月初应撤掉遮阳网，加强光照。10 月中旬给棚架盖塑料膜，塑料膜的两边应卷起 40cm 高。11 月中旬，气温已逐渐降低，应将拱棚两端塑料膜放下，加强棚内保温。11 月中旬至翌年 2 月苗床保温期间，若是晴天强光，上午可将棚架两侧的塑料膜卷起透气，16：00 放下塑料膜保温。

（3）水分管理

金钗石斛水分管理非常重要。在场地整治或栽苗时，要同步修建蓄水池，安装喷灌装置。水浇到使基质“润”有湿气即可，不能造成水渍危害。春季和秋季栽种后，如果遇到连续晴天，须在早上喷水 10～20min；夏季气温较高，要每天早上和傍晚石面较凉时浇水，在中午和石面温度较高时，切忌浇水，否则会灼伤植株。冬季和雨日较多时则不用浇水。

（4）肥料管理

金钗石斛栽苗到成活一般不施肥，新根生长时可适当施用有机肥，早春和早秋各施 1 或 2 次。早春肥主要是促发春芽、促进新根生长，早秋肥促进茎增粗和养分积累，利于植株越冬。

7. 采收

金钗石斛可全草采收或茎条采收。全草采收包括根、茎、叶等全株采收。茎条采收是采收当年生成熟的茎。在晚秋，金钗石斛叶片自然脱落，叶鞘变为银灰色后即可采收。

不同的生长年限和采收季节，金钗石斛有效成分的含量有较大差异。因此，要保证金钗石斛药材质量达到标准，就必须选择茎发育质量最好时采收。石斛采收时间过早，一方面，茎条成熟度不够，水分含量高，多糖含量低；另一方面，植株很难度过低温休眠季节，影响第二年的产量。

大棚金钗石斛一般 3 年采收，林下金钗石斛 5 年采收。生长年限越长，单株产量越高。金钗石斛鲜茎四季均可采收，但以秋后采收的质量较好。赤水金钗石斛通常在 11 月采收，主要采收叶片开始变黄、脱落叶的两年生以上的茎条（图 11-76）。

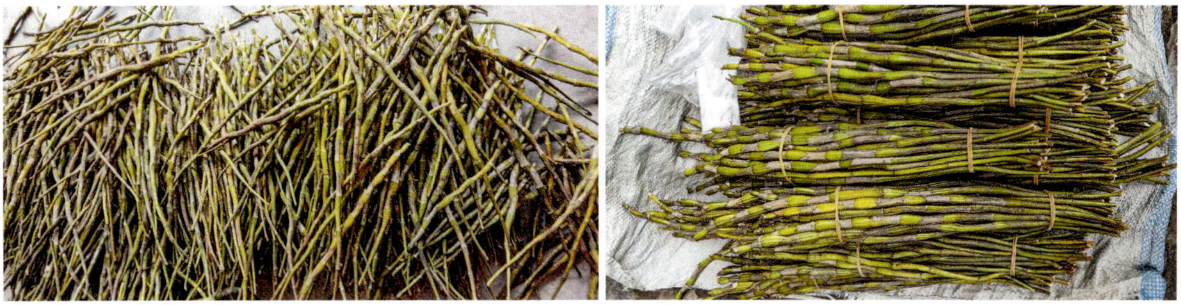

图 11-76　金钗石斛鲜条

采收前 3 个月停止施肥、施药，最晚于采前 40 天停止施药。采收前 3 天停止浇水。采收安排在 10：00 以后进行。采收时，用锋利的剪刀在离茎基部约 5cm 处剪取鲜茎。按剪大留小的原则，尽量收获粗茎，一般每丛保留 2 或 3 条弱小的营养枝。在赤水，为了保证金钗石斛药材质量，做到金钗石斛产业的可持续发展，采收时勿伤根伤嫩株，采收后加强田间管理，促进其更新生长。管理得当的情况下，赤水金钗石斛一次种植后可连续采收 12 年。

第八节　药用石斛肥料管理

在自然条件下，野生石斛根与根际微生物共生。根际微生物是石斛生长不可缺少的，类似于豆科作物的根瘤菌。在石斛生长发育中，根际微生物附着于根系周围，通过固定空气中的氮、分解附主上的动植物残体来生长，可分解出石斛所需的营养物质。另外，石斛种子的萌发需要微生物提供的营养，没有微生物共生的种子不能萌发成苗。石斛除与微生物共生获得营养物质外，也可从肥料中获取养分。人工栽培和仿野生栽培时需提供石斛生长发育所需的养分，确保石斛优质、高产。

药用石斛自然生长速度较慢，要加快药用石斛生长，必须适时适量地施用肥料。药用石斛有机肥可选择牛粪、猪粪、沼液。新鲜牛粪或猪粪需用塑料薄膜覆盖或放于坑内沤制 1 个月以上腐熟后才能使用。若牛粪或猪粪过干，应加水拌湿润后再沤制，放于坑内或桶内沤制时，水面刚淹过粪面为佳。

栽苗时，将腐熟的牛粪或猪粪按 1：2 的比例加水稀释成浆液，浇于植株根须周围。在药用石斛旺盛生长期，将沤制的农家肥或沼液用水稀释成 40～50 倍液，每月浇施 1 次。4 月初（清明前后），在植株根须周围浇施 1 次 40～50 倍液的农家肥，以促进植株进入营养生长。气温已稳定在 16℃以上，可在 4 月底和 5 月底再分别浇施 1 次肥料，以促进植株发芽、生根。在 6～7 月植株旺盛生长期，每月在植株根须周围浇施 1 次 40～50 倍液的沤制农家肥。在 4～7 月，可追施含氮量较高的叶面肥，每 15～30 天喷施叶面 1 次。9～10 月（霜降开始）应停施含氮肥料，专施能提高抗力的磷钾肥，每隔 10 天喷施 1 次 800～1000 倍液的磷酸二氢钾，连续喷施 3 或 4 次。在冬季和植株采收前 2 个月应停施叶面肥。

铁皮石斛生长期可施用羊粪。羊粪须经过堆肥发酵、高温灭菌，无害化后方可使用。一般在 11：00 之前施肥为好，可根据天气情况调节具体的施肥时间。施肥要覆盖充分，均匀到位。

为使植株健壮和提高产量还可以喷施亚磷酸钾、四号茂壮 +EM 菌或清洁剂（寿光产）等叶面肥。施用的大量元素主要是 N、P、K。春季可施含氮较高的叶面肥，以促进植株新芽生长。秋季可施含磷、钾较高的叶面肥，以提高植株的抗寒能力。尿素和硝酸钾优先选择尿素。施磷肥时，不施用磷酸二铵，可用磷酸一铵，且磷酸一铵优先于磷酸二氢钾。施钾肥时，磷酸二氢钾和硫酸钾优先选择硫酸钾。施用的微量元素主要是 Zn、B、Se 和 Mo。Zn 施用量为 5kg/亩，B 施用量为 4kg/亩（蔡英明和蔡中，2017）。

1. 有机肥

药用石斛施肥应选择绿色有机肥，少用化肥。化肥施用过多易导致药用石斛茎纤维化，多糖含量降低，同时造成植株徒长，导致药用石斛品质降低。药用石斛常用的有机肥有以下 3 类。

1）农家肥：羊粪含钾高，可提高药用石斛产量、改善药用石斛品质，但羊粪必须经过高温杀菌、发酵腐熟、脱臭、无害化处理才能使用。沼液含氮、钾高，原液必须密封放置 20 天，并稀释后才能使用。

2）绿肥：将植物秸秆、草等纤维含量高的青料切成段（约 2cm 长），放入发酵池密封发酵 3 个月制成的肥料。

3）微生物发酵有机肥：含有一种或数种有益微生物，具有广谱抗真菌特性，可杀死根系周围的原病菌。种类较多，有微生物菌剂（液体）和微生物肥料（粉状）。

2. 可溶性追肥

早期可用的水溶肥为 20-10-20（表 11-2），如果生长势弱，可增施尿素；如果茎叶细软，可增施硫酸钾。后期可用的水溶肥为 16-8-26（表 11-3）。该肥有利于石斛茎中多糖含量的积累和茎增粗。肥料可在茎或根系旺盛生长阶段施入基质中或喷施于叶面。大孔隙树皮基质可采用少量多次喷施，以防止肥料流失。茎或根系旺盛生长阶段也可施用 N、P、K 比例适宜的花多多或者奥绿肥，但是成本较高。需要注意的是，药用石斛茎或根系旺盛生长阶段可不使用高磷含量的肥料（16-8-26）或平衡肥（20-20-20）（表 11-4），最好使用低磷肥（表 11-3，表 11-5）。

表 11-2　20-10-20（N : P : K）水溶肥配方

成分	质量/kg
硫酸钾（K_2O 52%）	390
磷酸一铵（N 12%，P_2O_5 60%）	170
尿素（N 46%）	378
硫酸铵（N 21%）	50
四水八硼酸钠	4
螯合锌	5
防结粉	3
合计	1000

表 11-3　16-8-26（N : P : K）水溶肥配方

成分	质量/kg
硫酸钾（K_2O 52%）	500
磷酸一铵（N 12%，P_2O_5 60%）	135
尿素（N 46%）	300
硫酸铵（N 21%）	53
四水八硼酸钠	4
螯合锌	5
防结粉	3
合计	1000

注：该配方适合于生长后期及地上结果、地下长块的作物。

表 11-4　20-20-20（N : P : K）水溶肥配方

成分	质量/kg
硝酸钾（N 13.5%，K_2O 46%）	400
磷酸二氢钾（P_2O_5 52%，K_2O 34%）	50
磷酸一铵（N 12%，P_2O_5 60%）	290
尿素（N 46%）	248
四水八硼酸钠	4
螯合锌	5
防结粉	3
合计	1000

表 11-5　30-10-10（N∶P∶K）水溶肥配方

成分	质量/kg
硫酸钾（K_2O 52%）	200
磷酸一铵（N 12%，P_2O_5 60%）	170
尿素（N 46%）	610.5
硫酸铵（N 21%）	7.5
四水八硼酸钠	4
螯合锌	5
防结粉	3
合计	1000

3. 施肥方法

农家肥、绿肥、微生物肥等生物有机肥的施肥量和施肥次数可根据药用石斛的不同生长时期调节。可在行间撒施准备好的有机肥、绿肥，每 3 个月施 1 次，年施 2 或 3 次。固体有机肥使用量为 25g/丛，施在行间。施肥在气温低时进行，时间为 10：00 前或 17：00 后。液体有机肥结合浇水施用，施稀薄肥，不能施浓肥。

8～10 月药用石斛营养生长旺盛期，茎逐渐增粗，应以钾肥为主，以氮磷肥为辅，氮、磷、钾的比例为 1∶1∶2。可用羊粪浸泡 1 个月后的原液稀释成 200 倍液或微生物复合肥稀释液喷施，每隔 15 天喷施 1 次。

在秋末初冬，药用石斛茎干增粗并开始积累干物质，这时施肥以磷、钾肥为主，以氮肥为辅，氮、磷、钾比例调整为 1∶3∶2，可提前施绿肥，也可用羊粪浸泡 1 个月后的原液稀释成 100 倍液或用微生物复合肥稀释液等喷施，每隔 15 天喷施 1 次，以促进茎干成熟和茎基部腋芽发育。

4. 鱼蛋白肥料及其施用

鱼蛋白肥料是一种天然、环保、可再生的肥料。鱼蛋白肥料是动物性肥料，含有较高的氨基酸类成分。鱼蛋白肥料的原料主要是鱼类及其副产品，主要有鱼类肌肉、鱼骨、鱼皮、鱼鳞等。这些原料经过高温蒸煮、分离、榨取、过滤等处理后，得到高蛋白、高氮、高磷的鱼蛋白肥料。

鱼蛋白肥料含有氨基酸、肽、磷酸盐、微量元素等营养成分，还含有有机物、氮、磷、钾等养分。这些成分可被植物充分吸收利用，可促进作物的生长发育，提高作物产量和品质。

鱼蛋白肥料组成：40 斤鱼 +20 斤红糖 +200 斤水 +EM 菌，发酵时间较长，发酵时可加入适量的 EM 菌以促进发酵。喷施 500～600 倍鱼蛋白，促使幼苗缓苗快，根系生长旺盛。适时冲施滴灌 2～4kg/亩。

5. EM 菌肥等及其施用

EM 菌肥是一种微生物菌肥。中草药施用 EM 菌肥不但安全，而且可改善中草药根、茎、叶的微生物菌群。施用 EM 菌肥可防止石斛病害发生，提高植株产量、药效和品质，防止重茬病。微生物菌肥按功能可划分为光合菌、壮根菌、解磷菌、解钾菌、固氮菌、抗病菌、治虫菌等。微生物菌产生多肽酶需要粪肥、豆饼、油渣、糖渣等蛋白质有机肥。因此，微生物菌肥应与富含蛋白质的粪肥、豆饼、油渣、糖渣等有机肥配施。

药用石斛比较适合施用 EM 菌发酵的颗粒有机肥。可从市场购买菌种自己发酵成颗粒有机肥，也可直接购买颗粒有机肥后立即施用。可用 EM 菌肥上清液稀释后喷施药用石斛叶片，或浇灌药用石斛的根系和基质。常见的 EM 菌肥的菌群主要包括下面几种。

（1）乳酸菌群

厌氧，细菌类。乳酸菌群可将粪肥秸草等有机物中的淀粉、纤维素和木质素发酵分解，形成乳酸和其他小分子物质。乳酸菌肥可用于粪肥秸草的发酵腐解。

（2）酵母菌群

好氧加厌氧，真菌类。有氧时，酵母菌群将糖发酵、分解成二氧化碳和水；缺氧时，酵母菌群将糖发酵、分解成二氧化碳、乙醇或乙酸（醋酸）。酵母菌肥常用于粪肥、秸草发酵腐解过程的后段。

（3）芽孢杆菌群

好氧加厌氧，细菌类。枯草芽孢杆菌可治病。苏云金芽孢杆菌可治虫。巨大芽孢杆菌可解磷，硅酸盐细菌（又叫胶质芽孢杆菌）可解钾。芽孢杆菌可分解蛋白质，产生多肽酶、脂肪酶、淀粉酶等许多催化酶。这些催化酶可将粪肥、污水、草等有机物质中的大分子分解，产生氨基酸、生长素等多种活性成分和营养。该菌群可在氮、磷、钾含量 30% 的化肥中正常生存。普通菌一般 6 个月失活，而该菌群有效期可达 3 年之久。施用芽孢菌肥不利于木霉菌和青霉菌生存。

（4）光合菌群

好氧加厌氧，主要是细菌类。光合菌可将小分子物质合成植物能利用的有机营养。光合菌以光和热为能源，将二氧化碳、硫化氢、肥残、药残、毒素、有机酸、氮气、氨、醛、醇、酮等有害的小分子物质合成氨基酸、多肽酶、蛋白质、维生素、辅酶 Q、抗病毒物质和生理活性物质等高级营养，因而能够使粪水和污水等脱臭。

光合菌不但本身有很强的固氮能力，而且有利于芽孢杆菌繁殖，以解磷、解钾、释放中微量元素，有利于放线菌繁殖，从而控制真菌类的病菌发展，但不利于木霉菌和青霉菌生存。光合菌肥可用于灌根、冲施等，可使粪水和污水脱臭，在粪肥发酵后期添加。

（5）放线菌群

好氧，如链霉菌等。土壤特有的泥腥味主要是放线菌代谢产生的。放线菌类分布广泛，在含水量低、有机物含量丰富的中性或微酸性土壤中数量最多。放线菌可杀死多种细菌和真菌，但不利于木霉菌和青霉菌生存。放线菌可产生抗生素，杀灭病菌。目前广泛应用的抗生素中约 70% 是放线菌产生的。放线菌可产生多肽酶、淀粉酶和纤维素酶等，分解蛋白质、甲壳素、淀粉、木质素、纤维素等，可用于粪肥发酵、秸草腐解和污水处理等。放线菌肥可用于灌根、冲施、叶面喷雾等。

（6）淡紫拟青霉菌群

淡紫拟青霉能产生丰富的衍生物，类似吲哚乙酸产物。淡紫拟青霉最显著的生理功效是低浓度时可促进植株根系与植株的生长。在植株根系定植时，淡紫拟青霉能明显抑制线虫侵染植株，且能促进植株营养器官的生长。

淡紫拟青霉可产生丰富的几丁质酶，对几丁质有降解作用，能促进线虫卵的孵化，提高淡紫拟青霉菌对线虫的寄生率。淡紫拟青霉对线虫的拮抗达到 20%～40%。淡紫拟青霉与线虫卵囊接触后，菌丝包围整个卵，菌丝末端变粗，分泌的外源性代谢物和真菌几丁质酶的活动可使卵壳表层破裂，随后真菌侵入并取而代之，同时，淡紫拟青霉还会分泌毒素，对线虫起毒杀作用。此外，淡紫拟青霉还产生细胞裂解酶、葡聚糖酶与丝蛋白酶，可促进细胞分裂。

（7）哈茨木霉菌群

厌氧加好氧，真菌类。哈茨木霉菌可用于防治立枯病、猝倒病、根腐病等地下烂根病，以及防治白粉病、锈病、霜霉病、灰霉病、叶霉病、叶斑病、褐斑病、炭病等地上真菌病害。哈茨木霉菌可产生几丁质酶、葡聚糖酶、纤维素酶和蛋白酶等，分解病菌的细胞壁，将病菌杀死；还可刺激植株生长，增强植株抗病力。哈茨木霉菌肥可用于灌根、冲施、叶面喷雾。湿度越大防治效果越好。

（8）曲霉菌群

又叫丝状菌，厌氧加好氧，真菌类。曲霉菌的作用是产生淀粉酶、纤维素酶、蛋白酶和磷酸二酯酶等。曲霉菌群可发酵分解粪肥、秸草等有机物中的淀粉、纤维素和木质素，形成糖和其他小分子物质。曲霉菌肥常用于粪肥、秸秆或枯草的发酵腐解。

（9）酵素菌群

酵素菌是一种多功能菌种，也称酶类。酵素菌群是由能够产生多种酶的好（兼）气性细菌、酵母菌和霉菌组成的有益微生物群体。酵素菌能产生多种酶，如纤维素酶、淀粉酶、蛋白酶、脂酶、氧化还原酶等。酵素菌可在短时间内将有机物质分解，尤其能够降解木屑等物质中的毒素。在作物秸秆等有机质物料的分解过程中，酵素菌产生水解酶，可在短时间内对有机质成分进行糖化分解和氨化分解，产生低分子的糖、醇、酸，促进堆肥中放线菌的大量繁殖。

第九节　药用石斛病虫害的绿色防控

药用石斛主要以家庭食用为主，应遵循“预防为主，生物防治”的原则。制定病虫害防治任务需要以绿色防治为最终目标。下文主要列举了石斛病虫害绿色防控的技术和要领。

1. 虫害防治

（1）蛞蝓、蜗牛

蜗牛有壳，蛞蝓无壳，均为杂食性软体动物。蜗牛和蛞蝓性喜温暖潮湿，昼伏夜出。大多出现在春季气温上升的梅雨季节。以雨季危害最重。这类害虫对重金属铜制剂比较敏感，可以用石硫合剂或波尔多液防控。也可在栽培床及周边环境撒生石灰、饱和食盐水防治。注意栽培场所的清洁卫生，枯枝败叶要及时清出场外。另外，萤火虫是蛞蝓、蜗牛的天敌，可以充分利用萤火虫幼虫进行生物防控。

防治方法

1）在 4～5 月蛞蝓、蜗牛产卵孵化期，在蛞蝓、蜗牛栖息的场所和经常出没的地方撒上 10cm 宽的生石灰，形成隔离带，阻止蛞蝓、蜗牛爬向石斛植株；用 1% 的盐水（饱和食盐水）喷洒园区地面，3～5 天喷 1 次，防治效果达 80%。每 2～3 个月撒 1 次，每次用量为 100kg/亩以上。

石斛附生仿野生栽培时，树木主干 60cm 以下（开始种植石斛的部位下方）用涂白剂（生石灰：水：食盐：黏土：石硫合剂原液 =10：30：1：1：1，现配现用）涂白。

2）6～9 月，蛞蝓、蜗牛活动高峰期，在傍晚将菜叶分别放在地下或栽培床上，隔一段放一堆，引诱蛞蝓、蜗牛成虫在菜叶下采食，并在 22：00 或天亮前集中捕捉，将菜叶集中销毁。

3）采用茶籽饼、烟碱皂素控制，必要时用四聚乙醛防治。

4）使用除蜗净 3 号 300～500 倍液喷施，10% 聚乙醛粉剂撒施 1.5g/m^2，蜗克星撒施 30～40 粒/m^2。施药时间以傍晚、凌晨、阴天为好。

5）用植物源杀虫剂蜗鲨（60% 茶叶提取物）200 倍液喷雾（晴天日落后或阴天时喷施）。

6）放养萤火虫幼虫捕杀。萤火虫幼虫是蜗牛、蛞蝓等的天敌。萤火虫幼虫可通过蜗牛爬过时留下的液体找到它，用尖刺将蜗牛慢慢致瘫，并用吸盘固定取食。

7）在园中放养鸡（剪去翅膀）、鹅啄食蜗牛、蛞蝓、蝗虫等害虫。

（2）蚧壳虫

多年栽培石斛的温室易发生蚧壳虫危害。5 月中下旬是蚧壳虫孵化盛期，在高温高湿条件下，繁衍更快。蚧壳虫的排泄物有甜味，可分泌蜜露，易诱发植株发生煤污病。

防治方法

在 5～6 月蚧壳虫尚未形成蜡壳时以及夏季若虫孵化盛期，以 1～3 波美度石硫合剂喷杀效果较好，5 天后再喷 1 次。用 0.5% 印楝素乳油 800～1000 倍液、苏云金杆菌 500～800 倍液或除虫菊乳剂 800～1000 倍液喷雾，每 5 天喷 1 次，连续喷 3 次，交替使用农药，以降低蚧壳虫产生抗药性。

夏初蚧壳虫若虫孵化盛期，用石硫合剂进行喷雾防治。

（3）粉虱

温室粉虱隶属于同翅目粉虱科，是一种分布很广的露地和温室害虫。

防治方法

1）黄板或黄带诱杀：在成虫羽化高峰期，根据温室粉虱对黄色具强烈趋向的特性，每隔 4～5m 设置 1 块涂上油（10 号机油和黄油按 1：1 调均）的 40cm 宽的黄板或黄带，每 7～10 天重涂 1 次油，能有效诱杀粉虱成虫。

2）药物防治：可用 25% 的金迪乐乳油（俗称蚜虫绝）2000 倍液、25% 的扑虱灵 1500～2000 倍液、2.5% 的虮虫啉 2000～3000 倍液或 1.2% 的烟参碱乳油 800～1000 倍液喷雾。

（4）斜纹夜蛾、刺蛾

斜纹夜蛾、刺蛾主要以咀嚼式口器为害药用石斛幼嫩的叶和茎。在发病初期和虫害孵化期至2龄幼虫期防治效果最佳。

防治方法

1）药用石斛移栽前，用0.6%的苦参碱1200～1500倍液防除斜纹夜蛾和刺蛾虫卵及幼龄虫。

2）药用石斛旺盛生长期，用0.3%的苦参碱1200倍液+2.6%的极可善（甲壳素）600倍液交替喷雾，也可用25%的阿米西达（嘧菌酯）1500倍液+0.3%的磷酸二氢钾溶液、2%的农抗120水剂200倍液+0.3%的磷酸二氢钾溶液进行防治。

3）发现斜纹夜蛾、刺蛾幼虫为害时，以生物农药除虫菊素、鱼藤酮、烟碱、植物油等防治。必要时采用1200倍液敌杀死或倍内威（溴氰虫酰胺）2000倍液喷施，也可用梵螟1500倍液或菊酯类农药1500～2000倍液均匀喷施。生物农药防治的喷药时间要比化学防治提前2～3天。晴天在9：00以前或17：00以后喷药，阴天可全天喷药。

4）刺蛾为害时，采用黑光灯或糖醋盆等诱杀，或者使用信息素、性诱剂等诱杀。每亩悬挂3～5个诱捕箱，用65%夜蛾利它素饵剂（5g灭多威，100ml/瓶，1：1兑水稀释），分3份投放3个诱捕箱进行诱杀。

5）用7m高500W节能灯夜间照射3h吸引蛾蝶，灯下挖坑设置水面，水中养鱼、青蛙捕食蛾蝶。

（5）其他常见虫害

防治方法

1）蜂、蝇、甲类：0.6%的苦参碱兑水稀释成1000～2000倍液、0.5%的印楝素乳油800～1000倍液、灭幼脲1号（20%除虫悬浮剂+25%敌灭灵可湿性粉剂）15 000倍液、甲维盐、氟铃脲、高氯。

2）蚜虫、蜻象、叶蝉、蓟马：采用印楝素、苦参碱防治。对于刺吸式口器害虫，采用黄板、蓝板诱杀，配杀虫灯等物理措施防治。

3）螨虫：采用阿维菌素、印楝素防治。

4）潜叶蝇类：采用阿维菌素4000～6000倍液、氟铃脲防治。

5）线虫：可用淡紫紫孢菌防治。淡紫紫孢菌孢子萌发后产生的菌丝可穿透线虫的卵壳、幼虫及雌性成虫体壁，菌丝在其体内吸取营养，进行繁殖，破坏卵、幼虫及雌性成虫的正常生理代谢，从而导致线虫死亡。

2. 病害防治

药用石斛病害主要分为真菌性病害、细菌性病害和病毒性病害三大类，主要导致药用石斛白绢病、炭疽病、黑斑病、灰霉病。一般病害可用二氯异氰尿酸钠+氢氧化铜防治，也可通过喷施EM菌增加药用石斛植株抵抗力进行防治。细菌病的常见表现为烂流脓、腥臭味，可使用抗生素防治。真菌、细菌病毒可使用铜制剂（氢氧化铜、蓝矾）防治。

（1）真菌性病害

药用石斛真菌性病害表现为长毛、长霉、长锈、长粉。有疫霉病或其他病害，可用铜制剂（波尔多液）防治。

（2）细菌性病害

药用石斛细菌性病害主要有石斛立枯病等。

可用农用硫酸链霉素或医用链霉素4000～5000倍液、医用氯霉素400倍液与德国产的好力克5000倍液混合喷施，每7天喷施1次，连续喷2或3次。如果病害严重，可适量加大浓度喷施。出现少量病斑时，立即喷药，采用10%的多氧霉素可湿性粉剂500～800倍液、0.3%的多氧霉素水剂600～1000倍液或2%的春雷霉素水剂400～500倍液喷雾。

生物防治方法：增加园区通风和适当光照；发现病叶和病株及时摘除，病残组织带出园区集中烧毁，并用生石灰消毒病株位置。用枯草芽孢杆菌B908 1000倍液、苏云金杆菌和蜡质芽孢杆菌混合溶液喷雾，感病时连续喷2或3次，每隔5天喷1次，几种药物交替使用，控制病害蔓延。白绢病可采用竹醋原液稀释300～500倍防病。

主要参考文献

包雪声,顺庆生,王新生,戴亚峰.2012.霍山石斛.上海:上海交通大学出版社.

包雪声,顺庆生,张申洪,金良标.2005.中国药用石斛图志.上海:上海科学技术文献出版社.

蔡英明,蔡中.2017.《齐民要术》与现代农业果菜技术创新.北京:中国农业科学技术出版社.

陈素红,颜美秋,吕圭源,刘霞.2013.铁皮石斛保健食品开发现状与进展.中国药学杂志,48(19):1625-1628.

程式君,唐振缁.1984.中国石斛属新发现.云南植物研究,6(3):280-284.

邓小祥,陈贻科,饶文辉,陈利君.2016.罗氏石斛,中国兰科一新种.植物科学学报,34(1):9-12.

傅立国.1991.中国植物红皮书:稀有濒危植物.第一册.北京:科学出版社.

郭晓萍,张海波,张志强,刘永生.2024.铁皮石斛多糖抗肿瘤作用研究进展.肿瘤预防与治疗,37(9):800-808.

国家药典委员会.2020.中华人民共和国药典:2020年版.一部.北京:中国医药科技出版社.

洪佳祝,刘宏波,高长花,黄美珍,施红.2014.石斛合剂序贯方基础上运用温病理论指导加减治疗糖尿病.中国医药指南,12(15):274-275.

胡杨,赵勉,邱雨轩,叶德宝,刘洋清,张朝凤,程建明.2024.药食同源中药铁皮石斛的研究进展.南京中医药大学学报,40(1):94-108.

黄海欣.1993.豫西山区的石斛属药用植物.中药材,(7):17-18.

黄璐琦,张小波.2020.全国中药材生产统计报告(2020年).上海:上海科学技术出版社.

黄明忠,刘芝龙,王青隆,黄法祥,杨光穗,尹俊梅,莫饶.2011.中国石斛兰属(兰科)一新记录种——广坝石斛兰.热带亚热带植物学报,19(6):558-560.

吉占和.1980.中国石斛属的初步研究.植物分类学报,18(4):427-448.

姜朝林,张芳,邓贤芬.2016.金钗石斛栽培技术.北京:化学工业出版社.

蒋宏,杨硕.2005.中国石斛属(兰科)一未详知种——喉红石斛.云南植物研究,(2):134-136.

金伟涛,何疆海,朱正明,金效华.2014.中国兰科植物研究杂记.热带亚热带植物学报,22(1):34-37.

金效华,戴正权,刘清益,鞠学勇.2010.Miscellaneous taxonomic notes on Orchidaceae from China.云南植物研究,32(4):331-333.

金效华,黄璐琦.2015.中国石斛类药材的原植物名实考.中国中药杂志,40(13):2475-2479.

金效华,李剑武,叶德平.2019.中国野生兰科植物原色图鉴.郑州:河南科学技术出版社.

金效华,张玉武,肖丽萍.2001.中国石斛属一新种.植物分类学报,39(3):269-271.

赖家业,林少芳,何荣,蒋桂雄,罗墩,刘世勇,宋希强.2008.广西雅长兰科植物自然保护区石斛属植物资源保护与利用.安徽农业科学,36(5):1824-1825,1829.

雷衍国,缪剑华,赖家业,颜德新.2008.桂西北三地野生石斛属资源调查研究.安徽农业科学,36(23):9963-9964.

李东垣.2018.内外伤辨惑论.北京:中国医药科技出版社.

李时珍.1977.本草纲目(校点本第二册).北京:人民卫生出版社.

李振坚,王元成,韩彬,杨业波,王振,孙振元.2019.石斛属植物生物碱成分研究进展.中草药,50(13):3246-3254.

李振坚,周文雅,韩彬,王元成,曾艺芸,卢思聪,孙振元.2020.基于UPLC-Q-TOF-MS技术的玫瑰石斛生物碱研究.天然产物研究与开发,32(3):482-488,426.

林达秋, 黄宇, 林永东, 谈凤联, 伍健敏. 2016. 金钗石斛治疗气阴两虚型2型糖尿病作用的临床研究. 中医临床研究, 8(9): 48-52.

卢炯林, 高立献. 1990. 河南石斛属一新种. 植物研究, 10(4): 29-31.

卢思聪. 1994. 中国兰与洋兰. 北京: 金盾出版社.

卢文芸, 乙引. 2004. 茂兰喀斯特森林石斛属药用植物资源研究. 贵州师范大学学报(自然科学版), 22(1): 33-35.

吕圭源, 颜美秋, 陈素红. 2013. 铁皮石斛功效相关药理作用研究进展. 中国中药杂志, 38(4): 489-493.

南京中医药大学. 2006. 中药大辞典. 上海: 上海科学技术出版社.

孙晶, 魏静, 米艳, 佟立涛, 卢聪, 刘佳萌, 王凤忠. 2021. 石斛活性成分及生物模型在胃肠道疾病保护作用中的应用进展. 中草药, 52(22): 7025-7031.

孙星衍, 孙冯翼. 2020. 神农本草经. 曹瑛, 校注. 北京: 中国医药科技出版社.

汪松, 解炎. 2004. 中国物种红色名录 第一卷 红色名录. 北京: 高等教育出版社.

王雁, 李振坚, 彭红明. 2007. 石斛兰：资源・生产・应用. 北京: 中国林业出版社.

魏刚, 顺庆生, 杨明志. 2014. 石斛求真：中国药用石斛之历史、功效、真影与特征指纹图谱. 成都: 四川科学技术出版社.

吴其濬. 1919. 植物名实图考. 上海: 商务印书馆.

徐春娟, 王河宝. 2016. 石斛夜光丸研究进展. 中国中医眼科杂志, 26(4): 266-268.

杨明志, 单玉莹, 陈晓梅, 张朝凤, 李振坚. 2022. 中国石斛产业发展现状分析与考量. 中国现代中药, 24(8): 1395-1402.

杨明志, 赵菊润, 李振坚. 2022. 中国石斛产业发展报告. 北京: 中国医药科技出版社.

杨新凯, 杨正华, 蒋宏. 2017. 德宏石斛. 昆明: 云南科技出版社.

杨奕, 周琳, 柳航, 李潇, 葛卫红. 2024. 石斛属中药生物碱抗肿瘤药理作用及机制研究进展. 药物评价研究, 47(6): 1386-1392.

郁美娟, 孟庆华, 黄德音, 赵亚平. 2003. 石斛属植物有效成分及药理作用研究. 中成药, (11): 58-61.

曾艺芸, 聂雪婷, 李振坚, 张萌, 杨业波. 2021. 中药石斛黄酮活性成分研究进展. 中国实验方剂学杂志, 27(6): 197-206.

赵菊润, 段兴恩. 2016. 龙陵紫皮石斛. 成都: 四川科学技术出版社.

张萌, 聂雪婷, 单玉莹, 李振坚. 2022. 中国石斛属植物遗传资源的AFLP分析. 园艺学报, 49(6): 1339-1350.

张廷模, 冯德强. 2018. 中国石斛品汇集要. 北京: 中国医药科技出版社.

中国科学院昆明植物研究所. 2003. 云南植物志 第十四卷 种子植物. 北京: 科学出版社.

中国科学院中国植物志编辑委员会. 1999. 中国植物志 第十九卷 兰科 3. 北京: 科学出版社.

中国医学科学院药用植物资源开发研究所, 中国医学科学院药物研究所, 等. 1988. 中药志 第四册. 北京: 人民卫生出版社.

周吉, 郭振宇, 李浩颖, 黄巧, 李桐, 郭天瑶. 2024. 基于网络药理学和分子对接的鼓槌石斛素治疗宫颈癌作用机制探讨及实验验证. 药物评价研究, 47(5): 959-970.

周威, 夏杰, 孙文博, 梁妍, 郝小燕, 汤磊. 2017. 金钗石斛的化学成分和药理作用研究现状. 中国新药杂志, 26(22): 2693-2700.

祝正银, 祝世杰, 江海博. 2008. 四川石斛属一新种. 植物研究, (4): 385-386.

Arditti J. 1982. Orchid Biology: Reviews and Perspectives, II. Ithaca: Cornell University Press.

Baker M L, Baker C O. 1996. Orchid Species Culture: *Dendrobium*. Oregon: Timber Press.

Bhattacharjee S. 1976. India: major *Dendrobium* habitat of the world. American Orchid Society Bulletin, 45(8): 713.

Chen Z L, Zeng S J, Wu K L, Duan J. 2010. *Dendrobium shixingense* sp. nov. (Orchidaceae) from Guangdong, China. Nordic Journal of Botany, 28: 723-727.

Chung S W, Lu S Y. 2007. *Dendrobium okinawense* Hatusima & Ida (Orchidaceae): a newly recorded species in Taiwan. Taiwania, 52: 106-112.

Flora of China Editorial Committee. 2009. Flora of China Volume 25. Beijing: Science Press; St. Louis: Hawaii Press.

Howard P W. 2006. The *Dendrobiums*. New York: Workman Pub Co.

Hu G W, Long C L, Jin X H. 2008. *Dendrobium wangliangii* (Orchidaceae), a new species belonging to section *Dendrobium* from Yunnan, China. Botanical Journal of the Linnean Society, 157: 217-221.

Jin X H, Li H. 2006. *Coelogyne tsii* and *Dendrobium menglaensis* (Orchidaceae), two new species from Yunnan, China. Annales Botanici Fennici, 43: 295-297.

Kamemoto H, Amore T D. 1999. Breeding *Dendrobium* Orchids in Hawaii. Honolulu: University of Missouri Botanical Garden Press.

Lavarack B, Harris W, Stocker G, Lavarack B, Harris W, Stocker G. 2000. *Dendrobium* and its Relatives. Oregon: Timber Press.

Li J W, Ye D P, Jin X H, Yin J T. 2014. *Dendrobium zhenyuanense* (Orchidaceae), a new Chinese species in section *Stachyobium*. Phytotaxa, 178(3): 217-220.

Liang M, Chang L L, Wang X J, Zhang Y, Liu L, Zhang Z, Li Z J. 2024. *Dendrobium jizhuyeense* (Orchidaceae; Epidendroideae) a new species from China: evidence from morphology and DNA. Phytotaxa, 645(1): 77-84.

Lin W M, Hsu T C, Lin T P. 2007. Newly discovered native orchids of Taiwan (Ⅱ). Taiwania, 52(4): 281-286.

Ye D P, Li L. 2012. Four newly recorded species of Orchidiaceae from China. 广西植物, 32(1): 15-18.

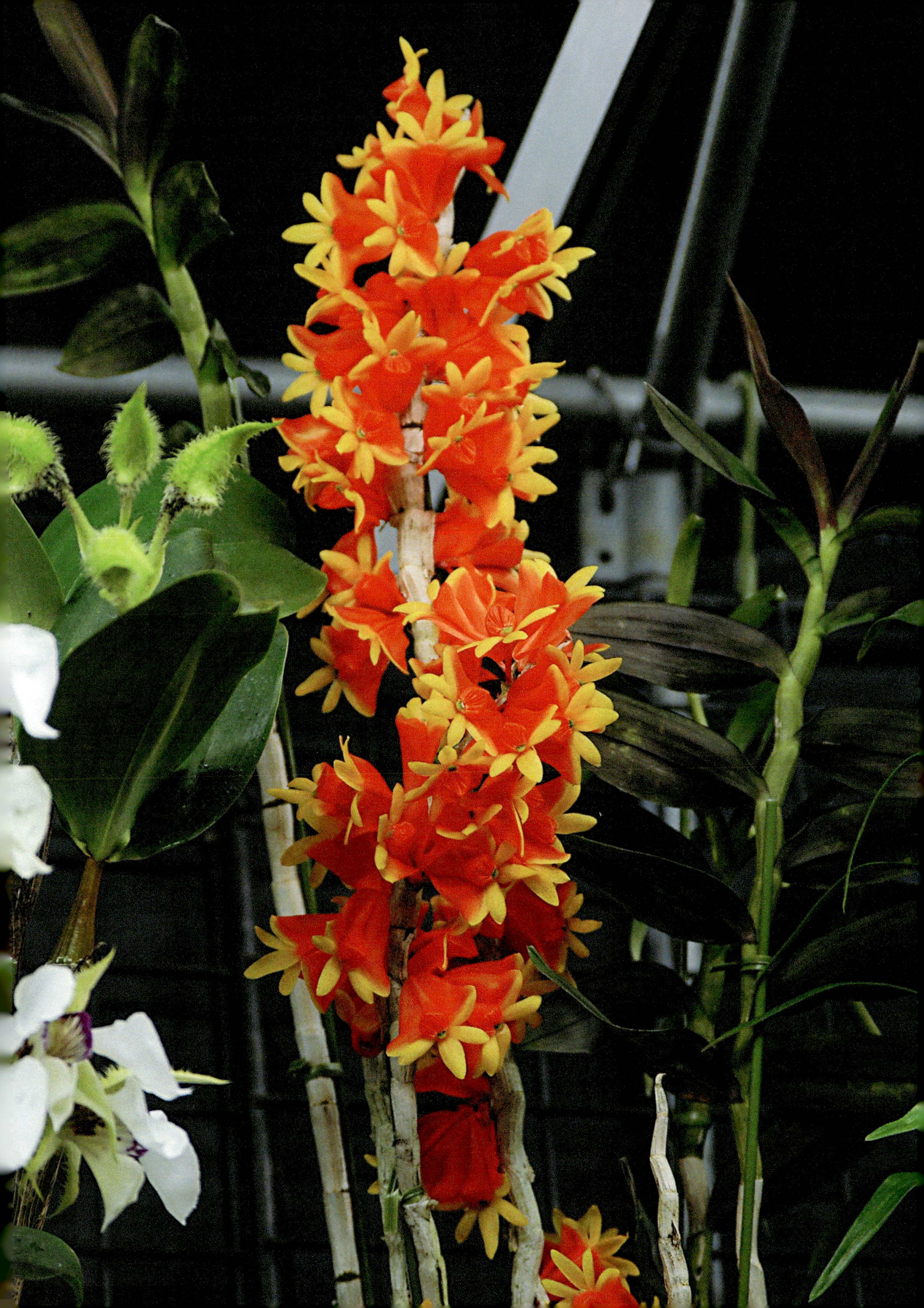

附录一　国外石斛组与种

全球石斛属原生种有1100余种，除个别种外，皆属附生兰类。全球石斛属物种分布范围比较广，分布于北纬15° 31′至南纬25° 12′之间的亚洲和大洋洲的热带、亚热带地区。缅甸、泰国、老挝、越南及中国（云南、贵州、四川）等形成石斛的一个分布中心，分布着大量的石斛属野生种类，与大洋洲分布的石斛属种类有着较大的差异。

一、国外常见石斛组

大洋洲新几内亚岛约 78.6 万 km^2 的土地上分布着超过 450 种的石斛，是石斛分布最为集中的区域。亚洲东南部的热带和亚热带也分布着大量的石斛，也是石斛的分布中心。

全球石斛属共 41 个组，表 1 列出了 21 个组。生产栽培中应用较多的主要有热带地区的蝴蝶组（Sect. Phalaenanthe）、羚羊角组（Sect. Spatulata）、鸽石斛组（Sect. Dendrocoryne）、宽口组（Sect. Latouria），亚热带、温带地区的石斛组（Sect. Dendrobium）、顶叶组（Sect. Chrysotoxae）、黑毛组（Sect. Formosae）。下面对我国引种较多的 8 个组进行详述。

表 1　国外常见石斛组和近缘属及其种数

组或属	种数	组或属	种数
盖唇组 Sect. Calyptrochilus	80	茉香组 Sect. Bolbidium	6
宽口组 Sect. Latouria	57	蝴蝶组 Sect. Phalaenanthe	5
羚羊角组 Sect. Spatulata	48	菲基组 Sect. Fytchianthe	5
尖舌组 Sect. Oxyglossum	29	黄绿组 Sect. Herbacea	4
连茎棒叶组 Sect. Phizobium（Sect. Dockrillia）	21	蝶唇组 Sect. Eleutheroglossum	4
鸽石斛组 Sect. Dendrocoryne（Sect. Kingianum）	18	雪山组 Sect. Cuthbertsonia	3
叉叶组 Sect. Biloba	18	地衣组 Sect. Lichenastrum	3
鳞花组 Sect. Amblyanthus	16	独叶组 Sect. Monophyllaea	3
扁茎组 Sect. Platycaulon（Sect. Platycaula）	9	高蕊组 Sect. Kinetochilus	3
荫生组 Sect. Conostalix	9	厚唇兰属 *Epigeneium*	35
蜂腰组 Sect. Euphlebium（Sect. Fugacia）	8	金石斛属 *Flickingeria*	80
巨枝组 Sect. Macrocladiu	6		

注：1. 该表主要参考 1999 年 Kamemoto 和 Amore 编写的 *Breeding Dendrobium Orchids in Hawaii*；
2. 我国有分布的 14 个石斛组第三章已叙述，因此未在表中列出；
3. 厚唇兰属和金石斛属为近源属。

1. 黑毛组 Sect. Formosae

该组物种的杂交后代颇具商业价值，适宜中温至低温，适宜夜间温度为 10～15℃，可忍受的日间最高温度为 29℃，生长期注意水肥管理，生长停止后需短暂休眠期（宜干不宜湿）。在生长重新开始之前，仅需保持湿润即可。冬季应保持干燥。

国外黑毛组常见种有龙石斛（*Dendrobium draconis*）、美丽石斛（*Dendrobium formosum*）、桑德石斛（*Dendrobium sanderae*）、白花石斛（*Dendrobium dearei*）（图 1）、舒兹石斛（*Dendrobium schutzii*）、血喉石斛（*Dendrobium ochraceum*）、血红石斛（*Dendrobium cruentum*）。

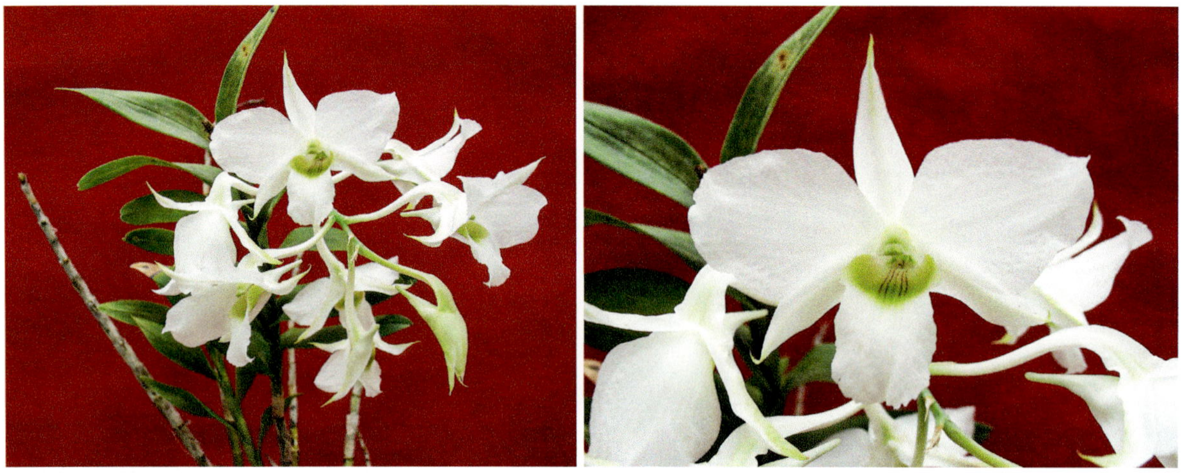

图 1　白花石斛（黑毛组）

2. 距囊组 Sect. Pedilonum

距囊组物种主要分布于印度尼西亚和巴布亚新几内亚，延伸至菲律宾和萨摩亚。

国外距囊组常见种有红玉石斛（*Dendrobium purpureum*）、偏花石斛（*Dendrobium secundum*）、晶玉石斛（*Dendrobium smillieae*）、长苞石斛（*Dendrobium bracteosum*）、黄玉石斛（*Dendrobium bullenianum*）（图 2）、葱花石斛（*Dendrobium capituliforum*）。

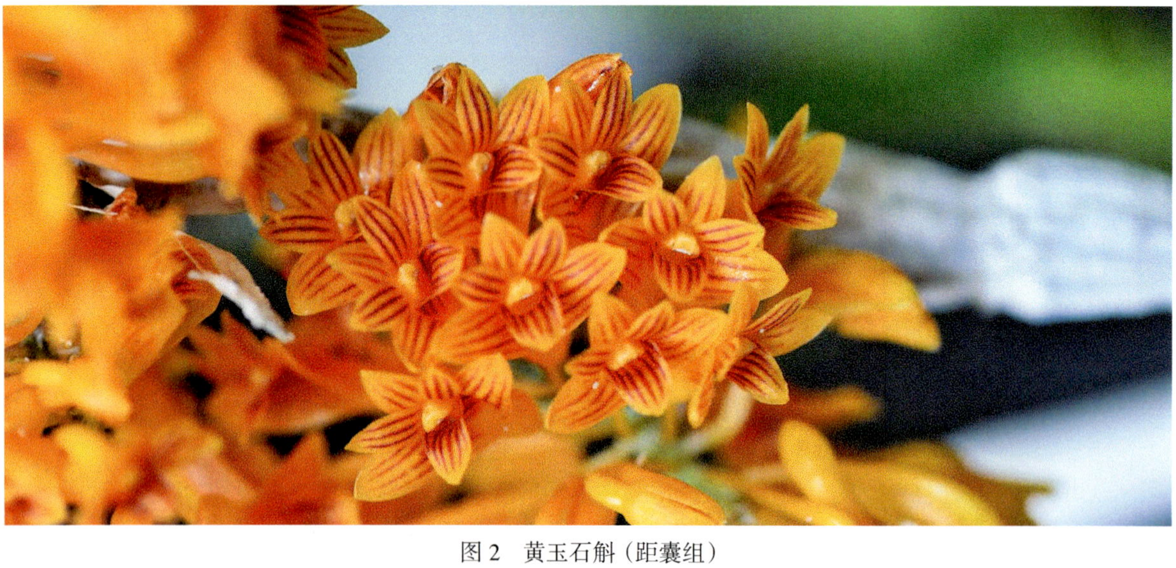

图 2　黄玉石斛（距囊组）

3. 石斛组 Sect. Dendrobium

石斛组物种多分布于亚热带或温带地区，许多种在一年中要经历生长期、休眠期，时期不同需要的水分和温度条件也不同。植株多数下垂，叶在冷凉、干燥气候来临时脱落，花自无叶的茎节处发出。花期从冬季到早春。

生育快，耐低温。夏季为重要的生长期，需提供温暖的环境。在根系开始生长后，需要肥、水充足，直到休止叶出现。茎增粗阶段，需强的光照强度、很少的水分，不需肥料。可低温调控花期，夜间温度可控制在 4～10℃。

4. 宽口组 Sect. Latouria

宽口组物种多产于热带地区。常绿，明显有茎。叶生于茎顶部，大且革质。花序直立，花通常白色、黄色至绿色。唇瓣和花瓣特殊。常见种类包括小鬼石斛（*Dendrobium macrophyllum*）、大鬼石斛（*Dendrobium spectabile*）、紫堇石斛（*Dendrobium atroviolaceum*）、旋瓣石斛（*Dendrobium convolutum*）、*Dendrobium* Spider Lily（图 3）、*Dendrobium johnsoniae* 等。

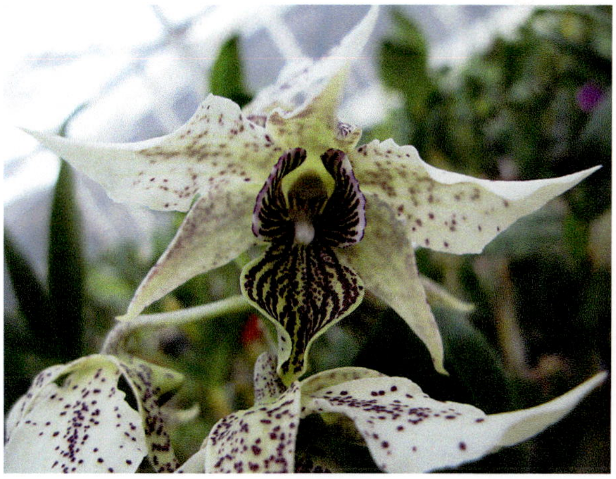
图 3　*Dendrobium* Spider Lily（宽口组）

栽培相对容易，喜光，喜温暖、温和至冷凉的环境，在适宜的环境中生长、开花良好。无明显的休眠季，如果气温突然降低，应保持干燥。冬季休眠期需低温和干燥。花期非常长，平均超过 3 个月。

5. 羚羊角组 Sect. Spatulata

羚羊角组物种多产于热带地区。多年生，常绿，植株中大，生长旺盛。花瓣长，犹如鸟翼，故称为翼瓣。瓣型类似非洲的羚羊角，扭拧生长，形态迷人。羚羊角组包括羚羊石斛（*Dendrobium antennatum*）（图 4）、彩纹石斛（*Dendrobium discolor*）、洋葱石斛（*Dendrobium canaliculatum*）、羊角石斛（*Dendrobium stratiotes*）、*Dendrobium gouldii*、*Dendrobium johannis*、*Dendrobium lineale*（*Dendrobium veratrifolium*）、*Dendrobium strebloceras*、公牛角石斛（*Dendrobium taurinum*）等。

该组物种比其他组物种易栽培，需中等至较强光照。适宜全年气候温和，夜间温度 13～16℃，日间温度 18～32℃。无休眠期。冬季低温时需保持基质干燥。夏季开花或一年多次开花，花期长。

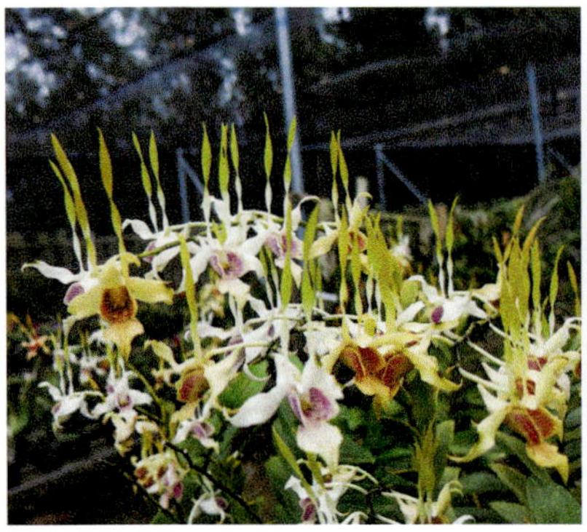

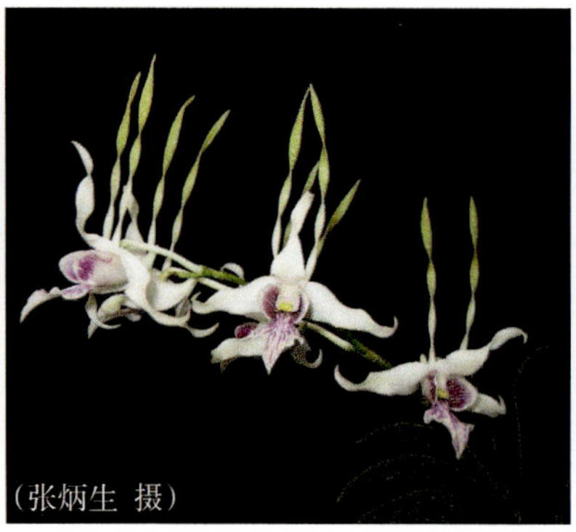

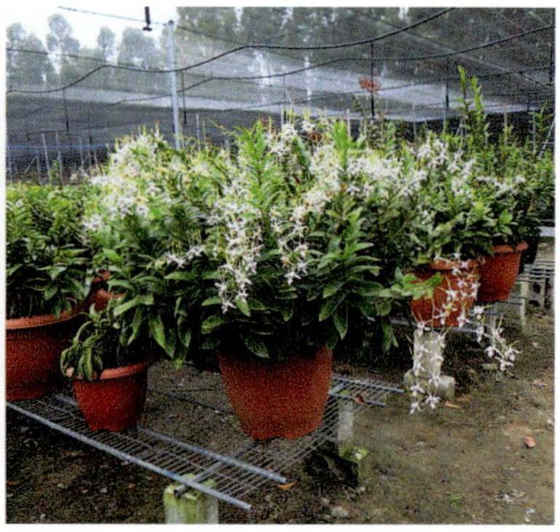

图 4　羚羊石斛（羚羊角组）

6. 鸽石斛组 Sect. Dendrocoryne

茎多节，茎基部膨大。单花小，常为白色、浅黄色至浅紫红色。唇瓣具纵向的脊突，常 3 裂。花量大，开花整齐，单株可持续开花 2～5 周。植株强健，耐低温。开花期集中在 2～4 月，若要提早开花，应于 12 月至翌年 1 月间催花，催花室温 10～12℃。

鸽石斛组物种多产于热带地区，主要分布于澳大利亚，生于湿润的森林内。该组在全球共有 18 个种，常见种包括大明石斛（*Dendrobium speciosum*）（图 5）、澳洲石斛（*Dendrobium kingianum*）（图 6）、蜘蛛石斛（*Dendrobium tetragonum*）。常见杂交种有‘丽花’石斛（*Dendrobium speciosum* × *Dendrobium kingianum*）等。澳洲石斛近年杂交种较多，比较受欢迎。

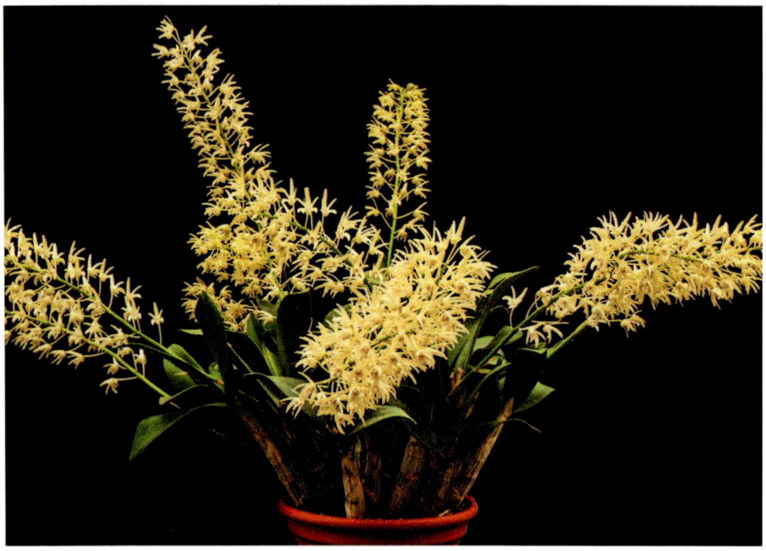

图 5　大明石斛（鸽石斛组）

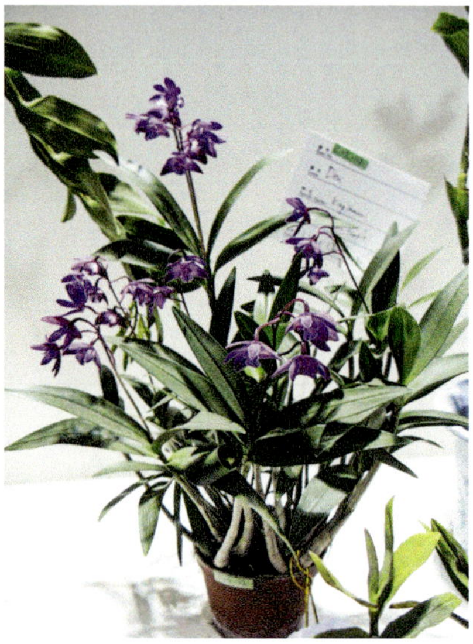

图 6　澳洲石斛（鸽石斛组）

7. 蝴蝶组 Sect. Phalaenanthe

蝴蝶组物种多产于热带地区，主要分布于巴布亚新几内亚、泰国（曼谷）的热带低地。多年生常绿植物，茎细长，顶端着花，通常秋季开花或一年开花两次。蝴蝶组包含蝴蝶石斛（*Dendrobium phalaenopsis*）、'白兰地'（*Dendrobium* Burana White）（图 7）、*Dendrobium* Mini Stripes（图 8）、*Dendrobium affine* 等。

植株生育适宜温度为 25℃，冬季需 10℃以上，故冬季应特别注意寒害。

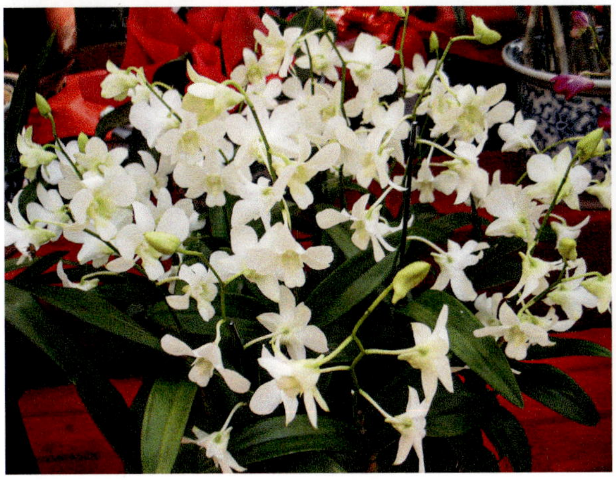

图 7　'白兰地'（蝴蝶组）

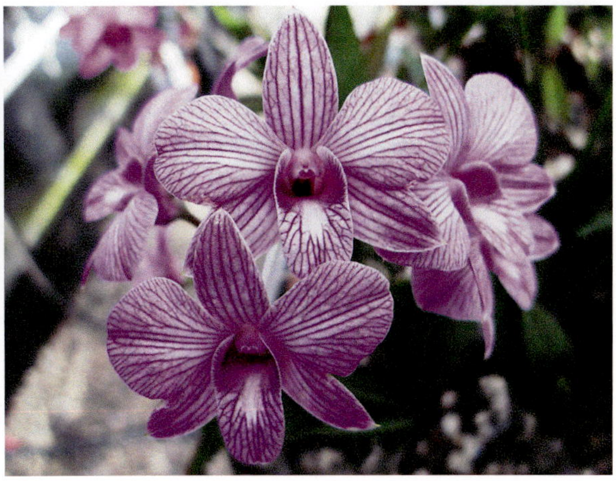

图 8　*Dendrobium* Mini Stripes（蝴蝶组）

8. 顶叶组 Sect. Chrysotoxae

顶叶组物种多产于温带地区。顶叶组许多种观赏性强，如法式石斛（*Dendrobium farmeri*）（图 9）、粉灯笼石斛（*Dendrobium amabile*）等。

夏季在温和环境下生长，喜中等光照。适宜温度 16～32℃；冬季需低温（夜间 10℃），环境干燥可少量喷水，保持茎不枯萎即可，不用施肥。在冬季给水至避免茎萎缩即可。

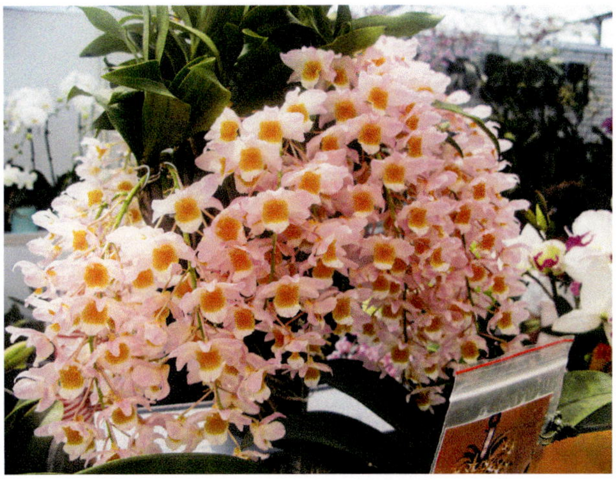

图 9　法式石斛（顶叶组）

9. 其他组

石斛属物种很多，不乏株型、花色奇异的类型，受欢迎的有许多种，如连茎棒叶组的牛舌石斛（*Dendrobium linguiforme*）、雪山组的雪山石斛（*Dendrobium cuthbertsonii*）（图 10）、草叶组的虎牙石斛（*Dendrobium delacourii*）、长爪组的变色石斛（*Dendrobium mutabile*）和紫晶石斛（*Dendrobium amethystoglossum*）、心叶组的单花石斛（*Dendrobium uniflorum*）（图 11）。

石斛栽培养护和原生种的原生境紧密相关，不同组物种的生长习性不同。多数石斛适宜中等至温暖的环境，冬季生长停止时需保持干燥，适宜夜间温度 13～16℃。

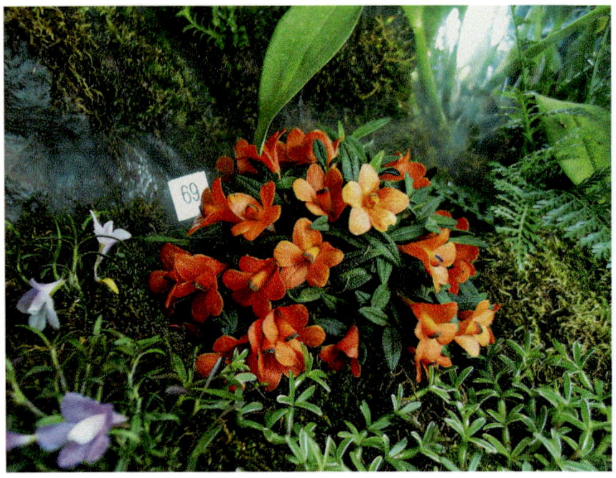

图 10　雪山石斛（雪山组）

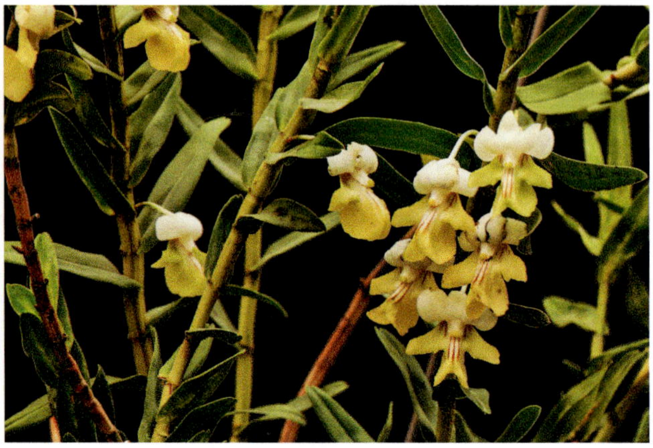

图 11　单花石斛（心叶组）

二、国外常见石斛种

国外有许多石斛种类适应性强、植株高大、株型美观，开花时花大色艳、观赏性佳。常见的国外石斛种有铬黄石斛、法式石斛、紫晶石斛、大明石斛等，详见表 2。

表 2　国外常见石斛种

学名	异名	中文名	组
Dendrobium friedericksianum		铬黄石斛	石斛组
Dendrobium signatum	*Dendrobium hildebrandii*	黄喉石斛	石斛组
Dendrobium trantuanii		越南扁石斛	石斛组
Dendrobium unicum	*Dendrobium arachnites*	独角石斛	石斛组
Dendrobium amabile	*Dendrobium bronckartii*	粉灯笼石斛	顶叶组
Dendrobium farmeri		法式石斛	顶叶组
Dendrobium draconis		龙石斛	黑毛组
Dendrobium formosum		美丽石斛	黑毛组
Dendrobium purpureum		红玉石斛	距囊组
Dendrobium secundum		偏花石斛	距囊组
Dendrobium smillieae		晶玉石斛	距囊组
Dendrobium bullenianum	*Dendrobium topaziacum*	黄玉石斛	距囊组
Dendrobium speciosum		大明石斛	鸽石斛组
Dendrobium spectabile		大鬼石斛	宽口组

续表

学名	异名	中文名	组
Dendrobium amethystoglossum		紫晶石斛	长爪组
Dendrobium cuthbertsonii		雪山石斛	雪山组
Dendrobium bensoniae		本斯石斛	石斛组
Dendrobium ochreatum		黑喉石斛	石斛组
Dendrobium senile		毛石斛	石斛组
Dendrobium tortile		扭瓣石斛	石斛组
Dendrobium pulchellum		蜻蜓石斛	石斛组
Dendrobium bracteosum		长苞石斛	距囊组
Dendrobium capituliforum	*Dendrobium ophioglossum*	葱花石斛	距囊组
Dendrobium dearei		白花石斛	黑毛组
Dendrobium ochraceum		血喉石斛	黑毛组
Dendrobium sanderae		桑德石斛	黑毛组
Dendrobium cruentum		血红石斛	黑毛组
Dendrobium antennatum		羚羊石斛	羚羊角组
Dendrobium discolor		彩纹石斛	羚羊角组
Dendrobium stratiotes		羊角石斛	羚羊角组
Dendrobium macrophyllum		小鬼石斛	宽口组
Dendrobium delacourii	*Dendrobium ciliatum*、*Dendrobium venustum*	虎牙石斛	草叶组
Dendrobium tetragonum		蜘蛛石斛	鸽石斛组
Dendrobium phalaenopsis	*Dendrobium bigibbum*	蝴蝶石斛	蝴蝶组
Dendrobium cerinum		翠玉石斛	长爪组
Dendrobium mutabile		变色石斛	长爪组
Dendrobium linguiforme		牛舌石斛	连茎棒叶组
Dendrobium cucumerinum		苦瓜石斛	连茎棒叶组
Dendrobium unicum		独角石斛	石斛组
Dendrobium kingianum		澳洲石斛	鸽石斛组

注：主要参考 *The Dendrobiums*（Wood，2006）。

全球石斛分布范围广，种类丰富，其中不乏观赏性极佳的种类。许多知名的国外观赏石斛种类种植广泛且观赏性强，深受种植者喜欢，其中 27 种详见下文介绍。

1 粉灯笼石斛 越南石斛

Dendrobium amabile O'Brien

异名：*Dendrobium bronckartii*

顶叶组

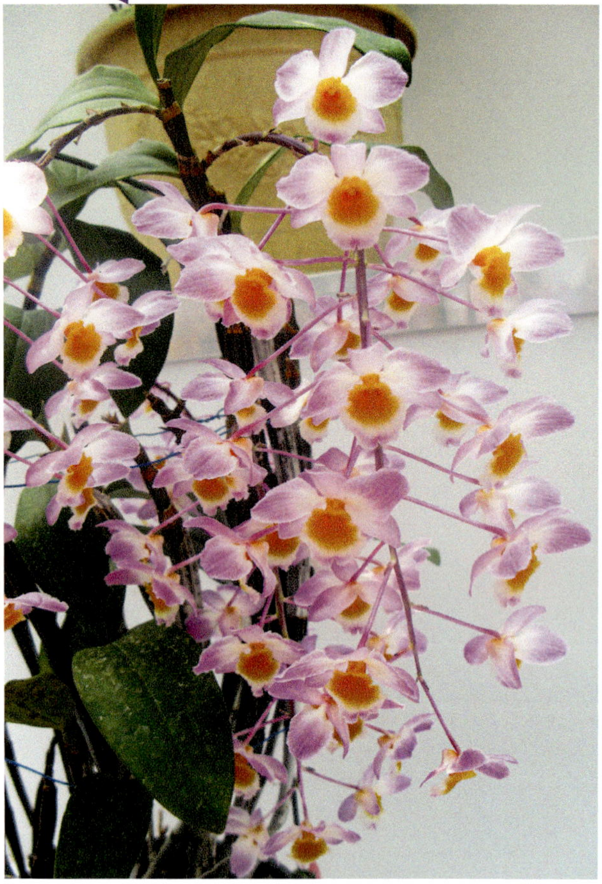

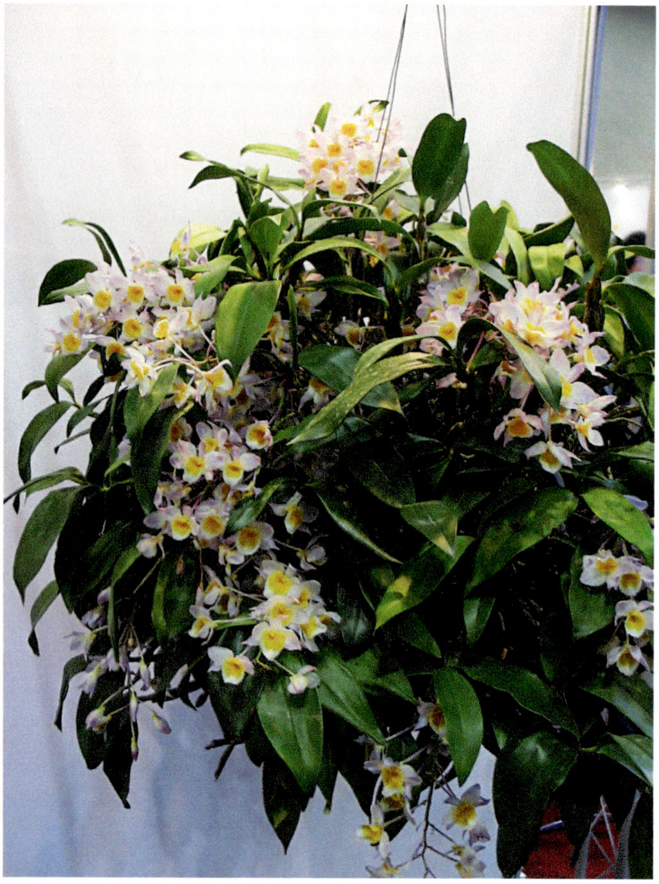

株型中等，高 40～80cm。茎为四棱形。花序呈下垂的螺旋圆锥状；花粉红色；唇盘亮黄色；唇瓣外缘粉红色。花量大，易开花。单株可持续开花 2～4 周。

生长季湿度要求 80%～85%，冬季降至 65%～70%。从春季到秋季保证充分的水分供给。秋季植株成熟后逐渐减少浇水量。休眠期减少浇水，两次浇水间期应使植株干透，并在晴朗的天气里偶尔喷雾 1 次，防止植株过分干燥。每周施 1 次 0.05%～0.1% 的复合肥。

分布于越南。生于海拔 1000m 的丛林中。

2 紫晶石斛

Dendrobium amethystoglossum Rchb. f.

长爪组

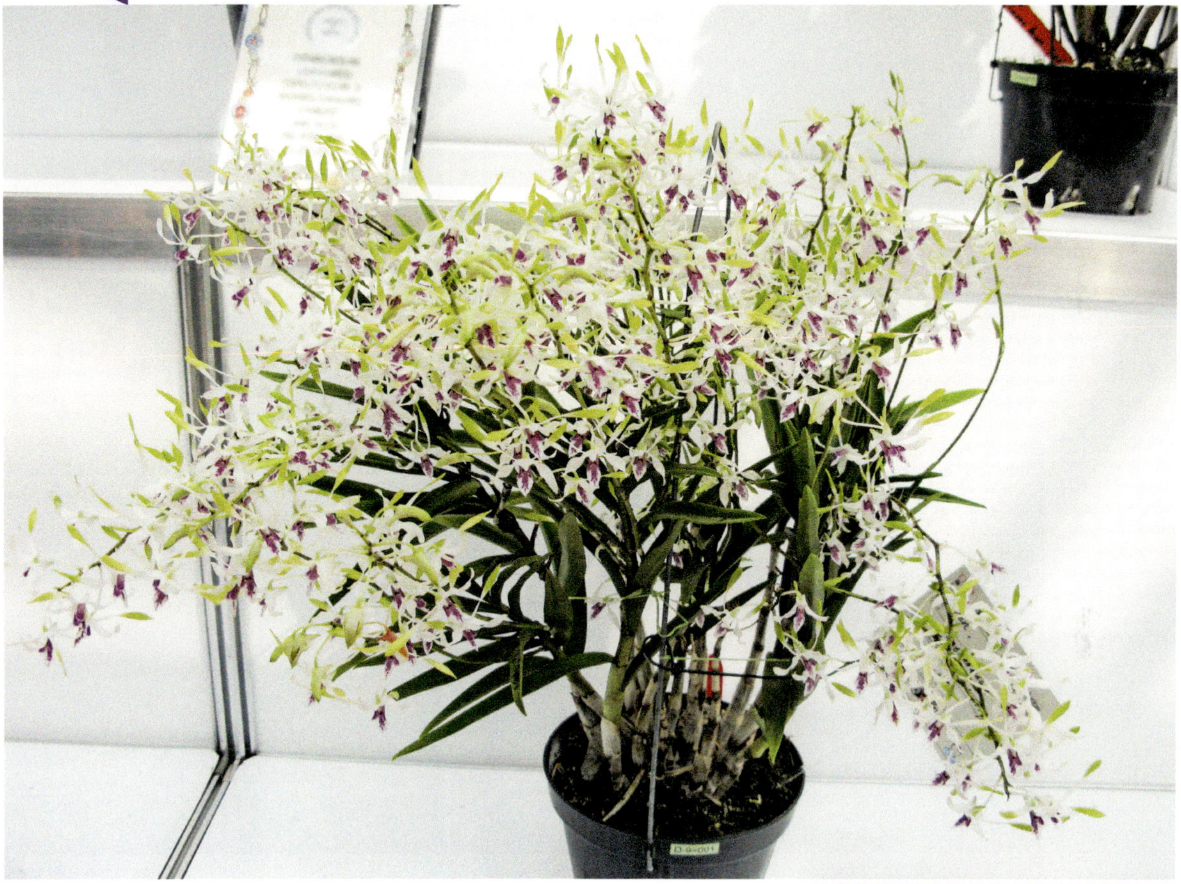

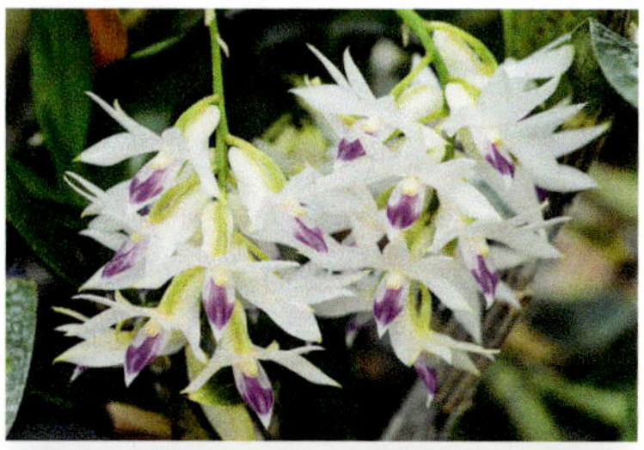

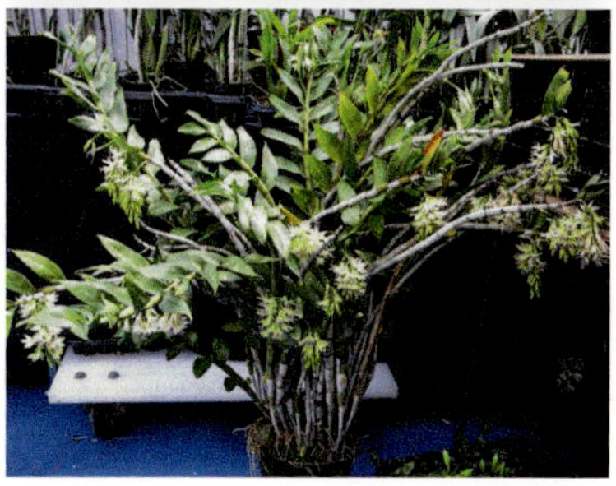

地生，株型中大。茎直立棒状，长30～60cm，最长可达1m，新老茎皆可着花。总状花序开于无叶茎上部，长10～15cm，可着花15～25朵；小花密集，下垂，花径2.5～3cm，花呈象牙白色带微黄，味芳香；唇瓣带紫色有光泽。花期冬末春初，在海拔1400m以下栽培时夏、秋开花，开花持续约1个月。

可垂吊栽培或盆栽。夏季置于通风处，适宜温度8～35℃，喜高湿，日照中等以上。春天到深秋浇水应充足。2～4个月的休眠期需维持一定湿度，新芽开始生长时可恢复正常管理。

分布于菲律宾吕宋岛。生于海拔1500m的石灰岩悬崖苔藓上。

③ 羚羊石斛

Dendrobium antennatum Lindl.

羚羊角组

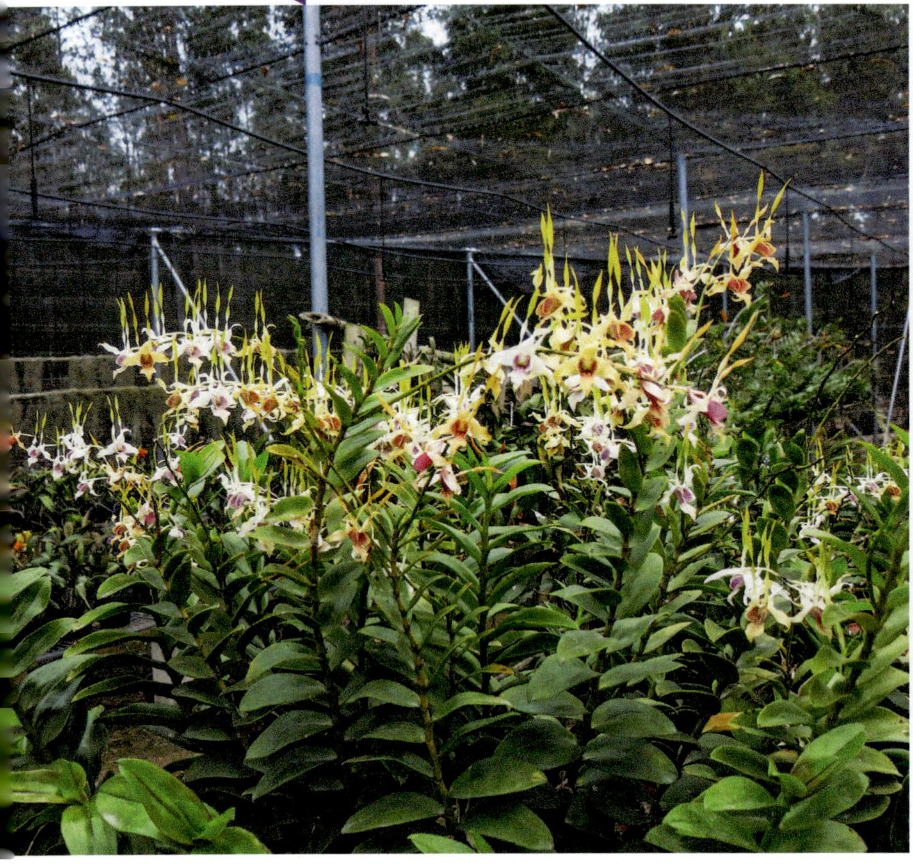

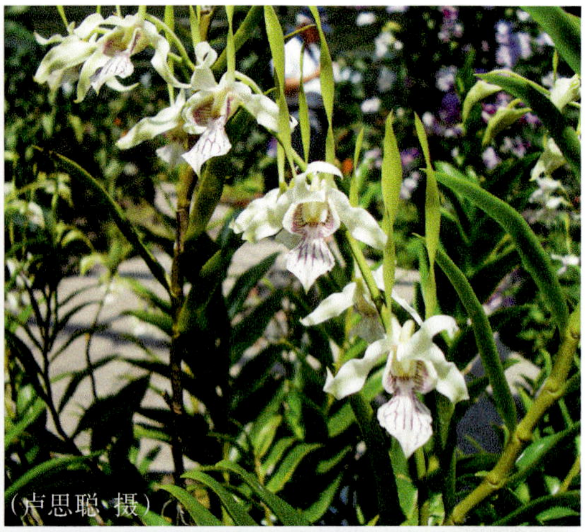

（卢思聪 摄）

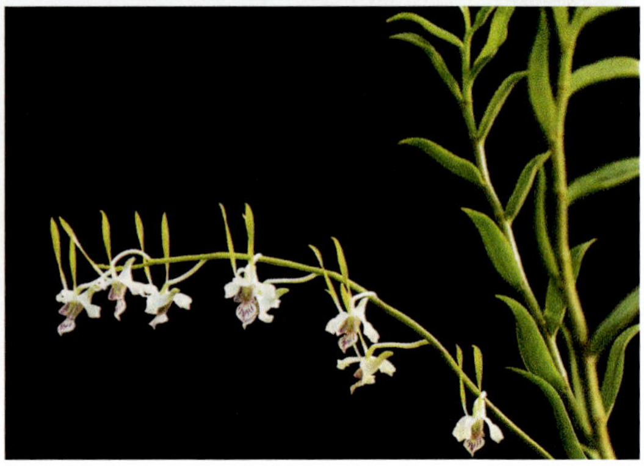

茎丛生，弯曲或下垂，长20～130cm，圆柱形，基部膨大，具叶10～14枚，着生在茎上半部。茎顶部着生1～3个直立或拱形的总状花序，长20～30cm，每花序上着花8～15朵；花径4～5cm，花芳香；花瓣浅绿色，线形，长5～8cm，扭曲；萼片白色或略带浅绿色；唇瓣白色，有紫色或黄色条纹。可持续开花6个月。染色体$2n$=38。植株自交结实。

植株喜光，夏季适宜光照强度21 000～32 000lx。生长季日间适宜温度30～31℃，夜间适宜温度21～22℃。冬季能忍受的最低温为10℃。植株喜湿润，夏季和早秋应保证充足的水分供给，勿积水，在两次浇水的间期，勿使植株过于干燥，休眠期降低浇水量。每2～3周施1次0.05%～0.1%的复合肥，增加肥料中镁元素能加深花色。可栽植在树蕨板、带皮的木段上，盆栽基质用颗粒状的树皮块、蛇木屑、木炭、火山灰等，每1～2年换盆1次。

分布于巴布亚新几内亚及其临近岛屿，海拔0～1200m，其中，海拔150m处分布较多。常见于巴布亚新几内亚北部和西部沿海低海拔的森林中。

④ 长苞石斛

Dendrobium bracteosum Rchb. f.

距囊组

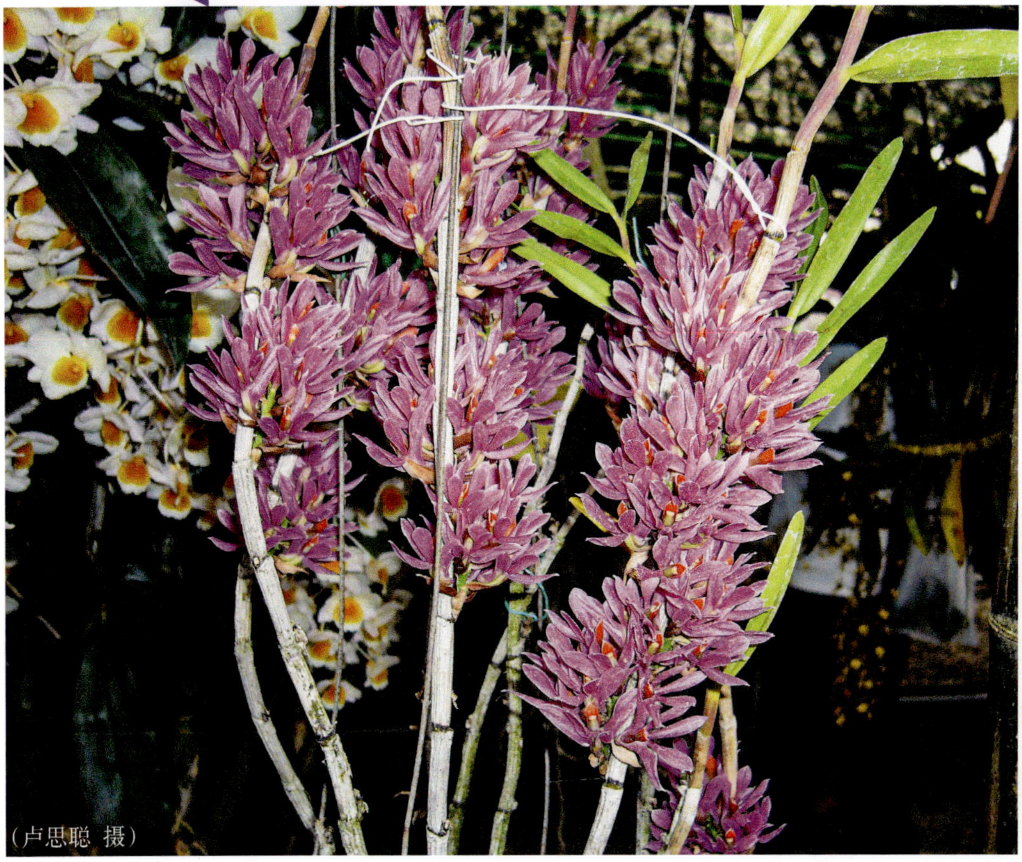
（卢思聪　摄）

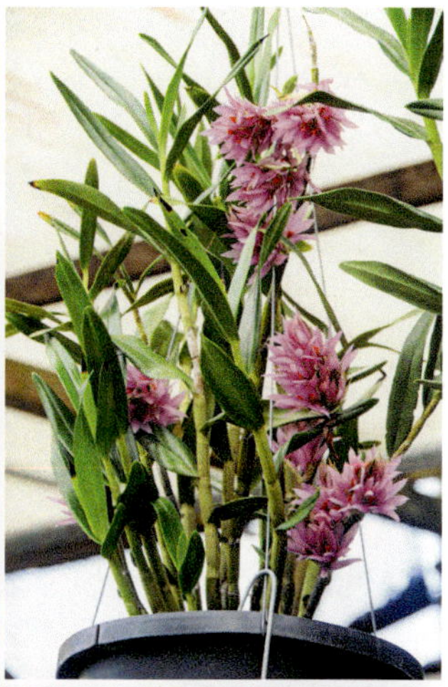

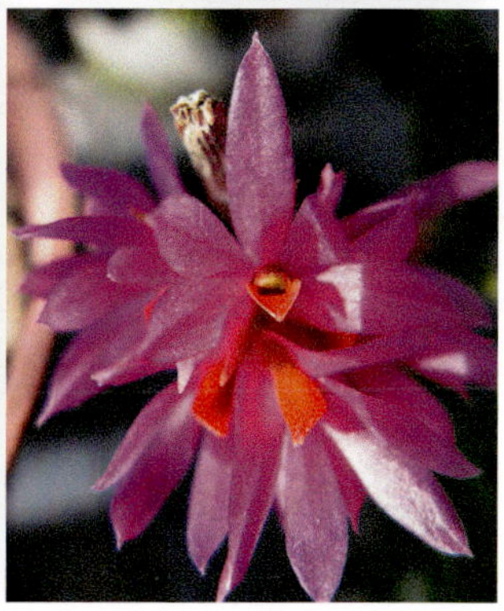

茎长 20～40cm。叶 6～8 枚，长 4～8cm，窄，落叶。浓密的丛生花从茎节处生出，花序短，花苞片大，每花序上着花 3～10 朵；花径 1.3～2.5cm，不完全开放，花芳香。花期长。秋季开花最为旺盛。花白色、红色、绿色、黄色、玫瑰色、粉色，唇瓣红色至橘红色。染色体 $2n$=38。

植株喜光，需光照强度 11 000～22 000lx。夏季日间适宜温度 30～31℃，夜间适宜温度 20～21℃，可忍受冬季 15℃的低温。栽培植株应保持湿润，两次浇水间期保持植株适度干燥，注意根部勿积水。喜肥，全年每 2～3 周施 1 次 0.1% 的复合肥。冬季应略减少浇水和施肥量。

可栽植在树蕨板上或小盆中，基质要有良好的排水和透气性。新根开始生长时适于换盆。换盆时，勿去除未开花老茎，带部分附生的枝杈易移栽成功。

分布于巴布亚新几内亚海拔 0～700m 处。生长在森林的树干上。

⑤ 黄玉石斛

Dendrobium bullenianum Rchb. f.

距囊组

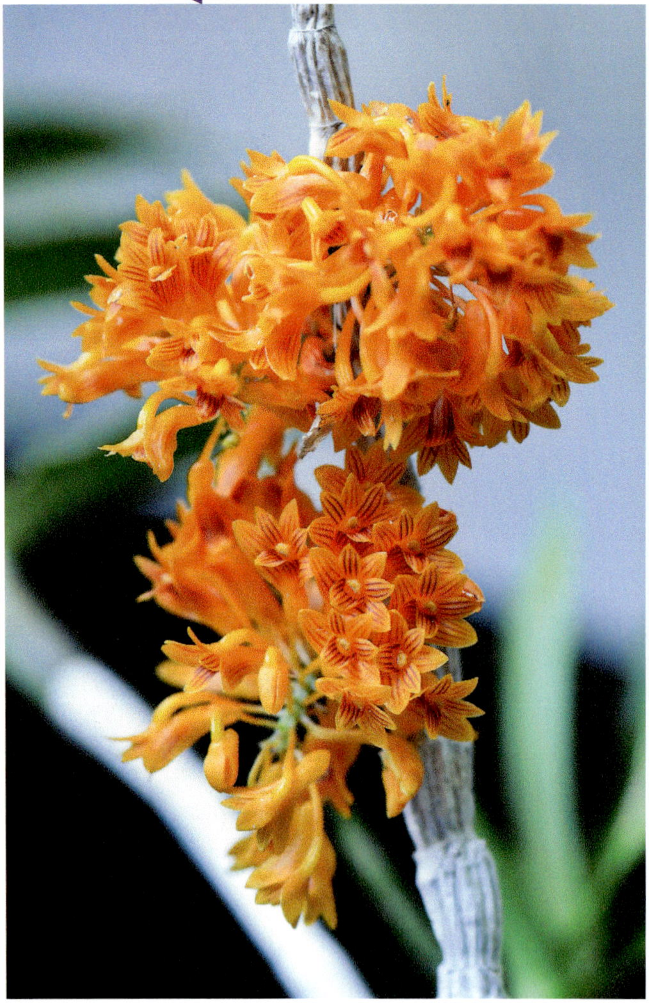

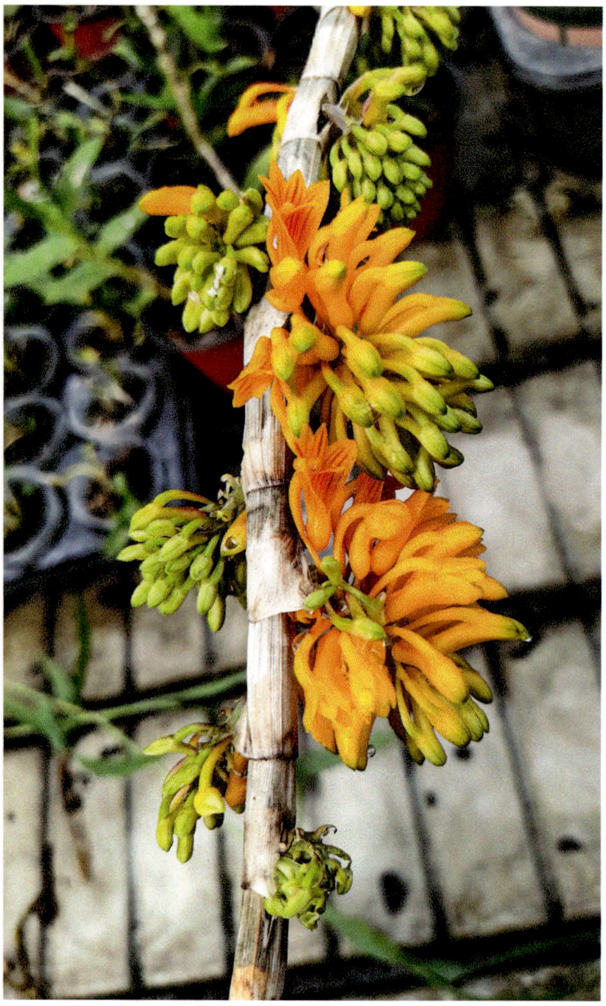

茎长 25～60cm，细长，肉质。叶长 10～15cm，椭圆形，革质，落叶。总状花序密生，从无叶茎上长出，长约 6cm，每花序上着花 24～36 朵；花径约 2cm，花蜡质，亮黄色至琥珀色，带红色至紫红色斑纹，花瓣和唇瓣上的斑纹更为明显。染色体 2*n*=38。

光照强度需 27 000～38 000lx。夏季日间适宜温度 32～33℃，夜间适宜温度 24℃，可忍受 12℃的冬季低温。全年适宜湿度 80%～85%。在生长季，植株应保持充足的水分，两次浇水间期适度干燥。每 2～3 周施 1 次 0.05%～0.1% 的复合肥。休眠期减少浇水，停止施肥。

植株可栽植在树蕨板上。盆栽时，基质要有良好的排水性和透气性。新根开始生长时适于换盆。

分布于萨摩亚群岛西部和菲律宾。生于海拔 60m 以下的森林地区。

6 葱花石斛　头状石斛

Dendrobium capituliflorum Rolfe

异名：*Dendrobium ophioglossum*

距囊组

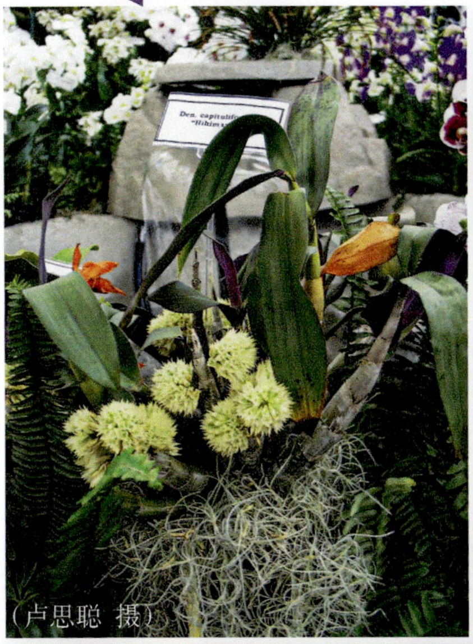
（卢思聪 摄）

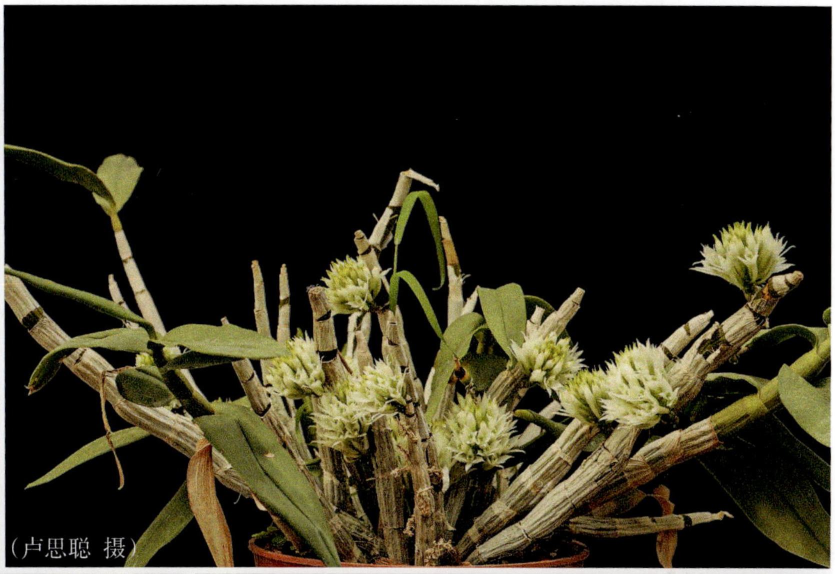
（卢思聪 摄）

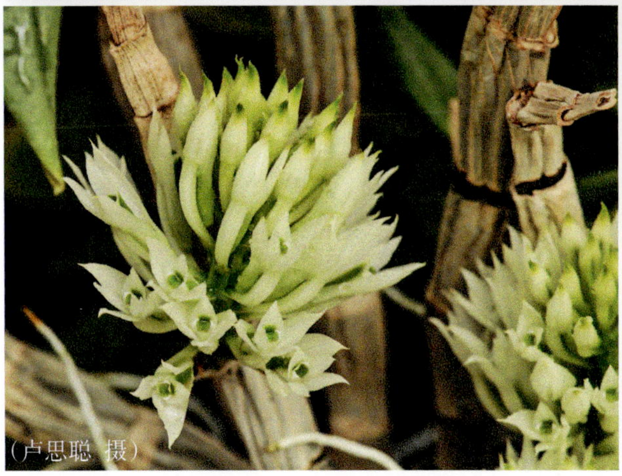
（卢思聪 摄）

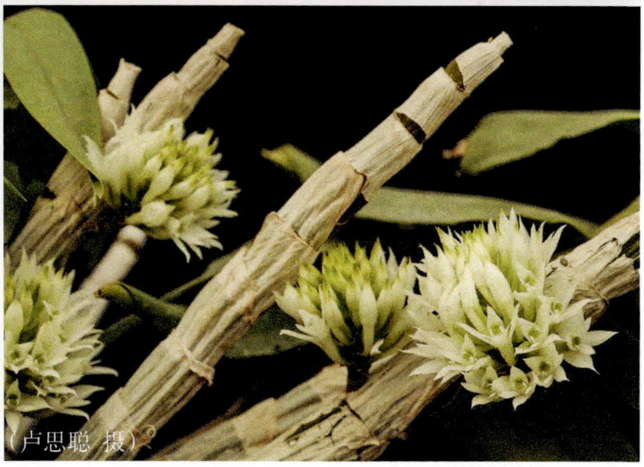
（卢思聪 摄）

常绿种，株型较小，簇生，高 20～30cm。单花序可开花 50～60 朵，球形；花径 1.2～1.8cm，花白色至淡绿色，无香味。春季至夏季开花，花期长。

可垂吊栽培或盆栽，需透水性较好的基质。喜冷凉或炎热的环境，生长期喜高温、高湿、光照适中的环境。适宜温度为 10～35℃。花常在冬春季开放。春季开花时应减少施肥，可照常浇水。

分布于巴布亚新几内亚、所罗门群岛、新西兰。生于海拔 750m 处雨林的树干或树枝上。

⑦ 雪山石斛

Dendrobium cuthbertsonii F. Muell.

雪山组

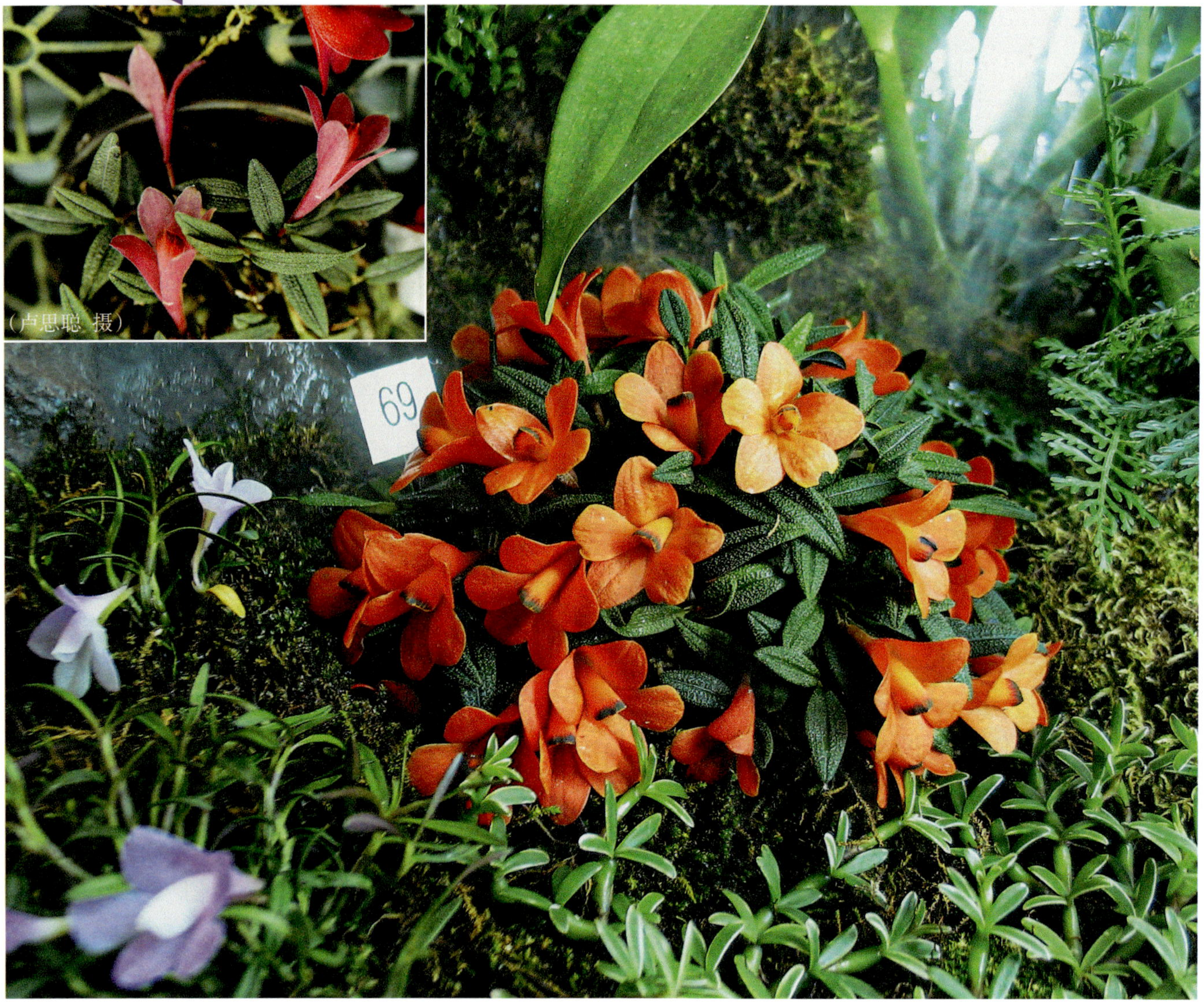

（卢思聪 摄）

株型矮小。茎长约 1.5cm，粗约 0.4cm，纺锤形。花长约 5cm，直径约 3.5cm。花色多变，有红色、黄色、橘黄色和紫红色，红色最为常见。花形美观，小巧玲珑，观赏性佳。花期甚长，可长达 10 个月。

低温或中温环境栽培，需较高的空气湿度。用排水良好的基质种植于小盆。

分布于巴布亚新几内亚的高原地区。生于苔藓覆盖的乔木或灌木的茎干或岩石上。

8 彩纹石斛

Dendrobium discolor Lindl.

羚羊角组

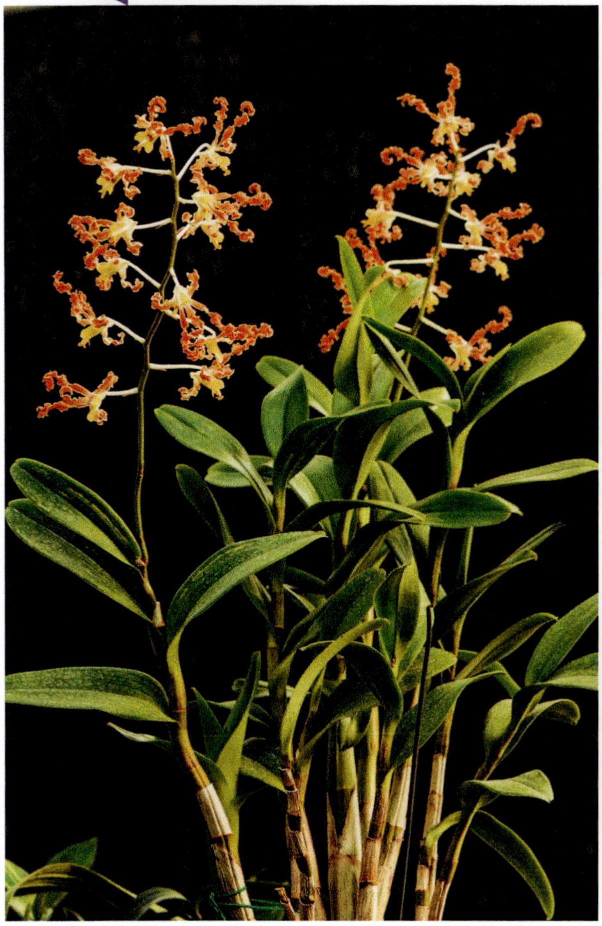

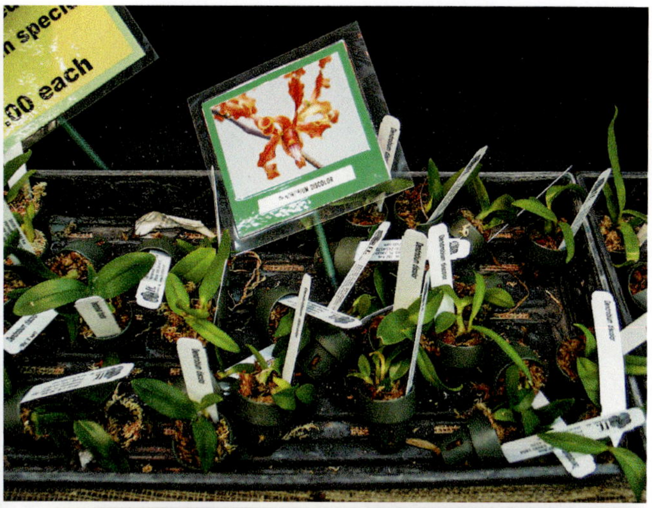

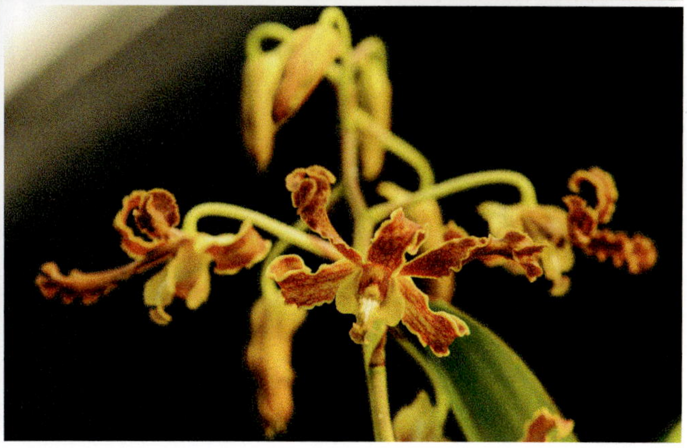

附生、岩生或陆生。茎长 30～50cm，每茎有多叶。叶生长在茎上部，长 5～20cm，椭圆形、革质。花序长 20～60cm，下垂或水平，着生于老茎上部，每花序着花 20～80 朵；花径 3～8cm，花芳香，蜡质，具光泽，通常暗黄色，有时带棕色、青铜色或淡紫色，萼片和花瓣边缘具浅锯齿；花瓣长约 4cm；唇瓣上有紫色斑点。花期长达 3 个月。染色体 n=19，2n=38。

光照强度需 32 000～48 000lx，开花需较强光照。夏季日间适宜温度 32℃，夜间适宜温度 23℃。全年适宜湿度 65%～75%。春末至秋季栽培时植株应保持湿润。休眠期减少浇水，两次浇水期间可适度干燥。每 1～2 周施浓度为 0.05%～0.1% 的复合肥。

可选用通气透水良好的基质盆栽，也可栽植在树蕨板或带皮的木段上，栽培过程中要保持高湿。早春新根开始生长时换盆。

分布于澳大利亚东北部和巴布亚新几内亚。

9 龙石斛

Dendrobium draconis Rchb. f.

黑毛组

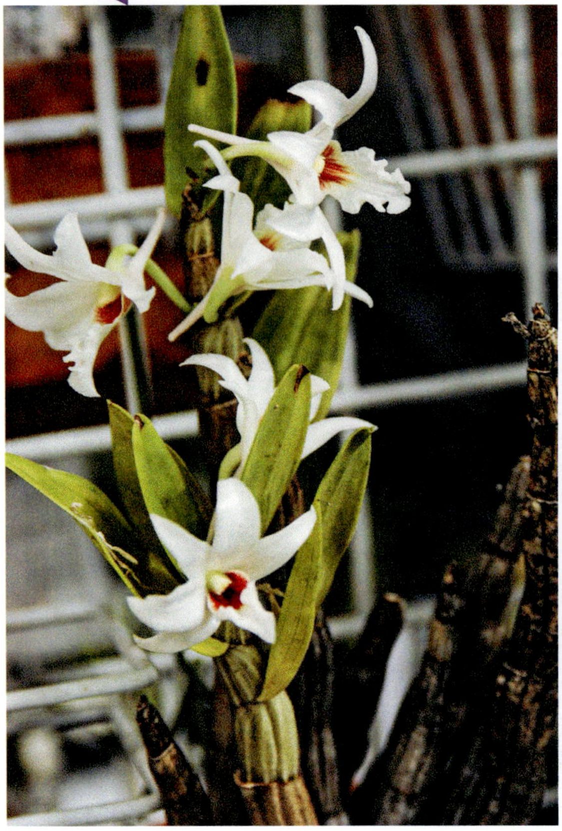

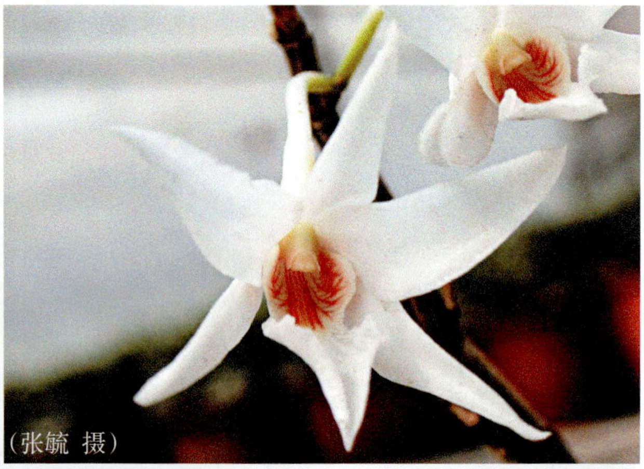

（张毓 摄）

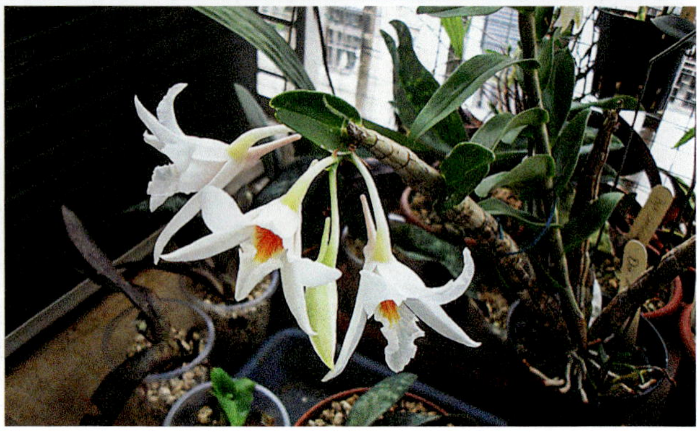

株型中小。茎长 15～45cm，有 8 或 9 节，被短黑毛。叶多，长 6～10cm，披针形，革质，能持续 2 个季节。花序从茎干顶部长出，非常短，每花序着花 2～5 朵；花径 4～6cm，花蜡质，有橘香味，象牙白色；唇瓣白色；中裂片椭圆形，基部有深红色、橘红色、金色条纹，端部尖锐，边缘锯齿状。春季或夏季开花，单朵花可持续 3 周，整株花期可持续 6 周。染色体 $2n=38$。自交不育。

光照强度需 32 000～43 000lx，需较强的光线和良好的通风。春季至秋季需遮阴，光线强度以不灼伤植株为好。夏季日间适宜温度 25～27℃，夜间适宜温度 18～19℃。冬季需保持温度 9～10℃及以上。当气候干燥时，植株可忍受轻微的霜冻。夏秋季适宜湿度为 80%～85%；晚冬和早春的 2～3 个月湿度应降至夏秋季的 60%。旺盛生长时应保证充足的水分；秋季植株成熟后应逐渐减少浇水量。休眠期要凉爽、干燥，两次浇水间期保持植株适度干燥。每周施 1 次 0.1%～0.2% 的复合肥。

可栽植在树蕨板或软木板上。盆栽时用小盆，基质要有良好的排水性和透气性。尽量少换盆，如需换盆，最好在新根长出时或刚开完花时更换。

分布于印度东北部、缅甸、泰国北部、柬埔寨北部、老挝、越南。生于海拔 800～1300m 处。

⑩ 法式石斛　四角石斛

Dendrobium farmeri Paxton

顶叶组

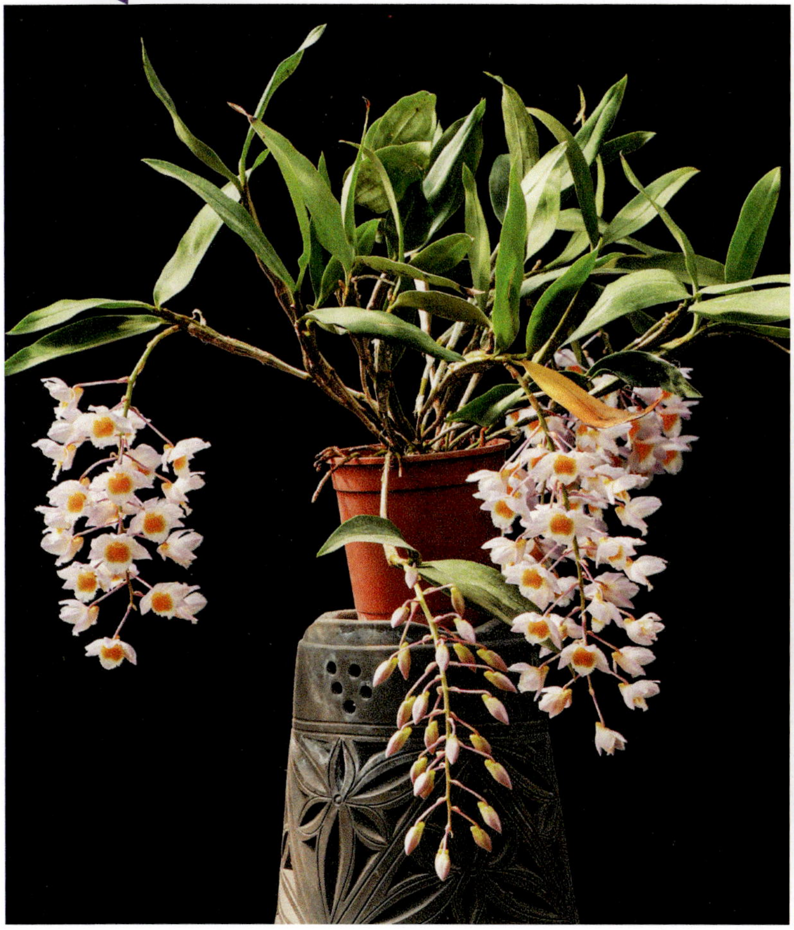
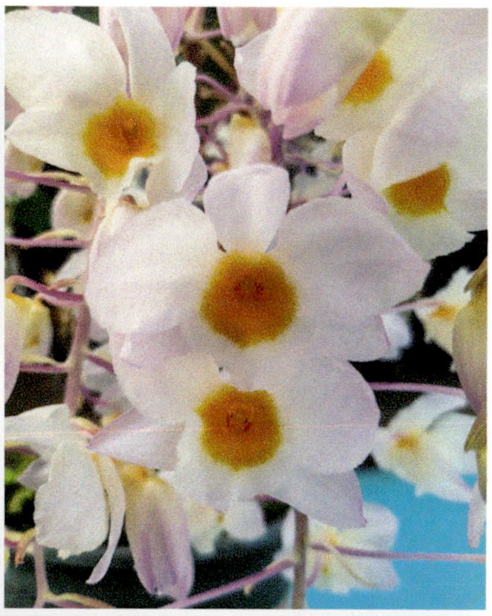
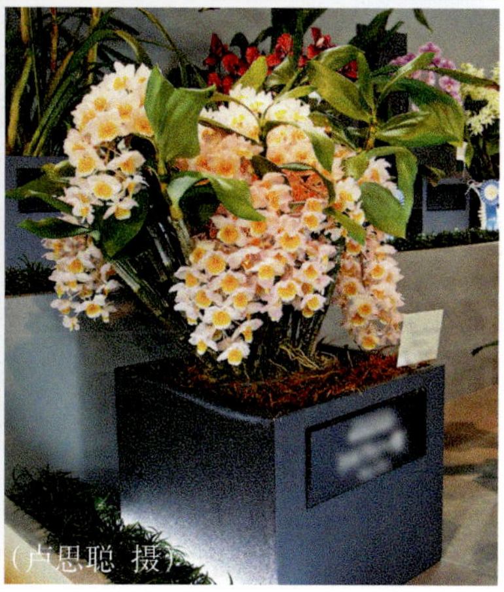

（卢思聪 摄）

茎长 30～45cm，纺锤形，粗壮，四棱形，基部膨大，茎顶端有叶 2～4 枚。叶长 8～15cm，椭圆形，革质，常绿，顶部尖锐。花序从有叶或无叶的茎顶部生出，长 20～30cm，下垂，有花 14～35 朵；花径约 5cm，花芳香，粉色、淡紫色至紫红色；唇瓣圆形，淡黄色至橘黄色，边缘白色。花期 2～4 周。染色体 $2n$=40。自花不孕，与其他植株授粉后可长出蒴果，385 天后蒴果开裂。

光照强度需 22 000～27 000lx。夏季日间适宜温度 28～29℃，夜间适宜温度 22℃。冬季可忍受最低温为 2℃。生长季适宜湿度为 80%～85%，冬季可降至 65%～70%。从春季至秋季需保证充足的水分供给，秋季植株成熟后逐渐减少浇水量。休眠期减少浇水。每周施 1 次 0.05%～0.1% 的复合肥。盆栽时用小盆，基质要有良好的排水性和透气性。早春或开花后换盆。可栽植在树蕨板或木筏上。

广布于尼泊尔、不丹、印度东北部、缅甸、泰国、老挝、马来西亚。生于海拔 300～1000m 处。

11 美丽石斛

Dendrobium formosum Roxb. ex Lindl.

黑毛组

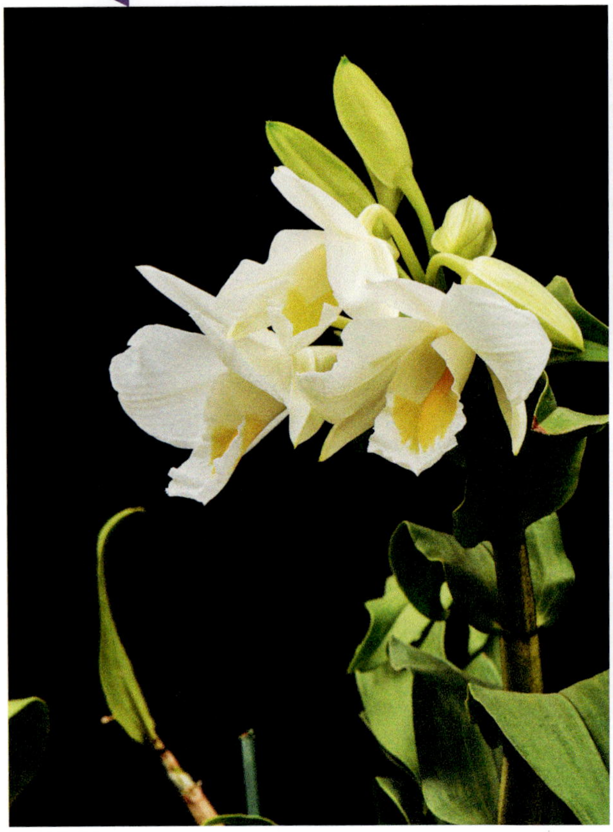
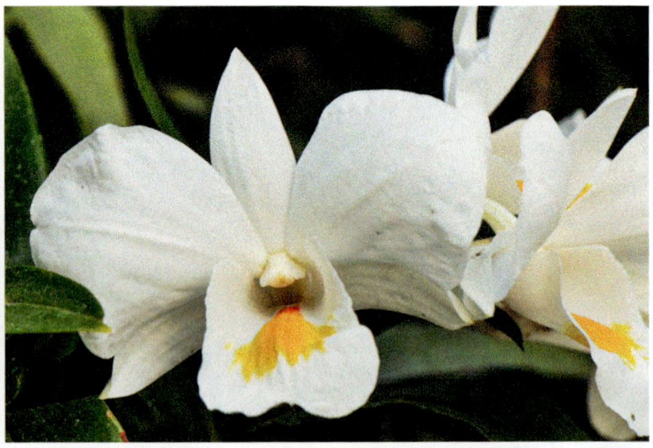
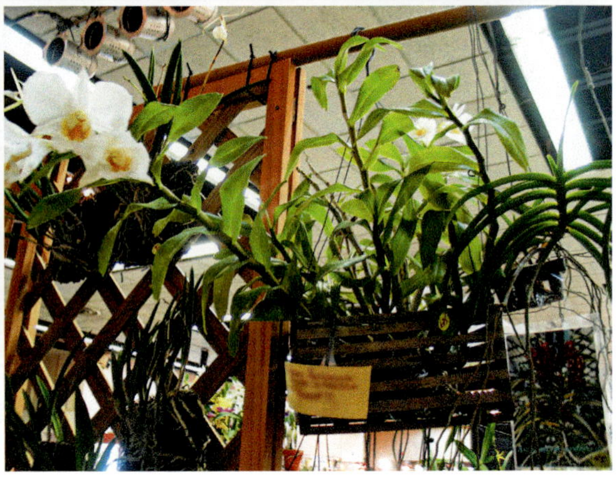

株高 23～45cm。茎紧凑生长，短粗，纵向突起，外被黑毛。叶多，长 9～15cm，伸展，常绿，叶片厚，革质。总状花序从叶腋或有叶茎干的顶部生出，每花序上着花 2～5 朵；花径 8～15cm，花白色，质地晶莹，优美，有香味；萼片披针形；花瓣圆形，长宽近似相等；唇瓣白色，铲状，喉部有明黄色、橘红色的斑点，前端舌状、下弯。在原产地，植株在晚春开花，花期持续 6 周多。染色体 n=19，2n=38。自交。蒴果约 587 天开裂。成熟种子培养成绿色的圆球组织需 210 天。

光照强度需 32 000～43 000lx，全日照下生长良好。夏季日间适宜温度 19～21℃，夜间适宜温度 12～13℃。夏季至秋季适宜湿度 80%～85%，初冬降至 75%，晚冬和早春的 2 个月降至 60%。植株活跃生长时，应保证充足的水分供给。秋季植株成熟后逐渐减少浇水量。每周施 1 次 0.05%～0.1% 的复合肥。休眠期减少浇水，两次浇水间期应使植株略微干燥，注意不要长期过度干燥。植株可栽植在树蕨板或软木片上。可盆栽，早春新根生长时适于换盆。

广布于尼泊尔、不丹和印度东北部的森林中，延伸至缅甸、泰国和越南。在泰国等热带地区和日本栽培较多。

12 铬黄石斛

Dendrobium friedericksianum Rchb. f.

石斛组

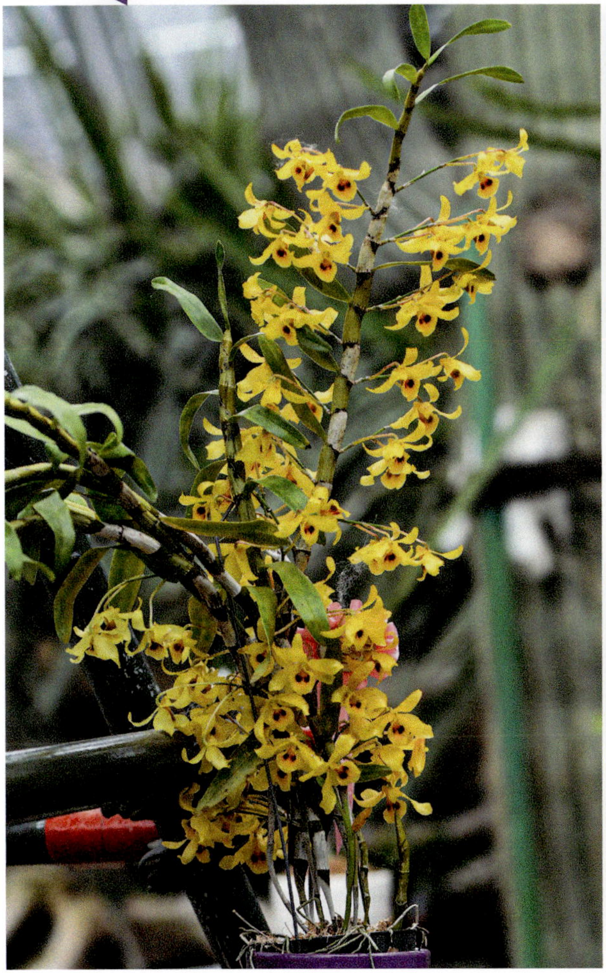

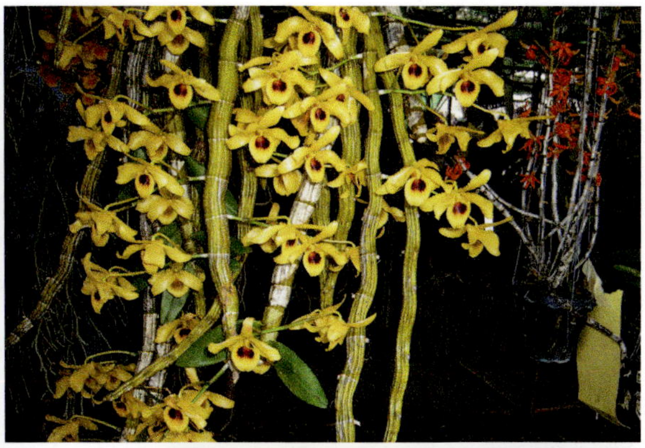

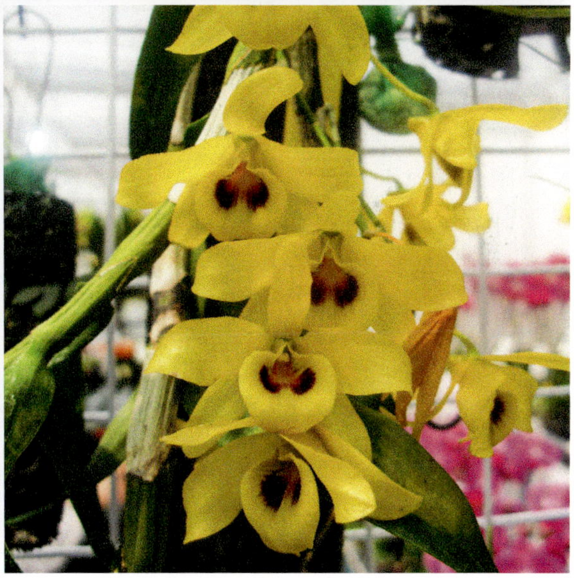

株高45～50cm。茎直立，基部纤细，上部圆柱形或棒状，嫩茎绿色，老茎亮黄色。叶数枚，落叶。花序从无叶茎干近顶部的节处生出，每花序上着花2～4朵；花径4～5cm，花有光泽，浅黄色；唇瓣深黄色，边缘锯齿状，喉部有2个紫色斑点。晚春和夏季开花，花期可持续5周。染色体2n=38。

光照强度需22 000～32 000lx。喜温暖气候。夏季日间适宜温度31℃，夜间适宜温度24℃，适宜昼夜温差7℃。夏季要保证足够的湿度，春季至秋季适宜湿度为85%，冬季可降至70%～75%。晴朗、炎热天气要每天浇水，秋季逐渐减少浇水量。全年每1～2周施1次0.05%～0.1%的复合肥。植株可栽植在树蕨板或软木块上。盆栽时，基质要有良好的排水性和透气性。新根生长时适于换盆。

分布于泰国东南部低海拔的森林中。

13 澳洲石斛 香水石斛

Dendrobium kingianum Bidwill ex Lindl.

鸽石斛组

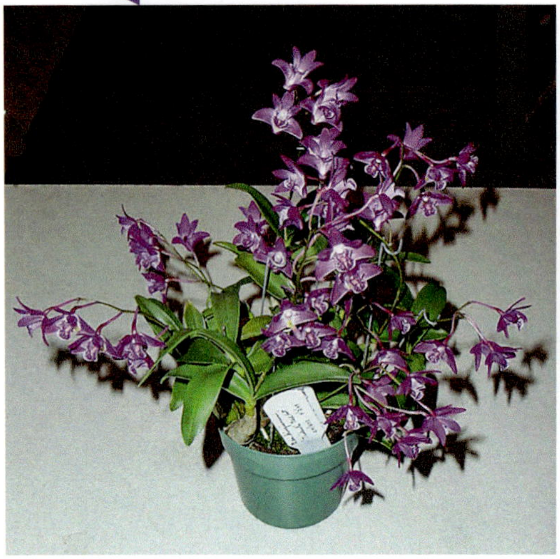
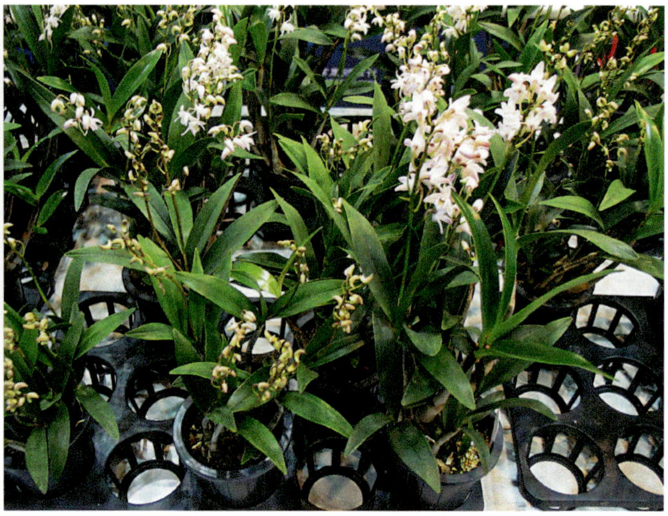

附生或地生，株高 8～65cm。纤细的茎基部膨大，顶端锥形，绿色、微黄色、微红色，每茎上有叶 2～9 枚。叶长 3～10cm，近椭圆形或披针形，叶片薄，有条纹，浅绿色或绿中略透暗红色。总状花序长 13～18cm，直立，下垂，常见弓形，花序从近植株顶端的节间生出，1～3 个，每花序上着花 2～15 朵，通常为 2～7 朵；花径 1.3～3cm，花清香或甜香，形态各异，粉色或紫红色，偶有白色；唇瓣雪白色或带有红色或深紫色。花期可持续 1 个月。染色体 $2n$=38, 76, 112～114。种子 64 天成熟，植株能自我繁衍。较老的花粉繁殖成功率高。

光照强度需 27 000～43 000lx。光照合适时，叶片略微发红。栽培者可人工加光，以维持每天 14～16h 的光照。夏季日间适宜温度 24℃，夜间适宜温度 14～15℃。植株能耐受的冬季夜间温度低至 2℃。冬季夜间温度低于 10℃才能诱导开花。全年保持湿度 60%～65%，维持空气流通。生长季在基质上喷洒血粉或骨粉 2 或 3 次效果更好。

植株可在树蕨板上栽植，或在透气性强的纤维质基质中盆栽。2 年生以内的植株用小盆，泥陶盆优于塑料盆，浅盆好于深盆。开花后，新根开始生长时适合换盆。

分布于澳大利亚东部湿度高、空气流动性大、日照充足的地区，在庇荫处也有生长。生长在岩石上，偶在树上。本种是澳大利亚石斛中最易栽培的种类。

14 小鬼石斛　大叶石斛

Dendrobium macrophyllum A. Rich.

宽口组

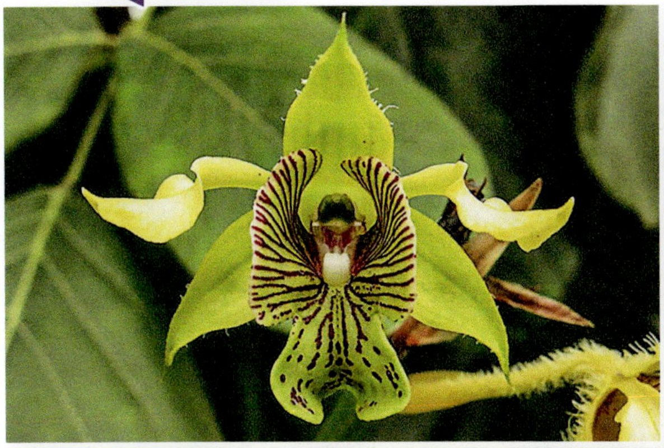

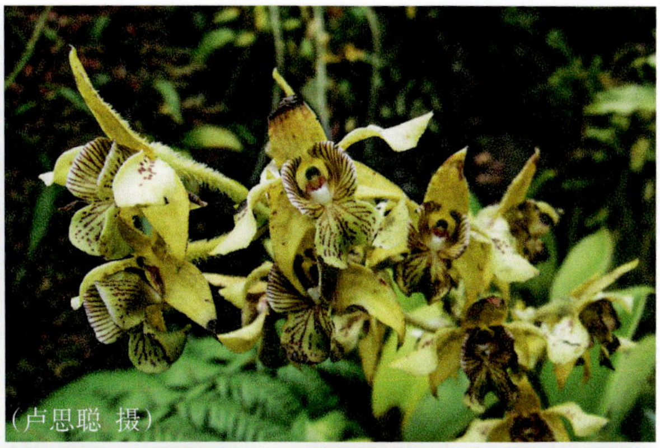

（卢思聪　摄）

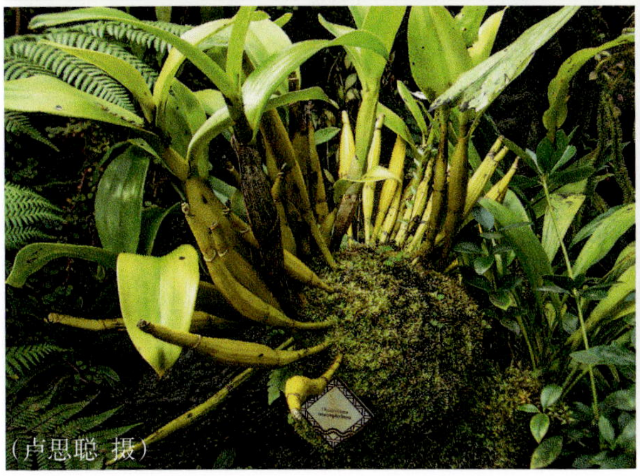

（卢思聪　摄）

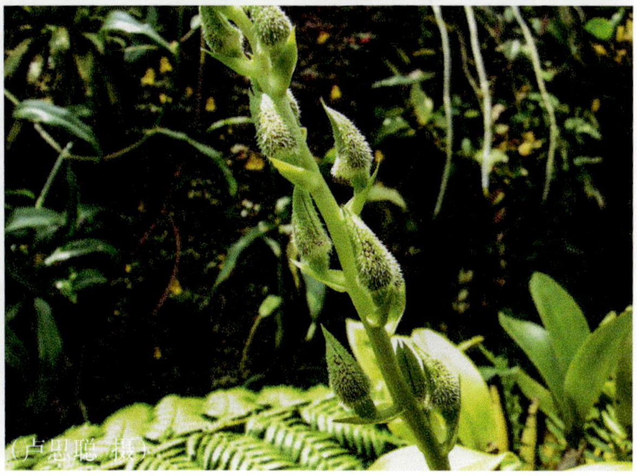

（卢思聪　摄）

株高 38～64cm。茎常丛生，茎可达 100 个，茎略扁平，基部细，上部多粗大，浅绿色至黄绿色，带紫棕色，有棱，茎顶部有叶 2～4 枚。叶长 23～33cm，绿白色或黄绿色，叶片常绿。花序陆续从上部节长出，长约 30cm，子房和花梗被有粗大的毛，每花序上着花 4～30 朵，一般为 15～20 朵；花径 4～6cm，花香浓郁，味略酸；萼片黄绿色，随生长黄色变深，背面有红色或紫色斑点，被粗毛；花瓣舌形，无毛，背面紫红色，有时是白色或明黄色；唇瓣大，浅绿色或黄绿色，带有红色或紫色斑纹、斑点；侧裂片向内卷曲；中裂片条纹较少，前端有 1 个深色斑。春季和夏季末期开花，花期长。

适宜光照强度 27 000～38 000lx。生长季日间适宜温度 23～27℃，夜间适宜温度 19～20℃，昼夜温差 4～7℃。全年保持湿度 80%～85%，栽培植株应保持湿润，两次浇水间期稍控水。全年每 1～2 周施 1 次 0.05%～0.1% 的复合肥。植株可栽植在树蕨板或软木块上。夏季湿度要大，每天至少浇 1 次水。盆栽时基质的排水性和透气性要好，可栽植于中等或粗糙的冷杉皮上。晚春开花后，新根生长时换盆。

分布于太平洋岛屿上。生于大树中上部。

⑮ 变色石斛

Dendrobium mutabile (Blume) Lindl.

长爪组

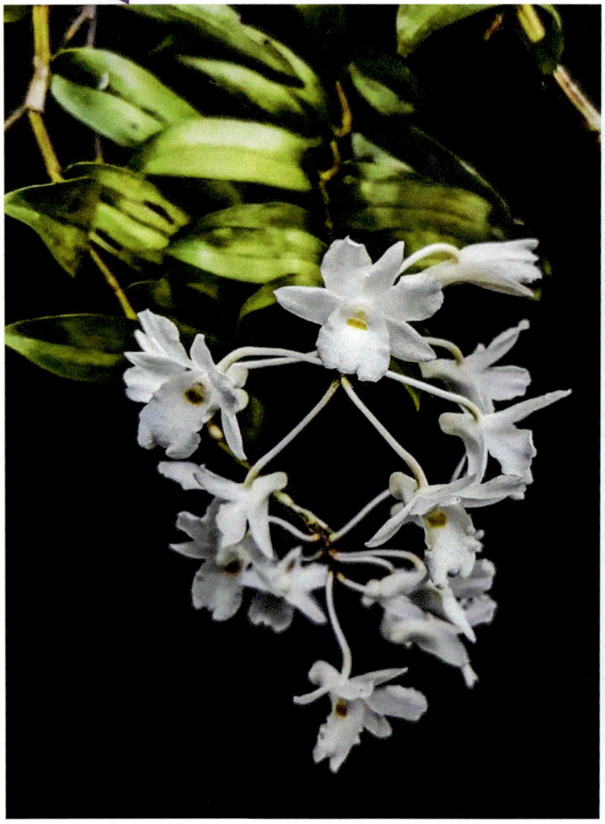

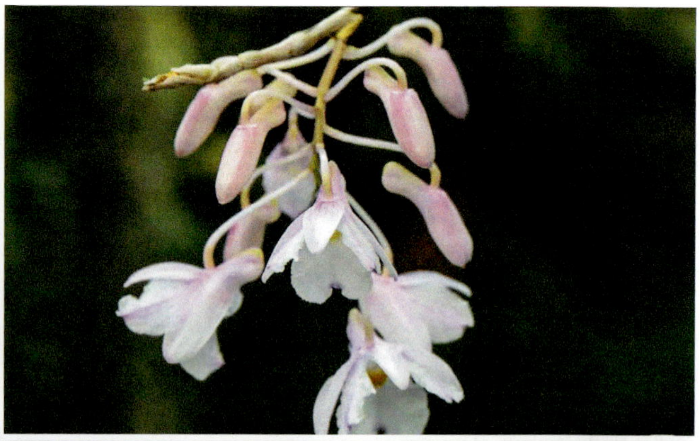

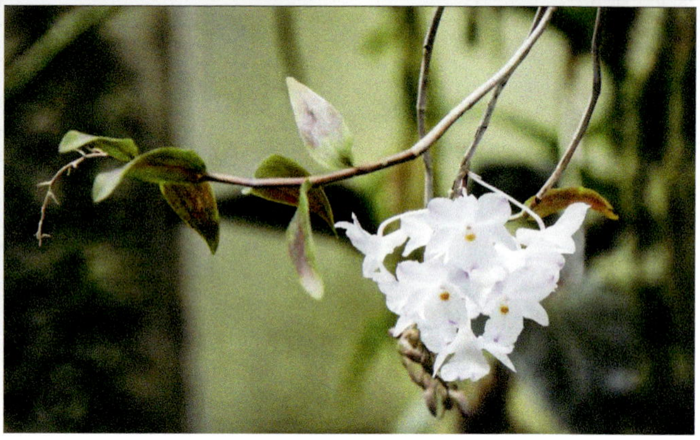

株高 20～30cm，有时高达 91cm。茎干纤细，中部略厚，易分枝，有红色斑纹，随年龄增长出现褶皱，每茎上有叶 3～10 枚；叶长 5～10cm，披针形，顶端钝圆，背面淡紫色，常绿。总状花序从无叶茎上部生出，长约 18cm，直立，多分枝，花朵密生，每花序上着花 4～15 朵；花径约 3cm，花形美丽，花白色，带有红晕，或全紫色，花色丰富；萼片前端尖锐；花瓣阔圆，边缘波浪形；白色的唇瓣顶部黄色；中裂片边缘有一深凹槽，刺短。一年中多次开花，花期 2 周。染色体 $2n=2x=40$。

适宜光照强度 19 000～26 000lx，应避免阳光直射。全年日间适宜温度 24～27℃，夜间适宜温度 18～19℃。全年适宜湿度 75%～85%。栽培时，植株旺盛生长时应保持湿润，秋季逐渐减少浇水量。冬季减少浇水量，两次浇水间期使植株干燥。每周施 1 次 0.05%～0.1% 的复合肥。春季至夏季中期施用高氮肥，夏季末期至秋季施用高磷肥。休眠期减少施肥。植株可栽植于树蕨板或软木片上。盆栽时，基质要有良好的排水性和透气性。新根生长时适于换盆。

分布于印度尼西亚的爪哇岛西部和苏门答腊岛的山地树上。

⑯ 蝴蝶石斛　密房石斛

Dendrobium phalaenopsis Fitzg.

异名：*Dendrobium bigibbum*

蝴蝶组

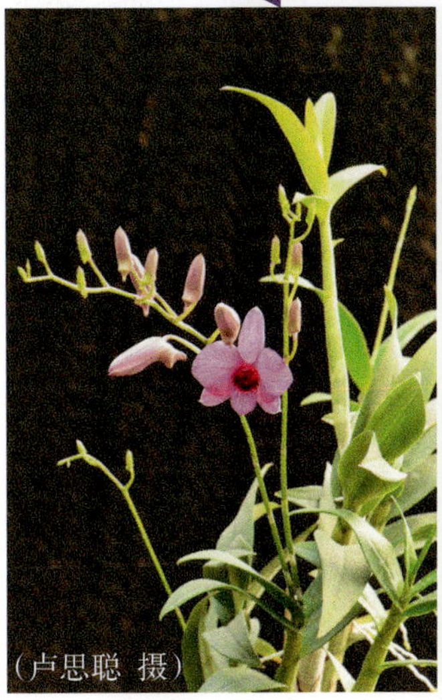

（卢思聪　摄）

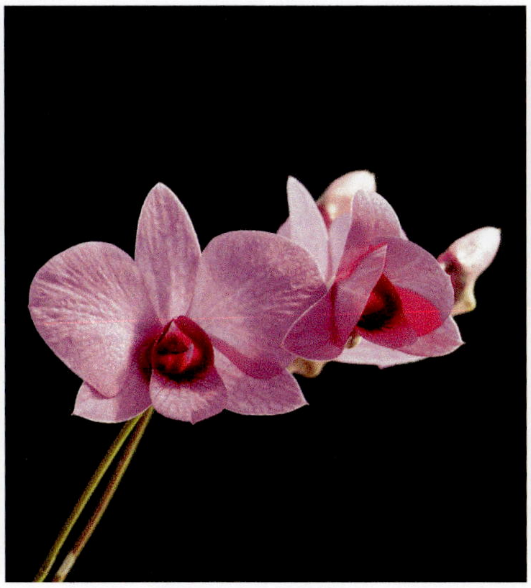

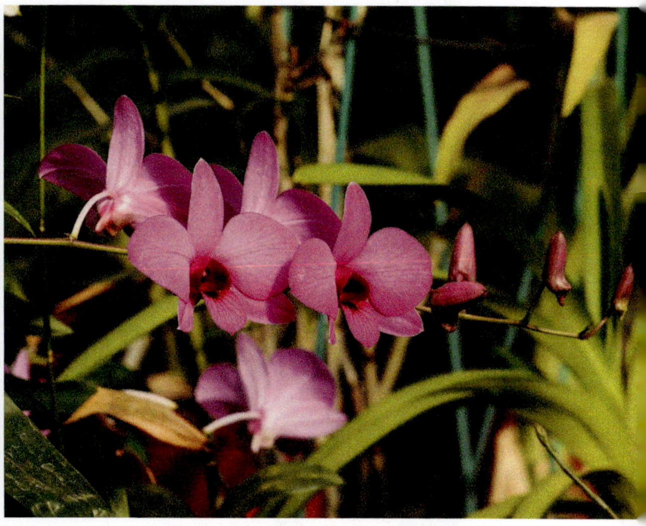

茎长 40～122cm，圆柱状。叶 3～12 枚，长圆形至披针形，长 8～15cm，革质，较硬。总状花序 1～4 个，在多年生茎顶部节上抽出，花序长 20～41cm，呈弓形，平展或下垂，单花序有花 8～20 朵；花径 3～5cm，萼片和花瓣通常向后弯曲，花朵结构紧密；萼片宽；花瓣窄，有白色、丁香色、深红色和紫红色；唇瓣具短毛，中裂片圆或中间有凹缺。花期长达 1 个月。授粉 120～140 天种子成熟，授粉后 197 天蒴果开裂。本种是目前许多重要优良切花品种的最原始亲本之一。染色体 $2n$=38。

适宜光照强度 32 250～43 000lx，春季至秋季需要一定的遮阴，全年应保持良好的通风，日间适宜温度 28～32℃，夜间适宜温度 23～26℃，昼夜温差 5～6℃，适宜湿度 70%～80%。旺盛生长期应给予充足的水分。秋季应逐渐减少浇水。夏季每天早上喷水，气温超过 33℃时，夜间也喷水。每周施 1 次 0.05%～0.1% 的复合肥。休眠期外界气温避免低于 18℃，保持干燥，可进行极少量的喷水，保持强光照和通风，直至春季恢复浇水。植株开始生长后，新芽高 5cm 之前，严控浇水。孕蕾期应避免冷水喷洒或浇灌。

植株可栽植在树蕨板、带皮的木段或树干上。盆栽用颗粒状的树皮块、木炭、火山岩、椰壳等。新芽长高至 5～7cm 并出现新根时为最佳换盆时间。每年均应换盆，且尽量用小的花盆，每丛应有 4 或 5 个茎。

分布于澳大利亚最北部和巴布亚新几内亚。通常生长在半干旱地带低海拔光线较强的小树或岩石上。

⑰ 蜻蜓石斛

Dendrobium pulchellum Roxb. & Lindl.

石斛组

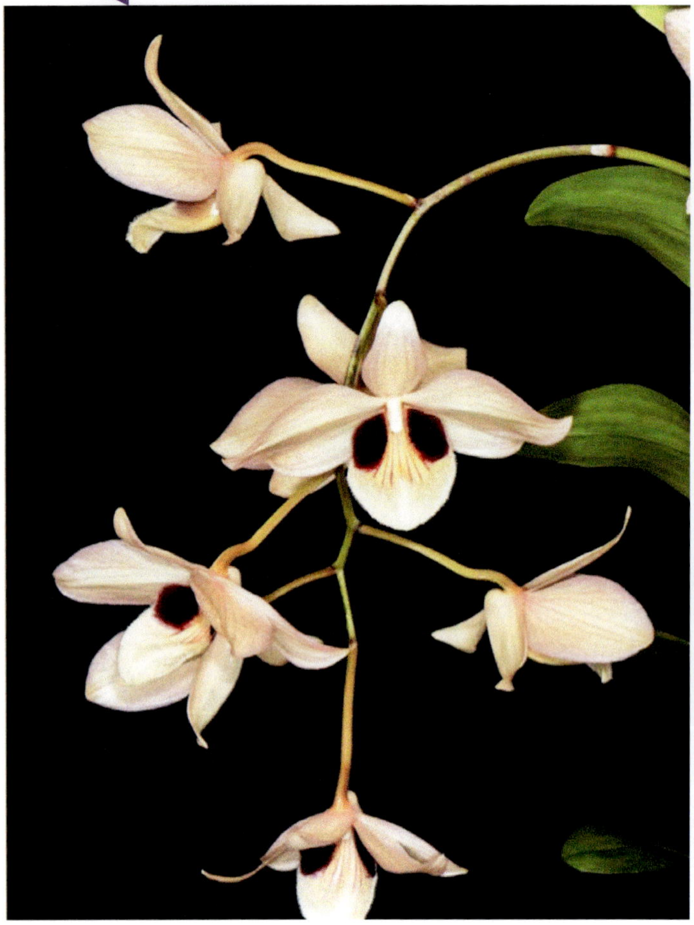
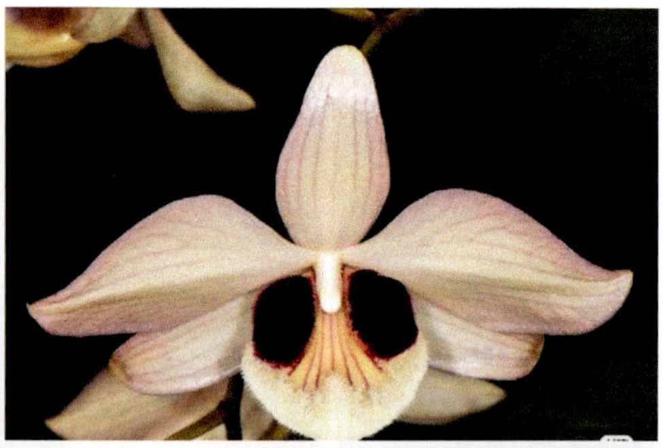
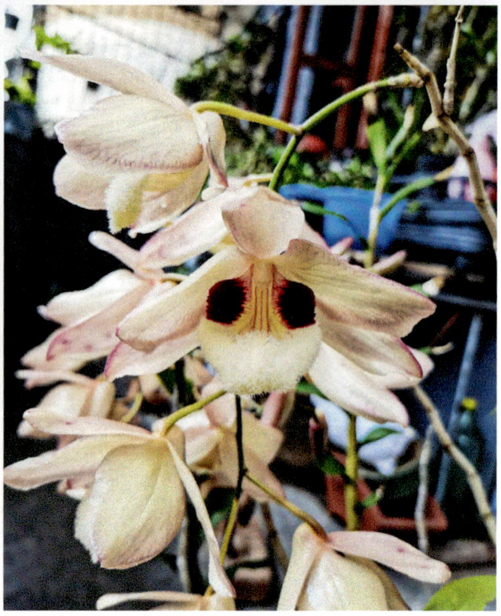

株型大。茎长可达 50～120cm。总状花序具花 6～8 朵；花大，半开展，淡乳黄色或浅粉色，花径 6～8cm，花朵艳丽，花香淡雅；花瓣倒卵形；萼片卵圆形，窄于花瓣；唇瓣有不明显 3 裂，边缘有流苏，有 2 个对称棕红色斑块；唇盘有多条深色脉纹；萼囊明显。春末夏初开花，花期 8～12 天。

原产于印度、尼泊尔、缅甸、泰国、越南等地。生于海拔 70～220m 处。

18 红玉石斛

Dendrobium purpureum Roxb.

距囊组

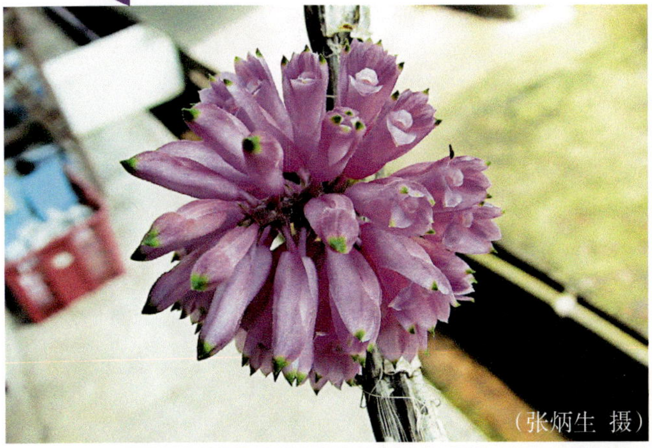
（张炳生 摄）

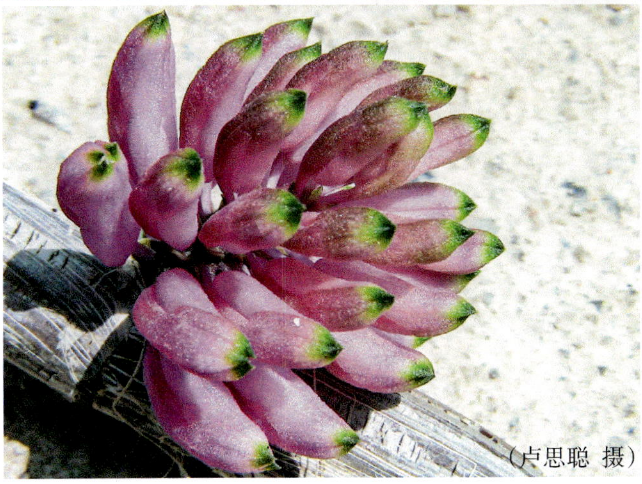
（卢思聪 摄）

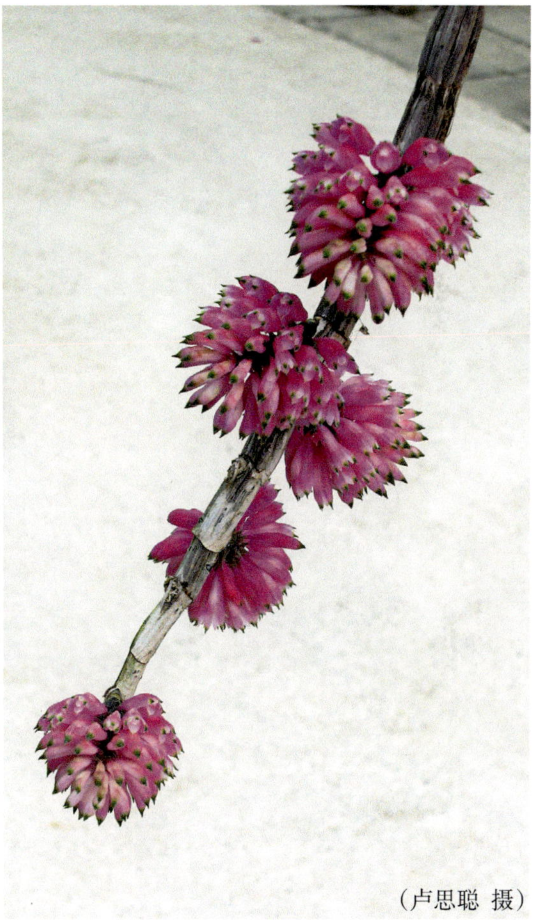
（卢思聪 摄）

株高 50～110cm。茎直立，簇生，老时弯曲下垂，圆柱形至纺锤形，节部和茎基部肿胀，幼茎干黄绿色，老茎紫色。叶片着生于新生植株的顶部，深绿色，披针形，长 7～14cm，每年落叶。花序通常自少叶较老的茎节发出，长约 2.5cm，每个密集簇生的花序上着花 10～25 朵；花径 1.3～2cm，花排列紧密，较尖的萼片和圆形的花瓣为红色、紫色、玫瑰紫色或白色，前端为绿色，基部发白；花瓣和唇瓣的边缘有细毛；萼片背部有稀毛；唇瓣 3 裂，中部以下收缩。

适宜光照强度 33 000～43 000lx。全年日间适宜温度 26～28℃，夜间适宜温度 20～21℃，昼夜温差 6～8℃。全年保持湿度 80%，栽培时应保持湿润，但是不能浸水。冬季休眠期，浇水量应减少。春季至夏季中期施用高氮肥，夏末至秋季施用高磷肥。在原产地，植株全年都能开花。盆栽基质用颗粒状的树皮块等，浇水后排水性良好。温室内盆栽可用苔藓基质。

广布于瓦努阿图、斐济、巴布亚新几内亚、马来西亚。

⑲ 偏花石斛 牙刷石斛

Dendrobium secundum (Blume) Lindl. ex Wall.

距囊组

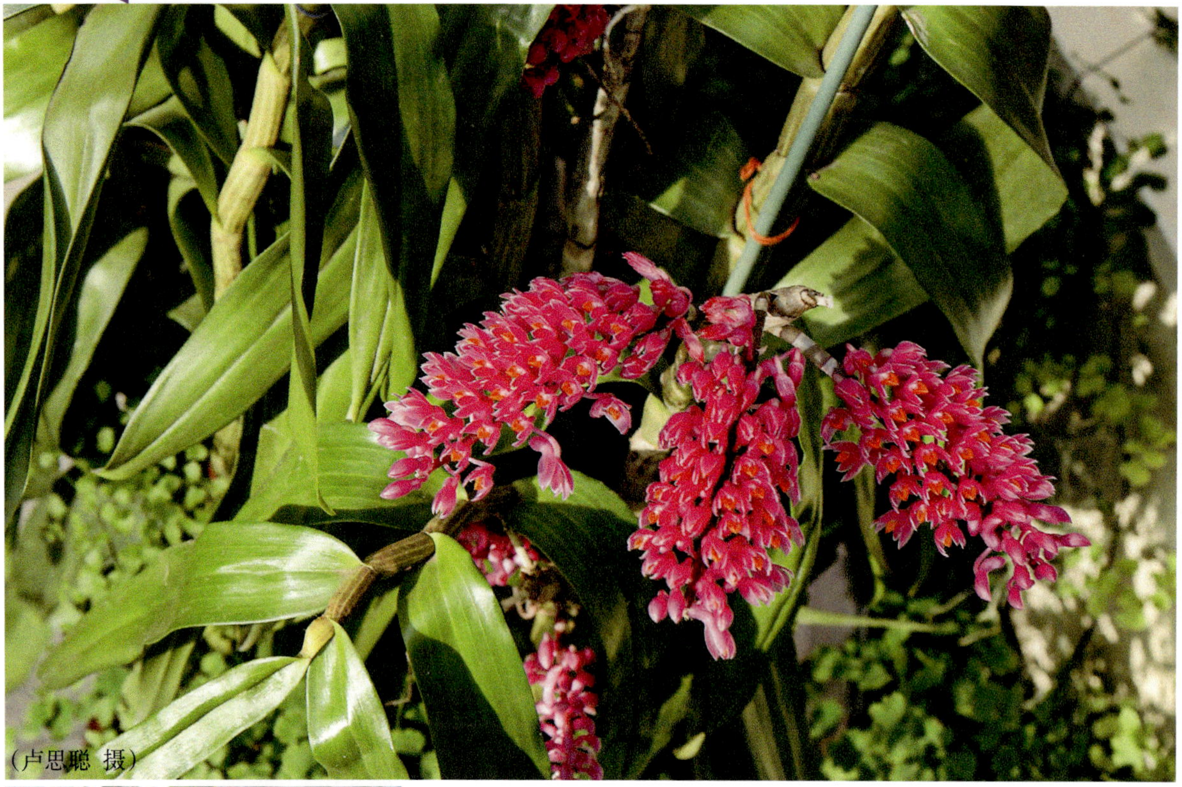
（卢思聪 摄）

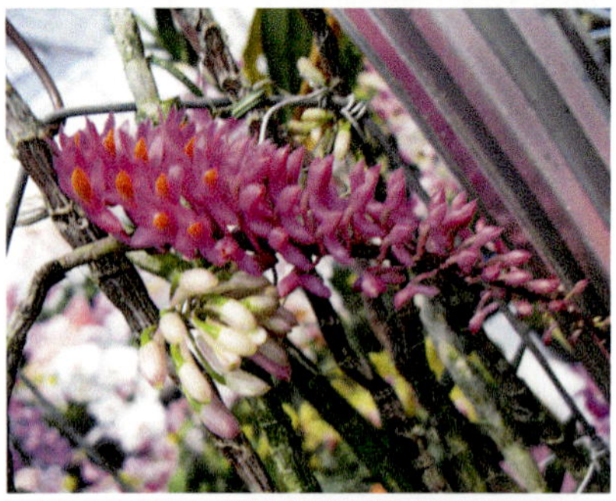

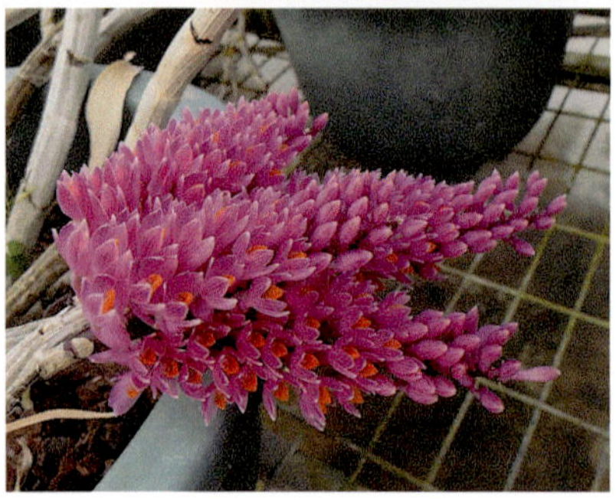

株高30～54cm。叶多，椭圆形至披针形，长6～10cm，硬肉质，常在凉爽干燥季落叶。若环境适宜，叶可保持几个季节。总状花序从少叶的茎上部节生出，通常与茎干形成45°角，长8～15cm，单花序着花较多；花深粉紫色，小花管状至扇形，长约1.8cm；萼片尖；花瓣呈亮粉红色、玫瑰红色、亮紫色或稀少白色；唇瓣光滑，橙色或黄色。植株通常休眠期开花。染色体 n=20，2n=40。

适宜光照强度32 000～43 000lx。夏季日间适宜温度28～30℃，夜间适宜温度21℃，昼夜温差7～9℃，冬季可忍受的最低温为1℃。生长季适宜湿度80%。秋季植株停止生长时，浇水量应逐渐减少。春季至夏季中期施用高氮肥，夏末至秋季施用高磷肥。盆栽基质用颗粒状的树皮块等，浇水后排水性良好。温室盆栽也可用苔藓基质。

20 毛石斛　毛茎石斛

Dendrobium senile C. S. P. Parish & Rchb. f.

石斛组

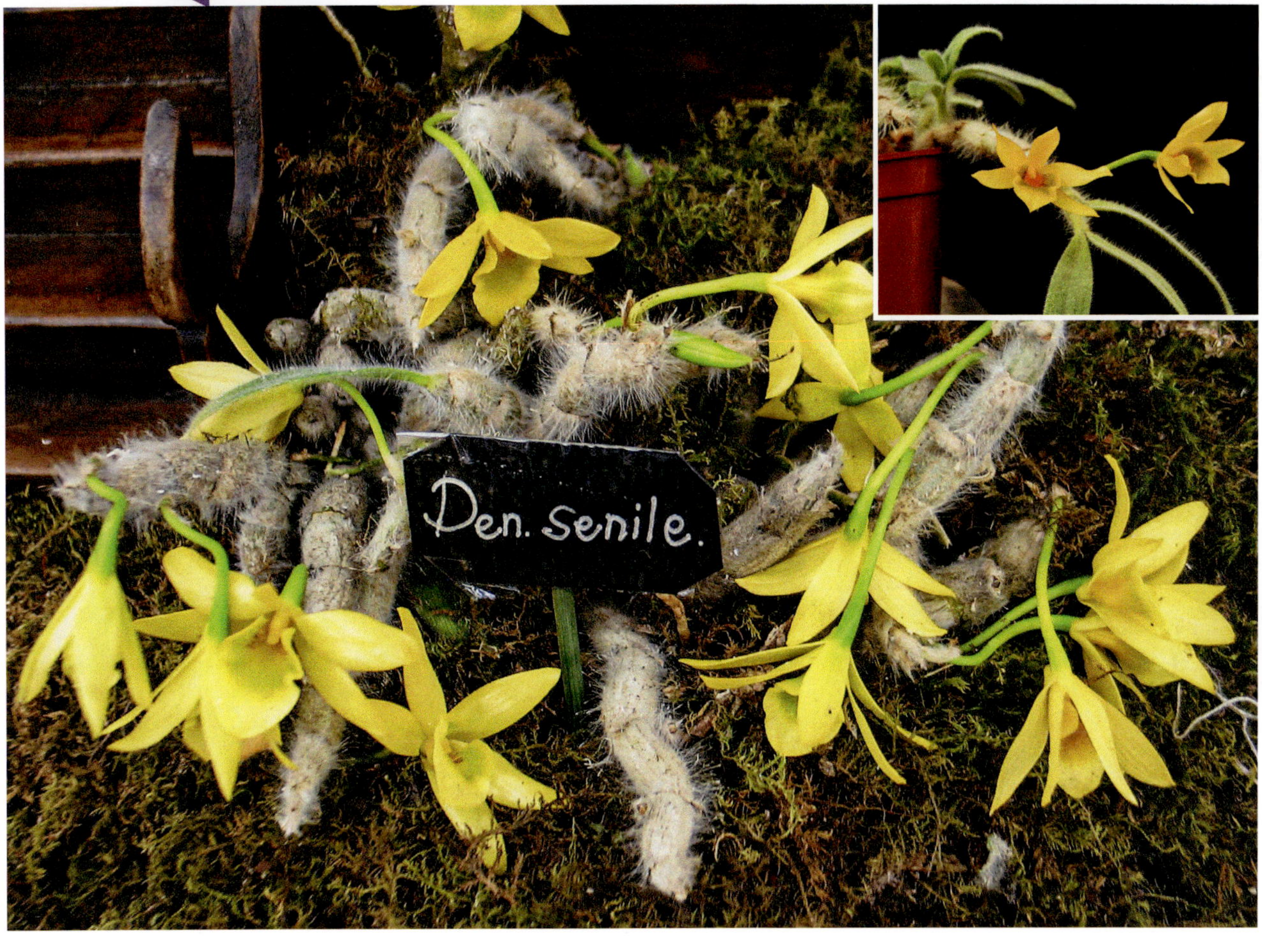

株高 9～22cm。茎长 5～15cm，每茎含 4～6 个节，密被柔软白毛。叶多，每株 2～6 枚，椭圆形至披针形，长 4～5cm，沿茎干交错，叶片和存留的叶鞘被有絮状银白色长毛，半落叶性。花序从茎上部发出，长 3～5cm，单花序着花 1～3 朵，多可达 7 朵；花蜡质，大，宽 4～6cm，完全开放，柠檬色至黄色，具柠檬香味；唇瓣宽大，两侧具绿色斑点，橙黄色的圆盘和内部深红色的小斑点颜色更鲜亮。在原产地，冬季至早夏开花，花期持续 3～4 周。染色体 $2n$=38, 40。

适宜光照强度 22 000～38 000lx。夏季日间适宜温度 28～29℃，夜间适宜温度 19℃，冬季可忍受的最低温为 -3℃。生长季保持湿度 70%～80%。秋季新植株停止生长时浇水量应逐渐减少。春季至夏季中期施用高氮肥，夏末至秋季施用高磷肥。在春季浇水量增加之前应控制施肥量。盆栽基质用颗粒状的树皮块等，浇水后能迅速排水。温室内盆栽可用苔藓基质。

分布于老挝、缅甸、泰国。

21 黄喉石斛

Dendrobium signatum Rchb. f.

异名：*Dendrobium hildebrandii*

石斛组

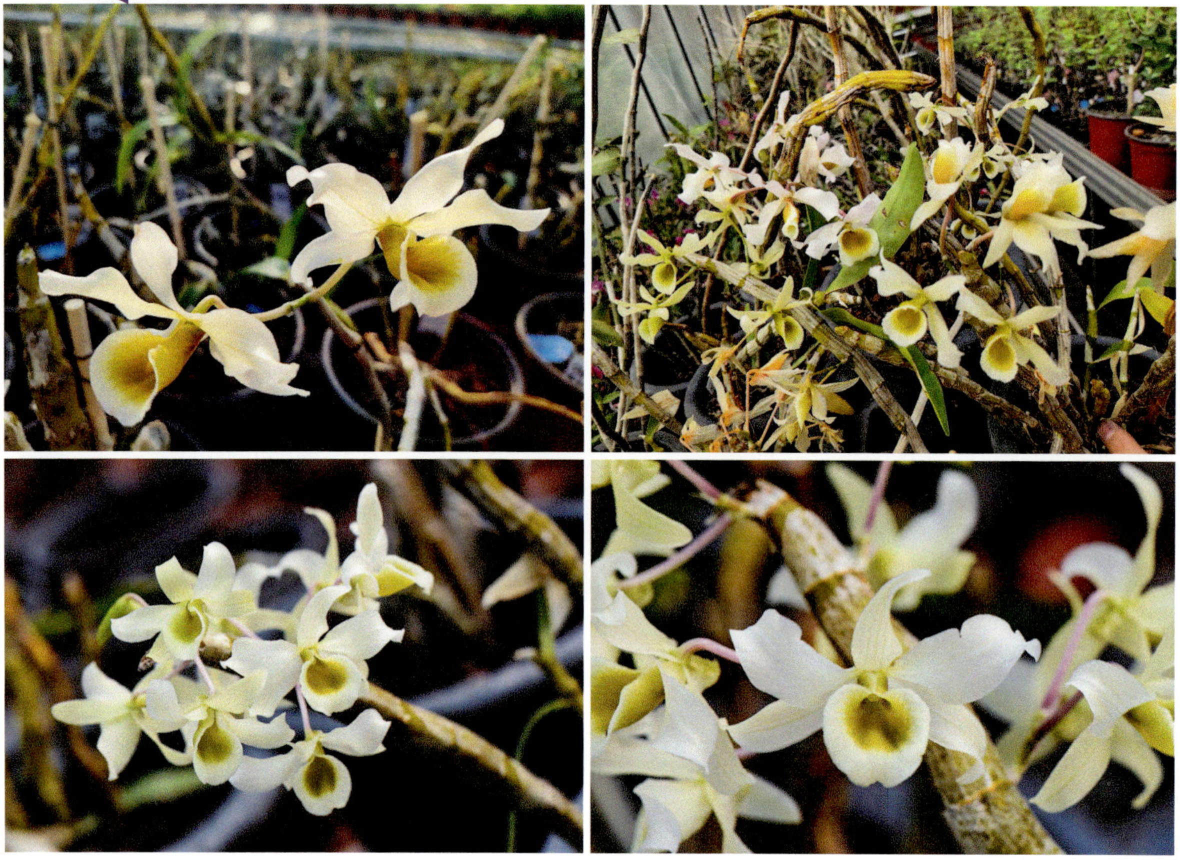

株高约 61cm。茎纤细，长约 61cm，肉质。叶长约 10cm，革质，披针形。花序着生于落叶茎，较短，单花序有花 2 朵；花径约 7.6cm，花呈波状或卷曲，浅黄色、浅绿色或乳白色，具芳香；唇瓣浅黄色，喉部黄色，天鹅绒状，边缘向外翻卷。花期长。本种为春石斛杂交育种重要亲本。染色体 $2n$=38, 38+1。

适宜光照强度 26 900～37 625lx，春季至秋季应遮阴，在不发生日灼的前提下给予更多的阳光。夏季日间适宜温度 28～30℃，夜间适宜温度 21℃。冬季可忍受的最低温为 1℃。生长季适宜湿度为 80%，冬季至早春降至 60%。每周施 1 次 0.03%～0.05% 的复合肥，春季至夏季中期施用高氮肥，夏末至秋季施用高磷肥。可绑附在树蕨干、树蕨板或栓皮栎大块树皮上，用排水性和透气性良好的颗粒状树皮块、木炭等基质栽种在多孔的小盆中。新根旺盛生长期可换盆。

分布于缅甸、泰国北部、老挝。

22 晶玉石斛 红宝石

Dendrobium smillieae F. Muell.

距囊组

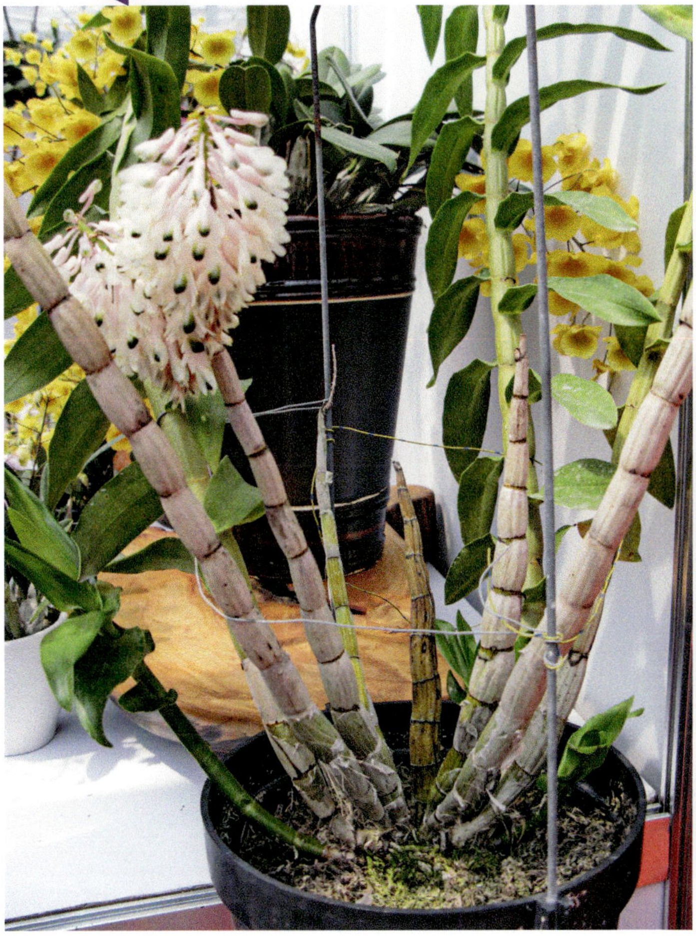

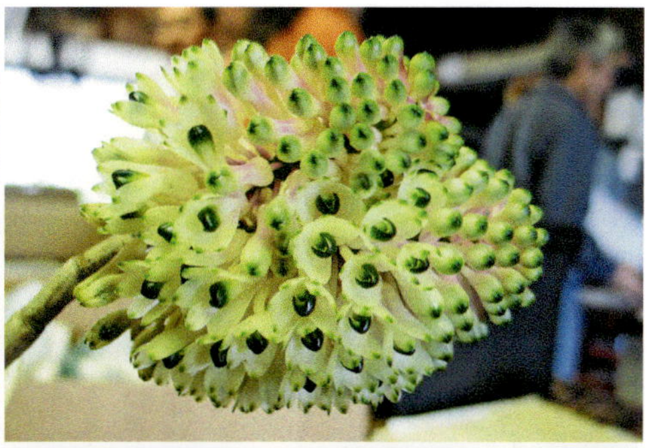

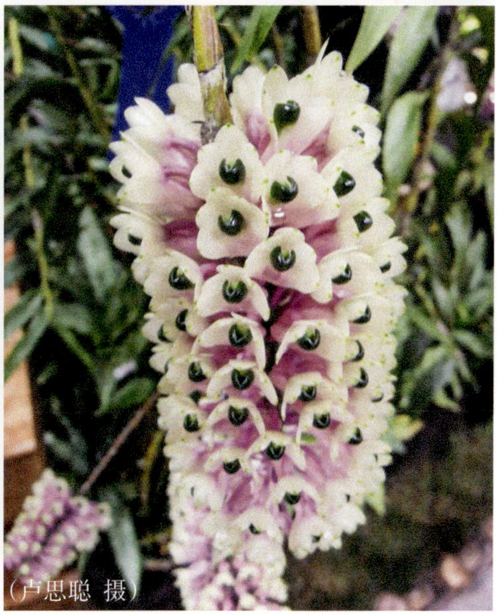

（卢思聪 摄）

株高约 80cm。茎呈竹节状。叶数枚，纸质，长 15～18cm，迅速脱落。总状花序从无叶茎的叶腋间生出，长约 13cm，沿中轴密生许多花。小花近筒状，花径 0.6～0.8cm，长 1.5～2cm，蜡质状花黄色至黄绿色，上面布满玫瑰红和绿色或粉红色；唇瓣肉质，不分裂，着色更为鲜艳，顶部为鲜绿色，距为紫色。常春季开花。开花前不需低温催花。染色体 $2n=38$。

适宜光照强度 19 350～26 880lx，喜稍强的散射光，阳光直射易灼伤薄叶。夏季日间适宜温度 29～30℃，夜间适宜温度 22℃，冬季可忍受的最低温为 6℃。全年适宜空气湿度为 70%～75%。秋季新生茎生长成熟时，应逐渐减少浇水量。每周施 1 次 0.1% 的复合肥，春夏季施用高氮肥，夏末至秋季施用高磷肥。本种生长较快，需肥也比较多。茎上留少量的叶利于开花。可将植株绑附在树蕨板、栓皮栎树皮上，可用其他排水和透气良好的树皮块、火山岩等进行盆栽。新根开始生长前均可换盆。

分布于澳大利亚（昆士兰州）和巴布亚新几内亚的山区雨林的树干上或林下岩石上。

23 大明石斛　狐尾石斛

Dendrobium speciosum Sm.

鸽石斛组

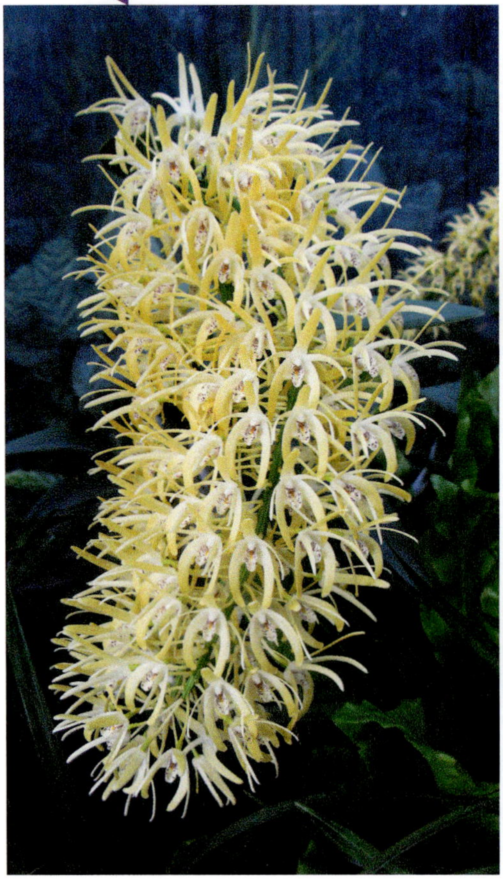
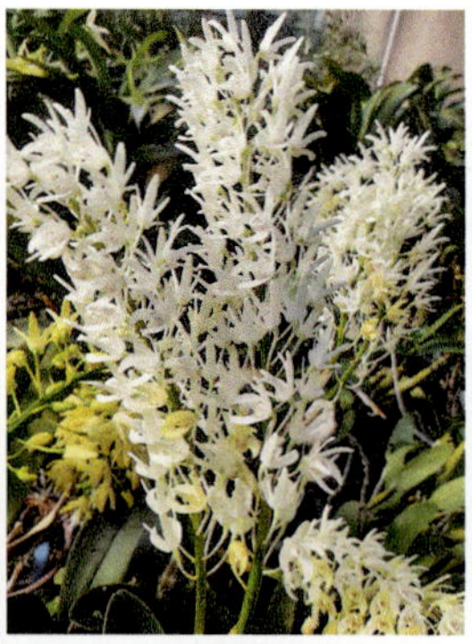
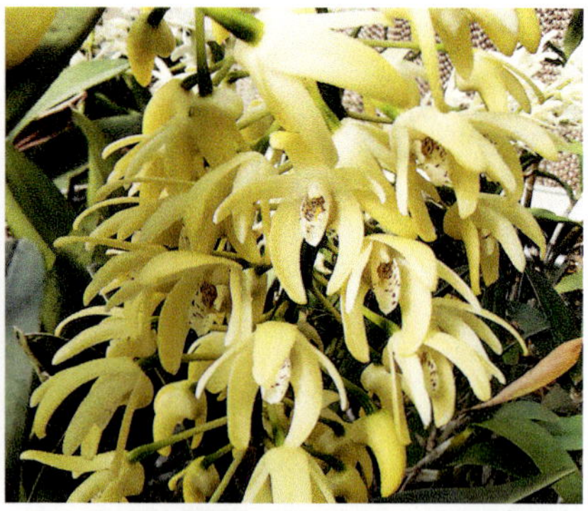
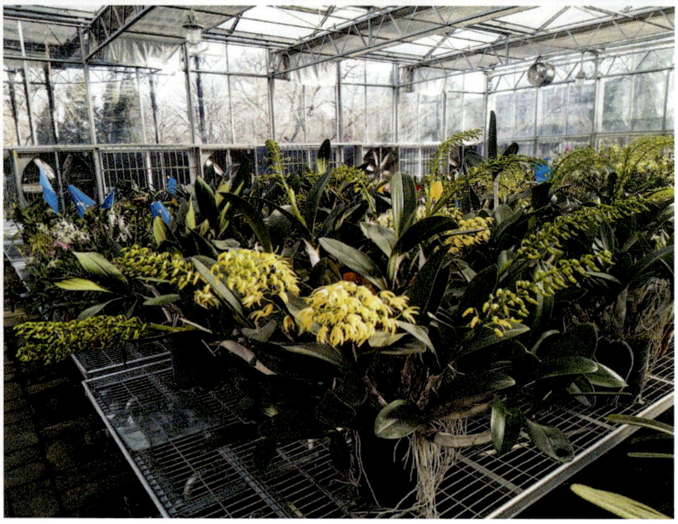

株高 25～50cm。茎深绿色，有时带棕色或紫色晕，具纵条棱，数节，顶部 2～5 枚叶。叶长椭圆形，厚，常绿，长 4～25cm。花序数个，生于成熟植株上部，长 10～60cm，半直立或下垂，单花序着花多达 100 朵；花径 2～8cm，花具芳香，通常不完全开放，花瓣和萼片白色至黄色；唇瓣近乎被花瓣和萼片所覆盖，带红色或紫色斑点，唇瓣短于花瓣。在原产地，常于春季或晚冬开花。染色体 $2n=38$。

适宜光照强度 33 000～48 000lx。夏季日间适宜温度 20～21℃，夜间适宜温度 10～13℃，冬季可忍受的最低温为 -2℃。在旺盛生长季，植株应保持湿润，两次浇水间期可保持适宜干燥。秋季新植株开始生长时，浇水量应逐渐减少。春季至夏季施用高氮肥，夏末至秋季施用高磷肥。晚秋至春季可保持较强光照。盆栽基质用颗粒状的树皮块等，浇水后能迅速干燥。温室内盆栽可用苔藓基质。

分布于澳大利亚东南部。附生于雨林的树干上或开阔森林的砂岩上。

24 大鬼石斛　鱿鱼石斛、华丽石斛

Dendrobium spectabile (Blume) Miq.

宽口组

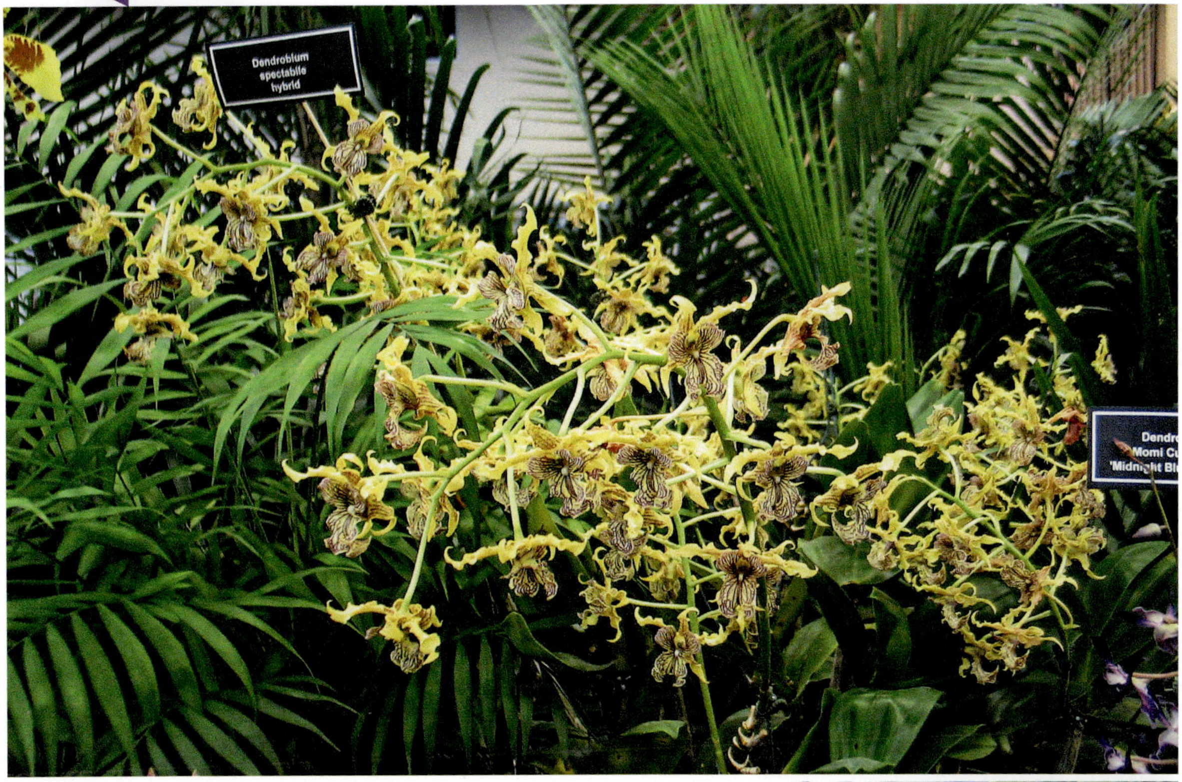

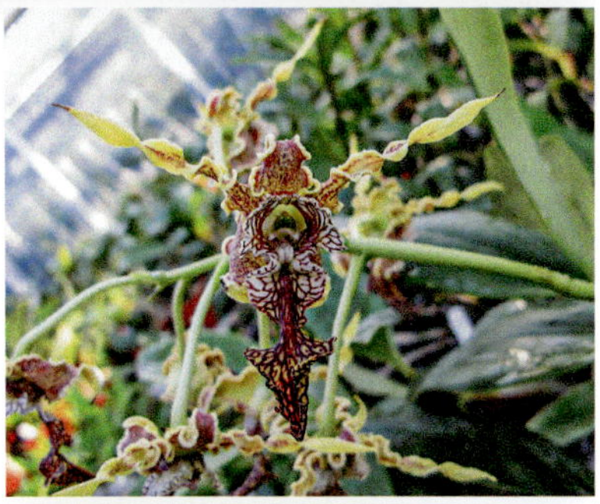

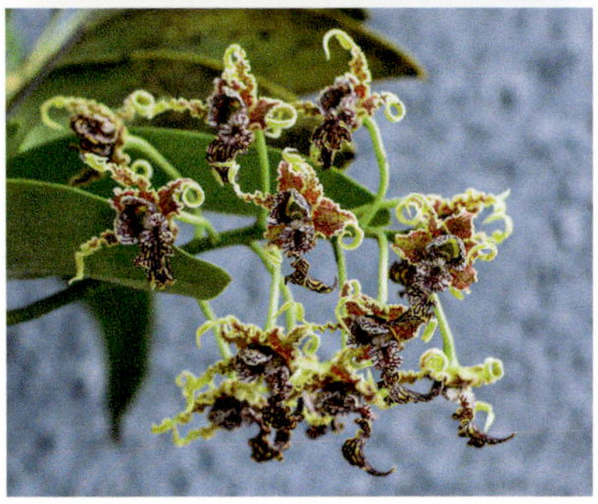

株高30～122cm。茎基部膨胀，向上逐渐变细，棕黄色，有5～8个节。叶3～6枚，革质，长15～20cm，近直立，顶部尖，深亮绿色。花序自叶基下部生出，长20～40cm，每花序着花5～20朵；花径7～8cm，花奶黄色至浅绿色，带有红棕色至深紫色斑点和沿边缘的条纹；唇瓣金黄色，基部白色；花瓣部分弯曲和卷曲，极漂亮。染色体2*n*=38。

适宜光照强度27 000～38 000lx。生长季日间适宜温度29～32℃，夜间适宜温度19～21℃，昼夜温差9～12℃。全年适宜湿度75%～80%。在浇水间期可保持适当干燥，但应避免干燥时间过长。凉爽干燥的气候可促进开花。冬季休眠期，浇水量和施肥量应减少。盆栽基质用颗粒状的树皮块等，浇水后能迅速干燥。温室内盆栽可用苔藓基质。

分布于巴布亚新几内亚、所罗门群岛、瓦努阿图。

㉕ 蜘蛛石斛

Dendrobium tetragonum A. Cunn. ex Lindl.

鸽石斛组

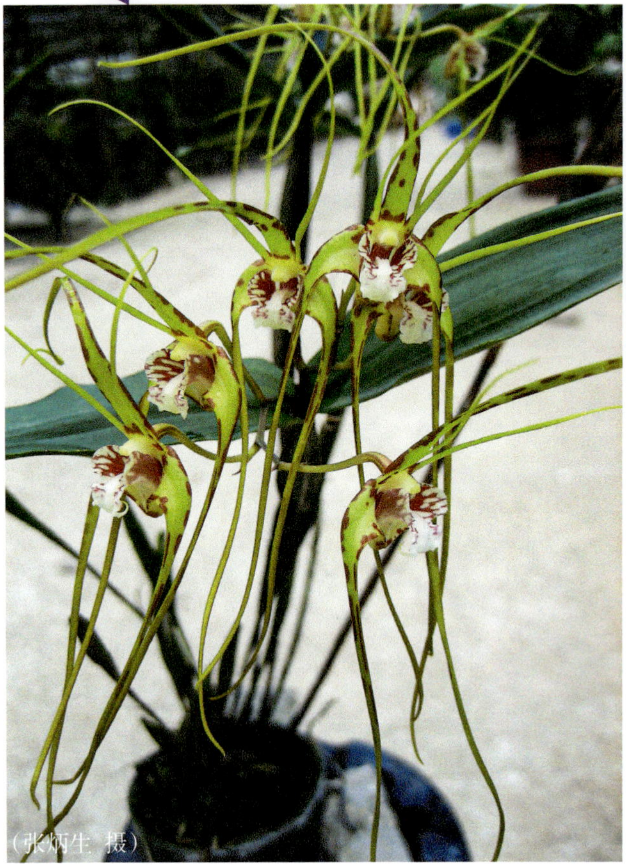
(张炳生 摄)

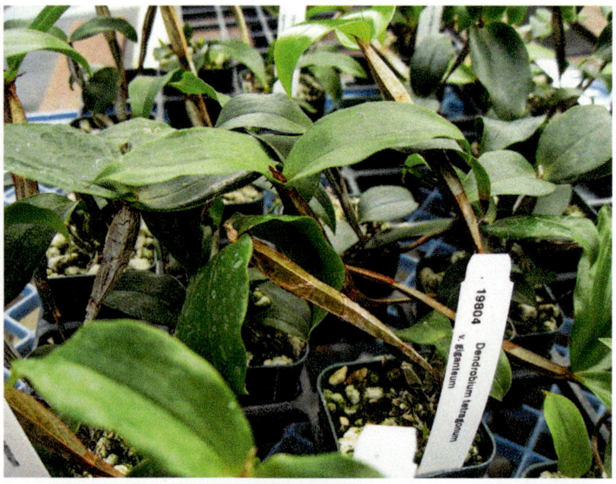

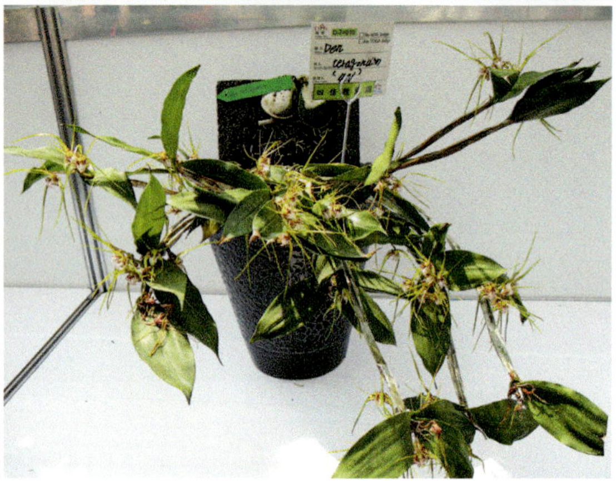

株高 5～50cm。茎基部膨胀，基部呈四棱形。叶 2～5 枚，长椭圆形至卵形，叶片细薄，革质，长 3～10cm，亮深绿色，边缘波状，弯曲，常扭曲。花序从茎顶部生出，短小，每花序着花 1～9 朵；花香较浓；萼片黄绿色，带红色、棕色或紫色的边，细小，向上逐渐变细，顶部呈锥形；唇瓣白色或黄白色带红色斑点，急尖，并急剧向内弯曲。单花寿命 10～20 天，整株可延续开花几个月。染色体 $2n=38$。

适宜光照强度 16 000～33 000lx。喜较温暖的气候，夏季日间适宜温度 25℃，夜间适宜温度 15～17℃；冬季可忍受的最低温为 -3℃。全年多数季节适宜湿度 75%～80%，冬季降至 70%。应保持适当的湿度，不可过度干燥。每周施用 0.25%～0.5% 的复合肥，春季至夏季中期施用高氮肥，夏末至秋季施用高磷肥。在浇水量减少时，施肥量也应减少。可附生于腐木或岩石上。在新根生长旺盛时换盆。

分布于澳大利亚南部。通常生于近沼泽或沿山脉溪流的热带雨林中树上。

26 越南扁石斛

Dendrobium trantuanii Perner & X. N. Dang

石斛组

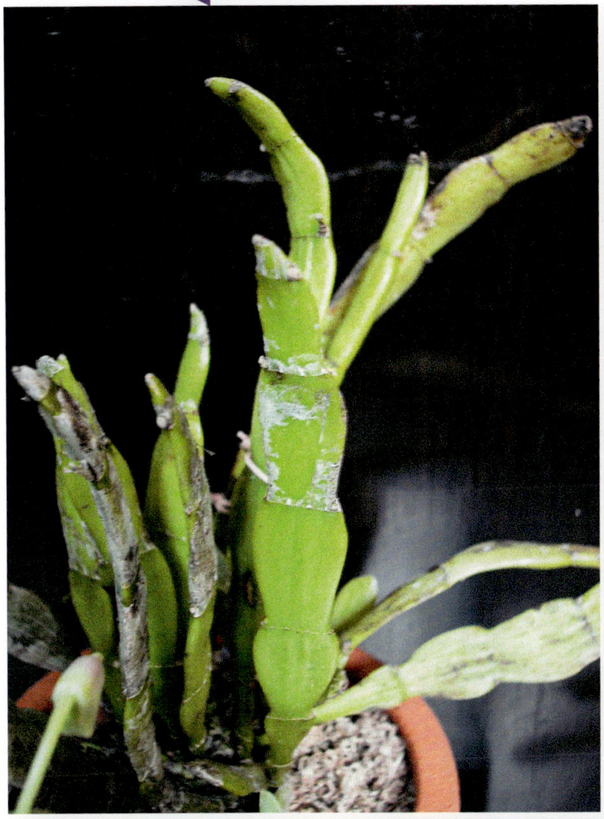

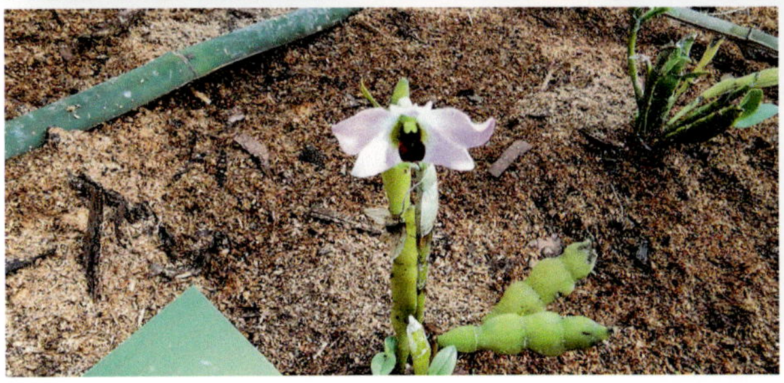

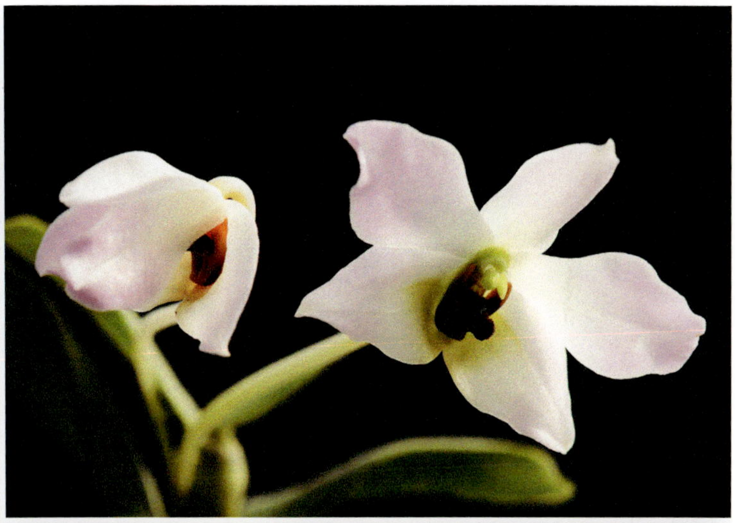

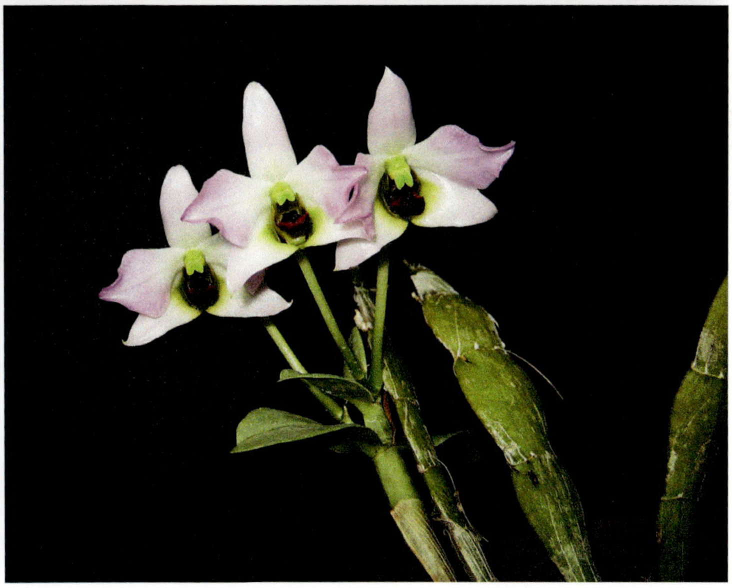

植株中小，高 12～20cm。茎呈两侧压扁状，肉质纺锤状。叶阔卵形，互生。花常单朵，开展，蜡质，浅粉色；顶萼片卵圆形；侧萼片三角状卵形；花瓣较萼片宽，倒阔卵形；唇瓣暗朱红色，明显 3 裂；药帽黄绿色。花期春季，单朵花寿命可达 4～6 周。

根细，喜水，可用水苔陶盆栽培。夏季强日照易灼伤叶片。

分布于越南西北部。生于海拔 800～1000m 干燥的落叶常绿森林中。

27 独角石斛

Dendrobium unicum Seidenf.

异名：*Dendrobium arachnites*

石斛组

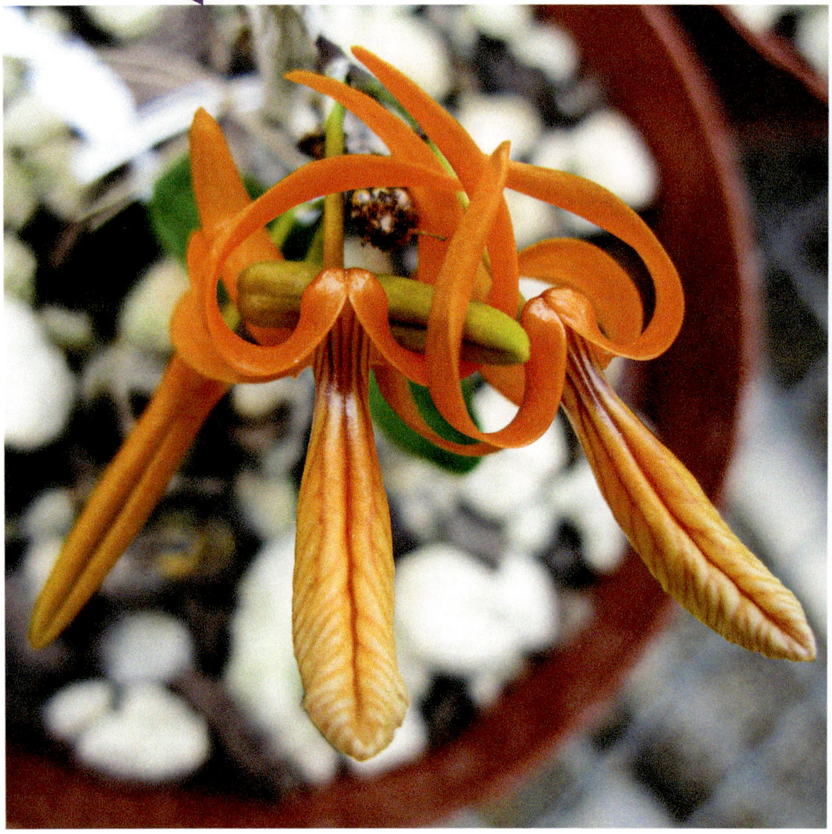

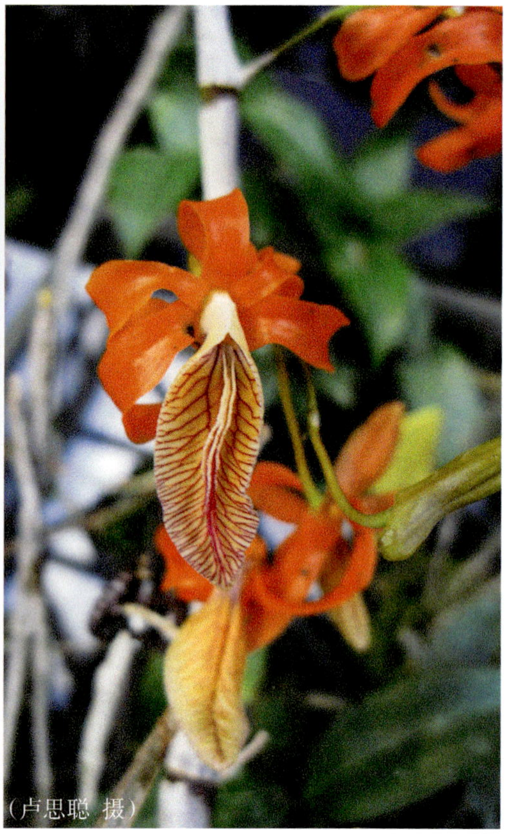

（卢思聪 摄）

附生或岩生，株高7～9cm。茎短小，常弯曲。叶2或3枚生于茎顶，长5～7cm，新生叶常呈红色，叶能存留2年。花序顶生，或着生于成熟茎干上，数个，长3～5cm，着花1～3朵；花径2.5～5cm，花带有橘子香气，花形奇特，细长，呈深橙色或亮红橙色；唇瓣宽大，管状，脉纹明显，白色、奶白色或米色，全缘。在泰国，花期春季至初夏，单花开达1个月以上。染色体$2n$=38。

适宜光照强度27 000～43 000lx。夏季日间适宜温度27～28℃，夜间适宜温度20℃，冬季可忍受的最低温为1℃。夏季至初秋适宜湿度为80%～85%。植物旺盛生长季应常浇水。新植株成熟后浇水应逐渐减少。春季至夏季中期施用高氮肥，夏末至秋季施用高磷肥。

分布于泰国北部、老挝、越南。生于海拔800～1550m低地森林的岩石上和小灌木上。

附录二　中国石斛原生种中国特有情况与 IUCN 濒危等级

序号	物种名	中国特有种	IUCN 红色名录
1	剑叶石斛 *Dendrobium acinaciforme*		VU
2	钩状石斛 *Dendrobium aduncum*		VU
3	檀香石斛 *Dendrobium anosmum*		
4	兜唇石斛 *Dendrobium aphyllum*		VU
5	线叶石斛 *Dendrobium aurantiacum*		EN
6	矮石斛 *Dendrobium bellatulum*		EN
7	双槽石斛 *Dendrobium bicameratum*		DD
8	长苏石斛 *Dendrobium brymerianum*		EN
9	短棒石斛 *Dendrobium capillipes*		EN
10	翅萼石斛 *Dendrobium cariniferum*		EN
11	长爪石斛 *Dendrobium chameleon*		NT
12	喉红石斛 *Dendrobium christyanum*		VU
13	束花石斛 *Dendrobium chrysanthum*		VU
14	鼓槌石斛 *Dendrobium chrysotoxum*		VU
15	草石斛 *Dendrobium compactum*		VU
16	玫瑰石斛 *Dendrobium crepidatum*		EN
17	木石斛 *Dendrobium crumenatum*		CR
18	晶帽石斛 *Dendrobium crystallinum*		EN
19	叠鞘石斛 *Dendrobium denneanum*		VU
20	密花石斛 *Dendrobium densiflorum*		VU
21	齿瓣石斛 *Dendrobium devonianum*		EN
22	黄花石斛 *Dendrobium dixanthum*		EN
23	反瓣石斛 *Dendrobium ellipsophyllum*		EN
24	燕石斛 *Dendrobium equitans*		CR
25	姬竹叶石斛 *Dendrobium jizhuyeense*		EN
26	景洪石斛 *Dendrobium exile*		VU
27	串珠石斛 *Dendrobium falconeri*		VU
28	梵净山石斛 *Dendrobium fanjingshanense*	√	EN

续表

序号	物种名	中国特有种	IUCN 红色名录
29	流苏石斛 *Dendrobium fimbriatum*		VU
30	棒节石斛 *Dendrobium findlayanum*		EN
31	曲茎石斛 *Dendrobium flexicaule*	√	CR
32	双花石斛 *Dendrobium furcatopedicellatum*	√	LC
33	曲轴石斛 *Dendrobium gibsonii*		EN
34	杯鞘石斛 *Dendrobium gratiosissimum*		VU
35	滇桂石斛 *Dendrobium guangxiense*		CR
36	海南石斛 *Dendrobium hainanense*		VU
37	细叶石斛 *Dendrobium hancockii*		EN
38	苏瓣石斛 *Dendrobium harveyanum*		EN
39	河口石斛 *Dendrobium hekouense*	√	
40	河南石斛 *Dendrobium henanense*	√	VU
41	疏花石斛 *Dendrobium henryi*		LC
42	重唇石斛 *Dendrobium hercoglossum*		NT
43	尖刀唇石斛 *Dendrobium heterocarpum*		VU
44	金耳石斛 *Dendrobium hookerianum*		VU
45	霍山石斛 *Dendrobium huoshanense*	√	CR
46	高山石斛 *Dendrobium infundibulum*		EN
47	夹江石斛 *Dendrobium jiajiangense*	√	
48	小黄花石斛 *Dendrobium jenkinsii*		LC
49	菱唇石斛 *Dendrobium leptocladum*	√	EN
50	广坝石斛 *Dendrobium lagarum*		VU
51	矩唇石斛 *Dendrobium linawianum*	√	EN
52	聚石斛 *Dendrobium lindleyi*		LC
53	喇叭唇石斛 *Dendrobium lituiflorum*		CR
54	美花石斛 *Dendrobium loddigesii*		VU
55	罗河石斛 *Dendrobium lohohense*	√	EN
56	长距石斛 *Dendrobium longicornu*		EN
57	罗氏石斛 *Dendrobium luoi*	√	
58	吕宋石斛 *Dendrobium luzonense*		
59	勐腊石斛 *Dendrobium menglaense*		EN
60	勐海石斛 *Dendrobium minutiflorum*	√	EN
61	红花石斛 *Dendrobium miyakei*		
62	细茎石斛 *Dendrobium moniliforme*		VU
63	藏南石斛 *Dendrobium monticola*		VU

续表

序号	物种名	中国特有种	IUCN 红色名录
64	杓唇石斛 *Dendrobium moschatum*		EN
65	金钗石斛 *Dendrobium nobile*		VU
66	铁皮石斛 *Dendrobium officinale*	√	EN
67	琉球石斛 *Dendrobium okinawense*		
68	少花石斛 *Dendrobium parciflorum*		CR
69	紫瓣石斛 *Dendrobium parishii*		EN
70	独龙石斛 *Dendrobium pauciflorum*		
71	肿节石斛 *Dendrobium pendulum*		EN
72	单葶草石斛 *Dendrobium porphyrochilum*		EN
73	报春石斛 *Dendrobium primulinum*		VU
74	针叶石斛 *Dendrobium pseudotenellum*		EN
75	竹枝石斛 *Dendrobium salaccense*		VU
76	始兴石斛 *Dendrobium shixingense*	√	EN
77	华石斛 *Dendrobium sinense*	√	EN
78	小双花石斛 *Dendrobium somai*	√	EN
79	梳唇石斛 *Dendrobium strongylanthum*		NT
80	叉唇石斛 *Dendrobium stuposum*		VU
81	具槽石斛 *Dendrobium sulcatum*		EN
82	刀叶石斛 *Dendrobium terminale*		VU
83	球花石斛 *Dendrobium thyrsiflorum*		NT
84	黄石斛 *Dendrobium tosaense*		CR
85	紫婉石斛 *Dendrobium transparens*		
86	翅梗石斛 *Dendrobium trigonopus*		NT
87	王氏石斛 *Dendrobium wangliangii*	√	CR
88	大苞鞘石斛 *Dendrobium wardianum*		VU
89	黑毛石斛 *Dendrobium williamsonii*		EN
90	广东石斛 *Dendrobium wilsonii*		CR
91	西畴石斛 *Dendrobium xichouense*	√	CR
92	镇沅石斛 *Dendrobium zhenyuanense*	√	EN

附录三　国外石斛常见种与组

拉丁学名	别名	异名	分组
芦荟叶石斛 *Dendrobium aloifolium*			剑叶组 Sect. Aporum
粉灯笼石斛 *Dendrobium amabile*		*Dendrobium bronckartii*	顶叶组 Sect. Chrysotoxae
紫晶石斛 *Dendrobium amethystoglossum*			长爪组 Sect. Calearifera
菱叶石斛 *Dendrobium anceps*			剑叶组 Sect. Aporum
羚羊石斛 *Dendrobium antennatum*			羚羊角组 Sect. Spatulata
弧形石斛 *Dendrobium arcuatum*			长爪组 Sect. Calearifera
紫堇石斛 *Dendrobium atroviolaceum*			宽口组 Sect. Latouria
本斯石斛 *Dendrobium bensoniae*			石斛组 Sect. Dendrobium
大双花石斛 *Dendrobium biflora*			禾叶组 Sect. Grastidium
长苞石斛 *Dendrobium bracteosum*			距囊组 Sect. Pedilonum
黄玉石斛 *Dendrobium bullenianum*		*Dendrobium topaziacum*	距囊组 Sect. Pedilonum
洋葱石斛 *Dendrobium canaliculatum*	茶树石斛		羚羊角组 Sect. Spatulata
葱花石斛 *Dendrobium capituliforum*	头状石斛	*Dendrobium ophioglossum*	距囊组 Sect. Pedilonum
翠玉石斛 *Dendrobium cerinum*	绿玉石斛		长爪组 Sect. Calearifera
双色石斛 *Dendrobium chrysopterum*			盖唇组 Sect. Calyptrochilus
旋瓣石斛 *Dendrobium convolutum*			宽口组 Sect. Latouria
白贝壳石斛 *Dendrobium cretaceum*			石斛组 Sect. Dendrobium
血红石斛 *Dendrobium cruentum*	鸟嘴石斛		黑毛组 Sect. Formosae
苦瓜石斛 *Dendrobium cucumerinum*	刺瓜石斛		连茎棒叶组 Sect. Phizobium
酷姆石斛 *Dendrobium cumulatum*			长爪组 Sect. Calearifera
雪山石斛 *Dendrobium cuthbertsonii*			雪山组 Sect. Cuthbertsonia
蓝色石斛 *Dendrobium cyanocentrum*			尖舌组 Sect. Oxyglossum
白花石斛 *Dendrobium dearei*	迪尔里石斛		黑毛组 Sect. Formosae
虎牙石斛 *Dendrobium delacourii*	豆苗石斛	*Dendrobium ciliatum*、*Dendrobium venustum*	草叶组 Sect. Stachyobium
彩纹石斛 *Dendrobium discolor*			羚羊角组 Sect. Spatulata

续表

拉丁学名	别名	异名	分组
二列叶石斛 *Dendrobium distichum*			剑叶组 Sect. Aporum
龙石斛 *Dendrobium draconis*			黑毛组 Sect. Formosae
法式石斛 *Dendrobium farmeri*	四角石斛		顶叶组 Sect. Chrysotoxae
龙马石斛 *Dendrobium formidible*			黑毛组 Sect. Formosae
美丽石斛 *Dendrobium formosum*			黑毛组 Sect. Formosae
铬黄石斛 *Dendrobium friedericksianum*			石斛组 Sect. Dendrobium
斐济石斛 *Dendrobium fytchianum*			菲基组 Sect. Fytchianthe
茉香石斛 *Dendrobium hymenanthum*		*Dendrobium quadrangulare*	茉香组 Sect. Bolbidium
澳洲石斛 *Dendrobium kingianum*	香水石斛		鸽石斛组 Sect. Dendrocoryne
扁石斛 *Dendrobium lamellatum*		*Dendrobium platycaulon*	扁茎组 Sect. Platycaulon
圣诞钟石斛 *Dendrobium lawessi*			盖唇组 Sect. Calyptrochilus
牛舌石斛 *Dendrobium linguiforme*	舌叶石斛		连茎棒叶组 Sect. Phizobium
洛氏石斛 *Dendrobium lowii*			黑毛组 Sect. Formosae
小鬼石斛 *Dendrobium macrophyllum*	大叶石斛		宽口组 Sect. Latouria
珍珠石斛 *Dendrobium margaritaceum*			黑毛组 Sect. Formosae
山中石斛 *Dendrobium montanum*			长爪组 Sect. Calearifera
变色石斛 *Dendrobium mutabile*			长爪组 Sect. Calearifera
荫生石斛 *Dendrobium nemorale*			阴生组 Sect. Conostalix
黑喉石斛 *Dendrobium ochreatum*			石斛组 Sect. Dendrobium
血喉石斛 *Dendrobium ochraceum*			黑毛组 Sect. Formosae
蝴蝶石斛 *Dendrobium phalaenopsis*	密房石斛	*Dendrobium bigibbum*	蝴蝶组 Sect. Phalaenanthe
白法氏石斛 *Dendrobium platygastrium*			扁茎组 Sect. Platycaulon
地衣石斛 *Dendrobium prenticei*			地衣组 Sect. Lichenastrum
荷兰豆石斛 *Dendrobium pugioniforme*			连茎棒叶组 Sect. Phizobium
蜻蜓石斛 *Dendrobium pulchellum*			石斛组 Sect. Dendrobium
红玉石斛 *Dendrobium purpureum*			距囊组 Sect. Pedilonum
卷瓣石斛 *Dendrobium revolutum*			心叶组 Sect. Distichophylla
玫瑰唇石斛 *Dendrobium rhodostictum*	红点石斛		宽口组 Sect. Latouria
弯刀石斛 *Dendrobium rigidum*			连茎棒叶组 Sect. Phizobium
桑德石斛 *Dendrobium sanderae*	尖距石斛		黑毛组 Sect. Formosae
粗舌石斛 *Dendrobium scabrilingue*			黑毛组 Sect. Formosae
舒兹石斛 *Dendrobium schuetzei*			黑毛组 Sect. Formosae
偏花石斛 *Dendrobium secundum*	牙刷石斛		距囊组 Sect. Pedilonum

续表

拉丁学名	别名	异名	分组
毛石斛 *Dendrobium senile*	毛茎石斛		石斛组 Sect. Dendrobium
白石石斛 *Dendrobium shiraishii*			宽口组 Sect. Latouria
黄喉石斛 *Dendrobium signatum*		*Dendrobium hildebrandii*	石斛组 Sect. Dendrobium
晶玉石斛 *Dendrobium smillieae*	红宝石		距囊组 Sect. Pedilonum
大明石斛 *Dendrobium speciosum*	狐尾石斛		鸽石斛组 Sect. Dendrocoryne
大鬼石斛 *Dendrobium spectabile*	鱿鱼石斛、华丽石斛		宽口组 Sect. Latouria
距石斛 *Dendrobium spurium*		*Dendrobium euphlebium*	蜂腰组 Sect. Euphlebium
羊角石斛 *Dendrobium stratiotes*			羚羊角组 Sect. Spatulata
毛芋石斛 *Dendrobium striolatum*	小沟石斛		圆柱叶组 Sect. Strongyle
苏拉威西石斛 *Dendrobium sulawesii*			盖唇组 Sect. Calyptrochilus
菲律宾石斛 *Dendrobium superbum*			石斛组 Sect. Dendrobium
铃木石斛 *Dendrobium suzukii*			黑毛组 Sect. Formosae
公牛角石斛 *Dendrobium taurinum*			羚羊角 Sect. Spatulata
蜘蛛石斛 *Dendrobium tetragonum*			鸽石斛组 Sect. Dendrocoryne
扭瓣石斛 *Dendrobium tortile*			石斛组 Sect. Dendrobium
越南扁石斛 *Dendrobium trantuanii*			石斛组 Sect. Dendrobium
独角石斛 *Dendrobium unicum*		*Dendrobium arachnites*	石斛组 Sect. Dendrobium
单花石斛 *Dendrobium uniflorum*	贱兔石斛		心叶组 Sect. Distichophylla
维多利亚石斛 *Dendrobium vitoriae-reginae*			长爪组 Sect. Calearifera
棒叶石斛 *Dendrobium wassellii*			连茎棒叶组 Sect. Phizobium
绣球扁石斛 *Dendrobium ypsilon*			扁茎组 Sect. Platycaulon

中国石斛种中文名索引

中国石斛种拉丁名索引

工 作 照

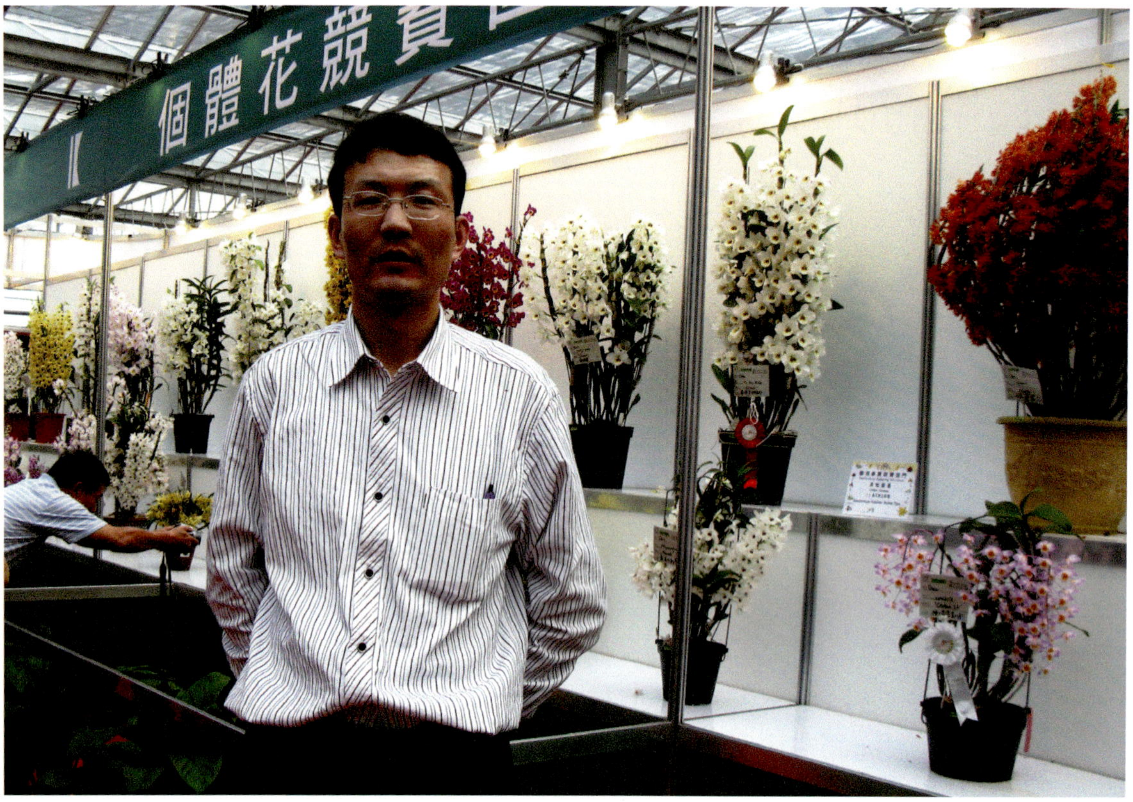

李振坚参加台湾兰花展览（一）

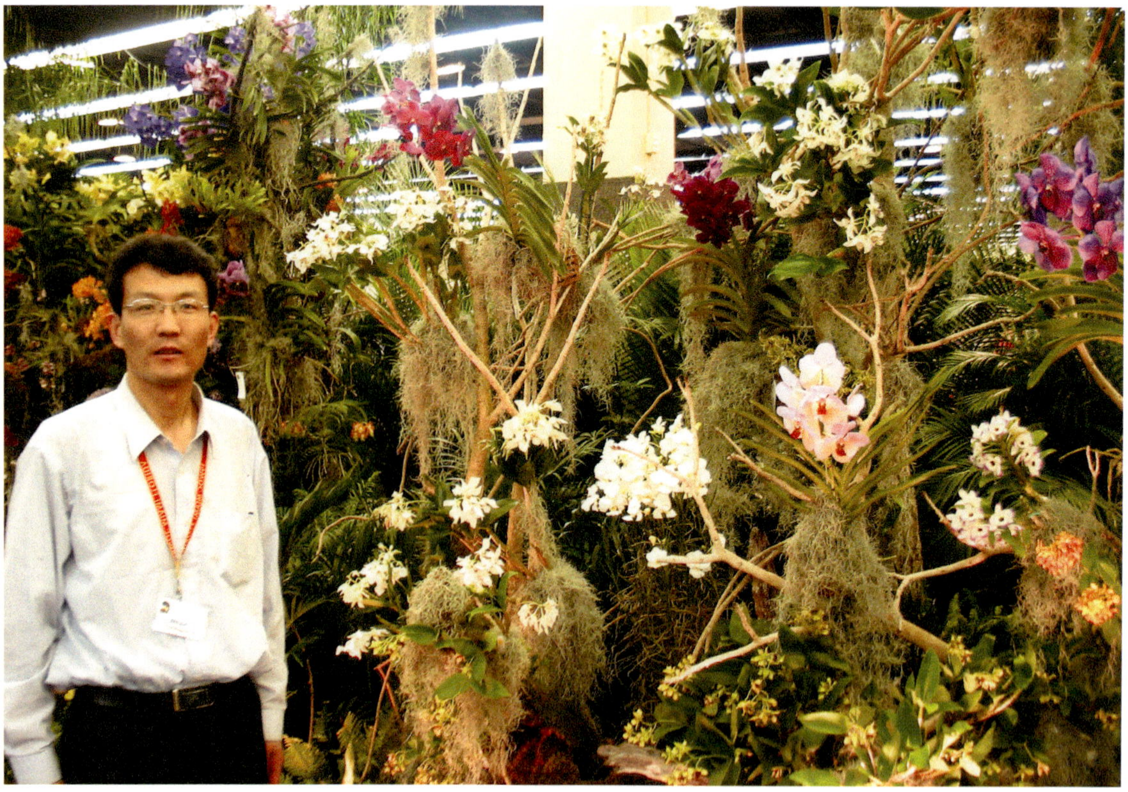

李振坚于迈阿密参加世界兰花大会

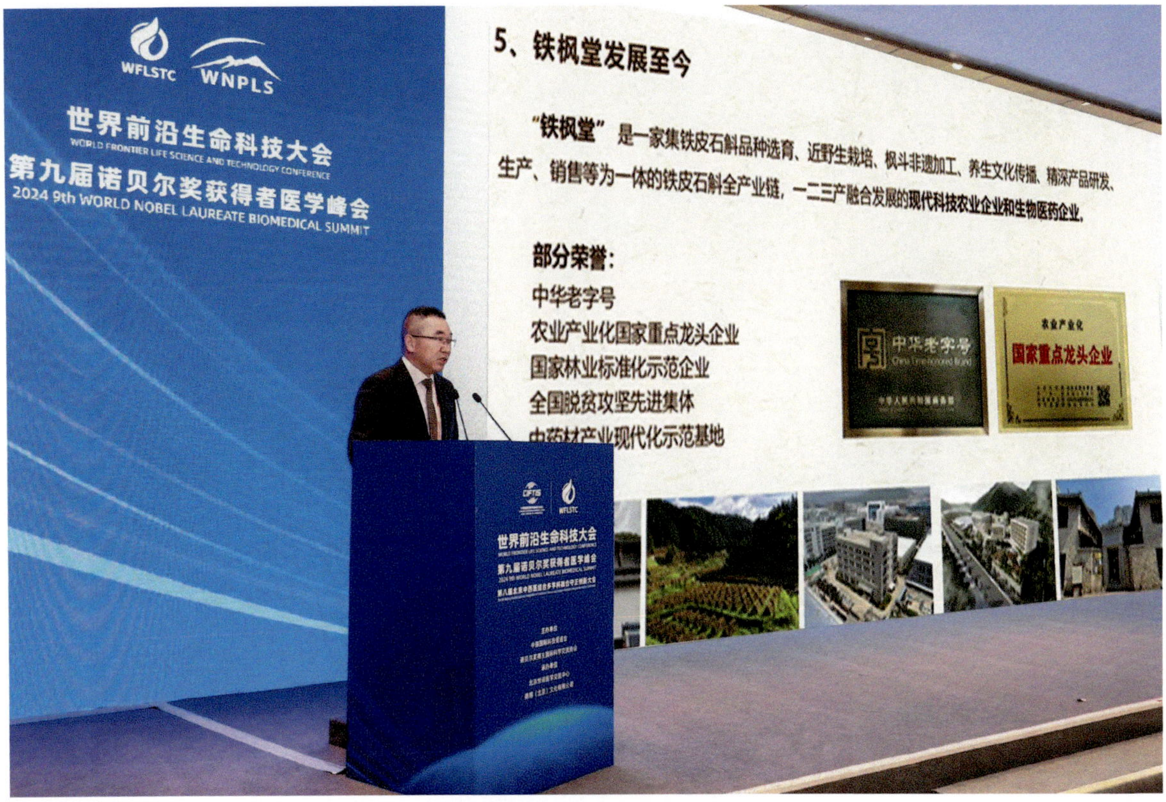

宋仙水介绍铁枫堂石斛基地

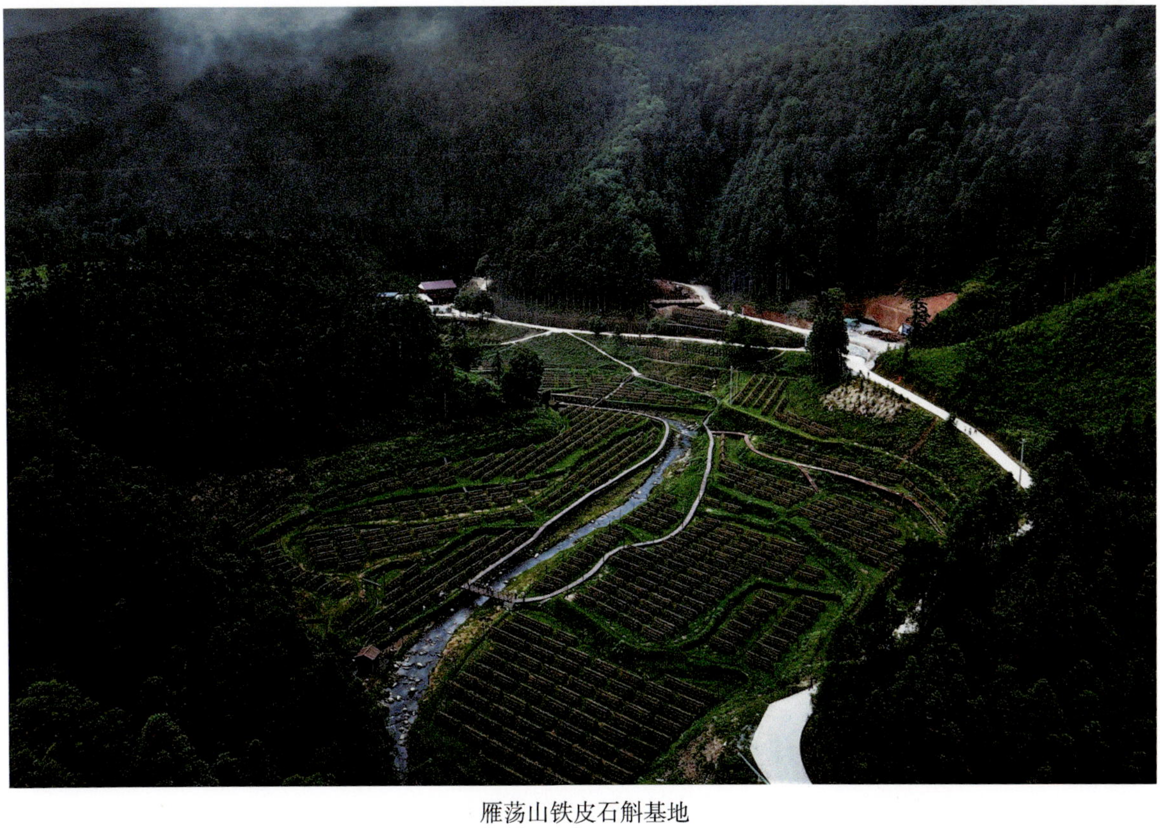

雁荡山铁皮石斛基地

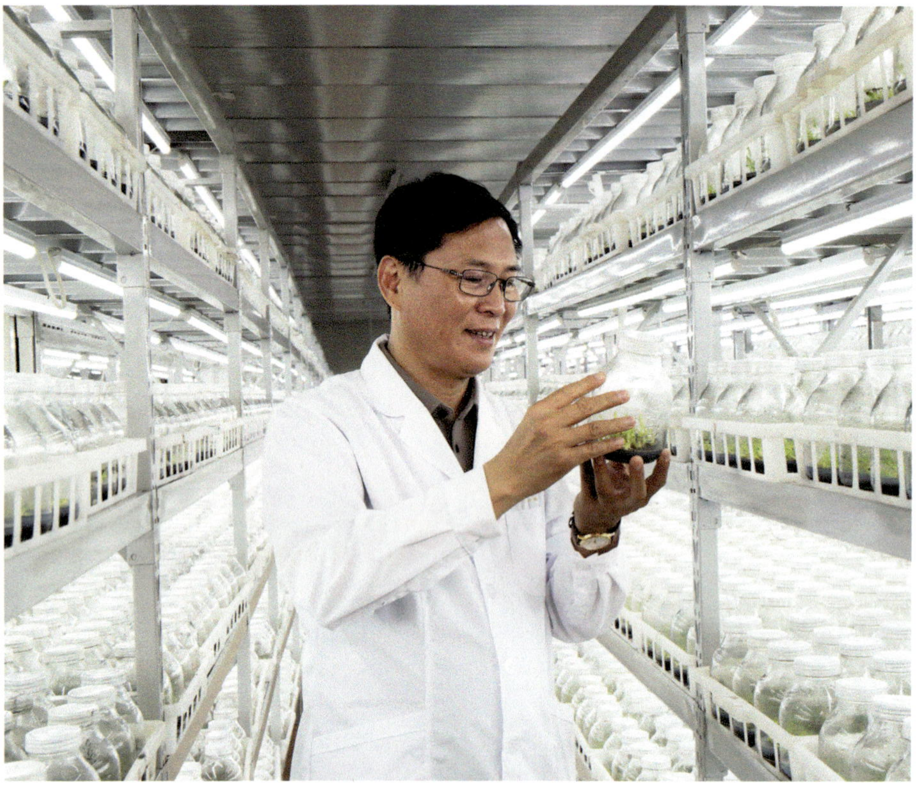

姚国祥考察石斛克隆苗生产

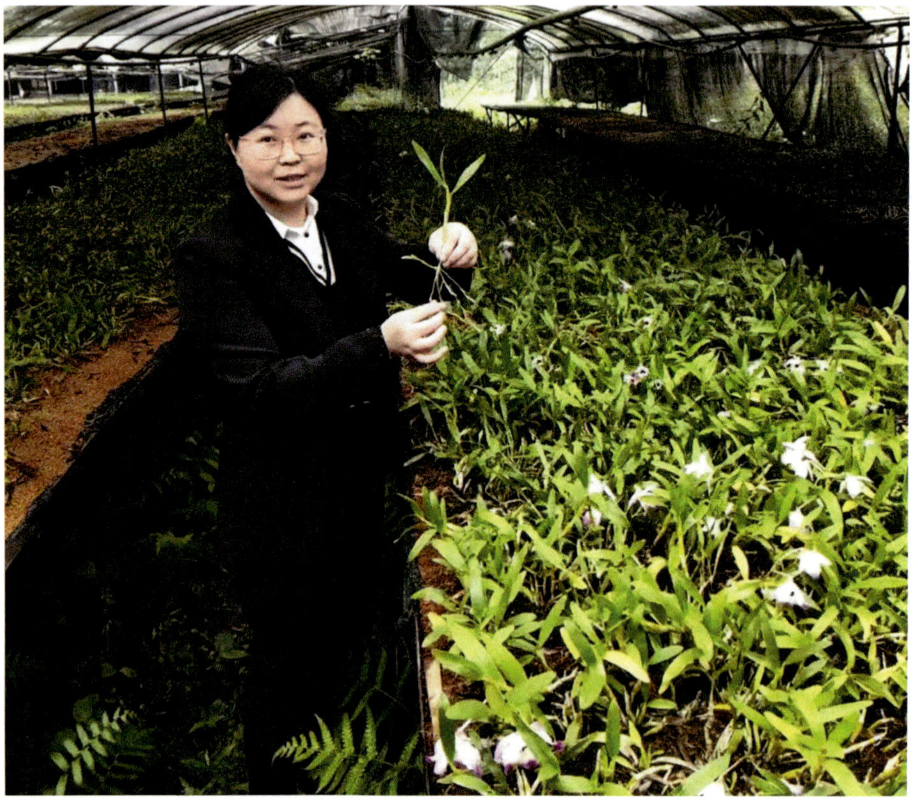

万闰兰考察金钗石斛基地

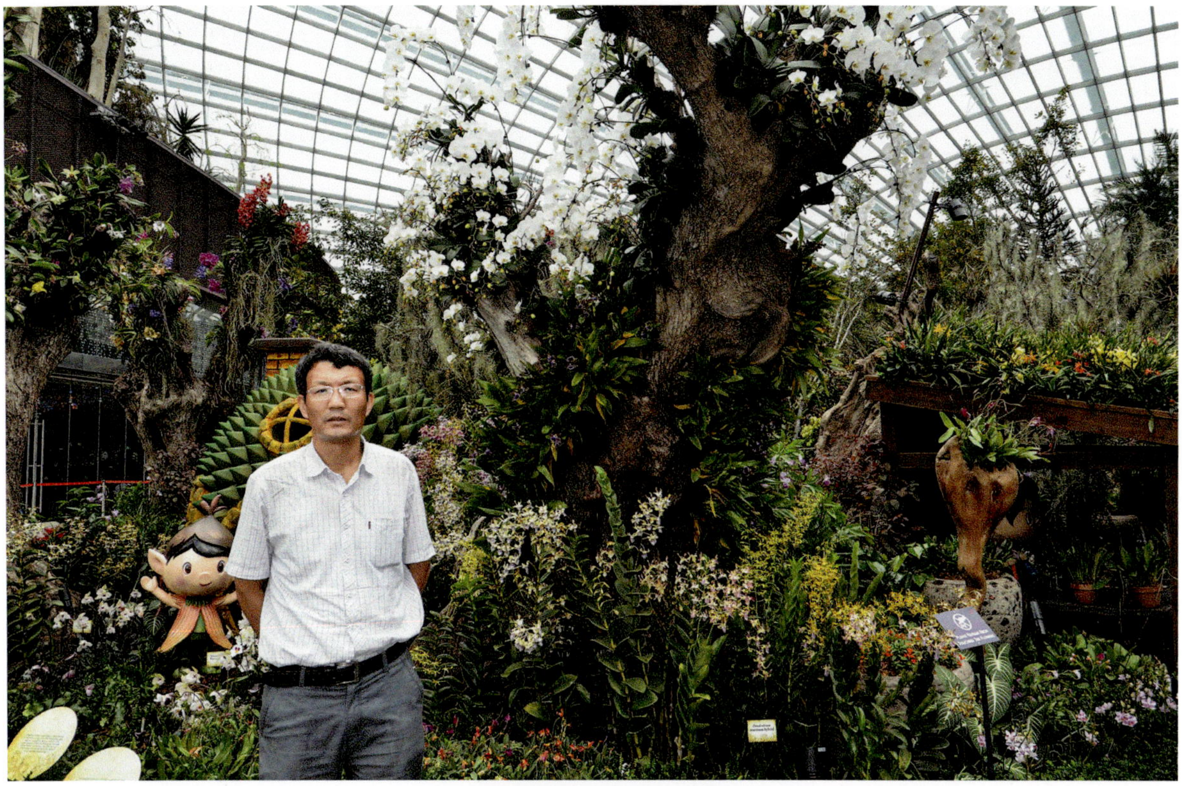

李振坚在新加坡考察洋兰

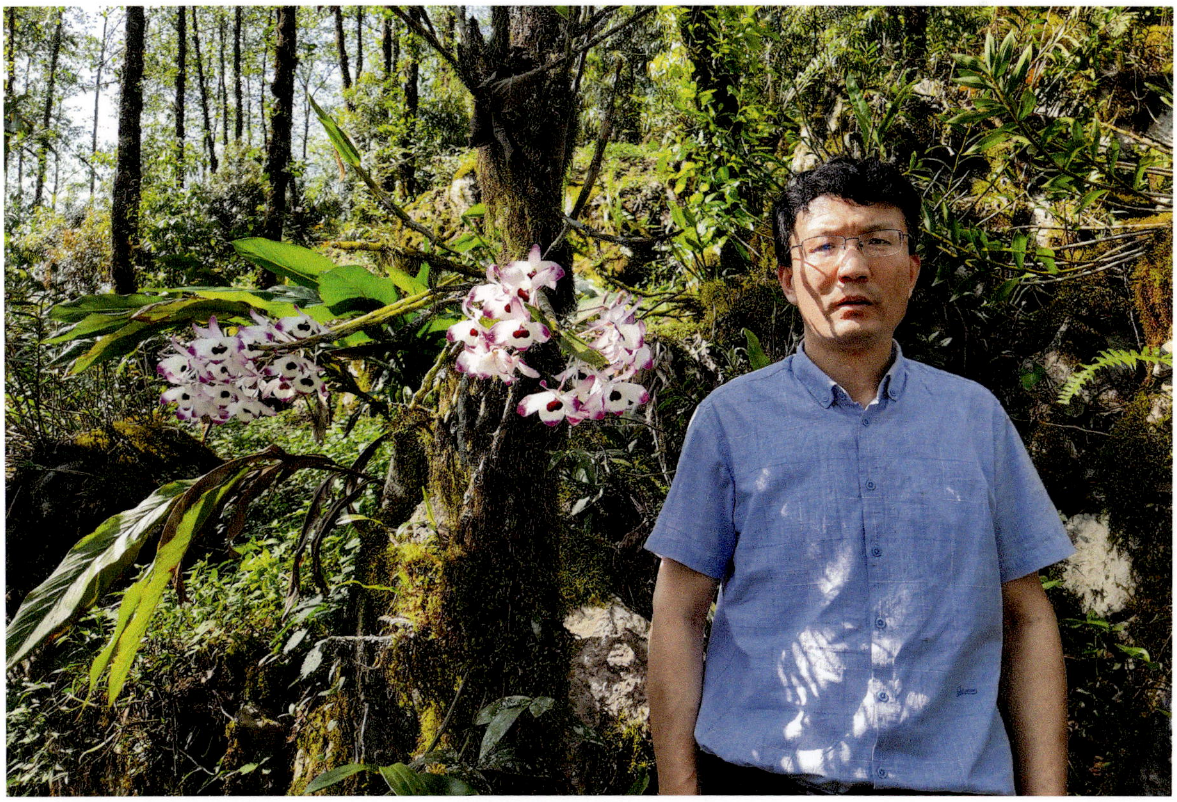

李振坚考察云南文山州石斛

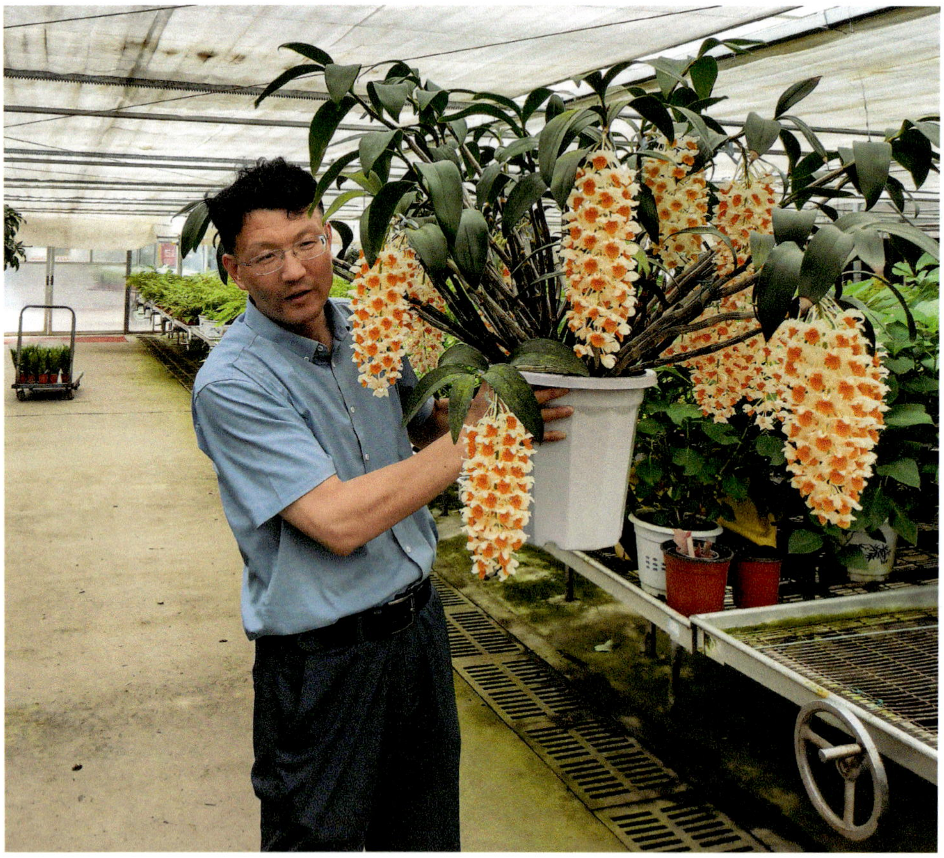

球花石斛开花照

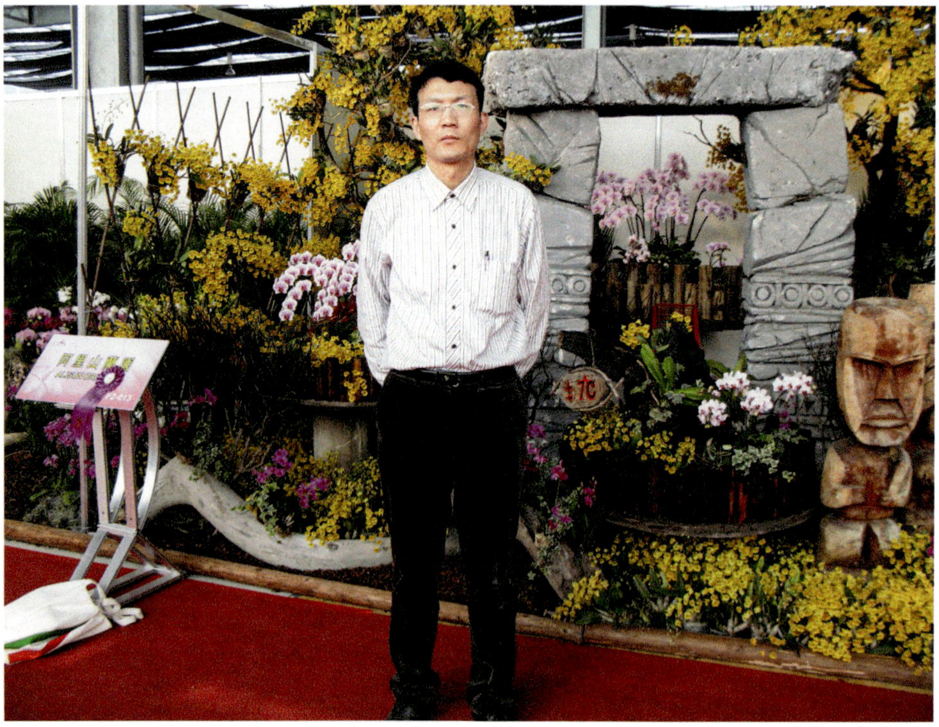

李振坚参加台湾兰花展览（二）

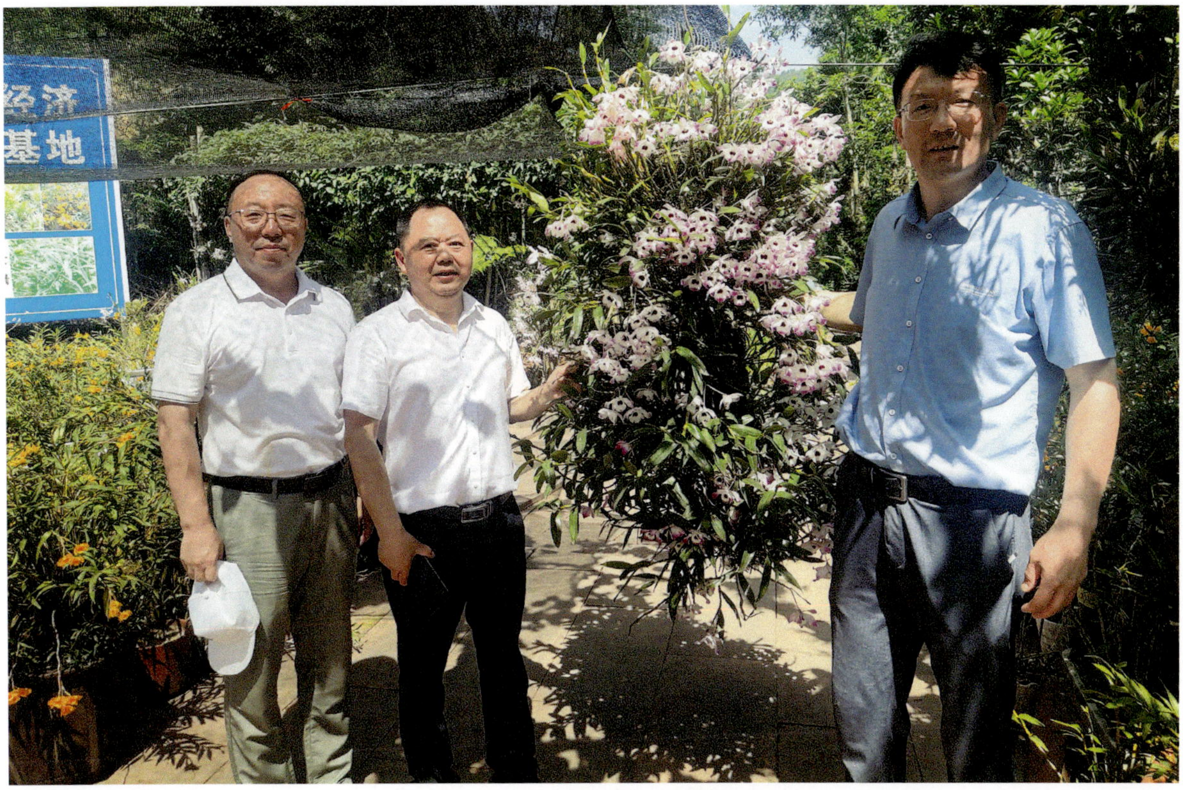

杨明志（中）、于白音（左）、李振坚（右）考察四川夹江县叠鞘石斛

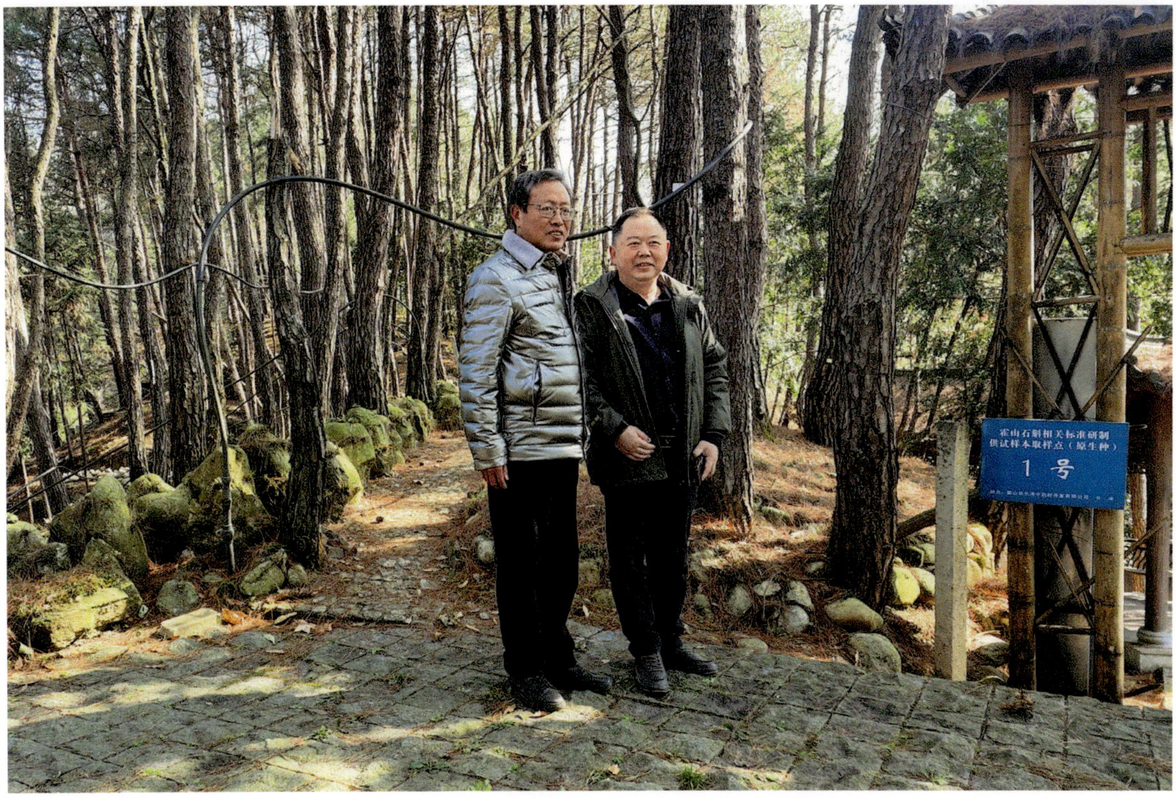

何祥林（左）、杨明志（右）考察霍山石斛种质库

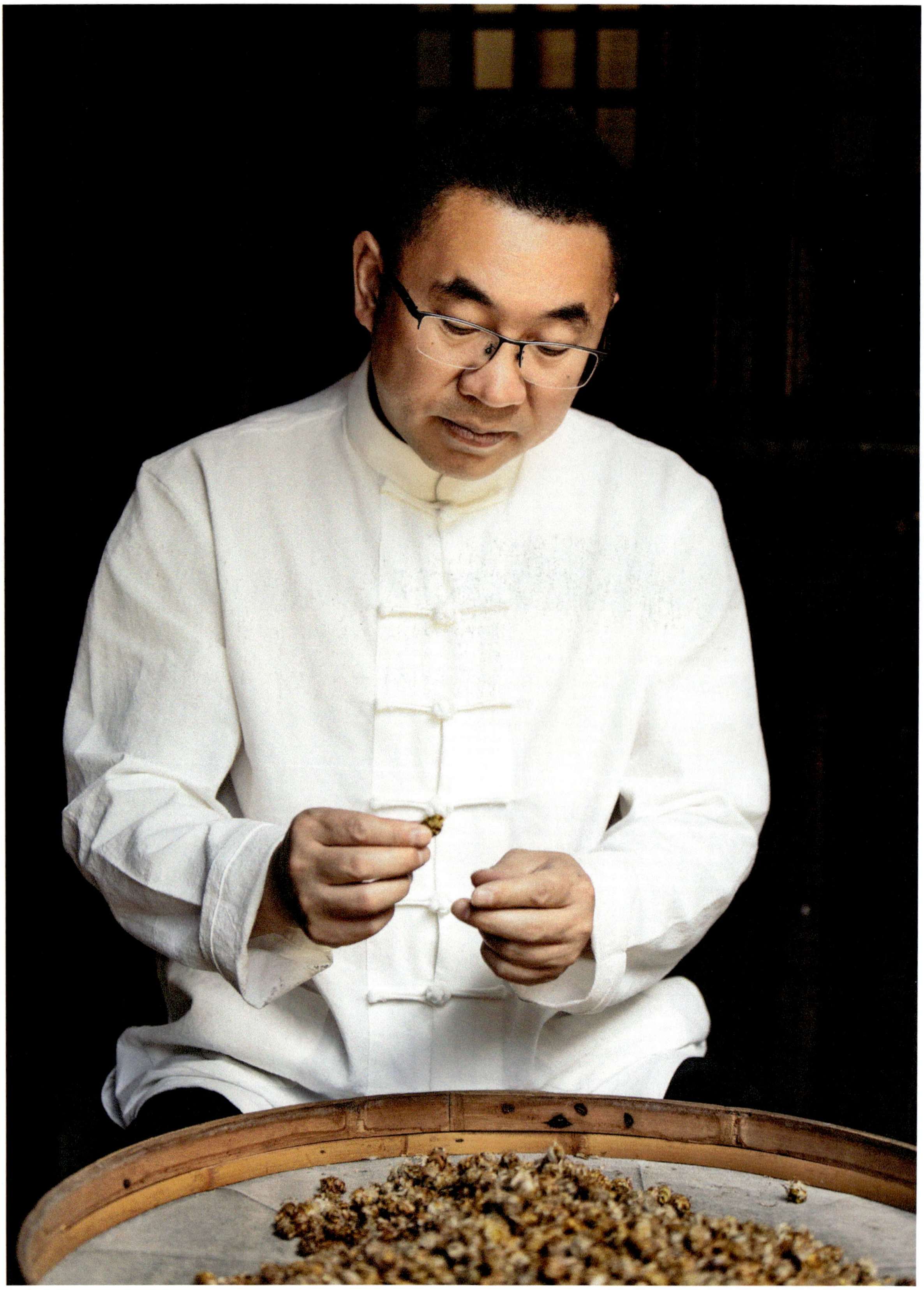

宋仙水加工枫斗

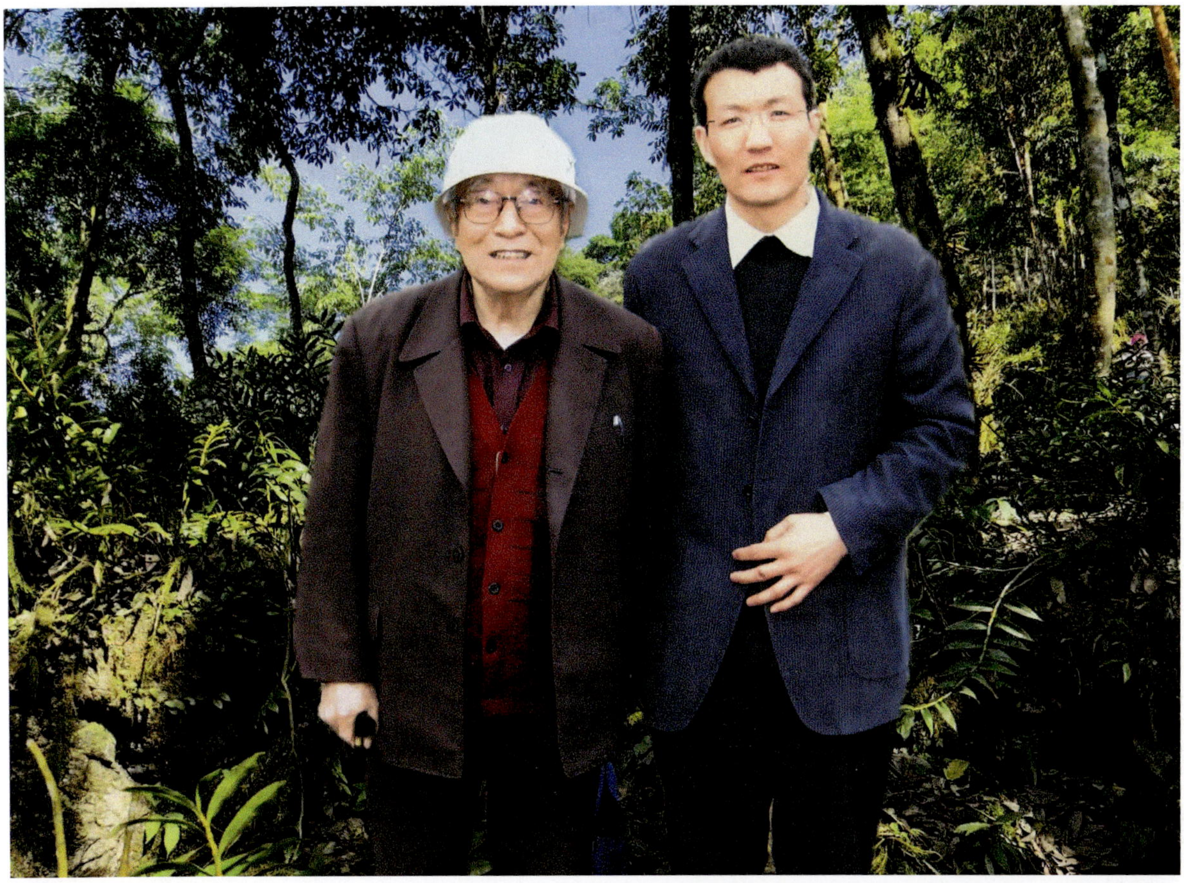

李振坚与导师陈俊愉院士合影

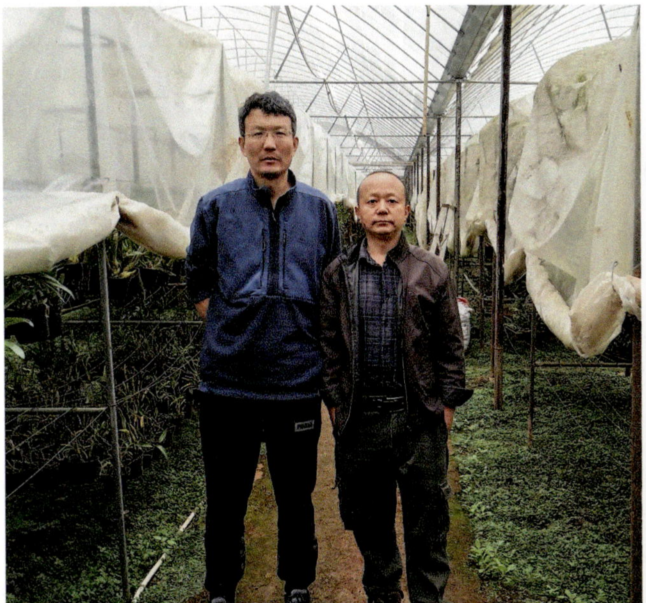

张煜（右）、李振坚（左）考察云南野兰堂基地

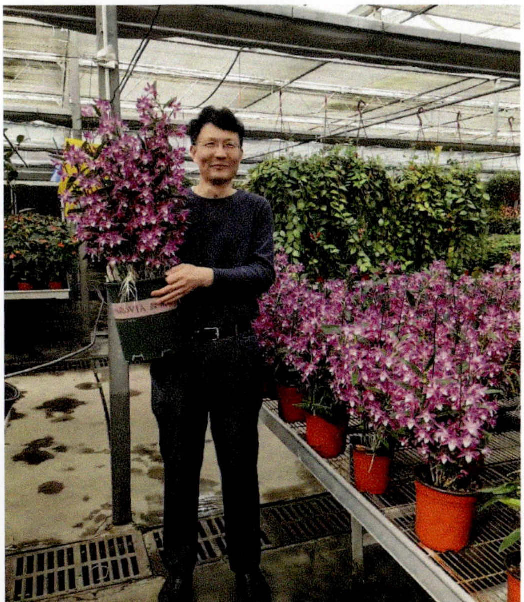

‘女王’石斛开花照

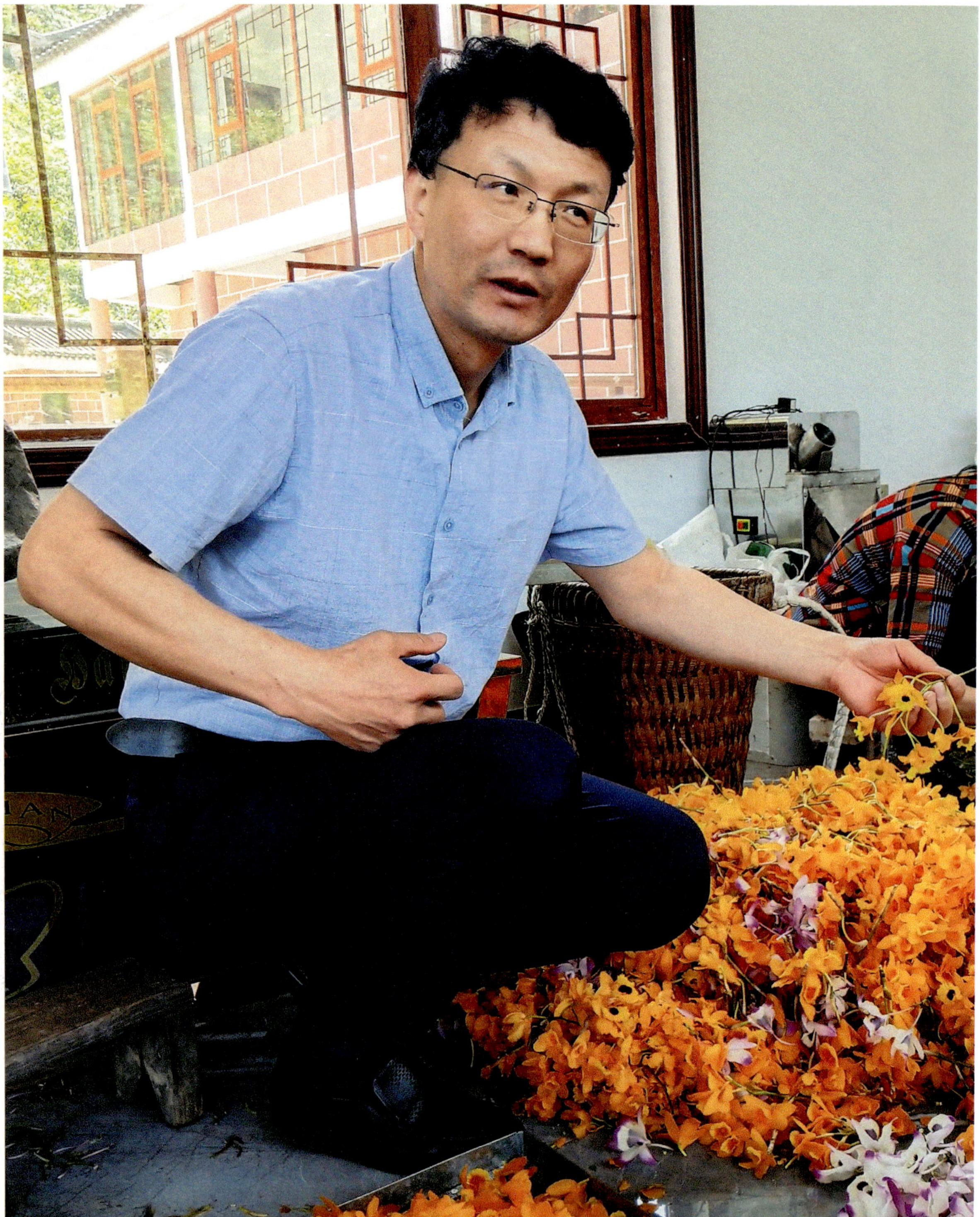

云南麻栗坡县石斛花采摘